内容提要

　　心源性脑栓塞是临床常见病、多发病,严重危害着人类健康。近年来,有关心源性脑栓塞临床研究逐渐增多,临床防治新方法已逐渐用于临床。但目前临床尚无专门介绍心源性脑栓塞防治新进展的专业书籍。我们根据临床实际工作需要,编写出版《心源性脑栓塞临床防治进展》一书,旨在为从事心脑血管疾病临床防治的广大医务人员提供一部有价值的参考书。

　　本书共分7篇45章。第1~7章为总论,重点介绍心脑血管解剖基础知识、常用的检查方法与脑栓塞临床基本知识;第8~13章为心源性脑栓塞临床管理,系统地介绍了心源性脑栓塞的常见病因、影像学特点、急诊处理、预防策略与康复治疗等;第14~20章重点介绍心房颤动与脑栓塞,内容涉及心房颤动的病因、分类、临床诊断及药物与非药物治疗进展等;第21~26章主要介绍PFO与脑栓塞,包括近年来临床医师对PFO的新认识、非药物治疗策略与争论等;第27~33章是心脏瓣膜病与脑栓塞,主要介绍各种心脏瓣膜病导致脑栓塞的常见原因与防治措施;第34~41章重点阐述了其他心血管疾病与技术操作导致脑栓塞的常见原因与防治措施。在本书的最后部分(第42~45章)对心源性脑栓塞相关的最新指南进行解读,以供广大读者参考。

心源性脑栓塞临床防治进展

主　编　宋治远　张玉顺　陈康宁
副主编　朱鲜阳　秦永文　郭燕丽
　　　　伍伟锋　舒茂琴　史树贵

军事医学科学出版社
2014年11月

图书在版编目(CIP)数据

心源性脑栓塞临床防治进展/宋治远,张玉顺,陈康宁主编.
—北京:军事医学科学出版社,2014.11
ISBN 978-7-5163-0515-7

Ⅰ.①心… Ⅱ.①宋…②张…③陈… Ⅲ.①心源性-脑栓塞-防治-进展 Ⅳ.①R743.33

中国版本图书馆 CIP 数据核字(2014)第 231796 号

主　编:宋治远　张玉顺　陈康宁
出　版:军事医学科学出版社
地　址:北京市海淀区太平路 27 号
邮　编:100850
联系电话:发行部:(010)66931051,66931049,81858195
　　　　　编辑部:(010)66931127,66931039,66931038
传　真:(010)63801284
网　址:http://www.mmsp.cn
印　装:重庆建新印务有限公司
发　行:新华书店

开　本:787mm×1092mm　1/16
印　张:32.5
字　数:765 千字
版　次:2014 年 11 月第 1 版
印　次:2014 年 11 月第 1 次印刷
印　数:3000 册
定　价:98.00 元
ISBN 978-7-5163-0515-7

本社图书凡缺、损、倒、脱页者,本社发行部负责调换

心源性脑栓塞临床防治进展

主　编　宋治远　张玉顺　陈康宁
副主编　朱鲜阳　秦永文　郭燕丽　伍伟锋　舒茂琴　史树贵
编　者（以编写章节为序）

张玉顺（西安交通大学第一附属医院）　　王　军（西安交通大学第一附属医院）
史树贵（第三军医大学西南医院）　　　　李光建（第三军医大学西南医院）
郭燕丽（第三军医大学西南医院）　　　　陆　明（第三军医大学西南医院）
王广义（解放军总医院）　　　　　　　　李　媛（第三军医大学西南医院）
周振华（第三军医大学西南医院）　　　　翟　红（第三军医大学西南医院）
陈康宁（第三军医大学西南医院）　　　　肖　力（第三军医大学西南医院）
徐安定（第三军医大学西南医院）　　　　陈　林（第三军医大学西南医院）
胡　俊（第三军医大学西南医院）　　　　伍伟锋（广西医科大学第一附属医院）
岑治宏（广西医科大学第一附属医院）　　方于强（第三军医大学大坪医院）
曾春雨（第三军医大学大坪医院）　　　　杨水祥（首都医科大学附属北京世纪坛医院）
南　京（首都医科大学附属北京世纪坛医院）朱　平（第三军医大学西南医院）
宋治远（第三军医大学西南医院）　　　　仝识非（第三军医大学西南医院）
蒋周芩（第三军医大学西南医院）　　　　李林峪（第三军医大学西南医院）
舒茂琴（第三军医大学西南医院）　　　　姚　青（第三军医大学西南医院）
张婷婷（西安交通大学第一附属医院）　　何　璐（西安交通大学第一附属医院）
杜亚绢（西安交通大学第一附属医院）　　王星晔（西安交通大学第一附属医院）
成革胜（西安交通大学第一附属医院）　　胡　志（西安交通大学第一附属医院）
和旭梅（西安交通大学第一附属医院）　　张　军（第四军医大学西京医院）
石晓丹（第四军医大学西京医院）　　　　朱　恳（重庆医科大学第二附属医院）
黄　晶（重庆医科大学第二附属医院）　　李小庆（第三军医大学新桥医院）
覃　军（第三军医大学新桥医院）　　　　覃　数（重庆医科大学第一附属医院）

张冬颖(重庆医科大学第一附属医院)　　张　鹏(重庆医科大学第一附属医院)
刘建平(第三军医大学西南医院)　　　　邱　阳(第三军医大学西南医院)
景　涛(第三军医大学西南医院)　　　　白　元(第二军医大学长海医院)
秦永文(第二军医大学长海医院)　　　　宋耀明(第三军医大学新桥医院)
胡厚源(第三军医大学西南医院)　　　　孟　璟(第三军医大学西南医院)
赵仙先(第二军医大学长海医院)　　　　冯　灿(第二军医大学长海医院)
张　坡(沈阳军区总医院)　　　　　　　朱鲜阳(沈阳军区总医院)
基　鹏(四川大学华西医院)　　　　　　冯　沅(四川大学华西医院)
欧书林(第三军医大学西南医院)　　　　迟路湘(第三军医大学西南医院)
王海东(第三军医大学西南医院)　　　　何　萍(第三军医大学西南医院)
谭德立(第三军医大学西南医院)　　　　徐仲英(北京阜外心血管病医院)
胡海波(北京阜外心血管病医院)　　　　张　云(四川大学华西医院)
曾　智(四川大学华西医院)　　　　　　钟　理(第三军医大学西南医院)
黄园媛(第三军医大学西南医院)

序

心源性脑栓塞(cardiogenic brain embolism)是临床常见的心脑血管疾病,具有高发病率、高致残率及高病死率之特点。据美国心脏协会(AHA)/美国卒中协会(ASA)2006年卒中二级预防指南引用的数据,心源性脑栓塞患者中,约50%有非瓣膜性心房颤动(简称房颤)病史,25%有瓣膜性心脏病史,33%的患者有左室附壁血栓,其中60%的左室来源血栓与急性心肌梗死有关。2013年12月18日,《Circulation》杂志发表了AHA对心脏病和卒中的数据统计更新。与往年数据相比,虽然美国心脑血管病死亡率呈继续下降趋势,但疾病负担仍然很高,患病率和风险控制方面仍存在许多问题。

我国是脑血管疾病高发病率国家之一,平均每12秒就有1例脑血管病新发患者,每21秒就有1人死于脑血管病。脑血管病目前已成为我国第一大致残和第二大致死性疾病。据国家卫生部统计资料显示,我国每年脑血管病新发病例有250万人,而每年死于脑血管病的人多达150多万,其中脑栓塞患者占60%~80%。随着我国慢病发病年龄的提前,心脑血管防治形势将更加严峻;预计今后10年,我国中年人群卒中的发病率男性将增加42%,女性将增加13%。将给国家、社会及家庭带来巨大经济负担。

心源性脑栓塞是心血管系统疾病的常见并发症,常见致病原因有房颤、心肌梗死、心脏瓣膜病、心肌疾病、心脏黏液瘤、先天性心脏病及感染性心内膜炎等,其中以房颤与脑栓塞发生的关系最为密切。而针对上述相关疾病施行合理干预措施,将会有效预防心源性脑栓塞发生。

近年来,有关心源性脑栓塞防治研究进展较快,特别是在房颤抗凝治疗方面,除传统的抗凝药物华法林拥有大量的临床研究证据外,新型口服抗凝药达比加群、利伐沙班和阿哌沙班已经临床研究证实预防房颤脑栓塞的有效性与安全性,并被2014 AHA/ACC/HRS房颤管理指南及2014 AHA/ASA卒中和TIA二级预防指南等推荐。在非药物防治研究方面,卵圆孔未闭封堵术预防反常性脑栓塞及左心耳封堵术预防非瓣膜病性房颤患者脑栓塞成为最大亮点,多项大型临床研究均显示其良好预防效果与安全性,分别被2012 ESC房颤管理指南及2014 AHA/ASA卒中和TIA二级预防指南等推荐。上述研究进展及相关指南推荐,为心源性脑栓塞的临床防治提供了新的策略。

为进一步提高广大医务人员对心源性脑栓塞的认识,促进心源性脑栓塞临床防治工作健康发展,宋治远、张玉顺和陈康宁三位教授组织国内心血管内科、心血管外科、神经内科及影像诊断学专家,编写出版了《心源性脑栓塞临床防治进展》一书。本书的最大特点在于：①紧密结合心源性脑栓塞的发病特点，注重基础理论与临床实践相结合，突出可操作性与临床实用性；②内容编排系统性强，既有流行病学数据及疾病的基本特点，又有临床研究进展及新药物、新技术介绍；③对最新相关指南(2014 AHA/ACC 心脏瓣膜病管理指南、2014 AHA/ACC/HRS 房颤管理指南、2014 AHA/ASA 卒中和 TIA 二级预防指南)进行了解读，为广大读者了解最新指南进展提供了便利。

本书内容丰富、条理清晰、实用性强，便于临床掌握应用，是一部难得的具有先进水平的参考书。相信本书的出版，将为我国从事心脑血管疾病临床防治工作的广大医务人员提供有益的参考，并对我国心脑血管疾病的临床防治工作起到积极的推动作用。

2014 年 10 月 18 日

前　言

　　心源性脑栓塞(cardiogenic brain embolism)作为心脏病的重要并发症,其发病率随年龄增高而增高。由于栓塞所致的突然血流中断使大脑难以产生足够的侧支循环,故其致残率及致死率均较高。急性期30天病死率高达20%～30%。因此,心源性脑栓塞已成为心血管内科医师与神经内科医师共同关注的重危急症之一。

　　心源性脑栓塞虽然发病在"脑"、但病因在"心"。近年来,众多临床研究均证实多种心血管疾病与心源性脑栓塞发生密切相关,其中以心房颤动最常见,其他尚包括心脏瓣膜病、心肌梗死、心肌病、心脏黏液瘤、先心病及感染性心内膜炎等。心房颤动是最常见的快速性心律失常,发病率随年龄增加而增高。据Framingham研究资料显示,50～59岁人群心房颤动发生率为0.5%,而80～89岁老年人则高达8.8%。2004年,胡大一教授等首次报道了我国心房颤动流行病学资料,患病率为0.77%,其中50～59岁人群为0.5%,而80岁以上老年人为7.5%。最近,Circulation发表了由WHO牵头完成的全球心房颤动流行病学资料,推测目前全球共有心房颤动患者3350万例,约占世界人口的0.5%。实际上,由于检查手段等限制,使许多阵发性心房颤动患者难以确诊,从而使与其相关的脑栓塞被归于不明原因脑栓塞之列。因此,加强病因筛查,提高心源性脑栓塞的临床诊断率与救治成功率,已成为心血管内科医师与神经内科医师关注的焦点与共识。

　　鉴于心源性脑栓塞多有明确病因可查,且其病理特点及临床表现具有一定的特殊性,是一种可防、可治的临床重危急症,因而受到从事心脑血管疾病防治工作的广大医务人员的普遍关注。近年来,随着临床研究工作的不断深入,有关心源性脑栓塞临床防治的新理论、新药物及新技术不断问世并被用于临床,对心源性脑栓塞的临床防治工作起到了积极的推动作用。为使我国广大从事心脑血管病临床防治工作的医务人员(特别是基层医院医务人员)系统地学习与掌握该领域的最新进展,我们组织国内部分心血管内科、心血管外科、神经内科及影像诊断学专家,编写了《心源性脑栓塞临床防治进展》一书。该书共分七篇四十五章,内容涵盖了心血管与脑血管的解剖、心脏与脑血管的影像学检查、卒中的流行病学与分类、心源性脑栓塞的临床管理、心房颤动与脑栓塞、卵圆孔未闭与反常性脑栓塞、心脏瓣膜病与脑栓塞、其他心血管病及技术操作与脑栓塞等,并在本书的最后部分对2014年国外颁布的最新相关指南进行了解读。

　　在本书编写过程中,我们力求紧密结合临床实际,突出心源性脑栓塞病因诊断、病理改变及临床防治措施的特殊性，注重基础理论与临床实践相结合，强调系统性、可操作性与临床实用性。既有基础理论、基本技能及基本数据，又有临床研究最新进展；既传承了既往行之有效的防治措施，又有新药物、新技术及新指南介绍。

在本书完稿之际，正值"国庆"长假之时。能使这本书在11月份召开的第四届西南长城心血管病学术会议暨第一届重庆市老年学会心脑血管专委会学术年会上与广大读者见面，许多同志放弃休假，夜以继日的工作，在此一并表示感谢！由于该书编写时间仓促，加上我们的学识有限和经验不足，疏漏和不足之处在所难免。恳请广大同行不吝赐教。

愿《心源性脑栓塞临床防治进展》一书能成为广大从事心脑血管疾病临床防治工作医务人员的实用参考书。

宋治远　张玉顺　陈康宁

2014年11月

目 录

第一篇 总论

第一章 心脏解剖与临床病理 ………………………………………………………… 3
第二章 脑血管解剖与造影检查 ……………………………………………………… 25
第三章 心脏超声检查基础知识 ……………………………………………………… 42
第四章 心脏声学造影 ………………………………………………………………… 54
第五章 影像学检查在脑栓塞诊断中的应用 ………………………………………… 64
第六章 脑卒中的分类与流行病学 …………………………………………………… 76
第七章 脑栓塞的临床表现与定位诊断 ……………………………………………… 86

第二篇 心源性脑栓塞的临床管理

第八章 心源性脑栓塞与不明原因脑卒中 …………………………………………… 93
第九章 心源性脑栓塞的影像学诊断 ………………………………………………… 99
第十章 心源性脑栓塞的常见病因与临床处理的特殊性 …………………………… 107
第十一章 神经内科是如何认识心源性脑栓塞的？ ………………………………… 116
第十二章 心源性脑栓塞的急诊处理与预防策略 …………………………………… 124
第十三章 心源性脑栓塞的康复治疗与护理 ………………………………………… 133

第三篇 心房颤动与脑栓塞

第十四章 心房颤动概论 ……………………………………………………………… 140
第十五章 非瓣膜病性心房颤动临床诊治进展 ……………………………………… 150
第十六章 阵发性心房颤动与脑卒中 ………………………………………………… 163
第十七章 无症状性心房颤动研究进展 ……………………………………………… 174
第十八章 心房颤动的药物治疗 ……………………………………………………… 180
第十九章 心房颤动导管消融治疗进展 ……………………………………………… 195
第二十章 经皮左心耳封堵术临床研究进展 ………………………………………… 207

第四篇 卵圆孔未闭与反常性脑栓塞

第二十一章 卵圆孔未闭的应用解剖与病理生理 …………………………………… 220

第二十二章　卵圆孔未闭与相关临床综合征 …………………………………………… 231
　　第二十三章　卵圆孔未闭影像学特征与诊断 …………………………………………… 243
　　第二十四章　卵圆孔未闭治疗进展 ……………………………………………………… 255
　　第二十五章　经导管封堵卵圆孔未闭的研究现状与展望 ……………………………… 267
　　第二十六章　偏头痛与卵圆孔未闭研究进展 …………………………………………… 282

第五篇　心脏瓣膜病与脑栓塞

　　第二十七章　心脏超声在心脏瓣膜病中的应用 ………………………………………… 287
　　第二十八章　风湿性心脏病与脑栓塞 …………………………………………………… 308
　　第二十九章　二尖瓣脱垂与脑栓塞 ……………………………………………………… 317
　　第三十章　老年性心脏瓣膜病与脑栓塞 ………………………………………………… 328
　　第三十一章　心脏瓣膜病常见并发症防治进展 ………………………………………… 333
　　第三十二章　心脏瓣膜置换术后的管理 ………………………………………………… 345
　　第三十三章　心脏瓣膜病介入治疗进展 ………………………………………………… 362

第六篇　其他心血管疾病及其技术操作

　　第三十四章　心肌梗死与脑栓塞 ………………………………………………………… 381
　　第三十五章　心肌病与脑栓塞 …………………………………………………………… 389
　　第三十六章　心脏黏液瘤与脑栓塞 ……………………………………………………… 397
　　第三十七章　先天性心脏病与脑栓塞 …………………………………………………… 405
　　第三十八章　感染性心内炎与脑栓塞 …………………………………………………… 416
　　第三十九章　主动脉弓疾病与脑栓塞 …………………………………………………… 434
　　第四十章　心脏外科手术与脑栓塞 ……………………………………………………… 441
　　第四十一章　心血管疾病介入诊疗操作与脑栓塞 ……………………………………… 448

第七篇　心源性脑栓塞相关指南解读

　　第四十二章　心源性脑栓塞急性期抗凝的争议与共识 ………………………………… 455
　　第四十三章　2014 AHA/ACC 心脏瓣膜病管理指南解读 ……………………………… 462
　　第四十四章　2014 AHA/ACC/HRS 心房颤动管理指南解读 …………………………… 487
　　第四十五章　2014 AHA/ASA 卒中和 TIA 二级预防指南解读 ………………………… 499

第一篇 总论

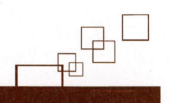

第一章 心脏解剖与临床病理

一、心脏外形、位置和毗邻

(一)心脏外形

心脏形状近似前后略扁的圆锥体(图1-1)。钝圆的心尖指向左前下方,心底朝向右后上方,心底至心尖的心长轴是倾斜的。国人心长为12～14 cm,横径9～11 cm,前后径6～7 cm。其大小大致相当于本人的拳头。

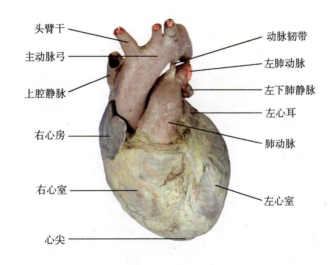

图1-1 心脏外形(胸肋面观)

从心脏表面看,近心底处有一条大约呈冠状位的沟叫冠状沟(coronary groove),该沟几乎环绕心一周,只是在前方被主动脉和肺动脉干根部所中断。冠状沟是心表面分割心房和心室的标志,故又称房室沟,正常人胸围与冠状沟的比值为1∶0.34。在心的前、后面各有一条自冠状沟向心尖延伸的浅沟,分别称为前室间沟和后室间沟。二沟在心尖的右侧相遇,此处名心尖切迹(cardiac apical incisure)。后室间沟与冠状沟相交处称为房室交点(crux),是心表面的一个重要的标志。此处是左、右心房与左、右心室在心后面相互接近的地方。其深面有重要的血管和神经等结构。在此处左、右房室沟不在一个水平上,而是左侧的高于右侧,后房间沟与后室间沟也不在一条垂线上,而是后室间沟偏右,后房间沟偏左。故有些作者认为这一区域最好叫房室交点区。

在心房的前、后面还有前房间沟和后房间沟。前房间沟位于心房前壁,对着房间隔的前缘,位置隐蔽,在心包横窦的后壁,主动脉升部的后方。后房间沟位于右肺静脉根部深面与右房之间。

心脏外形可分为一底一尖、四个面和四个缘等部分。

心底(cardiac base, posterior aspect of heart)朝向右后上方,略呈方形,大部分由左心房构成,小部分由右心房的后部构成。左、右两对肺静脉分别从两侧注入左心房。上、下腔静脉则从上、下方分别注入右心房。临床上有时也将心室的底部叫"心底",在此有升主动脉和肺动脉干,两者在心房的前方相互交叉。但是切不可将临床上所称的"心底"与解剖上的心底相混。

心尖(cardiac apex)朝向左前下方,是左心室的一部分。其投影位置平对左侧第5肋间、锁骨中线内侧1~2 cm处。在活体上此处可触及或看到心尖搏动。

胸肋面(sternocostal surface)也称前面,朝向前上方,稍凸隆。大部分由右心房和右心室构成,左侧小部分由左心耳和左心室构成。左、右心耳从两侧夹持肺动脉干根部。

膈面(diaphragmatic surface)亦称下面,朝向后下方,较平坦,坐于膈上。大部分由左心室构成,小部分由右心室构成(图1-2)。

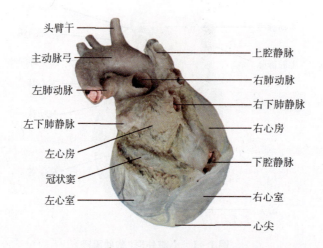

图1-2 心脏外形(膈面观)

左侧面(left surface)朝向左上方,几乎全由左心室构成,仅一小部分由左心室构成。

右侧面(right surface)由右心室构成,微凸,向上、下分别续上腔静脉和下腔静脉,在右侧面与胸肋面之间有界沟(terminal sulcus)。沿此沟向上、下延伸分别达上、下腔静脉的前缘。界沟正对右房内面的界嵴,是固有心房和腔静脉窦的分界。

上缘(upper border)主要由左心房构成,上缘的右侧端有上腔静脉注入右房。上缘的前方有升主动脉和肺动脉干遮盖而不能从表面看见。

"右缘"主要用于X线造影,由右心房构成,是向右侧微凸的右房的轮廓。

左缘或钝缘(left border or obtuse margin)斜向左下,圆钝,将胸肋面与左侧面分开,大部分由左心室构成,小部分由左心耳构成。

下缘或锐缘(inferior border or acute margin)近似水平位,略向左下方倾斜。较为锐利,大部分由右心室构成,心尖由左心室构成。

(二)心脏位置和毗邻

心脏位于胸腔的前下部,中纵隔内,外面裹以心包(图1-3)。心脏位置偏左,约2/3位于中线的左侧,1/3 位于中线的右侧。心脏长轴自右后上方向左前下方倾斜,与正中矢状面构成 45°角,心长轴方向大致如右手执笔的方向。心脏发育过程中沿纵轴发生自右向左的轻度旋转,因而左右的结构并非对称排列。成人的右半心大部在前上方,左半心大部分在后下方。心脏前方大部分被肺和胸膜所遮盖,仅下部一小三角形区域(心包裸区)隔着心包直接与胸骨体下半和左侧第 4~6 肋软骨相邻。临床心内注射多在胸骨左缘第 4 或第 5 肋间隙进针,可避免伤及胸膜和肺。在左侧第 4 肋软骨以下,左肺前缘向外下凹陷倾斜而形成心切迹,在此区域心与胸壁之间无肺组织,因而左侧第 4、5 肋间隙也是超声探查心的良好径路。心的前上方有胸腺。心向上与上腔静脉、升主动脉和肺动脉干相连。心两侧与膈神经、心包膈血管、胸膜腔和肺相邻。心脏后方隔心包腔与左支气管、食管、左迷走神经和胸主动脉等结构相毗邻。当心脏向后扩大时(左房扩大)常压迫以上结构而产生相应症状。心脏下方邻膈,并且隔着心包和膈肌的中心腱与肝左叶和胃底相对。

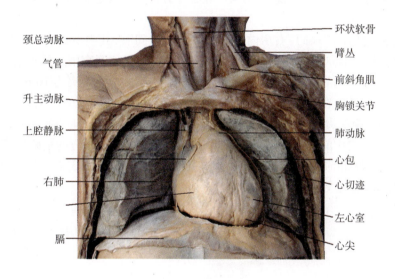

图 1-3 心脏位置

二、心腔的形态结构

心是主要由心肌构成的中空性血液动力器官,内腔分为左半心和右半心,左半心又分左心房和左心室,右半心分为右心房和右心室。两半心由房间隔和室间隔分开,互不相通,右半心内流动的是静脉血,左半心流动的是动脉血。

(一)右心房

右心房(right atrium)位于心的右上部,壁薄而腔大,国人右心房的内腔容积约 57 ml,壁厚约 2 mm。其前部呈锥形突出的部分称右心耳,遮盖升主动脉根部的右侧面。右心房内腔可分为前、后两部,前部为固有心房,后部为腔静脉窦,二者之间的分界在心的表面,是心右缘的一条纵行浅沟,叫界沟(terminal sulcus),在心房内面与界嵴(terminal crest)相对。界嵴上起上腔静脉口前方,沿外侧壁下降,至下腔静脉口前方。固有心房和右心耳的内壁有许多大致平行排列的肌肉隆起,叫梳状肌,向后连于界嵴上。在心耳处的肌束交错呈网状。当心机能发生障碍时,心耳处血流更为缓慢,易在此淤积形成血栓。

(1)腔静脉窦:腔静脉窦位于右房的后部,内壁光滑,无肉柱结构。其上部有上腔静脉口,下部有下腔静脉口。上、下腔静脉不在一条垂直线上,二者间形成一个向后开放的140°夹角。在下腔静脉口的前缘有一胚胎期存留的半月瓣膜,称下腔静脉瓣(Eustachian 瓣),其外侧端连于界嵴,内侧端向前上延续于卵圆窝前缘。下腔静脉在胚胎期有引导下腔静脉血液经卵圆窝流入左心房的作用。

(2)冠状窦口:在下腔静脉口与右房室口之间有冠状窦口,口后缘有冠状窦瓣,亦称 Thebesian 瓣。成人冠状窦口口径约为 10~13 mm,冠状窦口的位置常有变异:①90.2% 的人冠状窦口位于下腔静脉瓣的左前方。②6.5% 的人冠状窦口位于下腔静脉瓣的下方并被下腔静脉瓣所掩盖。③位于下腔静脉瓣的后上方者仅占 3.3%。冠状窦口紧邻房室交界区,是右心房内的一个重要标志性结构。在心导管中有重要意义,有时可被误认为是其他的孔腔。

(3)卵圆窝(oval fossa):右房内侧壁的后部为房间隔,其中下部有一卵圆形浅窝,称卵圆窝(图 1-4)。①卵圆窝的上下径为 150~250 mm。②卵圆窝中点位于上、下腔静脉中后壁中点连线中 1/3 者占 75%、下 1/3 者占 25%,距连线的横向距离为 16 mm;窝中点厚度为 1.0 mm,且有窦道样裂隙,10% 通左心房;窝中点距冠状窦口中点为 19.7 mm,距膜性房间隔为 22.6 mm,距三尖瓣隔侧尖中点距离为 25.1 mm,距主动脉隆凸底部距离为 24.7 mm。③窝的上缘距三尖瓣前尖与隔侧尖交界处引向房间隔的水平线下方的距离为 17 mm。④窝的前上缘较显著,称卵圆窝缘,在 12、3、6、9 点钟处的厚度分别为 4.1、3.2、2.3 mm 和 3.3 mm。卵圆窝是穿房间隔左心导管术时的重要标志。

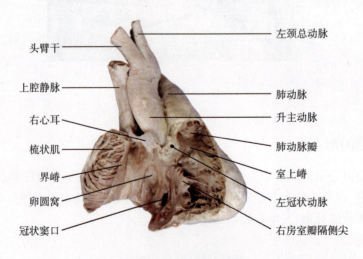

图 1-4 右心房内结构

(4)主动脉隆凸(torus aorticus):房间隔前上方的右房内侧壁,由于邻接主动脉根部的主动脉窦(主要是后窦)而稍微隆起,称主动脉隆凸。此处也是心导管术应注意的一个结构,若误伤或主动脉窦瘤自发破裂,窦内血液可破入右心房。

(5) Todaro 腱:若向后拉紧下腔静脉瓣,在下腔静脉瓣前方的心内膜下可触摸到一个细的腱性结构,称 Todaro 腱,向前经房间隔附着于中心纤维体(右纤维三角)。Todaro 腱解剖出现率在儿童为 85%,且绝大多数为腱性;在成人为 74.3%,则前部是腱性,后部为肌性。

(6) Koch 三角:在冠状窦口、Todaro 腱与三尖瓣隔侧瓣附着缘之间的三角形区域叫 Koch 三角,其前部正是房室结的位置。三角的夹对着室间隔的膜部。Koch 三角是心内直视手术时的一个有用的标志,用以指示房室结的位置,以防术中损伤。右心房的前下部为通向右心室的右房室口,右房的血液由此流入右心室。

(二)右心室

右心室(right ventricle)位于右心房的左前下方,是心最靠前部的一个心腔,内腔的容积为 85ml,内腔整体形状大致为三角形,其底部分别为右房室口和肺动脉口与右房和肺动脉相通,尖指向左前下方。右室横切面为新月形,包绕在左心室的右前方。右室壁较左室壁薄,壁厚 3~4 mm。心腔可分为流入道和流出道两部分,二者以室上嵴为界。

流入道是右心室的主要部分。室壁中下部多不平整,有许多较粗大的、相互交错的肌肉隆起,叫肉柱(trabeculae carneae)。流入道的入口为右房室口,呈卵圆形,周径平均为 11 cm,可通过 3~4 个指尖。口周围的纤维环附着三片近似三角形的帆状瓣膜,称三尖瓣(tricuspid valve)。三尖瓣分为前瓣、后瓣和内侧瓣(隔瓣)。前瓣较大,介于右房室口和肺动脉圆锥之间。成人三尖瓣度量的平均值为:前瓣宽 22.9 mm,高 19.2 mm;后瓣宽 19.2 mm,高 16.4 mm;隔侧瓣宽 26.6 mm,高 16.5 mm。这些瓣膜的底附着于房室口的纤维环上,瓣的游离缘和心室面借腱索连于乳头肌上。瓣膜的房面光滑,室面较为粗糙。每瓣可分为三个带;近附着缘较厚的部分为基底带;近游离缘的部分呈半月形,也较粗糙不平,称为粗糙带;基底带与粗糙带之间的部分薄而透明,称光滑带。粗糙带与光滑带之间有一明显的隆起线,为瓣膜闭合线。当瓣膜闭合时,闭合线以下的粗糙带互相贴合。瓣膜发生病变时,多先发生在闭合线及线以下的粗糙带。两个相邻瓣膜之间的瓣膜组织称为连合,相应有三个瓣连合:前内侧连合、后内侧连合和外侧连合。连合处亦有腱索附着。瓣膜粘连多发生在瓣连合处,造成房室口狭窄。由于前内侧连合恰位于室间隔膜部,因此在手术分离粘连的瓣连合时,只分离外侧连合及后内侧连合,而不分离前内侧连合,以防止损伤室间隔膜部和房室束。此部深面紧邻主动脉右窦,也应防止损伤。

右室乳头肌分为三组(图1-5),前组多为一个较大的前乳头肌,基部附着于右室前壁的中下部,由其尖端发出的腱索呈放射状分散成许多细索(5~10 条)连于前、后两瓣相邻部分的游离缘和室面(粗糙带)。后乳头肌较小,多为 2~3 个,其腱索连于后瓣和隔侧瓣。内侧乳头肌则更小而数目较多,甚至有些腱索直接附着于室间隔上而见不到乳头肌。其中一个较大的叫圆锥乳头肌,起自室间隔上部,在室上嵴隔带上端附近,其尖端发出的一束腱索向后附着于前瓣和隔侧瓣的相邻缘。圆锥乳头肌的后下方有右束支通过。在心内直视手术时,圆锥乳头肌是一个有用的标志,可用以区分室间隔缺损的类型,或估计传导束的位置以避免修补缺损时将其损伤。当心室收缩时,血液推顶瓣膜,使三尖瓣互相紧密靠拢关闭房室口,由于乳头肌的收缩和腱索的牵拉,使瓣膜不致翻入右心房,从而防止血液倒流入右心房。因此,可视纤维环、瓣膜、腱索和乳头肌和乳头肌附着部的心室壁在功能上是一个整体,称为三尖瓣复合体。它们的共同作用是保证血液单向流动。其中任何一个出现异常都会影响心脏的正常生理功能。

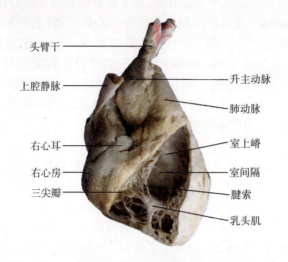

图 1-5 右心室内结构

在右心室的肉柱中,有一条特殊的桥状肌束,其上端起自室间隔右侧面的中部室上嵴隔带的下端,呈圆索状,跨越室腔下部,止于前乳头肌,称隔缘肉柱(又称节制索或节制带,moderator band),长约 1.3 cm,宽约 0.5 cm,右束支从隔缘肉柱内通过。一般认为有防止右室过度扩张的作用。临床在切除右心室肌束异常增殖时,应注意勿伤节制索和右束支。

右心室流出道是右室腔向左上方伸出的部分,其长轴与流入道长轴之间的夹角约为 45°。其上部叫动脉圆锥,也叫漏斗部,内壁光滑无肉柱。动脉圆锥向上延续为肺动脉干,二者之间为肺动脉口。口的周长为 6.5~7.5 cm。口周围的纤维环上附有三个半月形的瓣膜称肺动脉瓣,分为前瓣、左瓣和右瓣三个瓣叶,瓣叶的游离缘朝向肺动脉。当心室舒张时,肺动脉干内的血液流入瓣叶与肺动脉壁之间的肺动脉窦内,三个瓣叶互相靠拢,肺动脉口关闭,防止血液倒流入右心室。在每个瓣膜游离缘的中部有一个增厚的小结,叫半月瓣小结。当瓣膜关闭时,3 个小结紧密靠拢,使瓣膜之间的空隙完全闭合,有效地防止血液逆流。

室上嵴(supraventricular crest)(图 1-4)界于右室流入道与流出道之间,是一个宽厚的弓形肌肉隆起,可分为壁带、漏斗隔和隔带三部分。漏斗隔位于肺动脉左、右瓣的下方,其深面是主动脉右窦。漏斗隔的肌束向右前方折转并加厚,形成漏斗部的前壁,这部分增厚弯转的肌束即是室上嵴的壁带。

在室间隔后部与右室游离缘之间有时可以看到富有 Purkinje 纤维的游离小梁,即为右室条束,但数目远较左室者少。

(三) 左心房

左心房(left atrium)是四个心腔中最靠后的一个心腔,位置近中线,在右心房的左后方。后方邻食管和胸主动脉。左房增大时可压迫后方的食管。左心房的容积与右房相似。壁较左房稍厚,约为 3 mm。左心房向左前方突出的狭长的腔室为左心耳,左心耳有一狭窄的顶尖部,呈三角形或"S"形,根部较细。耳内肉柱表面凹凸不平,呈海绵状,血流缓慢时可形成血栓,与房颤有关的脑卒中约 80% 来源于左心耳部位的血栓栓塞。左心耳根部较细,宽

2～3 cm,此处距左房室口很近,是二尖瓣闭式分离术常用的径路。左心耳开口呈椭圆形,边缘光滑,左心耳开口的长、短径之比为1:0.54,开口周长为(51.7±15.3)mm。心耳腔形状不规则,多为漏斗状,开口处宽,底部狭窄,心耳腔的长、短内径之比为1:0.66,深度为(20.5±6.4)mm。左心耳内侧面部分与肺动脉干毗邻。左心耳开口位于左上、左下肺静脉口的下方,与后二者相毗邻,与二尖瓣距离较远(图1-6)。

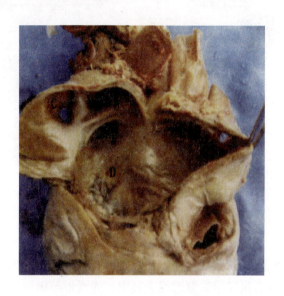

图1-6　左房内左心耳及周边结构

左房壁光滑,两侧各有一对肺静脉口,左上、下肺静脉口和右上、下肺静脉口的周长分别为40.9、38.1 mm 和41.5、39.7 mm。各肺静脉之间的间距为:左上、下肺静脉间为8.6 mm,右上、下肺静脉间为9.5 mm,左、右上肺静脉间为38.7 mm,左、右下肺静脉间为41.9 mm。口处无瓣膜,但左房肌层延伸到肺静脉根部,并环绕肺静脉称心肌袖,起括约肌作用。缠绕在左上、下肺静脉和右上、下肺静脉的长度分别为11.6、6.7 mm 和5.2 mm。缠绕在肺静脉壁心房肌的厚度(肺静脉前壁处):左上、下肺静脉及右上、下肺静脉分别为0.8、0.7 mm 和0.7、0.9 mm。缠绕在肺静脉壁上的心房肌内有 P 细胞(起搏细胞)是心房颤动发生的形态学基础。左房前下部有左房室口,向下通左心室。

(四)左心室

左心室(left ventricle)位于右心室的左后下方,室壁厚9～10 mm,约为右室壁的3倍。左室腔呈圆锥形,横断面为圆形,内腔容积约为85 ml,与右室腔相近。左室亦分为流入道和流出道两部分,二者以二尖瓣前瓣为界。

流入道的入口为左房室口,略小于右房室口,周径约为10 cm,可容2～3个指尖。口周的纤维环上附有二片帆状瓣叶,称二尖瓣(mitral valve,又称僧帽瓣),见图1-7。两片瓣叶及其间的连合伸向左室腔形成一个漏斗形的结构,上口即房室环;下口小,为二尖瓣口。二尖瓣前瓣较大,又称大瓣,呈倒置的三角形或梯形;位于前内侧,界于左房室口与主动脉口之间,似为主动脉壁的直接延续,将左室流入道与流出道分开。前瓣的基底部约占左房室环周长的 1/3,其内侧端附着于中心纤维体,外侧端附着于左纤维三角。前瓣的基底部(即上缘)有左房前壁肌附着,自此向上以致密结缔组织板(纤维延续)与主动脉左瓣与后瓣之间的瓣间隔(intervalvular septum)相连续。

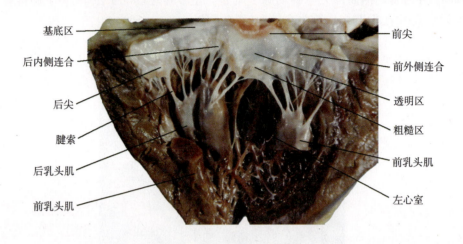

图 1-7　二尖瓣(心房面观)

前瓣的瓣叶可分光滑带和粗糙带(图 1-8)两部分,而无基底带。光滑带较宽大,主要为致密结缔组织板,也有粗糙带的腱索编于其中。光滑带与粗糙带之间有嵴状隆起,称为闭合线。粗糙带的室面及游离缘有腱索附着。

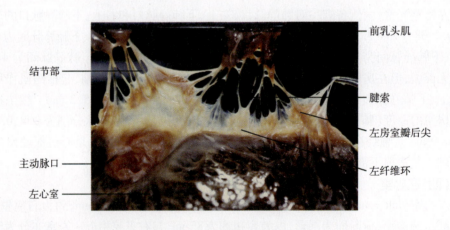

图 1-8　二尖瓣(心室面观)

二尖瓣的后瓣形状大致呈半月形,较前瓣宽而低,与前瓣的面积基本相等。后瓣位于后外侧,附着缘占左房室环的 2/3。后瓣附着处的纤维环不完整,甚至缺如,且较松弛。瓣膜房面光滑,瓣表面的心内膜与左房后壁的心内膜相延续,故左房扩大时可牵拉后瓣,从而缩小后瓣的有效面积,造成二尖瓣关闭不全。后瓣可分为粗糙带、光滑带和基底带三部分。粗糙带的游离缘和室面以及基底带有腱索附着。当二尖瓣开闭时,前瓣易于活动,后瓣则活动度较小,似前瓣主动向后瓣贴近。

二尖瓣前、后瓣的内侧端和外侧端互相融合,分别称为后内侧连合和前外侧连合,前者对向脊柱,后者对向腋前线。临床上实行二尖瓣分离术时应避免损伤纤维环,以免造成二尖瓣关闭不全。二尖瓣关闭不全,施行缩环术亦常在两个连合处进行。

二尖瓣的面积,在模拟关闭下封闭左房室口时为699.01 mm^2,关闭线长为45.5 mm,展平二尖瓣的面积为1421.67 mm^2;其中前尖瓣为804.93 mm^2,后尖瓣为637.59 mm^2;前交界区为63.74 mm^2,后交界区为73.04 mm^2。前尖瓣中部高度为24.91 mm,后尖瓣中部高度为14.15 mm。

左室的乳头肌较右室者粗大,有两个,即前乳头肌和后乳头肌。前乳头肌位于左室前外侧壁的中部。后乳头肌位于左室后壁的内侧部。前乳头肌根部在心壁的投影位于冠状沟与心尖之间的中点,也是心左缘与前室间沟之间的中点。

每个乳头肌发出的腱索连于相邻两个瓣膜的相对应的一半。前乳头肌的顶端发出7～12支腱索连于两个瓣膜的外侧半和前外侧连合。后乳头肌以6～13支腱索连于二尖瓣的内侧半和后内侧连合。从乳头肌至瓣膜游离缘的为Ⅰ级腱索(约占65%);从乳头肌至粗糙带深面的为Ⅱ级腱索(约占25%);另外,还有从室壁至后叶基底带的为Ⅲ级腱索(占10%)。Ⅰ、Ⅱ、Ⅲ级腱索分别为11.24、4.48、1.88,Ⅰ、Ⅱ、Ⅲ级腱索的比例为1:0.4:0.2。连于前后乳头肌腱索的长度分别为14.09 mm 和15.16 mm,中部横径分别为0.78 mm 和0.67 mm。

与三尖瓣一样,左房室口的纤维环、二尖瓣、腱索和乳头肌和乳头肌附着部分的心室壁在结构和功能上是一个整体,合称二尖瓣复合体(mitral valve complex)。它们保证瓣膜的正常功能,如果任何一个发生损伤,都会使血液动力学发生改变。

左室流出道是左室腔的前内侧部分,流出道与流入道之间隔着二尖瓣前瓣。前瓣构成流出道的后外侧壁,室间隔构成流出道的前内侧壁。流出道的上部称主动脉前庭或主动脉下窦。该处室壁光滑无肉柱,无伸缩性。左室流出道的出口为主动脉口,位于左房室口的右前方。主动脉口周围的纤维环上有3个半月形的瓣膜附着,叫主动脉瓣,分左瓣、右瓣和后瓣。瓣膜的游离缘中点也有增厚的半月瓣小结,较肺动脉瓣者更为明显。每个瓣膜相对的主动脉壁向外膨出,瓣膜与壁之间的腔隙称为主动脉窦(valsalva 窦),可分为左窦、右窦和后窦。其中左、右窦分别有左、右冠状动脉的开口。后窦无冠状动脉开口,也叫无冠状动脉窦。冠状动脉口一般位于瓣膜游离缘以上,当心室收缩主动脉瓣开放时,瓣膜未贴附窦壁,血液可进入窦中形成小涡流,这样不仅有利于射血终止时主动脉瓣立即关闭,而且可以保证无论在心室收缩或者舒张时都不影响足够的血液流入冠状动脉。主动脉瓣环的直径平均为25.20 mm,周径平均为74.96 mm。

左室条索(假腱索)的出现率为77.7%,应视为正常结构。多为室间隔至后乳头肌、左室前壁和前乳头肌,直径多小于3 mm。较粗的肉柱形条索连至前壁和前乳头肌。条索大部含有 Purkinje 纤维,系左束支的分支。由于细的左室条索上有 Purkinje 纤维,机械性伸张有可能使其自律性加强,从而引起室性早搏。肉柱型条索游离在左室流出道中,受血流冲击可引起杂音。左室腔的心内膜面,除可见左室条索外,于心壁的中下部还有许多肌肉隆起即肉柱,但左室的肉柱较右室的肉柱小。左室壁肌肉最薄处是在心尖,临床外科手术可在此插入引流管或器械。心尖也是室壁瘤容易发生的部位。

三、心脏间隔

(一)房间隔

房间隔(interatrial septum)位于左、右心房之间(图1-4),向左前方倾斜,与人体正中矢状面呈45°。整体形状大致也呈片形(手术刀片),总面积成人为953 mm^2,小儿为499 mm^2。具有前、后、下3个边缘。前缘与升主动脉后面相适应,稍向后弯曲。后缘的上端与前缘的交汇点为尖,位于上腔静脉口的内侧。后缘由此向后下弯行,经卵圆窝的后方止于冠状窦口的前上方,后缘正对表面的后房间沟。下缘短直,在左侧面与二尖瓣在间隔的附着缘相平;在右侧面,房间隔的下缘约在三尖瓣隔侧瓣附着缘上方1 cm处。房间隔右侧面中下部有卵圆窝,为胚胎时期卵圆孔闭合后的遗迹。卵圆窝的面积,成人为234 mm^2,儿童为137 mm^2。卵圆窝面积与房间隔总面积之比,成人为24%,儿童为28%。约有50%的标本,卵圆窝上缘存在着斜位的裂缝,探针可由右房通入左房,但由于左心房压力高于右心房,故不存在血液的分流。临床如遇到卵圆窝中间或者上缘有裂隙或窦道者,无需经卵圆窝穿刺(即导管穿刺卵圆窝的突破感消失),导管即进入左心房。若再行穿刺,就有穿破左心房的危险。

房间隔的两侧为心内膜,中间夹有房肌纤维和结缔组织,其厚度大约为3~4 mm;卵圆窝处明显变薄,窝中央仅厚1 mm左右。房间隔是不同类型房间隔缺损的好发部位。

卵圆窝处原发隔与继发隔未能正常自然粘连融合留下一小裂隙称卵圆孔,在两者间残存宽为1~19 mm、长约7 mm的裂隙样未闭的异常通道为未闭的卵圆孔。在心脏胎儿时期卵圆孔未关闭时,继发隔之自由边缘,成为卵圆孔的瓣膜,只允许血流从右房进入左房,起单向瓣膜的作用,胎儿出生后由于呼吸交换肺血流增加,左房压力增高,压迫卵圆孔瓣使之关闭,形成卵圆窝(图1-4,图1-10)。新生儿和小婴儿期卵圆孔瓣膜较薄,心导管检查时导管很容易经未闭的卵圆孔从右房进入左房。卵圆孔的闭合多数为功能性闭合,随年龄的增长,卵圆孔瓣膜粘连僵直,活动减弱,纤维组织增生使孔道闭塞形成不交通的卵圆孔,卵圆孔一般在生后第1年内闭合,若大于3岁的幼儿卵圆孔仍不闭合称卵圆孔未闭(Patent Foramen Ovale,PFO)。成年人中有20%~25%的卵圆孔不完全闭合,留下很小的裂隙或探针可通过的卵圆孔。卵圆孔未闭时原发隔与继发隔之间残存的裂隙样异常通道,类似一功能性瓣膜;当右房压高于左房压时,左侧薄弱的原发隔被推开,即出现右向左分流。现代研究表明卵圆孔未闭与不明原因的脑卒中、偏头痛、减压病及斜卧呼吸直立性低氧血症等疾病密切相关。

(二)室间隔

室间隔(interventricular septum)位于左、右心室之间,亦呈45°斜位。室间隔中部向右侧隆凸,因此前上部更向左倾斜。室间隔呈三角形(图1-8),有前、后、上三缘。前缘和后缘分别相当于前、后室间沟。上缘比较复杂,由三个部分构成:①前部(动脉间部):向上与大动脉(肺动脉干和升主动脉)根部相连。横切面上此部呈"S"形弯曲,其前部向左凸,主要由肺动脉左窦下缘形成,其后部向右凸,主要由主动脉左窦下缘形成。主动脉右窦下缘比肺动脉左窦下缘约低1 cm。②中部(膜性部):此部最小,相当于三尖瓣隔侧瓣前1/4及前瓣附着处。③后部(房室部):界于右房与左室之间,左上有二尖瓣环附着,右下有三尖瓣环附着。

室间隔肌性部占室间隔的大部,主要由肌肉组成(图1-9)。较厚,为1~2 cm。其两侧面为心内膜覆盖,左侧心内膜深面有左束支及其分支。右侧有右束支通过,但表面有薄层心肌遮盖。从功能上看,室间隔肌性部属于左室,与左室其他壁共同构成肥厚有力圆锥形室腔,执行强而有力的舒缩功能。从发生和形态上室间隔肌部可分成三部分:①窦部:较小,为靠近房室瓣的部分,表面光滑,来源于原始肌性室间隔。②小梁化部:为室间隔中下部,表面肌束发达,肉柱明显,由原来室壁向下生长时,肌肉挖空使腔向下扩大而成。肌肉发达。③漏斗部:即来自心球嵴愈合而成的部分,也比较光滑平坦。左侧圆锥部退化,故这部分面积很小。右侧圆锥大部分未退化,故右侧这部分较大,构成动脉圆锥的壁。

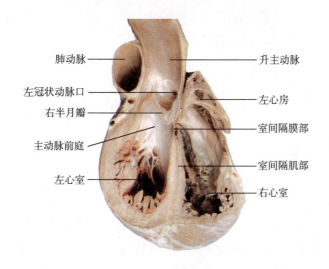

图1-9 室间隔

室间隔膜部是室间隔上缘中部较小的一个区域(图1-9、1-10),由胎生时期的室间孔闭合而成,无肌肉部分,只是一个致密的结缔组织膜,用光线透照为一亮区,前后长平均为13.8 mm,上下宽8.4 mm,厚1 mm。大小和形状有较大的变异,以角边形多见,约占63.8%,圆或卵圆形占30%。

从室间隔左侧面观察,膜部位于主动脉右瓣和后瓣连合部的下方,下方室间隔肌部的上缘,膜部向后延续为后瓣环下方的中心纤维体。从右侧面看,膜部的前上方是室上嵴壁带的下缘,右侧面中部有三尖瓣隔侧瓣的前端附着,此处正是隔侧瓣与前瓣之间的前内侧连合的部位。膜部后缘后方约4 mm处是房室结。膜部的后下缘有房室束经过,膜部下缘与肌性室间隔之间为房室束的分叉部。膜部是室间隔缺损的好发部位,缺损修补术时要注意周围的这些毗邻关系。尤应注意勿损及后下缘的房室束。

膜部与三尖瓣环的关系有三种情况:①跨越型:三尖瓣环过膜的右侧面,将膜部分为上、下两部,上部位于左室与右房之间,叫房室间部,下部位于左、右室之间,叫室间部。这一型占大多数,为87.5%,属于正常型。②环下型:膜部在右房室环的下方,无房室间部,即全在左、右室之间,占 10%。③环上型:膜部全在右房室环之上,而无室间部,占 2.5%。后二者属变异型。

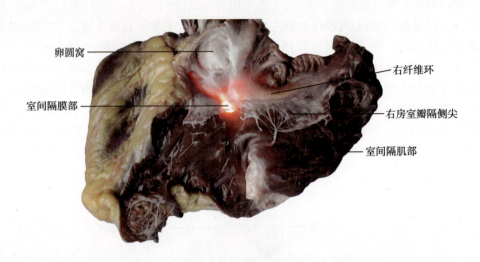

图 1-10 室间隔膜部

四、心壁的构造

心壁由内向外由心内膜、心肌层和心外膜组成。

(一)心内膜

心内膜为衬在心壁内面的一层薄而光滑的膜,由单层扁平细胞构成的内皮以及内皮下层结缔组织和弹力纤维组成。内皮下层还有血管、神经、淋巴管和心传导系纤维等。心内膜与出入心的血管内膜相延续。心的各瓣膜均由心内膜向心腔褶叠而成,中间夹有一薄层致密结缔组织。心房内的梳状肌以及心室内的腱索、乳头肌等表面也都被覆以心内膜。在心室和心耳的心内膜较心房和室间隔上的心内膜为薄。在主动脉口和肺动脉口处的心内膜最厚,肉柱上的心内膜最薄。

(二)心肌层

心房肌和心室肌是不连续的,分别附于心脏的纤维支架上。因此,心房和心室可以分别收缩,二者一般只借心脏传导系统相联系。

1. 心房肌

心房肌很薄弱,由浅、深二层组成。浅层的肌束横行,包绕左、右心房,以前面的心肌较为发达,并有一部分延伸为房间隔的肌纤维。深面的肌纤维分别包绕左、右心房,呈袢状或环状。袢状纤维起于房室口的纤维环(图 1-11),袢绕心房而又止于房室口的纤维环,另有一部分环形纤维环绕心耳、腔静脉口和肺静脉口以及卵圆窝的周围。当心房收缩时,这些纤维也稍收缩,有括约作用,可阻止血液逆流。

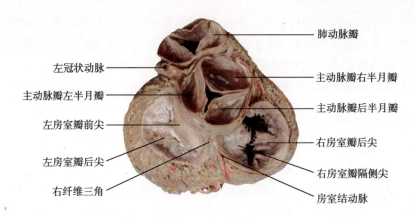

图 1-11 心纤维环

2. 心室肌

心室肌肉强厚,左室肌较右室肌更为发达。心室肌结构较复杂,可分为三层(图 1-12)。两室共有的浅层肌起自纤维环,向左下斜行,在心尖捻转形成心涡,并转入深层移行为纵行的深层肌。深层肌形成肉柱和乳头肌,并向上止于纤维环。中层肌为环形,在浅、深层之间,既有分别环绕左、右心室的纤维,也有联系左、右心室的"S"形肌纤维,左室的环形肌特别发达。室间隔则包括浅、中、深三层的心肌纤维。由于有部分心肌纤维呈螺旋形行走,收缩时其合力可使心尖作顺时针方向旋转,造成收缩时心尖向前顶击的作用,心尖的搏动可在体表摸到。

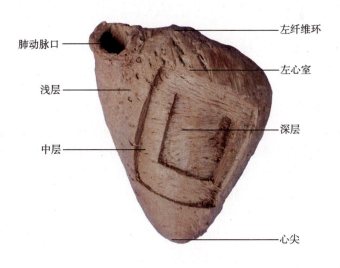

图 1-12 心肌(心室肌)

(三)心外膜

心外膜位于浆膜性心包的脏层,被覆在心肌的表面,其组织结构可分为五层。最浅表的一层为间皮,由扁平上皮细胞组成,第二层为基底膜,以下三层为浅胶原纤维、弹力纤维和深胶原纤维。心外膜的组织结构使其有特殊的弹性,以适应心肌舒缩机能。血管网、淋巴管网和神经纤维位于基底膜和胶原、弹力纤维层中。另外在心外膜的疏松结缔组织和纤维组织层中还有丰富的脂肪组织,脂肪组织的含量与年龄及身体胖瘦程度有关。大的心脏血管干和血管支走在心外膜下,然后才分支穿入深面的肌层内。

五、心脏的动脉、静脉和淋巴管

(一)心脏动脉

心脏作为一个泵,终生不停地将从静脉回心的血液射入动脉,以供机体需要。心在安静状态下,心率按 70 次/min 计算,一年就要跳动 3 700 万次左右。每次心跳心都要做功耗能,因此心脏本身必须有足够的血液供应。尽管心仅占体重的 0.5%,而冠状动脉的血流量却占心脏总输出量的 5%。另外,每次心跳都与心的生物电、能量代谢、机械运动(心肌的收缩与舒张、瓣膜的开、闭)和血液动力学(压力变化、血液充盈、排出等)密切相关。所以一旦心血供发生障碍,就会影响上述各方面的功能。冠状动脉又是心脏血供的唯一来源。因此,了解冠状动脉的解剖,对临床工作者来说就显得十分重要。

正常冠状动脉有左、右两支,起于主动脉窦,主干及其主要分支位于心外膜下,较细小的分支穿入心肌内,再逐级分支供应心肌细胞等组织。

1. 左冠状动脉(left coronary artery)

(1)左主干开口部位和口径:主动脉窦的上界呈弧形隆起、叫主动脉窦嵴。主动脉在左、右窦有冠状动脉的开口,位于嵴下方者为窦内,位于嵴上方者为窦外。左冠状动脉主干开口于主动脉窦窦内者占92%,并绝大部分在窦的中1/3,开口距窦底约1.5 cm。左主干的口径在距起点0.2 cm 处为0.41~0.50 cm 者占48%,为0.51~0.60 cm 者占29%,最粗者可达0.75 cm。

左冠状动脉起始后,向左行于左心耳与肺动脉干之间(图1-13),然后分为前室间支(前降支)和旋支(左旋支)。左主干很短,成人长1.5~3 cm,儿童长0.1~1.0 cm。约1.6%的人无左主干,此时前室间支和旋支直接起自主动脉左窦。前室间支与旋支间的夹角为20~120°,以50~80°的为最多。

(2)前室间支(anterior interventricular branch):也叫前降支,似为左冠状动脉的直接延续,沿前室间沟下行,末梢绕过心尖切迹,大部分例子止于后室间沟下1/3,部分例子止于中1/3 或心尖切迹。末梢可与后室间支左缘或右缘发出一动脉,与前室间支平行下行,称副前室间支,其分支分布同室间支。前室间支的分支如下。①对角支:起于左冠状动脉主干分叉处,行径较直,向左下斜行,分布于左心室前壁,大者可至前乳头肌。出现率为43%,口径为0.1~0.35 cm,平均为0.22 cm。②左室前支:是前室间支向左室前壁发出的分支,2~9支,以3~5支的多见,一般近侧的1~3支较大,向左下行,分布于左室前壁、左室乳头肌和心尖部。③左圆锥支:较细小,平肺动脉口水平起始,向右分布于动脉圆锥上部,并与右圆锥支吻合,称 vieussen 环。④左室前支:也较细小,以3~4支的多见,向右分布于右室前壁邻近前室间沟的部分。⑤室间隔前支:8~22支,以12~17支的多见。一般第2~4支较粗大,起自前室间支的深面,穿入室间隔内,分布于室间隔的前2/3。

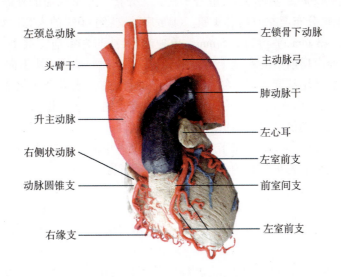

图 1-13　心脏动脉前面观

前室间支借上述分支分布于左室前壁、前乳头肌、心尖、右室前壁一小部分、室间隔的前 2/3 以及心传导系的右束支和左束支的前半。

(3) 旋支 (circumflex branch)：有时称其为左旋支 (图 1-14)。起始部直径为 0.25~0.45 cm，平均 0.35 cm。起始后沿冠状沟左行，绕心左缘至心膈面，大多数止于心左缘与房室交点之间。旋支有时可穿行于左心耳根部的心肌内。此处邻近左纤维三角。当心外科涉及左心耳时，慎勿伤及此动脉。旋支有下述分支：①左室前支：细小，有 2~3 支，多以锐角起于旋支，分布于左室前壁的上部。②左旋支：于心左缘处起于旋支，亦可于旋支起始后不久起始，斜行至心左缘。较恒定，也较粗大，分支供应心左缘及邻近的左室壁。③左室后支：以

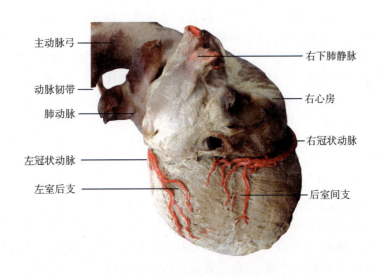

图 1-14　心脏动脉后面观

1支者最多,约占42%,2支者次之,也有3支者。分布于左室膈面的外侧部,较大的旋支发出的左室后支也可分布至左室后乳头肌。④窦房结支:约40%的人窦房结支起于旋支的起始段。直径为1~3 mm,平均为1.5 mm。单独起始,或与左室前支共干。起始后向上经左心耳内侧壁,再经左房前壁向右至上腔静脉口,多以逆时针方向(从上向下看)从上腔静脉口后方绕至前面,从尾端穿入窦房结。少数为顺时针方向,或呈分叉包绕上腔静脉口,从前面进入窦房结。⑤心房支:是一些细小的分支,由旋支的上缘发出,可分为左房前支、左房中间支和左房后支,分别供应左房前壁、外侧壁和后壁。

综上所述,旋支借其分支分布于左房、左室前壁一小部分、左室侧壁、左室后壁的一部或大部,甚至可达左室后乳头肌。约40%的人分布于窦房结。

2. 右冠状动脉

(1)开口与口径:右冠状动脉绝大部分(94%)起于主动脉右窦内、中1/3处,起点距窦底1.5~2.0 cm。起始处口径0.31~0.50 cm,最粗可达0.7 cm。右冠状动脉口径多较左冠状动脉口径小。

(2)经行与分支:右冠状动脉起始后行于右心耳与肺动脉干之间,再沿冠状沟右行,绕心锐缘至膈面的冠状沟。一般在房室交点附近或房室交点的右侧,即分两个终支:后室间支和右旋支。右冠状动脉的分支如下:①窦房结支:约60%的人此动脉起于右冠状动脉起始段1~2 cm,向上经右心房内侧壁至上腔静脉口,多以逆时针方向,或以顺时针方向绕上腔静脉口,穿入窦房结。直径约为1.2 mm。②右圆锥支:多为右冠状动脉的第一个分支,至动脉圆锥上部,并与左圆锥支吻合。此支如单独起自主动脉窦即为副冠状动脉。③Kugel动脉:又叫房间隔前动脉,前室间隔下动脉,或大心耳吻合动脉。起于左旋支者占27%,起于右冠状动脉者占68%。其余起自左、右冠状动脉。起始后向后内,经前房间沟下端进入房间隔下缘,过卵圆窝下方,其高度与左房室环相平,向后最远可达房室交点区。Kugel动脉的出现率为93%,绝大多数为单支,个别为双支。Kugel动脉起始处的外径平均为1.12 mm。它分支供应卵圆窝下方的房间隔、卵圆窝的一部分、心房前壁、主动脉根部、房室瓣和房室交界区结构组织。Kugel动脉的一个重要意义是与邻近动脉存在广泛的吻合,如与房室结动脉、左房后动脉或右房后动脉、心房前动脉和窦房结动脉等。吻合处的口径为50~500 μm。在冠状动脉狭窄或阻塞时Kugel动脉的口径可以变粗,参加侧副循环。④右室前支2~3支,较粗大,分布在右室的前壁。⑤右缘支与右室后支:前者比较粗大、恒定,沿心锐缘左行,分布附近心室壁;后者细小,有1~4支,分布于右室后壁。⑥后室间支:亦叫后降支,约94%的人后降支起于右冠状动脉,其余例子起于左旋支。于房室交点或其右侧起始后,沿后室间沟下行,多止于后室间沟下1/3,小部分止于中1/3或心尖切迹。可与前室间支的末梢相吻合。除分支滋养邻近的左、右室外,还发出7~12条室间隔支,穿入室间隔深部,滋养室间隔后1/3。起始部直径为0.51~0.35 cm,平均0.25 cm。⑦右旋支:为右冠状动脉的另一个终支,起始后向左行越过房室交点,止于房室交点与左缘之间,可有细支与旋支(左旋支)吻合。⑧左室后支:右冠状动脉的左室后支多为右旋支的延续,向下分布于左室后壁的右侧部分和后乳头肌。因此,左室后壁多由左、右冠状动脉的分支共同供应。⑨房室结支:约93%的人房室结支起于右冠状动脉,其余起自左冠状动脉,或有2支分别起于左、右冠状动脉。直径平均0.15 mm。右冠状动脉的右旋支经过房室交点时,常形成倒"U"字形弯曲。房室结支多起于弯曲的顶端,向深部进入 Koch 三角的深面,末端穿入房室结,滋养房室结和房室束的近侧段。房室结支还分支向下呈垂柳状分支分布于室间隔上缘的小部分。房室结支起始处的动脉也可无"U"形弯曲,而呈平直状。冠状动脉在膈面分布为均衡型或左优势型者多无"U"形弯曲。⑩右房支:可区分为右房前支、右房中间支和右房后支,分布于右房壁。右房前支可与窦房结共干。

综上所述,右冠状动脉一般分布右房、右房前壁大部分、右室侧壁和后壁的全部,左室后壁的一部分和室间隔后 1/3,包括左束支的后半。此外,还分布于房室结(93%)和窦房结(60%)。

3. 冠状动脉的分布类型

左、右冠状动脉在心胸肋面的分布变异不大,而在心膈面的分布范围则有较大的变异。现以三分法,将冠状动脉分布类型简述如下:

(1) 右优势型:右冠状动脉在心室膈面的分布范围,除右室膈面外,还越过房室交点和后室间沟,分布于左室膈面的一部或全部。后室间支来自右冠状动脉。此型在人占 65.7%,应属于正常型(图 1-15)。

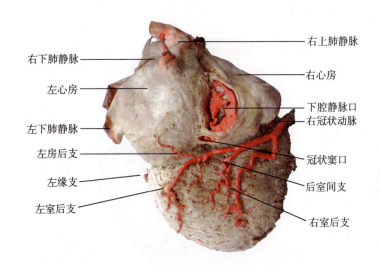

图 1-15 心膈面动脉的分布(右优势型)

(2) 均衡型:左、右心室的膈面各由本侧的冠状动脉供应,互不越过房室交点。后室间支为左或右冠状动脉的末梢支,或同时来自左右冠状动脉。此型在人占 28.7%(图 1-16)。

(3) 左优势型:左冠状动脉较大,除发分支分布于左室膈面外,还越过房室交点和后室间沟分布于右室膈面的一部分。后室间支和房室结动脉均发自左冠状动脉。此型在人占 5.6%(图 1-17)。

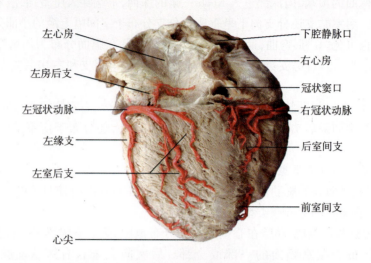

图 1-16　心膈面动脉的分布（均衡型）

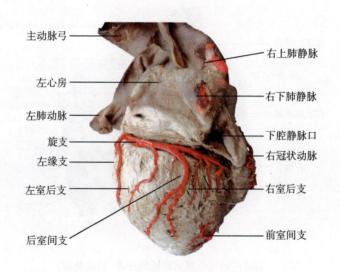

图 1-17　心膈面动脉的分布（左优势型）

4. 壁冠状动脉

冠状动脉主干及其主要分支一般走行于心外膜下的脂肪组织内。如果动脉的一段，经行中被浅层心肌所覆盖，则这段动脉称为壁冠状动脉。覆盖动脉的心肌称为心肌桥。出现率可达67%以上。壁冠状动脉多见于前室间支、后室间支和左室前支等处（图1-18）。壁冠状动脉的长度为0.2~2 cm。心肌桥的厚度也有变异。壁冠状动脉的口径较其近侧段口径为小，且管壁较薄。一般认为，壁冠状动脉受到心肌桥的保护，局部承受压力较小，心脏舒张时亦可控制血管使之不过度扩张，因此，壁冠状动脉较少发生动脉硬化。

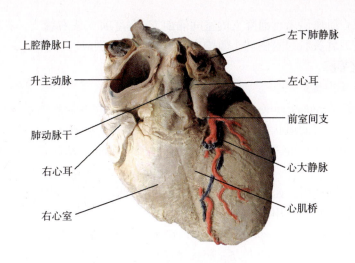

图 1-18 冠状动脉心肌桥

5. 乳头肌动脉

左室乳头肌动脉来自左室前支(图 1-19)、左缘支和对角支。左室后乳头肌动脉多来自右冠状动脉的左室后支,也可来自旋支的左室后支或上述两者同时供应,亦可来自前室间支的末梢支。供给每个乳头肌的动脉也有 3~5 支。动脉支的口径:前乳头肌平均为 221 μm,后乳头肌平均为 216 μm。进入乳头肌的动脉由心外膜下的动脉发出,穿室肌全层到达乳头肌。在乳头肌内血管分布方式有三种类型:①沿乳头肌纵轴由根部至尖部。多见于游离型乳头肌。②与乳头肌纵轴垂直,有几条动脉分节段地进入乳头肌,多见于附壁型乳头肌。③混合型,上述两者皆有。在乳头肌内动脉反复分支,最后形成与肌纤维平行的毛细血管。肌内血管互相吻合,在心内膜下也形成丛。乳头肌的血管与其周围的动脉有吻合,也可与由腱索下行的微细血管吻合。乳头肌由于多由 2 条以上的动脉供应,所以一支阻塞一般不致引起严重的功能障碍。但左室后乳头肌的血供来源较少,且较细,较易于受缺血的影响。

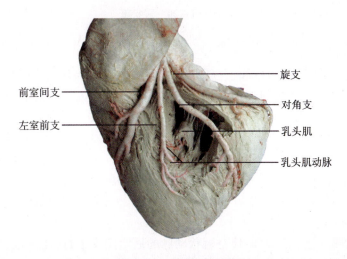

图 1-19 乳头肌的动脉

右室前乳头肌血供来自前降支的室间隔前支、右室前支或右缘支。在乳头肌内均为纵行分布。右室后乳头肌和隔侧乳头肌均由附近的动脉支供应。

(二)心脏静脉

1. 冠状窦及其属支

(1)冠状窦(coronary sinus):位于左心房与左心室之间的冠状沟后部内,从左房斜静脉注入处至注入右心房的冠状窦口,为心最大的静脉干(图1-20)。心壁本身回流的静脉血约有70%借冠状窦回流至右心房。冠状窦长度为3~4 cm。从起点至冠状窦口,其口径逐渐变粗,中部的直径平均为0.84 cm。冠状窦表面有由左心房来的薄层肌束覆盖。当心房收缩时肌束的收缩能阻止血液流入右心房,当心房舒张时可使血液流入右心房,故窦表面的这些肌束有类似瓣膜的作用。

(2)冠状窦口(orifice of coronary sinus):位于下腔静脉口与右房室口之间。其在心脏后表面的投影相当于房室交点的上方。冠状窦口有瓣膜者占80%。

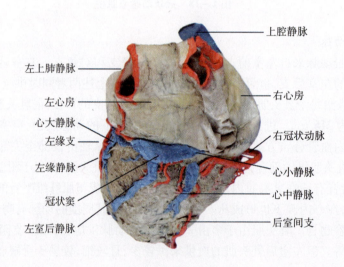

图1-20 冠状窦

2. 冠状窦的属支

(1)心大静脉(图1-18):起于心尖或前室间沟的下1/3,伴前室间支上行,多位于动脉的浅面,于室间沟上1/3处斜向左上方,进入冠状沟,绕心左缘至心后面的冠状沟,于左心房斜静脉注入处移行为冠状窦。心大静脉内可有单一的或成对的静脉瓣。心大静脉借左、右室前静脉、左房静脉和左缘静脉收容左、右室前面、心左缘、室间隔前部和左房前面的静脉血。

由于心大静脉多斜行进入冠状沟,因此,在心大静脉、前室间支和旋支之间围成一个三角形的区域,可称为心血管三角。其出现率为71%。三角深部的脂肪组织中有对角支,三角上方邻接左心耳。

(2)心中静脉:起于心尖部,伴右冠状动脉的后室间支上行,注入冠状窦的末端。心中静脉的上段刚好位于右冠状动脉右旋支所形成"U"形弯曲的表面。心中静脉收容左、右心室后面和室间隔后部的静脉血。

(3) 心小静脉(图 1-20):起于右室壁,向上沿冠状沟右行,绕心锐缘向左,多位于右冠状动脉的浅面或上方,注入心中静脉或冠状窦末端。收集右心室侧缘和后面的静脉血。

(三) 心脏淋巴管

心脏的淋巴管对心肌的新陈代谢和营养具有重要的作用,尤其是在某些疾病,如心内膜的一些病变更为重要。心内的淋巴管包括心内膜下淋巴管、心肌淋巴管和心外膜下淋巴管。

1. 心内膜下淋巴管

心内膜下淋巴管位于心内膜下的结缔组织内。毛细淋巴管的网眼较大,可见到毛细淋巴管的盲端。毛细淋巴管的口径和走行不规则。心各部毛细淋巴管的口径和密度不同。以室间隔处较粗,心房处较细,肉柱和乳头肌处最细。单根的淋巴管可伸入腱索内。

心内膜下毛细淋巴管可直接汇入心肌层的淋巴管网,或先合成淋巴管,再汇入心肌层的淋巴管。

2. 心肌层的淋巴管

心肌层内毛细淋巴管存在于心肌纤维间的结缔组织内,沿肌细胞长轴行走并吻合成网,由网合成淋巴管,再沿肌束间的血管行走。这些淋巴管与来自心内膜下的淋巴管汇合,走向心外膜下,注入心外膜下的淋巴管网。有人发现,心肌内的毛细淋巴管数目比毛细血管还多。

3. 心外膜的淋巴管

心外膜毛细淋巴管位于心外膜下的结缔组织内,胎儿及 1 岁的小儿心外膜下淋巴管只有一层毛细淋巴管网;2 岁以上小儿的心室外膜可分出浅、深两层毛细淋巴管网,深层的毛细淋巴管比浅层的粗大。两层相互吻合。深层的注入心外膜下淋巴管。后者再形成淋巴管丛。心内膜和心肌层来的淋巴管也汇入此丛。由丛发出集合淋巴管,沿血管的分支及主干行走。较大的淋巴集合管沿冠状动脉主干走行于前、后室间沟和冠状沟内,最后形成左、右淋巴干。

4. 左、右淋巴干的形成和注入

左冠状沟内的集合淋巴管向右行,然后离开冠状沟向上行,于左心耳与左冠状动脉之间与前室间沟向上行的集合淋巴管汇合,形成左淋巴干。左淋巴干多为一条,向上经肺动脉后方的淋巴结,再经左支气管根部的淋巴结,向上过主动脉弓后方,注入右气管支气管上淋巴结和气管旁淋巴结。

右冠状沟内的集合淋巴管沿右冠状动脉向左上行,然后至升主动脉的前面形成右淋巴干。右淋巴干约有 10% 可汇入左淋巴干,但大部分向上注入主动脉弓淋巴结,后者再借淋巴管注入右气管淋巴结。

左淋巴干收纳左心大部分及前室间沟附近的右心室淋巴管。右淋巴干收纳右心大部分及后室间沟附近的左心室的淋巴管。心房和动脉圆锥处一部分淋巴管可不入左、右干,而直接注入局部淋巴结。

(张玉顺 王 军)

参考文献

[1] 凌凤东,林奇.心脏临床解剖学.西安:陕西科学技术出版社,1996.
[2] 纪荣明,党瑞山,程林发,等.身高、胸围与冠状沟和心纤维环相关性的应用解剖学研究.中国临床解剖学杂志,1990,14(3):200.
[3] 纪荣明,党瑞山,何北平,等.正常人二尖瓣装置的应用解剖学研究Ⅰ:二尖瓣的形态结构和组织结构.解剖学杂志,1992,15(5):321.
[4] 纪荣明,党瑞山,何北平,等.正常人二尖瓣装置的应用解剖学研究Ⅱ:腱索的形态结构和组织结构.解剖学杂志,1992,15(5):325.
[5] 纪荣明,党瑞山,姜宗来,等.卵圆窝穿刺定位的应用解剖.中国临床解剖学杂志,1995,13(1):36.
[6] 纪荣明,姜宗来,秦永文,等.经皮穿刺闭合房间隔缺损的应用解剖.中国临床解剖学杂志,2001,19(2):155.
[7] 纪荣明,姜宗来,张炎,等.经皮穿刺介入肺静脉射频消融治疗阵发性房颤的应用解剖.解剖学报,2002,33(6):637.
[8] 纪荣明,李玉泉,秦永文,等.经皮穿刺封塞室间隔膜部缺损的应用解剖.中国临床解剖学杂志,2003,21(2):148.
[9] 纪荣明,林宁,刘芳,等.心房动脉血供的临床解剖学.中国临床解剖学杂志,2004,22(6):628.
[10] 纪荣明.心脏的临床应用解剖学图谱.上海:第二军医大学出版社,2003.
[11] 纪荣明,党瑞山,姜宗来,等.二尖瓣复合装置的应用解剖学研究.解剖学科学进展,1995,1(2):108.
[12] 杨月鲜,赵根然,孔祥云,等.国人心脏房间隔形态的观察.中华心血管病杂志,1986,14(2):112.
[13] 于彦铮,左焕琛.心脏冠状动脉解剖.上海:上海科学技术出版社,1992.
[14] 王云祥.实用淋巴系统解剖学.北京:人民卫生出版社,1984.
[15] 夏家骝,陶平,陆英,等.左心室乳头肌的动脉.解剖学报,1983,14(2):116.
[16] 赵根然,孔祥云,杨月鲜,等.人左心室乳头肌形态和动脉供应.中华心血管病杂志,1984,12(2):141.

第二章　脑血管解剖与造影检查

一、脑血管解剖

(一)主动脉弓及弓上分支血管

血管环境形态学的不同决定了不同血管解剖区域血管的解剖特点。人类的血管解剖也同样受血管环境形态学的影响,脑血管尤其颅内血管在解剖和功能上与机体其他部位的血管存在差异,如动脉壁薄、血管的中层(肌层)相对薄弱、不与其静脉伴行等特点。中枢神经系统的血管包括颈总动脉、颈内外动脉、椎基底动脉、脊髓动脉以及颅内静脉窦、深浅静脉和椎管内静脉系统。熟悉这些血管的解剖是对神经科医生的基本要求,更是介入神经放射学的基本功。只有了解血管的正常解剖及变异才能完成选择性插管、造影、病变的识别及介入治疗。

头颈部血供均来源于主动脉弓的大血管,因此脑血管解剖包括主动脉弓及其以上分支血管,常规的全脑血管造影应从主动脉弓开始。从主动脉弓沿升主动脉向左后移行至降主动脉,其分出大血管的位置及角度变异甚大,常规主动脉弓造影时为了充分展示各主动脉弓的分支需将投照角度向左侧倾斜,通常左前斜位20°时是显示主动脉弓的常用体位,此投影较正位能较好地显示主动脉弓及其大血管起始处(图2-1)。

主动脉弓位于上纵隔内,其上缘平右第2胸肋关节,从右前向左后弯曲,主动脉弓突缘由右向左发出头臂干(无名动脉)、左颈总动脉及左锁骨下动脉,头臂干又分出右侧锁骨下动脉和右侧颈总动脉,双侧椎动脉一般发自锁骨下动脉中段。但有时会出现变异,如左颈总动脉起源于头臂干;左颈总动脉与左锁骨下动脉形成左侧头臂干;左椎动脉直接起源于主动脉弓等。

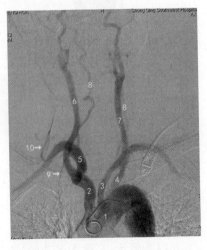

1.主动脉弓;2.无名动脉;3.左颈总动脉;4.左锁骨下动脉;5.右锁骨下动脉;6.右颈总动脉;7.左颈总动脉;8.椎动脉;9.胸内(内乳)动脉;10.甲状颈干

图2-1　主动脉弓造影

成功实施颈动脉血管造影和血管内介入治疗需要充分了解主动脉弓和颈部及脑循环的正常解剖及变异。依头臂干与主动脉弓的位置不同,主动脉弓可分为3种类型(图2-2,图2-3):Ⅰ型主动脉弓指3条大血管均起始在主动脉弓外弧平面上;Ⅱ型主动脉弓是指头臂干起始在主动脉弓外弧与内弧之间;Ⅲ型主动脉弓是指头臂干起始在主动脉弓内弧平面以下。靶动脉起始处越低(如Ⅱ型或Ⅲ型主动脉弓),到达颈动脉的路径越困难。

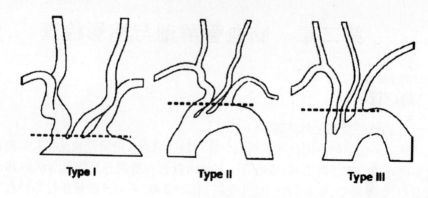

图2-2 主动脉弓的常见分型

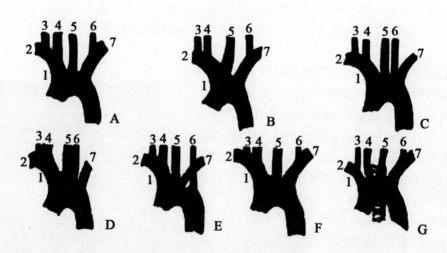

图2-3 主动脉弓的常见变异

弓上各主要分支血管包括：

(1)头臂干：又称无名动脉，是主动脉弓凸面第1条也是最大的分支，长4~5 cm。在右胸锁关节平面，头臂干分成两支，即右锁骨下动脉及右颈总动脉。右锁骨下动脉自头臂干起点向上外行，达锁骨上2 cm，并绕在前斜角肌之后。自右锁骨下动脉分出的主要分支由近及远依次为右椎动脉、胸内(内乳)动脉(向下)、甲状颈干及肋颈干。右颈总动脉自头臂干发出后在右胸锁关节平面向后外上行，与颈内静脉及迷走神经伴行。在C4或C5平面右颈总动脉分成右颈外及右颈内动脉。

(2)左颈总动脉：直接起源于主动脉弓，在头臂干起源稍远侧，一般在气管左缘(正位)，也可起自头臂干。约在甲状软骨上缘，左颈总动脉分成左颈内及颈外动脉。颈总动脉的分叉平面可以有变异，即可高至C1亦可低至T2水平，此位置变异有重要临床意义，有时是选择支架治疗或内膜剥脱手术的参考因素之一。

(3)左锁骨下动脉：于左颈总动脉起点远侧数毫米处直接发自主动脉弓。左锁骨下动脉的近侧分支为左椎动脉、胸内动脉(向下)、左甲状颈干及肋颈干。左椎动脉起自左锁骨下动脉近顶端的后上缘,有时也可起自左锁骨下动脉近侧近弓处或起自弓本身。其主干向左侧上肢供血,一侧严重狭窄,除可引起上肢缺血外,还可导致同侧椎动脉"盗血"现象(图2-4,图2-5)。甲状颈干起自左锁骨下动脉顶部,在左椎动脉的远侧,此血管的主要分支为甲状腺下动脉及颈动脉。

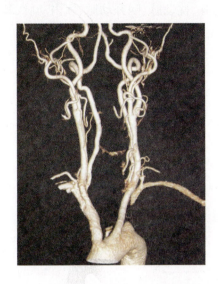

图2-4 CTA示左侧锁骨下动脉起始段闭塞

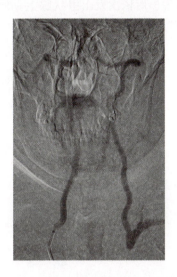

图2-5 造影示左侧椎动脉逆向血流

(二)颈动脉及其分支

脑的血液供应来自颈动脉系统和椎-基底动脉系统。前者供应大脑半球的前2/3和部分间脑,后者供应脑干、小脑、间脑后部和大脑半球的后1/3(如图2-6,图2-7)。

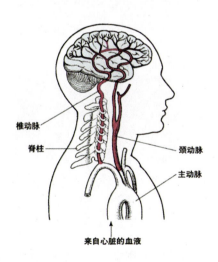

图2-6 脑的血液供应侧面观

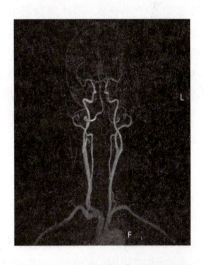

图2-7 脑血管造影所示的脑动脉

1. 颈外动脉

颈外动脉在 C4 平面起自颈总动脉分叉部,在颈动脉鞘内上行时,开始位于颈内动脉的前内,然后转到后外,在颈内静脉前方,被胸锁乳突肌覆盖,被舌下神经跨过,位于迷走神经的前外侧,终于腮腺内侧(图 2-8)。颈外动脉供血头面部、硬膜和上颈段。颈外动脉自颈总动脉发出后依次发出甲状腺上动脉、舌动脉、面动脉、枕动脉、咽升动脉、颌内动脉、耳后动脉、颞浅动脉。

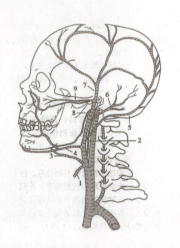 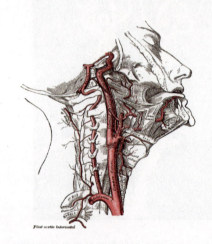

1. 甲状腺上动脉;2. 咽升动脉;3. 舌动脉;4. 面动脉;5. 枕动脉;6. 耳后动脉;7. 颞浅动脉;8. 上颌内动脉;9. 面横动脉(颞浅动脉分支)

图 2-8 颈外动脉及其主要分支的侧位解剖图

颈外动脉与颈内动脉及椎-基底动脉系统有许多重要的吻合支,颈外动脉及其分支在颅内血管狭窄或闭塞的情况下可以通过脑膜的吻合动脉建立侧支循环以代偿颅内供血(图 2-9)。咽升动脉在 C3 平面可与椎动脉的脑膜支或颈支吻合。咽升动脉与颈动脉及椎动脉之间丰富的侧支吻合提供了一个重要的颅内血液供应的侧支循环系统。

2. 颈内动脉

颈内动脉起自颈总动脉,经颈动脉管入颅,向前穿海绵窦至视交叉外侧。颈内动脉按照 Bouthillier 分段法分为 7 段(图 2-10):除 C1 走行于颈部,归于颈段外;其余各段或走行于颅底骨性结构内,或位于颅内,通称为颅段颈内动脉。

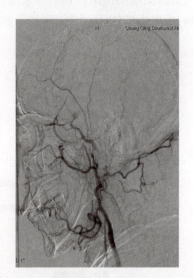

图 2-9 右侧颈内动脉闭塞时颈外动脉通过上颌动脉、颞浅动脉与眼动脉侧支代偿颅内血液供应

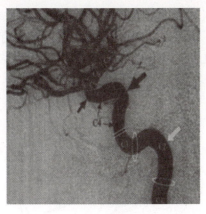 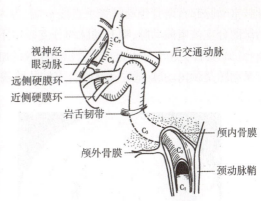

左图:血管造影图；右图:示意图

图 2-10　Bouthillier 分段法将颈内动脉分为 7 段

(1) C1 颈段(图 2-11):颈内动脉 C1 段起于颈总动脉分叉水平,终止于颈动脉管颅外口,可分为颈动脉球部及颈升段,为颈内动脉颅外段。本段无分支,极少数变异情况下可以见到本该起源于颈外动脉的一些迷走动脉或胚胎期残留动脉,如咽升动脉主干或分支、甲状腺上动脉、枕动脉、脑膜后动脉、永存舌下动脉、永存镫骨动脉和前环椎间动脉-Ⅰ型。颈内动脉 C1 段是最容易发生病变的部位,如动脉粥样硬化性斑块、狭窄、动脉夹层、动脉肌纤维发育不良等,也是目前颈动脉内膜剥脱和血管内治疗最多、治疗技术最成熟的头颈部血管之一。

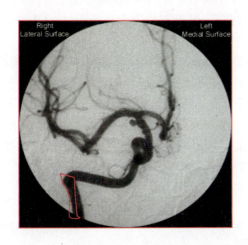 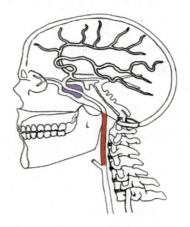

左图:造影正位所示；右图:侧位示意图

图 2-11　颈内动脉 C1 段

(2) C2 岩段:位于岩骨颈动脉管内,起于颈动脉管颅外口,终止于破裂孔后缘。可分为 2 个亚段:垂直段和水平段。最初的 1 cm 在颈动脉管中垂直向上称垂直段,然后水平向前内侧行成角走向岩尖(水平段)(图 2-12)。2 个亚段的交界处为膝部,脑血管造影时很易认出。C2 段常发出三个分支动脉:颈鼓室动脉、翼管支和骨膜支,罕见原始三叉动脉和原始听动脉。

①颈鼓室动脉起自岩骨颈动脉管垂直段末端,进入鼓室,与脑膜中动脉的分支鼓室上动脉,颌内动脉的分支鼓室前动脉,咽升动脉的分支鼓室下动脉及枕动脉的分支茎乳突动脉存在广泛的吻合。②翼管支起于 ICA 进入翼管供给相应区血运,与颌内动脉的分支-翼管动脉吻合。③原始三叉动脉是颈内动脉-基底动脉吻合支的胚胎残余动脉血管造影出现率为 0.1% ~0.2%。

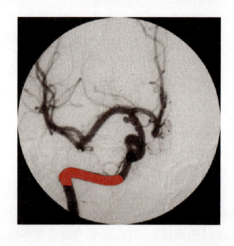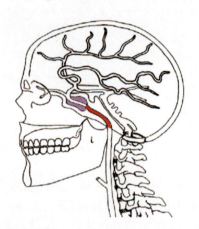

左图:血管造影图;右图:示意图

图 2-12　颈内动脉 C2 段

(3) C3 破裂孔段:破裂孔段起始于岩骨颈动脉管内口,经破裂孔上方,终于岩舌韧带,被三叉神经节覆盖,在破裂孔上而不穿过此孔,外侧有岩浅大神经跨过。C3 段通常没有分支,翼管动脉有时可在 C2 及 C3 交界处分出。

(4) C4 海绵窦段:此段始于岩舌韧带上缘,止于近侧硬膜环,主要行走于海绵窦内,四面为结缔组织、脂肪、静脉丛和节后交感神经(图 2-13)。海绵窦段按其走行方向可分为垂直部、后弯、水平部和前弯。C4 段有 3 根分支动脉发出:脑膜垂体干、海绵窦下外侧干和包膜动脉。①脑膜垂体干起源于海绵窦段水平部或弯部,供给斜坡、鞍背、垂体后叶、蝶鞍和海绵窦的硬膜血流。②海绵窦下外侧干:起于 ICA 鞍旁下外侧面,主要供给海绵窦内颅神经和硬膜的血运,并与眼动脉、颌内动脉、脑膜副动脉和脑膜中动脉有广泛的吻合。③包膜动脉:由 C4 段内侧壁发出,血管造影很难显示,主要供给蝶鞍前壁的硬脑膜。

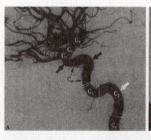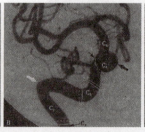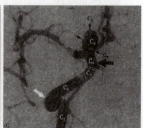

图 2-13　颈内动脉 C4 段

颈内动脉是海绵窦内最内侧的结构,其与第Ⅲ(动眼神经)、Ⅳ(滑车神经)、V1(三叉神经下颌支)、Ⅵ(外展神经)相伴行。

(5)C5床突段:是颈内动脉各段中最短的一段,起于近侧硬膜环,止于远侧硬膜环,斜行于外侧前床突和内侧颈动脉沟之间,由于近、远侧硬膜环在后方海绵窦顶部融合在一起,因此床段呈楔形。C5段是一硬膜间结构,位于有海绵窦发出的静脉小支穿过的硬膜领内。硬膜领的外侧面及前缘最明显,内侧缘不甚清楚,后缘全无。

(6)C6眼段:该段起于远侧硬膜环,止于后交通动脉起点的紧近侧。颈内动脉穿过远侧硬膜环后,即进入硬膜内,因此远侧硬膜环是颈内动脉硬膜内、外部分的分界线、在血管造影上,如何确认远侧硬膜环的位置,是一个尚未解决的问题。这段颈内动脉常发出两支重要动脉,即眼动脉和垂体上动脉。在颈内动脉穿过远侧硬膜环的内侧,有时硬膜冗长,形成一个小的硬膜囊或隐窝,为硬膜内间隙的扩展,其尖端指向海绵窦这个硬膜隐窝称之为颈动脉窝。此段发出眼动脉和垂体上动脉。眼动脉是出海绵窦的第一分支,一般自颈内动脉内侧发出,变异时可从脑膜中动脉发出。眼动脉常分为眼组(视网膜中心动脉、睫状动脉),眶组(泪腺动脉、眼肌动脉)和眶外组(筛前、后动脉、滑车上动脉、鼻背动脉和眶上动脉)。眼动脉与颈外动脉的分支有丰富的吻合支:眶上动脉-脑膜中动脉;鼻背动脉-面动脉;泪腺动脉-颞前深动脉(颌内动脉);筛前动脉-蝶腭动脉(颌内动脉)。垂体上动脉:在眼动脉至后交通动脉之间,颈内动脉后内侧发出1~7支穿支,造影不易显现。主要分布于垂体柄、视交叉、乳头体前区和视束,和对侧同名动脉吻合。

(7)C7交通段:交通段起于紧靠后交通动脉起点的近侧,止于颈内动脉分叉处。此段ICA依次发出后交通动脉和脉络膜前动脉。后交通动脉:起于ICA交通段,与大脑后动脉的最近端吻合,构成Willis环的外侧面,有时缺如。其上、外侧面发出4~12支穿支动脉,供给下丘脑后部、前部、底部和内囊后支。当其粗大时在其起始部可形成漏斗状扩张,易误诊为动脉瘤,如其直径≤3 mm,应视为正常,最主要的吻合支是基底动脉-大脑后动脉。脉络膜前动脉:从ICA交通段后壁发出,起源与后交通动脉相近,在鞍上池和脚间池内向后方走行,从外向内跨越视束走向外侧膝状体,经脉络膜裂入侧脑室下角向脉络丛供血。供给视束、外侧膝状体、钩回、大脑脚基底前1/3、丘脑、尾状核、内囊前联合和苍白球背部,与大脑后动脉发出的脉络膜后动脉相交通。

颈内动脉主要分支有:①眼动脉,发自颈内动脉,经视神经管入眶。②后交通动脉,向后行,与大脑后动脉吻合。③脉络膜前动脉,向后内行,进入侧脑室脉络丛。④大脑前动脉,在视神经上方向前进入大脑纵裂与对侧同名动脉借前交通支相连,沿胼胝体沟向后行。主要供应顶枕沟以前的大脑半球内侧面和上外侧面的上部及部分间脑。⑤大脑中动脉,是颈内动脉的延续,沿外侧沟向后上行走,沿途发出的分支有豆纹动脉(分布于纹状体和内囊)、额顶升动脉(分布于额叶和顶叶前部)、顶后动脉(分布于顶叶外侧面)、角回动脉(分布于角回及其邻区)和颞后动脉(分布于颞叶后部)(图2-14,图2-15)。

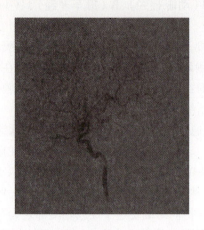 

图2-14 侧位造影时所示的眼动脉和后交通动脉　　图2-15 正位造影时所示的大脑前动脉和大脑中动脉

(三)椎-基底动脉系统

椎动脉起自锁骨下动脉,向上穿行上六节颈椎横突孔,经枕骨大孔入颅腔,在脑桥、延髓交界处左、右椎动脉合并成一条基底动脉(图2-16,图2-17)。椎-基底动脉系统供血给整个延髓、脑桥、中脑及小脑,其病变会导致严重的临床后果。

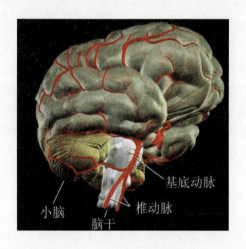 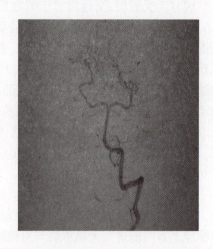

图2-16 椎-基底动脉颅内段　　图2-17 造影所示的左侧椎动脉及基底动脉

1. 椎动脉

椎动脉是起始于锁骨下动脉第一段的上后部,从前斜角肌及颈总动脉后方通过,向上穿行于第6颈椎到第1颈椎横突孔,自寰椎(C1)横突孔走出弯向后方,绕行寰椎侧块,穿过寰椎后膜及硬脑膜,经枕大孔入颅后窝,经舌下神经之前,在脑桥延髓交界附近与对侧椎动脉结合形成基底动脉。

椎动脉全程可分为四段:V1骨外段(锁骨下动脉其始部至C6横突孔)、V2椎间孔段

(C6 至 C2 横突孔)、V3 脊椎外段(自 C1 横突孔出至枕大孔寰枕膜)、V4 硬膜内段(穿寰枕膜,经枕大孔至与基底动脉连接处)。椎动脉起始部位,往往是脑血管疾患的好发处。正常椎动脉在锁骨下动脉第一段范围起始的占 96.5%;其中距前斜角肌内侧缘 15 mm 以内起始的占 79.5%;距 16~20 mm 起始的占 14%;距 21~30 mm 发出的占 3%(图 2-18)。

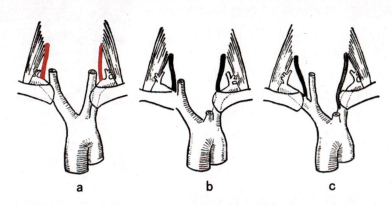

a:椎动脉的起始点位于锁骨下动脉弓状弯曲的上方;b:位于锁骨下动脉移行于弓状弯曲并绕过胸膜顶处;c:位于锁骨下动脉的内侧壁上

图 2-18 椎动脉的正常起始部位

椎动脉起源异常型约占 3.5%(图 2-19),最常见的是起始于左颈总动脉与左锁骨下动脉之间的主动脉弓上的占 2%,还有从无名动脉末端发出的占 0.5%,与锁骨下动脉共干发出的占 0.5%,双起源的占 0.5%。Wikinson 对椎动脉的管壁进行了研究,指出椎动脉的外膜与中膜,从颅外进入到颅内有明显的转变。主要是管壁变薄,伴有该两层的弹性纤维逐渐消失。

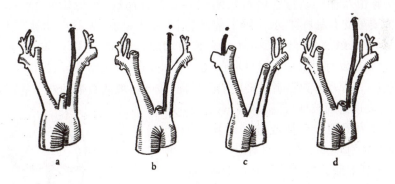

a:左侧椎动脉直接起自主动脉弓;b:左侧椎动脉与左侧锁骨下动脉共干起自主动脉弓;c:右侧椎动脉从头臂干末端发出;d:椎动脉双起源

图 2-19 椎动脉起始异常型

正常椎动脉解剖时造影:①前后位上,典型 V2 段向头侧平直走行穿过 C6 至 C3 横突孔。沿途它发出至颈部肌肉及脊髓的节段支。椎动脉穿过 C2 及 C1 形如半个方框。当其到达 C2 横突时,它转向外形成第 1 个直角及方框的下缘。然后它穿过寰椎的横突孔转向上,形成第 2 个直角及方框的外缘。当它在 90°角转向内时,形成第 3 个直角及方框的上缘,并移行至 V3 段。V3 段急转向上通过枕大孔。②侧位上，V2 段上升直到 C2 为止。它通过 C2 椎间孔后向外行时在此位置上常与远侧 V2 段重叠。③轻度后斜位通常可显示其通过 C2 横突孔的行程。椎动脉从 C2 陡然转向头侧通过 C1 横突孔。走出 C1 后，V3 段即弯向后外绕过寰枕关节向后走入 C1 弓的水平沟内，近 C1 环后缘处，椎动脉突然向上弯曲，再走向前，形成尖锐的"发卡样"弯曲。

椎动脉主要分支包括颈支（脊髓支、肌支）；脑膜支（脑膜前动脉、脑膜后动脉）；颅内支（脊髓前动脉、脊髓后动脉、小脑下后动脉）（图 2-20）。

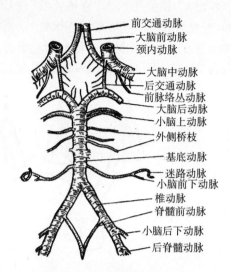

图 2-20 椎动脉的颅内分支

小脑下后动脉（PICA）是椎动脉最大和最后的一个分支。PICA 供应延髓、四脑室下部、小脑半球下部、小蚓、小脑扁桃体。它的行程和延髓及小脑扁桃体有关，分为前段、外侧段、后段。前段是在延髓池的最初段，绕橄榄体下部时形成一小弧度；外侧段与后段一起形成尾袢；后段沿脑干后面向上内侧走行。小脑下后动脉的行程变异较大，没有标准的血管造影结构。PICA 完全闭塞时临床上表现为典型的 Wallenberg 综合征。PICA 的分支与小脑上动脉和小脑前下动脉存在着广泛的软膜吻合，在基底动脉完全闭塞时，可以代偿逆行充盈。

2. 基底动脉

基底动脉由双侧椎动脉在脑桥延髓交界处汇合而成，平均长度 33.3 mm，平均直径 4.1 mm。主要分支有脑桥穿支、小脑下前动脉、小脑上动脉、大脑后动脉。供应脑干大部、小脑中部及上部、蚓部、枕叶及颞叶（与大脑后动脉）、中脑、丘脑一部、内囊后部（图 2-20）。基底动脉在发育过程中有时可以形成双干和开窗，属正常变异，易误诊为动脉夹层。

侧位像上，基底动脉典型者呈轻度前凸弯曲，位于斜坡后数毫米处。基底动脉完全闭塞的症状较重，表现为四肢瘫、延髓麻痹、昏迷，部分闭塞患者表现为闭锁综合征或基底动脉尖综合征。如果基底动脉闭塞后侧支循环建立充分，基底动脉上段包括双侧大脑后动脉由后交通动脉代偿，脑干下段供血由双侧小脑后下动脉代偿，也可以表现较轻。

小脑前下动脉（AICA）一般起源于基底动脉下 1/3，少数起源于中 1/3，主要供应桥脑、小脑中脚和下蚓部。血管造影时，在椎动脉造影的标准前后位及 Towne 位上小脑前下动脉很易识别。在侧位上小脑下前动脉有一特征性单弧或双弧弯曲进入内耳门。双弧形在此位上似"N"或"M"形（图 2-21）。

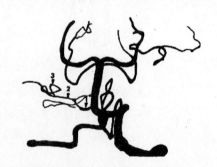

1. AICA 的桥脑段；2. 桥小脑角池段；
3. 绒球段，在该段下形成一个襻表示 AICA 进内听道段

图 2-21 椎动脉造影正位经眶投照，动脉期

小脑上动脉(SCA)是基底动脉最后一对幕下分支。根据其围绕脑干的行程可分为：桥段、环池段、四叠体段。SCA可以双干或三干。SCA主要向小脑上部的外侧面、小脑上脚、齿状核、小脑中脚以及上蚓供血。近侧的小脑上动脉在椎动脉造影前后位上也显示良好，但其远侧支则在侧位显示较好。小脑上动脉的小脑半球支在小脑上面(小脑幕)分支。有时小脑上动脉明显的边缘分支进入小脑的大水平裂，形成这一重要解剖标志的血管造影界线(图2-22)。

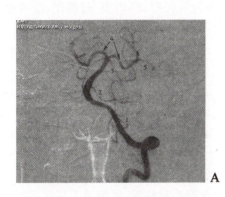 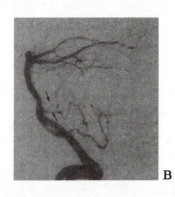

A:1.小脑后下动脉;2.小脑前下上动脉;3.小脑上动脉;4.大脑后动脉;5.后交通动脉
B:左侧椎动脉造影,侧位;箭头示小脑前下动脉,形似"M"

图2-22 基底动脉及其主要分支(侧位)

3. Willis环及相关血管

连接颈动脉系统及椎-基底动脉系统的大吻合环称为Willis环(大脑动脉环、脑底动脉环)，位于脑底、蝶鞍上方。由前交通动脉(AcoA)、两侧大脑前动脉水平段(A1)、颈内动脉的终支、后交通动脉(PcoA)和大脑后动脉水平段(P1)吻合而成，围绕在视交叉、灰结节和乳头体周围，是一种代偿的潜在装置。其中，前交通动脉为沟通左、右颈内动脉的血管，后交通动脉则为沟通颈内动脉和椎动脉的血管。当动脉环的某一处发育不良或阻断时，可在一定程度上通过大脑动脉环使血液重新分配和代偿，以维持脑的血液供应。见图2-23、图2-24。

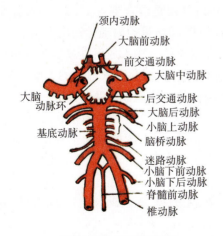 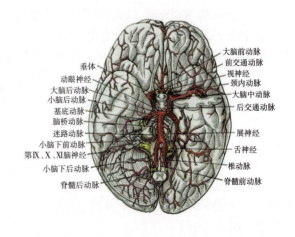

图2-23 大脑动脉环　　　　图2-24 大脑动脉环及其邻近结构

Willis环 此环在发育上常常有部分缺如使环不完整,所以熟知其正常解剖及变异是必要的。详细检查Willis环,特别是其小而重要的穿支仍主要靠高分辨率常规血管造影。整个Willis环很少能在一张脑血管造影片上看全,其各组成部分通常须连续显影观察。有时Willis环可一过性部分充盈,显示有意义的解剖结构。完整的Willis环的4支主要动脉中的3支闭塞时,唯一剩余的畅通血管也可使动脉环充盈。

按种系发生史把人的大脑基底动脉环分为近代型、原始型、过渡型、混合型及发育不全型五型(图2-25)。

第Ⅰ型——近代型:两侧大脑后动脉交通前段的管径比后交通动脉粗大,成为大脑后动脉交通后段的主要来源。

第Ⅱ型——原始型:两侧大脑后动脉交通前段的管径比后交通动脉细小,后交通动脉成为大脑后动脉交通后段的主要来源。

第Ⅲ型——过渡型:两侧大脑后动脉交通前段与后交通动脉的管径接近等大,相差不超过0.4 mm。

第Ⅳ型——混合型:一侧属于上述某一型,对侧又属于上述其他一型。

第Ⅴ型——发育不全型:一侧或两侧后交通动脉缺乏,另侧属于其他型。

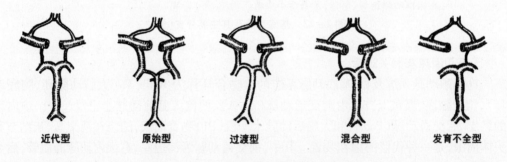

图2-25 Willis环常见的解剖变异

国人的Willis环,以近代型的为最多,占64.61%;其次是混合型占17.70%;过渡型占7.16%;原始型占4.37%;发育不全型占3.98%;其他0.20%是颈内动脉发出大脑后动脉。大脑动脉环的各吻合动脉,在正常情况下血液是不会混流的。注入放射性物质于一侧的颈内动脉,只见颈内动脉系各动脉内,不会倒流于其他范围,也不会流入本侧的大脑后动脉。大脑动脉环的存在,在正常情况下无重要意义,只是在某一管道被阻塞时起到代偿调节作用。大脑动脉环各段管径变异的复杂形式,与颈内动脉系和椎基底动脉系在脑底部受压迫作用有密切关系。各种变异的形式和代偿潜能的估计,对临床的诊断治疗都有很大的参考价值。

(四)脑的静脉系统

脑静脉系统不同于全身其他部位静脉,血管壁薄、无瓣膜,不与动脉伴行,可分浅、深两组(图2-26)。

大脑浅静脉收集大脑皮质的血液,汇入邻近的硬脑膜窦,主要属支有:①大脑上静脉,收集大脑半球内侧面上部和外侧面上部的静脉血,行向大脑纵裂,注入上矢状窦。②大脑中静脉,收集大脑外侧沟附近的静脉血,注入海绵窦。③大脑后静脉,收集大脑底面的静脉血,注入横窦或岩上窦。

大脑深静脉引流大脑半球深部的静脉血,主要属支有:①大脑内静脉,收集大脑半球深部、间脑、脉络丛和基底核的静脉血,在室间孔后方会合而成。左右大脑内静脉在第三脑室顶并列后行至松果体上方合并成大脑大静脉。②基底静脉,起自前穿支,左右各一,行向后上,注入大脑大静脉。③大脑大静脉,是短粗的静脉干,由左右大脑内静脉合成,向后注入直窦。

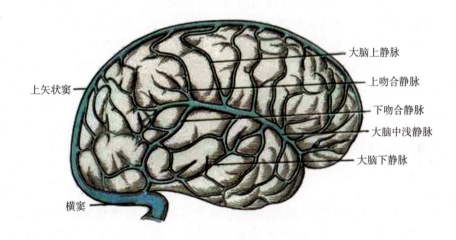

图 2-26 脑的静脉系统

脑的静脉系统对于维持正常脑组织的血液回流至关重要。当各种原因导致的脑静脉系统血液回流受阻时,可导致引流脑区的血液回流障碍,脑组织淤血肿胀,甚至发生出血性梗死。因此应当了解正常情况下的脑静脉系统的回流及解剖变异。

二、心源性脑栓塞的病理生理和影像学特点

(一)心源性脑栓塞的常见病因

心源性脑栓塞占全部脑梗死病例的 15%~20%,常见病因包括非瓣膜性心脏病尤其是非瓣膜病性心房纤颤、心瓣膜病、心肌梗死、扩张性心肌病、房间隔动脉瘤、心房黏液瘤、先天性心脏病和各种心脏手术等。而心房颤动作为心源性脑栓塞最重要的高危因素,尤其是非瓣膜病性心房颤动(nonvalvular atrial fibrillation,NVAF),其近年发生有上升趋势,可能与人口老龄化有关。导致心源性脑栓塞的常见原因参见第 9 章。

(二)发病机制

非瓣膜病性心房纤颤是心源性脑栓塞的最常见病因。其导致心源性栓塞的发生机制是:当心房颤动发生时,不规则的心房壁运动引起心房血流方向紊乱、流速减慢、血液淤滞、血小板频繁碰撞使血流动力学和血液流变学异常,继而导致心内膜及血管内皮细胞的损伤和血小板活化,此两者是血栓形成的始动环节。

其他各种原因导致的脑栓塞的发病机制参见第 9 章。

(三) 临床特点

缺血性卒中是病因和发病机制高度异质性的一组疾病。从1996年的TOAST分型到2009年的ASCO分型,均将心源性脑栓塞作为一个独立的疾病实体。大量的循证医学证据已经证实,心源性脑栓塞的预防措施是以华法林为代表的口服抗凝药物而非抗血小板聚集药物。因此,识别心源性脑栓塞的临床特点对于确定卒中的一级预防及二级预防措施极为重要。

(1) 心源性脑栓塞的影像学特点:尽管引起心源性脑栓塞的原因众多,但目前关于该病的临床特点研究主要来源于心房纤颤与脑栓塞之间的关系研究。房颤引起脑栓塞的过程是:栓子脱落,沿升主动脉进入左侧颈总动脉,到达颅内。房颤引起的脑栓塞具有以下特点:①双侧前循环同时发生多发性脑梗死灶为主(约占全部心源性栓塞病灶的1/3)。②左侧前循环供血区梗死明显多于右侧前循环供血区梗死,原因可能为左侧颈动脉以直角或钝角方式起源于主动脉弓,为二级血管,而右侧颈动脉以直角或锐角方式起源于无名动脉,且为三级血管。③以大脑中动脉供血区脑梗死灶为主,以皮质下梗死或/和皮质-皮质下梗死为主而非皮质区梗死为主,提示心房颤动引起的心源性脑栓塞患者,其引起梗死的栓子体积可能更大,所堵塞的部位更靠近动脉主干。④影像学上常见出血转变:20%~40%的患者常于发病第1周内发生出血转变,71%的心源性脑栓塞伴有出血,95%的出血性梗死由心源性栓塞引起。

(2) 心源性脑栓塞的病理学特点:Jorgensen等对103个由栓塞引起的颅内梗死灶进行尸体解剖发现,梗死灶位于大脑MCA供血区有74个,占71.84%。病灶分布与影像学分布特点一致。进一步研究还发现引起心源性脑栓塞的心脏栓子主要成分是红色血栓,包括:①红细胞-纤维蛋白血栓;②血小板-纤维蛋白血栓;③细菌-心内膜炎血栓;④纤维蛋白、钙化、黏液性质为主的血栓。有别于大动脉粥样硬化型脑梗死的以胆固醇结晶为主的白色血栓。

(3) 心源性脑栓塞的临床特点:与脑血栓形成相比,脑栓塞的临床表现具有特殊性,如神经功能缺失突然达到最大程度,常在活动中起病,起病时伴头痛、痛性发作及意识障碍,随着栓子在脑循环中的移动,患者的症状可能会迅速改善。绝大多数的栓子进入大脑中动脉(MCA)及其分支,约有10%的栓子进入后循环,其中主要栓塞在基底动脉尖、大脑后动脉(PCA)主干及其分支。因此,孤立性的Wernicke失语、Broca失语、无偏瘫的完全性失语、视野缺损在心源性卒中更为常见。不伴皮质功能障碍的偏瘫及纯感觉运动性卒中多不支持心源性脑栓塞的诊断。此外,重要的附加表现为患者有全身栓塞性病史,有心脏疾患存在。

(4) 支持心源性脑栓塞的诊断依据为:①临床症状发作突然,发病后病情立即达到高峰;②部位主要位于大脑前、中、后动脉的主要分支区域,即皮质及皮质-皮质下交界的区域,并且经多普勒检查,缺乏血管狭窄的证据;③临床或者影像学提示病灶位于多个血管分布区域,或者灰白质交界区域;④在豆纹区或者丘脑的地方,临床似为腔隙性脑梗死,但是梗死灶大于1 cm,或者梗死灶位于小脑半球;⑤心脏、主动脉弓或者其他大血管发现有栓子脱落迹象;⑥有明确的高度栓塞发生危险的患者出现相应的症状,如在心脏手术、介入治疗后的患者。

三、脑血管造影

数字减影血管造影(digital subtraction angiography, DSA)是诊断颅内血管狭窄的金标准。DSA 既可精确测量血管狭窄程度，又可直接进行血管成形和支架植入术。其主要缺陷在于费用较高，且需要有经过良好训练的医生和团队在特殊的造影室进行，存在一定并发症风险，文献报道 DSA 相关的持续性卒中风险比例为 0.14% 左右。因此，对于脑血管病患者应首先进行 B 超、TCD、MRA、CTA 等无创或创伤微小的检查来找病因。如果这些检查仍然不能明确疾病的病因和性质时，应考虑 DSA 检查。另外，在一些紧急情况下，如 6 h 内大血管阻塞引起的急性缺血性卒中，或蛛网膜下腔出血，颅内静脉窦血栓形成等，也可考虑做急诊性 DSA 检查，以便及时明确病因并开展救治。但因为 DSA 检查是一种有创的检查手段，存在一定并发症风险，因此检查前必须进行有效评估，最大可能降低手术风险并产生最好的疗效。不推荐作为颅内血管狭窄的常规筛查手段。

(一) DSA 全脑血管造影的常用器材

(1) 穿刺针：缺血性卒中介入操作中，穿刺皮肤并进入血管，以进一步引导介入放射学器材(导丝、导管、滤器、支架等)进入血管内并达到需进行检查或治疗的部位，穿刺针是必不可少的器材之一。常用的穿刺针分为几个种类：①单壁穿刺针，由不锈钢制成，针端锐利呈斜面，针柄部分可有不同形状的基板，便于穿刺时控制针的角度、方向及进退。②两部件套管针，由外套管和针芯构成。其他如三部件套管针、剥皮穿刺针等由于在 DSA 全脑血管造影术中极少使用，在此不做介绍，请参阅相关专著或文献。

(2) 导管鞘：为塑料制成的一种套鞘。将此鞘套在扩张管外面，随扩张管一起沿预先植入的引导导丝插入血管。拔出扩张管及引导导丝后即可从导管鞘插入导管或其他诊治器械。导管鞘在鞘的近段有一侧臂，并有一短的连接管，通过此管可注入肝素液，以防鞘与鞘内导管间的空隙处形成血凝块。在鞘的接头处有一橡皮片，中间有一裂隙，导管可以从此隙内插入。由于橡皮片紧贴导管，所以动脉内血液不至漏出。导管鞘的大小是指其内径的大小。常用直径：5F、6F、7F、8F、9F、10F；长度：分 11 cm 标准鞘和 23 cm 长鞘两种。

(3) 扩张管：当引导导丝通过穿刺针进入血管后，退出穿刺针，随即沿引导导丝导入扩张管及导管鞘，随导丝插入血管。扩张管头部逐渐缩细，用以扩张皮肤至血管壁的通道，以便随后放入导管鞘，使用时注意所用的扩张管应与导管鞘配套(通常小导管鞘 0.5F)。

(4) 导丝：为引导导管进入血管参与检查或治疗必要器械，通常为不锈钢及镍钛合金组成的芯丝、聚酯外层、射线探测标记和亲水涂层组成。标准固定芯端部为 J 型。常用的脑血管造影导丝外径(inch/mm)型号为 0.035/0.89，长度 145～260 cm。

(5) 导管：造影导管是脑血管造影的关键设备，应具有适宜的硬度、弹性、柔软性和扭力；应具有良好的不透 X 线性能；形状记忆力要好，管壁应光滑，造影性能高，血栓形成性能应控制在最低范围。造影导管的主要作用为提供管道使造影剂能顺利引进血管内，产生造影效果。因此，一根造影导管应具备如下基本条件：内管柔滑可产生高流量；显影性能高；非创伤之头端并需有极高保持原形状性能，不易变形；可容导丝容易通过等。DSA 全脑血管造影常用的造影导管是外径为 5F 或 4F 的猪尾管(PIG)、椎动脉(VER)、西蒙丝(Simmons)等造影导管。猪尾管前端似猪尾卷曲并有数个侧孔，当大量注射造影剂时其前端侧孔可立即产生减压效应,避免因压力过大导致的挥鞭效应而致血管损伤,因此一般用于主动脉弓、腹主动脉等大直径血管的造影。椎动脉导管系单弯导管,可直接利用其前端成角插入血管内进行选择性或超选择性血管造影,对于明确分支血管的情况至关重要;西蒙丝导管头端被预塑性成"S"型,常用于"B"型及"C"型主动脉弓患者的造影,使用前需要在左侧锁骨下动脉或髂总动脉塑形,缺点是易在血管内成袢或扭曲,操作时应仔细、小心。

(二) DSA 全脑血管造影的适应证与禁忌证

1. 适应证

DSA 全脑血管造影的适应证包括:

(1)寻找出血性或缺血性脑血管病的病因,如粥样硬化性狭窄、动脉瘤、动脉夹层、肌纤维发育不良、多发性大动脉炎、烟雾病、动静脉畸形(arteriovenous malformation,AVM)、颈动脉海绵窦瘘(carotid-cavernous fistula)等。

(2)蛛网膜下腔出血病因检查。

(3)怀疑有静脉性脑血管病者。

(4)头面部富血管性肿瘤术前了解血供状况。

(5)观察颅内占位病变的血供与邻近血管的关系及某些肿瘤的定型。

(6)实施血管介入或手术治疗前明确血管病变和周围解剖关系。

(7)头面部及颅内血管性疾病治疗后复查。

2. 禁忌证

DSA 全脑血管造影的禁忌证包括:

(1)碘过敏或造影剂过敏。

(2)金属或造影器材过敏。

(3)有严重出血倾向或出血性疾病。

(4)有严重心、肺、肝、肾功能不全。

(5)全身感染未控制或穿刺局部感染。

(6)未能控制的高血压。高血压的危险性在于:①可致动脉瘤破裂;②颅内血管破裂出血、颅内血肿及脑疝;③心肌缺血或急性心肌梗死;④急性左心衰竭及肺水肿;有资料表明,SBP>180 mmHg 者脑出血的发生率高于常人3.4倍;若 SBP>210 mmHg,因心脑血管意外而死亡者占32%;⑤动脉造影会加剧高血压及其并发症。

(7)血糖很不稳定的糖尿病患者。

(8)有并发脑疝或其他危及生命的情况。

(9)病人体态不适合平躺做长时间手术,如脊柱疾病等。

(10)病人或家属不同意。

(三) 操作方法

DSA 全脑血管造影常规采用局部麻醉,以2%利多卡因局部麻醉后进行股动脉穿刺(近年有采用桡动脉穿刺进行全脑血管造影的报道,但仍未被完全接受),穿刺成功后静脉注射3 000~5 000 IU 肝素钠注射液进行全身肝素化。首先采用0.035″导丝引导4F 或5F 猪尾管进行主动脉弓和肾动脉造影,了解主动脉弓有无狭窄、斑块、主动脉弓各大血管变异情况。然后退出猪尾导管,沿0.035″导丝引导4F 或5F 椎动脉导管超选择性依次进行头臂干、左侧颈总动脉、左锁骨下动脉、双侧颈内动脉或椎动脉造影以全面了解脑血管情况。

（四）结果分析与判断

所有DSA全脑血管造影的结果分析应根据脑血管解剖特点进行分析,应熟悉正常脑血管解剖和常见的脑血管变异。

每一血管造影时应明确血管是否狭窄,是否有动脉瘤或瘤样扩张,是否有造影剂显影延迟或早显,是否有造影剂外渗、侧支循环开放程度及代偿情况等。

（五）注意事项

（1）所有全脑血管造影前应熟悉该患者进行检查的目的,应该重点观察的血管情况,适应证是否充分？是否存在禁忌证？是否与患者本人或家属进行了详细的知情同意说明？是否签订了知情同意书等。

（2）操作时应当注意：轻柔操作,透视下进行,当血管情况不清楚时尽量避免盲目插管。

（3）操作过程中应当随时询问患者的不适情况,并密切观察患者生命体征及意识变化,出现异常时及时终止检查并采取相应措施处置。

（史树贵　李光建）

参考文献

[1] 凌锋,李铁林.介入神经放射影像学.北京：人民卫生出版社,1998.

[2] 凌锋,缪中荣.缺血性脑血管病介入治疗学.南京：江苏科学技术出版社,2003.

[3] 刘新峰.脑血管病介入治疗学.北京：人民卫生出版社,2006.

[4] 马廉亭.脑脊髓血管病血管内治疗学.北京：科学出版社,2010.

[5] 缪中荣,黄胜平.缺血性脑血管病介入技术与临床应用.北京：人民卫生出版社,2011.

[6] Wessels T, Wessels C, Ellsiepen A, et al. Contribution of diffusion-weighted imaging in determination of stroke etiology. AJNRAm J Neuroradiol, 2006, 27：35 – 39.

[7] 叶祖森,韩钊,郑荣远,等.心房颤动引起心源性脑栓塞颅内梗死灶空间分布特点.中国临床神经科学, 2009, 17(2)：166 – 170.

[8] 徐燕.心源性脑栓塞.中国卒中杂志,2006,1(2)：114 – 116.

[9] 徐安定,唐敬敬,杨万勇.最新临床研究带给心源性脑栓塞预防的启示.中国脑血管病杂志,2010,7(5)：228 – 231.

[10] Kaufmann TJ, Huston J III, Mandrekar JN, et al. Complicationsof diagnostic cerebral angiography：evaluation of19,826 consecutive patients. Radiology, 2007, 243：812 – 819.

第三章 心脏超声检查基础知识

超声检查是应用超声波的原理对人体组织的物理特征、形态结构与功能做出判断的一种非创伤性检查方法。在过去的半个多世纪中,超声诊断进展非常迅速,随着超声声学理论的深入研究、计算机技术的发展,目前超声诊断已成为一门成熟的学科,在临床中的应用越来越广泛,能实时动态地观测人体脏器功能和血流状态,并在临床诊断与治疗中发挥着重要作用,已成为医学影像学中的重要组成部分。与CT、MRI和核医学等其他影像学手段相比,超声具有以下4个特点:①无创伤性;②操作简单;③图像实时、动态;④对软组织分辨率强。

一、超声成像基本原理与超声影像学新技术

(一)超声波的概念和超声成像的物理基础

1. 超声波的概念

超声波(Ultrasound)是指振动频率每秒在20 000赫兹(Hz)以上超过人耳听觉阈值上限的声波。

超声波的三个基本物理量:频率(f)、波长(λ)和声速(c)。三者之间的关系:$\lambda = c/f$。①频率:由声源发生超声时所决定,单位为赫兹(Hz)。②声速:是超声在传播介质中单位时间内行进的距离,单位为m/s或cm/s。弹性/密度比率大的介质,声速高,反之则声速低。即超声波在固体中传播速度最快,液体中次之,气体中最慢。人体软组织中的声速与液体近似,平均为1 540 m/s;肺、胃肠道等含气脏器为350 m/s,骨与软骨约为4 500 m/s等。③波长:为声波在传播过程中,两个相邻的位相相同的质点之间的长度,即声波在完整周期内所通过的距离。超声在同一介质中传播时,由于声速已经确定不变,可知频率越高则波长越短;反之,频率越低则波长越长。

2. 诊断用超声波频率

(1)频率与波长:目前常用于医学诊断上的超声频率为2.5~10 MHz。频率(f)越高,波长(λ)越短,分辨力越强。如超声频率为2.5 MHz,波长为6 mm,而高频探头频率为7.0 MHz,波长为0.2 mm。

(2)频率与衰减:衰减系数$\alpha = \beta f$(β也为衰减系数,单位:dB)。从衰减公式中可以看出,频率越高,衰减越快。因此,高频探头具有衰减高的特点,适用于浅表器官的超声检查。

(3)常用超声探头频率:对于脑、心脏等深部脏器和组织,选用穿透力较强的超声扫查频率,一般为2~2.5 MHz;对于腹部脏器(肝脏、胆道、胰腺、脾脏、双肾、子宫附件等)选用频率为3~5 MHz的超声探头;对于浅表器官(眼、甲状腺、乳腺、四肢及浅表大血管)可直接选用频率为7~10 MHz高频超声探头。

3. 超声波的物理特性

(1)束射性或指向性:超声波与一般声波不同,由于频率极高,而波长很短,在介质中呈直线传播,具有良好的束射性或指向性,这便是可用超声对人体器官进行定向探测的理论基础。

(2)反射和折射:超声在介质中的传播与介质的声阻抗密切相关。声阻抗为声波传递

介质中某点的声压和该点速度的比值,它等于密度与声速的乘积。两种不同声阻抗物体的接触面,称为界面。反射声束的多少与两介质间声阻抗差的大小有关,即声阻抗差越大,反射越多。发射声束的方向与入射波束和界面间夹角有关,其入射角等于反射角。声波入射到两个介质的分界面上,界面的线度远远大于波长,则产生反射和折射。入射声波的能量一部分被返回到同一介质中,另一部分被折射到下一介质中。一般来说,障碍物直径大于 $1/2\lambda$,即可产生反射,声阻抗差 $> 1‰$,就有反射回声,故超声波对软组织分辨率极高。超声波透入第二种介质后,其传播方向发生改变产生折射。反射是 B、M 型超声的成像基础。

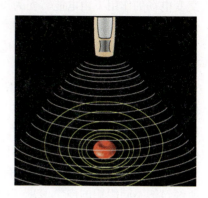

图 3-1 超声散射的模拟图

(3) 散射(图 3-1):超声波通过明显远远小于声波波长的微粒,微粒吸收超声波能量后,再向各个方向辐射声波,称为散射。朝向探头方向的散射波称为背向散射或后散射。血流信号主要由红细胞散射构成。

(4) 衰减:超声波在介质中传播,随着传播距离的增加,声能逐渐减弱,称为衰减。原因:反射、散射、吸收、声束发散。超声波在介质中传播时,一部分声能被吸收,转变为其他形式的能量,如热能。

人体常见组织的衰减系数见表 3-1。

表 3-1 人体常见组织的衰减系数表

组织	衰减系数(dB/cm)
羊水	$4.08 \times E-2$
肝	1.76
颅骨	20
肺	40

应用超声衰减的物理特性可用来解释超声对骨、肺和肠道等组织和脏器不能成像的原因。骨组织声衰减明显,使成人颅内组织和结构成像困难;同时超声波遇到空气时会产生全反射,造成明显的衰减,后方组织难以成像;超声常规检查时,也需作胀尿、灌肠等准备工作,目的在于最大限度地减少气体干扰,避免不必要的衰减,有利于显示清晰的超声图像。

4. 超声波的产生(换能器)

超声波属于机械波,由物体机械振动产生。目前医学上产生和接收超声波的器件通常采用压电晶体作为换能器(图 3-2)。压电晶体具有两种可逆的能量转变效应,即在

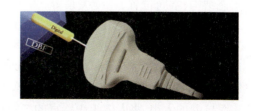

图 3-2 超声探头

交变电场的作用下由电能转变为声能,称为逆压电效应;相反,由声波的压力变化使压电晶体两端的电极发生正负电位交替变化,称为正压电效应。在逆电压效应中,压电晶体成为超声波发生器,在正压电效应中,压电晶体成为回声接收器。

5. 超声诊断仪的工作原理

超声仪器均含有换能器、信号处理系统和显示器。含有压电晶体的换能器(探头)发射一定频率的超声波,在人体组织中传播时,常可穿透多层界面,在每一层界面上均可发生不同程度的反射或/和散射,这些反射或散射声波含有超声波传播途中所经过的不同组织的声学信息,被换能器(探头)接收并经过仪器的信号处理系统的一系列处理,在显示器上以不同的形式显示为波形或图像(图3-3)。

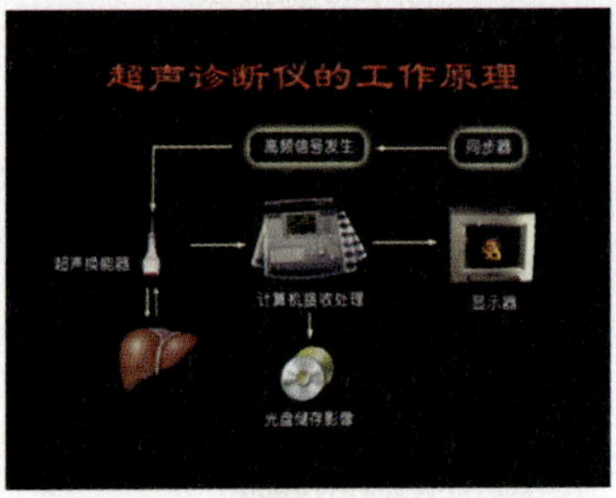

图3-3 超声诊断仪工作原理简图

(二)超声检查法

超声检查方法主要包括A型诊断法、B型诊断法、M型诊断法、频谱多普勒诊断法和彩色多普勒血流显像。目前A型超声诊断仪已经退出历史舞台,超声心动图的基本检查方法包括B型诊断法、M型诊断法、频谱多普勒诊断法和彩色多普勒血流显像四种,腹部超声和浅表器官超声的基本检查方法包括B型诊断法、频谱多普勒诊断法和彩色多普勒血流显像。

1. A型诊断法

A型(Amplitude Mode)诊断法又称幅度调制式,是以波幅的高低显示回声的强弱(图3-4)。目前在临床上已经基本没有使用A型超声诊断仪。

2. B型诊断法

B型(Brightness Mode)诊断法又称二维切面超声检查法、光点成像法、辉度调制式、灰阶(Grey Scale)超声,是以光点的多少和明暗表示回声的强弱,显示的是人体组织器官的二维断面解剖(图3-5),图像为实时、动态图像。扫描速度 > 24 帧/s 即为实时,目前超声成像最高速度已达 400 帧/s。它能清晰地、直观地实时显示各脏器的形态结构、空间位置、连续关系等,为超声检查的

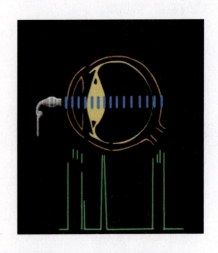

图3-4 A型诊断法模式图

基础诊断法。超声图像是根据探头所扫查的部位构成的断层图像,改变探头位置可获得任意方位的超声图像。它是以解剖形态学为基础,依据各种组织结构间的声阻抗差的大小以明(白)暗(黑)之间不同的灰度来反映回声之有无和强弱,从而分辨解剖结构的层次,显示脏器和病变的形态、轮廓和大小以及某结构的物理性质。一般来说,根据组织内部声阻抗及声阻抗差的大小,将人体组织器官的二维超声的基本图像分为以下四种类型:

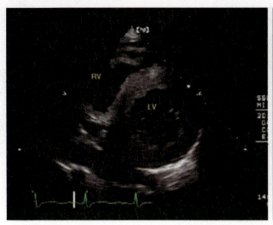 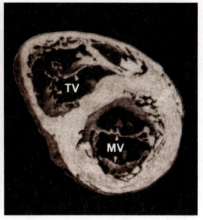

图3-5　二维超声图像显示的是人体组织器官的二维断面解剖

（1）无反射型（无回声）：是指组织或病灶内不产生回声的区域，超声图像中表现为无点状回声的黑色灰阶或暗区。正常组织如充满胆汁的胆囊（图3-6）、充盈的膀胱、心脏和血管腔内的血液为无回声。

（2）少反射型（低回声）：是指人体结构均匀的实质性脏器或组织，如肝、脾、胰、肾实质、子宫、肌肉、淋巴结等，这些组织结构较均匀，界面之间声阻抗差较小，在超声图像上表现为均匀细小的弱回声光点（图3-7）。

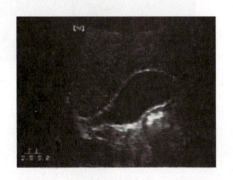 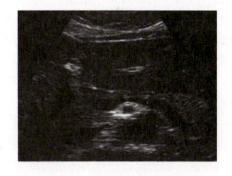

图3-6　胆囊内充盈的胆汁呈无回声区　　　　　图3-7　肝脏与胰腺呈低回声

（3）多反射型（高回声型）：是指一些非均质、实质性结构，如心包、心脏瓣膜（图3-8）、肝包膜、大血管壁等，构成界面的两种介质的声阻抗差较大，反射强。在超声图像上形成粗大的、不均质的强回声光带和光点。

（4）全反射型（强回声型）：当超声遇到软组织和气体构成的界面时，如肺和含气的肠道（图3-9），因两种组织的声阻抗差非常大，可达3 000多倍，声能几乎全部从界面上反射回来，表现在超声图像上为强回声且后方的组织不能成像。

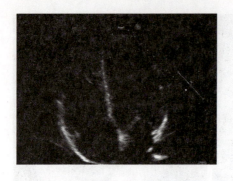
图3-8 心脏瓣膜呈多反射,高回声

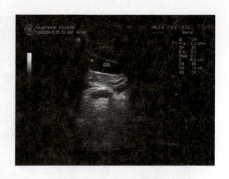
图3-9 胆囊周围肠气反射

3. M型诊断法

在B型扫描中加入慢扫描锯齿波,使反射光点从左向右移动显示。从光点移动观察被测物体在不同时相的深度及移动情况,又称时间-位置曲线(图3-10)。目前M型超声诊断法主要用于超声心动图和胎儿心脏的心率监测。

4. 多普勒诊断法

(1) 多普勒诊断法的物理基础

①多普勒效应(Doppler effect):由于声源(或光源)与观察者之间出现相对运动,使声波(或光波)频率发生变化的现象。振动源与观察者做相向运动时频率增加(声波密集),背向运动时频率降低(声波疏散)。如:火车或飞机,朝向观察者运动时声音高尖,背离时声音变低粗。多普勒效应是为纪念奥地利科学家Christian Doppler而命名的,他于1842年首先提出了这一理论。

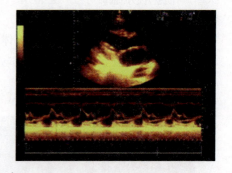
图3-10 M型超声心动图

②心脏、血管内血流发生与探头的相对运动,产生多普勒效应。超声检测多普勒效应的两个基本条件:声源与目标之间有相对运动;有足够强的反射源或散射源。多普勒超声正是利用这一物理原理进行人体血流动力学的检测。

多普勒频移(f_d)公式表达为:$f_d = 2f_0 \cdot V \cdot \cos\theta / C$,其中$f_0$为振动源的发射频率,$C$为超声波在介质中的传播速度(人体软组织中为1 540 m/s),V为血流速度。从公式中可以看出,当$\theta = 0°$或$180°$时,$\cos\theta = 1$,f_d最大,即测得的血流速度能够反映该处的最大血流速度。而当$\theta = 90°$时,$\cos\theta = 0$,f_d为0,即测得的血流速度不能反映该处的血流状态,因此,在多普勒超声测量血管管腔速度时应注意调整血流方向与声束之间的角度,并尽可能保持在$0° \sim 20°$之间,才能获得最准确的血流速度,提高异常血流的检查率和准确率。

(2) 频谱多普勒

频谱多普勒(spectrum doppler)超声技术可以测量血流速度、确定血流方向以及判断血流种类。频谱多普勒超声主要包括:①脉冲式(pulsed wave mode, PW):采用单个换能器,以很短的脉冲发射期发射超声波,在脉冲间期内有一"可听期"。优点:具有距离选通功能。缺点:不能测量高速血流信号。②连续式(continuous wave mode, CW):两个超声波换能器分别连续发射和接受超声波,沿超声束出现的血流信号和组织运动多普勒频移均被接收、分析和显示出来,来自不同深度的血流频移均被叠加起来。优点:不受高速血流信号的限制。缺点:不能提供距离信息。在临床具体应用中,脉冲式和连续式多普勒技术相互补充,共同应用,为心脏和血管内血流动力学的检测提供准确的测量手段。

(3)彩色多普勒血流显像

彩色多普勒血流显像(color doppler flow imaging, CDFI)能显示心血管内某一断面的血流信号,属于实时二维血流成像技术,与二维图像相互结合,同时显示。彩色多普勒的优点是血流图像实时二维显示,直观形象,一目了然,检查快速。其不足之处是只能对血流速度进行粗略估计,不能测其确切数值。故目前的彩色多普勒成像仪上均附有频谱型脉冲多普勒与连续波多普勒,使用时以二维彩色血流成像作宏观巡视,迅速发现异常血流的位置、方向、角度与范围,再在二维图像引导下对重点部位进行取样容积选择,从微观上更精确地测量与计算血流方向、速度及其衍生的各种参数,其功能可接近于"无创性的心血管造影"。CDFI 的主要显像特点包括:可以直观地显示血流方向。一般情况下红色表示血流方向朝向探头,蓝色表示血流方向背离探头。可以显示血流状态,血管管腔内的血流正常情况下为层流,CDFI 显示为颜色单一的红色或蓝色。管腔狭窄时为湍流(turbulent flow), CDFI 显示为多彩镶嵌(红绿蓝混叠)。血流速度以明暗显示,因此,CDFI 技术只能对血流速度进行粗略估计。

(4)彩色多普勒能量图

彩色多普勒能量图(color doppler energy, CDE)是依据血管腔内红细胞等运动散射体的多普勒频移信号的强度或能量为成像参数进行二维彩色成像的一种检查方法。与普通彩色多普勒血流显像不同,彩色多普勒能量图的色彩亮度不代表速度,而代表多普勒频移信号的能量大小,与产生多普勒频移信号的红细胞数有关。该技术可单独使用,但常和声学造影技术合用,主要用于观察脏器的血流灌注情况。

二、超声心动图

(一)超声心动图的概念

医学影像检查对心脏大血管病变的诊治具有非常重要的价值。其中超声心动图(Echocardiography)已发展成为一种既可实时观察心脏大血管的形态结构与搏动,了解心脏内部各腔室形态结构和瓣膜活动,又能实时显示心血管内血流动力学的检查方法。超声心动图是将超声探头置于胸骨旁、心尖、剑突下及胸骨上窝或食管内等透声窗对立体的心脏进行无数切面剖切扫描的过程,在此基础上可综合分析心脏各解剖结构的位置、形态、活动与血流特点,从而获得心血管疾病的解剖、生理、病理及血流动力学诊断资料。

(二)超声心动图的基本检查法和正常超声心动图

超声心动图检查可以实时观察心脏大血管的结构与功能,显示其内部的血流状态,检查方法包括二维超声心动图、M 型超声心动图、彩色多普勒超声心动图和频谱型多普勒超声心动图。上述检查方法的综合应用,提高了心血管疾病诊断的准确性。

1.二维超声心动图

二维超声心动图(two-dimensional echocardiography)又称切面超声心动图,它能直观、清晰地显示心脏各结构的空间位置、连续关系、腔室大小和瓣膜的活动,是超声心动图最基本的检查方法。二维超声心动图可任意取得切面,现就常用的基本切面的图像分述如下。

(1)左室长轴切面(图3-11):是超声检查平面与心脏长轴平行所获的切面,能清晰显示右室、左室、左房、室间隔、主动脉根部、主动脉瓣与二尖瓣等。

(2)胸骨旁短轴切面(图3-12):是超声检查平面与心脏长轴垂直所获得的一系列切面,根据扫查平面的不同高度,可获得不同的切面。主要用于观察瓣膜的形态、厚度、开放程度、心室大小、室壁活动与乳头肌状态等。从上向下扫查主要包括主动脉瓣短轴观、左室二尖瓣口短轴观、左室乳头肌短轴观、左室心尖短轴观。

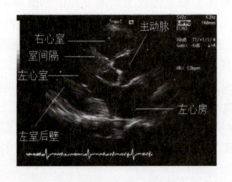 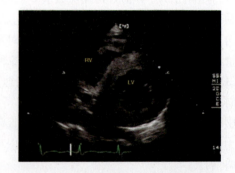

图3-11 左室长轴切面　　　　图3-12 二尖瓣水平左室短轴切面

(3)四腔心切面(图3-13):根据探头放置的部位不同,包括胸骨旁四腔心切面、心尖部四腔心和剑突下四腔心切面,图像上可见左房、左室、右室、右房、二尖瓣、三尖瓣、房间隔和室间隔,三尖瓣隔瓣和二尖瓣前叶与室间隔和房间隔共同构成心脏十字交叉。

(4)胸骨上窝主动脉弓长轴切面(图3-14):探头放置在胸骨上窝,可清晰显示主动脉弓、降主动脉起始段以及肺动脉分叉。

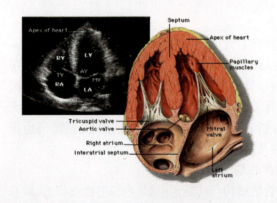 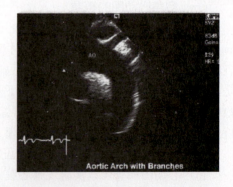

图3-13 心尖四腔心切面　　　　图3-14 胸骨上窝主动脉弓切面

2. M型超声心动图

M型超声心动图(M-mode echocardiography)有较好的时间分辨力,它能显示心脏各个腔室在收缩和舒张状态的大小、室壁的运动度、瓣膜开放和关闭的状态。

(1)定义:辉度显示法显示心脏与大血管界面反射,在X轴上加入慢扫描系统,使扫描线经过的界面反射的前后运动光点顺时间展开,其轨迹在示波屏上形成曲线。

(2)标准测量区:胸骨旁3~4肋间,胸骨旁左室长轴观。由心底向心尖作弧形扫描可获得5个标准曲线(图3-15)。

(3)心底波群(4区):其解剖结构自前至后为胸壁、右室流出道、主动脉根部及左房。主动脉前后壁位于图像中央,呈两条平行的回声反射。

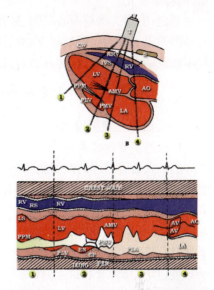

图3-15 M型超声心动图标准测量区

(4)二尖瓣波群:包括二尖瓣前叶波群(3区)和二尖瓣前后叶波群(2b区),其解剖结构为胸壁、右室腔、室间隔、左室流出道、二尖瓣前后叶及左室后壁。二尖瓣前叶曲线正常人呈双峰,各段依次为A、B、C、D、E、F、G。A、E峰分别位于心电图P及T波之后,分别表示心室缓慢充盈期和快速充盈期;C点位于第一心音处,表示二尖瓣关闭;D在第二心音后等长舒张期之末,二尖瓣由此时开放。

(5)心室波群:包括腱索水平波群(2a区)和心尖波群(1区),自前至后,所代表的解剖结构为胸壁、右室前壁、右室腔、室间隔、左室及其腱索与左室后壁。

3. 彩色多普勒血流显像

彩色多普勒血流显像(color doppler flow imaging,CDFI)能实时、动态地显示心脏和大血管的血流情况,图像直观,被称为"无创伤性的心血管造影"。二尖瓣水平口血流和三尖瓣水平口血流在四腔心切面和左室长轴切面上显示为舒张期朝向探头的红色血流信号。而左室流出道、右室流出道、主动脉瓣口和肺动脉瓣口的血流在大动脉短轴切面、五腔心切面、左室长轴切面上显示为背离探头的蓝色血流信号。

4. 频谱多普勒超声

频谱多普勒超声(spectrum doppler ultrasound)能直观测量心脏大血管内的血流方向、速度,有利于心脏内各个瓣口和腔室内异常血流动力学的定量评估。应用多普勒效应的音频改变现象可测定心脏及大血管内的血流方向和速度。分为脉冲和连续两种。在频谱多普勒超声图像上,曲线横轴代表时间,纵轴代表多普勒频移大小或者血流速度。从频谱曲线上可了解血流性质、方向、流速等。

(1)主动脉瓣口的血流频谱特点为狭长、光滑、中空。

(2)肺动脉瓣口的血流频谱表现为圆钝、流速较主动脉瓣略低。

(3)二尖瓣口的血流频谱为双峰(E峰和A峰,其中E峰大于A峰),正向。

(4)三尖瓣口的血流频谱形态和特征与二尖瓣类似,也表现为双峰,但流速略低于二尖瓣,随呼吸变化。

总之,上述二维超声心动图、M型超声心动图、频谱多普勒超声和彩色多普勒四种超声心动图构成了较为完整的超声心动图,不仅能实时动态显示心脏大血管解剖结构,还能实时显示血流动力学改变,在各种心脏疾病的诊断和鉴别诊断中发挥了重要作用。

三、超声检查新技术及超声的临床应用价值

(一)超声检查新技术

1. 组织多普勒技术

心脏大血管腔内的红细胞运动速度较快,故其产生的多普勒频移较高且振幅较低;而心壁、瓣膜和大血管壁的运动速度相对较慢,故其产生的多普勒频移较低而振幅较高。传统的多普勒显像技术通过高通滤过器,将室壁等结构运动产生的低频移高振幅多普勒频移信号滤除,只显示心腔内红细胞运动产生的高频移低振幅多普勒频移信号。故传统的多普勒用于观察心腔内大血管内的血流情况,称为多普勒血流成像。组织多普勒成像(tissue doppler imaging,TDI)则正好相反,这种技术采用低通滤过器,将来自心腔内红细胞运动的高频移低振幅多普勒频移信号去除,只提取来自运动心壁的低频高振幅多普勒频移信号,将其输送到自相关系统和速度计算单元进行彩色编码,通过数模转换器以二维和M型显示。该方法目前主要用于定量观察和分析心肌局部运动情况。

2. 腔内超声检查

腔内超声是将探头放入食道、胃、心脏、直肠、阴道内探查其邻近的器官,由于腔内超声探头更加靠近超声所要扫查的靶器官和组织,因此探头频率较高,所要扫查靶器官和组织的超声图像清晰度更高,发现微小病灶的能力更强。腔内超声包括经食管超声心动图、心腔内超声、经胃十二指肠超声、经直肠超声和经阴道超声。前二者主要用于诊断心血管疾病。经胃十二指肠超声和经直肠超声分别用于胃、十二指肠和直肠周围毗邻脏器疾病的观察和诊断。经阴道超声主要用于诊断妇产科疾病。

经食管超声心动图(transesophageal echocardiography,TEE)是近年来心血管疾病诊断领域的重大进展。探头在心脏后方直接探查心脏,避免了传统经胸超声心动图探头由于肋骨、肺组织、脂肪组织等遮盖限制探查的缺点。探头频率高,可清晰地显示心脏内部经胸超声心动图所不能显示的细微结构(图3-16),可以从0°~360°的范围内连续扫查心脏和大血管,从而为心血管疾病的诊断和外科学手术提供详尽的形态学资料。因此多平面TEE能在主动脉夹层动脉瘤、先天性心脏病、冠心病、瓣膜性心脏病等各种心脏疾病的诊断和术中监控、术后随访中发挥重要的临床意义。

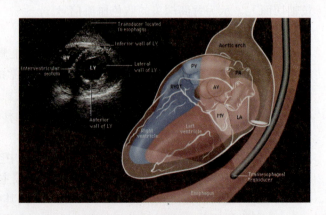

图3-16 经食道超声心动图示意图

3. 超声造影

超声造影(contrast-enhanced ultrasound, CEUS)检查是将含有微小气泡的对比剂经血管注入体内，使相应的心腔大血管和靶器官显影，为临床疾病诊断提供重要依据。主要包括右心系统声学造影、左心系统声学造影、心肌、肝、肾等实质脏器灌注声学造影。目前被批准应用于中国市场的超声造影剂是以意大利博莱科(Bracco)、声诺维(Sonovue)为代表的第二代微气泡造影剂，其内含高

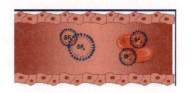

图3-17 超声造影剂经血供注入体内示意图

密度的惰性气体六氟化硫，稳定性好，有薄而柔软的外膜，直径为 3 μm 左右，通过静脉注射进入人体内，大小与红细胞类似，可以通过肺循环到达人体各个组织脏器(图3-17)。

在低机械指数超声的作用下，微气泡也具有好的谐振特性，振而不破，能产生较强的谐波信号，可以获取较低噪声的实时谐波图像，有利于较长时间扫描脏器的各个切面，使得实时灰阶灌注成像成为可能。近年来，随着新型对比剂的开发和各种新的成像方式的应用，心肌、肝脏等实质脏器灌注声学造影已成为一种无创性观察心肌供血状况、诊断心肌缺血、判断实质性脏器病变(如肝癌)的方法。

4. 实时三维超声成像

由于计算机技术的进步，三维超声成像逐渐由三维超声重建向实时三维超声成像发展。目前实时三维超声成像(real-time three-dimensional ultrasound)已经较为广泛地应用于超声心动图和胎儿超声检查中，对各种心脏疾病的诊断和胎儿的先天性发育异常发挥了重要的作用。在胎儿的产前诊断中，实时三维超声成像技术有利于实时动态地显示胎儿的头颅、面部、脊柱、四肢及其先天性发育异常的三维立体结构。而实时三维超声心动图(real-time three-dimensional echocardiography, RT-3DE)成像技术是超声医学领域内的一项新的突破，它主要包括实时经胸三维超声心动图(real-time three-dimensional transthoracic echocardiography, RT-3D-TTE)和实时经食道超声心动图(real-time three-dimensional transesophageal echocardiography, RT-3D-TEE)，两种技术均能从多个方位逼真地显示心脏结构的立体图像、腔室大小、血管走向、瓣膜形态与活动规律，且操作简便，成像快速，图像清晰，对心血管疾病的诊断和治疗具有重大价值。特别是由于 RT-3D-TEE 的探头是放在患者食道内，与 TTE 不同，它具有不干扰手术视野和图像清晰的优势，可在各种心脏外科手术、心脏介入手术中实时、动态地监测手术进程、评估手术效果，为手术和介入医师提供心脏和大血管的实时三维立体结构，从而为手术的成功提供影像学依据和保障(图3-18)，目前在全世界的各个心血管研究机构和医院均配备有 RT-3D-TEE 仪器。

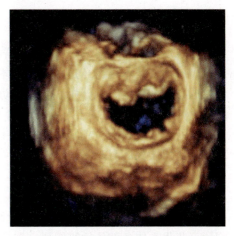

图3-18 实时三维经食道超声心动图所显示的二尖瓣前瓣和后瓣

5. 超声引导技术

(1) 超声引导下穿刺活检

超声引导定位穿刺技术即介入性超声诊断与治疗,具有定位准确、操作方便的优点,进一步提高了临床诊断与治疗水平(图3-19)。该项技术主要包括超声引导下乳腺和甲状腺等浅表器官病变穿刺活检术、超声引导下血管内置管术、超声引导下神经阻滞麻醉术、超声引导下肝癌射频治疗术等,临床应用范围广泛,已经成为临床医师的"眼睛"。

(2) 超声心动图引导下先天心脏病介入封堵术

近年来,心脏及大血管疾病介入治疗发展较快,其中先天性心脏病如房间隔缺损、动脉导管未闭和室间隔缺损的介入封堵术已较成熟,避免了因外科手术和体外循环所带来的并发症,大大减轻了患者的痛苦。超声心动图在先天性心脏病介入封堵术前、术中和术后均发挥了重要作用,具体的作用表现在:①术前选择合适的病例;②术中实时监控封堵过程,评估封堵效果(图3-20);③术后检测封堵器情况,进一步评估治疗效果,特别是心脏腔室和心功能恢复情况。

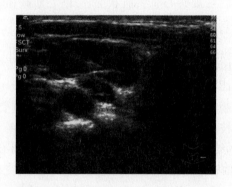 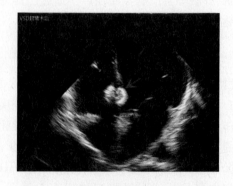

图3-19 超声引导下浅表淋巴结穿刺活检　　图3-20 室间隔缺损封堵术后实时监测封堵器的位置

6. 心肌运动定量分析

心肌定量分析是研究心肌结构力学、分析局部心功能的新技术,目前在临床上运用较为广泛和成熟的技术为斑点追踪成像技术(speckle tracking imaging, STI),它通过追踪二维图像上的心肌回声斑点来分析心肌的运动轨迹,避免了多普勒的角度依赖性,能为临床提供心肌的纵向运动、短轴方向上心肌的径向、圆周运动及旋转角度,并且可快速定量获得心肌每个节段的应变值,能对心动周期中心脏的力学特性进行定性和定量描述,并能从多方面评价心肌梗死患者的心脏功能,使人们从一个新的视野重新认识心脏运动。该技术已在冠心病、高血压病、心肌病和先天性心脏病等各种心脏病的诊断和随访中发挥重要临床价值。

(二) 超声检查的临床应用价值

超声检查由于无创性、无电离辐射影响、软组织分辨率高、方便灵活,一般无需使用对比剂便可获得人体各部位软组织器官和病变及管腔结构的高清晰度断层图像,提供解剖结构形态学信息,并能反映心血管等运动器官的重要生理功能,应用超声多普勒技术可无创地检测有关血流动力学参数,超声造影可以实时动态观察组织器官微血管血流灌注等。因此超声诊断已广泛应用于内、外、妇产、儿科和眼科等临床各科。它已成为许多内脏、软组织器官病变首选的影像学检查方法。借助于多种腔内探头、术中探头,有助于某些微小病变的早期发现,肿瘤侵犯范围的精确定位,有无周围淋巴结的转移等,用以进行肿瘤的分期和制定合理的治疗方案。超声引导定位穿刺技术即介入性超声诊断与治疗,进一步提高临床诊断与治疗水平。

超声检查技术的优点主要有:①无创性、无电离辐射影响;②时间分辨率高(可高达400帧/s),图像实时动态,可以精确地观测机体器官或结构的运动;③软组织分辨率很高,可以观测微小的结构或病灶;④设备小巧,方便灵活,可用于病床旁、手术中、事故现场及战场。应当指出,超声诊断也有其局限性:①由于超声的物理性质,使其对骨骼、肺和肠管的检查受到限制;②显示范围较小,图像的整体性不如 CT、MRI。因此,依病变部位、类型,有选择的联合应用或有针对性地选择 CT、MRI 等其他影像技术,也是必要的。

超声检查前的准备:在进行超声显像检查时,为了取得清晰的图像,从而达到满意的诊断效果,必须做好检查前准备工作。一般腹部的检查应在空腹时进行,经腹妇产科和盆腔部位的检查应适度充盈膀胱,以避免气体干扰。超声探测时常规采取仰卧位,也可根据需要取侧卧位或俯卧位、半卧位或站立位。露出皮肤,涂布耦合剂,探头紧贴皮肤进行扫查。

(郭燕丽)

参考文献

[1] 郭万学主编. 超声医学. 第6版,北京:人民军医出版社,2011:1-234.
[2] 刘延玲,雄鉴然主编. 临床超声心动图学,第2版. 北京:科学出版社,2007:1-120.
[3] 李治安. 临床超声影像学. 北京:人民卫生出版社,2003,432-483.
[4] 戴晴,姜玉新. 超声造影的临床应用. 中国医学科学院学报,2008,30(1):1-4.
[5] 郭燕丽,王海东,杨康,等. 实时三维经胸超声心动图在诊断二尖瓣脱垂中的应用价值. 第三军医大学学报,2010,32(12):1333-1335.
[6] 郭燕丽,宋治远,李锐,等. 实时三维超声心动图在先天性心脏病介入封堵治疗中的临床价值. 临床超声医学杂志,2008,10(11):741-744.
[7] Hagen-Ansert SL. Textbook of diagnostic sonography. Seventh Edition. Elsevier Inc,2012:1-116.

第四章　心脏声学造影

心脏声学造影(contrast echocardiography)是通过静脉注射造影剂而使心脏(包括心腔、心肌)显影的一种方法,应用范围主要包括:①协助显示心内分流;②改善心内膜边界的显示;③协助显示心内未知结构;④实时显示心肌的灌注状态等。心脏声学造影通常分为右心声学造影和左心声学造影,其中左心声学造影又分为左心腔声学造影和心肌声学造影。

一、右心系统声学造影

右心声学造影(contrast echocardiography of right heart)问世于20世纪60年代,在彩色多普勒血流显像(color Doppler flow imaging, CDFI)技术问世之前,右心声学造影是诊断先天性心脏病的常规诊断技术。CDFI技术的普及应用极大地提高超声诊断先天性心脏病的准确性,尤其对于左向右分流性先天性心脏病,CDFI能直观地、清晰地显示异常血流的起源、流向及流速。但CDFI在显示右向左分流时则敏感性较低。而右心声学造影具有安全、无创、可重复性强等优点,能不受流速高低的限制,实时、动态地显示出心脏内部右向左分流的信息,特别是在卵圆孔未闭所引起的心源性脑卒中和一些复杂心血管畸形的鉴别诊断中具有重要的诊断价值,能为临床提供丰富的解剖及血流动力学资料。

(一)常用右心声学造影剂种类

用于右心声学造影的微气泡的直径多大于红细胞直径(大于8 μm),常常在10~100 μm之间,经外周静脉注射后,微气泡直径只在右心系统及肺动脉显影。在经过肺循环的微血管床时被完全过滤或破灭,因此右心声学造影的微气泡无法通过肺循环,不能使左心显影,只能使右心系统显影。有关右心声学造影剂的种类较多,下面简要介绍常用的含空气的微气泡和含二氧化碳的微气泡。

1. 含空气的声学造影剂

目前手振微气泡法在国内外应用较为广泛。具体配置方法为:取2支10 ml注射器,抽取9 ml 0.9%氯化钠溶液和1 ml空气,以三通开关联通后来回快速推送20次,使0.9%氯化钠溶液和空气充分混合呈含细小微泡的乳白色混悬液,配置后立即经肘前静脉已建立好的输液通道以弹丸方式快速推入。该方法经过多年的临床应用,证明其制作方法简便,右心声学造影效果好,无明显的副作用,适合在各级医院使用。

2. 二氧化碳类声学造影剂

通常由5%碳酸氢钠加各种弱酸制剂(包括维生素C、盐酸、维生素B_6等)临时配制而成。配制方法:①将1%盐酸和5%碳酸氢钠以1:(2~3.5)比例混合,可迅速产生大量二氧化碳气泡。②以20 ml注射器先抽取5%葡萄糖液或0.9%生理盐水5 ml+1%盐酸2 ml,待静脉通路通畅后再抽取5%碳酸氢钠7 ml,稍加摇动后立即快速静脉注射。③用10 ml无菌注射器抽取5%碳酸氢钠溶液5 ml,再加入维生素B_6 300 mg稍加振荡。由于二氧化碳微气泡具有较强的血管扩张作用,会引起一定的副作用,在使用时一定要密切观察患者的临床表现和生命体征,如极少数患者可伴有咳嗽、呼吸困难、头晕、眼花、四肢麻木等症状,可持续几分钟,一般 1 h 后所有患者可恢复正常,无后遗症。同时由于二氧化碳溶于液中,需经肺排出体外,故重度肺气肿、肺纤维化、休克及严重缺氧、有明显酸中毒、尿毒症以及昏迷患者应该禁用。

(二)右心声学造影在临床中的应用范围

1. 右心声学造影在卵圆孔未闭中的应用

卵圆孔未闭(patent foramen ovale,PFO)是出生后原发隔与继发隔未能正常自然粘连、融合,在两者之间残存宽 1~6 mm、长约 7 mm 的裂隙样异常通道,在血流动力学行为上,类似一个"功能性瓣膜"。正常人群中约 25% 存在 PFO,正常人在平静状态下由于左房压略高于右房压而不存在右向左的分流。在某些情况下,如剧烈咳嗽、潜水或 Valsalva 动作时,右房压有可能高于左房压而出现右向左分流。一旦右房压大于左房压,左房侧薄弱的原发隔被推开,即出现右向左分流。现已有大量研究证实,多数 PFO 无临床意义,但部分 PFO 如果存在右向左分流,可能与不明原因脑卒中、偏头痛、减压病以及体位相关性低氧血症等病变有关。PFO 是否具有临床意义和治疗价值的前提是 PFO 是否存在右向左分流以及分流量大小。因此,对于 PFO 的诊断,特别是 PFO 是否存在右向左分流以及分流量的大小是近年来临床研究热点之一。

(1)PFO 与矛盾性栓塞

PFO 是形成矛盾性血栓的潜在条件。现已公认 PFO 与不明原因的脑缺血事件关系密切,其病理机制为矛盾性血栓,即静脉系统的栓子通过动-静脉系统之间的异常交通进入动脉系统。大量研究已证明,存在 PFO 者发生不明原因脑缺血事件的概率显著高于无 PFO 者。现在认为,对于具有不明原因脑缺血事件发生病史,同时又有 PFO、存在右向左分流的患者,应该采取介入封堵治疗。

(2)右心声学造影在 PFO 诊断中的应用

经胸超声心动图(TTE)和经食道超声心动图(TEE)是诊断 PFO 及其是否伴有右向左分流和分流量大小的常用技术,但由于 TEE 和 TTE 中常规 CDFI 技术对流速较低的 PFO 右向左分流检出敏感度较低,近年来国内外大量的研究显示,TTE 或 TEE 结合右心声学造影能清晰显示 PFO 右向左分流,并能进行半定量评估,为 PFO 患者下一步是否干预和治疗提供依据。

1)造影过程中的注意事项:在每次造影过程中,均应该辅以规范的 Valsalva 动作,如果患者不能配合,可改为剧烈咳嗽。TTE 结合右心声学造影是最常采用心尖四腔心切面。TEE 结合右心声学造影时常采用食道中段 90°~135°心房两腔心切面(此切面能清晰、完整显示房间隔卵圆窝结构)。每次造影间隔 5 min,造影过程均留存动态图像。

2)PFO 右向左分流半定量分析:造影后逐帧回放并观察记录右心房充分显影后前 3 个心动周期每帧图像上进入左心房的微泡数量,并依此将 PFO 右向左分流半定量划分为 3 个等级:

Ⅰ级:少量右向左分流,即左心房内可见 1~10 个微泡/帧(图 4-1)。

Ⅱ级:中量右向左分流,即左心房内可见 11~30 个微泡/帧(图 4-2)。

Ⅲ级:大量右向左分流,即左心房内可见 >30 个微泡/帧,或左心房几乎充满微泡,导致左心腔内透声差(图 4-3)。

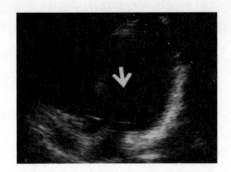

图 4-1　Ⅰ级：少量右向左分流

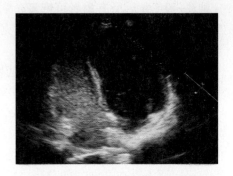

图 4-2　Ⅱ级：中量右向左分流

3) TTE 和 TEE 结合右心声学造影诊断 PFO 的对比

由于 TEE 属于微创检查，在患者的接受程度和临床普及程度方面远远不如 TTE，笔者在临床工作中应用 TEE 结合右心声学造影检测 PFO 患者的分流时主要会碰到以下情况：①如果患者在麻醉状态下行 TEE 检查，则不能完成 Valsalva 动作或剧烈咳嗽，影响 PFO 患者右向左分流的检测效果。②如果是在患者清醒状态下进行 TEE 结合右心声学造影，患者由于食道

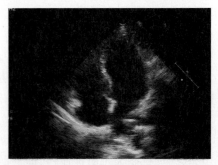

图 4-3　Ⅲ级：大量右向左分流，导致左心腔内透声差

插管会伴发恶心和呕吐感，不能有效完成 Valsalva 动作或剧烈咳嗽，从而影响 PFO 患者右向左分流的检测。近年来随着超声技术的不断发展，TTE 的分辨率和声学造影效果方面较以往明显提高，特别是自然组织二次谐波技术的应用和普及，使 TTE 结合右心声学造影对 PFO 右向左分流的检出率较以往明显增加，已经不亚于 TEE 结合右心声学造影的检查效果。目前国内外大量文献已经显示，TTE 结合右心声学造影具有操作简便、无创伤性、未麻醉患者容易耐受等优点，能清晰显示 PFO 的大小、形态和分流方向，并能在 PFO 介入封堵术中实时引导介入轨道的建立、监测封堵器预释放后形态，并能对封堵术后进行有效的随访，已经成为 PFO 诊断、治疗和随访的重要工具。

2. 右心声学造影在其他心脏疾病中的应用

(1) 对各种先心病可通过观察左心系统有无造影剂及右心系统有无负性显影而确定有无分流及分流的方向和水平。如房间隔或室间隔缺损病人，在无肺动脉高压时由于左侧心腔的压力高于右侧心腔，故一般为左向右分流。经外周静脉注射造影剂后，右侧心腔内充满云雾状回声，唯房间隔或室间隔缺损处附近因左侧心腔内不含造影剂的血液通过缺损处进入右心，使局部无造影剂充盈，故称充盈缺损。此为诊断房室间隔缺损的间接征象。一般房间隔缺损的充盈缺损征象较室间隔缺损更为明显，这是因为心室的血流速度较心房快，充盈缺损的显示相对较差。怀疑有三尖瓣闭锁时，经静脉注射造影剂，可见造影剂按顺序先进入右心房，但在舒张期未进入右心室，而是进入左心房、左心室，再通过左心室进入右心室，说明右心房、右心室之间无血流通过，三尖瓣闭锁诊断成立。反之，如右心房、右心室之间有造影剂通过,则不能诊断三尖瓣闭锁。

(2)检出静脉畸形引流:正常人经外周静脉注射声学造影剂后,造影剂先出现在右心房,而后到达右心室、肺动脉。永存左位上腔静脉患者,经左肘静脉注射声学造影剂后,可见造影剂先出现于扩张的冠状静脉窦,而后进入右心房、右心室。但永存左位上腔静脉引流入左房者,则在右房显影同时,左房也同时显影,而经右肘静脉注入声学造影剂时,左房则不显影。

(3)肺动静脉瘘:是指肺内动脉与肺内静脉直接交通,是一种较少见的先天性肺血管疾患。当有肺动静脉瘘存在时,微气泡可自肺动脉经"瘘管"而进入肺静脉与左心系统,但通常在右心显影 3~5 个心动周期后左心系统才显影,此迟发的左心系统显影为超声造影对本病的诊断特征,是一种简便而敏感的诊断方法。

(4)帮助显示右心系统心内膜、心腔结构以及肺动脉:对 TTE 显示右心房、右心室、右室流出道和肺动脉不佳的患者,右心声学造影可以帮助其显示心内膜以及动脉管腔,以便了解心腔内径、动脉管径以及右心功能,同时也可观察心腔内血流动力学变化等。

(5)其他:如心包积液穿刺时注射器内含有声学造影剂可帮助判断穿刺针是否已进入心包腔。

3. 右心声学造影的注意事项

(1)造影次数不宜过多,一般在 5 次以内。

(2)两次造影时间间隔应在 5 min 以上,以免蓄积。

(3)一般取左肘静脉进行穿刺注射造影剂,有利于对永存左上腔等畸形的诊断和鉴别诊断。

(4)明显发绀患者或 CDFI 技术已探及明确房和(或)室水平分流者,原则上不做声学造影检查,以免过多气泡未通过肺循环滤过而直接进入体循环造成气体栓塞。

(5)注射造影剂过程中病人若感不适,应立即停止。

(6)检查时探头应固定于某一至少数几个最佳观察切面,避免探头频繁移动造成伪像,同时也丧失了观察时机。

(7)若不慎将造影剂注入皮下,局部可出现皮下气肿。应立即拔出针头,由周围向针眼处挤压,将气泡挤出。残留的微小气泡可让其自行吸收。一般不引起皮肤坏死或色素沉着等不良反应。

(8)注射完毕后应观察 10 min 以上,患者无不适方可让其离去。

二、左心声学造影

由于注入右心系统的声学造影剂进入肺动脉后经肺毛细血管床的滤过,绝大部分微气泡受压破灭或遭破坏,难以再使左心系统显影,故初期的左心系统声学造影一般都需借助心导管方可进行。随着声学造影剂的不断改进和超声新技术的不断应用,微气泡在血流中存在的时间也逐渐延长。1984 年,美国学者 Feinstein 等发明了声振人血清蛋白微泡造影剂,该微泡的直径 <10 μm,经外周静脉注射后可顺利通过肺循环,实现左心系统显影,心脏声学造影由右心显影进入了左心显影时代。左心超声造影包括左心室心腔造影和心肌声学造影(myocardial contrast echocardiography,MCE)。

(一)常用左心声学造影的特点和常用种类

造影效果的好坏关键在于微气泡的气体构成。不同的气体组成决定了微气泡大小及在血液中的弥散程度。微气泡越大,其反射性越好,但通过肺循环的可能性也越小,产生气体栓塞的机会也较多。因此,MCE 的微气泡直径一般在 10 μm 以下。理想的声学造影剂应为:①造影剂微泡稳定性好、散射性强、低溶解性;②无内在化学活性,不干扰冠状动脉血流;③微泡可通过静脉注射,并与红细胞的大小、分布及流动速度一致,可自由通过肺循环,到达心肌组织微循环;④对人体的各脏器无毒性作用。

目前根据内部气体的不同,用于心肌声学造影的造影剂微泡分为两代:第一代内含气体为空气,包括 Albunex、Levovist、Echovist。我国市场上目前允许使用的是 Levovist。Levovist(SHU508)中文名利声显,由半乳糖和棕榈酸组成。第二代为内含氟碳或氟硫气体,包括 Definity、PESDA、EchoGen、SonoVue 等,由于氟碳和氟硫气体具有分子量高、低溶解度、低弥散度的特点,因此第二代心肌声学造影剂性能稳定、显像效果好,具有较好的临床应用前景。其中意大利 Bracco 公司产的 SonoVue 是一种脂类外膜包裹的六氟化硫微泡,平均直径为 3 μm,最适合 3~5 MHz 探头频率成像,是中国目前市场上应用较为广泛的第二代声学造影剂。已有的研究显示,SonoVue 在左心室造影、左室心肌声学造影等方面均具有较好的效果,受到临床的好评。

(二)左心腔声学造影

左心腔超声造影的目的是使原来没有明显回声反射的左心系统血流得到显像,从而改善心内膜边界的识别,清晰勾画左心室轮廓,从而更有利于左心腔解剖结构的观察和室壁运动的分析。

1. 改善左心系统心内膜边界的显示

应用左心腔声学造影改善左心系统心内膜边界是目前临床上左心室造影最常用的适应证。心内膜边界的清晰显示是评价室壁运动、定量分析心功能指标的基础。虽然目前彩色多普勒超声心动图仪器上常规配备有组织谐波技术,但是仍有相当一部分患者的左心室内膜显示不清晰或者不满意,尤其是对于左心室前壁、侧壁和心尖部心内膜的显示,造成左心室节段室壁运动和整体心功能的评价困难。已有大量研究证实,当左室内充满声学造影剂后,可清晰显示左室心内膜边界,从而可以更为准确地评价室壁的厚度及其有无运动障碍,并可更加准确地评估左室收缩功能(图 4-4)。

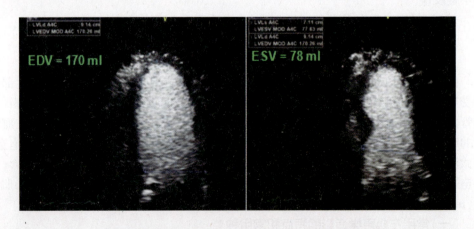

图 4-4 左心腔声学造影能有效改善左室心内膜边界,可更加准确评估左心室收缩功能

2. 识别心内组织结构

(1) 提高左心腔内占位性病变的诊断和鉴别诊断

二维超声心动图是检出左心腔内各种占位性病变的常规检查方法,但是对于一些肥胖、患有肺气肿及胸廓畸形的患者,二维超声心动图所显示的左心室的图像质量较差,特别是左心室前壁、侧壁和心尖部的占位性病变难以清晰显示,左心室超声造影不仅可以清晰显示出左心室腔内各种占位性病变的位置、形态、大小和边界,而且还可根据造影剂在病灶内的充盈情况,对病变性质进行初步判断。如常见的左心室附壁血栓表现为造影剂的充盈缺损;而左心房黏液瘤则表现为瘤体内缓慢、部分增强显影,从而可以有效区分左心腔的血栓和肿瘤。

(2) 提高左心室心肌致密化不全诊断的正确性

左心室心肌致密化不全(left ventricular noncompaction,LVNC)是一种由于正常心内膜胚胎发育停止而导致的少见先天性心肌病。本病的主要特征有左室多发突起的肌小梁和深陷的小梁隐窝,其内的血流与左心室腔的血流相通,左室的心尖部和左心室侧壁为主要受累部位。常规超声心动图诊断时往往容易漏诊,或与心尖部肥厚型心肌病和扩张型心肌病混淆。左心室超声造影可以清晰、完整地显示左心室心肌致密化不全时与左心室相通的肌小梁及其隐窝,从而为诊断左心室心肌致密化不全提供更加直观和准确的依据。

(3) 增强多普勒血流信号

国内外相关研究显示,注入声学造影剂后,由于悬浮于人体血液中的微气泡和血浆声阻抗相差3 000倍,微气泡表面的背向散射信号显著增强,此时的多普勒血流信号较未注入声学造影剂时显著增强。因此应用左心声学造影剂后,有利于对二尖瓣和主动脉瓣狭窄和关闭不全的准确诊断,主要体现在瓣膜反流和狭窄的血流频谱信号显著增强,特别是二尖瓣和主动脉瓣的反流面积的检测结果较左心声学造影前显著增加,所测瓣膜狭窄的跨瓣压差与心导管的测量结果一致性更高。

(三) 心肌声学造影

心肌声学造影(MCE)是指向血管内注射含有微气泡的造影剂,当微气泡经过冠状动脉小血管(100 μm)到达心肌时,由于微气泡对超声的散射作用,使心肌组织回声增强,超声检查即可获得清晰的心肌组织影像。由于X线冠状动脉造影只能显示内径100 μm以上的冠状动脉,多分布在心外膜下,对于穿透支以及分布于心内膜下心肌的微血管却无法显示,故不能反映整个心肌尤其是心内膜下心肌的供血状态,而心肌缺血最先受累却正是心内膜下心肌。所以,在微循环水平评价心肌的灌注状态对于阐明冠心病的病理生理变化具有重要意义。目前评价心肌灌注状态的方法有心肌核素显像、正电子断层扫描(PET)等。由于费用昂贵、检查耗时、无法床旁操作等因素,使其临床应用受到限制。MCE可弥补上述不足,随着新型声学造影剂的问世和超声新技术的进一步研究和推广,经外周静脉的MCE有望在临床逐步应用并普及。初期的MCE仅用于心导管检查或心脏手术时,采用冠状动脉或主动脉内注射的方式。目前的经外周静脉注射的方式已从实验室研究阶段进入临床。MCE的目的主要是观察心肌的灌注及灌注损害、了解和评价冠心病心肌梗死患者危险区心肌的范围、侧支循环的建立、冠状动脉血流及血流储备等情况。此外,可在经皮冠状动脉腔内成形术(PTCA)和冠状动脉旁路移植术(CABG)术前帮助制订手术方案,术后评价疗效,以及用于促进局部药物和基因转移、评价冠状动脉内皮功能上。

1. 心肌声学造影的显像技术

经外周静脉应用声学造影剂后,由于血液的稀释、血管壁的黏附,加上通过肺循环时部分微气泡的破坏,故到达左心的声学造影剂一般只有右心腔的40%。一般静脉注射的微气泡只有4%~5%进入冠状动脉。所以,最终到达心肌的声学造影剂最多约占总量的3%,应用传统的超声技术很难达到满意的心肌灌注显像。目前许多新的超声成像技术和概念被不断引入,使心肌的灌注显像逐渐走向完善。

(1)二次谐波显像(second harmonic imaging):由于微气泡受到超声波声场作用后发生的受压与膨胀可产生共振现象,此共振所产生的反射信号可大幅度增加该部位的显影强度。其中二倍于超声波发射频率的反射信号称为二次谐波。超声仪在接收反射信号时,滤过基波而重点接收二次谐波,可放大微气泡的显影强度而抑制心肌组织的回声强度,提高微气泡的信/噪比。

(2)瞬间反应显像(transient-response imaging):又称间歇式超声显像(intermittent ultrasound imaging)或心电触发显像。用心电触发或其他方法使探头间歇发射超声,使造影剂能避免连续性破坏而大量积累在检测区,在再次受到超声作用时能瞬间发生强烈的回声信号。该方法可通过计算MCE造影强度与触发时间间隔的关系定量评价心肌组织的血流灌注量。其局限性是不能实时动态地观察室壁运动,而且容易出现心室后壁、侧壁的衰减,造成假性充盈缺损。

(3)多普勒能量组织显像(doppler power tissue imaging):利用能量多普勒技术对低速血流成像的敏感性,以室壁运动的多普勒信号强度为信息来源,从而形成二维彩色心肌组织运动图像。多普勒能量信号的强弱能反映心肌组织的血流灌注状况,左心声学造影剂进入冠脉循环后可改变心肌组织的能量大小,多普勒能量组织成像能有效显示这一细微的变化,从而提高了心肌组织灌注的显像能力,直观清晰地显示心肌缺血时的灌注缺损区。

(4)反向脉冲成像(pulse inversion imaging):即由探头发射正负极性相反的成对脉冲信号,由于微气泡反射的信号强度明显高于心肌组织反射的信号,故二者相减后得出的信号为微气泡的信息,从而排除了组织回声的干扰,改善了心肌的灌注显像。

(5)实时超声造影成像(real-time contrast imaging):采用低机械指数和非线性造影显像技术,能够显著降低常规超声功率对超声造影剂的破坏,从而动态显示心肌内造影剂的灌注过程。结合闪烁显像技术,在瞬间使用高机械指数击破微泡后,再应用低机械指数使心肌重新灌注,可动态分析心肌组织内的再灌注曲线,定量评估心肌组织内的血流灌注。

2. 心肌声学造影的分析

心肌声学造影的分析包括定性和定量分析。定性分析可通过肉眼观察室壁各节段声学造影剂的充盈是否均匀,有无负性显影等。具体判别标准为:

(1)造影剂均匀充盈、灌注良好:2分
(2)造影剂分布不均匀、灌注减弱:1分
(3)造影剂分布明显减弱:0.5分
(4)造影剂缺失:0分

心肌声学造影定量分析多采用视频密度法、声学密度软件及全功能声学密度定量分析技术对心肌造影图像进行空间参数和时间参数的分析,通过对连续多帧图像感兴趣区采样,进行量化分析,常用指标有:①峰值强度(peak intensity,PI):反映局部心肌血容量;②心肌显影开始至峰值的时间(time to peak,TP):也称达峰时间,反映心肌灌注速度;③曲线下面积(area under curve,AUC):反映局部心肌平均血流量。另外造影峰值强度减半时间(PHT)也是较常用的指标。

3. 心肌声学造影的临床应用

(1)急性心肌梗死早期诊断与处理选择

对症状不典型或合并左束支传导阻滞、起搏器安置术后以及预激综合征患者,心电图等常规检查诊断心肌梗死较困难。MCE 可直接显示梗死区心肌的灌注缺损,对早期诊断起重要作用。当某支冠状动脉突然阻塞时,由于侧支循环尚未建立,该冠状动脉所灌注区域的心肌面临坏死,称为危险区心肌(risk area)。若任其发展,数小时后该区域即成为梗死区。准

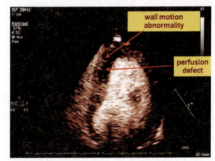

图 4-5 MCE 可直接显示梗死区心肌的灌注缺损

确地评估危险区心肌的部位、范围,对指导临床选择抢救对策具有重要价值。MCE 可准确显示危险区心肌的部位和面积。由于危险区心肌几无血液供应,因而无造影剂进入,超声检查显示该区域心肌无回声增强,即呈现为充盈缺损(图 4-5)。一旦确定危险区后,可根据部位、范围选择冠状动脉内溶栓、PTCA 及支架术或急诊搭桥术治疗,以便尽快挽救濒死的心肌。

(2)估测再灌注后的梗死面积

MCE 显示陈旧性心肌梗死的梗死区不显影。急性心肌梗死早期行 PTCA 治疗后,再次声学造影发现充盈缺损区缩小或消失。若急性心肌梗死发生几小时内予以再通术后,声学造影检查仍大面积心肌充盈缺损,称为无复流(no-reflow),提示其左室功能不易恢复,易发生左室重构,短期预后不良。无复流的原因主要由梗死区内的循环受损及功能失调引起。研究发现这种再灌注后无复流区大小与梗死范围密切相关。

(3)评价再灌注疗效

在溶栓治疗、PTCA 和冠状动脉旁路移植术等再灌注治疗后,通过临床表现、心电图和心肌酶谱来判断治疗效果的价值有限,冠状动脉造影为上述治疗后评价血管再通的可靠方法,但由于其有创伤性无法反复应用,而且冠状动脉造影仅能显示心外膜下的冠状动脉,无法观察毛细血管水平的心肌灌注。相反,MCE 可反复应用,且可在床旁进行。若上述治疗后声学造影显示充盈缺损无改善,表明治疗失败,可考虑行其他补救性治疗。若治疗后心肌充盈缺损消失或几乎完全消失,则表明治疗成功,但也可能为再通后反应性充血造成的假象。此时可通过药物负荷试验进行鉴别。

(4)评估侧支循环和心肌存活性

冠状动脉微血管的完整性和心肌微循环的有效灌注是心肌存活的必备条件,微血管的灌注情况与局部心肌的存活性高度相关。MCE 对侧支循环的显示优于冠脉造影,这是因为冠脉造影只能显示直径 100 μm 以上的血管,声学造影则由于微泡的直径远远小于微循环血管内

径,故可满意显示侧支循环。有报道 PTCA 后,冠状动脉造影发现侧支循环消失,而声学造影却仍能显示侧支循环的存在,甚至可显示梗死区内散在于坏死心肌之间的存活心肌。梗死区及周围若已建立了充足的侧支循环,PTCA 后,该区的功能改善也较明显。故心肌梗死后应用声学造影技术评价侧支循环的有无,对于判断梗死区心肌的存活及功能恢复有重要价值。

(5) 评价冠状动脉血流储备

冠状动脉血流储备是评价冠状动脉微循环和冠状动脉狭窄后心肌血流灌注变化的敏感指标。微气泡作为血流示踪剂均匀地分布在血流中,其在区域心肌的分布能间接反映心肌血容量,因此 MCE 能估测冠状动脉微循环的储备能力。注射声学造影剂后,通过分析时间-强度(灰阶强度)曲线参数如显影开始至峰值的时间、峰值强度、显影排空半衰期以及曲线下面积等量化参数,可显示心肌灌注情况。研究证实,只有当血流量减少 40%~50% 时才出现室壁运动异常,故血流灌注的减少早于室壁运动异常。结合负荷试验可检出潜在的心肌缺血区域,从而达到早期诊断冠心病的目的。有报道造影剂的清除半衰期($t_{1/2}$)是评价灌注区冠状动脉狭窄程度的重要指标。冠脉狭窄程度越重,$t_{1/2}$ 越延长。另有研究发现,冠脉无狭窄者心内膜与心外膜下心肌显像的灰阶几乎相等,而在狭窄支冠脉供血区域,心内膜与心外膜下心肌的灰阶比值下降,提示已存在心内膜下心肌缺血。部分患者静息状态下此比值可无改变,但对相应的区域进行快速起搏时,此比值则明显下降,说明静息状态下狭窄支动脉供血尚能满足心肌需要,而当心肌耗氧量增加时,因不能相应增加供血,导致缺血发生。MCE 评估冠脉血流储备的能力与多普勒冠状动脉内血流测量的结果具有良好的相关性。

(6) 在肥厚室间隔化学消融术中的应用

经皮间隔心肌消融术是近年来治疗肥厚型梗阻性心肌病的一种新方法。该项手术成功的关键在于正确选择支配梗阻相关心肌的靶血管,即可通过向供应肥厚室间隔处的冠状动脉内注射无水乙醇的方式造成该处的心肌梗死,从而缓解左室流出道梗阻。部分患者的冠状动脉室间隔支同时也供应二尖瓣乳头肌、左室后壁等处。若消融了此室间隔支可能也造成乳头肌梗死,产生大量二尖瓣反流,引起急性左心衰竭等并发症。消融此室间隔支前向该冠状动脉内注入声学造影剂,可显示该室间隔支的供应范围,从而避免上述并发症的发生。

(四)问题与展望

MCE 在临床的具体应用中存在一定的局限性,主要体现在:①声场能量分布不均匀,近场能量大于远场,中央区大于两侧,因此在心尖四腔观上,心尖部因近场能量较强,微气泡破坏较多,容易导致假阳性。②侧壁因声场弱,微气泡信号差,也容易导致假阳性。由于心腔中造影剂的回声很强,声束穿过时衰减明显,常导致其后方的心室壁灌注不能正常显示,因此在胸骨旁左室短轴切面上,后壁常出现假阳性。③目前在心肌声学造影的临床应用中,尚缺乏统一的量化评价标准。

随着新型、稳定的声学造影剂的不断改进,以及超声显像技术的不断创新,计算机图像处理功能的不断加强,MCE 有望在临床普遍应用,将会在心脏疾病的诊断与治疗中发挥重要作用,并能逐渐代替核素显像和 MRI 技术成为心肌灌注显影的最佳选择。

(郭燕丽)

参考文献

[1] 高云华,唐红主编. 实用超声心动图学. 人民军医出版社,2011:p120-132.

[2] 王娟. 心电图与超声心动图在左心室肥厚诊断中的应用价值对比分析. 吉林医学, 2014, 35(17):3799-3799.

[3] 杨晨光,汪芳. 左心室超声造影在超声心动图中的应用现状. 临床超声医学杂志, 2014, 16(2):116-119

[4] 吴迪,姚克纯,李利,等. 实时心肌超声造影在评价冠状动脉再通前后心肌血流灌注及随访中的价值. 临床和实验医学杂志, 2013, 12(10):747-749.

[5] 谢明星,邓斌华,王新房,等. 实时三维超声心动图结合声学造影测量犬左室容积. 中国医学影像技术, 2005, 21(2):166-168.

[6] Balluz R, Liu L, Zhou, X, et al. Real Time Three-Dimensional Echocardiography for Quantification of Ventricular Volumes, Mass, and Function in Children with Congenital and Acquired Heart Diseases. Echocardiography-a Journal of Cardiovascular Ultrasound and Allied Techniques, 2013, 30(4):472-482.

[7] Chatzizisis YS, Murthy VL, Solomon SD. Echocardiographic evaluation of coronary artery disease. Coronary Artery Disease, 2013, 24(7):613-623.

[8] Geisler T, Rost HC, Wild PS, et al. Freehand three-dimensional assessment of left ventricular volumes and ejection fraction with ultrasound contrast agent LK565. European Journal of Echocardiography, 2007, 8(1):19-29.

[9] Hoffmann R, Barletta G, Bardeleben S, et al. Analysis of Left Ventricular Volumes and Function: A Multicenter Comparison of Cardiac Magnetic Resonance Imaging, Cine Ventriculography, and Unenhanced and Contrast-Enhanced Two-Dimensional and Three-Dimensional Echocardiography. Journal of the American Society of Echocardiography, 2014, 27(3):292-301.

[10] Hoffmann R, Bardeleben S, Cate F, et al. Assessment of systolic left ventricular function: a multi-centre comparison of cineventriculography, cardiac magnetic resonance imaging, unenhanced and contrast-enhanced echocardiography. European Heart Journal, 2005, 26(6):607-616.

[11] 程蕾蕾,舒先红,邓萍,等. 左室声学造影结合彩色室壁运动舒张指数定量分析左室节段舒张功能. 中国超声医学杂志, 2005, 21(12):881-883.

[12] 薛军,孙妍,许慧敏,等. 右心声学造影在先天性心脏病诊断上的应用. 中国心血管病研究杂志, 2013, 11:(6):473-475.

[13] 柴义青,刘望彭,康春松,等. 超声心动图对评价经皮冠状动脉内支架植入术后左室舒张功能的变化. 中国超声诊断杂志, 2006, 7(1):11-13.

[14] Fernandes DRA, Tsutsui JM, Bocchi EA, et al. Qualitative and Quantitative Real Time Myocardial Contrast Echocardiography for Detecting Hibernating Myocardium. Echocardiography-a Journal of Cardiovascular Ultrasound and Allied Techniques, 2011, 28(3):342-349.

[15] Yuan L, Xie MX, Cheng TO, et al. Left ventricular noncompaction associated with hypertrophic cardiomyopathy: Echocardiographic diagnosis and genetic analysis of a new pedigree in China. International Journal of Cardiology, 2014, 174(2):249-259.

[16] Gaudron M, Bonnaud I, Ros A, et al. Diagnostic and Therapeutic Value of Echocardiography during the Acute Phase of Ischemic Stroke. Journal of Stroke & Cerebrovascular Diseases, 2014, 23(8):2105-2109.

[17] 庄磊,王新房,谢明星,等. 心肌造影实时三维超声心动图定量评价缺血心肌的准确性研究. 中华超声影像学杂志, 2005, 14(2):137-139.

第五章 影像学检查在脑栓塞诊断中的应用

随着医学、计算机技术及生物工程技术的发展,医学影像为临床诊断提供了多种模态的医学图像,如计算机体层扫描(CT)、磁共振成像(MRI)、正电子发射计算机断层扫描(PET)、数字减影血管造影(DSA)等,不同的医学图像提供了相关脏器的不同信息。在脑栓塞的诊断方面,多模态技术现在已经具备动态评价脑栓塞病程的能力,在脑栓塞诊断、治疗过程中发挥着越来越重要的作用。

一、脑栓塞的影像学检查技术

(一)头颅平片

头颅平片对脑栓塞的诊断意义不大。虽然偶可发现动脉壁钙化等表现,但也难以确立诊断。大面积脑栓塞伴明显脑水肿所致的颅内高压,因持续时间短暂平片难以有所发现。故脑栓塞一般不行头颅平片检查。

(二)数字减影血管造影

全脑数字减影血管造影(DSA)检查是诊断缺血性脑血管病血管狭窄的金指标。由于脑血管的复杂性,检查结果并不能完全准确反映血管病变情况。在某些情况下,非常需要精确了解脑血管病变的部位、程度及侧支循环情况,以更好地指导对脑血管病患者的临床诊治,是否需要采取血管内介入治疗,这时全脑DSA检查仍然是其他检查手段无法替代的重要方法。但是DSA本身为一种有创的检查手段,存在检查风险和可能的并发症,对缺血性脑血管病的诊断往往需要结合其他影像学方法综合判断。

(三)头颅CT检查

目前脑栓塞常用的CT检查技术包括CT平扫、CT增强、CT血管造影(CT angiography,CTA)、CT灌注(CT perfusion,CTP)等。

(1)头颅CT平扫:迄今为止,CT仍然是脑卒中首选的影像学检查方法,可以区别出血和缺血性卒中,并可以检出部分脑栓塞病灶。

(2)头颅CT增强:静脉注射碘对比剂后再进行头颅CT扫描。常用于和其他脑病变进行鉴别和进一步明确诊断时使用。

(3)头颅CTA:静脉内注入有机碘对比剂后,当对比剂流经脑血管时进行螺旋CT扫描,然后三维重建脑血管图像。在显示和诊断脑血管病变方面可替代DSA检查,在脑栓塞患者可显示颅内外狭窄和闭塞的血管。

(4)头颅CTP:在静脉注射对比剂的同时,对选定的感兴趣层面进行连续动态扫描,以获得所选层面内每一像素的时间-密度曲线,并根据此曲线通过不同的数学模型转换和计算机伪彩处理得到局部脑血流流量(cerebral blood flow,CBF)、脑血流容量(cerebral blood flow,CBV)、对比剂平均通过时间(mean transit time,MTT)和对比剂达峰值时间(time to peak,TTP)等血流动力学参数和灌注图像表现。CTP主要用于早期脑栓塞的诊断和短暂性脑缺血发作(transient ischemic attack,TIA)的诊断,也可用于区分失活组织和缺血半暗带。

(四)头颅 MRI 检查

目前脑栓塞常用的 MRI 检查技术包括 MRI 平扫、MRI 增强、MR 血管造影(MR angiography,MRA)、MR 弥散加权成像(diffusion weighted imaging,DWI)、MR 灌注加权成像(perfusion weighted imaging,PWI)、MR 弥散张量成像(diffusion tensor imaging,DTI)、MR 磁敏感加权成像(susceptibility weighted imaging,SWI)、MR 波谱成像(MR spectroscopy,MRS)和 MR 脑功能成像(functional MRI,fMRI)等。

(1)头颅 MRI 平扫:头颅 MRI 平扫常使用 T1WI、T2WI 和 Flair 序列成像。与 CT 不同的是 MR 可以横轴位、冠状位、矢状位及任意方向成像。对脑栓塞病灶的显示优于 CT。但对早期出血的显示以及躁动患者的成像等不如 CT 检查。

(2)头颅 MRI 增强:MR 增强常使用的对比剂是钆剂(Gd-DTPA)。通过增强可以显示脑栓塞病灶的生理学和血脑屏障完整性的信息。

(3)头颅 MRA:常用的头颅 MRA 技术有时间飞跃法(time of flight,TOF)、相位对比法(phase contrast,PC)和对比增强 MRA(contrast enhancement-MRA,CE-MRA)。①TOF 法的优点是分辨率较高,无需使用对比剂,缺点是成像时间相对较长。②PC 法常用于静脉病变的显示,优点是成像时间较短和所测者为真正的血流,缺点是分辨率较差。③CE-MRA 的优点是对于血管腔的显示比其他 MRA 技术更可靠,出现血管假象明显减少,一次注射对比剂可以完成动静脉的显示。缺点是需要注射对比剂。

(4)头颅 DWI:是一种用于观察水分子在脑组织弥散程度的 MR 成像技术,其对水分子的自由平移运动非常敏感。在 DWI 上,弥散加权的程度由弥散梯度因子(用 b 表示)决定,单位为 s/mm^2。表观弥散系数(apparent diffusion coefficient,ADC)直接反映组织的弥散特性,公式为:ADC = [ln(S2/S1)]/(b1 - b2),ln 为自然对数,S2 与 S1 是不同 b 值条件下弥散加权像的信号强度。DWI 对脑栓塞的早期诊断具有重要价值。

(5)头颅 PWI:用来反映组织的微血管分布和血流的灌注情况,可以提供血流动力学方面的信息,得到 CBF、CBV、MTT、TTP 等血流动力学参数和灌注图像。与头颅 CT 灌注相比,头颅 MR 灌注成像具有时间分辨率和空间分辨率高,操作简单,无放射性,可短时间内重复进行等优点。目前 PWI 常用两种方法。一种是动态磁敏感对比增强(dynamic susceptibility weighted contrast enhanced,DSC)灌注成像,即对比剂首过磁共振灌注成像法,这种方法使用外源性示踪剂,目前最常用。另外一种方式是动脉自旋标记(arterial spin labeling,ASL)法,即利用动脉血中的水质子作为内源性示踪剂,由于不需注射对比剂,安全无创,可重复性高,因而有着较强的临床应用潜力。但与 DSC 法比图像的信噪比、空间分辨率较低,没有 DSC 可获得的灌注层面多,而且对被检者运动高度敏感。

(6)头颅 DTI:DWI 不能完全、正确地评价不同组织在三维空间内的弥散情况,组织各向异性程度往往被低估。DTI 则可以在三维空间内定量分析组织内水分子的弥散的特性。DTI 中的一些参数如部分各向异性(fractional anisotropy,FA)、相对各向异性(relative anisotropy,RA)等反映了弥散中的各向异性。而弥散张量纤维束成像(diffusion tensor tractography,DTT)是一项利用磁共振 DTI 所获得的数据进行大脑白质纤维成像的技术。DTT 可以弥补 DTI 不能提供相邻体素之间白质纤维的连接方式的问题,即可以提供大脑内的特殊纤维通道及其相互之间连接方式的信息。

(7) 头颅 SWI：SWI 采用高分辨率、三维完全流动补偿的梯度回波序列（T2*）进行扫描，利用不同组织间磁敏感度的差异产生图像对比，可同时获得幅度图像和相位图像两组原始图像。SWI 具有很高的分辨率，可以对小于一个体素的血管或脑白质深部血管成像。SWI 对脑实质内出血具有极高的敏感性和准确性。

(8) 头颅 MRS：是一种无创性检测人体正常和病变组织细胞代谢变化的技术。有许多不同的波谱，如 ^1H、^{31}P、^{13}C、^{19}F、^{23}Na 等，^{31}P-MRS 最早应用，^1H-MRS 应用最广泛。^1H-MRS 主要检测脑组织中 N-乙酰天门冬氨酸（NAA）、肌酸（creatine）、胆碱（choline）、脂质（lipid）、乳酸（lactate）等成分。MRS 能从分子水平反映人体内病变的信息。

(9) MR 脑功能成像：目前狭义的脑功能成像主要指血氧饱和水平成像（blood oxygen level dependent, BOLD），它是通过血氧水平改变产生的磁共振信号变化来反映脑区活动状况的功能磁共振技术。BOLD-fMRI 包括静息态和任务态两种成像方式。在脑栓塞中 BOLD-fMRI 可以反映栓塞后局部神经元坏死所导致的脑功能异常，并且可作为脑栓塞治疗随访及功能重建的评价工具。但对超急性和急性脑栓塞的诊断价值有限。

（五）头颅 PET 或 PET/CT

PET 是一种反映脑功能状态的核素断层显像技术。它不仅能对缺血灶脑血流量、脑葡萄糖代谢率、脑氧代谢和组织氧分压等进行动态检测，而且还有助于了解急性动脉闭塞时血流动力学自动调节期、少血期、缺血期和复灌期的动态变化。PET 还可了解缺血病灶区远隔部位的功能障碍。PET 不仅能定量测定有关脑血流和脑氧代谢的指标，更重要的是它能提供有关梗塞灶内是否还有存活脑细胞的信息，从而指导临床诊疗工作。

二、脑栓塞的分期及影像表现

（一）超急性期脑栓塞

发病后 6 h 之内的脑栓塞属于超急性期脑栓塞，其相关影像学检查表现如下。

1. 头颅 CT 检查

脑栓塞超急性期 CT 检查的目的是除外脑出血，了解是否存在不利于溶栓治疗的 CT 征象。

(1) 头颅 CT 平扫和增强：过去认为在发病的 24 h 内，常规 CT 检查是难以发现脑栓塞病灶的。但随着 CT 分辨率和诊断水平的提高，超急性期和急性期脑栓塞在常规 CT 上也可显示。有以下征象可以提示脑栓塞的存在。①脑动脉高密度征：表现为一段脑动脉的密度高于同一支动脉的另一段或其他动脉的密度。主要见于大脑中动脉水平段及其主要分支，其次是椎-基底动脉（图 5-1）。②基底节低密度改变：以豆状核轮廓模糊出现最早（图 5-2）。③岛带征：岛叶灰白质界限模糊，呈均一的淡的低密度影（图 5-3）。④局部脑肿胀征：局部脑沟消失、

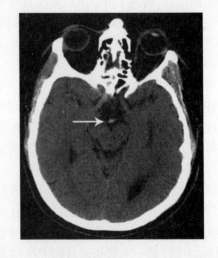

图 5-1 头颅 CT 平扫显示"基底动脉高密度征"（男，44 岁，症状发作后 5.5 h）

基底池不对称、脑室受压和中线结构移位等。⑤脑实质密度减低征:表现为梗死区局限性脑实质密度减低。超急性期脑栓塞一般不单独行 CT 增强检查,超急性期脑栓塞病灶一般不强化。

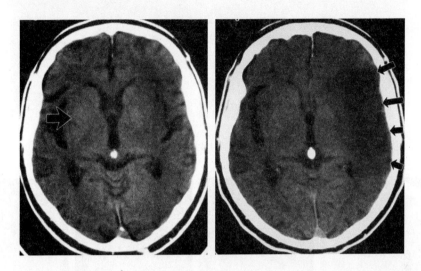

图5-2　头颅 CT 平扫显示左侧正常的基底节轮廓消失,右侧基底节(箭头)正常。24 h 后 CT 发现左侧大脑中动脉供血区梗死(箭头)

(2)CT 血管造影:对超急性期和急性期脑栓塞,CTA 能探测脑血管的狭窄、阻塞、血栓、动脉瘤及血管阻塞后的侧支循环,特别是对大血管的上述改变(图5-4)。充分利用 CTA 可快速地为临床溶栓或动脉内膜切除术等提供可靠的依据。

(3)CT 灌注:超急性期脑栓塞表现为灌注低下或灌注缺损。动态 CT 灌注可以评估半暗带,从而为临床选择适合溶栓治疗的病人提供依据。有研究表明,使用三期灌注 CT 检查,严重灌注不足的区域可能是缺血核心,而较轻的灌注不足区域可能是梗死的半暗带。CT 灌注成像较 PWI 成像快速、便捷,尤其适合危重病人检查(图5-5)。但 CT 灌注覆盖范围较 PWI 窄,且碘对比剂的使用需要监管,这是不如 PWI 之处。

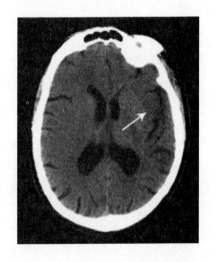

图5-3　头颅 CT 平扫显示"岛带征"(男,56岁,左侧岛叶皮层稍低密度头颅 CT 平扫显示"基底动脉高密度征")

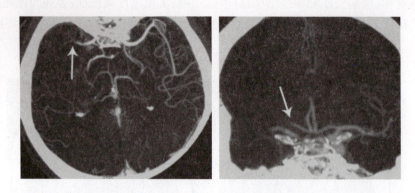

图5-4 CTA显示大脑中动脉M1以远闭塞（箭头所指为血管闭塞部位）

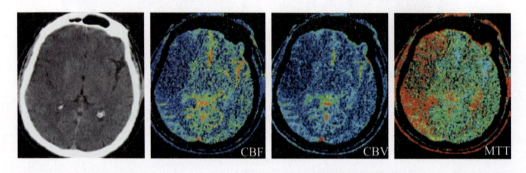

图5-5 头颅CT灌注显示右侧大脑中动脉供血区栓塞

2. 头颅MRI检查

（1）头颅MRI平扫和增强：超急性期脑栓塞所致梗死区主要改变为细胞毒性水肿，平扫和增强常常无阳性发现。但随着细胞毒性水肿的加重、脑细胞坏死和血脑屏障的破坏，T_2WI和Flair可显示为高信号区，T_1WI可显示为低信号区，并可出现轻微占位表现。由于脑栓塞后动脉阻塞，MRI平扫还可以显示脑动脉流空现象消失。MRI增强在超急性期和急性期脑栓塞可出现血管内增强的现象，表现为梗死区和/或邻近血管腔增强（图5-6）。超急性期脑栓塞时也可能显示脑实质强化，其表现与亚急性期和慢性期的脑实质强化不同，表现为梗死区轻度信号增高，边界模糊不清，可能为血管充血或血脑屏障早期开放所致。

（2）头颅MRA：对超急性期和急性期脑栓塞患者，可先行头颅MRA检查，必要时加作颈部MRA

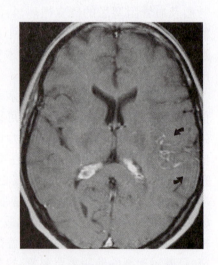

图5-6 头颅MRI增强显示左侧大脑中动脉分布区动脉强化（女，43岁，失语和右侧肢体轻偏瘫4h）

检查。检查的目的是显示颅内外血管狭窄、闭塞的位置和评价狭窄的程度(图 5-7)。虽然 MRA 具有无创、直观评价脑血管等优点,但 MRA 对低血流敏感,可能导致高估狭窄。

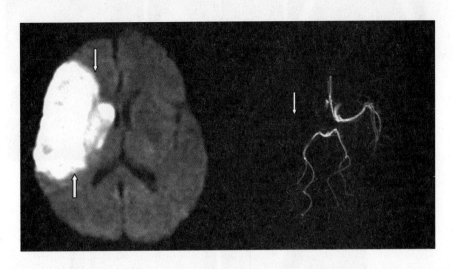

图 5-7 DWI 显示右侧大脑中动脉供血区梗死(箭头)。MRA 显示右侧大脑中动脉闭塞(箭头)

(3)头颅 DWI 和 DTI:超急性期脑梗死区域水分子的布朗运动减低,ADC 变小,DWI 显示为高信号区,ADC 图显示为暗区。DWI 反映的是细胞毒性水肿,最早约 30min 即可显示缺血区高信号,DWI 是目前检查脑栓塞最敏感的方法。DTI 及 DTT 可以评价梗死区相联系的同侧白质纤维束的损伤程度,对临床诊断和预后判断有非常重要的意义(图 5-8)。

(4)头颅 PWI:与 DWI 相比,PWI 能够提供超急性期更多非常有用的信息。PWI 结合 DWI 检查,能显示超急性期梗死灶,显示病灶周围缺血半暗带,对患者选择有效的治疗方案和判断预后及疗效观察具有重要意义,尤其对脑栓塞早期溶栓治疗具有指导意义(图 5-9、图 5-10)。研究表明,PWI 与 DWI 之间的缺血区差别(mismatch,不匹配区)代表了可逆性缺血组织,即缺血半暗带。比较 PWI 和 DWI 异常区域的大小或容积,可出现四种不同意义的提示。①DWI 显示异常区域明显小于 PWI 所显示者,提示 DWI 显示异常区域可能代表梗死核心,PWI 显示异常区域包括了梗死核心和半暗带,积极救治可能减少最终梗死范围。②PWI 和 DWI 显示异常区域大小相仿,研究表明这种情况可能存在救治余地或者虽积极救治也不会缩小梗死区域。③DWI 异常而 PWI 不能显示灌注缺损区,甚至显示灌注过度。这种情况少见,可能的解释是 PWI 成像时栓塞等致脑梗死的病因已自行解除。④DWI 正常而 PWI 显示灌注缺损。提示为一过性脑缺血,而没有真正的脑梗死。

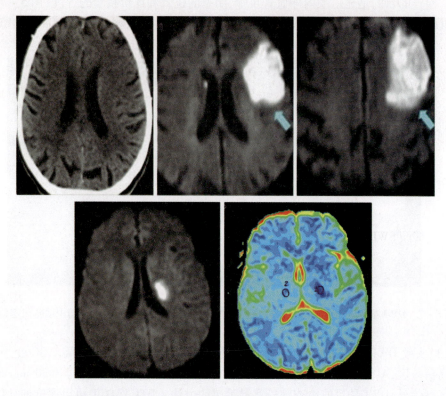

图 5-8　症状发生后 3 h,头颅 CT 阴性。DWI 清楚显示病灶及范围。DWI 显示左侧内囊区梗死,DTI 显示梗死区域 FA 降低

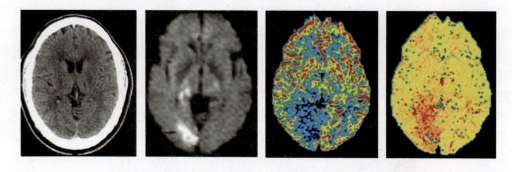

图 5-9　超急性期脑栓塞。头颅 CT 检查阴性。DWI 显示右侧枕叶梗死灶 CBV 显示右侧枕叶低灌注,MTT 显示右侧枕叶延长

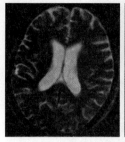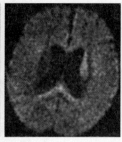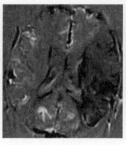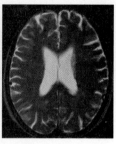

图5-10 女,75岁,症状发生后3 h。T_2WI 阴性。DWI 显示异常区域明显小于 PWI 异常区域。治疗后9 d 随访 T_2WI 仅左侧脑室旁小范围梗死

(5)头颅 SWI:SWI 对微小出血具有极高的敏感性和准确性,通过 SWI 脑实质内出血可以在1 h 内被发现。微小多发出血是急性卒中溶栓治疗中和治疗后的危险因素之一,目前是否根据 SWI 决定溶栓药物的使用还无定论,但 SWI 对急性卒中血管内溶栓后的出血诊断比 CT 更可信,因为后者难以鉴别脑梗死动脉溶栓后颅内对比剂渗出与少量出血,而 SWI 可以将二者区分开来,从而指导抗凝治疗,进一步在后循环溶栓治疗中发挥重要作用。

(6)头颅 MRS:^{1}H-MRS 出现异常改变比常规 MRI 早,临床上脑栓塞发生4 h 以内的病人,常规 MRI 常常难以显示缺血区,而 MRS 改变则很明显。超急性期和急性期脑栓塞时梗死灶中的 LAC 明显升高,NAA 明显下降,对侧正常脑区的胆碱和 NAA 也明显降低,肌酸也有所降低(图5-11)。^{1}H-MRS 对缺血半暗带的研究表明在超急性期和急性期脑栓塞后 MRS 上发现 LAC 峰,而 NAA 正常或略低,提示缺血半暗带存在,仍可进行溶栓治疗。

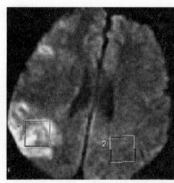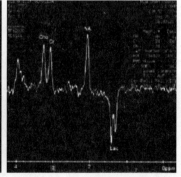

图5-11 症状发生后5.5 h。DWI 显示右侧枕顶叶梗死。
MRS 显示梗死区 NAA 轻度下降,可见倒置双峰的 LAC

(二)急性期脑栓塞

急性期脑栓塞是指发病后6~72 h 的脑栓塞。各影像学检查相应表现如下:
(1)头颅 CT 检查:与超急性期相似,急性期头颅 CT 平扫的目的主要是区别出血和缺血性卒中,并可以检出部分脑栓塞病灶(图5-12)。CT 平扫能显示的脑栓塞的征象也与超急

性期类似,只是程度更加明显。缺血性脑栓塞可能继发出血,转变为出血性梗死,一般为脑实质内出血,少数在脑实质出血的基础上再发生脑室内出血和蛛网膜下腔出血。脑实质内出血在 CT 平扫上表现为梗死的低密度区内出现高密度区。CT 增强检查少数病例梗死区可见出现强化,部分表现为梗死区密度高于正常区域,部分表现为原低密度区变为等密度。其他如 CTA、CT 灌注等检查所见与超急性期大致相仿,不再赘述。

(2)头颅 MRI 检查:头颅 MRI 平扫与超急性期脑栓塞表现类似,急性期脑栓塞梗死区在 T_2WI 和 Flair 序列上表现为高信号区,T_1WI 可显示为低信号区,并可出现轻微占位表现。MRI 平扫也可以显示受累脑动脉流空现象消失。MRI 平扫还可以显示脑灰白质分界不清,以及因脑组织肿胀而出现的脑沟模糊、消失等改变。MRI 增强能显示血管内增强、脑膜增强和脑实质增强等表现。最

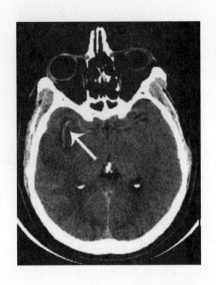

图 5-12 头颅 CT 平扫显示右侧大脑中动脉高密度征(男,32岁,症状发作后 12 h)

早出现的征象为血管内增强。脑膜增强出现于梗死区旁的硬膜和蛛网膜。脑实质增强表现于超急性期相仿,表现为较淡的、弥漫增强区,其范围常大于 T_2WI 所见的信号增高区。脑梗死的细胞毒性水肿继超急性期后,常能存在数天至 20 余天,故整个急性期脑栓塞所致梗死区在 DWI 上均表现高信号,至今为止尚未见急性期脑梗死 DWI 表现为低信号区的报道。DTI 及 DTT 同样可以很好地评价梗死区相联系的同侧白质纤维束的损伤程度。联合应用 PWI 和 DWI 同样可以用于急性期脑栓塞缺血半暗带的判断。其他 MR 技术如 MRA、SWI、MRS 等在急性期脑栓塞中的表现与超急性期大致相仿(图 5-13)。

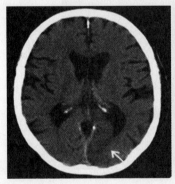 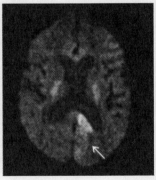 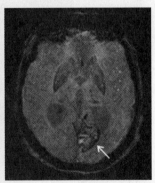

图 5-13 急性脑栓塞:CT 平扫和 DWI 显示左侧枕叶脑栓塞,未见明确出血。SWI 显示梗死区内有出血

(三)亚急性期脑栓塞

亚急性期脑栓塞是指发病 3~10 d 的脑栓塞。各影像学检查相应表现如下:

(1) 头颅 CT 检查：与急性期相比，梗死区的密度进一步逐渐减低，并趋向均匀，其边界也更加清楚。发病后 3~5 d 组织坏死和水肿逐步达到高峰，形成一定程度的占位表现，并于 7~10 d 水肿逐渐消退，一般于 2~3 周完全吸收，占位效应也随之消失。伴随水肿的消退、蛋白质和红细胞的外渗、新生毛细血管和肉芽组织的形成，以及巨噬细胞进入吞噬坏死组织，可致梗死区密度增高，甚至达等密度，病灶变得模糊不清，产生"模糊效应"（fogging effect）（图 5-14）。脑栓塞后继发出血的发生率在亚急性期最高，出血的表现与急性期所见相仿。头颅 CT 增强后梗死灶可有不同程度的强化，其发生率明显高于急性期者，表现与急性期所见相仿。

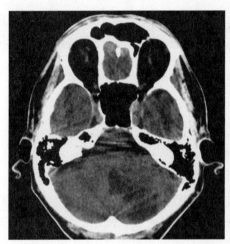 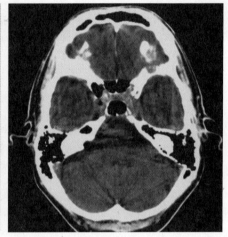

图 5-14 头颅 CT 平扫显示左侧小脑后下动脉供血区低密度梗死灶。发病 10 d 后 CT 平扫，原来容易发现的梗死灶显示不清（男，64 岁）

(2) 头颅 MRI 检查：亚急性期脑栓塞病灶表现为 T_1WI 低信号，T_2WI 高信号。水肿和占位效应在发病 2~3 d 达到高峰，以后逐渐消退，2 周左右消退。发病 2~3 周出现的"模糊效应"在 MRI 上表现为梗死区 T_2WI 上信号减低，甚至与周围脑实质信号相仿。头颅 MRI 增强检查梗死灶表现为脑回状、斑片状、线状或地图状脑实质增强，而脑回状强化则为脑栓塞亚急性期的特征性表现（图 5-15）。在亚急性期早期还可以见到血管内强化和脑膜强化。头颅 MRA 同样可以用于脑血管的评价。DWI 上亚急性期脑栓塞的梗死区表现为等信号或高信号；有时表现为病灶周边为高信号，而中心大部分为低信号。这些信号的形成机制可能是细胞毒性水肿和血管源性水肿、细胞坏死解体等因素共同作用的结果。PWI 亚急性期脑栓塞的梗死区表现为灌注低下，周边部分由于新生血管的长入和充血等因素可表现为过度灌注。头颅 ^{1}H-MRS 亚急性期梗死区中 LAC 开始下降，NAA 进一步减少。

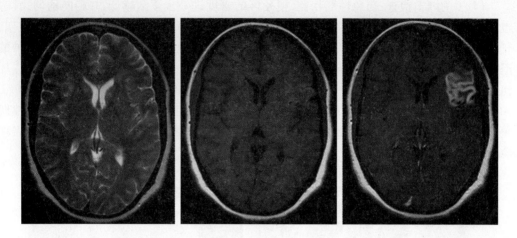

图 5-15 亚急性期脑栓塞:头颅 MRI 增强显示脑回状强化

(四)慢性期脑栓塞

发病后 11 d 至 1 个月为早期慢性期脑栓塞,1 个月以后为晚期慢性期脑栓塞。

(1)头颅 CT 检查:CT 平扫梗死区表现为边界清楚的低密度影(图 5-16)。如果为囊变、软化,则 CT 值接近脑脊液密度;如果为胶质增生,则密度要高于囊变、软化的密度。梗死区周围可见脑沟、裂增宽,脑室扩大等改变,继发萎缩明显者还可见中线结构向患侧移位。早期慢性期脑栓塞患者可见栓塞后继发出血以及"模糊效应"等改变。CT 增强检查可见脑实质强化,一般见于早期慢性期脑栓塞,但个别强化表现可持续 2~3 个月之久。

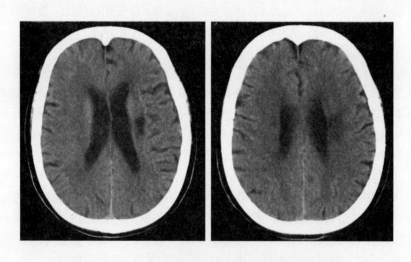

图 5-16 头颅 CT 平扫显示左侧脑室旁陈旧梗死灶

(2)头颅 MRI 检查:头颅 MRI 平扫脑栓塞梗死灶表现为边界清楚的 T_1WI 低信号区和 T_2WI 高信号区。Flair 成像则由于不同程度的囊变、胶质增生等可能出现低信号、高信号或高低混杂信号。MRI 增强检查常可见脑实质增强,而血管内增强和脑膜增强常不能显示。

头颅 MRA 依然可以无创性地评价脑血管情况。慢性期梗死可发生 Wallerian 变性，DWI 和 DTI 可以评价梗死灶对与之相邻的皮质脊髓束等纤维束损伤的情况，DWI 陈旧梗死灶无弥散受限表现，ADC 呈高信号（图 5-17）。DTI 可以通过对梗死远端皮质脊髓束 FA 等的计算判断其变性程度，并预测患者的运动功能转归。PWI 较少用于慢性期脑栓塞的评价。头颅 ^{1}H-MRS 慢性期梗死灶中仍然可以检测到一定浓度的 LAC、NAA 等呈减低表现。

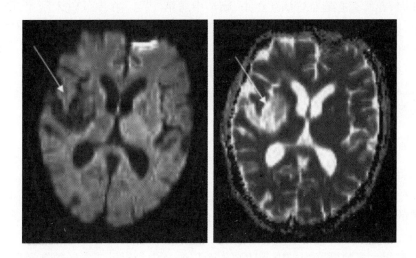

图 5-17　脑栓塞后 3 个月复查。DWI 显示陈旧病灶无弥散受限，ADC 呈高信号（女，72 岁）

（陆　明）

参考文献

[1] Kovacs KR, Czuriga D, Bereczki D, et al. Silent brain infarction-a review of recent observations. Int J Stroke, 2013, 8(5): 334-347.

[2] Leiva-Salinas C, Wintermark M, Kidwell CS. Neuroimaging of cerebral ischemia and infarction. Neurotherapeutics, 2011, 8(1): 19-27.

[3] Shinohara Y, Yanagihara T, Abe K, et al. II. Cerebral infarction/transient ischemic attack (TIA). J Stroke Cerebrovasc Dis, 2011, 20(4 Suppl): S31-73.

[4] Ogata J, Yamanishi H, Ishibashi-Ueda H. Review: role of cerebral vessels in ischaemic injury of the brain. Neuropathol Appl Neurobiol, 2011, 37(1): 40-55.

[5] 潘燕, 张晖, 刘慧斌, 等. 脑梗塞的核磁影像学研究进展. 国际医药卫生导报, 2013, 19(15): 2440-2444.

[6] 黄宜琨. CT 诊断脑梗塞的进展研究. 青岛医药卫生, 2009, 41(3): 213-216.

[7] 王艳菊, 肖家和. 早期脑梗塞的影像研究. 华西医学, 2007, 22(1): 210-211.

[8] 应海燕, 代永庆, 刘艇, 等. 急性脑梗塞早期 CT、MRI、PET 及 SPECT 影像特点. 航空航天医药, 2004, 15(4): 246-247.

[9] 王宇, 纪静, 韩艳梅, 等. 急性脑梗死的影像学评价. 河北职工医学院学报, 2004, 21(1): 38-40.

[10] 陈星荣, 沈天真. 脑梗死的影像学. 中国医学计算机成像杂志, 2000, 6(1): 2-36.

第六章 脑卒中的分类与流行病学

脑卒中是常见的心脑血管病,具有高发病率、高死亡率和高致残率的特点,目前是世界第三大死因,在所有心脑血管病死亡中,脑卒中居第二位。在中低收入国家,脑卒中死亡率尤为严重,因脑卒中所导致伤残而损失的调整寿命年(DALYs)是高收入国家的 7 倍。

近年来,世界各国均非常重视脑卒中的临床防治,并相继开展了众多脑卒中流行病学研究,提出了新的分型方法,开展了多项临床防治新措施,使脑卒中发病率、病死率等有所下降,治疗成功率明显提高。本章就脑卒中的基本概念、流行病学及缺血性卒中的分类与意义作一系统阐述。

一、基本概念

(一)定义

脑卒中是一组急性脑血管病的统称,也称为"脑血管意外",是指供应脑部血液的血管疾患所致的一组神经系统疾病,主要包括脑血栓形成、脑栓塞、脑出血(ICH)、蛛网膜下腔出血(SAH)。

目前世界大多数国家均采用 WHO 的定义:脑卒中是指迅速发展的神经局灶性(有时为全面性)神经功能缺损,持续 24 h 以上乃至死亡,并排除血管源外其他任何致死原因。

脑卒中主要包括脑血栓形成、脑栓塞、脑出血及蛛网膜下腔出血,故有学者将其统一称为"总卒中"(total stroke)或"卒中"(stroke)。

(二)分类

脑卒中可分为缺血性脑卒中和出血性脑卒中两大类。

1. 缺血性脑卒中

缺血性脑卒中患者占脑卒中患者总数的 60%～70%。主要是由于脑动脉狭窄、脑动脉内形成血栓或其他部位的血栓脱落堵塞脑动脉而引起。主要包括以下五种类型。

(1)血栓性脑梗死(脑血栓):是由于脑动脉发生粥样硬化,使血管内腔逐渐狭窄甚至完全闭塞所引起的一种缺血性脑卒中。

(2)栓塞性脑梗死(脑栓塞):是由于患者身体其他部位血管(多为心脏与四肢的大血管)中的血栓脱落后进入并堵塞脑动脉而引起的一种缺血性脑卒中。

(3)腔隙性脑梗死:是由于患者大脑深处的微小动脉发生了闭塞,引起脑组织发生缺血的一种缺血性脑卒中。

(4)多发性脑梗死(多发性脑软化):是指患者大脑内出现了多个缺血性软化梗死灶的一种缺血性脑卒中。

(5)短暂性脑缺血发作(小中风):是一种非常常见的由脑内小血管堵塞引起的急性腔隙性缺血性卒中。

2. 出血性脑卒中

出血性脑卒中占脑卒中患者总数的 30%～40%。主要包括脑出血和蛛网膜下腔出血两种类型。

(1) 脑出血(脑溢血)：是指由脑实质内的血管破裂出血而引起的一种出血性脑卒中。

(2) 蛛网膜下腔出血：又有原发性和继发性之分。原发性蛛网膜下腔出血是指由于脑表面和脑底的血管破裂出血,血液直接流入蛛网膜下腔所引起的一种出血性脑卒中。而继发性蛛网膜下腔出血是指由于脑实质出血,血液穿破脑组织进入到蛛网膜下腔或脑室所引起的一种出血性脑卒中。

(三) 首发脑卒中和脑卒中事件

(1) 首发脑卒中：是指第一次脑卒中发作(first stroke incidence)。

(2) 脑卒中事件(stroke event)：主要由 WHO 发起的"多国心血管病趋势及决定因素的监测方案"(MONICA)使用,是指持续 24 h 以上的急骤发展局灶或全半球脑功能障碍(除非因外科手术或死亡而中断),除血管性原因外无其他明显原因,包括具有提示为 SAH、ICH 或缺血性坏死的临床症状和体征的患者;不包括短暂性脑缺血发作(TIA)或因血液病引起的脑卒中(如白血病、红细胞增多症)、肿瘤性脑卒中和脑肿瘤(或脑转移肿瘤)患者,也不包括因外伤造成的继发性脑卒中。

二、脑卒中流行病学研究

(一) 死亡率

早在 1990 年,Bonita 等根据 WHO 脑卒中数据信息库比较 51 个国家的脑卒中死亡率,经年龄标化后显示:保加利亚(男:249/10 万,女:156/10 万)、匈牙利(男:229/10 万,女:130/10 万)、捷克斯洛伐克(男:176/10 万,女:103/10 万)和罗马尼亚(男:172/10 万,女:129/10 万)等国家脑卒中死亡率最高;而脑卒中死亡率最低的国家分别是瑞士(男:38/10 万,女:21/10 万)、加拿大(男:39/10 万,女:28/10 万)和美国(男:45/10 万,女:35/10 万)。WHO-MONICA 研究中 17 个中心 1984 – 1993 年的监测结果显示:在 35~64 岁的人群中,脑卒中死亡率以前苏联最高(男:121/10 万~312/10 万,女:44/10 万~76/10 万),而男性卒中患者死亡率较高的国家有中国(175/10 万)、芬兰(105/10 万~173/10 万)、立陶宛(159/10 万);女性卒中患者死亡率高的国家分别是前苏联(44/10 万~76/10 万)、中国(58/10 万)、前南斯拉夫及波兰(均为 47/10 万)。

1920 年以后,脑卒中死亡率在一些发达国家如美国、澳大利亚、瑞士、法国、英国等一直呈缓慢下降趋势。1979 – 2004 年英国牛津脑卒中死亡率下降了 40%,而同期全英国脑卒中死亡率下降了 50%。美国脑卒中死亡率下降始于 50 年代,70 年代起下降速度加快,1970 – 1977 年下降 17%,每年平均下降约 3%,非白种人死亡率下降大于白种人。加拿大死亡统计数据库的资料显示,1994 – 2004 年 20 岁以上人群脑卒中死亡率下降 28.2%。50 年代初至 80 年代末,法国脑卒中死亡率下降了 40%~50%;1950 – 1980 年日本脑卒中死亡一直高居各种死因之首,1980 年以后降为第二位,1985 年后再降为第三位,平均每年下降速度约为 5%~7%。与上述趋势相反,俄罗斯、波兰、塔吉克斯坦、亚美尼亚、匈牙利和罗马尼亚等脑卒中死亡率近年有明显上升迹象,其原因尚不十分清楚。

我国卫生部统计中心来自全国各省市数千万人的死亡监测资料显示,自 20 世纪 80 年代起,脑卒中在一些大城市和北方中等城市的全死因顺位中已位居 1~3 位。我国居民

1985－2009年脑卒中标化死亡率城市波动在94/10万~137/10万,农村波动在76/10万~134/10万,城市高于农村,男性高于女性(引自1980－2009年《中国卫生年鉴》)。自1998年开始,城市死亡率持续下降,到2001年死亡水平与农村持平,2005年起农村脑卒中死亡率反而超出城市。但之后又有上升趋势,据我国第三次居民死因调查结果,2008年脑血管病已成为我国居民首位死亡原因。

(二)发病率

Feigin等分别于1998、2003和2009年对世界各国的脑卒中发病率报告进行系统综述,其中以2009年最为全面(时间跨度长达40年,覆盖国家多达26个,研究资料来自47个中心)、标准最为严格(从3 105篇论文或摘要中筛选出56篇符合高质量研究标准的论文,且所有入选研究的发病率均采用1996年世界Segi人口标化处理)。该研究按照世界银行标准,将入选研究所属国家分为"高收入国家"和"中低收入国家"两类,将研究时间分为4个时间段:1970－1979、1980－1989、1990－1999、2000－2008年,分析脑卒中发病率及发病趋势。结果显示,①世界各国脑卒中发病率存在趋势变化,高收入国家在1970－2008年间发病率下降了42%,而中低收入国家发病率上升了100%,其中≥75岁老年人增加幅度最明显。②2000－2008年,中低收入国家脑卒中发病率首次超过高收入国家。③无论是高收入国家还是中低收入国家,发病率变化趋势与全球死亡率变化趋势一致,提示脑卒中死亡率与其发病率密切相关。

我国脑卒中发病率处于高水平。20世纪80年代初期全国性流行病学调查显示,脑卒中发病率在136/10万~441/10万,其中哈尔滨(441/10万)最高、北京(370/10万)次之。另有两项研究也值得关注:①脑卒中干预试验:为全人群全年龄人口的社区研究,包括北京、上海、哈尔滨、长春、银川、长沙和郑州市7个城市,1986~1990年男性脑卒中发病率为188/10万~314/10万,女性为167/10万~202/10万。②中国MONICA研究:该研究覆盖了全国16个省(直辖市、自治区),监测人群的年龄范围为25~74岁,1987－1993年男性发病率为63/10万~646/10万,女性为45/10万368/10万。2006年Jiang等对北京、上海和长沙三城市1991－2000年脑卒中发病率进行研究,世界人口标化脑卒中发病率分别为135/10万、76/10万和150/10万;10年间北京和上海脑卒中发病率保持不变,而长沙市下降了6.6%。

(三)脑卒中亚型的流行病学研究及变化趋势

脑卒中亚型的死亡率和发病率研究是流行病学研究的重要内容之一,不同亚型的脑卒中流行病学特点与危险因素不尽相同,了解这些特点有助于脑卒中发病机制的探讨和防治策略的制定。

2009年,Feigin等对56个国家和地区的脑卒中亚型进行分析,中低收入国家脑出血和蛛网膜下腔出血发病率和比例明显高于高收入国家,在1980－1989、1990－1999、2000－2008年这三个时间段,高收入国家缺血性卒中占总卒中的比例分别为74%、77%、82%;出血性卒中所占比例分别为9%、13%、11%。而在2000－2008年间,中、低收入国家缺血性卒中所占比例较高收入国家低20%,但是出血性卒中所占比例是高收入国家的2倍。缺血性卒中在高收入国家所占的比例法国最高(90%),而新西兰为73%。在中低收入国家,缺血性卒中所占比例差异较大,格鲁吉亚为54%、巴西为85%。但出血性卒中在中低收入国家所占比例高于高收入国家。

2004—2006年欧洲六国脑卒中发病率研究显示,男性缺血性卒中发病率为73.1/10万~207.1/10万,女性为40.8/10万~133.9/10万,最高是立陶宛,最低是西班牙。男性出血性卒中发病率为4.0/10万~27.1/10万,女性为4.8/10万~20.3/10万,男性发病率最高者是西班牙,最低是法国。女性最高是立陶宛,最低是波兰。

近年来我国关于脑卒中亚型的发病率报告开始增加,与其他国家相比,我国的脑卒中特别是出血性卒中发病率处于较高水平。Jiang等报告1991—2000年首发缺血性卒中发病率经世界Segi人口标化后在北京、上海和长沙市分别为97.2/10万、47/10万和77.7/10万,脑出血发病率分别为44.6/10万、32.3/10万和102.3/10万,蛛网膜下腔出血发病率分别为1.6/10万、1.0/10万和1.4/10万。1999—2001年上海地区脑卒中发病城乡监测表明,市区缺血性卒中和出血性卒中所占百分比分别为71.2%和26.9%,郊区为52.4%和28.5%。中国MONICA报告1984—2004年北京地区25~74岁人群首发缺血性卒中发病率经世界Segi人口标化后为64/10万~164/10万,首发出血性卒中发病率为26/10万~57/10万。值得关注的是,我国长沙市出血性卒中发病率和死亡率处于极高水平,1986—2000年对该市551 163人进行监测显示,脑出血发病率和死亡率分别是131/10万和124/10万。

从目前国内外研究结果看,缺血性卒中发病率和死亡率呈上升趋势,而出血性卒中呈下降趋势。2009年Feigin等对56个国家和地区脑卒中亚型分析,发现在高收入国家,蛛网膜下腔出血发病率稳定,而脑出血下降但不显著。我国近年来两项大规模人群流行病学监测也发现出血性卒中发病率和死亡率有下降趋势,缺血性卒中发病率有上升趋势。

(四)脑卒中的分布特点

(1)性别与年龄分布:绝大多数研究都显示男性脑卒中发病率与死亡率高于女性。2009年Feigin等对56个国家地区的综合分析显示,男女性脑卒中患病率比为1.41:1。1991—2000年我国北京、上海、长沙市的资料显示,卒中发病率男女比为1.5~1.1:1,死亡率男女比为1.1:1。美国Framingham研究结果显示,85岁以上女性脑卒中发病率明显高于男性。美国健康和营养调查(NHANES)数据发现45~54岁女性脑卒中发病率是男性的2倍,而其他各年龄段均低于男性。

脑卒中发病或死亡均与年龄密切相关,发展中国家脑卒中首次发病年龄比发达国家早15年。1970—2008年高收入国家75岁以下人群脑卒中发病率下降了44%,75岁以上人群下降了41%;中低收入国家75岁以下人群脑卒中发病率增加了2倍,75岁以上人群增加了4倍,75岁前后脑卒中发病率差异很大。

我国的研究同样显示无论是何种亚型的脑卒中,随着年龄增长,脑卒中发病率和死亡率均呈明显升高。35岁以后,年龄每增加5岁,脑卒中发病率、死亡率增加接近1倍。以我国脑卒中发病年龄组进行统计,≤44岁组为30/10万,45~64岁组为680/10万,65~74岁组为1 150/10万,≥75岁组为1 880/10万。

随着人口老龄化,80岁以上的高龄人群快速增加,这部分老年人的脑卒中流行病学特点已经引起了关注。由于女性寿命长于男性,高龄女性脑卒中发病率明显高于男性,且高龄女性脑卒中患者的伴随疾病、致残率高于同龄男性,其生活质量包括功能恢复与精神状况相应低于同龄男性。

(2)地理分布:世界不同区域脑卒中发病率和死亡率不同,各国之间也有很大差异。英国脑卒中死亡率北方＞南方(3倍之差)。美国有"卒中带"(东南)与"非卒中带"之别,东南部脑卒中死亡率较高。伊朗脑卒中发病率高于大多西方国家,甚至高于俄罗斯西伯利亚地区而仅低于乌克兰。不同脑卒中亚型的发病率、缺血性卒中亚型的分布及卒中的发生机制在亚洲人群和欧美人群中均存在差异。脑出血、小动脉疾病和颅内颈动脉狭窄在亚洲人群中更为常见。我国卒中的分布存在明显的地理差异,不同地区的卒中亚型分布频率也存在差异,在内地或寒冷地区,缺血性卒中比例较高,而沿海地区则出血性卒中较高;长江以南部分省脑出血比例偏高,甚至可达40%～50%。

(3)种族与民族分布:2006年Carter等对不同种族脑卒中发病率进行比较,美国黑人脑卒中发病率比白人高2～3倍,西班牙裔白人脑卒中发病率高于非西班牙裔白人,但低于黑人。1995-2004年伦敦SLSR队列研究,黑人脑卒中发病率明显高于白人,不同区域的黑人卒中亚型发病率也有明显差异,非洲黑人出血性卒中发病率是加勒比海黑人的2.8倍,而加勒比海黑人缺血性卒中的发病率是非洲黑人的1.62倍。

我国脑卒中的发病率也存在民族差异。1985年的中国农村及少数民族地区神经疾病的流行病学调查,包括朝鲜族、蒙古族、维吾尔族、回族、布依族、白族、彝族和壮族8个少数民族,是目前国内唯一的涵盖少数民族最多并将其单独分析的流行病学调查。结果显示,北方各少数民族脑卒中发病率高于南方,各民族之间存在明显差别。

三、缺血性卒中的分类及临床意义

缺血性卒中的分类方法很多,目前常用的有症状学、影像学和病因学分类。

(一)症状学分类

症状学分类是由牛津郡社区卒中规划(Oxfordshire community stroke project,OCSP)制定的,故又称OCSP分类。该分类法由Bamford等于1991年提出,凭简单的临床标准,将缺血性卒中划分为4个具有显著不同特征的亚型。其优点是简便易行,易于交流,对早期死亡、并发症、长期预后及复发有预测作用。目前OCSP分类已被国外各大卒中研究中心广泛应用。

1. OCSP亚型

Barnford等于1991年将缺血性卒中分为全前循环梗死、部分前循环梗死、后循环梗死和腔隙性梗死4种亚型。不少研究显示,各亚型具有不同的病因和病理生理基础,治疗效果和结局也不尽相同,所以该分型的研究日益受到国内外学者的重视。

(1)全前循环梗死(total anterior circulation infarct,TACI):表现为三联征:①高级脑功能障碍(如失语、忽略、失算、视觉空间障碍等)。②单侧运动障碍,累及面部、上肢和下肢中的至少两个部位。③同向偏盲。

(2)部分前循环梗死(partial anterior circulation infarct,PACI):有三联征中的两个,或只有高级神经活动功能障碍,或感觉和/或运动缺损范围较腔隙性梗死更局限(如局限于一个肢体或面部与手)。

(3)后循环梗死(posterior circulation infarct,POCI):表现为:①同侧脑神经瘫痪及对侧感觉运动障碍。②以侧感觉运动障碍。③双眼协同运动障碍,而无同侧长束征或同侧视野缺损。

(4)腔隙性梗死(lacunar infarct,LACI):表现为腔隙综合征、纯运动性、纯感觉性、共济失调性轻偏瘫及感觉运动障碍。

2. OCSP 分类的价值

OCSP 分类实际上是一种辅助诊断方法。Need 等结合脑 CT 和 MRI 对 1 012 例脑梗死患者进行了前瞻性研究,计算 OCSP 分类预测梗死部位和大小的敏感性、特异性、阳性和阴性预测值,结果显示 OCSP 分类能正确预测 75% 患者的梗死部位和大小,最佳理论值达 84%,最差理论值为 49%。表明 OCSP 分类具有良好的可信度,既能预测梗死灶的部位和大小,也能评估患者的预后。

(二)影像学分类

影像学分类又称局部解剖分类,是根据 CT 或 MRI 检查结果,由神经内科医师和放射科医师在不了解临床表现的情况下进行分类,共分为五型:①前循环皮质梗死或纹状体内囊区梗死。②低灌流梗死,包括半卵圆中心梗死和交界区梗死。③深穿支的皮质下梗死(直径小于 2 mm)。④除深穿支的皮质下梗死以外的后循环梗死。⑤无异常发现。

临床意义:影像学分类准确、客观,可发现病灶的大小、部位及有无脑水肿和占位效应,并可区分新发梗死和陈旧性梗死,是目前确认脑梗死的唯一手段。但在脑梗死的早期 CT 常不易显示病灶,对脑干及小的病灶也不易发现。虽然 MRI 优于 CT,但由于受医疗条件的限制,MRI 难以在基层医院推广应用。因此,对脑梗死的早期诊断仍需以临床症状为主并结合病因学分类进行诊断。

(三)病因学分类

病因学分类(分型)方法较多,但目前国际上最广泛使用的缺血性卒中分型系统是急性卒中 Org 10172 治疗试验(trial of org 10172 in acute stroke treatment,TOAST)分型及其改良 TOAST 分型。

1. TOAST 分型

原始的 TOAST 分型,是将缺血性卒中分为下列五种类型:①大动脉粥样硬化性(large artery atherosclerosis)。②心源性栓塞(cardioembolism)。③小动脉闭塞(又称腔隙性梗死,small-artery occlusion;lacune)。④其他原因的卒中(stroke of other determined etiology)。⑤原因未明的卒中(stroke of undetermined etiology)。

卒中诊断是基于临床表现及各种检查之发现,如颅脑 CT 及 MRI、颅内外血管的影像检查(CTA、MRA)、颅内外血管超声和血管造影、心脏检查如心电图、超声心动图和心脏影像检查及实验室凝血功能试验。

(1)大动脉粥样硬化:①患者应有主要脑血管或其皮质分支严重狭窄(>50%)或闭塞的临床和影像表现,其血管狭窄形成原因又可能是动脉粥样硬化。②在患者的病史上发现同一狭窄血管支配区,曾发生过短暂性脑缺血发作(TIA)或其他缺血症状。③在 CT/MRI 上,看到大脑皮质或小脑、脑干或皮质下区有直径>1.5 cm 的病灶,则可认为可能是大动脉粥样硬化造成的卒中。必须有超声或血管造影证实相应的颅内或颅外动脉有 50% 以上的狭窄。④必须加上一些检查以排除心源性栓塞的可能。⑤如果超声或血管造影的检查正常或轻微血管硬化,则不可作此诊断。

(2)心源性栓塞:①最少要有一个可能来源的心脏病才能作此诊断。②患者病史上有

TIA 或缺血性卒中,在不同的动脉支配区或身体其他部位也有栓塞现象则更能支持此诊断。③必须排除大动脉粥样硬化造成血管阻塞或血管栓塞的可能性。④如果患者的心脏为"中度危险",而又没有其他原因可造成缺血性卒中,则此患者可称之为可能心源性栓塞。

(3)小动脉闭塞:①临床症状必须为腔隙综合征的其中一项,且不可以有皮质功能的障碍。②患者如有糖尿病或高血压,可支持此诊断。③患者的 CT/MRI 应为正常或在脑干或皮质下区相应区域有直径 <1.5 cm 的病灶。④心源性栓塞的可能必须排除,另在其同侧的颅外大动脉不可有 >50% 的狭窄。

(4)其他原因的急性卒中:患者若因为其他罕见的原因所导致的卒中,如非动脉粥样硬化所致的血管病变,高凝状态及一些血液科疾病,则属于此类。患者必须在临床上及 CT/MRI 上有急性卒中的表现,病灶部位及大小不限。血液检查或血管造影必须符合所作的诊断,同时必须用检查来排除心源性栓塞及大动脉粥样硬化的可能。

(5)原因未明的卒中:有些卒中患者可能做完所有的检查但还是无法肯定卒中原因,或由于检查不详尽无法确定卒中原因,也可能患者找出多种原因,但还难以下最后诊断,就可列入原因未明的卒中。

2. TOAST 的改良

2005 年美国哈佛医学院 Ay 等提出以 TOAST 为基础新的缺血性卒中分型,简称 SSS-TOAST,其中 SSS 的简称是基于停止卒中研究(stop stroke study)。SSS-TOAST 仍维持五个分型(将动脉弓性脑栓塞及心源性脑栓塞合并归成一类),希望能改进原始 TOAST 的缺点,主要是提升学者间对缺血性卒中分类判断的一致性,将弥散加权成像及灌注成像,CTA/MRA,经胸及经食道超声心动图等现代医疗检查项目纳入 TOAST 分类中,也希望能减少原因未明卒中的比例。

(1)SSS-TOAST 对于大动脉粥样硬化的诊断与原始 TOAST 不同之处:除了相应动脉粥状硬化导致 >50% 管径狭窄,相应动脉 <50% 狭窄合并硬化斑溃疡或血栓、急性腔隙性梗死其穿支动脉(penetrating artery)源头的载体动脉(parent artery)≥50% 管径狭窄皆可以归类于大动脉粥样硬化。

(2)SSS-TOAST 将心源性栓塞分为高危险与低危险因素两类:主要以文献报道每年 2% 缺血性卒中发生率作为区分,有高危险性心源性栓塞的证据存在则归类于肯定(evident)病因。基于循证医学及文献搜寻,SSS-TOAST(高危和低危)和原始 TOAST(高危和中危)的项目不尽相同,例如二尖瓣脱垂在原始 TOAST 属于中危,在 SSS-TOAST 被删除,心房扑动和生物心脏瓣膜在原始 TOAST 属于中危;在 SSS-TOAST 属于高危;动脉弓粥样硬化斑块及低射血分数则新增列于 SSS-TOAST。SSS-TOAST 对于心脏评估的基本要求也有明确的定义,若病史、临床查体或常规心电图未发现异常,未执行超声心动图检查,则视为未完善心脏评估。

(3)原始 TOAST 认为 CT/MRI 显示正常或是单一病灶且 <1.5 cm 考虑小动脉闭塞,但是研究显示这样容易低估小动脉闭塞,增加不明原因脑梗死的比例。所以 SSS-TOAST 更改小动脉闭塞的定义为病灶 <2 cm,位于颅底或脑干的穿支动脉。穿支动脉源头的载体动脉没有发现其他病理变化,如局部动脉粥样硬化、动脉夹层、血管炎或血管痉挛等。

(4)SSS-TOAST 对于原因未明的卒中(undetermined causes)分成两个细分型,无确定病因(unknown)和难分类病因(unclassified)。无确定病因又分成三类,隐源性脑栓塞(cryptogenic embolism)、其他隐源性和未完善评估。隐源性脑栓塞的定义为血管造影发现在一条看起来正常的脑血管内被血凝块断然阻塞或有影像证据显示一条先前完全阻塞的血管又再通或有在发生时间上非常相近的急性多发性脑梗死,而其相应血管没有发现异常。

3. 韩国改良 TOAST 分型

随着医疗诊断技术的进步与循证医学的发展,也是基于原始 TOAST 已经亟待修订,Han 等 2007 年在欧洲神经病学期刊(European Neurology)上提出新的 TOAST 分型,仍为五个亚型,临床习惯称之为韩国改良-TOAST 分型。

韩国改良-TOAST 提出一些新的观念:①早期对于卒中的定义是局部神经学持续超过 24 h,对于症状持续小于 24 h 者,视为 TIA。若症状不超过 24 h,但是 CT/MRI 影像上显示有相对应的梗死,韩国改良-TOAST 分型定义其为卒中。②提出"动脉粥样硬化血栓形成"的概念,认为动脉粥样硬化血栓形成不一定需要狭窄 >50% 才能成立,但必须存在系统性动脉粥样硬化的证据。为了避免这样分型的局限性,将动脉粥样硬化狭窄 >50% 作为动脉粥样硬化血栓形成的一个亚型。③小动脉病变中,抛弃了腔隙综合征的临床表现,也弱化了梗死灶直径的定义。④动脉弓粥样硬化斑块(厚度 >4 mm)造成的卒中,在原始 TOAST 分型并未明确定义其分类,在 SSS-TOAST 分型将其与心源性栓塞归于同一类。在韩国改良-TOAST 分型将其归类于动脉粥样硬化血栓形成。韩国改良-TOAST 分型特点如下。

(1)动脉粥样硬化血栓形成(atherothrombosis,AT):①患者的临床症状与影像上的梗死灶其相对应的颅内外动脉有粥样硬化病变。②必须至少存在一个系统性动脉粥样硬化的证据。系统性动脉粥样硬化包括:相对应动脉以外的颅内外动脉有粥样硬化、经食道心脏超声显示动脉弓有粥样硬化、血管造影显示有冠状动脉闭塞或外周动脉阻塞疾病的证据。当相对应的颅内外大动脉(包括颈动脉、椎动脉、基底动脉或大脑前动脉、大脑中动脉与大脑后动脉)有 >50% 的狭窄,视为动脉粥样硬化血栓形成的一个亚型——大动脉粥样硬化血栓形成合并显著狭窄(AT with significant stenosis of a large artery,ASLA)。

(2)心源性栓塞与原始 TOAST 定义相同。

(3)小动脉闭塞:①不考虑腔隙综合征的临床表现。②孤立梗死灶位于颅底或脑干穿支动脉的支配区域,且其相对应的颅内外动脉无粥样硬化证据。病灶多数直径 <2.0 cm 但并非一定。要注意的是并非患者只要有孤立梗死灶,就归类于小动脉闭塞,如果其相对应血管有狭窄或阻塞,合并有系统性动脉粥样硬化,将归类于动脉粥样硬化血栓形成;如果其对应血管有狭窄或阻塞,但没有系统性动脉粥样硬化,则归类于病因不明。

(4)其他已知原因的卒中:此类患者包括一些少见的卒中原因,如非粥样硬化之血管病变、高凝状态及一些血液科疾病。检查结果必须符合所作的诊断,同时必须排除心源性栓塞及大动脉粥样硬化的可能。

(5)原因未明的卒中:又分成三个细分型:①两个以上病因。②虽完善检查仍未找到病因。③因未完善检查找不到病因。因未完善检查找不到病因的细分型大多是因为未完善血管检查,但有高危心源性栓塞证据,虽未完善血管检查的患者可以视为心源性栓塞。

韩国改良-TOAST 分型的优点:①不考虑患者临床表现,且对梗死灶类型和大小的要求也不严格,各研究者的一致性明显提高。②由于明确了穿支动脉区梗死灶(不论大小)可以由大动脉粥样硬化引起,减少了患者被归类到不明原因中的比例。

韩国改良-TOAST分型的缺点：①因未考虑小血管病的影像学改变,可能会增加了动脉粥样硬化血栓形成的比例,而减少了小血管病的比例,或者忽视了两者共存的情形。②相对于SSS-TOAST,心源性脑栓塞的定义作者并未做修订,和原始TOAST分型一样,可能会有不合时宜的情形。③未权衡不同信息的证据强度。

（王广义　史树贵）

参考文献

[1] Feigin VL, Lawes CM, Bennett DA, et al. Worldwide stroke incidence and early case fatality repoaed in 56 population based studies: a systematic review. Lancet Neurol, 2009, 8(4):355-369.

[2] Bonita R, Stewart A, Beaglehole R. International trends in stroke mortality: 1970-1985. Stroke, 1990, 21(7):989-992.

[3] Stegmayr B, Asplund K, Kuulasmaa K, et al. Stroke incidence and mortality correlated to strke risk factors in the WHO MONICA project. An ecological study of 18 populations. Stroke, 1997, 28(7):1367-1374.

[4] Thorvaldsen P, Asplund K, Kuulasmaa K, et al. Stroke incidence, case fatality, and mortality in the WHO MONICA project. World Health Organization Monitoring Trends and Determinants in Cardiovascular Disease. Stroke, 1995, 26(3):361-367.

[5] Thorvaldsen P, Kuulasmaa K, Rajakangas AM, et al. Stroke trends in the WHO MONICA project. Stroke, 1997, 28(3):500-506.

[6] Goldacre MJ, Duncan M, Griffith M, et al. Mortality rates for stroke in England from 1979 to 2004: trends, diagnostic precision, and artifacts. Stroke, 2008, 39(8):2197-2203.

[7] Tu JV, Nardi L, Fang J, et al. National trends in rates of death and hospital admissions related to acute myocardial infarction, heart failure and stroke, 1994-2004. CMAJ, 2009, 180(13):E118-125.

[8] 凌锋,刘承基.脑血管病理论与实践,北京:人民卫生出版社,2006.

[9] Cabral NL, Goncalves, Longo AL, et al. Trends in stroke incidence, mortality and case fatality rates in Joinville, Brazil:1995-2006. J Neurol Neurosurg Psychiatry, 2009, 80(7):749-754.

[10] 卫生部新闻办公室.第三次全国死因调查主要情况.中国肿瘤,2008,17(5):344-345.

[11] Yang QD, Niu Q, Zhou YH, et al, Incidence of cerebral hemorrhage in the Changsha community, Aprospective study from 1986 to 2000. Cerebrovase Dis, 2004, 17(4):303-313.

[12] Jiang B, Wang WZ, Chen H, et al, Incidence and trends of stroke and its subtypes in China: results from three large cities. Stroke, 2006, 37(1): 63-68.

[13] Zhao D, Liu J, Wang W, et al. Epidemiological transtition of stroke in China: twenty-one-year observational study form the Sino-MONICA-Beijing Project. Stroke, 2008; 39(6):1668-1674.

[14] Cheng XM, Ziegler DK, Lai YH, et al. Stroke in china, 1986 through 1990. Stroke, 1995, 26(11):1990-1994.

[15] 吴桂贤,吴兆苏,何炳林,等.我国16省市脑卒中流行病学特征.中华医学杂志,1994,74(5)281-283.

[16] Feigin VL, Lawes CM, Bennett DA, et al. Stroke epidemiology: a review of population-based studies of incidence, prevalence, and case-fatality in the 20th century. Lencet Neurol, 2003, 2(1):43-53.

[17] Towfighi A, Saver JL, Engelhardt R, et al. A midlife stroke surge among women in the United States. Neu-

rology,2007,69(20):1898-1904.
- [18] Carter K,Anderson C,Hacket M et al. Trends in ethnic disparities in stroke incidence in Auckland, New Zealand, during 1981 to 2003. Stroke, 2006, 37(1):56-62.
- [19] Kleindorfer DO, Khoury J, Moomaw CJ, et al. Stroke incidence is decreasing in whites but not in blacks: a population-based estimate of temporal trends in stroke incidence from the Greater Cincinnati/Northern Kentucky Stroke Study. Stroke, 2010, 41(7):1326-1331.
- [20] 程学铭,李振三,杨期东,等. 我国脑卒中的地理分布. 中华神经外科杂志,1989,5(增刊):11-14.
- [21] Adams HP Jr, Bendixen BH, Kappelle LJ, et al. Classification of subtype of acute ischemic stroke. Definitions for use in a multicenter clinical trial. TOAST. Trial of Org 10172 in Acute Stroke Treatment. Stroke,1993,24: 35-41.
- [22] Ay H, Furie KL, Singhal A, et al. An evidence-based causative classification system for acute ischemic stroke. Ann Neurol,2005,58:688-697.
- [23] Han SW, Kim SH, Lee JY, et al. A new subtype classifjcation of ischemic stroke based on treatment and etiologic mechani sm. Eur Neurol,2007,57:96-102.

第七章 脑栓塞的临床表现与定位诊断

脑栓塞是指各种栓子随血流进入颅内动脉使血管腔急性闭塞,引起相应供血区脑组织缺血坏死,并造成相应的神经功能障碍。脑栓塞是临床常见病、多发病,发病率占缺血性脑卒中的50%以上(心源性脑栓塞约占20%,不明原因脑栓塞约占25%)。造成脑栓塞的栓子以血栓栓子最多,约占所有栓子的90%。近年来随着影像学的发展,发现脑栓塞的实际发生率较以往报告的要多。脑栓塞和脑血栓形成的结局一样,其主要病理改变均为脑梗死;但脑栓塞的发病与脑动脉硬化性脑梗死患者不同,一般发病急、病情较重,可能是由于脱落的栓子突然堵塞脑血管,侧支循环尚来不及建立,脑组织无缓慢缺血的适应过程,往往在中等动脉起始部发生梗死可造成大片状脑梗死。为使广大读者加深对脑栓塞的认识,本章将对脑栓塞的临床表现与定位诊断作重点阐述。

一、临床表现

(一)发病年龄
(1)脑栓塞发病无年龄限制,可发生于任何年龄段,但以青壮年多见。
(2)由于栓子来源不同,脑栓塞发病年龄也不同。如风湿性心脏病引起者,发病年龄多以中青年为主。若为冠心病、心肌梗死、心律失常、动脉粥样硬化引起者,则多见于老年人。

(二)发病特点
(1)常无前驱症状,多发生于活动中,起病急骤,是发病最急的一种脑卒中。
(2)神经症状与体征常在数秒至数分钟内发展到高峰,而且多表现为完全性卒中。
(3)少数患者于发病后数天内病情呈进行性加重,或病情稳定或好转后又加重,这与栓塞反复发生或继发出血有关。

(三)主要表现
(1)多数病人无意识障碍,但起病时可有短暂的意识模糊或一过性神志恍惚与神经错乱。此现象可能是由于起病时广泛的血管痉挛所致。
(2)如栓塞发生于颈内动脉或大脑中动脉主干引起大面积脑梗死,致严重脑水肿或发生于基底动脉造成脑干缺血,则病人可出现持久的意识障碍。
(3)部分病人起病时可出现头痛、恶心、呕吐等颅高压的症状。
(4)局灶性神经功能障碍因受累血管不同而表现各异。①脑栓塞发生于Willis环前部(栓塞大脑中动脉主干及其分支)时,表现为对侧中枢性面瘫、舌瘫,对侧上下肢偏瘫或单瘫,偏瘫以对侧下面部及上肢为重,下肢较轻。②主侧半球受累可出现各种形式的失语。③脑栓塞发生于Willis环后部(椎-基底动脉系统)时,可表现为眩晕、复视、眼震、共济失调、交叉瘫、四肢瘫、发音及吞咽困难等(详见神经系统定位体征部分)。
(5)癫痫发作在脑栓塞中较为常见,多数为全面性发作,少数为局限性发作,严重者呈癫痫持续状态。但大多在恢复期癫痫发作停止,只有少数脑内形成癫痫病灶,而后反复发作。

(四)原发病表现

心源性脑栓塞患者常有原发疾病的症状和体征,甚至可伴有脑以外器官栓塞的症状或体征。

(1)风湿性心脏病合并心房颤动者,可有心悸、气短、胸闷、乏力及心功能不全的症状;心脏听诊可闻及心脏杂音及心律不齐等,心力衰竭患者可出现双下肢水肿等。

(2)由冠心病、急性心肌梗死引起的脑栓塞,患者可伴有阵发性胸痛、胸闷等症状,并可伴有典型的心电图改变与心肌酶谱异常等。

(3)合并亚急性感染性心内膜炎的患者,常有发热、关节疼痛、胸闷等症状,并可伴有其他脏器栓塞的表现。

二、神经系统定位体征

脑栓塞多数发生在颈内动脉系统(前循环脑栓塞),特别是大脑中动脉最常见。栓塞引起的神经功能障碍,取决于栓子数目、范围和部位。急性起病时可有头痛、头晕或局限性疼痛。

(一)前循环脑栓塞

1. 颈内动脉栓塞

(1)严重程度差异较大,主要取决于病人侧支循环状况。如果病人侧支循环代偿良好,可不产生任何症状和体征。但如果侧支循环不良,可引起同侧半球从短暂脑缺血发作(TIA)到大面积梗死等不同表现;轻者仅表现为对侧轻单瘫、轻偏瘫,同向偏盲等,重者可表现为失语、失认、完全性偏瘫和偏身感觉障碍。

(2)可出现病灶侧单眼一过性黑矇,偶可为永久性视力障碍(因眼动脉缺血),或病灶侧Horner征(因颈上交感神经节后纤维受损);对侧偏瘫、偏身感觉障碍和偏盲等(大脑中动脉或大脑中、前动脉缺血);主侧半球受累可有失语症,非主侧半球受累可出现体像障碍;亦可出现晕厥发作或痴呆;颈动脉搏动减弱,眼或颈部血管杂音。

2. 大脑中动脉栓塞

大脑中动脉供应绝大部分的大脑皮质(外侧面)和深部皮质下结构。大脑中动脉皮质支又分出上侧分支与下侧分支。皮质上侧分支供应支配对侧面部、手臂和手的运动、感觉皮质和优势半球的语言表达区(Broca区);皮质下侧分支则供应视放射、视皮质(黄斑视力)和部分感觉皮质及优势半球的语言感受区(Wernicke区)。发自近大脑中动脉主干的豆纹动脉则供应基底节、内囊膝部和后肢的下降运动传导束(对侧面部、手臂、手和下肢)。

大脑中动脉栓塞临床最常见。由于栓塞部位不同,其临床表现也不一样。

(1)大脑中动脉主干栓塞:引起病灶对侧偏瘫、偏身感觉障碍和偏盲。优势半球动脉主干栓塞可有失语、失写、失读,非优势半球主干栓塞可出现体象障碍,如梗死面积大时,病情严重者可引起颅内压增高、昏迷、脑疝,甚至死亡。

(2)深穿支栓塞:表现为对侧中枢性上下肢均等性偏瘫,可伴有面舌瘫;对侧偏身感觉障碍。有时可伴有对侧同向性偏盲;优势半球病变出现皮质下失语,常为基底节性失语,表现为自发性言语受限、音量小、语调低、持续时间短暂。

(3)皮质支栓塞:上分支包括至眶额部、额部、中央回、前中央回及顶前部的分支,闭时可出现病灶对侧偏瘫和感觉缺失、面部及上肢重于下肢、Broco 失语（主侧半球）机体像障碍（非主侧半球）；下分支包括至颞极及颞枕部，颞叶前、中、后部的分支，闭塞时常出现 wernicke 失语、命名性失语和行为障碍等，而无偏瘫。

3. 大脑前动脉栓塞

大脑前动脉供应大脑皮质的内侧面，包括支配对侧小腿的运动和感觉皮质、膀胱抑制或排尿中枢。大脑前动脉栓塞时可产生病灶对侧下肢的感觉及运动障碍，对侧中枢性面瘫、舌肌瘫及上肢瘫痪，亦可发生情感淡漠、欣快等精神障碍及强握反射，可伴有尿潴留。

（1）分出前交通动脉前主干闭塞：因前交通动脉的侧支循环代偿可无任何症状或症状不完全；偶见双侧大脑前动脉由一条主干发出，当其栓塞时可引起两侧大脑半球内侧面梗塞，表现为双下肢瘫、尿失禁、强握等原始反射及精神症状。

（2）发生于前交通动脉之后闭塞：对侧中枢性面舌瘫及偏瘫，以面舌瘫及下肢瘫为重，可伴轻度感觉障碍；尿潴留或尿急（旁中央小叶受损）；精神障碍如淡漠、反应迟钝、欣快、始动障碍和缄默等（额极与胼胝体受累），常有强握与吸吮反射（额叶病变）；主侧半球病变可见上肢失用，亦可出现 Broca 失语。

（3）皮层支闭塞：对侧下肢远端为主的中枢性瘫，可伴感觉障碍（胼周和胼缘动脉闭塞）；对侧肢体短暂性共济失调、强握反射及精神症状（眶动脉及额极动脉闭塞）。

（4）深穿支闭塞：对侧中枢性面舌瘫及上肢近端轻瘫（影响内囊膝部及部分前肢）。

（二）后循环脑栓塞

1. 大脑后动脉栓塞

一对大脑后动脉发自基底动脉的尖端，供应枕叶皮质、颞叶内侧面、丘脑和中脑头端。

（1）主干闭塞：对侧偏盲、偏瘫及偏身感觉障碍（较轻），丘脑综合征，主侧半球病变可有失读症。

（2）皮层支闭塞：因侧支循环丰富而很少出现症状，仔细检查可见对侧同向性偏盲或象限盲，而黄斑视力保存（黄斑回避现象）；两侧病变可有皮质盲；主侧颞下动脉闭塞可见视觉失认及颜色失认；顶枕动脉闭塞可见对侧偏盲，可有不定型的光幻觉癫性发作，主侧病损可有命名性失语；矩状动脉闭塞出现对侧偏盲或象限盲。

（3）深穿支闭塞：丘脑穿通动脉闭塞产生红核丘脑综合征：病灶侧小脑性共济失调、意向性震颤、舞蹈样不自主运动，对侧感觉障碍；丘脑膝状体动脉闭塞可见丘脑综合征：对侧深感觉障碍，以及自发性疼痛、感觉过度、轻偏瘫，共济失调和不自主运动，可有舞蹈、手足徐动症和晨颤等锥体外系症状；中脑支闭塞出现 Weber 综合征：同侧动眼神经瘫痪，对侧中枢性偏瘫；或 Benedit 综合征：同侧动眼神经瘫痪，对侧不自主运动。

（4）后脉络膜动脉闭塞：罕见，主要表现对侧象限盲。

2. 椎-基底动脉栓塞

基底动脉栓塞最常见症状为眩晕、眼球震颤、复视、交叉性瘫痪或交叉性感觉障碍、肢体共济失调。

（1）基底动脉主干栓塞：可出现四肢瘫痪、眼肌麻痹、瞳孔缩小，常伴有面神经、展神经、三叉神经、迷走神经及舌下神经的麻痹及小脑症状等，严重者可迅速昏迷、四肢瘫痪、中枢性高热、消化道出血甚至死亡。

（2）基底动脉尖综合征：基底动脉尖端分出两对动脉即小脑上动脉和大脑后动脉，其分支供应中脑、丘脑、小脑上部、颞叶内侧及枕叶。故可出现以中脑病损为主要表现的一组临床综合征，多因动脉粥样硬化性脑血栓形成、心源性或动脉源性栓塞引起。临床表现如下，眼球运动及瞳孔异常：一侧或双侧动眼神经部分或完全麻痹、眼球上视不能（上丘受累）及一个半综合征，瞳孔光反应迟钝而调节反应存在，类似 Argyll. Robertson 瞳孔（顶盖前区病损）；意识障碍：一过性或持续数天，或反复发作（中脑及/或丘脑网状激活系统受累）；对侧偏盲或皮质盲；严重记忆障碍（颞叶内侧受累）。有卒中危险因素的中老年人，突然发生意识障碍又较快恢复，无明显运动、感觉障碍，但有瞳孔改变、动眼神经麻痹、垂直注视障碍，应想到该综合征；如有皮质盲或偏盲、严重记忆障碍则更支持；CT 及 MRI 见中脑、双侧丘脑、枕叶、颞叶病灶即可确诊。

（3）脑桥上外侧综合征：小脑上动脉阻塞所致，故又称小脑上动脉综合征。主要临床表现有：眩晕、恶心、呕吐、眼球震颤（前庭核损害）；两眼向病灶侧水平凝视不能（脑桥侧视中枢损害）；同侧肢体共济失调（脑桥臂、结合臂、小脑齿状核损害）；同侧 Horner 综合征（下行交感神经损害）；同侧面部感觉障碍（三叉神经感觉束损害）和对侧痛觉、温度觉障碍（脊髓丘脑束损害）；对侧下肢深感觉障碍（内侧丘系外侧部分损害）。

（4）脑桥腹外侧（腹下部）综合征（Millard-Gubler 综合征）：供应脑桥的旁中央支（小脑下前动脉）闭塞，表现为病侧外展神经（眼球外展受限）和面神经周围麻痹（皱额、闭眼、鼓腮不能、鼻唇沟变浅，口角歪向对侧），对侧锥体束受损，出现对侧中枢性偏瘫。若损害内侧丘系和脊髓丘脑束，可出现对侧偏身感觉障碍。

（5）延髓背外侧综合征（wallenberg 综合征）：过去认为是小脑后下动脉（PICA）闭塞引起故又称小脑后下动脉综合征，现证实 10% 由 PICA 引起，75% 由一侧椎动脉闭塞引起。余下由基底动脉闭塞引起。典型临床表现为：突发眩晕、恶心、呕吐、眼震（前庭外侧核及内侧纵束受损）；交叉性感觉障碍：同侧面部痛温觉丧失（三叉神经脊髓束及核受累）、对侧躯体痛温觉丧失（脊髓丘脑侧束受累）；吞咽困难、构音障碍、同侧软腭提升不能、声带瘫痪和咽反射消失（舌咽迷走神经受损）；同侧共济失调（绳状体及脊髓小脑束损害）；同侧 Horner 综合征：（眼睑下垂、瞳孔缩小和眼球内陷，为交感神经下行纤维受损表现）。

（6）延髓内侧综合征（Dejerine 综合征）：椎动脉及其分支或基底动脉后部血管阻塞，引起延髓锥体发生梗死时产生同侧舌肌麻痹（Ⅻ脑神经损害）和萎缩，对侧上下肢中枢性瘫痪以及触觉、位置觉、振动觉减退或丧失。

（7）闭锁综合征：主要病灶位于脑桥腹侧（双侧脑桥基底部损害），大部分由于基底动脉脑桥旁中央支闭塞引起。出现双侧皮质脊髓束和支配三叉神经以下的皮质脑干束损害，表现为患者四肢及面部的瘫痪，意识清楚，但不能张口说话及吞咽，仅保存睁闭眼和眼球垂直运动功能，并能以此表达自己的意思。

三、特殊人群脑栓塞的临床特点

（一）大面积脑栓塞的临床特点

（1）大面积脑栓塞的定义：大面积脑栓塞（脑梗死）是指脑组织的梗死灶大，大多为颈内动脉系统主干、大脑中动脉主干或皮层支的完全性闭塞所致的脑梗死，但有关其定义目前尚无统一明确的标准,国外学者将梗死直径在 4.0 cm 以上,或梗死面积波及两个脑叶以上的梗死称为大面积脑梗死。也有人认为不论梗死灶居单叶、多叶,只要其梗死面积 $\geqslant 20\ cm^2$,或大于同侧半球的 2/3 即符合大面积脑梗死。

(2)常见原因:大面积脑梗死多见于老年的高血压患者,由于长期高血压颅内大中动脉粥样硬化斑块造成血管狭窄、闭塞而导致大面积梗死;其次是心源性栓塞,如房颤、心脏瓣膜病等;由于心源性栓子脱落,导致大脑中动脉闭塞,引起大面积脑梗死。

(3)临床特点:大面积脑栓塞起病突然、病情凶险,主要临床表现特点如下:①偏瘫和偏身感觉障碍。②意识障碍,呈进行性发展或突发性。③颅内高压:因为大面积脑梗死,病灶周围脑组织水肿,导致颅内压升高,使硬脑膜和大血管受牵拉、挤压;局部脑组织缺血缺氧,血管代偿性扩张,均可引起头痛。颅内压升高刺激第四脑室底部的呕吐中枢导致呕吐。④侧视障碍:眼球同向侧视障碍常由大脑半球额中回后部及由此发出的神经纤维受损引起。

(二)老年人脑栓塞的临床特点

与中青年患者比较,老年人脑栓塞患者具有以下临床特点。

(1)具有明显的性别差异,男性多于女性。

(2)常在安静休息时发病,多在晨间睡醒后发现症状。以偏身感觉、运动障碍为主,主要表现为肢体瘫痪。

(3)易出现意识障碍、精神症状、失语和假性球麻痹。意识改变主要表现为淡漠、嗜睡,昏迷主要见于大面积脑栓塞患者。失语以不完全性运动性失语多见,对治疗反应相对较好。

(4)老年人患高血压动脉硬化者多,脑血流量减少,侧支循环差。因此,往往症状较重,预后较差。

(5)老年人出现头痛、眩晕、恶心、呕吐症状者较中青年人少,此与脑脊液压力密切相关。因为老年人多有脑萎缩,颅脑内空隙相对较大;另外老年人疼痛阈值增高,对痛觉不敏感。

(6)治愈率低,病死率高。主要原因是老年人发病前体质差,发病后症状相对较重,机体代偿及恢复能力差,对治疗反应慢,且易发生并发症(如肺部感染等)。

(三)青年人脑栓塞的临床特点

(1)定义:青年人脑栓塞一般是指发生在 18~45 岁年龄段的脑栓塞。

(2)发病率:在欧美国家,青年人脑栓塞的发病率占脑栓塞患者总数的 2%~3%,国内报道的发病率为 4.4%~16.1%。

(3)性别差异明显,男性患者明显多于女性,且 30 岁以下女性患者罕见。

(4)病因:以心源性脑栓塞最常见,占青年脑栓塞塞总数的 20%~25%;其次是动脉粥样硬化。

(5)青年人脑供血的侧支循环丰富,脑功能的可塑性强,整体健康状况更好,故患病后经积极治疗、神经功能恢复较好。

(李 媛 周振华)

参考文献

[1] 贾建平. 神经病学. 北京:人民卫生出版社,2009.

[2] Go AS, Mozaffarian D. on behalf of the American Heart Association Statistics Committee and Stroke Statistics Subcommittee. Heart disease and stroke statistics-2014 update: a report from the American Heart Association. Circulation, 2014, 129:e28 - e292.

[3] Flint AC, Banki NM, Ren X, et al. Detection of paroxysmal atrial fibrillation by 30-day event monitoring in cryptogenic ischemic stroke: the Stroke and Monitoring for PAF in Real Time (SMART) Registry. Stroke, 2012, 43:2788 - 2790.

[4] Rold n V, V lchez JA, Manzano-Fern ndez S, et al. usefulness of N-terminal pro-B-type natriuretic peptide levels for stroke risk prediction in anticoagulated patients with atrial fibrillation. Stroke, 2014, 45:696 - 701.

[5] Goldstein LB, Bushnell CD, Adams RJ, et al. Guidelines for the primary prevention of stroke: a guideline for healthcare professionals from the American Heart Association/American Stroke Association. Stroke, 2011, 42:517 - 584.

[6] Ferro JM. Cardioembolic stroke:an update. Lancet Neurology, 2003, 2(3):177 - 188.

[7] Ruff CT, Giugliano RP, Braunwald E, et al. Comparison of the efficacy and safety of new oral anticoagulants with warfarin in patients with atrial fibrillation:a meta-analysis of randomised trials. Lancet, 2014, 383:955 - 962.

第二篇

心源性脑栓塞的临床管理

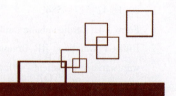

第八章　心源性脑栓塞与不明原因脑卒中

脑卒中以高发病率、高致残率、高死亡率及高复发率而严重危害着人类身心健康。2011年世界卫生组织的最新数据表明：全世界每6秒钟就有1个人死于脑卒中，每6秒钟就有1个人因脑卒中而永久致残。我国是脑卒中高发病率国家之一，年发病率为120/10万～180/10万，年死亡率高达60/10万～120/10万，其中缺血性脑卒中占全部脑卒中的80%以上。2008年中国第三次死因回顾性抽样调查结果显示，脑血管疾病居我国疾病死因顺位第一，占死亡总数的22.45%。缺血性脑卒中病因复杂，包括心源性、血管性、血流动力学性及其他系统异常等，而病因分型则是针对各种不同类型缺血性卒中诊断和治疗的基础，也是临床试验、流行病学调查及基因研究的基础，卒中的危险因素、防治措施、临床转归均与病因密切相关。因此，对缺血性卒中进行病因分型有着重要临床意义。

随着神经病理学和神经影像学研究的不断深入与发展，脑卒中的病因分型方法也在不断更新。临床常用的病因分型方法有1991年牛津郡社区卒中项目（Oxfordshire Community Stroke Project，OSCP）标准，1993年Org10172急性卒中治疗试验（Trial of Org10172 in Acute Stroke Treatment，TOAST）标准，2007年韩国改良TOAST标准，2009年A-S-C-O标准及2011年高山教授等提出的中国缺血性卒中亚型（Chinese ischemic stroke subclassification，CISS）。无论哪种分型，均包含有心源性脑栓塞（又称心源性脑卒中）与不明原因脑卒中，可见两者既是各自独立的类型，还可能有着某种联系。本章仅就不明原因脑卒中及心源性脑卒中的概念、流行病学及临床特点等进行阐述。

一、心源性脑栓塞

（一）概念及流行病学

心源性脑栓塞（Cardiogenic cerebral embolism）是指各种原因所致心脏内附壁血栓脱落，并随血流进入脑动脉而阻塞血管，当脑的侧支循环不能代偿时，该动脉供血区脑组织缺血坏死而出现局灶性神经功能缺损。据文献报道，心源性脑栓塞约占缺血性脑卒中的20%，有6%～31%的短暂性脑缺血发作（Transient Ischemic Attack，TIA）是心源性栓塞所致。根据CISS分型，心源性脑栓塞的诊断标准包括：①急性多发梗死灶，特别是累及双侧前循环和/或前后循环（包括皮质在内）共存的时间上很接近的梗死灶。②无相应颅内外大动脉粥样硬化证据（易损斑块、狭窄程度≥50%或闭塞）。③不存在可引起急性多发梗死灶的其他病因，如血管炎、凝血障碍、肿瘤性栓塞等。④有发生栓塞事件潜在风险的心脏疾病。⑤如果排除了主动脉弓粥样硬化，则为肯定的心源性栓塞，如果不能排除，则为可能的心源性栓塞。

（二）常见病因

发生心源性脑栓塞的原因多种多样（表8-1），其中以心房颤动（简称房颤）最常见。

表 8-1 心源性脑栓塞的病因学诊断分级（根据 ASCO 标准编译）

肯定的病因	可能的病因	可能较小的病因
二尖瓣狭窄	PFO 合并房间隔瘤	单纯 PFO
人工心脏瓣膜	伴 DVT 或 PE 的 PFO（非卒中前）	单纯房间隔瘤
心肌梗死 4 周内	自发性回声增强	二尖瓣环状钙化
左心附壁血栓	左室心尖运动障碍合并射血分数下降（但 >35%）	主动脉瓣钙化
		左室非心尖运动障碍
持续性或阵发性房颤/房扑（无论是否有左房血栓或自发性回声增强）	仅病史提示的心肌梗死或心悸合并多发脑梗死（双侧前循环或前后循环同时受累）	
病态窦房结综合征	腹部 CT/MRI 或尸检发现系统性栓塞表现（如肾、脾、肠系膜栓塞）或下肢动脉栓塞	
扩张性心肌病		
左室射血分数 <35%		
心内膜炎		
心腔内肿瘤		
伴血栓形成的 PFO		
在脑梗前有 DVT 或 PE 的 PFO		

PFO：卵圆孔未闭；DVT：深静脉血栓形成；PE：肺栓塞

心房颤动（atrial fibrillation）是临床上最常见的心律失常，也是缺血性脑卒中最重要的独立危险因素之一，其导致卒中风险是窦性心律患者的 5 倍。总体人群中房颤患病率为 1%~2%，而在年龄超过 80 岁的老年人中，其患病率可达 30% 以上。房颤可表现为阵发性或持续性，二者发生血栓栓塞事件的风险差异不大，但这与患者是否存在心血管疾病危险因素有关；而瓣膜病性房颤患者发生卒中的风险高于非瓣膜病性房颤患者。$CHADS_2$ 评分（充血性心衰、高血压、年龄 >75 岁、糖尿病各得 1 分，既往卒中或 TIA 病史得 2 分）或 CHA_2DS_2-VASc 均可用于评估 AF 患者发生卒中的风险，但 CHA_2DS_2-VASc 评分对非瓣膜病性房颤患者缺血性卒中的预测优于 $CHADS_2$ 评分（详见相关章节）。

（三）临床特点

心源性脑栓塞在任何年龄段均可发生，一般发病前无明确诱因。起病速度快，症状常在数秒或数分钟之内达到高峰，多为完全性卒中；偶有病情逐渐进展，症状加重。

患者多在发病后有意识障碍，但持续时间常较短。当颅内大动脉或椎-基底动脉栓塞时，脑水肿导致颅内压增高，短时间内患者出现昏迷。脑栓塞造成急性脑血液循环障碍，引起癫痫样发作，其发生率高于脑血栓形成。发生于颈内动脉系统的脑栓塞约占 80%，而发生于椎基底动脉系统的约占20%。临床症状取决于栓塞的血管及阻塞的位置。大约30%的脑栓塞可转化为出血性梗死，可出现意识障碍突然加重或肢体瘫痪加重。

此外，部分心源性脑栓塞患者可伴有心血管原发疾病的表现，使病情更加复杂，临床处置更加棘手。

二、不明原因脑卒中

(一)概念

顾名思义，不明原因脑卒中是指经现代化的各种检查手段检查仍然不能明确导致脑卒中病因的卒中。但由于分型方法不同，其所给出的不明原因脑卒中的概念或定义也不一样。

(1) TOAST 分型法：TOAST 分型中按发生缺血性卒中的病因不同分为五型：大动脉粥样硬化型(large-artery atherosclerosis)、心源性脑栓塞(Cardiogenic cerebral embolism)、小动脉闭塞型(small-artery occlusion)、其他原因所致卒中(stoke of other determined etiology)和不明原因卒中(stroke of undetermined etiology)。在此分型方法中，不明原因卒中是指经广泛评估仍找不到病因或有两种及两种以上明确病因，或由于辅助检查不详尽而无法确定病因的脑卒中。

(2) CISS 分型法：CISS 分型标准则将缺血性卒中按病因分为以下几方面：大动脉粥样硬化型卒中、心源性卒中(Cardiogenic stroke)、穿支动脉疾病(Penetrating artery disease)、其他病因(Other etiologies)卒中和病因不明(Underminde etiology)卒中。而在此种病因分型方法中，病因不明性卒中是指未发现能解释本次缺血性卒中的病因，包括发现两种以上病因，但难以确定是哪一种病因与本次卒中相关；未发现确定病因或有可疑病因但证据不够强，除非再做更深入的检查；常规血管影像或心脏检查都未能确定病因。

(二)发病率及影响因素

(1) 发病率：由于缺血性卒中各分型法对不明原因卒中的定义不同，而按不同病因学分型法进行研究所得到不明原因卒中发病率存在明显差异。根据多项研究结果显示，不明原因卒中占所有缺血性卒中的8%~39.4%。目前较公认的不明原因卒中发病率约占缺血性卒中总数的25%。而实际上有相当一部分不明原因卒中可能是心源性卒中，只是受某些因素的影响尚未被确诊而已。

(2) 影响因素：文献报道不明原因脑卒中发病率的差异主要受以下因素影响：①所采用的缺血性卒中分型标准不同。②未按卒中标准化诊断流程操作。③未仔细询问病史，对可能合并心血管疾病认识不够。④未用或未完全采用目前先进的心电学检查手段，致使部分阵发性房颤等致心源性脑栓塞的高危因素未被发现。

(三)标准卒中诊断流程

为更加准确的查明缺血性卒中的病因，指导临床救治，建议对所有缺血性卒中患者按下列标准和诊断流程进行操作。

(1) 合适的脑影像检查：包括 MRI 或重复 CT 检查。
(2) 脑血管影像检查：包括 MRA、CTA、CD + TCD 或血管造影。
(3) 12 导心电图和远程心电图检查。
(4) 经胸超声心动图检查：包括常规检及超声心动图声学造影检查。
(5) 实验室检查：包括血小板、凝血功能、血脂和 HgA1C 等检查。

在完成上述五种检查都不能发现异常的情况下,即可以诊断为原因不明的卒中或隐匿性卒中。

(四)重要检查与流程

对于缺血性卒中患者,如果临床常规检查找不到原因,怀疑不明原因脑卒中时,临床医生应按下列顺序进行相关的检查。

(1)先做动态心电图检测,以寻找有无阵发性房颤。需注意的是一次动态心电图检查未发现阵发性房颤者,并不能排除房颤,有时需要多次或更长时间的心电学检测才能确诊。

(2)TCD 发泡试验:主要用于筛查有无卵圆孔未闭(PFO)及肺血管畸形等。

(3)经食道超声心动图检查:进一步筛查有无心腔内血栓、PFO 及主动脉粥样硬化征象等。

(4)查凝血因子等;年龄 70 岁以上者需要检查肿瘤相关的脑栓塞。

(5)最后可进行单基因及免疫功能检查。

三、心源性脑栓塞的诊断线索

为对心源性脑栓塞患者及时作出诊断,临床医生首先要掌握优先考虑本病的一些临床现象。2010 年欧洲超声心动图指南提出了 7 条提示心源性脑栓塞的临床和影像学发现,可以作为心源性脑栓塞诊断线索参考。

(1)突然发作的卒中症状,尤其是无 TIA 病史、首次严重卒中的房颤患者。

(2)老年严重卒中者(NIHSS≥10,年龄≥70 岁)。

(3)既往不同动脉分布区栓塞:空间多发(前后循环同时梗死,双侧梗死);时间多发(不同年龄的梗死灶)。

(4)有其他体循环动脉血栓栓塞的征象(肾脏和脾脏的楔形梗死、Osler splits、Blue toesyndrome)。

(5)梗死血管分布主要是皮质,或者皮质下豆纹动脉区梗死。

(6)MCA 高密度影(无同侧颈内动脉严重狭窄)。

(7)闭塞大血管快速再通(反复神经超声评价)。

以上是心源性脑栓塞的 7 个重要的临床和影像学特点。了解临床特点之后,临床医生在诊断过程中还有一个辅助工具(STAF 评分)以鉴别患者是否是心源性脑栓塞。STAF 评分有四个评分项目:年龄>62 岁:2 分;基础 NIHSS≥8:1 分;左房扩大(超过 35 mm:2 分);血管原因(找不到血管狭窄:3 分);总分为 8 分。如果患者得分超过 5 分,90%的可能是心脏来源而不是血管来源;如果低于 5 分,那么 90%的可能是来自血管来源,这样可以用简单的评分来区分是不是心脏原因。但是心脏的原因并不一定都是房颤,也可能是其他心脏原因,还需要进一步评估。

四、展望

随着新型医疗检测器材的应用及临床认识观念的不断更新,心源性脑栓塞和不明原因卒中仍将是该领域未来研究的热点与重点,并有望在以下方面取得进展。

(一)长程心电监测技术的应用

目前临床常用的长程心电监测技术主要是 24 h 动态心电图(Holter)记录设备;此外,尚有连续 7 d Holter 记录仪及植入式心脏监测器,后者可连续记录 3 年的心电活动),对于提高阵发性房颤检出率、明确隐匿性卒中的病因具有重要意义。

在 2014 年国际卒中大会上提到的隐匿性卒中和房颤(cryptogenic stroke and underlying atrial fibrillation,CRYSTSL AF)研究,即是应用植入式心脏检测器进行的研究,其目的是评价对于不明原因卒中患者,使用植入式心脏监测器者房颤检出率是否优于标准监测。结果显示,对于发生不明原因卒中的患者,使用植入式心脏监测器者房颤检出率显著高于标准监测。

植入式心脏监测器是应用一个皮下埋藏设备检测常规心电活动,其电池可以持续用 3 年。在为期 3 年的随访中,植入式检测组患者在 6 个月时发现阵发性房颤的比例是 8.9%,而常规检测组为 1.4%。如果连续监测 36 个月的话,植入式检测组患者房颤发现率为 30%,常规对照组为 3.0%。差异非常显著。

在临床实际工作中,若出现下列情况,建议行长程心电检查:①老年患者;②隐匿性卒中/TIA;③证实有血管病;④血管危险因素(高 CHADS2 或 CHADS2-VASC 评分);⑤较严重的卒中;⑥心电图或 Holter 记录到频发房性早搏;⑦超声心动图示左房扩大和/或左房功能失常;⑧多血管流域或者单发皮质/皮质下 DWI 损害。

(二)新概念的提出与验证

2014 年 4 月,《柳叶刀》杂志发表了"原因不明的栓塞性卒中(ESUS)——特殊的隐匿性卒中"一文,引起业内极大关注,因其标志着心源性脑栓塞又有一个非常重要的进展。在此文中,隐匿性卒中国际工作组提出了原因不明的栓塞性卒中这一新概念;并认为原因不明栓塞性卒中患者的栓子有可能来自心脏,可能需要抗栓治疗或新型口服抗凝药(NOAC)治疗。

针对这一新概念的提出,目前国际上正在进行两个大型临床研究。

(1)RE-SPAECT ESUS 试验:该试验最初的设计理念是想证实达比加群是否能够用来治疗原因不明的隐匿性卒中患者。其主要设计者认为,在 25% 的原因不明的隐匿性卒中患者中,一半以上是来自于所谓的栓塞性隐匿性卒中。按照试验设计,在过去几个月发生栓塞性隐匿性卒中患者,一半人使用指南中推荐的阿司匹林(100 mg),另一半人使用达比加群,用量一般为 150 mg 或 110 mg bid,每组 3 000 例患者。

研究由德国 ESSEN 大学的 Hans-Christoph Diener 发起。入选对象是在过去 3 个月发生卒中的病人原因不清楚但 MRI 发现靠近皮质的有栓塞;比较两个不同剂量的达比加群和阿司匹林(100 mg/d);治疗 6 个月到 3 年;终点为卒中复发。该研究在今年启动之后,预计在 4 年后完成。

(2)加拿大人群健康研究院(RHRI)的 Robert Hart 博士主持的以利伐沙班为主的研究,以证实利伐沙班能不能用于治疗原因不明的栓塞性卒中患者。按照 Robert Hart 博士的设计,该研究方案预计在 2014 年 8 月完成。

总之,无论是新的检测设备的应用,还是新概念的提出及新型口服抗凝药的应用,都必将使更多的心源性脑栓塞和不明原因脑卒中患者获得益处,得到及时的诊断与恰当的治疗,促进卒中患者的康复。

(翟　红　陈康宁)

参考文献

[1] Bamford J, Sandercoock P, Dennis M, et al. Classification and natural history of clinically identifiable subtypes of cerebral infarction. Lancet, 1991, 337(8756):1521-1526.

[2] Adams HP Jr, Bendixen BH, Kappelle LJ, et al. Classification of subtype of acute ischemic stroke. Definition for use in a multicenter clinical trial. TOAST. Trail of Org 10172 in Acute Stroke Treatment. Stroke, 1993, 24(1):35-41.

[3] Han SW, Kim SH, Lee JY, et al. A new subtype classification of ischemic stroke based on treatment and etiologic mechanism. Eur Neurol, 2007, 57(2):96-102.

[4] Amarenco P, Bogousslavsky J, Capaln LR, et al. New approach to stroke subtyping: the A-S-C-O(phenotypic) classification of stroke. Cerebrovasc Dis, 2009, 27(5):502-508.

[5] Gao S, Wang YJ, Xu AD, et al. Chinese ischemic stroke subclassification. Front Neurol, 2011, 2:6.

[6] Chatzikonstantinou A, Wolf ME, Hennerici MG. Ischemic stroke in young adults: classification and risk factors. J Neurol, 2012, 259(4):653-659.

[7] Lavados PM, Sacks C, Prina L, et al. Incidence, case-fatality rate, and prognosis of ischemic stroke subtypes in a predominantly Hispanic-Mestizo population in Iquique, Chile(PISCIS project): a community-based incidence study. Lancet Neurol, 2007, 6(2):140-148.

[8] Liu X, Xu G, Wu W, et al. Subtypes and one-year survival of first-ever stroke in Chinese patients: The Nanjing Stroke Registry. Cerebrovasc Dis, 2006, 22(2-3):130-136.

[9] Hayashi T, Seahara Y, Kato Y, et al. Clinical Characteristics of Cardioembolic Transient Ischemic Attack: Comparison with Noncardioembolic Transient Ischemic Attack. J Stroke Cerebrovasc Dis, 2014, 23(8):2169-2173.

[10] Doufekias E, Segal AZ, Kizer JR. Cardiogenic and aortogenic brain embolism. J Am Coll Cardiol, 2008, 51(11):1049-1059.

[11] 向伟,王禹川,刘芳,等. CHADS2 评分与 CHA2DS2-VASc 评分优劣性比较. 中华心血管病杂志, 2014, 42(5):389-391.

[12] Amarenco P, Bogousslavsky J, Caplan LR, et al. New approach to stroke subtyping: the A-S-C-O (phenotypic) classification of stroke. Cerebrovasc Dis, 2009, 27(5):502-508.

[13] 徐安定,刘小亚,赵颖. 心源性与主动脉弓源性脑栓塞的诊断策略. 中国神经精神疾病杂志, 2011, 37(1):3-6.

[14] Hart RG, Diener HC, Coutts SB, et al. Embolic strokes of undetermined source: the case for a new clinical construct. Lancet Neurol, 2014, 13(4):429-438.

第九章　心源性脑栓塞的影像学诊断

　　脑卒中是临床常见病、多发病,以急骤出现的局灶性、进展性神经功能障碍为特征,具有较高的病死率和致残率。临床研究显示,脑卒中85%为缺血性脑卒中,15%为出血性脑卒中。心源性脑栓塞(又称心源性卒中)约占所有缺血性脑卒中的20%,另有25%的患者原因不明(即隐匿性脑卒中),实际上这一部分脑卒中患者中大多数还是心源性卒中,所以心源性卒中应该占所有卒中的1/3以上。心源性脑栓塞起病急,梗死面积大,致死率及致残率高,且影像学表现具有一定特点。因此,对心源性脑栓塞患者及时进行恰当的影像学检查,对于临床诊断及治疗方案的确定等均具有重要意义。

　　近年来,随着现代医学影像学技术的迅猛发展,以计算机体层摄影技术(computed tomography,CT)和磁共振成像(magnetic resonance imaging,MRI)为代表的影像学检查新技术不断取得进展,各种新的实用性影像学检测技术不断用于临床,并在脑卒中的诊断与治疗中发挥着重要作用。从脑血管疾病的早期发现到定性诊断,从对疾病病理生理过程的追踪到神经单元的损伤,从诊疗决策的制定到临床预后的评估,影像学检查技术已经全面参与到脑卒中的临床诊疗过程中。并在心源性脑栓塞的临床诊断、指导治疗、病情评估及随访中发挥着至关重要作用。本章将重点介绍CT及MRI等相关影像学检查技术在心源性脑栓塞中的诊断价值及应用进展。

一、CT及相关技术在心源性脑栓塞诊断中的应用

(一)常规CT检查(CT平扫)

　　对于临床拟诊急性心源性脑栓塞的患者,CT平扫是首选的影像学检查方法,可以在最短时间内有效排出出血及其他可能的类似脑血管疾病的病变,需在患者到院后尽快完成,以免延误患者的诊疗。

　　CT平扫的缺点是超急性期(发病6 h内)有50%~60%患者CT表现可无异常;而至发病12~24 h方可见基底节区低密度灶,灰白质分界消失,脑沟变浅或消失等征象。由此可见,CT平扫虽然操作快速、简单,但对超急性期脑栓塞的诊断价值不大。此期行CT平扫的意义在于与出血性卒中进行鉴别,指导临床制定恰当的救治方案。

(二)CT血管成像技术

　　CT血管成像技术(CT angiography,CTA)经静脉内注入有机碘对比剂(造影剂),当对比剂流经脑血管时进行螺旋CT扫描,然后三维重建脑血管图像。在显示和诊断脑血管病变方面可替代DSA检查,在脑栓塞患者既可显示颅内外狭窄,又可显示闭塞的脑血管和栓子。且CTA成像快捷,可紧接常规CT或CT灌注检查后施行。

(三)CT脑灌注成像技术

　　CT脑灌注成像技术(CT perfusion imaging)是通过静脉注射对比剂的同时,对选定的脑组织层面进行连续多次扫描,获得脑血流量(cerebral blood flow,CBF)、脑血容量(cerebral blood volume,CBV)、对比剂的平均通过时间(mean transit time,MTT)、对比剂峰值时间(time to peak,TTP)等参数,以此来评价脑组织的灌注状态。

CT 灌注成像反映的是生理功能的改变,因此是一种功能成像,其临床价值体现在以下几个方面:①早期显示脑缺血病灶:CT 灌注成像最早可在出现症状 40 min 后显示病灶,异常灌注区表现为 CBF 下降、CBV 正常或轻度升高、严重时下降、MTT 基本正常或延长,TTP 延长或消失。并能清晰地显示出缺血性病变的范围及程度。②评价缺血的程度:通过测定 CBF,结合发病时间,可以更加全面地评价脑缺血的严重程度,估计预后。③显示脑缺血半暗带:利用 CBF 的相对值来区分梗死组织和半暗带组织。

(四)氙 CT

氙 CT(Xenon computed tomography,XeCT)检查是在患者吸入能在血流中迅速均衡的氙气(一种惰性气体)后进行。氙迅速弥散到各个器官,脑组织内的氙可轻微地影响组织密度。用短时间内获得的多个重复 CT 图像,可以绘制信号密度曲线,并计算出一个象素上的 CBF。应用氙 CT 技术可以比较准确地检测 CBF,可进行多层面观察,于 10 min 内得到初步结果。动物实验和人体研究均证明,XeCT 测定的正常 CBF 值与其他灌注技术的测定值具有良好的相关性。对发病 6 h 内的缺血性脑卒中患者,氙 CT 可以显示脑血流灌注情况,其计算方法精确度高,可重复性好。

(五)临床应用及评价

(1)CT 平扫和 CTA 相结合是一种安全、便捷、快速发现早期缺血性改变并判断大面积梗死颅内外责任血管的方法。有效的联合应用 CT、CTA 和 CTP 技术,可以明显提高心源性脑栓塞的诊疗水平。

(2)对于考虑急性心源性脑栓塞患者,CT 平扫是首选的影像学检查方法,可以在最短时间内有效排出出血及其他可能的类似脑血管疾病的病变。有效排出出血后可进一步完善 CTA 及 CTP 联合检查。

(3)心源性脑栓塞往往在 CT 上表现为更大面积的脑梗死,超急性期梗死可不明显,但可出现皮层及基底节区灰白质交界模糊甚至消失,出现岛带征或大脑中动脉致密征,后期可出现大面积低密度影甚至出现出血转化(图 9-1)。此外,心源性脑栓塞往往以前循环受累更为常见,且多发生于左侧大脑半球,可能与左侧颈总动脉多直接起源于主动脉弓,心源性栓子脱落后更易进入左侧颈动脉系统相关。

(4)在 CT 灌注成像上,心源性脑栓塞的 CBV 及 CBF 下降更为明显,TTP 延迟更长的特点。

(5)CTA 检查可以快速明确的颅内外血管有无明确的大动脉严重狭窄,帮助排出非

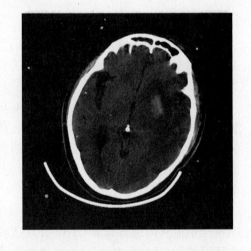

一例房颤患者因突发右侧肢体无力伴言语障碍入院,行颅脑 CT 提示左侧大脑半球大脑中动脉供血区大面积脑梗死,左侧基底节区可见出血转化,左侧侧脑室受压,局部脑组织可见明显肿胀,灰白质交界及脑沟脑回消失

图 9-1 心源性脑栓塞头颅 CT 平扫图像

心源性脑栓塞,同时,CTA 图像中的"点征"是脑出血转化、血肿扩大一个重要征象,而心源性卒中具有较高的出血转化概率。因此,CTA 可以更有效帮助临床预测患者的预后及协助进一步治疗方案的制定。

(6) XeCT 在急性缺血性脑卒中的应用:① 明确急性卒中的缺血状态。② 判断临床转归和预后。③ 预测不可逆性缺血和最终梗死体积。但是其结果受呼吸节律影响及氙气有潜在的麻醉作用等,限制了氙 CT 的广泛应用。

二、MRI 及相关技术在心源性脑栓塞中应用

MRI 是多序列多参数的成像技术,具有组织分辨率高、多参数多方位成像、没有辐射损伤等优势,成为目前公认最有价值的急性缺血性卒中的诊断方法,但由于耗时较长费用较高,在急性心源性脑栓塞患者并非首选的检查方法。

目前临床上开展的 MRI 多序列成像包括:MRI 平扫成像、MR 弥散加权成像(DWI)、MR 血管成像技术(MRA)、MR 灌注成像技术(PWI)及磁敏感加权成像(SWI)等成像模式。在临时实践中,可根据医疗环境和医院诊疗的需求选择相应的成像模式。

(一) MRI 平扫

头颅 MRI 平扫常使用 T_1WI、T_2WI 序列成像。成像特点与发病时间有关:发病开始,正常的流空现象消失,血管内造影药强化;发病 12 h 内,加权像上可显示解剖结构改变,包括脑沟变浅或消失,脑回水肿,脑灰白质分界模糊;发病 12~24 h,加权像上开始出现高信号改变,邻近梗死处的脑膜增强,占位效应出现。

与 CT 不同的是 MRI 可以横轴位、冠状位、矢状位及任意方向成像。对脑栓塞病灶的显示优于 CT。但对早期出血的显示以及躁动患者的成像等不如 CT 检查。

(二) 磁共振血管造影

在头部 MRI 检查中常结合磁共振血管造影(magnetic resonance angiography, MRA) 成像用于急性卒中患者病情评估以指导治疗决策的制定。目前,常用的头颅 MRA 技术有:① 时间飞跃法(time of flight, TOF):优点是分辨率较高,无需使用对比剂,缺点是成像时间相对较长。② 相位对比法(phase contrast, PC):常用于静脉病变的显示,优点是成像时间较短及所测者为真正的血流,缺点是分辨率较差。③ 对比增强 MRA(contrast enhancement-MRA, CE-MRA):优点是对于血管腔的显示比其他 MRA 技术更可靠,出现血管假象明显减少,一次注射对比剂可以完成动静脉的显示。缺点是需要注射对比剂。

(三) 磁共振扩散加权成像

磁共振扩散加权成像(diffusion weighted imaging, DWI)是依据缺血组织细胞内水的聚集和其他可能的细胞改变,这些改变使 DWI 上出现高信号和表观弥散系数(ADC)图上低信号的 ADC 值下降,表示存在细胞毒性水肿。在缺血性脑卒中的超急性期,DWI 较常规 T_2WI 有明显的优势。与以往的 T_1WI、T_2WI 不同,DWI 使磁共振成像对人体的研究深入到更微观的水平,反映着人体组织的微观几何结构以及细胞内、外水分子的转移与跨膜运动、温度等变化。DWI 可提高缺血性脑卒中诊断的敏感性、区分卒中类型、鉴别皮层下卒中与 TIA。

(四) 磁共振血流灌注成像

磁共振血流灌注成像(perfusion weighted imaging, PWI)可以提供必要的血流动力学参

数,即到达峰值时间、相对平均通过时间、相对脑血流量和脑血容量。通过综合分析这些参数,PWI 能检测脑卒中的早期缺血性改变,且能根据灌注缺乏的范围确定受累动脉供应区。

在超急性期缺血性脑卒中时,DWI-PWI 技术的联合应用可以确定危险区(半暗带)、动脉分布(小血管与大血管)和成功溶栓建立再灌注的可能性,但要求 MR 设备具有平面回波成像(echoplanar imaging,EPI)功能,需要较好的软、硬件支持。

(五) MR 频谱

MR 频谱(magnetic resonance spectroscopy,MRS)是一种检测选定组织切面上代谢产物峰值的 MR 技术。缺血数分钟后,脑内乳酸浓度即达峰值,再灌注后此峰值消失,仅见于神经元的 N-乙酰天门冬氨酸含量随神经元脱失和不可逆性神经元损伤而下降。尽管临床资料有限,但动物实验提示这一技术在急性缺血性脑卒中的治疗中可能有用。

MRS 是目前直接测定人体组织内化学物质唯一的非创伤性技术,它可评价脑缺血后生化代谢的变化,早期诊断脑缺血,并能明确缺血半暗带,判断卒中严重程度及评估预后。

(六) MR 磁敏感加权成像

磁敏感加权成像(susceptibility weighted imaging,SWI)是采用高分辨率、三维完全流动补偿的梯度回波序列(T2*)进行扫描,利用不同组织间磁敏感度的差异产生图像对比,可同时获得幅度图像和相位图像两组原始图像。SWI 具有很高的分辨率,可以对小于一个体素的血管或脑白质深部血管成像。SWI 对脑实质内出血具有极高的敏感性和准确性。

(七) 临床应用及评价

(1) 传统 MRI 包括 T_1WI 和 T_2WI 成像,在心源性脑栓塞的应用与 CT 平扫类似,但对颅内小缺血灶及后循环区域缺血灶更为敏感,有助于临床发现同时存在的多个病灶。

(2) DWI 在超急性期脑梗死的诊断和治疗上发挥着重要作用。其能够显示脑缺血"瀑布效应"的细胞毒性水肿,使急性脑梗死的诊断时间窗前移至症状发生后数分钟以内(图 9-2),为急性心源性脑栓塞的明确诊断和有效救治赢得了宝贵的时间。同时可以快速识别颅内缺血病灶的新旧程度。

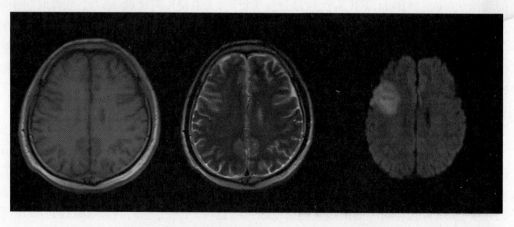

一例心房颤动患者,突发左侧肢体无力 2 h 入院,T_1WI(左图)及 T_2WI(中图)均未见明确病灶,DWI(右图)提示右侧额叶皮质、皮质及皮质下交界区新发梗塞灶

图 9-2 心源性脑栓塞超急性期头颅 MRI 及磁共振扩散加权成像(DWI)

(3) MRA 可为心源性脑栓塞卒中患者提供颅内外血管高质量的血管图像,可以清晰地显示血管狭窄情况及血管内信号改变。因心源性脑栓塞患者的颅内血管多无明确的罪犯血管狭窄,故可为临床诊断心源性脑栓塞提供有力的佐证(图 9-3)。

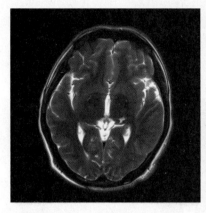 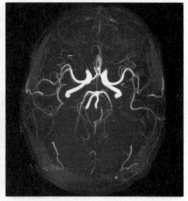

一例经心脏超声证实的卵圆孔未闭患者,T_2WI 提示左侧丘脑小缺血灶(左图),MRA 未见颅内有明确的动脉狭窄(右图)

图 9-3 心源性脑栓塞患者头颅 MRI 与 MRA 图像

(4) PWI 多用于显示梗死区及缺血半暗带,同时可动态观察血管是否再通,结合 DWI 可以研究脑缺血后血流动力学与脑栓塞发生发展的关系,指导临床溶栓治疗。

(5) SWI 的临床应用提高了脑微出血(cerebral micro bleeds)的检出率,脑微出血是脑卒中的重要预测因素,SWI 对脑梗死合并出血非常敏感,对于指导心源性脑栓塞的临床治疗及预后转归的判断有重要的意义。

三、心源性脑栓塞的影像学特点

心源性脑栓塞多由心腔或静脉系统血栓脱落进入脑循环所致,血栓栓子较大,且易进入颈动脉(特别是左侧颈动脉)系统,此可能与左侧颈总动脉直接起源于主动脉弓,使心腔内栓子脱落后更易进入左侧颈动脉系统相关。由于上述原因,心源性脑栓塞在临床病理及影像学改变上可具有以下特点。

(一)临床病理特点

(1) 在大多数情况下,心源性栓子是较大的血栓性栓子,常导致脑动脉主干或主要分支闭塞,并发生流域性梗死。

(2) 由于血栓栓子常常导致血管完全闭塞,机体短期内难以建立起有效的侧支循环进行代偿,所以临床症状常常加重。

(3) 由于血管的完全闭塞,在闭塞远端的脑组织、血管缺血/缺氧损伤,在栓子发生进一步的移位(闭塞血管的扩张或栓子在机体自身纤溶系作用)时容易诱发栓塞后的出血,是脑栓塞的病情更加复杂化及严重化。

(4) 少数情况下,心源性脑栓塞也可以是由微小栓子导致,微小栓子可以流到小动脉终末分支堆积,在心输出量下降等低血流动力学情况下发生分水岭梗死。

(二)影像学检查特点

临床研究显示,对心源性脑栓塞患者进行 CT、MRI 等相关影像学检查,其改变具有以下影像学特点。

(1)梗死面积较大,多发生于前循环系统,容易出现出血转化(图9-1)。

(2)因心源性栓子脱落后可随机进入前后循环系统,同时栓子会不定时脱落,因此心源性脑栓塞多存在不同动脉分布区的栓塞,存在空间多发(前后循环同时梗死、双侧梗死)、时间多发(梗死灶新旧不一)(图9-4)。

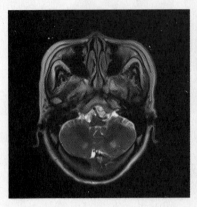 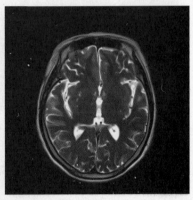

一例阵发性房颤伴反复卒中患者的头颅影像学资料,T_2WI 可见双侧小脑半球,双侧基底节区多发小缺血灶,前后循环同时受累,同时病灶新旧不一

图9-4 心源性脑栓塞患者 MRI 检查图像

(3)导致多发脑栓塞的"微栓子阵雨"多流向皮质动脉,同时由于穿支动脉缺少侧支循环,比皮质动脉更容易发生梗死,所以梗死血管分布主要是在皮质、皮质-皮质下交界区或者皮质下大灶豆纹动脉区梗死(图9-5)。

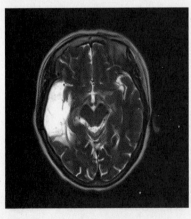 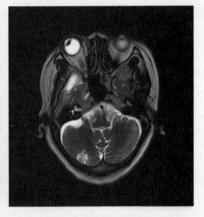

一例脑卒中合并风湿性心瓣膜病患者,T_2WI 提示右侧颞叶皮质及皮质下及右侧小脑半球皮质陈旧性脑梗死病灶

图9-5 心源性脑栓塞患者 MRI 图像

(4) CTA 及 MRA 或其他血管成像图上无梗死区供血血管严重狭窄的证据,但可出现梗死区罪犯血管闭塞,动态观察可发现闭塞血管快速再通。

四、影像学检查临床应用建议

2009 年,美国心脏协会心血管放射介入委员会、卒中委员会、外周血管病多学科委员会联合发布"急性缺血性卒中影像学检查的建议——美国心脏协会的科学声明",对急性缺血卒中影像学检查进行推荐。认为使用先进的影像学技术可以将患者分类并进行合适的治疗,建议影像学检查应涉及以下 4 点:① 是否存在出血。②是否存在可以通过溶栓或血栓切除术治疗的血管内血栓。③是否存在不可逆缺血组织及其面积。④除非有足够的灌注储备,要考虑是否存在低灌注的组织。该科学声明针对脑实质影像、脑血管成像及脑灌注成像作了如下推荐。

(一) 脑实质影像学检查推荐

(1) 症状发生 3 h 内,为排除颅内出血(绝对禁忌证)及明确 CT 的低密度及 MRI 的高密度缺血是否存在,推荐行 CT 平扫,或 MRI 检查。CT 明确的低密度,尤其是面积大于大脑中动脉供血区的 1/3,是使用静脉内 rt-PA 的禁忌证。

(2) 症状发生 3 h 内,仅使用 CT 平扫可能不甚理想,此时使用 MRI-DWI 或 CTA 可以获得更准确的诊断。①MRI-DWI 在发现急性缺血方面优于 CT 平扫和其他的 MRI 序列。②在发现大面积缺血方面,CTA 优于 CT 平扫,可能与 DWI 等效。③对急性卒中患者,如不会延迟静脉内 rt-PA 使用,且有心血管内科团队准备的前提下,即使在发病 3 h 内,也应该在最初的影像学评价中行血管检查以进一步明确急性卒中的诊断。

(3) 在症状发生 3 h 内,应行血管成像及弥散检查,如 MR-DWI 或 CTA。

(4) 对于发病 3 h 内并有少量出血灶的患者,在 MRI 发现微出血灶,同时非增强 CT 没有显示出血,不是使用静脉内 rt-PA 的禁忌证。

(二) 脑血管成像检查推荐

(1) CTA 及 MRA 可以准确的发现急性颅内大血管血栓。其中任何一种检查的敏感性都已经远超过那些无创检查如 CT 平扫或梯度回波 MRI,故均被推荐使用。

(2) 对发病时间 <3 h 的急性卒中患者进行最初影像学评价时应该考虑到血管检查。

(3) 对发病时间 >3 h 的患者进行最初影像学评价时,强烈推荐行血管检查。

(4) 推荐使用 CTA 和 DSA 检查血管狭窄及动脉瘤,虽然 MRA 准确率稍差,但也可使用。

(三) 脑灌注成像检查推荐

(1) 单光子发射体层摄影术(SPECT):在决定是否行溶栓治疗方面及患者结局方面,侧支循环对缺血病灶的灌注也许是像发病时间一样重要的变量。

(2) 氙 CT:数据的量化在预测患者结局方面很重要。脑血流量分界值及使用这些值得到的梗死体积与临床结局呈相关性。

(3) 尽管 CT 灌注(CTP)的量化比 MRI 灌注(MRP)容易,但是其量化的准确性仍需讨论。

(4) CTP 测出的正常分界值与 SPECT 中的相对分界值类似,可以鉴别半暗带中潜在可逆的组织及不可逆的组织。

(5)结合动态 CT 研究中得出的值,可以反映最初梗死核心的面积和可挽救组织的体积,在成功血管再通的治疗下,可能比单独使用其他临床参数更好地预测临床结局。

(6)结合 MRA,DWI 及多种 MRP 参数成像是一种可行的方法来选择适合急性治疗(静脉内、动脉内溶栓、机械取栓及保守治疗)的患者。

总之,影像学检查对于心源性脑栓塞患者的诊断及治疗至关重要,通过对影像学的判读可全面了解患者的病灶特征、脑血管情况及脑血流灌注特点,为临床决策的制定及预后的评提供宝贵的资料。目前,对于心源性脑栓塞的影像学研究依旧处于发展、探索阶段,相信更多的研究成果将为心源性脑栓塞临床防治提供更为科学及详尽的信息。

(肖 力 陈康宁)

参考文献

[1] Liebeskind DS. Imaging the future of stroke:I. Ischemia. Ann Neurol, 2009, 66(5):574-590.

[2] Hurley MC, Soltanolkotabi M, Ansari S. Neuroimaging in acute stroke:choosing the right patient for neurointervention. Tech Vasc Interv Radiol, 2012, 15(1):19-32.

[3] Liebeskind DS, Kidwell CS. Back to the future:reconsidering the hemodynamics of cerebral ischemia. Neurology, 2009, 72(13):1118-1119.

[4] Huang P, Chen CH, Lin WC. Clinical applications of susceptibility weighted imaging in patients with major stroke. J Neurol, 2012, 259(7):1426-1432.

[5] Flachskampf FA, Badano L, Daniel WG. Recommendations for transoesophageal echocardiography:update 2010. Eur J Echocardiogr, 2010, 11(7):557-576.

[6] Kim BJ, Sohn H, Sun BJ. Imaging characteristics of ischemic strokes related to patent foramen ovale. Stroke, 2013, 44(12):3350-3356.

第十章　心源性脑栓塞的常见病因与临床处理的特殊性

心源性脑栓塞(cardiogenie brain embolism 或 cardioembolie stroke)是心脏病的重要并发症,占全部脑栓塞的60%~75%。我国尚缺乏确切心源性脑栓塞发生率的统计资料。据美国心脏协会(American Heart Association,AHA)/美国卒中协会(American Stroke Association,ASA)2006年卒中二级预防指南引用的数据,在心源性脑栓塞患者中,约50%有非瓣膜性心房颤动(简称房颤)病史、1/4有瓣膜性心脏病史、1/3有左室附壁血栓、60%的左室来源血栓与急性心肌梗死有关。伴有心脏病史的卒中/短暂性脑缺血发作(transient ischemic attack,TIA)患者会有更高的卒中复发风险。由于心源性脑栓塞患者多有明确的病因,因此在治疗上具有一定的特殊性。本章仅就心源性脑栓塞的常见病因、发生机制及防治要点作一系统阐述。

一、心源性脑栓塞的常见病因与发病机制

(一)心房颤动

房颤是临床最常见的快速性心律失常类型,约占确诊心律失常事件的1/3。流行病学研究显示,我国房颤患病率为0.77%;美国为0.4%~1%,并且随着年龄增长,发病率明显增加,80岁以上人群房颤发病率高达每年20%以上。导致房颤的病因中,约20%为风湿性心脏瓣膜病,70%为非瓣膜性房颤,其余10%为无明显心脏病的房颤。

房颤是引起心源性脑栓塞的最常见原因。这是因为房颤时心房发生极不规律的颤动,失去了正常有效的收缩功能,血流缓慢淤滞,易导致附壁血栓;此外,心脏的不规律跳动又导致血栓易脱落,进而发生脑栓塞。Framingham研究资料表明,存在房颤的人群发生脑栓塞的危险性是正常人群的17倍。据一组尸检资料显示,15.8%的房颤患者存在左心房血栓,而对照组仅1.7%有左心房血栓。房颤患者中32.2%发生脑栓塞,而对照组脑栓塞发生率仅为11%,两组比较差异显著。

临床研究显示,随着房颤病程的延长,脑栓塞的累积发生率也随之增高。非瓣膜病性房颤(nonvalvular atrial fibrillation)是老年人群房颤的主要原因,也是心源性脑栓塞的主要病因。有流行病学资料显示,非瓣膜病性房颤在60岁以上人群中占2%~5%,且其发生率随年龄增加而增高。非瓣膜病性房颤引起脑栓塞的风险是正常人群的5倍。非瓣膜病性房颤患者中如年龄较大、合并充血性心力衰竭,或高血压、过去有过脑卒中史、最近有慢性心律失常史、左室壁异常、左心房扩大等是发生心源性脑栓塞的高危因素。甲状腺功能亢进、病窦综合征(sick sinus syndrome)也是引起房颤的常见原因,在临床实践中应注意鉴别。

阵发性房颤与持续性房颤的脑卒中的发生风险相当,但很多患者脑卒中发生之前并未检出房颤,而简单的脉搏筛查结合12导心电图检查,可以将>65岁患者房颤检出率提高到60%。2014美国AHA/ASA缺血性卒中/TIA二级预防指南新增推荐:无其他明确病因的急

性缺血性卒中或 TIA 患者,建议在 6 个月内对其进行为期 1 个月左右的心律监测,以明确是否存在阵发性房颤(Ⅱa 类推荐,C 级证据)。

(二)心肌梗死

卒中是急性心肌梗死(acute myocardial infarction)的重要并发症,发生率在 8%～12%。急性心肌梗死后可因左心室血栓脱落、大动脉斑块脱落发生脑栓塞事件,也可由心功能障碍、心源性休克、血压降低等原因发生缺血性卒中。急性心肌梗死并发脑栓塞的主要危险因素是:前壁心肌梗死、高血压、房颤、卒中病史、高龄等。

国内 2006 年发表的一项关于急性心肌梗死并发卒中的荟萃分析指出,急性心肌梗死并发卒中患者是极高危人群,其心脑血管事件的复发率极高。有 1%～4% 的急性心肌梗死患者 1 年内发生卒中,心肌梗死急性期发生卒中的患者在之后的 2 年内可发生 1 至数次的再发卒中。冠心病患者卒中的发生率比无冠心病者高约 5 倍。

一项运用二维超声心动图研究发现,心肌梗死后有 30%～35% 的存活患者在发病后 2～11 d 内存在左心室内血栓。据一组尸检资料统计,既往有过心肌梗死的患者中 35% 存在左心室血栓。一组针对左心室血栓患者进行的 2 年随访结果显示,10%～15% 患者发生脑栓塞,其中绝大部分发生在病初 3 个月内,尤以 10 d 内发生者最多。

目前认为,心肌梗死患者发生左心室血栓的危险因素包括部分心室壁活动障碍或不活动,心内膜表面受损或左心室血流持续不正常。此外,高龄、血栓突出程度和带蒂血栓均是发生脑栓塞的危险因素。

(三)心脏瓣膜病

1. 风湿性心脏病

风湿性心脏病中约有 20% 发生脑栓塞,其病理基础常常是二尖瓣狭窄或狭窄伴关闭不全,单纯二尖瓣关闭不全或主动脉瓣病变较少发生脑栓塞。

(1)二尖瓣狭窄:绝大多数二尖瓣狭窄起源于风湿性心脏病。在伴有房颤或心力衰竭的大部分患者中均有左心房血栓形成。据一组尸检资料显示,不论有无栓塞史,15%～17% 的风湿性心脏病患者存在左心房血栓,即使在轻度二尖瓣狭窄的患者中也有左心房血栓形成。因此,脑栓塞或身体其他部位的栓塞常作为二尖瓣狭窄的首发症状出现。如合并房颤,则发生脑栓塞的危险性将增加;二尖瓣狭窄的病史愈长,发生脑栓塞的危险性也愈大;二尖瓣狭窄的外科修复手术也增加栓塞的危险。

(2)二尖瓣关闭不全:风湿性心脏病是二尖瓣关闭不全的主要原因,其他尚有乳头肌功能不全、二尖瓣腱索断裂及先天性心脏病等原因。严重风湿性二尖瓣关闭不全患者,心房内膜表面可形成溃疡而导致血栓形成。此外,由于心脏扩大,易合并房颤,更易发生脑栓塞。

2. 二尖瓣脱垂

二尖瓣脱垂(mitral valve prolapse)是指由于二尖瓣装置异常,造成瓣膜在心室收缩期异常地脱入左房,是导致二尖瓣关闭不全的一种先天性心脏瓣膜病。多数二尖瓣瓣膜脱垂患者可合并二尖瓣关闭不全,是临床上除风湿性心脏病外导致二尖瓣关闭不全的主要病因。二尖瓣脱垂起病隐蔽,多数病情发展缓慢,少数病人可能终生不需治疗。部分病人可发生进行性二尖瓣关闭不全、感染性心内膜炎、心律失常、心脏性猝死及脑栓塞等并发症,严重者可发生猝死。

尸检资料及超声心动图均发现脱垂的二尖瓣小叶上附有血栓形成,被认为是导致脑和视网膜缺血性病变的原因。有文献报道约35%的年轻脑卒中患者合并二尖瓣脱垂,也有认为口服避孕药的妇女如存在二尖瓣脱垂者更易发生脑卒中。

Karakurum 等通过 MR 检查发现 52 例非复杂型二尖瓣脱垂患者中有 5 例(9.6%)发生静止性缺血性卒中,与对照组比较有统计学意义,认为二尖瓣脱垂是静止性卒中的危险因素。另有研究认为,老年二尖瓣脱垂患者同时合并有其他血管病的常见危险因素或已知的发病机制时,则发病率大大提高。来自美国明尼苏达州的一项研究认为,二尖瓣脱垂病人发生缺血性脑卒中事件的几率是普通社区人群的 2 倍(0.7%/年),通过多因素分析发现,二尖瓣叶增厚、需要行二尖瓣手术的严重病变、房颤是缺血性卒中事件的有力预测因子。

3. 心脏瓣膜置换术

严重心脏瓣膜狭窄和/或关闭不全常常需要行心脏瓣膜置换术治疗,目前临床所用的心脏瓣膜包括机械瓣膜和生物瓣膜两种。机械瓣膜全部用人造材料制成,按其血流方式可分为周边血流式(球笼瓣和碟笼瓣)和中心血流式(斜碟式和双叶式);生物瓣膜是全部或部分用生物组织制成,分异种瓣与同种瓣两类,其中异种瓣包括猪主动脉瓣和牛、马心包瓣;同种瓣包括新鲜同种主动脉瓣、自体阔筋膜瓣、同种硬脑膜瓣。

人工瓣膜血栓(prosthetic valve thrombosis)是心脏瓣膜置换术后的重要并发症,有研究显示,左侧瓣膜置换术后人工瓣膜血栓的发病率为 0.1% ~6%,三尖瓣置换术后瓣膜血栓的发病率可高达 20%。且机械瓣膜血栓发生率高于生物瓣膜。因机械瓣膜缺乏生物相容性,易发生血栓,也是心源性脑栓塞的高危因素,故需终身抗凝治疗;生物瓣术后早期发生血栓的原因是人工瓣的缝合环未被上皮细胞覆盖造成。

此外,二尖瓣置换术后发生栓塞的危险性也高于主动脉瓣置换术。而合并房颤、左心房血栓、既往栓塞史和置换的瓣膜数量等均可增加脑栓塞发生的危险性,尤其在术后最初 3 个月内。

4. 感染性心内膜炎

感染性心内膜炎是心脏瓣膜病常见并发症之一,是由细菌、真菌和其他病原微生物循血行途径引起心内膜、心瓣膜或邻近大动脉内膜感染并伴赘生物形成的一组疾病。该病最早报告是在风湿性心脏病伴有二尖瓣病变的基础上由链球菌感染引起。之后随着风湿性心脏病的发病率逐渐下降,正常瓣膜感染的发病率相对增加,如金黄色葡萄球菌感染。

有研究显示,20% ~40%的感染性心内膜炎患者可出现神经系统并发症,包括:缺血性卒中、TIA、颅内出血、细菌性动脉、脑膜炎、脑脓肿及中毒性脑病,其中脑栓塞占神经系统并发症的 50% ~80%。心源性赘生物迁移引起的栓塞事件是感染性心内膜炎的常见并发症,发生率 13% ~50%,而绝大多数栓塞事件累及大脑,引起脑栓塞,尤其赘生物 >10 mm 及金黄色葡萄球菌感染时容易发生,显著影响患者预后,增加患者死亡率。

5. 非细菌性血栓性心内膜炎

非细菌性血栓性心内膜炎常累及二尖瓣和主动脉瓣,多发生在患有恶性肿瘤的患者,如肺癌、胰腺癌、前列腺癌、血液病等。所累及的瓣膜均为正常瓣膜,瓣膜上面的赘生物很小,由血小板和纤维蛋白组成,可能由于癌症患者的血液高凝状态引起赘生物沉积在瓣膜表面,一旦脱落可导致脑栓塞。关于其发病机制目前尚未完全阐明。非细菌性血栓性心内膜炎常无临床症状,又因其赘生物很小,因此不易被发现。目前,二维超声心动图是相对较好的诊断工具。脑血管造影可发现栓塞的血管。

6.系统性红斑狼疮

系统性红斑狼疮的患者常存在高凝状态,这种高凝状态易累及心脏瓣膜,尤其是二尖瓣及主动脉瓣,表现为瓣膜炎及血栓形成。由抗磷脂抗体引起的高凝状态是导致瓣膜病变的主要原因。伴有抗磷脂抗体水平升高的患者常并发心脏异常,如心瓣膜病、冠心病、心肌病和心室内血栓等。超声心动图检查有助于瓣膜病变的诊断。系统性红斑狼疮伴有抗磷脂抗体升高者合并心脏异常的比例明显高于不伴有抗磷脂抗体升高者。抗磷脂抗体与脑卒中究竟是因果关系或是两者巧合目前尚未定论。

(四)扩张型心肌病

扩张型心肌病(dilated cardiomyopathy)是心肌疾病中最常见的一种类型,是以左心室、右心室或双侧心室明显扩大和心肌收缩功能下降为特征的心肌疾病。病理上多表现为心肌细胞代偿性肥大及不同程度的间质纤维化;临床上则以进行性心力衰竭、室性或室上性心律失常、血栓栓塞或猝死为基本特征。当心腔(尤其是左心室)内附壁血栓脱落进入血液循环后,栓子随血流易进入脑血管而引起脑栓塞。一项平均为期35个月的随访研究显示,1 886例患者脑卒中的发生率为3.9%。Freudenberger等的研究表明,在没有予以抗血栓治疗的情况下,2 114例患者血栓栓塞事件的年增长率为1.7%。由此可见,心腔内附壁血栓在扩张型心肌病或某些获得性扩张型心肌病(如围产期心肌病、应激性心肌病、酒精性心肌病等)患者中较为常见,针对栓塞对扩张型心肌病患者进行抗栓治疗尤为重要。

房颤在扩张型心肌病患者中发生率较高,约为28.4%,且伴有房颤的扩张型心肌病患者脑栓塞的发生率及死亡率均显著高于无房颤的扩张型心肌病患者。此外,扩张型心肌病尚可并发其他心律失常(如室性心动过速等),心功能进行性恶化,临床预后较差,常导致猝死。

(五)先天性心脏病

先天性心脏病(简称先心病)是儿童期最常见的心血管病,绝大多数可存活至成年。一般按血液分流方向分为两大类:①左向右分流型先心病:如房间隔缺损、室间隔缺损及动脉导管未闭等;②右向左分流型(紫绀型)先心病:如法洛四联症、法洛三联症、右心室双出口等。脑栓塞作为先心病的常见并发症,发生于任何年龄组。先心病患者发生脑栓塞的机制主要包括以下几个方面。

(1)血黏度高,易形成血栓:主要见于紫绀型先心病(法洛四联症等)患者,由于右向左分流,动脉血管氧分压低,血氧饱和度低(常<85%),刺激骨髓红细胞增高,血红蛋白可高过15~20g/L,红细胞计数、红细胞压积均增高,出现血液浓缩,脑血流缓慢,易产生脑血栓;此外,静脉系统血栓可随右向左分流的血液直接进入脑动脉,引起脑栓塞。

(2)先心病常并发心律失常(如房颤等)及感染性心内膜炎,成为先心病引发脑栓塞的常见原因(如前所述)。

(3)左向右分流型先心病导致反常性脑栓塞:反常性脑栓塞是指起源于静脉系统的栓子通过卵圆孔未闭、房间隔缺损、肺动静脉瘘等途径从右心分流到左心,导致脑栓塞发生。详见有关章节。

(六)房间隔瘤

房间隔瘤(atrial septal aneurysm,ASA)是一种少见的心脏结构畸形,过去由于缺少特异临床表现以及检测手段的限制,仅偶尔在尸解或手术时发现。近年来,由于影像学技术的发展,特别是经食道超声技术的发展,房间隔瘤检出率明显提高。过去认为,房间隔瘤是一种良性的心脏结构异常,并不引起任何病理现象,而目前越来越多的研究显示,房间隔瘤与反常性栓塞的关系非常密切。据尸检资料统计,在正常人群中约1%有房间隔瘤。几乎所有的房间隔瘤内有血栓形成,因此由右心至左心的非常规的栓子可以成为脑栓塞的原因之一。

(七)心脏黏液瘤

心脏黏液瘤是临床上最常见的心脏原发性肿瘤,多属良性,恶性者少见。黏液瘤可发生于所有心脏的心内膜面,95%发生于心房(其中75%位于左心房、20%位于右心房),而位于左、右心室者各占2.5%。左心房黏液瘤常发生于卵圆窝附近,临床上常因瘤体堵塞二尖瓣口,导致二尖瓣口狭窄或关闭不全。

心脏黏液瘤组织质脆易碎,由于心脏收缩时的挤压及血流的冲击,瘤体易破碎或瘤体表面血栓脱落,进而引发多发性循环系统栓塞,其中以脑栓塞最常见。临床研究显示,20%~45%心脏黏液瘤患者的首发症状为栓塞,其中50%为脑栓塞。栓子的成分为黏液组织,或为粘黏在肿瘤表面的血栓性物质。肿瘤性栓子可造成脑内动脉瘤,位于远端分支,很少破裂造成出血。由此可见,心脏黏液瘤与脑栓塞关系密切,是心源性脑栓塞的常见原因之一。

(八)心脏外科手术

多种心脏外科手术包括心脏移植均有可能引起脑栓塞。栓子可能是空气、瓣膜组织、主动脉壁上的粥样硬化物质,或左心室血栓甚至一些小栓子如血细胞、血小板、纤维蛋白,或硅类、氯化聚乙烯物质。

近年来,由于外科手术方法及器械的改进,尤其在经颅多普勒超声的帮助下,使心脏外科手术引起的栓塞并发症逐渐减少。

二、心源性脑栓塞临床处理的特殊性

(一)一般治疗

与脑血栓形成治疗原则基本相同,主要原则是改善循环、减轻脑水肿、防止出血转换、减小梗死范围。主要措施如下:

(1)颈内动脉或大脑中动脉栓塞可导致大面积梗死,引起严重脑水肿和继发脑疝,小脑梗死也易发生脑疝,应积极脱水、降颅压治疗,必要时需行去颅骨瓣减压术。也可采用脑保护治疗。

(2)若考虑为气体性脑栓塞时,患者应取头低、左侧卧位;如为减压病应尽快行高压氧治疗,减少气栓,增加脑含氧量;当出现癫痫发作时,应严密观察并抗癫痫治疗。

(3)脂肪栓处理可用扩溶剂、血管扩张剂静脉滴注。

(4)感染性栓塞需选用足量有效的抗生素治疗。

(二)急性期治疗

目前已发表的所有关于缺血性卒中急性期溶栓治疗的研究均未将心源性脑栓塞作为溶栓的禁忌证,因此在时间窗内的心源性栓塞患者应参照"中国急性缺血性卒中诊治指南

2010"、"美国 2013 ASA/AHA 急性缺血性卒中早期治疗指南"要求尽早进行静脉溶栓治疗。对于动脉内治疗,尤其是机械取栓,基于新治疗设备的研发和新研究结果的发布,美国"2013 ASA/AHA 急性缺血性卒中早期治疗指南"推荐了4种新的取栓装置,这些装置都可用于缺血性卒中急性期治疗,只是证据级别和应用效果有所不同。

选择机械取栓时,支架取栓器(如 Solitaire 和 Trevo)效果通常优于螺旋取栓器(如 Merci)(Ⅰ类推荐,A级证据)。与支架取栓器相比,Penumbra 系统相对有效性尚不明确。对于经仔细选择的患者,Merci、Penumbra 系统、Solitaire 和 Trevo 取栓器可单用或与药物溶栓联合应用,以使血管再通(Ⅱa类推荐,B级证据)。

上述器械改善患者预后的效果尚不明确,须继续通过随机对照试验进一步予以证实。

对于有静脉溶栓禁忌证的患者,使用动脉溶栓或机械取栓是合理的(Ⅱa类推荐,C级证据)。对于大动脉闭塞、静脉溶栓失败的患者,进行补救性动脉内溶栓或机械取栓可能是合理的,但需要更多随机试验数据证实(Ⅱb类推荐,B级证据)。

(三)原发病的治疗

1. 心房颤动的抗栓治疗

(1)抗凝治疗:多项临床试验已证明了调整剂量的华法林治疗[INR 2.5(2.0~3.0)]对于非瓣膜病性房颤患者预防栓塞事件的有效性和安全性。在一级预防和二级预防中,华法林使房颤患者卒中相对风险下降值分别为62%和67%,NNT 分别为37和13。无论与安慰剂还是与阿司匹林相比,华法林带来的绝对获益远远超过风险。虽然华法林的效益被充分肯定,而且在所有卒中预防措施中其 NNT 最低,但即使是在发达国家,也只有1/2~2/3的患者符合适应证并接受华法林治疗。我国患者使用情况则更不理想,住院的房颤患者华法林使用率仅有5.6%~9.6%,门诊只有1.7%。个体差异大、担心出血并发症、特别是容易受食物和其他药物干扰而需要定期检测 INR 是导致华法林使用不足的主要原因。

在2014 AHA/ASA 缺血性卒中/TIA 二级预防指南中,新型抗凝药物阿哌沙班(Ⅰ,A级证据)、达吡加群(Ⅰ类推荐,B级证据)、利伐沙班(Ⅱa类推荐,B级证据)均被推荐用于伴有永久性或阵发性非瓣膜性房颤患者卒中的二级预防。在该指南中,对于启动口服抗凝药物治疗的时机亦有明确规定:对于出血内险较高(大面积脑梗死、出血性转化、未予控制的高血压或出血倾向)的患者,可考虑在14 d 之后再启动口服抗凝药物治疗,否则均应在14 d 之内启动口服抗凝药物治疗。

(2)抗血小板治疗:阿司匹林在一定程度上也能降低房颤患者卒中风险,一级和二级预防的 RRR 分别为22%、21%,NNT 分别为67、40,但阿司匹林的预防效果不如华法林。国际多中心对照盲法评估终点的氯吡格雷和厄贝沙坦预防房颤心血管事件(ACTIVE-W)研究显示,对于具有一项或以上危险因素的房颤患者,阿司匹林 75~100 mg/d 联合氯吡格雷 75 mg/d 的年主要事件发生率(卒中、栓塞、心肌梗死和血管性死亡)为5.6%,远高于华法林组的3.93%,而两组出血风险基本一致。ACTIVE-A 是唯一一项比较房颤患者阿司匹林联合氯吡格雷与阿司匹林单用的双盲大型临床随机对照研究,入选对象全是根据患者或医生意向认为不适合、不耐受或不愿意接受华法林而未进入 ACTIVE-W 的患者。研究发现,与阿司匹林单用相比,氯吡格雷联合阿司匹林明显减少主要血管事件,特别是卒中,尽管同时增加大出血风险,但出血性卒中或致命性出血增加不显著($P>0.05$),增加最多的是胃肠道出血。从上述研究中可以得出以下结论:①阿司匹林联合氯吡格雷的出血风险与华法林一致,而且有效性不如华法林;②阿司匹林联合氯吡格雷较阿司匹林单用更有效,尽管增加出血风险,但出血性卒中或致命性出血增加不显著;③阿司匹林单用确实有效。因此,AHA/ASA 2014 二级预防指南推荐:伴有房颤的缺血性卒中或 TIA 患者,若不能接受抗凝药物治疗,推荐应用阿司匹林单药治疗(Ⅰ类推荐,A 级证据),在阿司匹林基础上加用氯吡格雷也可能是合理的(Ⅱb 类推荐,B 级证据)。

此外,已经结束的 ACTIVE-I 研究发现,与安慰剂相比,对于收缩压 >110 mmHg 的 ACTIVE-W 和 ACTIVE-A 研究患者加用厄贝沙坦可以减少颅内出血转换及原发性颅内出血风险,减少卒中、TIA 或非中枢神经系统栓塞风险,提示可以采取一些可能的措施降低抗栓治疗带来的出血风险。

根据上述研究证据及指南推荐,建议房颤患者治疗原则如下:①对于需要用华法林的中高危房颤患者,应推荐华法林(INR2.0~3.0),临床不应考虑或担心使用华法林增加出血风险而建议患者使用阿司匹林和氯吡格雷的联合。②对于明确华法林出血禁忌证的患者不应该推荐氯吡格雷和阿司匹林的联合。③对于华法林不依从的患者,在充分考虑栓塞风险(如高 CHADS2 评分)和出血风险基础上,在患者充分知情同意条件下,可考虑氯吡格雷联合阿司匹林代替阿司匹林单用,但应注意要尽量采取减少严重出血风险的措施,如加用厄贝沙坦,保护胃黏膜药物等。

2. 心肌梗死合并血栓栓塞的治疗

对于心肌梗死合并血栓形成或脑栓塞患者,除积极治疗心肌梗死及高危因素外,应按指南推荐进行抗凝治疗。

AHA/ASA 2014 缺血性卒中/TIA 二级预防指南推荐如下:①缺血性卒中或 TIA 患者出现急性前壁 ST 段抬高型心肌梗死,并有超声心动图或其他心脏影像检查显示无明显左室附壁血栓形成但有前间壁无运动或异常运动,考虑应用华法林治疗(目标 INR 值为 2.5;范围:2.0~3.0)3 个月(Ⅱb 类推荐,C 级证据)。②缺血性卒中或 TIA 患者,出现急性心肌梗死伴左室附壁血栓形成、前壁或心尖部室壁运动异常及左室射血分数 <40%,但由于非出血性不良事件而不能耐受华法林时,应考虑阿哌沙班、低分子肝素(LMWH)、达比加群或利伐沙班替代华法林治疗 3 个月,以预防卒中或 TIA 复发(Ⅱb 类推荐,C 级证据)。

3. 瓣膜性心脏病的抗栓治疗

对于心脏瓣膜病合并脑栓塞患者的抗栓治疗,AHA/ASA 2014 缺血性卒中/TIA 二级预防指南作出如下推荐:①对于有风湿性二尖瓣疾病和房颤的缺血性卒中或 TIA 患者,推荐长期应用华法林治疗(目标 INR 值为 2.5;范围:2.0~3.0)(Ⅰ类推荐,A 级证据)。②对于有风湿性二尖瓣疾病但无房颤或其他可能病因(如颈动脉狭窄)的缺血性卒中或 TIA 患者,考虑长期使用华法林治疗(目标 INR 值为 2.5;范围:2.0~3.0)替代抗血小板治疗(Ⅱb 类推荐,C 级证据)。③对于有风湿性二尖瓣疾病的缺血性卒中或 TIA 患者,在足量华法林治疗的基础上,可考虑联合阿司匹林治疗(Ⅱb 类推荐,C 级证据)。④对于有局部主动脉弓或非风湿性二尖瓣疾病,但无房颤或其他抗凝指征的缺血性卒中或 TIA 患者,推荐抗血小板治疗(Ⅰ类推荐,C 级证据)。⑤对于有二尖瓣环钙化但无房颤或其他抗凝指征的缺血性卒中或 TIA 患者,推荐应用抗血小板治疗(Ⅰ类推荐,C 级证据)。⑥对于有二尖瓣脱垂但无房颤或其他抗凝指征的缺血性卒中或 TIA 患者,推荐抗血小板治疗(Ⅰ类推荐,C 级证据)。

4. 扩张型心肌病合并脑栓塞的抗栓治疗

对于扩张型心肌病合并脑栓塞患者的抗栓治疗,AHA/ASA 2014 缺血性卒中/TIA 二级预防指南的推荐如下:①窦性心律的缺血性卒中或 TIA 患者,超声心动图或其他心脏影像检查证实左房或左室血栓形成,推荐使用华法林抗凝治疗至少 3 个月(Ⅰ类推荐,C 级证据)。②对于置入人工左室辅助装置的缺血性卒中或 TIA 患者,无主要禁忌证时(如活动性胃肠道出血),应用华法林治疗(目标 INR 值为 2.5;范围:2.0~3.0)是合理的(Ⅱa 类推荐,C 级证据)。③对于窦性心律的缺血性卒中或 TIA 患者,伴有扩张型心肌病(左室射血分数≤35%)、限制性心肌病或人工左室辅助装置同时因非出血性不良事件而不能耐受华法林治疗时,与华法林治疗相比,应用阿哌沙班、达比加群或利伐沙班预防卒中复发的获益尚未得到证实(Ⅱb 类推荐,C 级证据)。

5. 心脏瓣膜置换术后患者的抗栓治疗

对于已行心脏瓣膜置换术的患者,AHA/ASA 2014 缺血性卒中/TIA 二级预防指南建议的治疗方案如下:①对于使用人工主动脉瓣且使用前曾发生缺血性卒中或 TIA 的患者,推荐华法林治疗(目标 INR 值为 2.5;范围:2.0~3.0)(Ⅰ类推荐,B 级证据)。②对于使用人工二尖瓣且使用前曾发生缺血性卒中或 TIA 的患者,推荐华法林治疗(目标 INR 值为 3.0;范围:2.5~3.5)(Ⅰ类推荐,C 级证据)。③对于使用人工二尖瓣或主动脉瓣且使用前曾发生缺血性卒中或 TIA 的患者,如患者不存在较高出血风险,推荐在华法林治疗的基础上联合应用阿司匹林 75~100 mg/d(Ⅰ类推荐,B 级证据)。④对于使用生物主动脉瓣或二尖瓣膜,且使用前曾发生缺血性卒中或 TIA 的患者,如瓣膜置换 3~6 个月后无其他抗凝指征,推荐长期应用阿司匹林 75~100 mg/d(Ⅰ类推荐,C 级证据)。

总之,心源性脑栓塞患者的临床处理具有一定的特殊性,既要积极处理脑栓塞,又要兼顾原发病的治疗。对不同病因的心源性脑栓塞患者,既要严格按照指南推荐,规范化治疗,又要依据患者具体情况,采取个体化治疗措施。

(史树贵)

参考文献:

[1] Kernan WN, Ovbiagele B, Black HR, et al. Guidelines for the Prevention of Stroke in Patients With Stroke and Transient Ischemic Attack. A Guideline for Healthcare Professionals From the American Heart Association/American Stroke Association, Stroke, 2014, 45(7):2160-236.

[2] 霍阳,高旭光. 心源性栓塞内科治疗更新要点. 中国社区医师,2011,1,28.

[3] Senoo K, Lane D, Lip GY. Stroke and bleeding risk in atrial fibrillation. Korean Circ J, 2014,44(5):281-90.

[4] Madan S, Shah S, Partovi S, et al. Use of novel oral anticoagulant agents in atrial fibrillation: current evidence and future perspective. Cardiovasc Diagn Ther, 2014,4(4):314-23.

[5] 樊新颖,贾伟,李敏,等. 急性后循环梗死患者 TOAST 分型特征. 中华老年心脑血管病杂志,2011,13(2):154-156.

[6] 安荷娣,黄东雅,余飞,等. 经食道心脏超声在心源性栓塞性脑梗死诊断中的应用中华脑血管病杂志(电子版), 2010, 4(6):440-445.
[7] Terruso V, D'Amelio M, Di Benedetto N, et al. Frequencyand determinants for hemorrhagic transformation of cerebral infarction. Neuroepidemiology, 2009, 33(3):261-265.
[8] Mishra NK, Albers GW, Davis SM, et al. Mismatch-baseddelayed thrombolysis: a meta-analysis. Stroke, 2010, 41(1):25-33.
[9] 殷红兵. 心源性栓塞的药物治疗. 中国卒中杂志, 2011, 6(1):33-37.
[10] Pasquini M, Charidimou A, van Asch CJ, et al. Variation in restartingantithrombotic drugs at hospital discharge after intracerebral hemorrhage. Stroke, 2014, 45(9):2643-2648.

第十一章　神经内科是如何认识心源性脑栓塞的？

脑栓塞(cerebral embolism)是脑梗死的常见病因之一，是指血液中各种栓子(如心脏的附壁血栓、动脉粥样硬化的斑块、肿瘤细胞、脂肪滴及空气等)随血流进入脑动脉而阻塞血管，当机体侧支血循环不能代偿时，引起该动脉供血区脑组织缺血性坏死，出现局灶性神经功能缺损的综合征。

脑栓塞中以心源性脑栓塞(cardiogenic cerebral embolism)最为多见(其他尚见于羊水栓塞、脂肪栓塞、气体栓塞及癌栓栓塞等)，占脑栓塞总数的60%～75%。心源性脑栓塞通常是心脏病的重要表现之一，最常见的直接原因是慢性心房颤动(简称房颤)、风湿性心瓣膜病、心内膜炎赘生物及附壁血栓的脱落，其他如心肌梗死、心房黏液瘤、心脏外科手术(心脏瓣膜置换及心脏移植术)、心脏插管术、二尖瓣脱垂和钙化及先天性心脏病房室间隔缺损等，也是导致脑栓塞或反常性脑栓塞的重要原因。

近年来，随着医学影像技术的不断发展，影像学检查不仅可迅速对脑栓塞作出诊断，同时也可对病因分型诊断提供帮助，心源性脑栓塞越来越受到临床关注，而神经内科医师对该病的认识更有独到之处。

一、心源性脑栓塞已引起神经内科医师的广泛重视

心源性脑栓塞又称心源性卒中(cardioembolic stroke)，是指来自心脏的栓子经血循环致脑动脉阻塞并引起相应供血区域的脑功能障碍的临床症候群，属于缺血性脑卒中的亚型之一。心源性脑栓塞作为心脏病的重要并发症，其发病率随年龄增高而增高，由于栓塞所致的突然血流中断使大脑难以产生足够的侧支循环，故其致死率及致残率均较高，急性期30 d病死率可高达20%～30%。由此可见，及时识别心源性脑栓塞并尽早给予恰当处理显得尤为重要。

心源性脑栓塞引起神经内科医师广泛重视的原因包括以下几个方面：

(1)在大多数情况下，心源性栓子是较大的血栓性栓子，常导致血管主干或主要分支闭塞，导致流域性梗死。

(2)由于血栓栓子常常导致血管完全闭塞，机体短期内难以建立起有效的侧支循环进行代偿，所以临床症状常常加重。

(3)由于血管的完全闭塞，在闭塞远端的脑组织、血管缺血/缺氧损伤，在栓子发生进一步的移位(闭塞血管的扩张或栓子在机体自身纤溶系统作用)时容易诱发栓塞后的出血，使脑栓塞的病情更加复杂化及严重化。所以，心源性脑栓塞常常是神经内科的重危急症。

(4)在少数情况下，心源性脑栓塞也可以是微小栓子导致，微小栓子可以流到小的终末分支堆积，在心输出量下降等低血流动力学情况下发生分水岭梗死。

二、心源性脑栓塞是病因异质性很大的一类综合征

心源性脑栓塞尽管栓子的来源均为心脏，但是其心脏本身的病变则具有很大的异质性。

可以是心肌本身的病变、心脏电兴奋传导障碍及心脏瓣膜的病变等。了解这些病变对于心源性脑栓塞病因治疗及防治极其重要。

心源性脑栓塞的病因众多。2009年发表的ASCO分型将缺血性卒中的病因按照肯定、可能、较小可能三级进行了划分,其中包括心源性脑栓塞的描述分级,见表11-1。

表11-1 心源性脑栓塞的病因学诊断分级(根据ASCO标准编译)

肯定的病因	可能的病因	可能较小的病因
二尖瓣狭窄	PFO合并房间隔瘤	单纯PFO
人工心脏瓣膜	伴DVT或PE的PFO(非卒中前)	单纯房间隔瘤
四周内心肌梗死	自发性回声增强	瓣膜钙化
左心附壁血栓	左室心尖运动障碍合并射血分数下降(但>35%)	二尖瓣环状钙化
左心室室壁瘤		主动脉瓣钙化
持续性或阵发性房颤/房扑(无论是否有左房血栓或自发性回声增强)	仅病史提示的心肌梗死或心悸合并多发脑梗死(双侧前循环或前后循环同时受累)	左室非心尖运动障碍
病态窦房结综合征		
扩张性心肌病	腹部CT/MRI或尸检发现系统性栓塞表现(如肾、脾、肠系膜栓塞)或下肢动脉栓塞	
射血分数<35%		
心内膜炎		
心腔内肿瘤		
伴血栓形成的PFO		
在脑梗前有DVT或PE的PFO		
主动脉弓斑块表面漂浮性血栓	厚度≥4mm不伴漂浮性血栓的主动脉弓斑块	厚度<4mm的主动脉弓斑块

PFO:卵圆孔未闭;DVT:深静脉血栓形成;PE:肺栓塞

三、心源性脑栓塞在神经内科的漏诊率仍高

心源性脑栓塞之所以应该进一步的明确诊断,是由于心源性脑栓塞的卒中二级预防在抗栓治疗上有别于动脉粥样硬化性脑梗死的二级预防,前者的抗栓治疗以抗凝治疗为主,而后者则是以抗血小板聚集治疗为主。令人遗憾是的心源性脑栓塞的诊断在神经内科并未受到应有的重视,漏诊率达10%~15%,尤其在我国。导致漏诊率高的主要原因有以下几个方面:

(一)神经内科医师并未真正重视心源性脑栓塞的诊断

受传统的动脉粥样硬化脑梗死发病率高的的影响,对脑梗死的诊断"惯性思维"的诊断为非心源性的脑梗死。并没有认识到心源性脑栓塞与动脉粥样硬化性脑梗死的鉴别诊断的重要性。

(二)对心源性脑栓塞的病因知之甚少

(1)在临床神经内科医师中对常见的房颤所致的心源性脑栓塞有比较充分的认识,而

对其他原因的心源性脑栓塞可能根本不知或者知之甚少。

(2)即使是房颤所致的心源性脑栓塞,绝大部分医师能从临床本能的诊断持续性房颤所致的心源性脑栓塞,而对阵发性房颤所致的脑栓塞的认知明显不足。

(3)对于其他心源性脑栓塞的病因了解或掌握更少。如对卵圆孔未闭(PFO)所致的心源性脑栓塞,在过去的 5 年神经内科医师才开始逐步地认识到,才开始慢慢在青年的隐源性卒中去筛选 PFO。

(三)对心源性脑栓塞的筛查的手段不清楚

(1)如临床上怀疑为心源性脑栓塞的诊断,但是由于靠临床查体和/或普通心电图未见房颤,可能就成为了神经内科医师排除心源性脑栓塞的重要依据。

(2)对通过动态心电图(Holter)监测可以明显提高房颤检出率了解不够,更不知道经过多次的 Holter 监测或延长心电的监测能更一步提高房颤的检出率。

如一项系统性回顾研究发现,不计心电图基线及临床检查情况,缺血性卒中或 TIA 患者由 Holter 监测到的新发房颤为 4.6%。也就是说,每检测 20 例患者可以新检出一个房颤或房扑病人。而延长的 Holter 心电图监测技术能进一步提高阵发性房颤的检出率。有三项小样本初步研究发现对于隐源性缺血性卒中/TIA 患者,在常规筛查中未发现房颤证据的患者,约 1/5 患者在 30 d Holter 心电监测中发现阵发性房颤。

(四)不了解心源性脑栓塞的诊断流程及常用筛选量表的使用

除了重视心源性脑栓塞认识以外,在有典型脑栓塞的临床表现及影像学特征情况下,应用量表及一些诊断流程有助于心源性脑栓塞的诊断及鉴别诊断。常用的量表有 STAF 评分及 LADS 评分(见附件一、二)。

正是鉴于以上原因,所以中华预防医学会卒中预防与控制专委会相继组织国内的神经内科及心血管内科专家,共同编写了《缺血性卒中/TIA 患者心源性病因诊断筛查中国专家共识》及《心源性与主动脉弓源性脑栓塞的诊断策略》,其目的就是要提高神经内科医师及心血管内科医师对心源性脑栓塞的认识及诊治水平。

四、心源性脑栓塞的诊断与筛查

作为一名神经内科医师,要有心源性脑栓塞是缺血性卒中最重要病因的观念。对于每一个缺血性卒中患者,都应想到是心源性脑栓塞的可能。在进行诊断时,首先应全面了解缺血性卒中/TIA 的所有病因。尤其当遇到所谓隐源性卒中/TIA 时,更要高度注意潜在心源性脑栓塞的可能。

(一)心源性脑栓塞的诊断线索

缺血性卒中患者有下列临床特征时,应高度怀疑心源性脑栓塞。

(1)突然发作的卒中症状,尤其是无 TIA 病史、严重首次卒中的房颤患者。

(2)年龄≥70 岁、严重卒中(NIHSS≥10)。

(3)神经影像学提示不同动脉分布区、不同侧别梗死灶(前后循环同时梗死,双侧梗死),新鲜梗死灶与陈旧梗死灶共存。

(4)其他系统性血栓栓塞的征象(肾脏和脾脏的楔形梗死、Osler 结节、蓝趾综合征)。

(5)梗死血管分布主要是皮质,或者皮质下大灶豆动脉区梗死。

(6) MCA 高密度影(无同侧颈内动脉严重狭窄)。

(7) 闭塞大血管快速再通(反复神经超声评价)。

(二)**诊断标准**

(1)具有以上临床特征,同时具有表 11-1 中所例的肯定或可能的脑栓塞的证据,应确定或基本确定心源性脑栓塞诊断。

(2)临床上怀疑心源性脑栓塞的患者,除上述的临床诊断以外,尚应进行相应的辅助检查,以进一步确定心源性脑栓塞的诊断。

(三)**辅助检查**

(1)神经影像学检查:主要包括 CT 和 MR,MR 弥散成像对确定新发梗死灶有重要价值,以确定患者的梗死是否有"时间上的多发"。

(2)神经血管检查:包括颅内外脑血管,主要检查方法包括 MRA、CTA、TCD、颈部血管超声,必要时行脑血管造影检查。神经血管检查的主要目的是为了确定病人有无大血管病变的证据。

(3)心脏结构功能检查:其目的是寻找心源性脑栓塞的证据。主要包括胸部 X 线检查、超声心动图、同位素核素扫描进行心脏动态观察,以了解心脏的结构及功能变化。

心脏超声检查是对可疑心源性脑栓塞患者的主要辅助检查之一,包括:①经胸超声心动图(transthoracic echocardiography,TTE):能显示心脏的立体解剖结构、心脏射血分数、心腔内血栓、主动脉弓斑块的情况等,检测心腔附壁血栓的敏感性和特异性均>90%。②经食道超声(transesophageal echocardiography,TEE):更适于评价主动脉弓、左心房和房间隔,特别是房颤患者是否存在左心房血栓。但 TEE 有一定的检查痛苦甚至风险,部分病人检查依从性不好。

(4)多排 CT 和高磁场 MR:多排 CT 和高磁场 MR 的优点是无创、分辨率高、病人依从性好,可以直接清晰显示心脏、主动脉弓的多种病变、避免 TEE 检测主动脉弓近段的盲点。同时还可显示脑结构影像学特点和脑供血动脉狭窄情况,直接对血管横断面扫描显示管壁结构成分。有研究显示,与 TEE 相比,多排 CT 可以发现更多的心内血栓和主动脉斑块病人,两者结合诊断敏感性更高。心脏多排 CT 或高磁场 MR 可和心脏超声检查一起作为疑似脑栓塞和主动脉弓源性脑栓塞(aortogenic brain embolism,ABE)患者的常规检查。

(5)TCD 发泡实验:TCD 发泡实验可以通过检测脑血管是否有气体栓子的发放,作为不明原因缺血性卒中/TIA 病人筛查有无 PFO 或房间隔缺损的存在,其特异性及敏感性均较高,而且检查费用低廉。

(6)心脏电生理检查:房颤是心源性脑栓塞最为常见的原因,所以对房颤(包括房扑)的检查无疑是心源性脑栓塞诊断中非常重要的一环,尤其是阵发性房颤(房扑)。阵发性房颤的卒中风险与持续性房颤一致,可占所有缺血性卒中的 6%~8% 或更高。现行指南一致推荐对所有急性缺血性卒中患者进行常规 12 导联心电图检查和至少 24 h 连续心电图监测。24 h Holter 监护可准确检测心律失常的规律,对心律失常的诊断价值明显高于 12 导联心电图和连续心电图监测。一项系统性回顾研究发现,不计心电图基线及临床检查情况,缺血性卒中或 TIA 患者由 Holter 监测到的新发房颤为 4.6%,每检测 20 例患者就可以新检出一个房颤或房扑病人。所以至少对于不明原因的缺血性卒中,或考虑脑栓塞但未查到其病因时,应常规进行 24 h Holter 监测。一项单中心小样本研究发现,缺血性卒中/TIA 后多次 12 导联心电图检查也能提高阵发性房颤的检出率,其检出率甚至高于 24 h Holter 监测。因此,对于可疑心源性或隐源性卒中、无法行常规 24 h Holter 检查者,可以考虑数天内多次心电图检查,或联合 24 h Holter 以增加阵发性房颤的检出率。而延长的 Holter 监测技术能进一步提高阵发性房颤的检出率。

(四)评分法协助筛查

虽然 24 h Holter 监测、短期内多次心电检测甚或延长至 30 d 的 Holter 监测能够提高阵发性房颤的检出率,但从医疗条件看并不具备广泛开展的条件,或从医药经济学的角度看如何确定检查指征也有重要意义。因此,针对缺血性卒中/TIA 合并房颤的筛查评分工具应运而生。常用的筛查量表使用及意义见附件一及附件二。

五、心源性脑栓塞的治疗

心源性脑栓塞的治疗同缺血性卒中的治疗,主要包括维持重要的生命体征、神经营养(保护)、防治高颅压、治疗其他并发症及康复治疗等。但是心源性脑栓塞的治疗进展主要在急性期血管开通治疗,主要包括了静脉溶栓及机械取栓治疗。

(一)溶栓治疗

在 10 年前,心源性脑栓塞的溶栓治疗是颇受争议的治疗,其主要的观念认为心源性脑栓塞溶栓治疗的血管再通率低且有诱发出血转化的风险。但是后来的研究发现并非像人们想象的那样。

(1)关于心源性栓子及对溶栓药物反应的研究:心源性脑栓塞的栓子来源于多种心脏疾病,其栓子成分不同于动脉粥样硬化的动脉来源栓子。Yamaji 等经尸检发现,心房内新鲜血栓富含纤维蛋白原和血小板,而动脉硬化性栓子以脂质、纤维成分、炎症细胞等成分为主,两者对 rt-PA 的反应性不同。Molina 等对大脑中动脉闭塞导致急性缺血性卒中患者对 rt-PA 治疗的有效性研究发现,心源性栓子较动脉硬化斑块来源的栓子,在超早期对溶栓药物更为敏感,血管再通率更高,因此推测心源性脑栓塞患者可能会从使用 rt-PA 中获益。

(2)心源性脑栓塞静脉溶栓的大型临床研究:NINDS 试验首次证实了 rt-PA 有助于提高 90 d 预后良好的比例[比值比(odds ratio,OR) = 1.7],同时显示心源性脑栓塞亚组溶栓组预后良好的比例(29% ~ 46%)也明显高于对照组(20% ~ 37%)。欧洲协作性急性卒中研究(European Cooperative Acute Stroke Study,ECASS)- Ⅲ 显示 rt-PA 对于不同程度的神经功能缺损患者均有效,同时心源性脑栓塞亚组的分析提示溶栓也是有益的。国内唐澍等 2013 年的研究,也证实了 rt-PA 用于心源性脑栓塞的有效性及安全性。

(二)心源性脑栓塞的机械取栓治疗

由于静脉溶栓的治疗的时间窗限制,很少有病人能得到及时的治疗。同时静脉溶栓治疗的血运重建率低(30%)。鉴于以上的原因,人们在不断地探索新的血运重建治疗。目前备受大家重视的是机械取栓治疗。机械取栓治疗能有效地延长血管开通的治疗时间窗,同时血运重建率也明显高于静脉溶栓治疗(可达 90% 左右)。目前尚缺乏大型的机械取栓治疗心源性脑栓塞治疗的研究。但是从几项机械取栓治疗亚组分析结果显示,机械取栓治疗是心源性脑栓塞治疗的又一有效、安全的选择。

六、心源性脑栓塞的预防

心源性脑栓塞的预防,除了原发病的治疗外,最大的进展是抗凝治疗,尤其是新型抗凝药物的应用进展。心源性脑栓塞的最主要的病因是房颤,以房颤患者的卒中预防的药物治疗,近几年来也有了很大的发展。主要包括以下几个方面:

(1)房颤患者的卒中预防:国际多中心、大样本的试验确立了口服华法林在房颤患者卒中一、二级预防中的作用,与安慰剂比较,卒中的相对危险性分别下降了62%与67%。而使用阿司匹林治疗使卒中的相对危险分别下降22%与21%。由此可见,口服华法林抗凝治疗明显优于阿司匹林;从而确立了口服华法林在房颤患者卒中预防中的地位。但是,口服华法林有出血风险高、治疗的药物剂量窗窄及患者需要监测 INR 的弊端。所以探索新型抗凝药物成为了房颤患者卒中预防研究的热点。

(2)新型抗凝药物在房颤卒中预防中的研究:近年来,已先后有直接凝血酶抑制剂(达比加群酯)、直接 Xa 因子抑制剂(利伐沙班、阿哌沙班和依度沙班)等新型抗凝药问世。①达比加群结合于凝血酶的纤维蛋白特异结合位点,阻止纤维蛋白原裂解为纤维蛋白,从而阻断了凝血瀑布网络的最后步骤及血栓形成,可以从纤维蛋白-凝血酶结合体上解离,发挥可逆的抗凝作用。②利伐沙班、阿哌沙班和依度沙班均为高选择性 Xa 因子抑制剂,进而减少凝血酶形成及延长凝血时间。

与华法林相比,新型口服抗凝药(new oral anticoagulant,NOAC)具有药代动力学稳定、可固定剂量使用、无须频繁监测凝血功能、受药物及食物等影响较少,而且还具有起效与失效速度快,药物安全性良好的优点。近十年来,国际上已开展了多项关于 NOAC 大规模前瞻性随机对照试验,纳入了非瓣膜性房颤抗凝治疗Ⅲ期随机临床试验(NOAC vs 华法林)的两项荟萃分析显示,NOAC 组卒中、颅内出血和死亡率明显减少,颅内出血(ICH)的相对风险降低了一半,表明 NOAC 预防非瓣膜性房颤患者卒中或栓塞性事件的疗效至少不劣于华法林,但安全性更高。所以新型口服抗凝药物用于房颤患者卒中的预防必将成为一种趋势。

附件一:STAF 评分

STAF(Score for the Targeting of Atrial Fibrillation)评分是2009年 Suissa 等通过对一组456例连续病例研究提出的在缺血性卒中(不包括 TIA)患者中筛查房颤的评分系统。该评分的内容见表11-2。

表11-2 筛查房颤的 STAF 评分标准

项目	年龄		基线 NIHSS		左房增大		血管病因*		总分
	>62岁	≤62岁	≥8	<8	是	否	是	否	
评分	2	0	1	0	2	0	0	3	0~8

*血管病因"否"的定义:采用 TOAST 分型中无近段血管狭窄≥50%的证据,无临床-影像学腔隙性梗死(小血管病变)的证据,无症状性血管夹层证据

该研究显示,STAF≥5 分诊断房颤的敏感性为 89%,特异性为 88%。在 2011 年,该研究小组发表了对 500 例连续病例的进一步验证研究结果,结果发现 STAF 评分对阵发性房颤诊断的敏感性和特异性分别为 91% 和 77%。但 2013 年 Horstmann 等对 584 例急性缺血性卒中的联系病例研究结果显示,STAF≥5 分诊断房颤的敏感度和特异性仅为 79% 和 74%,认为 STAF 评分对阵发性房颤筛查的作用有限。

附件二:LADS 评分

2011 年 Malik 等通过一组 953 例缺血性卒中及 TIA 连续病例,提出了 LADS 评分系统(见表 11-3)。该组数据显示 LADS 评分≥4 分对房颤筛查的敏感性为 85.5%,特异性为 53.1%。该评分系统首次纳入了 TIA 患者,适用患者范围更广泛,且评分项目与 STAF 评分相比剔除了基线 NIHSS 评分及 TOAST 分型,更简单易操作,更适合基层医院推广使用。但其对房颤筛查的特异性不高,尚需进一步的临床研究证实 LADS 评分对 AF 筛查的作用。

表 11-3 筛查房颤的 LADS 评分系统

项目	分值
心房直径(mm)	
<35	0
35~44	1
≥45	2
年龄	
60~79	1
≥80	2
诊断	
TIA	0
Stroke	1
发病前吸烟史	
有	0
否	1
总分	0~6

(陈康宁 徐安定)

参考文献

[1] Yamaji K, Fujimoto S, Yutani C, et al. Is the site of thrombus formation in the left atrial appendage associat-

ed with the risk of cerebral embolism? Cardiology, 2002, 2:104 – 110.

[2] Molina CA, Montaner J, Arenillas JF, et al. Differential pat tern of tissue plasminogen activator-induced proximal middle cerebral artery recanalization among stroke subtypes. Stroke, 2004, 2:486 – 490.

[3] Tissue plasminogen activator for acute ischemic stroke. The National Institute of Neurological Disorders and Stroke rt-PA stroke study group. N Engl J Med, 1995, 24:1581 – 1587.

[4] Bluhmki E, Chamorro A, Davalos A, et al. Stroke treatment with alteplase given 3.0 – 4.5 h after onset of acute ischaemic stroke (ECASS Ⅲ): Additional outcomes and subgroup analysis of a randomized controlled trial. Lancet Neurol, 2009, 12:1095 – 1102.

[5] 唐澍,闫立荣,孙玉衡,等.重组组织型纤溶酶原激活剂治疗心源性脑栓塞的疗效与安全性分析.中国卒中杂志,2013,8(5):360 – 367.

[6] 陈康宁.急性缺血性脑卒中治疗的新曙光——机械取栓治疗.第三军医大学学报,2013,35(24):2610 – 2613.

[7] Hart RG, Pearce LA, Aguilar MI. Meta-analysis: antithrombotic therapy to prevent stroke in patients who have nonvalvular atrial fibrillationfibrillation. Ann Intern Med, 2007, 146(12):857 – 67.

[8] Ruff CT, Giugliano RP, Braunwald E, et al. Comparison of the efficacy and safety of new oral anticoagulants with warfarin in patients with atrial fibrillation: a meta-analysis of randomised trials[J]. Lancet, 2013 Dec 3. [Epub ahead of print].

[9] Chatterjee S, Sardar P, Biondi-Zoccai G, et al. New Oral Anticoagulantsand the Risk of Intracranial Hemorrhage: Traditional and Bayesian Meta-analysis and Mixed Treatment Comparison of Randomized Trials of New Oral Anticoagulants in Atrial Fibrillation[J]. JAMA Neurol, 2013 Oct 28. [Epub ahead of print]).

第十二章 心源性脑栓塞的急诊处理与预防策略

脑是人体最重要的器官,它的重量为1 500 g,仅占体重的2%~3%,但其耗氧量却占全身耗氧量的20%~30%。脑的能量来源主要依赖于糖的有氧代谢,几乎没有能量储备,所以其对缺血缺氧极为敏感。实验证明,神经细胞在完全缺血、缺氧后十几秒即出现电位变化,20~30 s后大脑皮质的生物电活动消失,30~90 s后小脑及延髓的生物电活动也消失。脑动脉血流中断持续5 min,神经细胞就会发生不可逆损害,出现脑梗死。

Abtrup等在1977年提出了缺血半暗带(ischemic penumbra,IP)的概念,是指电生理活动停止而能量维持离子泵功能基本正常及细胞结构完整的可逆性脑组织损伤区。IP理论的提出,为脑梗死超早期治疗方案的选择提供了依据。

当脑梗死发生后,形成了中心梗死区和周围的缺血半暗带。中心梗死区由于灌注极低,其脑组织已发生不可逆性坏死。而缺血半暗带处于电衰竭和膜衰竭阈值之间,尚未形成结构性坏死,如能在一定时间内恢复灌注,则可挽救这部分脑组织,否则,缺血半暗带将进展为坏死。缺血半暗带的存在时间有限,且因人而异。既往的研究提示,该时间在3~48 h。

一、心源性脑栓塞的急诊处理

脑梗死发生后,每一秒时间的流逝,都意味着更多的神经元发生死亡。所以,我们强调"时间就是大脑"!越早启动治疗,将使越多的神经元获益,尽力挽救那些结构尚存的脑组织。脑组织梗死区域的脑功能将发生缺失,机体将处于应激状态,生命体征及内环境将不可避免出现变化,且脑和其他重要器官的联系将失调,进而出现相应器官的功能障碍。所以脑梗死发生后,我们面临的是整体化治疗。在整体化的背景下,每一个个体又存在差异,我们显然要针对具体个人制定相应的治疗方案,并随患者病情的变化相应调整。

心源性脑栓塞的急诊处理与其他类型脑梗死没有不同,均强调超早期、个体化及综合性。需要尽早尽可能地恢复脑部血液循环,稳定内环境及生命体征,防治各类并发症。

(一)生命体征及内环境管理

1. 血压的管理

(1)高血压:有2/3~3/4的缺血性卒中患者在急性期血压升高。部分患者在发病前即存在高血压,大部分患者的高血压由卒中的应激反应导致。这一反应呈自限性,大多数卒中患者24 h内血压会自发降低1/4左右。在缺血性卒中的急性期,对高血压的管理一直存在争议。包括降压治疗的时机、目标值及降压药物的选择,目前尚缺乏可靠的研究证据。从生理学意义上讲,降或不降似乎都是合理的。一方面,控制血压减少脑水肿,防止脑梗死发展成脑出血,而且加快过渡到长期降压治疗。另一方面,早期降压可能影响侧支循环代偿血供,从而进一步增加梗死面积。目前关于血压管理的推荐意见:准备溶栓者,血压应控制在收缩压<180 mmHg、舒张压<100 mmHg。其余患者在发病24 h内降压需谨慎,只有当收缩压>200 mmHg、舒张压>110 mmHg时才需要降压治疗(特殊情况如高血压脑病、蛛网膜下腔出血、主动脉夹层、心力衰竭和肾衰竭除外),且24 h内降压幅度不应超过原血压水平的

15%。既往有高血压病史且正在服用降血压药物的患者,如病情平稳,可在卒中 24 h 后开始恢复使用降压药物。

(2)低血压:如出现血压偏低,需积极寻找低血压的原因给予治疗,必要时可予以扩容升压对症处理。

2. 血糖的管理

缺血性卒中患者入院时 60% 以上可以检测到血糖升高,大多数血糖水平呈中度升高。这种高血糖可能存在两种情况:①患者既往合并糖尿病或糖尿病前期。②既往无糖代谢异常,卒中急性期引起应激性血糖升高。

卒中患者急性期高血糖既是机体严重应激反应的标志,也是疾病严重预后不良的预示。且溶栓治疗的效果也受到高血糖的影响。其机制可能包括无氧酵解加重脑组织的酸中毒、乳酸性酸中毒、自由基损害,导致血脑屏障的破坏、加重脑水肿和促进脑梗死出血转化。所以对缺血性卒中患者应常规检查血糖,包括快速血糖检测、糖化血红蛋白(HbA1c)或口服葡萄糖耐量试验进行糖尿病筛查。对于血糖控制目标,当超过 10 mmol/L 时应给予降糖治疗,将血糖控制在 7.8 ~ 10 mmol/L。同时严密监测血糖,避免低血糖。发生低血糖时可给予 10% ~ 20% 的葡糖糖口服或经静脉注射纠正之。

3. 电解质的管理

卒中患者由于神经内分泌功能紊乱、进食减少、呕吐及脱水治疗等原因常并发水及电解质紊乱,所以应对卒中患者常规进行水电解质监测,并对异常指标予以纠正。纠正低钠和高钠血症均不宜过快,以防止脑桥中央髓鞘溶解症和加重脑水肿。

(二)超早期治疗

1. 溶栓治疗

对缺血半暗带的抢救是超早期治疗的主要目标。在脑梗死急性期,病变中心部位的损害已不可避免,但如能及时开通闭塞血管,恢复血供及改善组织代谢,则有望抢救梗死周围仅有功能改变的半暗带组织,避免形成坏死。溶栓治疗是目前有循证医学证据支持的最重要的恢复血流措施。包括静脉溶栓和动脉溶栓。静脉溶栓操作简单,创伤较小,完成速度较快,患者容易接受。动脉溶栓相对有更长的时间窗,与静脉溶栓相比可减少用药剂量且有较高的血管再通率。我国目前使用的主要溶栓药物包括重组组织型纤溶酶原激活剂(recombinant tissue type plasminogen activator,rt-PA)和尿激酶(urokinase,UK)。目前认为有效抢救半暗带组织的时间窗为:使用 rt-PA 溶栓应在 4.5 h 内或使用尿激酶溶栓应在 6 h 内。

(1)静脉溶栓

适应证:①年龄 18 ~ 80 岁。②临床诊断急性缺血性卒中。③发病至静脉溶栓治疗开始时间 <4.5 h。④脑 CT 等影像学检查已排除颅内出血。⑤患者或其家属签署知情同意书。

禁忌证:①有活动性内出血或外伤骨折的证据,不能除外颅内出血,包括可疑蛛网膜下腔出血。②神经功能障碍非常轻微或迅速改善。③发病时间无法确定,发病至静脉溶栓治疗开始的最大可能时间超过 4.5 h。④神经功能缺损考虑癫痫发作所致。⑤既往有颅内出血、动静脉畸形或颅内动脉瘤病史。⑥最近 3 个月内有颅内手术、头外伤或症状性缺血性卒中史;最近 21 d 内有消化道、泌尿系等内脏器官出血史;最近 14 d 内有外科手术史;最近 7 d 内有腰穿或不宜压迫止血部位的动脉穿刺史;妊娠。⑦有明显出血倾向:血小板计数 $<100 \times 10^9/L$;

APTT 高于正常值上限;INR > 1.5。⑧血糖 < 2.7 mmol/L。⑨严重高血压未能得到很好控制,其溶栓治疗前收缩压 > 180 mmHg 或舒张压 > 100 mmHg。⑩CT 已显示早期脑梗死低密度 > 1/3 大脑中动脉供血区(大脑中动脉区脑梗死患者)

溶栓药物的使用方法:①rt-PA:一次用量 0.9 mg/kg,最大剂量 < 90 mg,先予以 10% 的剂量静脉推注,其余剂量持续静脉滴注,共 60 min。②尿激酶:常用 100 万 ~ 150 万 U 加入 0.9% 生理盐水 100 ~ 200 ml,持续静滴 30 min。

(2) 动脉溶栓

既往研究表明,动脉溶栓比静脉溶栓有更高的血管再通率。因血管超选择性,也降低了用药剂量。且对大血管的闭塞,动脉溶栓更具优势。一般认为,对大血管闭塞的缺血性卒中患者,如发病时间在 6 h 以内(后循环血栓可适当放宽治疗时间窗),经慎重选择后可进行动脉溶栓治疗。常用药物包括 rt-PA、尿激酶。动脉溶栓的适应证、禁忌证及并发症与静脉溶栓基本相同。

2. 介入治疗

静脉溶栓的时间窗过窄,血管再通的成功率也较低。在这样的背景下,人们一直在探索静脉溶栓之外的恢复血流的方法。近年来,血管内机械取栓术作为一种新的治疗方法的出现,为缺血性卒中的急性期治疗带来了新的曙光。相比静脉溶栓,机械取栓血管再通率更高,出血并发症更低。

2004 年美国食品药品监督管理局(FDA)批准了首个运用于临床的取栓装置 Merci。这是一种基于螺旋旋转的取栓装置。一系列的临床试验证实了 Merci 取栓的有效性及安全性。2005 年的 Merci 试验显示:Merci 治疗组血管再通率高于 PROACT-Ⅱ 研究中对照组的自发血管再通率。2006 年的 Multi-MERCI 试验表明在静脉溶栓后进行机械取栓同样是安全的。Merci 的出现将治疗时间窗从静脉溶栓的 4.5 h 延长到 7 h 左右,并将血运重建率从静脉溶栓的 30% 左右提高到 50% 左右。但人们对更安全、有效的血运重建的探索并未就此止步。此后 FDA 又陆续通过了 Penumbra 系统、Solotaire FR 和 Trevo 装置。其中 Solotaire 是第一个基于支架原理应用于临床的机械取栓装置,2010 年的动物实验证实了其溶栓的有效性及安全性(图 12 - 1)。

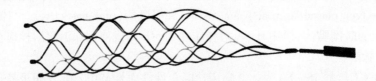

图 12 - 1 机械取栓装置 Solitair

2012 年发表的关于 Solitair Retriever 与 Merci Retriever 的头对头的研究(SWIFT)提示,两种装置在无症状性颅内动脉出血的发生率没有明显差异,而 Solitair Retriever 的血运重建率明显高于 Merci Retriever 组(61% vs 24%,非劣势及优势性检验 $P < 0.0001$);3 个月的 Solitair Retriever 治疗组有更多患者有较好的神经功能恢复(58% vs 33%,非劣势检验 $P < 0.0001$,优势性检验 $P = 0.02$),Solitair Retriever 的 90 d 病死率也明显低于 Merci Retriever

治疗组,结果提示,对于急性缺血性脑卒中,应用Solitair Retriever机械取栓装置是急性血运重建的安全有效的选择。

此后,人们又开发了新一代的基于支架原理的取栓装置。TREVO是新型的机械取栓装置之一,类似于颅内动脉支架,是一个闭环的支架样的镍钛合金装置,在动物实验,证实了TREVO Retriever的有效性及安全性,不导致闭塞血管的任何损伤(图12-2)。

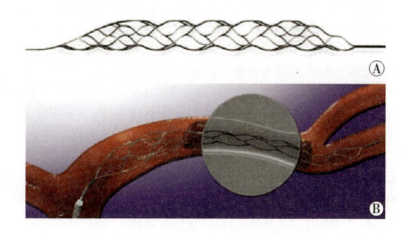

图12-2 机械取栓装置TREVO(A)及取栓过程(B)

在上市后的TREVO研究中,60例患者在欧洲的7个中心接受了TREVO Retriever的治疗,血运重建率高达92%,90 d的mRS≤2分患者的比例高达55%。在此基础上,2012年Nogueira等发表了TREVO Retriever与MERCI Retriever急性期机械取栓的头对头的研究(TREVO2),入组患者平均年龄67.2岁,平均NIHSS评分19(15~21)分,从患者起病到穿刺的中位时间是4.4h,研究结果显示TREVO Retriever在血运重建(TICI >2)的患者比例为86%,明显高于MERCI Retriever的60%($P<0.01$),血管再通取栓装置通过的中位次数TREVO Retriever为2.4(1~4)次,而MERCI Retriever为2(1~3)次;取栓后24 h TREVO Retriever组和MERCI Retriever组NIHSS评分分别为12、18分;TREVO Retriever组和MER-CI Retriever组症状性颅内出血率分别为7%和9%($P=0.782$);24 h内分别有41%和53%的非症状性颅内出血,但两组间没有明显差异;90 d mRS≤2分患者的比例明显优于老牌的MERCI Retrievers装置(40.0% vs 21.8%)。因此研究者得出结论,对于无适应证进行静脉溶栓的患者应优先考虑应用TREVO Retriever装置进行血运重建治疗。

2013年3月,三项备受关注的研究同期发表在《新英格兰医学杂志》上。包括卒中血管内治疗Ⅲ期试验(IMS Ⅲ)、SYNTHESIS Expansion试验和MR RESCUE研究。三项研究比较了血管内治疗(包括机械取栓和动脉溶栓)与静脉溶栓治疗急性缺血性卒中的疗效。令人遗憾的是,这三项研究均未得出血管内治疗优于静脉溶栓的结果。同年6月《新英格兰医学杂志》发表了有关三项研究的质疑。包括较少采用新型取栓装置、入组的病例不具有代表性、结果分析中未考虑使用镇静麻醉药物的影响等。这三项研究的作者也对这些质疑进行了解答,一致认为需要进一步开展新型取栓装置结合影像工具的临床试验。机器取栓治疗的前景依然值得期待。

(三) 各类并发症的防治

1. 脑水肿和高颅压

脑梗死发生后,由于复杂的病理生理机制,将不可避免地出现脑水肿。根据程度不同,可无明显临床表现,也可出现原有症状进行性加重,头痛、恶心、呕吐,甚至生命体征不稳最终死亡。脑水肿及其导致的脑疝形成是卒中患者早期死亡的主要原因之一。脑疝是指当颅腔内存在压力差时,脑组织从高压区向低压区移位,导致脑组织、血管及神经等重要结构受压和移位,有时被挤入硬脑膜的间隙或孔道中,从而引起一系列严重临床症状和体征。

尤其对于大面积梗死,其脑水肿常于发病后 3~5 d 达高峰。治疗目标是降低颅内压、维持足够脑灌注和预防脑疝发生。可应用20%甘露醇每次 125~250 ml 静滴,6~8 h 一次;对心、肾功能不全患者可改用呋塞米 20~40 mg 静脉注射,6~8 h 一次;可酌情同时应用甘油果糖每次 250~500 ml 静滴,1~2 次/d;此外,还可用注射用七叶皂苷钠和白蛋白辅助治疗。

2. 上消化道出血

卒中患者尤其是重症卒中患者常常并发应激性溃疡,需要应用抑酸药物。对于已有消化道出血的患者,可应用冰盐水洗胃,并局部应用止血药。出血量较大时,还需注意防治失血性休克,必要时输血治疗。

3. 发热和感染

发热主要原因包括下丘脑体温调节中枢受损,并发感染或吸收热、脱水。体温升高可以增加脑代谢耗氧及自由基产生,从而增加卒中患者死亡率及致残率。对中枢性发热患者,应以物理降温为主(冰帽、冰毯或酒精擦浴),必要时予以人工亚冬眠。

感染是卒中患者常见并发症,主要有呼吸道、泌尿系感染。感染是导致病情加重的重要原因。患者采用适当的体位,经常翻身叩背及防止误吸是预防肺炎的重要措施,肺炎的治疗主要包括呼吸支持和抗生素治疗;尿路感染主要继发于尿失禁和留置导尿,尽可能避免插管和留置导尿,间歇导尿和酸化尿液可减少尿路感染,一旦发生应及时根据细菌培养和药敏试验应用敏感抗生素。

4. 心脏损伤

脑卒中合并的心脏损伤包括急性心肌缺血、心肌梗死、心律失常及心力衰竭,是急性脑血管病的主要死亡原因之一。发病早期应密切观察心脏情况,必要时进行动态心电监测及心肌酶谱检查,及时发现心脏损伤,给予治疗。

5. 深静脉血栓形成和肺栓塞

深静脉血栓形成(deep vein thrombosis, DVT)的危险因素包括静脉血流淤滞、静脉系统内皮损伤和血液高凝状态。瘫痪重、年老及心房颤动者发生 DVT 的比例更高,症状性 DVT 发生率为2%。DVT 最重要的并发症为肺栓塞(pulmonary embolism, PE)。为减少 DVT 和 PE 发生,卒中后鼓励患者尽早活动、抬高下肢;尽量避免下肢(尤其是瘫痪侧)静脉输液。对于发生 DVT 及 PE 高风险且无禁忌者,可给予低分子量肝素或普通肝素,有抗凝禁忌者给予阿司匹林治疗,症状无缓解的近端 DVT 或 PE 患者可给予溶栓治疗。

6. 癫痫

缺血性脑卒中后癫痫的早期发生率为2%~33%,晚期发生率为3%~67%。有癫痫发作时给予抗癫痫治疗。孤立发作一次或急性期痫性发作控制后,不建议长期使用抗癫痫药,卒中后2~3个月再发的癫痫,建议按癫痫常规治疗进行长期药物治疗。

（四）其他治疗

1. 神经保护治疗

理论上,针对急性缺血或再灌注后细胞损伤的药物（神经保护剂）可保护脑细胞,提高对缺血缺氧的耐受性,但缺乏有说服力的大样本临床观察资料。常见的药物包括钙拮抗剂、兴奋性氨基酸拮抗剂、神经节苷脂、NXY-059、镁剂、吡拉西坦、依达拉奉、胞磷胆碱、脑蛋白水解物。此外还有高压氧及亚低温治疗。

2. 出血性脑梗死

脑栓塞引起的脑组织缺血性坏死可以是贫血性、出血性或混合性梗死,出血性更为常见,占30%~50%。脑栓塞发生后,栓子可以不再移动,牢固地阻塞管腔;或栓子分解碎裂,进入更小的血管,最初栓塞动脉的血管壁已受损,血流恢复后易从破损的血管壁流出,形成出血性梗死。当发生出血性梗死时,要立即停用溶栓、抗凝和抗血小板聚集的药物,防止出血加重和血肿扩大,适当运用止血药物,治疗脑水肿,调节血压。若血肿量较大,内科保守治疗无效时,考虑外科手术治疗。

3. 中医中药治疗

多种药物如三七、丹参、红花、水蛭、地龙、银杏叶制剂等国内常有应用。中成药和针刺治疗急性脑梗死的疗效尚需更多高质量随机对照试验进一步证实,可根据具体情况结合患者意愿决定是否选用针刺或中成药治疗。

二、心源性脑栓塞的预防策略

心源性脑栓塞的预防非常重要。当前主要的预防措施包括抗凝及抗血小板聚集治疗。因为非瓣膜性心房颤动（简称房颤）是心源性脑栓塞的主要病因,所以涌现了很多有关预防房颤患者再发脑栓塞的临床研究。

（一）经典口服抗凝药物——华法林

华法林作为经典的预防房颤患者初发及再发缺血性卒中的抗凝药物,已获得多项大型临床研究的肯定。与安慰剂对比及与阿司匹林对比,华法林均能更有效地降低房颤患者的卒中再发相对风险。各国的指南均高度推荐对已发生过TIA或缺血性卒中的房颤患者选择口服华法林治疗,但不推荐同时合用阿司匹林等抗血小板药物,以免增加出血风险。

华法林治疗的效益和安全性取决于抗凝治疗的强度和稳定性。房颤患者应用华法林治疗过程中,中断用药或抗凝强度不足可显著增加卒中复发风险。使用华法林过程中需要定期监测INR,及时调整华法林剂量。参考欧美国家的大型临床研究结果,一般认为非瓣膜病房颤患者应维持INR在2.0~3.0,合并心脏机械瓣膜患者应维持在2.5~3.5。

虽然华法林的效果毋容置疑。但其临床应用却存在局限性。首先,出血风险高,特别是颅内出血风险增加1.7~2.0倍,严重出血年发生率达2.8%。其次,治疗窗窄,INR<2.0时效果不佳,INR>3.0则出血风险显著增加。此外,华法林经肝脏P450酶代谢,其代谢极易受食物和药物等因素影响,需定期监测和调整剂量,治疗依从性差。

(二)新型口服抗凝药物

正是基于华法林的众多局限性,人们一直在寻找更为有效、安全、方便的抗凝药物以替代华法林。现正在研发或已上市的药物主要包括:直接凝血酶抑制剂、Xa因子抑制剂、IX因子抑制剂、组织因子抑制剂及新型维生素K拮抗剂。代表药物有直接凝血酶抑制剂中的达比加群(dabigatran)、Xa因子抑制剂中的利伐沙班(rivaroxaban)和阿哌沙班(apixaban)。此三种新型口服抗凝药均完成III期临床试验,并证明了预防房颤脑栓塞的有效性与安全性,其中达比加群和利伐沙班已在我国上市。

(1)RE-LY研究:RE-LY研究(randomized evaluation of long-term anticoagulation therapy)也即长期抗凝治疗随机评价,是迄今为止规模最大的房颤III期临床试验,由44个国家900个医学研究中心参与,共入组18113例房颤患者。结果显示,在预防中-高危人群($CHADS_2$评分≥1分,平均2.1分)卒中和系统性栓塞方面,达比加群150 mg每日2次的疗效优于华法林,显著减少缺血性卒中风险;达比加群110mg每日2次的疗效不劣于华法林。并且两种剂量的达比加群的颅内出血风险均显著低于华法林。

(2)ROCKET-房颤研究:ROCKET-房颤(rivaroxaban versus warfarin in non-vavular atrial fibrillation)是比较利伐沙班和华法林治疗非瓣膜病房颤的试验,是多中心、双盲、前瞻性、非劣性III期临床试验。约14 000例心房颤动患者随机入利伐沙班(20 mg)组和华法林(INR 2.0~3.0)组。结果发现,对高危患者($CHADS_2$评分≥2分,平均3.5分),利伐沙班与华法林疗效相当,且颅内出血和致死性出血发生率均低于华法林。ROCKET-房颤亚组分析显示,利伐沙班(15 mg,1/d)对中度肾功能不全房颤患者预防血栓栓塞的疗效与华法林相近,并显著减少致死性出血风险。对有卒中或TIA史患者的亚组分析显示,该组患者的疗效和安全性趋势与整体一致。

(3)AVERROES研究:即比较阿哌沙班与阿司匹林对不能耐受或不适合维生素K拮抗剂治疗预防房颤患者卒中(apixaban versus acetylsalic acid to prevent stroke in atrial fibrillation patients who have failed or are unsuitable for vitamin K antagonist treatment,AVERROES)的研究,该研究采用双盲试验,随机选取5 599例有脑卒中危险但不能耐受维生素K拮抗剂抗凝治疗的心房颤动患者。结果试验因阿哌沙班组对比阿司匹林组有明显优势而提前终止。阿哌沙班的严重出血及颅内出血风险与阿司匹林相似,但在降低卒中和系统性栓塞风险方面显著优于阿司匹林。阿哌沙班减少房颤患者卒中和其他血栓栓塞事件(apixaban for reduction in stroke and other thromboembolic events in atrial fibrillation,ARISTOTLE)研究在39个国家1 034个中心进行,18 201例房颤患者随机分入阿哌沙班组和华法林组。结果在中-高危患者(平均$CHADS_2$评分2.1分)中,阿哌沙班预防卒中和系统性栓塞的疗效优于华法林,显著降低大出血、全因死亡及颅内出血的风险。亚组分析显示,阿哌沙班的效益主要来自卒中/TIA史患者,而对于无卒中/TIA史患者其预防效果和华法林相当。

(三)房颤患者卒中风险及出血风险评估

因房颤患者发生缺血性卒中的风险不一,如若低危人群使用抗凝治疗,会因增加的严重出血风险抵消其获益。因此,对房颤患者进行血栓栓塞危险分层并指导抗栓治疗策略,具有重要的临床意义。

现在通常采用 CHADS$_2$[cardiac failure, hypertension, age, diabetes, stroke(doubled)]评分系统来预测房颤患者卒中风险。该系统评分标准为：充血性心力衰竭、高血压、年龄>75岁、糖尿病各为1分；卒中或TIA病史直接记为2分。心源性脑栓塞的高危人群为有卒中或TIA病史，或总分>3分者；中危人群为1~2分者；低危人群为<1分者。对中高危患者有口服抗凝药物指征。

对抗栓治疗的出血风险评估也是必要的。当前最简便可靠地方法是KAS-BLED评分。标准为高血压、肝功能异常、肾功能异常、卒中、出血、INR值不稳定、年龄>65岁、合用药物、饮酒各记1分，总计9分。评分≥3分时为出血高危人群。值得注意的是，对有缺血性卒中/TIA病史的患者，因其再发栓塞的风险很高，即使KAS-BLED评分≥3分也不应视为抗凝治疗的禁忌证，这些患者接受抗凝治疗仍有获益。对此类患者，可筛查并控制增加出血风险的可逆性因素，做好沟通解释，在此基础上给予口服抗凝药物治疗。

此外，还有其他心血管疾病或因素与脑栓塞发生密切相关，如急性心肌梗死、心脏瓣膜病、心肌病、心脏黏液瘤、卵圆孔未闭等，而针对这些疾病采取相应的措施也可达到预防心源性脑栓塞的目的。如左心耳封堵术、卵圆孔未闭堵塞术等都是通过介入治疗手段预防心源性脑栓塞的新举措，有关其深入研究与进展值得临床期待。

（陈　林　陈康宁）

参考文献

[1] 陈康宁.急性缺血性脑卒中治疗的新曙光——机械取栓治疗.第三军医大学学报,2013,35(24):2610-2613.

[2] Kernan WN, Ovbiagele B, Black HR, et al. Guidelines for the prevention of stroke in patients with stroke and transient ischemic attack: a guideline for healthcare professionals from the American Heart Association/American Stroke Association. Stroke, 2014, 45(7): 2160-236.

[3] Nogueira RG, Levy EI, Gounis M, et al. The TREVO device: preclinical data of a novel stroke thrombectomy device in two different animal models of arterial thrombo-occlusive disease. J Neurointerv Surg, 2012, 4(4): 295-300.

[4] Wahlgren N, Macho J, Killer M, et al. Final results from the TREVO Study (Thrombectomy RE vascularization of large Vessel Occlusions in acute ischemic stroke). New Orleans: International Stroke Conference, 2012.

[5] Broderick JP, Palesch YY, Demchuk AM, et al. Endovascular therapy after intravenous t-PA versus t-PA alone for stroke. N Engl J Med, 2013, 368(10): 893-903.

[6] Chimowitz MI. Endovascular treatment for acute ischemic stroke--still unproven. N Engl J Med, 2013, 368(10): 952-955.

[7] Ciccone A, Valvassori L, Nichelatti M, et al. Endovascular treatment for acute ischemic stroke. N Engl J Med, 2013, 368(10): 904-913.

[8] Kidwell CS, Jahan R, Gornbein J, et al. A trial of imaging selection and endovascular treatment for ischemic stroke. N Engl J Med, 2013, 368(10): 914-923.

[9] Ciccone A, Valvassori L. Endovascular treatment for acute ischemic stroke. N Engl J Med, 2013, 368(25): 2433-2434.

[10] Broderick JP, Tomsick TA, Palesch YY. Endovascular treatment for acute ischemic stroke. N Engl J Med, 2013, 368(25): 2432-2433.

[11] Kidwell CS, Jahan R, Saver JL. Endovascular treatment for acute ischemic stroke. N Engl J Med, 2013, 368(25): 2434-2435.

[12] 国家卫生和计划生育委员会脑卒中医疗质量控制中心, 中华预防医学会卒中预防与控制专业委员会. 缺血性卒中/短暂性脑缺血发作患者合并心房颤动的筛查及抗栓治疗中国专家共识. 中华内科杂志, 2014, 53(8): 665-671.

[13] ACTIVE Investigators, Connolly SJ, Pogue J, et al. Effect of clopidogrel added to aspirin in patients with atrial fibrillation. N Engl J Med, 2009, 360: 2066-2078.

[14] Patel MR, Mahaffey KW, Gary J, et al. Rivaroxaban versus warfarin in nonvalvular atrial fibrillation. N Engl J Med, 2011, 365: 883-891.

[15] 贾建平, 陈生弟. 神经病学. 北京: 人民卫生出版社, 2013: 170-186.

第十三章　心源性脑栓塞的康复治疗与护理

随着康复治疗学和护理学的发展,已经有越来越多的医护人员意识到康复治疗与护理,在心源性脑栓塞患者瘫痪肢体的功能恢复过程中,发挥着极其重要的作用。在患者生命体征平稳的前提下,尽早地进行康复治疗与护理干预,对心源性脑栓塞患者的预后具有显著的促进作用。本章仅就心源性脑栓塞患者康复治疗与护理的意义及相关内容作一简要介绍。

一、康复治疗与护理的目的及实施原则

(一)康复治疗与护理的目的

康复治疗与护理的目的是指导、协助患者建立起良好的姿势,并树立正确的观念,从而为今后患者的肢体功能康复和回归社会奠定基础。因此程序化地康复治疗与护理十分重要。患者在发病的急性期和恢复早期得到正规康复护理,可充分挖掘恢复潜能,为出院后功能得到巩固和进一步改进打好基础,因此在心源性脑栓塞患者中及早进行康复治疗与护理非常必要。一旦患者的各项生命体征平稳,即可开始进行康复治疗与护理。

(二)康复治疗与护理的实施原则

康复治疗与护理的实施原则是循序渐进、主动与被动相结合。

对心源性脑栓塞患者而言,康复治疗与护理是一个长期的过程,必须结合患者的肢体功能缺失程度和类型,以及合并症、年龄、体质、心理特点等多方面进行综合评估,遵循循序渐进、主动与被动相结合的原则,根据病情制定个体化康复护理方案,安排合理有效的早期康复护理内容。在实施过程中,不能过分强调患者的主动运动过程,使患者形成不良姿势而影响患者后期康复的进程。根据脑卒中患者肢体恢复的规律,为提高患肢运动功能,应当注意抑制不良姿势和病理反射、促进正常活动形成。在患者康复过程中,应贯彻循序渐进、主动运动与被动运动相结合的护理理念,重视心理护理,使患者以最佳的生理、心理状态回到社会中去。

二、康复治疗的具体内容

(一)肢体功能障碍的康复

肢体功能障碍的康复是一种运动再训练的过程。首先要评估患者有无知觉及认知障碍,若合并有知觉及认知功能障碍要同时给予治疗,否则运动再训练将难以奏效。此外,对心源性脑栓塞患者,自发病之日起就应预防关节强直和畸形。对意识不清或完全衰竭、没有自主意愿和体力的患者,做被动的体位变换及被动运动。具体措施如下:

1. 保持良好的体位和功能位置

(1)仰卧位:心源性脑栓塞合并肢体运动障碍时一般采用仰卧位,使头颅、躯干保持垂直线,并注意各关节应处于功能位置。肩关节功能位为敬礼位(肩外展50°,内旋15°,屈40°),肘关节屈曲90°或呈伸直位,腕关节背屈30°~50°,手指轻度屈曲,手握一直径4~5 cm

的纱布卷;还可将上肢置于头侧,其下垫枕,呈外展肘屈位,以上两种摆位轮流更换使用。为了防止足下垂,可在足底放一硬枕;为防止下肢外旋,在外侧部可放一支撑物。

(2)侧卧位:患者侧卧位时一般健侧在下较好,两侧瘫痪者可交替侧卧,保持头、颈、躯干呈直线,头下置枕,患肢在上时肩前屈、肘屈,手持布团置于薄枕上。瘫痪肢体的手指关节应伸展、稍屈曲,手中可放一海绵卷;肘关节微屈,上肢肩关节稍外展。

2. 按摩

"按摩"包括按、摩、揉、捏4法。顺序应由远心端至近心端。手法应先轻后重、由浅及深、由慢而快。每天按摩两次,每次20 min。对患者上肢的按摩应从手指至前臂、肩关节周围,涂抹红花酒精进行轻缓的按摩。

3. 被动运动

在生命体征平稳后,无进行性脑卒中发生,无论神志清楚还是昏迷,患者都应早期进行肢体被动运动,包括肩、肘、指、髋、膝、踝关节的屈曲、伸展及抬举活动。系统地有顺序地进行训练,即使能够步行的轻症患者,也要先从卧位训练开始,等到熟练后再进行坐位训练、离床站立平衡训练及步行的康复训练。从单纯动作到复杂动作,从一侧运动到两侧同时运动,以后再到两侧同时做不同的运动。如果双侧瘫痪,应从较轻的一侧开始,如果两侧相仿,应从右侧开始,再移行至左侧。意识清醒的患者应尽量发挥自身的力量进行被动运动,具体方法有:

(1)依靠健侧肢体进行被动运动:把患肢小腿放在健侧小腿上,或把健腿伸到患腿下,利用健腿的力量托起患髋屈曲。利用健手握住患侧手腕(患侧手掌向下),使患肢行前屈,反复数次,3~4次/d。

(2)利用滑车进行运动:根据滑车与身体的位置,体位可以调节为正前方、侧方和后方,依靠健侧或拮抗肌的力量进行。

(3)利用棍棒进行运动:患手有一定的握力可用患手,否则可将患手用布条或绷带稍加固定在棍棒的一端。利用健侧上肢的力量使患侧上肢进行运动。

4. 主动运动

当患者神志清楚,生命体征平稳后,可进行床上的主动训练,以利于肢体功能恢复。常用的主动训练方法有:Bobarth握手、桥式运动、床上移行等。训练由简单到复杂,着重训练瘫痪肢体和软弱肌群。

5. 床下训练指导

出血性疾病不能直接由床上卧位到床下站位,而缺血性卒中应有一个从床上平卧位→半坐位→坐位→双腿放床边坐位→站立的训练过程。

6. 日常生活动作训练

对于心源性脑栓塞患者,可结合日常生活进行训练,如指导患者进行刷牙、进食、穿脱衣服、拨算珠、捡豆子等自理活动。

(二)吞咽功能障碍的康复

1. 一般原则

首先明确中风病的类型、病变部位及中风次数,明确意识状态及智力,了解饮食情况,如进食时是否有呛咳,进食所需时间多少,进食量及种类如何等。通过观察吞咽动作,判断吞咽障碍之期:口腔期或咽期。伴有口腔期障碍患者的康复训练主要是对口腔、颜面肌、颈部屈肌及舌的随意运动的训练。

2.具体方法

(1)让患者做皱眉、闭眼、鼓腮、微笑等表情动作的训练。

(2)按摩面部穴位,如太阳、迎香、颊车、地仓等穴位。

(3)舌做前伸、后缩、侧方按摩颊、清洁牙齿、卷舌等主动活动。

(4)摄食方面可选用液体食物或胶冻样食物,易在口腔内移动又不易出现误咽,随着吞咽功能障碍的改善,逐渐过渡到糊状食物、普通饮食。

3.摄食指导

伴有咽期障碍患者的康复训练除进行上述的训练外,重点在摄食指导。进食时选择良好的体位,以躯干后倾、轻度颈屈位进食为好,偏瘫卧床者,可取健侧在下的卧位,颈部稍前屈,易引起咽反射并可减少误咽。先以固态食物训练吞咽,因此种食物易于刺激咽反射,误咽少,而后逐渐过渡到胶冻样→糊状→液体食物。

(三)言语功能障碍的康复

1.一般原则

(1)康复实施前要详细进行言语功能测评,了解病人的听、说、读、写的障碍程度,有的放矢地制定康复程序。

(2)康复措施要因人而异,如命名性失语患者重点放在对物品名称的命名训练上;对读写困难者重点放在练习复述词句和书写训练上;对表达能力差者多进行日常生活口语对话和手势语,呼名指物和唱歌练习;对构音障碍患者应从口语发音练习开始,重点练习汉语拼音及哼调、唱歌训练。

(3)循序渐进,由简到难,由浅入深,由少到多。坚持天天学和天天练,每次练习30～60 min,每周3～5次。语言训练在上午进行比在下午进行效果好。

(4)训练过程中注意及时调整患者言语障碍的心理和情感变化,使患者对言语功能的恢复和言语纠治有正确的认识。

2.具体方法

(1)发音练习:先练辅音,后练与元音拼读;先发单音,后发复音,由无意义的词→有意义的词→短句,如你→你好→你住院→你配合医生治疗。

(2)唱歌、文娱活动:如下棋、打扑克、玩游戏等。

(3)节拍器训练:在患者读书、复述时打节拍器,以促进语言的韵律。手势表达或指图示意训练。

三、康复护理的具体内容

(一)心理护理

(1)消除患者紧张、恐惧与悲观情绪:研究表明脑卒中后患者容易出现抑郁、焦虑、悲观等情绪,这些负性情绪使患者对周围的事物不感兴趣,无精打采,严重影响康复效果。因此,在整个护理过程中随时注意病人心理变化,消除患者紧张、恐惧,甚至悲观绝望心理,调动病人主观能动性,保证各项康复护理措施的顺利进行。

(2)鼓励患者树立战胜疾病的信心:康复护理是一个漫长的过程,需要从生活、心理、功能锻炼各方面给予患者正确的指导和精心照顾,鼓励患者树立战胜疾病的信心,积极主动地参与早期肢体功能锻炼,尽早恢复肢体功能及减轻因疾病导致的心理创伤。患者神志不清时,应及时与家属沟通,详细说明脑卒中所引起的后遗症的严重性及早期康复护理的重要性,以取得家属的支持和配合,并指导家属以乐观的态度去面对患者的疾病。

(3)加强生活关怀与护理:护理上根据病人的性格特点、病情轻重、家庭环境的不同做好心理护理,视患者如亲人,关怀、体贴患者,帮助其熟悉病房环境,作息、就餐时间及有关的规章制度,缩短患者与医护人员的距离,从精神上给予安慰和疏导,使患者正视病情,消除急躁情绪,防止郁怒,安心愉快地接受治疗。患者易出汗,要保持皮肤清洁,勤换衣服,床铺平整、干燥,保持病室内空气新鲜流通,但不宜让风直吹患者。饮食以清淡为主,少食多餐,不宜过饱,忌烟酒、辛辣等温燥之品,忌容易胀气食物。大便秘结时可多吃青菜、饮用蜂蜜以利通便。

(4)加强饮食管理,构建舒适的医疗环境:护理上应加强饮食管理,给营养丰富的清淡饮食,勿过饱,忌油腻肥甘、烟酒辛辣之品。注意口腔卫生,可用金银花、甘草水漱口。此型病程较长,情志方面要多做解释、安慰工作,努力创造一个整齐、清洁、安静、舒适的医疗环境,使患者消除紧张情绪,不谈论影响患者情绪的话题。保持情志开朗,生活有规律,保证有充足的睡眠时间。对患者进行各种护理操作时,应先向患者解释清楚,操作时做到轻、准、稳,尽量减少患者的恐惧和痛苦,使其既有战胜疾病的信心,又有坚持治疗的耐心。

(二)加强基础护理,预防并发症

(1)脑栓塞患者需要卧床休息,护理人员应从安全角度出发,竖起病床栏,防止患者坠床。

(2)放置气垫床,每小时为病人翻身,并注意保持患者皮肤清洁,预防压疮。

(3)护理人员要及时清除患者呼吸道分泌物,注意防止患者舌后坠产生的机械性阻塞,以保证患者呼吸通畅,并给予持续低流量吸氧,要做好口腔及皮肤护理,定时为患者翻身拍背,促进痰液排出,必要时需进行吸痰,并配合医生留取痰培养标本。

(4)要注意防止泌尿系感染,患者若存在尿潴留,则可留置导尿管,采用间歇排尿法。

(5)要严格执行无菌操作规程,每日用碘伏棉球行会阴擦洗或尿道口擦洗,生理盐水膀胱冲洗每日一次;需每日更换引流袋,每周更换尿管。患者若出现尿失禁,则需立即更换尿布及被褥,并为患者擦洗会阴部,防止皮肤感染。

(6)要严格遵循护理伦理原则,行有创、有痛操作时,需向患者及其家属解释操作方法的必要性和可能出现的问题,并征得患者及其家属的同意。操作中,需注意遮挡,以保护患者的隐私。

(三)药物治疗中的护理伦理

1.一般原则

任何药物都有双重作用,即在治愈或者减轻患者病痛的同时,或多或少地存在一些毒副作用。因此,药物治疗应遵循安全、有效、经济和个体化的伦理原则,表现在临床护理实践中就是:①要求护理人员熟悉药物的毒副作用和处理办法。②在给药过程中,要严密观察病人的用药反应。③选择合适的给药途径,缓解其痛苦,减轻对患者的额外伤害。④要根据患者的个体情况,合理用药、个性化用药。

2. 具体措施

护理人员在用药时,要严密观察补液量及速度,监测药物不良反应。具体措施包括:

(1) 心源性脑栓塞在用血管扩张剂及降血压的药物时,要严密监测血压。

(2) 甘露醇等高渗脱水剂可缓解脑水肿,使用时要求滴注速度快,但要注意患者的心肾功能情况,密切观察患者有无心慌、胸闷、头晕等不适症状。

(3) 在使用抗凝溶栓药物时要严格掌握剂量并观察患者有无出血倾向。

(4) 在使用强心、利尿药物时,要监测患者心率、心律的变化,准确记录 24 h 出入量,及时纠正水电解质紊乱。

(四) 康复护理

作为脑栓塞治疗的一个重要组成部分,康复训练对于改善患者肢体语言能力,提高患者预后生活质量有不可替代的价值。患者病情稳定后,即可逐渐开展康复运动训练,以改善肢体微循环,防止肌肉韧带挛缩及关节畸形,改善患者预后生活质量。

护理人员在帮助患者进行此项活动时,除了要给予科学严谨的康复医学指导外,还应从心理和精神上对患者进行鼓励。具体措施包括:

(1) 护理人员要加强护患沟通,并讲究沟通的艺术,注意倾听、肯定患者的想法,让其体会到被尊重被重视,从而达到护患互信,可介绍其他患者的成功病例,使患者树立信心。

(2) 在制定康复方案时,须严格依据患者的个体化情况,制定个性化的康复计划。

(3) 要尊重患者的知情同意权,向患者及其家属讲明病情和能够提供的康复方案及其利弊,为其提供合理的建议。

(4) 在取得患者及家属同意进行康复训练时,必须遵循适度原则,严禁过度医疗;在康复治疗过程中,应及时监测患者身体状况,如发现异常,及时联系专科医师,调整或更换康复训练方案。

(五) 护理健康教育

护理健康教育是健康教育系统中不可或缺的一部分,护理健康教育由护理人员进行,针对人群包括患者或健康人群,其开展的健康教育活动具有护理职业特色。

健康教育已经成为临床护理工作中的一项重要内容,具体到对心源性脑栓塞患者的健康教育中,就是:①要求护理人员向患者讲解疾病的发病机制、常见并发症及临床症状,教会患者行之有效且简单易行的康复锻炼方法;②教育患者戒除吸烟、酗酒、熬夜等不良生活习惯;③指导患者按医嘱合理用药,教会患者识别异常出血情况;④向患者强调定期复查的重要性。当患者因文化程度较低或因年老等原因而存在理解障碍时,护理人员须向患者家属进行上述健康教育,可制作健康知识小册子或卡片、疾病预防光盘等,必要时还需进行回访。

(胡 俊)

参考文献

[1] 高少茹,林惠卿,林秀兰.卧床护理在偏瘫中的应用.实用护理杂志,1998,14(10):517.

[2] 李世珍.偏瘫肢体功能锻炼在脑血管病康复中的意义.齐鲁护理杂志,1997,3(4):9.

[3] 蒋冬梅.病人健康教育指导.长沙:湖南科学技术出版社,1997:30.

[4] 逮柏华.脑血管病的康复护理.天津护理,1997,18(3):185.

[5] 张棒玉,荀风阁,周群拉,等.早期强化训练对急性脑卒中患者生活自理能力的影响.中国康复医学杂志,1998,13(6):252.

[6] WhyteE M, Mulsant BH, Vanderbilt J, et al. Depression after stroke: a prospective epidemiological study. J Am Geriatr Soc, 2004, 52:774-778.

[7] 中华神经科学会.各类脑血管疾病诊断要点.中华神经科杂志,1996,29:379.

[8] 邢梅,张艳丽,刘兰.脑卒中康复的社区护理.齐鲁护理杂志,2004,10(1):75.

第三篇

心房颤动与脑栓塞

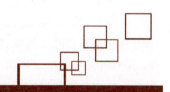

第十四章 心房颤动概论

心房颤动(简称房颤)是常见的室上性心律失常,特点为心房活动不协调,继之心房功能恶化。在心电图(ECG)上,房颤表现为正常的 P 波被大小、形状、时限不等的快速振荡波或纤维颤动波所取代。如果房室传导正常,则伴有不规则的、频繁的快速心室反应。发生的机制目前仍未完全明确,房颤的发生多与心房扩大、心肌受损及心力衰竭等有关,几乎见于所有的器质性心脏病,在非器质性心脏病也可发生。房颤可明显增加心力衰竭、栓塞(脑栓塞最常见)和死亡的危险,是致死和致残的主要原因之一。

一、流行病学

房颤是临床中最常见的心律失常之一,占所有住院心律失常患者的 1/3 以上。近几十年来随着人口老龄化及心血管疾病发病率的增加,房颤的发病率呈增长趋势。相关流行病学资料主要来自欧美国家,但应注意不同研究人群的数据不能代表其他国家的人群。近年来,我国胡大一教授等在房颤的流行病学调查方面做了大量的工作,形成了我们国人自己的房颤流行病学资料供临床参考。

(一)患病率

1. 欧美国家房颤患病率

房颤在总体人群中的患病率为 0.4%~1.0%。1982 年,Framingham 研究的资料表明,50~59 岁人群中慢性房颤的发生率为 0.5%,而 80~89 岁上升为 8.8%。随访 22 年,房颤的累积发生率男性为 2.2%,女性为 1.7%。该研究还显示,1968-1988 年房颤患病率逐年增长,其中 65~84 岁男性患病率从 3.2% 增长至 9.1%,女性患病率从 2.8% 增长至 4.7%。20 世纪 70~90 年代,哥本哈根市男性的房颤患病率增加了 1 倍。针对荷兰 Rotterdam 地区 6 432 名居民的调查发现,55~59 岁房颤患病率仅为 0.7%,而在 >85 岁的居民中患病率高达 17.8%。在意大利北部地区的年龄≥65 岁人群中,房颤患病率为 7.4%。1994 年发表的一项横断面人群流行病学调查结果显示,动态心电图发现的房颤患病率近 5%。房颤患者的病死率是对照组的 2 倍,死亡的最主要原因是缺血性脑卒中,发生率在 50~59 岁组为 1.5%,而在 80~89 岁组高达 30%;孤立性房颤缺血性脑卒中的危险仅在 60 岁以上的患者有所增加。根据 ATRIA 研究,2000 年美国有 230 万例房颤患者,预计到 2050 年将达 560 万例。近期 Mayo Clinic 分析预测,如房颤发病率持续上升,到 2050 年美国房颤患者将突破 1 590 万例。而在欧洲,大约有 600 万例房颤患者。在 ATRIA 研究中,房颤患病率随年龄增加而增高,<55 岁组的患病率仅为 0.1%,而 >80 岁组的患病率高达 9%;各年龄组男性患病率均高于同组女性;但黑人患病率明显低于白人(1.5% vs 2.2%,$P<0.01$)。

2. 中国房颤患病率

中国的房颤患病率数据主要来源于两项流行病学调查。胡大一教授率领的团队首次对 14 个自然人群的 29 079 例进行了大规模流行病学研究,其中房颤患者 224 例,房颤总患病率为0.77%,根据中国1990年标准人口构成标准化后的患病率为0.61%。男性患病率约为0.9%,略高于女性。其中房颤患病率在50~59岁人群中为0.5%,而大于80岁组上升为7.5%。非瓣膜性房颤发生率明显高于瓣膜性房颤和孤立性房颤,其中1/3为阵发性房颤,2/3为持续或永久性房颤。两组患者的脑卒中患病率相近(13.1% vs 14.7%),非房颤人群脑卒中的患病率仅为2.36%,提示房颤是严重危害中国人健康的疾病之一。在房颤的抗凝治疗中,仅2.7%患者服用华法林,37%服用阿司匹林。在高血压和非高血压人群中,房颤患病率分别为0.7%和1.0%;在冠心病和非冠心病人群中,房颤患病率分别为2.6%和0.7%。另一项研究系根据我国10个不同地区自然人群中19 368例年龄>35岁成年人的横截面调查,经年龄调整后,我国年龄≥35岁男性的房颤患病率为0.74%,女性为0.72%;<60岁男女患病率分别为0.43%和0.44%,≥60岁男女患病率分别增长至1.83%和1.92%。由中华医学会心血管病分会组织实施的,针对1999-2001年我国41家医院9 297例以房颤为主要诊断的住院病例的回顾性分析显示,房颤住院治疗在心血管疾病住院治疗中所占比例增加,1999年为7.65%,2000年为7.9%,到2001年增加至8.16%。由此可见,房颤已对社会造成严重的经济负担。

3. 亚洲其他国家房颤的患病率

亚洲其他国家的房颤流行病学调查提示患病率低于欧美。20世纪日本3次全国性心血管疾病普查显示,房颤患病率从1980年的0.7%上升至2000年的0.9%,20年内房颤患者人数增加了1倍,预计到2020年将超过100万;房颤患病率为0.1%(<50岁)~2.9%(≥70岁),且男性患病率明显高于女性(1.0% vs 0.6%)。近期,日本另一项研究数据显示,该国约有716 000例房颤患者,总患病率为0.56%,男性患病率为1.35%,为女性(0.43%)的3倍。其中,>80岁的男性患病率为4.4%,同年龄组的女性患病率为2.2%。该研究预测,到2050年日本将有103.4万房颤患者,总患病率将达1.09%。新加坡一项对1 839例年龄≥55岁的华人的研究显示,该人群的房颤总患病率为1.5%,其中男性(2.6%)高于女性(0.6%),≥80岁组的房颤患病率为5.8%。在韩国,≥40岁人群的房颤患病率为0.7%,其中男性患病率为1.2%,女性患病率为0.4%;约56.6%的患者年龄>65岁。在所有年龄组中,男性患病率均高于女性。

(二) 发病率

Framingham研究对55~94岁无房颤病史人群随访38年,结果显示:55~64岁组男女房颤年发病率分别为3.1‰和1.9‰,而85~94岁组年发病率分别高达38‰和31.4‰,对于大于40岁的人群,其房颤的终生发病率约为25‰。Cardiovascular Health Study经过3年随访发现,在5 000余例≥65岁的观察对象中,房颤总发病率为19.2‰。其中,65~74岁和75~84岁男性的年发病率分别为17.6‰和42.7‰,以上年龄组女性的年发病率分别为10.1‰和21.6‰,且黑人的年发病率(12.0‰)略低于白人(19.5‰)。经年龄和性别调整后,明尼苏达州Olmsted County地区1980年房颤年发病率为3.04‰,2000年为3.68‰,20年内发病率增加了12.6%。在欧洲,对过去十年基于总体人口的调查研究显示,65岁以上的人群在苏格兰、德国的房颤年发病率分别为4.7‰、4.1‰,其中65~74岁的年发病率分别为3.2‰、10.8‰;75~84岁的年发病率分别为6.2‰、16.8‰。

在中国,男性平均年发病率高于女性,分别为1.68‰和0.76‰,且房颤的发病率随年龄增长而增高,65~74岁的男性和大于75岁的女性,分别为4.3‰和1.7‰。

(三)房颤正在全球流行

在全球范围内房颤的发病率和患病率正在不断增加。最近Circulation发表了由WHO牵头完成的全球房颤流行病分析,在全球共有3 350万人患有房颤,占世界人口的0.5%。这一最新的流行病学数据证实了"房颤正在全球流行"。Sumeet等分析了来自全球疾病负担(GBD)数据库中的数据。GBD是一个国际合作项目,由多个大学和世界卫生组织(WHO)共同设计,以评估所有疾病和损伤的发病率和死亡率。关于房颤的文献回顾纳入了184项研究,其中北美和西欧的研究各占1/3。结果显示,1990-2010年,房颤的患病率和总体发病率有小幅上升。1990年房颤患病率为男性569.5/10万,女性359.9/10万,到2010年分别增加到596.2/10万和373.1/10万。1990年,房颤的总体发病率为男性60.710万,女性43.8/10万,到2010年分别增加到77.5/10万和59.5/10万。在过去的20年期间,经年龄调整的房颤死亡率在男性和女性均增加了2倍。到2010年,经年龄调整的房颤死亡率为男性1.6/10万,女性1.7/10万。从1995年到2000年,再到2005年,房颤死亡率逐渐增长,特别是在发达国家。1990-2010年,与房颤相关的残疾也显著增加。伤残调整生命年(DALYs)每10万人增加了18%。与房颤的高发病率和患病率一致,发达国家的DALYs也高于发展中国家。而发达国家的DALYs的增长速度也高于发展中国家。

不同地理区域的异质性是一个重要的发现。北美的房颤负担最高,而在亚太地区,特别是日本、朝鲜、韩国和中国则最低。对于形成各国之间发病率和患病率差异的原因,目前尚不完全清楚。作者认为,北美国家诊断检测条件更好可能是原因之一。此外,房颤的危险因素,例如肥胖和高血压,可能是导致地区差异的原因。最后,遗传因素也可以解释部分差异。目前还没有强有力的证据支持除了控制危险因素之外的任何干预对阻止房颤发生有效。建立系统的、全球性的检测对更好地防治房颤是必要的。

二、病因

(一)房颤的可逆性原因

房颤与某些急性、暂时性原因有关,包括饮酒、外科手术(特别是心胸外科手术)、电击、心肌炎、肺栓塞,其他肺脏病以及甲状腺功能亢进以及其他代谢紊乱,这些一过性的因素和疾病可能引起一过性房颤的发生,也可因相关因素的反复出现,导致房颤的反复发生,但总体来讲去除这些一过性因素或随着急性疾病的痊愈或好转,房颤可能不再出现。在急性心肌梗死时发生房颤表示预后差。房颤亦可伴随心房扑动、预激综合征、房室结折返性心动过速等疾病出现,原发疾病的治疗可减少或消除房颤的发生。

(二)与心脏器质性病变有关的心房颤动

能够引起房颤的心血管疾病很多,主要包括以下几类。

(1)高血压:特别是伴左心室肥大者(高血压性心脏病)。

(2)冠状动脉粥样硬化性心脏病。

(3)心脏瓣膜病:如二尖瓣狭窄或关闭不全、主动脉瓣狭窄或关闭不全、三尖瓣关闭不全等。

(4) 心力衰竭。

(5) 心肌病：如肥厚性心肌病、扩张性心肌病及限制性心肌病（心肌淀粉样变、血红蛋白沉着症和心内膜心肌纤维化）。

(6) 心脏肿瘤（如心房黏液瘤等）。

(7) 缩窄性心包炎。

(8) 肺源性心脏病和右心房特发性扩张。

(9) 其他：伴或不伴有二尖瓣反流的二尖瓣脱垂、二尖瓣瓣环钙化等。

（三）与其他内科疾病有关的心房颤动

(1) 呼吸系统疾病：慢性支气管炎及慢性阻塞性肺病、肺动脉高压引起右心室压力增加，进而使右心房压力增高可能会引发房颤。

(2) 睡眠呼吸暂停综合征可能通过导致患者缺氧及肺血流动力学改变等引发房颤。

(3) 肥胖：是发生房颤的一个重要危险因素。肥胖患者往往伴有左心房增大，当减肥后逆转左心房扩大时，房颤的发生风险也随之减低。

(4) 甲状腺功能亢进患者，由于较多的黏多糖和透明质酸的沉积和淋巴细胞及浆细胞的浸润，导致心肌细胞炎性反应、变性坏死及纤维化可能是引起房颤的部分原因。

(5) 由于起源于肾上腺髓质、交感神经节、旁交感神经节或其他部分的嗜铬细胞肿瘤可阵发或持续地分泌大量去甲肾上腺素和肾上腺素以及微量多巴胺，这些儿茶酚胺类物质可引起心肌炎、心肌坏死从而引发房颤等心律失常。

(6) 神经源性蛛网膜下隙出血和较严重的非出血性脑卒中也可引发房颤，但具体机制尚不清楚，可能系通过交感神经或副交感神经的激活影响心房肌所致。

（四）家族性房颤

家族性房颤的定义是孤立性房颤发生于一个家族之中，但应和继发于其他遗传性疾病的房颤相鉴别，父母有房颤者，后代有房颤的可能性增加。家族性房颤的分子生物学缺陷尚不清楚；染色体上某些特异性位点与某些家族性房颤有一定关系，说明存在着基因突变。家族性心房颤动实际发生率要高于以前对它的认识。

（五）自主神经对房颤的影响

自主神经系统通过提高迷走神经或交感神经张力可以触发易感病人发生房颤。Coumel 描述了一组病人，并将其分为迷走型房颤和交感型房颤。纯粹迷走型房颤或交感型房颤患者比较少见，房颤发作前，反映自主神经张力波动的心率变异性就已经开始出现变化。某些患者房颤发生前数分钟可观察到迷走神经占优势，而另一些患者为交感神经占优势。一般迷走神经介导的房颤更为常见，常发生在夜间或餐后，而肾上腺素能诱导的房颤常发生在白天或有器质性心脏病的患者。

由此可见，多种疾病均可发生房颤，房颤常见的病因与诱发因素详见表 14-1。

表 14-1 房颤的常见病因和诱发因素

电生理异常
　　自律性增强
　　传导异常
心房压力升高
　　瓣膜性心脏病
　　心肌病(继发或原发,导致收缩或舒张功能障碍)
　　半月瓣膜异常(导致左室肥厚)
　　全身性或肺部高压(非栓子)
　　心内肿瘤或栓子
心房缺血
　　冠状动脉疾病
炎症性或间质性心房疾病
　　心包炎
　　淀粉样变性
　　心肌炎
　　年龄性心房纤维化改变
药物
　　酒精
　　咖啡因
内分泌紊乱
　　甲状腺功能亢进
　　嗜铬细胞瘤
自主神经改变
　　副交感神经增强
　　交感神经增强
心房或心房近邻处原发病变或继发病变
术后
　　心脏,肺部,食管手术
先天性心脏病神经源性
蛛网膜下隙出血
非出血性中风特发性(孤立性房颤)
家族性房颤

三、分类

房颤的分类是为了指导治疗。分类的差异一方面是因为每一种分类均有其特定的适用条件,另一方面是国内外不同的权威组织、专家均有不同的分类意见所造成的客观事实。房颤的分类方法主要有以下几种。

(一)房颤的国际统一分类

2003 年国际统一分类采用了临床分类方法,将房颤分为初发房颤(initial AF)和反复发作的房颤。

(1) 初发房颤:是指首次出现的房颤,不论其有无症状和能否自动复律。

(2) 反复发作的房颤:房颤发作≥2次则称为反复发作的房颤,包括阵发性房颤(paroxysmal AF)、持续性房颤(persistent AF)和永久性房颤(permanent AF)。①阵发性房颤指能自行转复,持续时间<7 d的房颤,一般<48 h。②持续性房颤为持续时间>7 d的房颤,一般不能自行转复,需要进行药物或电复律,既可以由阵发性房颤发展而来,也可以是房颤的首次表现。③永久性房颤是指复律失败或非复律适应证或复律24 h内又复发的房颤。需要指出的是该分类方法中房颤的发作是指房颤持续时间>30 s。因为以上房颤分类其英文起始字母均为P,故又称为"3P"分类。

(二) 根据病因分类

房颤的病因复杂,根据病因可分为孤立性房颤、瓣膜病性房颤和非瓣膜病性房颤。

(1) 孤立性房颤(特发性房颤):指房颤发生于较为年轻(小于60岁)的患者,缺少心肺疾病的临床或超声心动图证据。诊断时应详细询问可能导致房颤的病史,至少完善甲状腺功能及超声心动图的检查,但不必过度检查。其诊断可能随着时间的推移和相关疾病的发现而进行修正。这种患者的血栓栓塞发生率和死亡率较低,预后较好。

(2) 瓣膜性房颤:指合并瓣膜性心脏病(如风湿性二尖瓣狭窄、接受机械瓣或生物瓣及二尖瓣修补术者等)的房颤。

(3) 非瓣膜性房颤:指房颤患者未伴有风湿性二尖瓣狭窄、机械或生物瓣及二尖瓣修补等。主要病因包括高血压病、冠心病、心肌病、先心病、肺心病及甲状腺功能亢进症等。

(三) 房颤指南中的分类

美国及欧洲房颤管理指南中房颤分类法最具权威性,但不同时期的指南又有所更新,列举如下。

1. 2006年ACC/AHA/ESC房颤治疗指南

2006年ACC/AHA/ESC房颤治疗指南有关房颤的分类包括:

(1) 首次发现的房颤:指第一次发现的房颤,无论是否有症状或是否可以自行终止,不能确定房颤持续时间和以前是否存在房颤,可以是阵发性房颤或持续性房颤。

(2) 阵发性房颤:通常7 d内恢复窦性心律,绝大多数24 h内恢复窦性心律的房颤。

(3) 持续性房颤:房颤持续时间超过7 d。

(4) 永久性房颤:房颤不能转为窦性心律,复律失败或没有实施复律方案,持续时间很长,如1年以上。

指南继续保留了孤立性房颤的定义:比较年轻的房颤患者(<60岁),没有临床或心脏超声证据的心肺疾病,包括高血压。并将没有风湿性瓣膜病、人工心脏瓣膜或二尖瓣修复术史的房颤,定义为非瓣膜性房颤。

2. 2010 ESC房颤管理指南

2010 ESC房颤管理指南对长程持续性(long-standing persistent)房颤和永久性房颤的概念进行了区分。根据房颤的持续时间及控制策略,将房颤分为五类:

(1) 首次诊断的房颤:指第一次心电图发现为房颤,无论持续时间或房颤相关临床状况的严重程度。

(2)阵发性房颤:指房颤持续小于48 h,可自行终止。

(3)持续性房颤:房颤持续超过7 d,或者需要转律治疗者。

(4)长时限持续性房颤:房颤持续时间超过1年,拟接受导管消融治疗。

(5)永久性房颤:指不考虑节律控制的房颤,患者和医生接受房颤的现状。但如果采取节律控制(导管消融治疗),则房颤需重新定义为长程持续性房颤。

3. 2014 AHA/ACC/HRS房颤管理指南

最新房颤管理指南(2014 AHA/ACC/HRS房颤管理指南)仍然是根据房颤持续时间将其分为五种类型,但与2006年ACC/AHA/ESC房颤管理指南在房颤分类上稍有变化。

(1)阵发性房颤:指持续时间少于7 d的房颤,但与2006年ACC/AHA/ESC房颤管理指南相比增加了一条,即房颤"会以不同的频度复发"。

(2)持续性房颤:指持续时间超过7 d的房颤,但与2006年ACC/AHA/ESC房颤管理指南相比增加了不包括"需要通过电击或药物进行转复"的内容。

(3)长程持续性房颤:指持续时间超过12个月的房颤。这一类型最早是在2010 ESC房颤管理指南中提出的,将持续时间超过12个月的房颤患者且采用节律控制策略,即定义为长程持续性房颤。

(4)永久性房颤:当患者及其经治医师共同决定不考虑节律控制治疗策略时即诊断为永久性房颤。指南特别提出永久性房颤代表了医患采取的治疗态度,而不是病理生理特征,这一治疗立场可能随着症状、干预措施效果以及医患的治疗倾向而再次发生改变,换言之,若重新决定采取节律控制策略,患者将被重新诊断为长程持续性房颤。

(5)非瓣膜病性房颤:指非风湿性二尖瓣狭窄、机械/生物瓣膜或二尖瓣修复状况下出现的房颤。该定义在一定程度上修改了非瓣膜病性房颤的定义,意味着任何未经手术或介入治疗的二尖瓣反流,全部主动脉瓣、肺动脉瓣和三尖瓣的病变,无论程度多重,都属于非瓣膜性房颤。

值得注意的是,2014 AHA/ACC/HRS房颤管理指南并未对"永久性房颤"定义明确的持续时间,而强调"永久性房颤"的诊断应由医患共同作出决定,而且在适当的时候,"永久性房颤"与长程持续性房颤的诊断可以互换,充分体现了房颤治疗以病人为中心的原则。

此外,孤立性房颤被认为是年龄不大、无心肺疾病、高血压及糖尿病的房颤。由于其定义不确切易导致混淆,故2014 AHA/ACC/HRS房颤管理指南不再使用这一定义来指导治疗。

四、诊断

(一)临床病史与体检

房颤的确诊需要心电图检查,对可疑或已确诊房颤患者的初次评价包括:明确房颤类型是阵发性还是持续性,确定房颤病因以及相关的心脏因素和心外因素。详细询问病史将有助于制订一份设计合理、针对性强的诊断检查方案,从而为有效治疗提供指导。通常一次门诊就可对房颤患者进行诊断检查和治疗。如果没有心律记录档案,可能会延误诊治,因此需另外监测心律。

体检时如果出现脉率不齐、颈静脉搏动不整以及第一心音强度改变,则提示存在房颤,而且临床医师还可发现有关的瓣膜性心脏病、心肌病或心力衰竭。心房扑动患者除了心律比较规整以及有时可见颈静脉快速搏动外,其他体检结果同房颤相似。

(二)辅助检查

诊断房颤必须要有至少一个导联的心律失常发作心电图记录,心电监护记录、Holter 监测或者电话、遥感勘测记录也可提供诊断依据。那些安装有起搏器或除颤器的患者诊断和记忆功能需要准确自动监测,胸片对大多数病人有价值,可以识别内源性的肺病变,评价肺血流情况,在评价过程中至少监测一次肝肾功能、甲状腺功能、血清电解质及血红蛋白。所有的房颤病人应该有二维超声心动图评价左房和左室的面积、左室壁厚度和功能,以排除隐匿性心瓣膜病、心包疾病及肥厚性心脏病,左房和左心耳处的栓子如果不做经食管超声很难被发现。在脑栓塞患者和全身性栓塞时左房或左心耳栓子是鉴别心源性血栓的有力证据。

房颤的诊断主要依靠病史、体检及辅助检查,详见表 14 - 2。

表 14 - 2　房颤患者的基本临床检查与附加检查项目

基本检查
(1)病史与体检,以明确是否存在以下情况: 　　与房颤有关的症状及其性质 　　房颤的临床类型(初次发作、阵发性、持续性,或慢性) 　　房颤首次症状出现时间或房颤发现日期 　　房颤发作的频率、持续时间、加重因素,以及终止方法 　　对所有已用药物的反应 　　存在任何心脏病或其他可逆性状况(如甲状腺功能亢进或饮酒) (2)心电图检查,以明确是否存在以下情况: 　　心律(证实房颤) 　　左室肥厚 　　P 波间期与形态,或者颤动波 　　预激 　　束支阻滞 　　是否发生过心肌梗死 　　其他房性心律失常 　　测量和随访使用抗心律失常药物时的 RR、QRS 和 QT 间期 (3)心脏超声,以明确是否存在以下情况: 　　瓣膜性心脏病 　　左房和右房大小 　　左室大小与功能 　　右室压力峰值(肺动脉高压) 　　左室肥厚 　　左房血栓(敏感性低) 　　心包疾病 (4)甲状腺,肝肾功能的血液检查 　　初次房颤发作,心室率不易控制,或心律转复后房颤再次发作

续表

其他检查（可能需要进行一项或多项检查）

(1) 6 min 步行试验
　　如果心率控制有问题
(2) 运动试验
　　如果心率控制有问题（持续性房颤）
　　为了再现运动诱发的房颤
　　为了在患者接受 IC 类抗心律失常药物治疗前排除心肌缺血
(3) Holter 监测或病情记录
　　心律失常类型的诊断是否有问题
　　作为评价心率控制的方法
(4) 经食管心脏超声
　　为了确定左房血栓（位于左心耳）
　　为了指导心律转复
(5) 电生理检查
　　为了阐明宽 QRS 波群快速心律失常的发生机制
　　为了证实已存在的心律失常，如房扑或阵发性室上性心律失常
　　寻找治疗性消融位点或房室传导阻断/改造位点
(6) 胸片
　　肺壁组织
　　肺部脉管系统

（伍伟锋　岑治宏）

参考文献

[1] Go AS, Hylek EM, Philips KA, et al. Prevalence of diagnosed atrial fibrillation in adults: national implication for rhythm management and stroke prevention. The AnTicoagulation and RIsk factors in Atrial fibrillation (ATRIA) study. JAMA, 2001, 285:2370-2375.

[2] Murphy NF, Simpson CR, Jhund PS, et al. A national survey of the prevalence, incidence, primary care burden and treatment of atrial fibrillation in Scotland. Heart, 2007, 93:606-612.

[3] Zoni-Berisso M, Lercari F, Carazza T, et al. Epidemiology of atrial fibrillation: European perspective. Clinical Epidemiology, 2014, 6: 213-220.

[4] Chugh S, Havmoeller R, Narayanan K, et al. Worldwide Epidemiology of Atrial Fibrillation: A Global Burden of Disease 2010 Study. Circulation, 2014, 129:837-847.

[5] 周自强, 胡大一, 陈捷, 等. 中国心房颤动现状的流行病学研究. 中华内科杂志, 2004, 43:491-494.

[6] 胡盛寿. 中国心血管病报告 2013. 北京: 中国大百科全书出版社, 2014:116.

[7] January CT, Wann LS, Alpert JS, et al. 2014 AHA/ACC/HRS Guideline for the Management of Patients With Atrial Fibrillation: Executive Summary: A Report of the American College of Cardiology/American Heart Association Task Force on Practice Guidelines and the Heart Rhythm Society. Circulation, 2014, published online March 28.

[8] Sanna T, Diener HC, Passman RS, et al. Cryptogenic stroke and underlying atrial fibrillation. N Engl J Med, 2014, 370(26):2478 – 2486.

[9] Tieleman RG, Plantinga Y, Rinkes D, et al. Validation and clinical use of a novel diagnostic device for screening of atrial fibrillation. Europace, 2014, 16(9):1291 – 1295.

[10] 黄从新,张澍,马长生,等. 心房颤动:目前的认识和治疗建议 – 2012. 中华心律失常学杂志,2012, 16(4):246 – 289.

[11] 汤日波,马长生. 心房颤动的命名及分类. 中华全科医师杂志, 2007, 6(2):97 – 99.

[12] Fuster V, Ryden L E, Cannom DS, et al. ACC/AHA/ESC 2006 Guidelines for the Management of Patients with Atrial Fibrilation: a report of the American Colege of Cardiology/American Heart Association Task Fome on Practice Guidelines an d the European Society of Cardiology Committee for Practice Guidelines (Writing Committee to Revise the 2001 Guidelines for the Management of Patients With Atrial Fibrillation): developed in colabomtion witIl the European Heart Rhythm Association and the Heart Rhythm Society. Circulation, 2006, 114:e257 – e354.

[13] European Heart Rhythm Association, European Association for Cardio-Thoracic Surgery, Camm AJ, et al. Guidelines for the management of atrial fibrillation: the Task Force for the Management of Atrial Fibrillation of the European Society of Cardiology (ESC). Eur Heart J, 2010, 31(19):2369 – 429.

[14] January CT, Wann LS, Alpert JS, et al. 2014 AHA/ACC/HRS guideline for the management of patients with atrial fibrillation. A report of the American College of Cardiology/American Heart Association Task Force on Practice Guidelines and the Heart Rhythm Society. J Am Coll Cardiol, 2014 Mar 28. [Epub ahead of print]

第十五章 非瓣膜病性心房颤动临床诊治进展

心房颤动(atrial fibrillation,AF),简称房颤,是临床上最常见的快速心律失常,随着人口老龄化,房颤发病率逐渐上升。美国成人中有270~360万例房颤患者,预计在未来25年中将翻一番。胡大一教授等调查发现中国居民房颤患病率为0.77%,80岁以上人群患病率为7.5%,约800万患者,并呈逐年增高趋势。房颤最主要的危害是高栓塞风险,Framingham研究中房颤发生脑卒中年均发生率5%,且随年龄增长而显著增加(50~59岁组为1.5%,而80~89岁组高达23.5%),是同年龄组无房颤患者的5.6~7.1倍;脑卒中永久致残率达25%~50%,30 d死亡率17%~34%,1年死亡率高达25%~40%。我国房颤住院患者的脑卒中患病率约为24.81%,80岁以上人群高达32.86%。因此,许多心血管病专家和医疗政策制定者已将房颤作为独立的疾病看待。

一、非瓣膜性房颤的分类和认识进展及意义

(一)房颤的分类
房颤的分类发生过较多的变化,目前常用的分类法如下。

1. 根据房颤的发作时间特点分类

①阵发性房颤:指持续时间<48 h,可自行终止的房颤;②持续性房颤:指持续时间>7 d,需药物复律或电复律的房颤;③长期性房颤:至房颤持续时间>1年,决定进行节律控制的患者;④永久性房颤:房颤为患者及医师接受且不寻求节律控制者,永久性房颤患者若寻求节律控制干预,则会被再诊定义为"长期持续性房颤"。

2. 根据房颤的病因分类

可分为心血管病性房颤和非心血管病性房颤,而心血管病性房颤的病因包括:高血压、心肌病、心肌炎、瓣膜性心脏病、缺血性心脏病、心力衰竭(心衰)、病态窦房结综合征、房室折返性心动过速、预激综合征等;非心血管病性房颤病因包括:甲状腺功能亢进症、电解质紊乱、肺炎、肺栓塞、脑出血、迷走神经性房颤、肾上腺素性房颤等。

(二)认识进展及意义

早期确诊房颤对预防卒中尤为重要,但对无症状性房颤的诊断仍无特异性方法,因而新指南推荐对于≥65岁患者实施房颤机会性筛查,即扪诊发现脉搏不齐者,需行普通心电图(ECG)、动态心电图检查确诊,以实现早期发现。现代电生理技术和心脏三维电解剖标测技术使房颤的发病机制认识更深入、治疗方法更有效。现有理论认为,肺静脉内异常电活动是触发阵发性房颤的主要电生理基础,并使之维持,环肺静脉线性隔离、前庭放射状线性消融能终止多数房颤;频谱分析发现肺静脉区域与阵发性房颤的主频相关,持续性房颤的主频多位于左心房或右心房,该结论使转子消融成功终止慢性房颤;心脏三维电解剖技术还发现驱动房颤的心动过速也可发生于其他组织,如上腔静脉、冠状静脉窦、Marshall韧带、左心房和右心房的其他区域,对这些部位消融可终止房颤并维持窦性心律。因此更深入地机制研

究和解剖标测技术对房颤治疗势必产生更好的效果。

二、非瓣膜病性房颤的上游治疗

《2013急诊心律失常中国专家共识》指出:处理心律失常的发作同时,还应积极处理其病因和诱因。非瓣膜病性房颤的分类可知许多房颤有明确原因或诱因,如心血管疾病中的高血压、心肌病、心肌炎、瓣膜性心脏病、缺血性心脏病、心力衰竭(心衰)、病态窦房结综合征、房室折返性心动过速、预激综合征等,非心血管疾病中的甲状腺功能亢进症、电解质紊乱、肺炎、肺栓塞、脑出血、迷走神经性房颤、肾上腺素性房颤等,对这些疾病的处理即是房颤的"上游治疗",其本质是房颤的一、二级预防,实质是抑制这些疾病引起的心肌重构、进而预防新发房颤(房颤一级预防),或减少房颤的复发率、减缓其进展为永久性房颤(房颤二级预防)进程。因此,《2010 ESC 房颤管理指南》首次提出了房颤"上游治疗"的概念并给出了具体建议。目前有关房颤的上游治疗研究进展包括 RAAS 阻滞剂、他汀类药物、β 受体阻滞剂等几个方面。

(一)RAAS 阻滞剂在房颤上游治疗中的作用

1. 相关的基础研究

既往研究发现,房颤的发生与肾素-血管紧张素-醛固酮系统(renin-angiotensin-aldosterone system,RAAS)的激活密切相关。早在 2000 年,Goette 等发现血管紧张素转换酶(ACE)在房颤患者心房组织的表达比窦性心律者显著增加。之后,Nakashima 等发现血管紧张素受体阻滞剂(angiotensin receptor blocker,ARB)坎地沙坦和血管紧张素转化酶抑制剂(angiotensin converting enzyme inhibitors,ACEI)卡托普利都可预防实验狗快速起搏引起的心房不应期缩短,而后者可能是房颤发生的重要基础。2001 年,Li 等发现心室快速起搏诱发充血性心衰实验狗的心房组织发生了有利于维持房颤的基质改变,包括基质纤维化、心房局部传导减慢、心房快速刺激诱发的房颤持续时间延长、心房组织的血管紧张素Ⅱ(Ang Ⅱ)浓度表达增加,而 ACEI(依那普利)可显著减少这些改变及心房纤维化程度与房颤持续时间。此外,Kumagai 等研究也发现 ARB(坎地沙坦)可显著缩短连续起搏狗右心房所诱发房颤的持续时间,减少心肌间质的纤维化。

2. 临床循证医学研究

临床循证医学证明 ACEI 和 ARB 在治疗原发病同时也降低房颤的发生和复发率。1999 年发表的使用依那普利的 SOLVD 研究证实:左室功能不全患者房颤与全因死亡率、泵衰竭的进展呈正相关,依那普利治疗可显著降低房颤发生的风险达 78%。TRACE 研究证实,急性心肌梗死患者应用群多普利在显著降低左心功能下降引发的死亡率同时,可降低新发房颤 45%。2006 年前 Healey、Kalus、Anand 等通过多个 Meta 分析也证实 ACEI 和 ARB 在预防房颤的发生或复发方面有显著效果。LIFE 研究随访 4.8 年,发现氯沙坦组新发房颤的发生率较阿替洛尔组显著降低(8.2/1000 人年 vs 11.7/1000 人年,$P<0.01$);Val-HeFT 研究发现,心衰患者中缬沙坦较安慰剂降低房颤发生率约 35%。CHARM 研究证实坎地沙坦可显著降低慢性心衰患者新发房颤(5.5% vs 6.74%,$P=0.0039$)。此外,VALUE 研究发现虽然缬沙坦与氨氯地平在降压方面差异不显著,但缬沙坦较氨氯地平显著降低新发房颤风险,新发

房颤发生率下降16%（$P=0.044$），持续性房颤的发生率下降32%（$P=0.005$）。

3. 醛固酮拮抗剂的相关研究

既往研究发现，房颤患者血清醛固酮水平明显高于窦性心率患者，并且独立于左房内径、年龄和心率外。Milliez等发现原发性醛固酮增多症患者房颤发生率显著高于与之匹配的原发性高血压患者。Goette等发现，22名持续性房颤成功电复律48 h之后血清醛固酮水平显著下降，而复律前后血压没有明显的变化。此外，还有多项基础研究发现醛固酮与房颤密切相关，但需更大规模临床研究加以证实。总之，醛固酮拮抗剂可能会成为新的房颤上游治疗药物。

（二）他汀类药物在房颤上游治疗中的作用

炎症反应可能主要参与心房早期电重构并促进持续性房颤的发生，临床研究现已证实，具有抗炎作用的他汀类药物在房颤治疗中有显著作用。ADVANCENT注册研究亚组分析发现，接受调脂治疗（92%为他汀类药物）的高脂血症患者房颤的发病率为25.1%，未接受调脂治疗者的发生率高达32.6%（$P<0.01$），该预防作用与治疗前的血脂水平无关，在校正了年龄、性别、糖尿病、心力衰竭病因、NYHA心功能分级及应用β受体阻滞剂、ACEI、ARB等因素后，仍发现调脂药物能显著降低左心室收缩功能障碍者的房颤发生率（$OR\ 0.69,95\%\ CI\ 0.64\sim0.74$），且这种抑制效应独立于药物的调脂作用之外，其作用明显优于ACEI（$OR\ 0.85,95\%\ CI\ 0.79\sim0.92$）和β受体阻滞剂（$OR\ 0.95,95\%\ CI\ 0.88\sim1.02$）。ARMYDA-3研究是降低心脏手术后病人房颤发生率的前瞻性试验，该研究证实阿托伐他汀可使发生房颤的风险较安慰剂组降低61%（$95\%\ CI\ 0.18\sim0.85,P=0.017$），联合β受体阻滞剂治疗者可降低90%（$OR\ 0.01,95\%\ CI\ 0.02\sim0.25,P<0.01$）。GISSI-HF研究显示，平均随访3.7年后心力衰竭患者瑞舒伐他汀和安慰剂新发房颤率分别为13.9%和16%（$P<0.05$）。

（三）β受体阻滞剂在房颤上游治疗中的作用

Oral等研究发现，静脉输注异丙肾上腺素可使5%无房颤患者、84%阵发性房颤患者发生持续性房颤，且呈剂量依赖性；而Patterson等研究发现，β受体阻滞剂阿替洛尔可以预防电刺激肺静脉自主神经诱导的房颤。上述研究结果表明，交感神经兴奋与房颤的发生密切相关。其后的多项临床研究也发现，在器质性心脏病患者中使用β受体阻滞剂可以明显减少房颤的发生，但目前β受体阻滞剂在房颤治疗中主要用于心室率的控制，仍缺乏大规模、多中心、随机、双盲、前瞻性临床研究评估其在房颤上游治疗中的作用。因此，有关β受体阻滞剂在房颤上游治疗中的作用尚需进一步临床研究证实。

（四）Omega-3脂肪酸在房颤上游治疗中的作用

Omega-3脂肪酸是一种天然不饱和脂肪酸产物，具有调脂和抗血栓形成功效。研究发现，其与兔心房组织结合后可降低牵拉诱发房颤的敏感性，每天摄入Omega-3脂肪酸1 g能够显著减少房性心律失常的发作次数和总负荷；每天摄入Omega-3脂肪酸2 g可明显减少冠状动脉搭桥术后房颤的发生率及患者住院时间。但2006年发表的鹿特丹研究显示，不管每天摄入Omega-3脂肪酸还是鱼类，都与房颤发生率的降低没有关系。因此Omega-3脂肪酸作为房颤上游治疗的疗效还需进一步研究证实。

总之，有关房颤药物治疗的上游治疗尚处于临床研究阶段，各类药物并未成为房颤一、二级预防的常规手段,而只是相关疾病如高血压、心力衰竭、心肌梗死治疗获得的附属效果。进一步的研究还应扩大研究对象,以发现房颤一、二级预防的明确药物,已被临床所重视,并被写入各类指南或专家共识,如《2010 中国高血压防治指南》中,"心房颤动预防"已被列为 ACEI 和 ARB 的适应证之一。

三、非瓣膜病性房颤的节律控制

近年来,有关房颤患者的心率控制与节律控制一直是临床争论的焦点,而目前的结论多基于 Meta 分析结果,各研究结论也不完全一致。陈少杰等所做的 Meta 分析显示,对于整体人群,心率控制与节律控制的总体死亡率、进行性心衰加重、血栓栓塞事件、出血事件均无明显差异,但年龄<65 岁的患者采用节律控制则总体死亡率、进行性心衰加重事件明显少于心率控制,故建议对相对年轻的房颤患者应早期进行节律干预。Pilote 等对 26 000 多例房颤患者进行了心率控制或节律控制治疗研究,结果显示,随访 4 年时两组在死亡率上的差异微乎其微,但随访 5 年后节律控制组患者死亡率稳定下降。2014 年《Ann Intern Med》发表了美国的一项系统综述,作者纳入 162 项研究 28 836 例患者,以心率控制和节律控制药物治疗两种策略进行比较,研究终点为全因死亡、心源性死亡和卒中,结果显示在老年轻度症状房颤患者效果相当;在节律控制治疗降低房颤复发方面,肺静脉隔离术效果显著优于抗心律失常药物(OR 5.87),心脏外科手术同时行迷宫手术者优于仅行心脏手术者(OR 7.94);所以作者提出在老年轻度房颤患者中,心率和节律药物控制策略疗效相当;在年轻的阵发性房颤和轻度结构性心脏病患者中,肺静脉隔离术在减少房颤复发方面优于抗心律失常药物。同时发现节律控制出现不良结果原因可能来源于维持节律的药物副反应抵消了节律控制所获得的益处。基于上述研究结论,非药物节律控制策略可能会成为主要的治疗方向。但目前因缺乏相关大型前瞻性、多中心研究结论,各指南也无明确建议。

(一)节律控制药物治疗进展

目前认为药物复律适用于病程不超过半年、左心房内径<4.5 cm、无严重结构性心脏疾病、触发因素已去除的阵发性或持续性房颤患者。传统抗心律失常药物包括 I a 类的奎尼丁、I c 类的普罗帕酮和Ⅲ类的胺碘酮等,它们均通过延长心房肌的有效不应期与动作电位时程消除房颤,但这些药物副作用大甚至出现致心律失常作用,维持窦性心律的比例相对较低,疗效欠佳,为此新型抗心律失常药物及中成药研发已成为热点。

1. 决奈达隆

作为替代胺碘酮的决奈达隆是一种不含碘的新型Ⅲ类抗心律失常药物,可同时抑制 Na、K、Ca 等离子通道,并且还具有 β 受体阻滞作用。人们最初对该药的期望值很高,也有多项临床研究(如 EURIDIS、ADONIS、ERATO 研究和 ATHENA 研究)证实决奈达隆治疗房颤安全有效,无胺碘酮的器官毒性。但随后在丹麦、匈牙利、挪威、波兰、瑞典和新西兰进行的 ANDROMEDA 研究却发现决奈达隆组有 25 人死亡,安慰剂组 12 人死亡,决奈达隆显著增加治疗患者的死亡风险,该试验也被提前终止,究其原因可能与引起严重的左室收缩功能减退有关。目前认为决奈达隆能有效维持阵发性或持续性房颤窦性心律,但不适用于伴有中、重度心力衰竭患者,美国 FDA 批准的决奈达隆说明书也提示"重度心力衰竭(NYHA Ⅳ

级)或失代偿的心力衰竭(NYHA Ⅰ、Ⅱ级),需住院或转送至专科医疗单位的患者忌用"。

2. 维纳卡兰

维纳卡兰通过选择性地阻滞心房肌钾离子和钠离子通道而迅速转复房颤,同时避免对心室肌电生理特性产生影响而导致致命性室性心律失常。房性心律失常复律试验(ACT)发现对≤7 d 的房颤复律,维纳卡兰平均复律时间为 8~11 min,大部分为首剂复律,显著高于安慰剂。直接对比维纳卡兰和胺碘酮发现,在维纳卡兰输入后 90 min 内复律比率是胺碘酮的 8.4 倍,且无过多的严重不良事件风险。但房性心律失常复律试验Ⅰ发现维纳卡兰转复新发房颤显著高于对照组,但持续性房颤转复为窦性心律者仅 7.6%,提示维纳卡兰能够快速有效地转复新发房颤,对于持续性房颤效果欠佳。

3. 稳心颗粒

作为抗心律失常的中成药稳心颗粒具有益气养阴、宁心复脉、活血化瘀、定悸安神的功效,对早搏、房颤及快速型心律失常具有一定的疗效,能显著改善心慌、心悸症状。研究表明,稳心颗粒是一种心房选择性钠通道阻滞剂,选择性阻断心房肌晚钠电流,打断折返机制,达到治疗房颤的目的。单独使用稳心颗粒,可以有效控制 20%~30% 房颤患者复发,稳心颗粒联用胺碘酮,可以有效控制 60% 房颤患者复发,并且可以降低胺碘酮服用量。但尚需大样本、多中心、随机双盲研究加以证实。

(二)节律控制导管消融进展

房颤导管消融的方法包括肺静脉电隔离、左房顶部线性消融、二尖瓣峡部消融、三尖瓣峡部消融及 CFAEs 消融等。2013 年 ESC 会议公布的 DECAAF 试验结果对房颤治疗的措施和导管消融治疗提供了新的思路,该研究发现校正年龄、性别、高血压、合并症、房颤类型、左房容积、左心室射血分数等后,左心房病变程度是唯一能预测房颤复发的最有意义的预测因子,心房肌纤维化程度每增加 1%,消融后房颤复发的风险就增加 5.8%。因此,消融前可采用 MRI 检测以明确心房肌组织纤维化,并在术中更多地消融这些组织,必将显著提高手术成功率和降低手术复发风险。

1. 房颤导管消融方法的进展与评价

房颤导管消融方法经历了点状消融、肺静脉节段消融、环肺静脉线性消融及心房碎裂电位消融等不同阶段,从而使房颤消融技术日趋成熟。

(1)点状消融:最初认为房颤是源于心房内的异位兴奋灶发放的快速冲动,由此产生了点状消融法。这些兴奋灶位于肺静脉、上下腔静脉、界嵴、冠状静脉窦口、右心房游离壁和左心房后壁等。点状消融的即刻成功率高达 90% 以上,但远期成功率仅 60%~80%,目前已很少应用。

(2)肺静脉电隔离术:以电隔离肺静脉为终点的术式是导管消融根治房颤的主要方法,包括肺静脉节段消融和线性消融。前者通过消融肺静脉开口部或开口近端的一个或若干个节段,达到完全阻断肺静脉和左心房之间的电联系即可,其对阵发性房颤的效果较好,单次消融的成功率在 50%~70%,复发者行 2~3 次消融后成功率为 70%~80%。后者在三维标测系统的指导下,沿左右两侧肺静脉口周围,距肺静脉口约 5 mm 的心房侧做环形线性消融,并于左心房后壁顶部行线性消融连接上述环形径线,最后消融左心房峡部,由三维标测系统监测消融线路是否连续。对于持续性房颤,环肺静脉消融可有效地终止房颤或使55%的房颤患者转变为折返性房性心律失常;同时房颤患者初次射频消融术后再次出现房性心律失常多是由于肺静脉传导恢复所致,可再次成功消融。

(3)心房碎裂电位消融:心房碎裂电位消融理论上有助于房颤消融成功,但Oral等对100例慢性房颤患者进行心房内碎裂电位消融,仅16%的患者房颤在消融术中终止,44%的患者需进行电复律,40%的患者消融后需静脉点滴依布特利房颤才能终止,故目前暂不推荐针对心房碎裂电位的消融。

(4)迷走神经去神经化:心脏自主神经系统与房颤的发生和维持存在密切关系,Pappone等发现,在环肺静脉线性消融术中未出现迷走神经去神经化者术后阵发性房颤复发率高达15%,而出现迷走神经去神经化者术后复发率仅为1%。但去迷走神经治疗房颤的效果,还需更多的临床试验加以验证,同时该消融术式很可能成为房颤导管消融治疗的一个新策略。

2. 房颤发生的认识新观点为消融治疗提供了新方法

转子理论认为房颤不管其有多少杂乱无章的子波折返,但其中总有稳定的转子加以维持,对转子消融后,可显著改善房颤消融效果。CONFIRM试验是一个以转子理论为依据、消融局灶转子起源点及转子区域+肺静脉电隔离的房颤消融方法研究,随访273 d后,82.4%的患者(包括阵发性和持续性房颤)仍维持窦性心律,而传统消融组仅44.9%维持窦性心律。该研究进一步证实房颤是由转子维持的,但作为一项新兴起的技术,房颤转子的标测与消融仍有许多有待进一步探索的地方。其一,心腔内全景标测的分辨率有待进一步提高,以更好地标测实际尺度更小的局灶;其二,转子和脉冲源的电-解剖维持机制和原理有待进一步探索;其三,转子消融能否真正成为继环肺静脉隔离之后一把新的利剑,仍然需要更大范围的多中心随机对照试验和更长时间的随访数据验证。

上海长征医院赵学提出了全新的房颤消融术式:肺静脉前庭放射状线性消融,所有消融线以局部双电位或CAFEs的肺静脉口为起点,终于肺静脉-左房交界处,其原理基于疏导电传导切断折返环,而不是传统的阻断传导径路。该方法具有消融时间短、X线曝光时间少、无需LASSO导管等优点,但还需大样本及长期效果观察加以证实。

3. 冷冻消融术

在转子消融成为主流前,房颤消融术主要为肺静脉电隔离术。主要是应用热或冷冻技术来实现的。应用热能进行肺静脉点对点消融术,医生的经验积累需要花费数年时间、经过几百例的操作,即使最有经验的中心,进行再次消融术的患者比例也高达40%,其最大的缺陷在于消融点之间的缝隙,因为操作者很难把这些点连成线。而且,如果射频消融术操作点离肺静脉较远,或者在左心房的其他区域,就可能造成心房功能受损。伴随着第二代balloon的发布,应用冷冻技术的肺静脉电隔离术似乎克服了上诉诸多不足,因为它可使电隔离术效果维持时间更久、对左房的功能损伤性更小、并发症更少。辅以心内超声后,冷冻消融术还可降低X线透视次数和减小对比剂负荷。由此可见,冷冻消融术在未来房颤治疗中可能具有良好的应用前景。

4. 微创外科双极射频消融术

依据Cox迷宫术的微创外科双极射频消融术为需外科手术的房颤患者治疗提供了新方

法。Cox迷宫手术常用于器质性心脏病合并房颤患者,在行外科手术同时进行以终止房颤发生。迷宫手术先后经历了迷宫Ⅰ、Ⅱ、Ⅲ型术式的改良,其中以Cox Ⅲ型迷宫术为房颤外科治疗的经典术式,其疗效远高于药物治疗,也高于目前的导管消融的总体效果,但其技术难度大、手术时间和体外循环时间长、创伤大,且手术并发症严重,广泛开展这一技术有一定的难度。Kasirajan等采用微创外科双极射频消融术(相当于改良Cox迷宫手术),在外科手术同时行射频消融术治疗,经过平均16.5个月的随访发现,该方法可使80%的难治性房颤患者脱离抗心律失常药物的使用,且生活质量得到极大提高。提示依据Cox迷宫术的微创外科双极射频消融术可能有较广阔的应用前景。

四、非瓣膜病性房颤的心率控制

(一)心率控制策略

近10余年,针对不同房颤人群的系列随机对照临床研究,包括AFFIRM试验、RACE试验、AF-CHF试验等,均发现虽然节律控制维持窦性心律可使患者获益,但这种获益可能会被抗心律失常药的不良反应所抵消,如维持窦性心律可使死亡率降低53%,但却有49%抗心律失常药物相关的死亡发生。尽管对房颤患者采用何种治疗策略没有最终定论,但各国新的房颤治疗指南仍推荐房颤发生时间不超过半年、左心房内径<4.5 cm、无严重结构性心脏疾病、触发因素已去除的阵发性或持续性房颤患者应该接受节律控制,而75岁以上的老年人、伴有心力衰竭和永久性房颤患者应首选心率控制,因为降低心率可使室有足够的充盈时间,避免心率相关缺血事件,改善血流动力学。

以往对心率控制要求较严格,但随着RACE Ⅱ试验结果的发表,欧美指南相继放宽了心率控制目标。该研究结果显示,心率严格控制组与适度宽松控制组相比,达到目标心率的时间更长,需联合用药的比率更高,所用药物的剂量更大,但是累积的主要终点事件并未减少,且心率达标率低、各个次要终点事件及由心房颤动导致的症状均无显著差别。2011年,美国心脏病学会/美国心脏协会/美国心律协会(ACC/AHA/HRS)指出,对于心功能稳定(左室射血分数>40%)、不伴或伴轻微症状的房颤患者可采用宽松心率控制策略(静息时心室率<110次/min);因此,对于无严重的快速心率相关症状的房颤患者,采用宽松的心率控制策略是相对合理的。

(二)心率控制常用药物

目前控制心室率的药物主要有β受体阻滞剂、非二氢吡啶类钙拮抗剂(维拉帕米、地尔硫䓬)和洋地黄等。AFFIRM研究表明,心室率控制组患者应用最多的抗心律失常药物为β受体阻滞剂(24%),其次为钙通道阻滞剂(17%)和地高辛(16%),两药联用者达30%以上。

β受体阻滞剂在房颤心率控制方面的作用已被人所熟知,以地尔硫䓬为代表的非二氢吡啶类钙通道阻滞剂同样发挥着重要的治疗作用。《ACC/AHA/ESC房颤管理指南2006》指出,钙通道阻滞剂是唯一被证明能够改善生活质量和运动耐量的房颤治疗药物,其中口服地尔硫䓬和β受体阻滞剂用于控制房颤患者心室率均为Ⅰ类适应证。地尔硫䓬起效迅速,30 min内即可使心室率降至100次/min以下,对于应激或运动时心室率的控制效果优于地高辛,特别适宜于初发房颤患者的心率控制。

地高辛控制心率作用较β受体阻滞剂和钙通道阻滞剂起效慢(通常需要60~120 min),对运动心室率控制较差,因此常作为心率控制治疗的辅助用药,尤其是活动量较小、伴有心力衰竭的老年患者。其治疗过程中常需要联用其他抗心律失常药物,如将地高辛与β受体阻滞剂或钙通道阻滞剂联合应用,可有效控制患者静息及活动状态下的心室率。使用过程中应注意个体化剂量,避免心动过缓的发生。

(三)心率控制药物的合理选择

房颤伴发疾病不同,其选用药物也不一样,其基本原则是:①急性心肌梗死伴发房颤快速心室率者,无禁忌时选用静脉注射β受体阻滞剂、钙通道阻滞剂;②高血压、缺血性心脏病合并房颤者,首选β受体阻滞剂治疗,合并心功能不全时首选洋地黄类药物;③年轻人使用β受体阻滞剂、维拉帕米或地尔硫䓬更有效;④心脏外科手术后房颤以β受体阻滞剂为首选用药;⑤合并慢性阻塞性肺病或支气管哮喘的患者,优先选择钙通道阻滞剂,β受体阻滞剂应为高$β_1$选择性药物更佳;⑥甲亢合并房颤患者应选用非选择性β受体阻滞剂,有β受体阻滞剂禁忌时可选用钙通道阻滞剂控制心率,但静脉注射钙通道阻滞剂可导致房颤合并心力衰竭患者心脏功能恶化,应当避免。

五、房颤抗凝治疗进展

鉴于房颤的最大风险是发生脑卒中,抗凝治疗则显得至关重要。任何房颤患者,除低危患者(<65岁的孤立性房颤)或存在抗栓治疗禁忌证者,均应行抗凝治疗,但在抗凝治疗前应进行血栓栓塞风险及出血风险评估,再选择合理有效的抗凝治疗方案。

(一)房颤卒中风险和抗凝出血风险的评估

如何选择抗凝治疗方案是房颤治疗的关键,国内外学者提出了许多危险因素评分系统(公开发表的至少有12个),包括Framingham评分、ACCP评分及$CHADS_2$评分等。《ACC/AHA/ESC房颤管理指南2006》和美国胸科医师学会(ACCP)2008抗栓指南推荐的$CHADS_2$评分是临床上最常用的评估方法之一。该评分系统收集的危险因素为:心力衰竭史(1分)、高血压(1分)、年龄(≥75岁,1分)、糖尿病(1分)、脑卒中或短暂脑缺血史(2分),并建议记0分者选择阿司匹林、1分者选择阿司匹林或华法林、2分及以上者选择华法林抗凝治疗,抗凝强度为INR 2~3。但在临床实践中发现该评分方法对卒中低危患者评估不够细致(如记分为0者其缺血卒中发生率高达1.4%)。为此2010年欧洲心脏病学会采用了CHA_2DS_2-VASc积分(表15-1)。该评分系统将总分6分增加到9分,年龄>75岁者由1分增为2分,增加了65~74岁、血管疾病(心肌梗死病史、外周动脉疾病、主动脉斑块)和女性指标,且各为1分,药物选择建议相同。该方法人群分类更明确,也进一步降低了栓塞的风险,目前已替代$CHADS_2$评分。我国目前尚无自己的评估方法,但中国人群的前瞻性随机对照研究证实了调整剂量的华法林(INR 2.0~3.0)优于阿司匹林(150~160 mg/d);中国住院患者病例对照研究提示,国人的血栓栓塞独立危险因素与欧美人群近似,为此国内目前指南采用的是$CHADS_2$评分。

表 15-1 栓塞风险 CHA_2DS_2-VASc 评分

评分分类	基线特征	分值
CHF	充血性心衰	1
Hypertension	高血压病史	1
Age	≥75 岁	2
Diabetes mellitus	糖尿病	1
Stroke	脑卒中/TIA	2
Vascular disease	血管疾病	1
Age	65~74 岁	1
Sex(Female)	性别(女)	1

但华法林在抗凝时存在出血风险,根据研究结果欧洲指南推荐了 HAS-BLED 评分法(表 15-2),该方法纳入高血压(1 分)、肝肾功能异常(1 或 2 分)、卒中(1 分)、INR 值易波动(1 分)、老年(65 岁以上,1 分)、药物或嗜酒(1 或 2 分),建议≥3 分为出血高危患者,需加强观察。

表 15-2 出血风险 HAS-BLEDS 评分

评分分类	基线特征	分值
Hypertension	高血压病史	1
Abnormal	肝肾功能异常	1/2
Stroke	脑卒中/TIA	1
Blood	出血史	1
Labile INR	INR 值易波动 s	1
Elderly	老年(>65 岁)	1
Drug/alcohol	药物或嗜酒	1/2

(二)药物抗凝治疗

1. 传统抗凝药物的应用

房颤抗凝治疗的传统药物包括阿司匹林和华法林。Hart 等荟萃了包括 AFASAKI、SPAFI、WAFT、ESPSⅡ、LASAF、UK-TIA 等 16 个关于房颤卒中预防的临床研究,发现阿司匹林与安慰剂比较,可使房颤卒中风险下降 22%,作为一级预防可使房颤卒中每年下降 1.5%,二级预防则下降 2.5%。而华法林与安慰剂比较,可使房颤卒中风险下降 62%,作为一级预防可使房颤卒中每年下降 2.7%,二级预防则下降 8.4%,但颅外出血风险每年增加 0.3%。华法林与阿司匹林比较,更能降低房颤卒中风险 36%。张澍主持的中国非瓣膜病性房颤抗凝研究同样证实了上述结论。但 FFAACS 研究发现,华法林与阿司匹林联用较华法林单用显著增加严重出血并发症(13.1% vs 1.2%),从而使本研究仅进行了 0.84 年便提前终止。ACTIVE-W 研究证实,阿司匹林与氯吡格雷联用,其卒中、心肌梗死、栓塞和血管性死亡发生风险远高于华法林(5.6%/年 vs 3.9%/年),而大出血并发症与华法林组相似,故不推荐双联抗血小板治疗用于瓣膜病性房颤卒中预防。目前公布的研究均提示华法林适用于房颤卒中预防,且INR应维持于2.0~3.0。2014年3月28日,在美国心脏病学会(ACC)年会上发布的2014 AHA/ACC/HRS心房颤动患者管理指南明确指出,在减少卒中风险方面,许多试验显示房颤患者应用阿司匹林没有获益或获益较少,且有出血风险,因此新指南中阿司匹林的地位有所下降。

虽然华法林在房颤抗凝治疗方面结果肯定,但由于下列原因使华法林在临床上的使用严重不足。①华法林影响因素较多:许多食物、药物及遗传等因素均可影响华法林的作用。②治疗/安全窗口窄(INR在2~3之间):抗凝疗效与出血风险共存,即使INR在治疗窗口内,仍存在出血风险;另外,不同患者相同INR值出血风险却不同。③需要频繁抽血监测INR值,不仅增加费用,还导致患者的依从性下降。④需频繁调整剂量:由于个体代谢基因型不同,达标需要的剂量可能变异很大;另外治疗中受药物食品等影响因素也需不断调整剂量。⑤强调INR值达标达到治疗时间的60%以上,如果INR达到治疗范围的时间<60%,有可能完全抵消服用华法林的获益。但事实上大部分患者并未认真监测INR,很难确定达到此标准的患者比例。

2. 新型口服抗凝剂的应用

过去几十年来,人们一直致力于寻找能替代华法林的理想的新型口服抗凝药物,希望这些药物具备不劣于华法林抗凝效果、出血并发症发生率低、不需要频繁抽血监测或调整剂量、服用方法简单且有良好的安全耐受性等特点。目前在我国上市的新型口服抗凝药只有达比加群酯和利伐沙班。

(1)达比加群酯:是Ⅱa因子即凝血酶抑制剂,是凝血级联反应的最后环节。口服吸收后在体内转化为具有直接抗凝血活性的达比加群,与凝血酶的纤维蛋白特异结合位点结合,阻止纤维蛋白原裂解为纤维蛋白,阻断血栓形成。同时还可从纤维蛋白-凝血酶结合体上解离,发挥可逆的抗凝作用。RE-LY研究是达比加群酯在房颤患者预防脑卒中的大规模前瞻性、随机、双盲研究,结果发现达比加群酯110 mg 2次/d口服预防房颤患者脑卒中和体循环栓塞的作用与华法林相当,但出血发生率低于华法林(2.71% vs 3.76%);而150 mg 2次/d口服预防脑卒中和体循环栓塞的作用优于华法林,出血发生率与华法林相当(3.11% vs 3.36%),颅内出血率较华法林明显降低。鉴于上述结果,2010年10月19日,美国FDA批准达比加群酯用于房颤患者的一级预防,AHA房颤管理指南专门为达比加群酯进行更新。但进一步研究发现,达比加群酯使用存在肝酶升高,不能与奎尼丁、维拉帕米、克拉霉素、胺碘酮或其他P糖蛋白抑制剂同时应用,肾功能不全的患者需慎用的缺点。研究还证实达比加群酯在人工瓣膜置换术患者中的抗凝作用劣于华法林,从而退出该领域的治疗。

(2)利伐沙班:是口服Xa因子竞争性抑制剂,房颤预防血栓栓塞试验(ROCKET AF)是利伐沙班在非心脏瓣膜病性房颤患者中抗凝治疗的Ⅲ期临床研究,研究结果显示与华法林相比,利伐沙班20 mg/d治疗组卒中和血栓发生率较低,严重出血发生率相似,提示在非瓣膜病性房颤患者中利伐沙班疗效与华法林相当,且无需剂量调整,无需监测INR。目前已批准用于非瓣膜病性房颤的抗凝治疗、预防和治疗骨科关节置换术后静脉血栓栓塞。利伐沙班的药物间相互作用率低,包括地高辛、阿司匹林、非类固醇类抗炎药,暂无食物和利伐沙班间相互影响的报道。体外研究发现与依诺肝素、普通肝素比较,大剂量利伐沙班(300 mg/d)与二者在人工瓣膜有关血栓形成预防相似,进一步应进行前瞻性临床研究证实其作用。

虽然这些新型口服抗凝药不再需要常规的 INR 监测,且可规定剂量给药,研究结果也鼓舞人心,但这些药物今后能否广泛应用于临床,答案并不确定,首先是价格较华法林昂贵,其次目前暂时无相应的拮抗剂,一旦发生出血事件,即需考虑行输血治疗。如果这些问题被克服,则服用新型口服抗凝剂治疗更加安全、简便,必将会给房颤的抗凝治疗带来一场革命,并造福更多房颤患者。

(三)器械治疗预防卒中

19 世纪 30 年代心脏外科医生发现大多数风湿性心脏病二尖瓣狭窄患者左房血栓发生于左心耳,手术完全闭合左心耳后,脑栓塞危险降低了近 12 倍。故目前 ACC/AHC 指南推荐在进行二尖瓣手术同时切除或封闭左心耳。1996 年 Odell 等报道了经胸腔镜封闭左心耳预防房颤栓塞,该技术大大降低了手术的创伤和风险,但左心耳封闭不完全和创面较大影响了其广泛应用。

封堵器治疗先心病理念促进了用封堵器封闭左心耳技术的发展。Nakai 等首先在动物实验研究取得成功,2002 年 Sievert 率先报道了应用 PLAATO 系统封闭左心耳预防房颤患者栓塞并发症的发生,已完成 100 多例,效果明显。2003 年 Meier 等报道了应用 Amplatzer 房间隔缺损封堵器封闭左心耳并获得了成功,为此左心耳封堵术已逐步成为常用方法,并为Ⅱb推荐级别。但经皮左心耳封堵术仍有许多问题需进一步研究解决:①需要更大的样本来证实此项技术的可靠性及安全性;②需要更长时间观察封堵左心耳后能否长期预防房颤患者栓塞并发症的出现;③对心脏功能及内分泌的影响尚不明确,特别是对心房利钠肽的影响及后续的反应;④技术相对复杂,需要研制能够更有效、更易操作的左心耳封堵器,缩短学习曲线。

总之,非瓣膜病性房颤的临床诊治已取得了长足进展,但各方面均还存在诸多问题需要解决,包括病因治疗、房颤转复、血栓栓塞预防、心率控制等。各种新的理念渐为人们接受和更新,如抗凝治疗作为房颤治疗中最为重要的基石,也越来越受医患双方重视;导管消融在房颤的根治性治疗中亦独领风骚等。今后应在房颤发生机制、转复窦性心律并长期维持、有效且实用药物等方面进行深入研究。

(方于强 曾春雨)

参考文献

[1] Miyasaka Y, Barnes ME, Gersh BJ, et al. Secular trends in incidence of atrial fibrillation in Olmsted County, Minnesota, 1980 to 2000, and implications on the projections for future prevalence. Circulation, 2006, 114(2):119 – 125.

[2] 胡大一,孙艺红. 心房颤动的流行病学和治疗现状. 中华全科医师杂志,2006, 5(1):5 – 7.

[3] 陶此玲,李兴德. 老年退行性心脏瓣膜病研究进展. 实用老年医学,2013,27(3): 247 – 249.

[4] Waldo AL. Anticoagulation: stroke prevention in patients with atrial fibrillation. Cardiol Clin, 2009, 27(1): 125-135.

[5] 中华医学会心血管病分会.中国部分地区心房颤动住院病例回顾性调查.中华心血管病杂志, 2003, 31(12):913-916.

[6] 胡大一,孙艺红,周自强,等.中国人非瓣膜性心房颤动脑卒中危险因素的病例对照研究.中华内科杂志, 2003, 42(3): 157-161.

[7] Kannel WB, Abbott RD, Savage DD, et al. Epidemiologic features of chronic atrial fibrillation: The Framingham Study. N Engl J Med, 1982, 306(17): 1018-1022.

[8] Hart RG, Benavente O, McBride R, et al. Antithrombotic therapy to prevent stroke in patients with atrial fibrillation: a meta-analysis. Ann Intern Med, 1999, 131(7): 492-501.

[9] Connolly SJ, Pogue J, Hart RG, et al. Effect of clopidogrel added to aspirin in patients with atrial fibrillation. N Engl J Med, 2009, 360(20): 2066-2078.

[10] January CT, Wann LS, Alpert JS, et al. 2014 AHA/ACC/HRS Guideline for the Management of Patients With Atrial Fibrillation. J Am Col Cardil, 2014 Mar 28. [Epub ahead of print].

[11] 心房颤动抗栓研究协作组.华法林对非瓣膜病心房颤动抗栓的安全性和有效性研究.中华内科杂志, 2006, 45(10):800-803.

[12] Lechat P, Lardoux H, Mallet A, et al. Study of combined anticoagulant (fluindione)-aspirin therapy in patients with atrial fibrillation at high risk for thromboembolic complications. A randomized trial (FFAACS). Therapie, 2000, 55(6): 681-689.

[13] Connolly S, Pogue J, Hart R, et al. Clopidogrel plus aspirin versus oral anticoagulation for atrial fibrillation in the Atrial fibrillation Clopidogrel Trial with Irbesartan for prevention of Vascular Events (ACTIVE W): a randomised controlled trial. Lancet, 2006, 367(9526):1903-1912.

[14] van Ryn J, Stangier J, Haertter S, et al. Dabigatran etexilate-a novel, reversible, oral direct thrombin inhibitor: interpretation of coagulation assays and reversal of anticoagulant activity. Thromb Haemost, 2010, 103(6): 1116-1127.

[15] Aszalos A. Drug-drug interactions affected by the transporter protein, P-glycoprotein (ABCBI, MDRI) II. Clinical aspects. Drug Discov Today, 2007, 12(19-20): 838-843.

[16] Walenga JM, Adiguzel C. Drug and dietary interactions of the new and emerging oral anticoagulants. Int J Clin Pract, 2010, 64(7): 956-967.

[17] Kubitza D, Becka M, Wensing G, et al. Safety, pharmacodynamics, and pharmacokinetics of BAY 59-7939-an oral, direct factor Xa inhibitor-after multiple dosing in healthy male subjects. Eur J Clin Pharmacol, 2005, 61(12): 873-880.

[18] Patel MR, Mahaffey KW, Garg J, et al. Rivaroxaban versus warfarin in nonvalvular atrial fibrillation. N Eng J Med, 2011, 365(24): 883-891.

[19] Laux V, Perzborn E, Kubitza D, et al. Preclinical and clinical characteristics of rivarraxaban: a novel, oral, direct factor Xa inhibitor. Semin Thromb Hemost, 2007, 33(5): 515-523.

[20] 孙艺红.美国新版《抗栓治疗和血栓预防指南》心房颤动和瓣膜病的更新解读.中国实用内科杂志, 2013, 33(5): 369-371.

[21] Kaya H, Erta F, Kaya Z, et al. Epidemiology, anticoagulant treatment and risk of thromboembolism in patients with valvular atrial fibrillation: Results from Atrial Fibrillation in Turkey: Epidemiologic Registry (AFTER). Cardiol J, 2014, 21(2): 158-162.

[22] Eikelboom JW, Connolly SJ, Brueckmann M, et al. Dabigatran versus warfarin in patients with mechanical heart valves. N Engl J Med, 2013, 369(13):1206-1214.

[23] Greiten LE, McKellar SH, Rysavy J, et al. Effectiveness of rivaroxaban for thrombo-prophylaxis of prosthetic heart valves in a porcine heterotopic valve model. Eur J Cardiothorac Surg, 2014, 45(5): 914-919.

[24] Granger CB, Alexander JH, McMurray JJ, et al. ARISTOTLE Committees and Investigators. Apixaban versus warfarin in patients with atrial fibrillation. N Engl J Med, 2011, 365(11): 981-992.

[25] Giugliano RP, Ruff CT, Braunwald E, et al. ENGAGE AF-TIMI 48 Investigators. Edoxaban versus warfarin in patients with atrial fibrillation. N Engl J Med, 2013, 369(22): 2093-2104.

[26] Ruff CT, Giugliano RP, Braunwald E, et al. Comparison of the efficacy and safety of new oral anticoagulants with warfarin in patients with atrial fibrillation: a meta-analysis of randomised trials. Lancet, 2013, 383(9921): 955-962.

[27] 中华医学会心血管病学分会,中国生物医学工程学会心律分会,中国医师协会循证医学专业委员会,中国老年学学会心脑血管病专业委员会,《心律失常紧急处理专家共识》专家工作组. 心律失常紧急处理专家共识. 中华心血管病杂志,2013, 41(5): 363-376.

[28] Epstein AE, DiMarco JP, Ellenbogen KA, et al. American College of Cardiology Foundation; American Heart Association Task Force on Practice Guidelines; Heart Rhythm Society. 2012 ACCF/AHA/HRS focused update incorporated into the ACCF/AHA/HRS 2008 guidelines for device-based therapy of cardiac rhythm abnormalities: a report of the American College of Cardiology Foundation/American Heart Association Task Force on Practice Guidelines and the Heart Rhythm Society. J Am Coll Cardiol, 2013, 61(3): e6-75.

[29] Kirchhof P, Ammentorp B, Darius H, et al. Management of atrial fibrillation in seven European countries after the publication of the 2010 ESC Guidelines on atrial fibrillation: primary results of the PREvention oF thromboemolic events—European Registry in Atrial Fibrillation (PREFER in AF). Europace, 2014, 16(1): 6-14.

[30] Ferguson C, Inglis SC, Newton PJ, et al. Atrial fibrillation: Stroke prevention in focus. Aust Crit Care, 2014, 27(2): 92-98.

[31] Anderson JL, Halperin JL, Albert NM, et al. Management of patients with atrial fibrillation (compilation of 2006 ACCF/AHA/ESC and 2011 ACCF/AHA/HRS recommendations): a report of the American College of Cardiology/American Heart Association Task Force on Practice Guidelines. J Am Coll Cardiol, 2013, 61(18):1935-1944.

第十六章 阵发性心房颤动与脑卒中

心房颤动(简称房颤)导致的栓塞事件中85%是脑卒中。研究表明,阵发性房颤患者脑卒中的发生率与持续性和永久性房颤相当。房颤患者脑卒中较非房颤相关卒中其死亡率和致残率均严重。根据美国2014 AHA/ACC/HRS房颤管理指南,房颤患者脑卒中的发生率是健康人群的5倍,并且年龄越大卒中风险越大,房颤相关卒中比非房颤相关卒中严重,其30 d内死亡率较不合并房颤者增加27%~57%,致残率增加了1倍,并且1年内死亡率和复发率是后者的2倍。本章就阵发性心房颤与脑卒中的防治进展进行简要概述。

一、房颤的流行病学及临床分型

心房颤动是最严重的心房电活动紊乱,也是最常见的快速性心律失常之一。心室律(率)紊乱、心功能受损和心房附壁血栓形成是房颤患者的主要病理生理特征。我国>35岁男性的房颤患病率为0.74%,女性为0.72%。男性平均发病率高于女性,分别为1.68‰人年和0.76‰人年,且房颤的发病率随年龄增长而增高,65~74岁的男性和>75岁的女性,分别为4.3‰人年和1.7‰人年。欧洲40岁以后人群患房颤的终身风险为男性26%,女性为23%。

按照《心房颤动:目前的认识和治疗建议—2012》中的分类标准,房颤可以分为首诊房颤(first diagnosed AF, primary AF)、阵发性房颤(paroxysmal AF)、持续性房颤(persistent AF)、长期持续性房颤(long-standing persistent AF)及永久性房颤(permanent AF)。详见表16-1。

表16-1 心房颤动的临床分类

名称	临床特点	发作特点	治疗意义
首诊心房颤动	首次确诊(首次发作或首次发现)	可反复也可不反复发作	勿需预防性抗心律失常药物治疗,除非症状严重
阵发性心房颤动	持续时间≤7 d(常≤48 h),能自行终止	反复发作	预防复发,控制心室率及必要时抗凝和导管消融治疗
持续性心房颤动	持续时间>7 d,非自限性	反复发作	控制心室率,必要时抗凝和/或转复和预防性抗心律失常药物治疗或者选择导管消融治疗
长期持续性心房颤动	持续时间≥1年,患者有转复愿望	长期持续发作	拟采用抗心律失常药物、电复律、导管消融或外科手术转复为窦性心律
永久性心房颤动	持续时间>1年,不能终止或终止后又复发,无转复愿望	长期持续发作	控制心室率、抗凝治疗

二、阵发性房颤脑卒中的发生率

研究发现,脑卒中的年发生率与房颤类型无关,大约为1.5%~3.3%。SPAF 研究提示阵发性房颤和持续性房颤卒中发生率分别为 26/1 000 患者年和 29/1 000 患者年。国外研究发现缺血性卒中合并阵发性房颤的比例为6%~10%。欧美研究发现在缺血性脑卒中和短暂性脑缺血发作(TIA)发作中阵发性房颤发生率大于持续性房颤。一项基于30 d 心脏事件记录仪的研究表明,20%的隐源性脑卒中为阵发性房颤导致。因此,阵发性房颤在脑卒中发生中有着重要的作用。

三、阵发性房颤与永久性房颤脑卒中风险类似的原因

阵发性房颤与持续性房颤卒中风险比较见表16-2。为什么阵发性房颤与永久性房颤脑卒中风险类似,一种理论认为这两种心律失常具有相同的心脏结构改变以及心肌纤维化病变,它们是同一疾病的不同阶段。同时阵发性房颤患者无症状性复发是有症状性复发的10倍,而房颤自发终止时期是栓塞的高危时期。这些都是阵发性房颤栓塞发生的危险因素。但是既往研究发现阵发性房颤患者卒中发生率变异性很大,在年轻健康组其脑卒中发生率为 5/1 000 患者年,而在老年合并多种危险因素组其发生率为 50/1 000 患者年。这说明阵发性 AF 患者脑栓塞风险需要进一步研究进行分层。

表 16-2 阵发性 AF 与永久性 AF 卒中风险比较

项目	pxAF	pAF	总计
房颤和缺血性脑卒中($n=147/478;30.8\%$)			
事件前已有 AF	45/147(30.6%)	51/147(34.7%)	96/147(65.3%)
此次新诊断 AF	14/147(9.5%)	10/147(6.8%)	24/147(16.3%)
随访期间诊断 AF	27/147(18.4%)	0/147(0%)	27/147(18.4%)
AF 合计	86/147(58.5%)	61/147(41.5%)	147/147(100%)
AF 和 TIA($n=51/214,23.8\%$)			
事件前已有 AF	27/51(52.9%)	13/51(25.5%)	40/51(78.4%)
此次新诊断 AF	2/51(3.9%)	0/51(0%)	2/51(3.9%)
随访期间诊断 AF	9/51(17.7%)	0/51(0%)	9/51(17.7%)
AF 合计	38/51(74.5%)	13/51(25.5%)	51/51(100%)
研究人群 AF 合计($n=198/692,28.6\%$)			
事件前已有 AF	72/136(52.9%)	64/136(47.1%)	136/198(68.7%)
此次新诊断 AF	16/26(61.5%)	10/26(38.5%)	26/198(13.1%)
随访期间诊断 AF	36/36(100%)	0/36(0%)	36/198(18.2%)
AF 合计	124/1989(62.6%)	74/198(37.4%)	198/198(100%)

AF:房颤;pxAF:阵发性房颤;pAF:持续性房颤;TIA:短暂性脑缺血发作

四、导致脑卒中的阵发性房颤诊断要点

当患者具备以下任意一点时应高度考虑心源性卒中,尤其是阵发性房颤导致的可能:
(1) 起病急骤、高龄、卒中严重者(年龄≥70 岁,NIHSS 评分≥10 分)。
(2) 不同动脉分布区域栓塞,包括空间多发和时间多发。
(3) 梗死主要位于皮质和皮质下豆纹动脉区大灶梗死。
(4) 其他系统栓塞征象(肾脏和脾脏的楔形梗死,Osler 结节,蓝趾综合征)。
(5) 大脑中动脉高密度影(无同侧颈内动脉严重狭窄)。
(6) 闭塞大血管快速再通。

五、导致脑卒中的阵发性房颤检查

对于持续性房颤或者永久性房颤,12 导联心电图可以很容易确定诊断。但对于阵发性房颤,12 导联心电图对其的诊断价值有限。持续心电监护虽然可以提高诊断率,但是研究发现没有经过系统培训或者自动房颤报警的心电监护对于阵发性房颤的诊断价值仍然偏低(表 16 - 3)。有意思的是如果对心电监护系统的护士进行培训,那么心电监护对于房颤的检出率与动态心电图(Holter)检出率类似。目前欧美指南多建议对卒中患者至少心电监护 24 h。对于那些高度怀疑心源性卒中但是常规心电监护无房颤证据的卒中患者常规推荐 24 h Holter 检查。同时对于那些常规筛查未发现房颤患者,进一步地延长 Holter 检查可以在 10% ~20% 患者中发现阵发性房颤。Chandni Sharma 等人对 428 名隐源性卒中患者进行分析(其中男性 220 名,女性 208 名),这些患者接受 24 h Holter 检查,根据 Holter 结果分为阵发性房颤组($n=68,16\%$),无阵发性房颤组($n=360,84\%$)。结果发现阵发性房颤组患者 BNP 升高,存在二尖瓣反流(mitrial regurgitation,MR)、左心室肥厚(left ventricular hypertrophy,LVH)、左心房内径增加及合并舒张功能不全者明显高于非阵发性房颤组。对于这类患者阵发性房颤可能是其病因。

表 16 - 3　阵发性房颤脑卒中患者的诊断检查

检查	指征	检查目的
心电图	所有人	诊断房颤
24 h 动态心电图	对于晕厥、乏力、不明原因心力衰竭患者	寻找心动过缓、心脏停搏、快速心室率证据
经胸壁超声	所有人	评估心脏病、左房功能及内径
经食管超声	需要快速转律患者	心腔内血栓
胸部 X 线	非常规	
BNP、肌钙蛋白	非常规	
血常规、电解质、肌酐、血糖	常规	寻找贫血、电解质紊乱、糖尿病
促甲状腺激素	常规	甲亢
血清地高辛浓度	怀疑过量时	
肝功能、CRP	临床怀疑时	

六、心电监护系统诊断导致脑卒中的阵发性房颤价值

John Camm 等人对持续心电监护对房颤检出(图 16-1)的临床价值进行了总结,指出由于大部分阵发性房颤都是无症状性房颤,而心电图和 Holter 对其意义有限。根据连续心电监护系统的不同可分为以下几种。

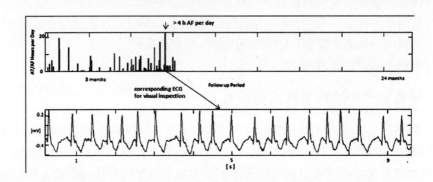

图 16-1 Cardiac Campus 对散发无症状阵发性房颤的检测图

（一）症状及心电监护系统诊断价值比较

症状(心悸、头晕以及触诊脉搏不齐等)对于阵发性房颤的诊断价值极其有限,抑制阵发性房性心动过速试验(SOPAT)提示 54% 左右的阵发性房颤患者房颤发作是无症状的。心脏复律后抑制房颤复发试验(PAFAC)提示 70% 左右的房颤复发是无症状的。Glotze 对模式选择研究(MOST)的患者进行亚组分析发现对于起搏器患者,症状对于房性心律失常的敏感性为 82.4%,但特异性仅为 38.3%,阳性预测值为 58.7%。

Ziegler 等人比较了起搏器患者应用持续心电监护与间断应用心电图来检测阵发性房颤的情况,结果发现同起搏器事件记录仪比较,间断心电图或者症状出现时应用心电图检查的敏感性低(31%~71%),阴性预测值也低(21%~39%),因此对于房颤的确认和房颤负荷评估不准确。Botto 等人得到了类似的结论。同时在起搏器患者中,Quirino 研究发现仅仅根据症状来诊断房颤的敏感性为 19%,阳性预测值为 21%。Hanke 等人针对手术治疗房颤后的患者利用 24 h Holter 和皮下起搏器记录仪进行比较,结果发现 Holter 提示为窦律的患者 53 例,而与此同时起搏器记录下的窦性心律患者为 34 例(64%),这说明 24 h Holter 对于房颤复发的敏感性为 60%,阴性预测值为 64%。

（二）植入装置对于房颤的检出

1. 双腔心脏起搏器和埋藏式心脏转复除颤器

利用植入的双腔心脏起搏器(DDD)和埋藏式心脏转复除颤器(ICD)可有效检出阵发性房颤发生情况。Pollak 等人研究发现,在排除肌电干扰情况下 DDD 模式起搏器对于持续 ≥5 min 的房性心律失常检出效果良好。对于合并心力衰竭患者来说,起搏器经常用来检测新发房颤及房颤疾病的进展情况。

2. 皮下心电记录仪

与植入 DDD 或 ICD 不同,皮下心电记录仪不能感知心内膜心房电活动,对于房颤的检

出主要依赖于 RR 间期的分析。其对心电图 RR 间期的分析主要是通过所谓的 Lorentz 图来进行评估的。XPECT 试验评估皮下心电记录仪准确性的研究结果发现,皮下心电记录仪对于房颤负荷检出的准确性为 98.5%,敏感性为 96.4%。而该装置对于射频消融术后患者房颤复发的检出情况同样令人满意。

（三）持续心电监护对房颤检出和卒中风险分层

目前研究发现,20%～30% 的脑卒中或者 TIA 患者出院时诊断为隐源性脑卒中,CRYSTAL 房颤试验是目前正在进行的通过持续心电监护系统对于隐源性脑卒中患者是否伴有无症状性阵发性房颤及最优抗血小板治疗的试验。ASSERT 研究是一项大样本针对起搏器患者无症状性房颤和卒中风险评估的临床研究,将 DDD 起搏器分为房颤组和非房颤组,结果发现,3 个月时 10% 的患者有房颤发作,这些患者脑卒中和 TIA 的风险为非房颤组的 2.5 倍。Glotzer 研究发现,具有房性心律失常患者其发展为临床房颤的风险增加 5.93 倍,死亡风险增加 2.79 倍。而 Capucci 等研究发现对于心电监护装置检出的房颤患者,其栓塞风险增加 3.1 倍。

（四）无导线植入性心脏监护仪对房颤的检出

XPECT 试验是一项旨在评估无导线心脏监护仪(ICM)对检测和评估房颤的研究(图 16-2)。该研究纳入了 247 例植入 ICM 并且可能发生阵发性房颤的患者。同时将 2 个导联的心电图、Holter 和 ICM 进行比较。最终入组 206 例可分析的 Holter 结果,76 例(37%)发生了房颤,ICM 在检出房颤方面的灵敏性、特异性和阳性预测值、阴性预测值分别为 96.1%、85.4%、79.3% 和 97.4%。

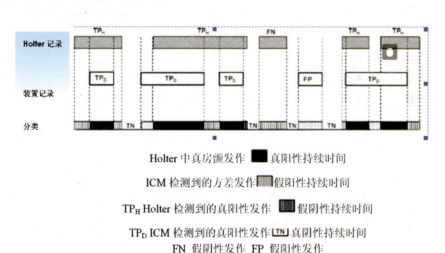

图 16-2 ICM 与 Holter 对房颤发生和持续时间的检出比较

（五）应用心电监护系统的人群选择

Panee Sutamnartpong 等人纳入 204 例急性缺血性脑卒中患者,入院后接受 12 导联心电图和最初 24 h 持续心电监护,结果提示 31 例患者(15%)检测到房颤,15 例患者(7%)检测到阵发性房颤。多因素分析结果提示高龄(＞70 岁)、心脏病与房颤检出相关。法国学者 Fanny Dion 等人纳入 24 例 75 岁以下、临床高度怀疑为心源性脑卒中患者(男性 15 例,女性

9例),通过常规心电图、24 h Holter等检查仍不能明确诊断,这些患者在卒中发作4个月内接受了心脏电生理检查。结果提示37.5%的患者有潜在的房颤易患性,33.3%的患者能够诱发出心律失常。这些患者接受了植入性事件装置记录仪植入,在平均随访14.5个月后查看装置发现1例无症状性房颤发作。因此,在年龄<75岁以下隐源性房颤患者事件记录仪不应常规植入。

七、评分法筛查导致脑卒中的阵发性房颤

通过评分法对于具备某些房颤危险因素的卒中患者进一步检查明确有无房颤,可改善患者依从性,取得更优的获益比。常用的危险因素评分系统有:

(一)缺血性卒中患者的房颤筛查 STAF 评分

STAF(score for the targeting of atrial fibrillation)评分系统由 Suissa 等于2009年首次提出(见表16-4),主要用于筛查患者的诊断价值。STAF≥5分为房颤的高危患者,应进一步筛查阵发性房颤,包括24 h Holter、短期内多次12导联心电图检查等。STAF<5分则为房颤低危患者。国外研究显示,STAF评分≥5分诊断房颤的敏感性和特异性分别为89%和88%,对于阵发性房颤的敏感性和特异性分别为91%和77%。我国一项研究结果发现,STAF评分≥5分对于房颤的敏感性和特异性分别为97%和71%,表明该评分系统同样适用于我国人群。

表16-4 STAF评分表

项目	评分
年龄	
>62岁	2
≤62岁	0
基线NIHSS(分)	
≥8分	1
<8分	0
左心房增大	
是	2
否	0
血管病因	
是	0
否*	3
总分	0-8

NIHSS:美国国立卫生院卒中量表

*否的含义:采取急性卒中Org10172治疗研究(TOAST)分型中无近段血管狭窄≥50%的证据,无临床-影像学腔隙性脑梗塞的证据,无症状性血管夹层证据。

(二)LADS 评分

LADS(left atrial diameter, age, diagnosis of stroke or TIA, and smoking starus)评分系统实际上与STAF评分相似,主要依据左心房内径、年龄、卒中诊断和既往吸烟年限,评分越高

心源性卒中的可能性越大。研究显示,LADS 评分≥4 分对于房颤的敏感性为 85.5%,特异性为 53.1%。详见表 16-5。

表 16-5 LADS 评分表

项目	评分
左心房直径(mm)	
<35	0
35~44	1
≥45	2
年龄(岁)	
<60	0
60~79	1
≥80	2
诊断	
短暂性脑缺血发作	0
脑卒中	1
发病前 1 年吸烟史	
是	0
否	1
总分	0~6

八、脑卒中 PAF 检出流程图

根据《缺血性脑卒中/短暂性脑缺血发作患者合并心房颤动的筛查及抗栓治疗中国专家共识》,提出了如下的脑卒中阵发性房颤检出流程(图 16-3)。

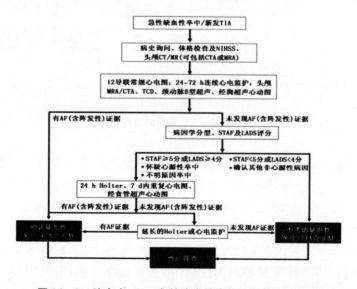

图 16-3 脑卒中/TIA 合并阵发性房颤患者筛查流程图

九、阵发性房颤合并脑卒中的治疗

由于阵发性房颤其栓塞风险与持续性和永久性房颤类似,并且房颤合并脑栓塞复发率高,因此房颤患者若能复律并长期维持窦性心律,是最理想的治疗结果。维持窦性心律的益处有消除症状、改善血流动力学、减少血栓栓塞性事件和消除或减轻心房电重构。阵发性房颤和新近发生的房颤(24 h 内),多数能够自行转复为窦性心律。房颤持续时间的长短是能否自行转复窦性心律的最重要因素,持续时间愈长,复律的机会愈小。药物或电击都可实现复律。初发 48 h 内的房颤多推荐应用药物复律,时间更长的则采用电复律。

对于房颤伴较快心室率、症状重、血流动力学不稳定的患者,包括伴有经房室旁路前传的房颤患者,则应尽早或紧急电复律。伴有潜在病因的患者,如甲状腺功能亢进、感染、电解质紊乱等,在病因未纠正前,一般不予复律。

十、阵发性房颤的治疗策略

房颤的治疗策略见图 16-4。对于发作频繁的阵发性房颤患者,目前国际指南均将射频消融治疗作为一线治疗方案,但应注意在脑栓塞急性期操作具有一定风险。另外可以选择应用抗心律失常药物来减少房颤发作。

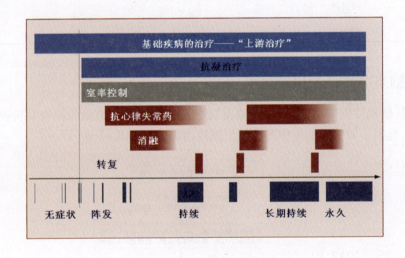

图 16-4 房颤的治疗策略

这些患者如果房颤发作频繁,则需要心室率控制联合抗凝治疗。抗凝治疗应根据 $CHADS_2$(表 16-6)或 $CHA_2DS_2\text{-}VASc$(表 16-7)评分系统评估抗凝治疗方案。美国 ACCP 9、加拿大 2012 房颤指南及 2012 房颤抗凝治疗中国专家共识仍然继续推荐 $CHADS_2$ 评分(主要是因为该评分系统简单实用,适合发现真正的高危患者)。对于需要华法林抗凝的患者,根据我国 2012 年专家共识意见应用华法林治疗初期,至少应每 3~5 d 检测一次 INR。当 INR 达到目标值、华法林剂量相对固定后,每 4 周检测一次即可。而新型口服抗凝药物(NOAC)如达比加群和 Xa 因子抑制剂,出血风险不显著,且服用剂量固定,不需要常规监测但某些情形下仍需评估凝血功能,如急诊、极低体重或肥胖患者、儿科患者、肝肾功能不佳的患者、出现出血或血栓并发症的患者、外科干预前等。传统的出凝血指标如 PT 和 aPTT 可能并不完全符合。

表 16-6 $CHADS_2$ 血栓风险评分

项目	危险因素	评分
C(Congestive heart failure)	充血性心衰	1
H(Hypertension)	血压持续高于 140/90mmHg 或接受抗高血压药物治疗	1
A(Age)	年龄大于 75 岁	1
D(Diabetes Mellitus)	糖尿病	1
S_2(Prior Stroke or TIA)	既往卒中或 TIA 病史	2

$CHADS_2$ 得分:(最大可能分 6 分,0~1 分低危,2~3 分中危,4~6 分高危)

表 16-7 CHA_2DS_2-VASc 血栓风险评分

危险因素	评分
充血性心衰/左室功能不全	1
高血压	1
年龄≥75 岁	2
糖尿病	1
卒中/TIA/血栓栓塞	2
血管疾病	1
年龄 65~74 岁	1
性别(女性)	1
总分	9

十一、ESC 2012 房颤指南对新型抗凝药的推荐

所有新型抗凝药均被推荐用于卒中风险评分 CHA_2DS_2-VASc≥2 的非瓣膜性房颤患者,且优先于华法林。但由于 NOAC 一般价格昂贵,我国普及尚需时日。对于新型口服抗凝药需要注意以下几点:

(1)利伐沙班:优先选择 20 mg、1 次/d,利伐沙班 15 mg、1 次/d 用于 HAS-BLED ≥3 和中度肾功能不全(CrCl 30~49 ml/min)的患者。

(2)达比加群:优先选择 150 mg、2 次/d,达比加群 110mg 2 次/d 用于≥80 岁的老年患者、联合应用相互作用的药物如维拉帕米、HAS-BLED≥3 及中度肾功能不全患者。

(3)所有新型抗凝药均不推荐用于严重肾功能不全的患者(CrCl <30 ml/min)。

(4) 所有服用新型抗凝药的患者均需每年评估其肾功能（CrCl），中度肾功能不全患者应更为频繁。

(5) 对于高度卒中风险且存在口服抗凝药禁忌证的患者可考虑行左心耳封堵术。

应注意的是在抗凝治疗同时还要进行患者出血风险的评估，目前比较常用的出血风险评估工具为 HAS-BLED 评分系统、HEMORR$_2$HAGES 评分系统和 ATRIA 评分系统，其中以 HAS-BLED 评分系统最常用（表16-8）。HAS-BLED 评分的意义：评分为 0~2 者属于出血低风险患者，评分≥3 分时提示患者出血风险增高（年出血风险在 6% 以上）。需要注意的是 HAS-BLED 评分高危并不是抗凝治疗的禁忌证。

表 16-8 抗血栓治疗 HAS-BLED 出血风险积分

字母	临床特点	积分
H	高血压	1
A	肝肾功能异常（各1分）	1 或 2
S	卒中	1
B	出血	1
L	INR 值波动	1
E	老年（如年龄 >65 岁）	1
D	药物或嗜酒（各1分）	1 或 2

综上所述，随着社会老龄化的加速，房颤的发病率越来越高，特别是阵发性房颤与脑卒中发病的关系，应该受到临床医师和预防医学专家的更多关注。未来应在降低房颤发病率，减少房颤的危险因素和抗凝治疗方面积极努力，进一步降低房颤，特别是阵发性房颤引起的脑卒中发病率、致死率和致残率。

（杨水祥　南　京）

参考文献

[1] Olivier H, Patrick A, Joel B, et al. Expert consensus of the French Society of Geriatrics and Gerontology and the French Society of Cardiology on the management of atrial fibrillation in elderly people. Archives of Cardiovascular Disease, 2013, 106:303-323.

[2] Friberg L, Hammar N, Rosenqvist M, et al. Stroke in paroxysmal atrial fibrillation: report from the Stockholm Cohort of Atrial Fibrillation. Eur Heart J, 2010, 31(8):967-975.

[3] January CT, Wann LS, Alpert JS, et al. 2014 AHA/ACC/HRS guideline for the management of patients with atrial fibrillation. A report of the American College of Cardiology/American Heart Association Task Force on Practice Guidelines and the Heart Rhythm Society. J Am Coll Cardiol, 2014, Mar 28. [Epub ahead of print]

[4] 中华医学会心电生理和起搏分会心房颤动防治专家工作组. 2012 心房颤动:目前的认识和治疗建议. 中华心律失常学杂志, 2012, 16(4): 246-289.

[5] Schuchert A, Behrens G, Meinertz T. Impact of long-term ECG recording on the detection of paroxysmal atrial fibrillation in patients after an acute ischemic stroke. Pacing Clin Electrophysiol, 1999, 22:1082-1084.

[6] Jabaudon D, Sztajzel J, Sievert K, et al. Usefulness of ambulatory 7-day ECG monitoring for the detection of atrial fibrillation and flutter after acute stroke and transient ischemic attack. Stroke, 2004, 35:1647-1651.

[7] Lazzaro MA, Krishnan K, Prabhakaran S. Detection of atrial fibrillation with concurrent Holter monitoring and continuous cardiac telemetry following ischemic stroke and transient ischemic attack. J Stroke Cerebrovasc Dis, 2012, 21:89-93.

[8] Rizos T, Wagner A, Jenetzky E, et al. Paroxysmal Atrial Fibrillation Is More Prevalent than Persistent Atrial Fibrillation in Acute Stroke and Transient Ischemic Attack Patients. Cerebrovasc Dis, 2011, 32:276-282.

[9] Tayal AH, Tian M, Kelly KM, et al. Atrial fibrillation detected by mobile cardiac outpatient telemetry in cryptogenic TIA or stroke. Neurology, 2008, 71:1696-1701.

[10] Camm AJ, Corbucci G, Padeletti L. Usefulness of Continuous Electrocardiographic Monitoring for Atrial Fibrillation. Am J Cardiol, 2012, 110:270-276.

[11] Hindricks G, Pokushalov E, Urban L, et al. Performance of a New Leadless Implantable Cardiac Monitor in Detecting and Quantifying Atrial Fibrillation Results of the XPECT Trial. Circ Arrhythm Electrophysiol, 2010, 3:141-147.

[12] Sinha AM, Diener HC, Morillo CA, et al. Cryptogenic Stroke and underlying Atrial Fibrillation (CRYSTAL AF): Design and rationale. Am Heart J, 2010, 160:36-41.

[13] Dion F, Saudeau D, Bonnaud I, et al. Unexpected low prevalence of atrial fibrillation in cryptogenic ischemic stroke: a prospective study. J Interv Card Electrophysiol, 2010, 28:101-107.

[14] Malik S, Hicks WJ, Schultz L, et al. Development of a scoring system for atrial fibrillation in acute stroke and transient ischemic attack patients: The LADS scoring system. Journal of the Neurological Sciences, 2011, 301:27-30.

第十七章 无症状性心房颤动研究进展

心房颤动(atrial fibrilation)简称房颤,是最常见的心律失常类型,约占确诊心律失常事件的1/3。房颤在我国的患病率为0.77%,美国为0.4%~1.0%,并且随着年龄增长,发病率明显增加,超过80岁人群房颤发病率高达20%/年以上。房颤时心房发生极不规律地颤动,失去了正常有效的收缩功能。房颤的主要临床表现是动脉系统栓塞(以脑栓塞最常见)及心力衰竭,有很高的致死率及致残率,对人类健康危害极大。近年来,国内外有关房颤治疗指南不断更新,使房颤的诊治水平明显提高与规范。但"明枪易躲、暗箭难防",无症状性房颤因患者无临床症状,而易被忽略,对患者造成的危害更大。本章仅就无症状性房颤的定义、发生率、临床危害、临床诊断及管理策略等作一系统阐述。

一、无症状性房颤的定义

房颤的临床症状多变且无特异性,部分患者也可无任何临床症状。对于无临床症状、而通过心电检测方法发现的房颤被称为无症状性房颤,又称为沉默性房颤。

无症状性房颤通常是患者因为脑栓塞或其他原因就诊或住院检查而被发现。

二、无症状性房颤的发生率

无症状性房颤的发生率目前尚不清楚,主要是因为无症状性房颤的检出率受到人群选择的差异,以及患者的房颤负荷、检测设备和检测时间的影响,文献报道的无症状性房颤发生率为4.0%~70.0%。Berg等人报道的277例年龄65岁以上患者中,有30%心电图提示房颤的患者无症状。Framingham心脏研究中,对65岁以上的人群随访38年(每年查两次心电图),发现562例房颤患者,其中228例(40%)为无症性状房颤。

无症状性房颤发生率的差异如此之大,除各研究所选择人群不同外,所采用的检查方法也是影响发生率的重要原因。1980年,Camm等对106例75岁以上健康人进行常规心电图和24 h动态心电图(Holter)检查,发现无症状性房颤的发生率为10.5%。Frykman等对282例持续性房颤患者进行24 h Holter检测发现,68%的患者有心悸、眩晕、胸部不适、气短等症状,32%的患者没有任何症状。复律后房颤预防试验(PAFAC)采用每天一次远程心电监测的方法,评估索他洛尔和奎尼丁维持经电复律成功的持续性房颤患者窦性心律效果,平均随访266 d,发现41%的患者房颤复发,其中70%的患者房颤复发时无症状。Jabaudon等对无房颤病史的住院缺血性脑卒中患者进行连续7 d Holter检测,无症状性房颤检出率为2.1%~5%。由此可见,研究人群及检测方法不同,无症状性房颤检出率差异较大。

三、无症状性房颤的的危害

(一)房颤与临床症状的相关性差

Israel等通过植入性Holter对房颤患者进行研究发现,38%的患者在房颤发作时无症状,40%的患者在描述有症状的时候却是窦性心律。该研究结果表明患者自述的临床症状和房颤发生之间相关性不强。在另一项研究中,研究者发现发生无症状性房颤是症状性房颤的12倍以上。由此可见,症状和房颤之间的相关性较差,所以临床医生在进行诊断时不能完全依靠临床症状。

(二)无症状性房颤较症状性房颤危害更大

症状性房颤患者因常出现心悸、呼吸困难、胸痛、胸闷、头昏、目眩及疲劳等临床症状,易引起患者及临床医师的重视,并采取相应的防治措施,并发症发生率相对较低。而无症状性房颤患者因临床无明显不适,很少到医院就诊检查,常常以为房颤"已愈"而停用抗凝药物,而忽略了无症状性房颤的存在及可能导致的严重血栓栓塞事件。

Ciaroni等对门诊心电图筛查出的无症状性房颤患者平均随访4.6年,发现26%的患者发生脑血管疾病。房颤心率控制(AFFIRM)研究也显示:窦性心律维持组发生脑卒中患者中,57%与恢复窦性心律而停止抗栓治疗有关;该研究基线水平为无症状性房颤患者(12%)在随访3.5年内的死亡率与症状性房颤患者一样。Freedman通过对英国临床实践研究数据库进行查询,建立了一个无症状性房颤患者队列,根据该队列患者年龄、性别、确诊日期(无症状性房颤),随机与无房颤患者按照1∶5的比例进行为期3年的配对研究,共入选9 714例无症状性房颤患者及44 024例配对的非房颤患者,平均年龄(70.5±10)岁,男性患者占57%。结果发现,无症状性房颤患者3年脑卒中、心肌梗死、死亡风险均显著增加。究其根源,可能在于如何确定患者是否发生房颤或由房颤"真正"恢复窦性心律非常困难,及由于无症状,这些患者不能得到及时的抗栓治疗,或错误地认为恢复窦性心律而终止抗栓治疗。由此可见,无症状性房颤的危害并不亚于症状性房颤,甚至较症状性房颤造成的危害更大。

四、如何发现无症状性房颤

房颤发作具有随机性,且持续时间不稳定。心电检测时间窗、检测手段势必影响到真实房颤的发生率。目前常用的心电检测方法包括:常规12导联心电图、24 h Holter、远程心电图、心电事件记录仪(EER)、起搏器腔内心电图、院内和家庭心电检测系统、植入性Holter记录仪等。各种检测手段对无症状性房颤的检出率差异较大。

1. 常规心电图检测

最为常用,且操作方便,但检出率相对较低。Psaty等对5 210例65岁以上患者随访3.28年,每年进行一次12导联心电图检测,结果发现无症状性房颤发生率为11.8%。Ciaroni等对46例特发性房颤患者定期行常规心电图检测,随访4.6年,无症状性房颤的检出率为24%。

2. 动态心电图检测

目前临床应用的动态心电图(Holter)包括24 h Holter、连续7 d Holter及体内植入式Holter。一般来讲,检测时间越长,无症状性房颤检出率越高。法国ALFA研究共对756例心内科门诊房颤患者定期进行24 h Holter检查,随访6~12个月,670例有症状(88.6%)、86例(11.4%)患者为无症状性房颤发作。Pontoppidan等对149例房颤患者射频消融术后随访1年,每3个月进行一次连续7 d Holter检测,结果显示,44%患者存在无症状性房颤发作,而持续性房颤患者无症状性房颤发作达63%。由此可见,检测时间越长、无症状性房颤检出率越高。

3. 心电事件记录仪

心电事件记录仪(EER)能随时记录心电信息,增加了心电检测时间窗,对无症状性房颤的检出率由于常规 Holter 检测。Reiffe 等随机选取 1 800 例怀疑心律失常的患者进行 24 h Holter、循环记录仪和自动触发式 EER 检测,结果发现无症状性房颤的检出率由 0.2% 增加到 8.7%。Roche 等对 65 例有心悸症状而 24 h Holter 检测结果为阴性的患者进行连续 7 d 的 EER 监测,结果发现 31% 的患者有阵发性房颤发作,其中 55% 的患者房颤发作时无临床症状。

4. 起搏器腔内心电图分析

植入双腔心脏起搏器(DDD)和心房起搏器(AAI)心脏起搏器的患者,可以通过心房电极感知的高频快速心房事件发现无症状性房颤患者。起搏器自动分析诊断研究(AIDA)对 618 例因病态窦房结综合征和房室传导阻滞而植入心脏起搏器的患者随访 28 d,发现 50.6% 的患者有快速房性心律失常发生,其中 65% 为无症状性发作。Ricci 等对 136 例植入型心律转复除颤器(ICD)和 DDD 的患者,用家庭心电检测随访 2 年,发现 17.6% 的患者发生无症状性房颤。滕志涛等研究发现,植入永久性 DDD 心脏起搏器的患者,术后 3 个月随访时 18 例(38.3%)出现房颤,其中无症状性房颤占 50%(9/18);术后 6 个月随访时 19 例(40.4%)出现房颤,其中无症状性房颤为 52.6%(10/19)。

5. 自动识别房颤功能的血压计

2013 年,Wiesel 等发表了 TRIPPS 研究(家庭血压测量计筛查无症状性房颤:脉搏规则与否用于卒中预防)结果。该研究采用带有自动房颤识别功能的血压计,其目的是对该仪器在家庭血压测量时筛查房颤的可行性和准确性进行评价。研究对象为年龄≥65 岁,有高血压、糖尿病、心力衰竭,或卒中史的患者。由基层医师负责患者入选,并将带有房颤识别功能的血压计和心电事件记录仪交给患者自行检测 30 d,通过比较两者结果,评估带有房颤识别功能的血压计检测房颤的敏感性和特异性。该研究共有 160 人参加,10 人退出,1 人被排除,10 人无记录数据。最后入组 139 例患者,其中 14 例发生房颤,两种方法一共记录 3 316 d 房颤心律,带房颤识别功能的血压计检测房颤的敏感性为 99.2%,特异性为 92.9%。研究结果表明,在家庭测量血压的同时可以准确地监测到房颤。为临床检出无症状性房颤提供了一种方便、实用的检测手段。但目前自动识别房颤功能的血压计尚未在临床推广使用。

总之,不同研究中使用的检测方法、检测时间窗和检测对象不同,无症状性房颤检出率差异很大。而采用密集的检测频率及联合多种检测措施,可提高无症状性房颤检出率。

五、无症状性房颤的管理策略

1. 重视无症状房颤患者的筛查

无症状性房颤与症状性房颤具有类似甚至更高的危害。因此,尽早筛查出无症状性房颤发作是降低心脑血管风险的重要措施。对房颤高危人群,应积极使用较密集的心电学检测措施和多种心电学检测手段检测,以筛查出更多尚未诊断为房颤的患者和已确诊为房颤患者的无症状性房颤发作。

加拿大房颤登记研究(CABAF)结果显示,老年、男性、心肌梗死后患者易发生无症状性房颤。Levy 等研究发现,持续性房颤患者比阵发性房颤患者更易出现无症状性房颤,且房颤持续时间越长越容易出现无症状性房颤。因此,对具有上述特征的患者进行严密的心电检测,可能会提高无症状性房颤的检出率。

2. 重视无症状房颤患者的干预

目前,针对无症状性房颤发作的药物治疗报道较少。主要是因为抗心律失常药物仅仅是通过缩短心律失常持续时间和缓和心室率反应,而降低房颤发作的症状负荷并转化为无症状性房颤。

德国法兰克福歌德大学医院 Israel 等报道,即使房颤治疗很成功,很多患者仍会复发,而且无症状的隐性房颤十分常见,应重视这类患者的抗凝治疗。该研究共纳入已植入起搏器及心电图记录储存仪的房颤患者 110 例,并给患者服用抗心律失常药物。之后对患者进行定期随访,收集记录的心律资料,同时行静息心电图检查。主要研究终点为随访期间无症状性房颤(持续时间 >48 h)的发生情况。结果显示:在平均 19 个月的随访期内,共进行了 678 次随访。心电图检查显示 51 例(46%)患者发生房颤,而储存心电图记录资料显示 97 例(88%)患者发生房颤,有 50 例患者房颤发生持续时间 >48 h,其中 19 例(38%)完全无临床症状,且在之后的随访中均显示为窦性心律。Israel 认为,尽管接受抗心律失常药物治疗,房颤患者的复发率仍很高,而且完全无症状持续 48 h 以上的房颤患者所占比例也相当高。作者认为,即使患者没有任何症状,但若存在年龄大、高血压或糖尿病等任何一个卒中危险因素,都应让其接受抗凝治疗。若患者植入了心脏起搏器,则应利用其监测功能密切监测房颤的复发情况。

鉴于抗心律失常药物维持无症状性房颤患者窦性心律的效果有限,故应强调无症状性房颤患者抗凝治疗的重要性,甚至有学者认为"一旦口服华法林即需终身口服华法林",以降低无症状性房颤引起的栓塞风险。

3. 加强对房颤导管消融术后的管理

随着三维标测技术的应用,经导管射频消融治疗房颤的临床疗效与安全性已被临床公认。但因无症状性房颤患者的存在,对其治疗成功率往往给予高估。这些无症状性房颤患者因被"误"认为治疗成功,因而停用抗凝药物治疗,则可使血栓栓塞风险增加。2013 年,Redberg 等对 50 例症状性房颤患者在导管消融手术前 3 个月至术后 18 个月期间植入了心脏记录仪,并同时记录患者的症状。结果显示,50 例患者在观察期间共记录到心律失常事件 2 355 次,其中 69% 为房颤、房扑或房速。与术前记录相比,导管射频消融术可减少房性心律失常 86%(每天 0.3~2.0 次,$P<0.001$),但无症状性房颤患者增加(由导管消融术前的 52% 增加到导管消融术后的 79%)。表明导管消融术使无症状性房颤与症状性房颤间的比值从 1.1 提高到 3.7。鉴于上述研究结果,作者建议:对于房颤患者导管消融术后,在停用抗凝治疗问题上,应三思而后行。

4. 警惕无症状性房颤患者心肌病的发生

长期心室率在 >120~130 次/min 或者每天 10%~15% 的时间处于快速心室率下的房颤患者会进展为心肌病,无症状性房颤患者因未能及时发现,而长期暴露于快速的心室率之下,发生心动过速性心肌病的危险更高。而早期识别无症状性房颤患者,及时采取有效防控措施,不仅可预防心动过速心肌病发生,尚可使早期心动过速性心肌病发生逆转。因此,对无症状性房颤患者应积极控制心室率,措施同症状性房颤,可使用地高辛或 β 受体阻滞剂进行心率控制,以防心动过速性心肌病的发生。

六、结束语

随着 AHA 及 ESC 房颤防治管理指南的不断更新,在症状性房颤诊疗日趋规范的同时,绝不能忽视无症状性房颤的危害。首先,我们应该从观念上认识到无症状性房颤并非良性,具有与症状性房颤相同或更高的栓塞风险;其次,从行动上采用更加密集地检测频率及联合多种检测措施,以筛查出沉默的无症状性房颤患者;最后,从临床管理上采用甚至比症状性房颤更为严格的节律控制、心率控制和抗凝治疗措施,以减少无症状性房颤对人类健康所造成的损害。

(朱 平 宋治远)

参考文献

[1] 周自强,胡大一,陈捷,等. 中国心房颤动现状的流行病学研究. 中华内科杂志,2004,43(7):491-494.

[2] Fuster V, Rydén LE, Cannom DS, et al. 2011 ACCF/AHA/HRS focused updates incorporated into the ACC/AHA/ESC 2006 guidelines for the management of patients with atrial fibrillation: a report of the American College of Cardiology Foundation/American Heart Association Task Force on practice guidelines. Circulation, 2011, 123(10):e269-367.

[3] Frykman V, Frick M, Jensen-Urstad M, et al. Asymptomatic versus symptomatic persistent atrial fibrillation: clinical and noninvasive characteristics. J Intern Med, 2001, 250:390-397.

[4] Thomas Fetsch, Peter Bauer, Rolf Engberding, et al. Prevention of atrial fibrillation after cardioversion: results of the PAFAC trial. European Heart Journal, 2004, 25:1385-1394.

[5] Jabaudon D, Sztajzel J, Sievert K, et al. Usefulness of ambulatory 7-day ECG monitoring for the detection of atrial fibrillation and flutter after acute stroke and transient ischemic attack. Stroke, 2004, 35(7):1647-1651.

[6] Israel CW, Gronefeld G, Ehrlich JR, et al. Long-term risk of recurrent atrial fibrillation as documented by an implantable monitoring device: Implications for optimal patient care. J Am Coll Cardiol, 2004,43:47-52.

[7] Ciaroni S, Bloch A. Mid-term clinical and prognostic evaluation of idiopathic atrial fibrillation. Arch Mal Coeur Vaiss, 1993, 86(7):1025-1030.

[8] Wyse DG, Waldo AL, DiMarco JP, et al. A comparison of rate control and rhythm control in patients with atrial fibrillation. N Engl J Med, 2002, 347(23):1825-1833.

[9] Freedman SB, Katholing A, Martinez C. Adverse prognosis of asymptomatic atrial fibrillation detected incidentally: a case for screening. J Am Coll Cardiol, 2013, 61(10_S).

[10] Lévy S, Maarek M, Coumel P, et al. Characterization of different subsets of atrial fibrillation in general practice in France: the ALFA study. The College of French Cardiologists. Circulation, 1999, 99(23):3028-3035.

[11] Pontoppidan J, Nielsen JC, Poulsen SH, et al. Symptomatic and asymptomatic atrial fibrillation after pulmonary vein ablation and the impact on quality of life. Pacing Clin Electrophysiol, 2009, 32(6):717-726.

[12] Roche F, Gaspoz JM, Da Costa A, et al. Frequent and prolonged asymptomatic episodes of paroxysmal atrial fibrillation revealed by automatic long-term event recorders in patients with a negative 24-hour Holter. Pacing Clin Electrophysiol, 2002, 25(11):1587-1593.

[13] Ricci RP, Morichelli L, Cargaro A, et al. Home monitoring in patients with implantable cardiac devices: is there a potential reduction of stroke risk? Results from a computer model tested through monte carlo simulations. J Cardiovasc Electrophysiol, 2009, 20:1244-1251.

[14] 滕志涛,赵培勇,钱焕德,等. 永久心脏起搏中无症状性心房颤动的发生及临床意义. 临床心血管病杂志, 2007, 23(3): 223-224.

[15] Wiesel J, Abraham S, Messineo FC. Screening for Asymptomatic Atrial Fibrillation While Monitoring the Blood Pressure at Home: Trial of Regular Versus Irregular Pulse for Prevention of Stroke (TRIPPS 2.0). Am J Cardiol, 2013, 111:1598-1601.

[16] Page RL, Tilsch TW, Connolly SJ, et al. Asymptomatic or "silent" atrial fibrillation: frequency in untreated patients and patients receiving azimilide. Circulation, 2003,107(8):1141-1145.

[17] Redberg RF. Clinical benefit of catheter ablation for atrial fibrillation: comment on "Discerning the incidence of symptomatic and asymptomatic episodes of atrial fibrillation before and after catheter ablation (DISCERN AF)". JAMA Intern Med, 2013, 173(2):157.

第十八章　心房颤动的药物治疗

心房颤动(简称房颤)作为一种增龄性疾病,多年来心血管医师一直致力于寻找预防和控制房颤的有效方法。近年来随着房颤发生机制研究的不断进展,射频消融术在房颤治疗中的地位不断提高,消融成功率为70%~90%,但由于其疗效与术者操作水平关系密切,且技术复杂、要求高,难以在中小型医院推广普及。此外,射频消融术治疗房颤适应证有限,对绝大多数房颤患者而言,药物治疗仍是主要的治疗手段。

目前公认的房颤治疗原则包括:①消除易患因素;②转复或维持窦性心律;③控制心室率;④预防栓塞等并发症。而了解房颤分类有助于临床治疗策略的选择,2012年ESC房颤管理指南将房颤分为5类:初发房颤、阵发性房颤(Paroxysmal AF)、持续性房颤(Persistent AF)、长程持续性房颤和永久性房颤(Permanent AF)。详见表18-1。

表18-1　心房颤动的临床分类

名称	临床特点	治疗意义
初发房颤	首次发现不论其有无症状能否复律	不需预防性抗心率失常药物治疗,除非症状严重
阵发性房颤	持续7 d内,常小于48 h,可自行转复为窦性心律	预防复发;控制心室率必要时抗凝和导管消融
持续性房颤	持续7 d以上,不能自行终止,反复发作	控制心室率,必要时抗凝和转复窦性心律,预防性抗心律失常药物、导管消融治疗
长程持续性房颤	持续时间大于1年,长期持续发作,有复律机会及患者有意愿复律	可采用抗心律失常药物、电复律、导管消融等恢复窦性心律
永久性房颤	持续时间大于1年,长期持续发作不能终止或终止后复发,无复律可能	控制心室率,抗凝治疗

房颤治疗策略的选择主要取决于:①房颤类型、症状及严重程度;②合并存在的心血管疾病及心功能状态;③患者年龄、一般状况及是否合并其他疾病;④治疗目标、安全性及有效性等。对于年轻、不伴明显器质性心脏病的孤立性房颤患者,房颤转复及窦性心律维持是首选方案;但对合并器质性心脏病的老年患者,房颤心室率控制则是一种可供选择的合理方案。AFFIRM研究结果显示心律控制与心室率控制两种治疗策略对房颤患者死亡率和脑卒中的影响无显著差别。如何遵循临床研究证据,结合每一房颤患者的具体情况,合理进行房颤药物治疗,是广大临床医师在日常医疗实践中面临的实际问题。

一、房颤复律与窦性心律维持

目前房颤复律方式有:自动转复、药物转复、电转复及导管消融转复。药物复律优点在于患者易于接受,其缺点是转复成功率较低,且药物毒副作用有时可致严重心律失常发生。无论何种复律均存在发生血栓栓塞并发症的风险,复律前应选择恰当的抗凝治疗做准备,并需警惕抗心律失常药物与抗凝药物的相互作用。

(一)药物复律适应证
(1)房颤发生时间较短(一般1年内)。
(2)导致房颤的各种原发病(心血管病及其他疾病)已被纠正或控制。
(3)心室率过快洋地黄制剂难以控制者。
(4)无感染并发症及风湿活动。
(5)心脏内无血栓形成。

(二)指南推荐
2014年AHA/ACC/HRS房颤管理指南关于复律药物推荐建议详见表18-2。

表18-2　2014年AHA/ACC/HRS房颤管理指南建议

房颤复律	推荐等级	证据水平
无禁忌的条件下,氟卡尼、多非利特、普罗帕酮和静脉用伊布利特可用于房颤或房扑复律	Ⅰ	A
胺碘酮可用于房颤药物复律	Ⅱa	A
有监测条件且安全性得到保障的情况下,普罗帕酮或氟卡尼可以在院外使用终止房颤发作	Ⅱa	B
院外不可以使用多非利特药物复律	Ⅲ	B

(三)常用药物
1. 普罗帕酮

(1)适应证:属 I_c 类抗心律失常药,适用于阵发性室性心动过速(简称室速)、阵发性室上性心动过速(简称室上速)、心房扑动(简称房扑)或房颤防治,也可用于各种早搏的治疗。用于房颤治疗时需排除器质性心脏病(如冠心病、肥厚梗阻性心脏病),否则会增加猝死的风险。

(2)用法:①口服:100~200 mg/次,3~4次/d。治疗量:300~900 mg/d,分4~6次服用;维持量:300~600 mg/d,分2~4次服用。宜在饭后服用。②静脉用药:静脉注射35~70 mg/次,加5%葡萄糖液稀释,10 min内缓慢注射,必要时10~20 min重复一次,总量不超过210 mg。后可改为静脉滴注,滴速0.5~1.0 mg/min。对近期发生的房颤,短期应用优于胺碘酮,约房颤30%可复律成功。

2. 胺碘酮

(1)适应证:属于Ⅲ类抗心律失常药,适用于:①房颤伴快速心室反应;②W-P-W综合征的心动过速;③严重的室性心律失常;④体外电除颤无效的室颤相关心脏停搏的心肺复苏;⑤有器质性心脏病(高血压、冠心病)、心力衰竭、导管消融术后或合并预激综合征的房颤及其他药物无效时。

(2)禁忌证:①窦性心动过缓及各种高度房室传导阻滞;②甲状腺功能亢进;③循环衰竭、严重低血压等;④尖端扭转型室速为胺碘酮禁忌。应用此药时需预防低血钾的发生,并对QT间期进行监测。

(3)用法:通常初始剂量为24 h内给予1 000 mg,首先负荷滴注(10 min给药150 mg);随后6 h给药360 mg(1 mg/min);后18 h按0.5 mg/min静脉滴注(共540 mg)。

(4)注意事项:本药抗心律失常作用最强,在维持窦性心律方面作用得到一致肯定,但毒副作用也最大,用药期间需监测心电、甲功、肝功、肺功等,防止甲亢、加减、肺纤维化及心脏毒副作用发生。

3.决奈达隆

(1)药理作用:与胺碘酮一样属多通道阻滞剂,表现出所有4种Vaughan-Williams分类药物的抗心律失常特性。其电生理学和血液动力学特性与胺碘酮相似。对房颤转复及窦性心律维持作用与胺碘酮相当,但因其不含碘而无由碘引起的甲状腺、肺及眼等副作用,安全性明显优于胺碘酮。

(2)适应证:适用于阵发性或持续性房颤或房扑患者的转复。

(3)禁忌证:禁用于心力衰竭(特别是LVEF<35%者)、Ⅱ~Ⅲ度房室传导阻滞或病态窦房结综合征患者及同时使用可能诱发尖端扭转型室速的药物等。

(4)用法:口服400 mg/次,2次/d。有研究发现决奈达隆增加永久性房颤患者心血管事件发生,故目前尚不能完全取代胺碘酮,属于限制性使用药物。

4.伊布利特

(1)临床特点:属新型Ⅲ类抗心律失常药,临床应用具有给药简单、起效快(20 min内)、转复成功率高(达80%以上)的特点。

(2)适应证:用于近期发作的房颤或房扑的心律转复。

(3)用法:伊布利特1 mg稀释后静脉推注(10 min),无效者10~30 min后可重复1次。

(4)不良反应与注意事项:主要不良反应是多形性室速,尖端扭转型室速明显高于胺碘酮,可致死亡。因此,注射完本品后,应当连续心电图监测观察至少4 h,或者等到QTc恢复到基线。如发现任何不规则的心脏电活动,应延长监控时间。

5.维纳卡兰

(1)作用特点:在房颤发作期选择性地阻滞心房钾离子和钠离子通道而迅速转复房颤,同时避免对心室肌的电生理特性产生影响而导致致命性室性心律失常。

(2)因该药在Ⅱ期和Ⅲ期临床试验中转复房颤表现出较好有效性和安全性,2007年12月FDA批准其用于转复新发房颤,但目前证据仍不十分充分。欧洲药品管理局于2011年批准其用于持续时间<7 d的非外科术后房颤和持续时间<3 d的外科术后房颤的转复。

(3)不良反应:主要不良反应有味觉异常、打喷嚏等,目前没有发现其会导致尖端扭转室速、室颤等。

6.索他洛尔

(1)药理作用:具有Ⅲ类抗心律失常药物延长动作电位时程、兼有$β_1$、$β_2$受体阻滞作用,属广谱抗心律失常药物。

(2)适应证:①年轻房颤患者;②有冠心病、无明显心力衰竭的房颤。主要用于房颤转律后窦性心律的维持。

(3)用法:口服给药,80 mg/次,2 次/d。

二、控制心室率

(一)房颤伴心室率的危害

(1)大多数房颤患者在休息和活动时心室率均显著增快,快而不规则的心室率是引起患者心悸不适的主要原因。

(2)过快的心室率使心室充盈时间缩短、心排血量降低、血压下降、冠状动脉灌注减少,而出现心肌缺血。

(3)长期过快心室率是导致心动过速性心肌病的主要原因。

(二)控制房颤快速心室率的意义

(1)控制房颤心室率可以消除上述各种危害,是房颤治疗的主要目标之一。

(2)房颤心室率控制具有安全、有效、患者易于接受、成功率高的优点。但因房颤持续存在、心房收缩功能丧失、血栓栓塞风险相应增加为其不足。

(三)心室率控制的用药原则

(1)永久性房颤若无快速心室率导致的严重症状,心室率控制可适当放宽(静息心室率<110 次/min),严格心室率控制(静息心室率<80 次/min)仅在有症状患者中是必须的。

(2)房颤时心室率主要由房室结不应期、房室传导特性及交感神经和副交感神经的兴奋性决定。延长房室结不应期的药物均可控制心室率,因此常选用洋地黄类药物、β受体阻滞剂和胺碘酮。非二氢吡啶类钙拮抗剂(维拉帕米、地尔硫卓)可以满意控制静息和运动时心室率,但是这类药物具有负性肌力作用,会增加心功能恶化的风险,所以不适用于心力衰竭和射血分数降低的患者。

(3)当房颤合并预激综合征时,静脉应用β受体阻滞剂、洋地黄类药物、钙拮抗剂、腺苷将减慢房室结的传导而加快房室旁路的前传,属于禁忌。

(4)对血流动力学稳定的快心室率房颤患者,可给予口服药物治疗,逐渐减慢心室率,不可短时间内大幅度降低心室率,避免恶化心功能;需要迅速控制心室率的患者或不能口服药物的患者,可静脉用药。

(四)常用药物

1. 洋地黄类药物

(1)适应证:常用制剂为地高辛和去乙酰毛花苷。地高辛能控制房颤患者静息心室率,改善症状和心功能,提高生活质量和运动耐量,降低因心力衰竭住院率。因此,对于房颤伴快速心室率的慢性心力衰竭患者,洋地黄制剂可作为心室率控制治疗的首选药物。

(2)用法:①口服地高辛用于控制静息时心室率是合理的选择。②针对心力衰竭治疗时,地高辛多采用维持量疗法(0.125~0.250 mg/d),即自开始便使用固定的剂量,并继续维持。③控制房颤心室率时,可采用较大剂量(0.375~0.500 mg/d)。④急性心功能不全伴快速心室率,可临时缓慢静脉注射去乙酰毛花苷 0.2~0.4 mg。

(3)注意事项:①房颤伴窦房传导阻滞、Ⅱ度或高度房室阻滞患者,应禁忌使用地高辛,除非已植入永久性心脏起搏器。②急性心肌梗死后患者,特别是有进行性心肌缺血者,应慎用或不用洋地黄类药物。③与能抑制窦房结或房室结功能的药物(如胺碘酮、β受体阻滞剂)合用时必须谨慎,因其与地高辛合用时,可使地高辛血药浓度增加,增加地高辛中毒的发生率,地高辛宜减量。

2. β受体阻滞剂

(1)作用与适应证:β受体阻滞剂能改善临床情况和左室功能,降低死亡率和住院率。对于慢性心力衰竭合并房颤患者,β受体阻滞剂不但能减慢患者静息时的心室率,更能有效控制工作、运动和应激状态等交感神经兴奋时的心室率。因此,对房颤伴快速心室率的轻中度慢性心力衰竭患者,应使用β受体阻滞剂控制心室率并改善心力衰竭预后。

(2)用法:口服给药,从极低剂量开始(如琥珀酸美托洛尔12.5~25.0 mg,1次/d,酒石酸美托洛尔平片6.25 mg,2次/d,比索洛尔1.25 mg,1次/d,卡维地洛尔3.125 mg,2次/d),每隔2~4周将剂量加倍。直至达到目标心率或患者能够耐受的最大剂量。

(3)注意事项:①由于β受体阻滞剂显著的负性肌力作用,用药过程中应严密监测心功能和心室率。如果出现心功能恶化,要及时减量或停药。②严重心力衰竭或需要大剂量利尿情况下暂不宜使用。③房颤时心室率过慢(心率<60次/min)或伴有Ⅱ度以上房室传导阻滞时禁用,除非已植入永久性心脏起搏器。④支气管痉挛性疾病禁用β受体阻滞剂。

3. 胺碘酮

胺碘酮作为Ⅲ类抗心律失常药物,除可转复房颤和维持窦性心律外,尚可抑制房室结传导,有效控制房颤的心室率。研究证实胺碘酮可显著降低心力衰竭合并房颤患者24 h总心率和最大心室率。推荐对心力衰竭合并房颤的患者,当使用β受体阻滞剂控制心室率禁忌或无效时,可以用胺碘酮替代治疗;对有房室旁路的心力衰竭伴房颤患者,推荐静脉应用胺碘酮控制心室率。详见前述。

4. 药物联合治疗

有时一种药物不能有效控制心室率,需要几种药物联合治疗。

(1)联合用药原则:药物选择应个体化,从小剂量开始,密切监测患者心功能和心室率,避免心力衰竭恶化和心动过缓。

(2)常用方案:地高辛与β受体阻滞剂可联合使用控制慢性心力衰竭患者房颤心室率,作用明显强于单用地高辛或单用β受体阻滞剂效果,既控制静息时心室率又能控制运动后心室率。同时,地高辛可短期内改善心力衰竭患者症状,而β受体阻滞剂可以改善心力衰竭患者的长期预后。对于慢性心力衰竭合并房颤患者,可先用地高辛控制心室率,待心力衰竭稳定后,联合应用β受体阻滞剂。

(3)注意事项:联合应用时,应注意药物之间的互相作用,可能增加药物毒性。

三、房颤的抗凝治疗

房颤最常见、最严重的并发症是附壁血栓脱落造成动脉系统的栓塞,特别是脑栓塞,是导致房颤患者死亡的主要原因。因此预防房颤引起的栓塞性事件,是房颤治疗策略中重要的一环。

(一)危险因素与评估

(1)主要危险因素:风湿性二尖瓣狭窄、既往有血栓栓塞病史、年龄大于75岁等。

(2)非主要危险因素:心力衰竭、高血压、糖尿病、女性、年龄 65~74 岁和血管疾病,后者包括心肌梗死、主动脉和周围动脉粥样硬化疾病。

(3)脑卒中风险评估:研究显示非瓣膜病房颤引起缺血性脑卒中发生率是对照组 5.6 倍,风湿性心脏瓣膜病合并房颤是对照组的 17.6 倍。因此,在使用抗凝药物前需进行风险评估,目前常用的有 CHADS2、CHADS2-VaSc 平分析系统(表 18-3)。

表 18-3 CHADS2 及 CHADS2-VaSc 评分系统比较

危险因素	CHADS2 评分标准	CHADS2-VaSc 评分标准
充血性心力衰竭(C)	1 分	1 分
高血压(H)	1 分	1 分
年龄大于 75 岁(A)	1 分	2 分
糖尿病(D)	1 分	1 分
既往卒中或 TIA 病史(S)	2 分	2 分
血管疾病(V)		1 分
年龄 65~74 岁(A)		1 分
性别(女性)(Sc)		1 分
最高积分	6 分	9 分

积分越高,发生缺血性卒中的风险越高。CHADS2-VaSc≥2 分应进行长期口服抗凝药治疗。若患者 CHADS2-VaSc=1 分可应用华法林(优先)或者阿司匹林(75~100 mg,1/d)治疗;CHADS2-VaSc=0 分时一般无需抗凝治疗。

(4)出血风险评估:在抗凝开始前应对房颤患者出血风险进行评估。欧洲 2010 房颤指南首次推出了 HAS-BLED 出血风险积分(表 18-4),推荐用于评价房颤抗凝治疗前的出血风险。积分≤2 分为出血低风险,评分≥3 分提示出血风险高,患者无论接受华法林还是阿司匹林治疗,均应谨慎。需要指出的是对于 CHADS2-VaSc≥2 分者不应将 HAS-BLED 评分增高视为禁忌,需在排除或纠正危险因素后在检测下开始抗凝。

表 18-4 HAS-BLED 出血评分表

字母	出血因素	分值
H	高血压(大于 160 mmHg)	1
A	肝肾功能异常(BIL>2 倍上限;ALT>3 倍上限 Scr>200 μmol/L)	1 或 2
S	卒中史	1
B	出血史/倾向	1
L	INR 值不稳定	1
E	年龄>65 岁	1
D	合用阿司匹林等非甾体抗炎药或饮酒	1 或 2
		9 分

(二)常用药物

1. 华法林

(1)药物学特性:华法林是目前临床最常用的口服抗凝药物(oral anticoagulant,OAC),属维生素 K 拮抗剂(以华法林为代表)。特点是抗凝疗效确切,但存在药理作用不可预知、需频繁监测凝血功能并调整剂量、易受多种食物和药物影响、出血风险增加等不足,使临床治疗复杂化,患者依从性差。

(2)应用现状:2011 年 ESC 公布的一项对全球不同地区高危房颤患者接受抗凝治疗情况的调查显示,欧美等地区华法林抗凝治疗比例为 40%～70%,我国仅 10%。房颤患者的抗凝治疗率低,与华法林的局限性及对出血风险的担忧密不可分,尤其老年患者合并症多,合并用药多,出血风险更大。

(3)用法与 INR 目标值:口服给药,建议从较低剂量开始,1.5～3.0 mg,1 次/d。以 0.5～1 mg/d 幅度逐渐递增,并每隔 3～5 d 检测 INR 直至目标值(INR 2.0～3.0)。稳定后开始每 4 周监测一次 INR 值。

2. 新型口服抗凝药

鉴于传统口服抗凝药华法林的局限性,新型口服抗凝药(new oral anticoagulant,NOAC)日益受到关注,近期大规模临床研究证实其在非瓣膜病房颤患者的有效性及安全性。目前临床可选用的 NOAC 包括:①直接凝血酶(Ⅱa 因子)抑制剂达比加群;②Ⅹa 因子抑制剂利伐沙班、阿哌沙班和依度沙班等。临床研究显示,NOAC 可明显减少卒中和血栓栓塞事件 19%,出血性卒中减少 51%。

与华法林比较,NOAC 的共同优势是固定剂量、无常规监测凝血、药物/食物相互作用很少(表 18-5)。因此,对不愿接受华法林治疗或华法林治疗禁忌者,建议给予 NOAC 抗凝治疗。

表 18-5 NOAC 与华法林的优势和劣势比较

优势	劣势
半衰期短,起效快、失效快	半衰期短,药物依从性要求高
固定剂量	肾功能不全的患者需要调整剂量
无需常规监测凝血	缺少常用的方法评估抗凝强度
颅内出血并发症减少	胃肠道出血危险略增加
药物、食物相互作用很少	无特异性拮抗剂,目前价格较高

(1)NOAC 药物代谢动力学特点:NOAC 口服后起效快,半衰期短,1 次/d 或 2 次/d 服药,部分通过肾脏清除,肾功能不全患者需要减量。达比加群酯是前体药,生物利用度较低,因此药物吸收或清除过程中的轻微变化就会引起血药浓度较大的波动。NOAC 与其他药物相互作用很少,但是细胞色素 P450 3A4(CYP3A4)和 P-糖蛋白的强诱导剂和强抑制剂联合应用时禁忌或谨慎。

(2)NOAC 与药物、食物相互作用:尽管与华法林比较,目前所知与 NOAC 存在相互作用的药物很少,但是仍然需要密切关注合并用药。与 NOAC 存在相互作用的药物主要通过 P-糖蛋白转运体、CYP3A4 两个途径。阿哌沙班主要以原型清除,受 CYP3A4 影响很少。依度沙班受 CYP3A4 影响也较少。在中国合并应用中药的患者较多,目前还不清楚哪些中药与 NOAC 存在相互作用。目前文献报道影响上述途径的药物有丹参、人参、贯叶连翘(圣约翰草)、黄连素、五味子和银杏等,联合用药需谨慎。

多种抗心律失常药物对 P-糖蛋白有影响,如维拉帕米平片与达比加群酯同服,血药浓度增加 180%,但服药间隔超过 2 h 则影响不大。维拉帕米缓释片使达比加群酯剂量增加 60%,与依度沙班也存在类似的相互作用。此外,达比加群酯不能与决奈达龙同服,胺碘酮轻微增加达比加群的血药浓度,但是无需调整剂量。NOAC 与其他抗血小板、抗凝及非甾体类药物(NSAIDS)也会增加出血风险,尤其需要注意 NOAC 与双联抗血小板药物的联合应用。

(3) NOAC 与凝血检测:服用 NOAC 无需进行常规凝血监测。但是在某些特殊情况下需要定量评价 NOAC 的抗凝作用,如急诊手术、严重出血或血栓事件、合并用药、可疑过量等。定量评价 NOAC 抗凝强度的实验室指标在临床中并非常规。INR 不适于监测 NOAC。蜂蛇凝血时间(ECT)可定量评估达比加群的活性,如 ECT 升高 3 倍提示出血风险增加。稀释的凝血酶时间(dTT)与达比加群的血浆浓度呈直线相关。如 dTT 正常说明达比加群相关的临床抗凝作用存在。

部分活化的凝血酶原时间(aPTT)可以定性评价达比加群的水平和活性,但不同 aPTT 试剂的敏感性差异很大。对于达比加群 150 mg 每日两次的患者,峰浓度 aPTT 大约为对照的 2 倍,给药后 12 h aPTT 约为对照的 1.5 倍。因此,如果达比加群谷浓度时 aPTT 超过正常上限 2 倍,提示出血风险增加。不同 Xa 因子抑制剂对于 PT 和 aPTT 的影响变异度极大,尤其是 aPTT,还与不同检测试剂有关。利伐沙班剂量依赖性延长 PT,阿哌沙班对 PT 的影响较弱,PT 延长超过 2 倍时提示出血风险增加。

(4) NOAC 的适应证:所有适合抗凝治疗的房颤患者均可考虑给予 NOAC,但还需考虑肾功能、患者依从性等等实际问题。目前,欧洲指南建议对存在药物过敏史、严重肝肾功能异常、合用具有明显相互作用的药物、活动性出血的患者均为 NOAC 的禁忌。

(5) 剂量推荐:①达比加群酯 150 mg,2 次/d 适用于大部分患者。达比加群酯 110 mg,2 次/d 适用于出血风险较高的患者,如:HAS-BLED 评分≥3 分、年龄≥75 岁、中度肾功能不全(CrCl 30~50 ml/min)、联用相互作用药物。②利伐沙班:目前日本批准的利伐沙班剂量为 15 mg,中国台湾批准剂量为 15~20 mg。中国专家共识建议多数患者适用利伐沙班 20 mg,1 次/d。下列患者可选择利伐沙班 15 mg,1 次/d:高龄、HASBLED 评分≥3 分、肌酐清除率(CrCl)30~49 ml/min 的患者;对 CrCl 15~29 ml/min 患者,抗凝治疗应慎重。

(6) 出血并发症的处理:因 NOAC 无特异性拮抗剂,也没有常用的定量评价的实验室检测方法。对于出血的处理还需要随着 NOAC 的广泛使用而逐步积累经验。重要的是,NOAC 半衰期短,停药后 12~24 h 抗凝作用基本消失。因此,要了解患者最后一次服药的时间和剂量,以及可能存在的影响药物代谢动力学的因素,如肾脏功能、合并用药等。①非致命性出血:可采取以下措施:停药、压迫止血、外科手术止血,给予补液和血流动力学支持治疗,保证足够的容量和血小板计数正常。服用达比加群的患者发生出血,应该充分利尿,透析有效但是经验不多。透析对清除 Xa 因子抑制剂可能无效。②致命性出血:对发生致命出血的患者可考虑输注浓缩凝血酶原复合物(PCC)或活化的凝血酶原复合物,PCC 剂量为 25 U/kg(可重复 1~2 次)。还可考虑给予抗纤溶剂和去氨加压素。新鲜冰冻血浆对于逆转抗凝作用不大,但是可用于扩容。

3. 阿司匹林及氯吡格雷

阿司匹林及氯吡格雷预防房颤脑卒中有效性远不如华法林,虽然二者有一个共同特点服药简单,无需监测 INR,但一般不用于单纯房颤的抗凝治疗。

4. 肝素

(1)剂型与用法:临床常用的制剂有普通肝素与低分子肝素,可以皮下或静脉给药。

(2)适应证:用于停用华法林期间或华法林开始前的短期替代抗凝治疗。当房颤持续时间超过 48 h,应口服华法林使 INR 达到 2.0~3.0 后再考虑复律,或行经食管超声心动图检查,如无血栓可在静脉注射肝素后再复律。复律后肝素和华法林合用,直到 INR 值≥2.0 后停用肝素,继续应用华法林。

(三)不同口服抗凝药物的转换

不同抗凝药物转换过程中需要注意保证抗凝不中断的情况下,尽量减少出血风险。

(1)从华法林转换为 NOAC:停用华法林后监测 INR,当 INR<2.0 时,立即起始 NOAC。

(2)NOAC 转换为华法林:从 NOAC 转换为华法林时,两者合用直至 INR 达目标值。需注意:①合用期间监测 INR 时间应该在下一次 NOAC 给药之前;②NOAC 停用 24 h 后监测 INR 值来确保华法林达到目标强度;③换药后 1 个月内密切监测以确保 INR 稳定(至少 3 次 INR 在 2.0~3.0)。

(3)NOAC 之间的相互转换:从一种 NOAC 转换为另外一种时,下次服药时即可开始服用新 NOAC,注意肾功能不全患者可能需要延迟给药。

(4)抗血小板药物转换为 NOAC:阿司匹林或氯吡格雷停药后即可服用 NOAC。

(5)NOAC 与肝素之间的转换:从注射用抗凝药物转换为 NOAC,普通肝素停药后即可服用 NOAC;低分子肝素在下次注射时服用 NOAC。从 NOAC 转换为注射用抗凝药物时,在下次服药时给予注射用抗凝药物。

四、特殊人群房颤的药物治疗

(一)孤立性房颤的药物治疗

(1)孤立性房颤的概念:虽然大部分房颤由心血管疾病引起,但仍有部分房颤患者年龄小于 60 岁,无高血压及心肺疾病史,称之为孤立性房颤,或者特发性房颤。其发生机制目前尚不明确,环境因素、遗传因素、体液因素均在其中发挥作用。Osranek 等对 46 例孤立性房颤患者进行队列研究后发现:孤立性房颤患者的预后主要取决于左房容积,当左房容积<32 ml/m^3 时一般预后良好,是房颤预后评价的重要指标。

(2)治疗策略:对于孤立性房颤首选复律,可以达到根治的目标,是最理想的结果。复律后可以消除症状,改善血流动力学,减少血栓栓塞事件,消除或减轻心房电重构。无论导管消融复律还是药物复律,对于孤立性房颤一般均能收到良好的效果。近年来,抗心律失常药物的发展明显滞后于导管消融技术,对于左房轻度轻度扩大,左室功能正常或轻度减低无严重肺疾病时,具有导管消融适应证。详见相关章节。

(二)慢性心力衰竭合并房颤的药物治疗

临床上10%~35%慢性心力衰竭患者伴有房颤,是充血性心力衰竭最常见的心律失常之一。慢性心力衰竭合并房颤,特别是房颤伴快速心室反应时,使心房丧失有效收缩功能,心排血量减少达25%左右,使原已存在的心房淤血更加明显,心房内压力进一步升高,逐渐扩大,心肌收缩力减弱。心房辅助泵功能丧失使心室充盈减少,心功能进一步恶化。慢性或持续性房颤更为严重的并发症是栓塞,房颤合并慢性心力衰竭时,进一步促进左房血栓形成和脑栓塞的发生,明显高于无房颤心力衰竭患者。

(1)一般原则:①寻找和祛除引起心律失常的各种原因,重视病因治疗,如治疗基本疾病、控制心力衰竭、改善心功能。如无禁忌证,应用β受体阻滞剂和ACEI/ARB、醛固酮受体拮抗剂纠正神经-内分泌过度激活。②注意寻求和纠正心力衰竭的可能诱因,如感染、电解质紊乱(低血钾、低血镁、高血钾)、心肌缺血、高血压、甲状腺功能亢进症、药物的致心律失常作用等。③合理应用利尿剂、血管活性药物改善心力衰竭症状。

(2)节律控制:对于持续时间短于7 d的房颤患者,应用药物转律效果最佳。对心功能相对稳定的房颤患者,可首先选择药物复律。Ⅰ类抗心律失常药物虽对房颤转律有效,但研究显示可增加死亡率,故已不用于转律治疗。钙离子拮抗剂因其负性肌力作用也不适用于慢性心力衰竭合并房颤的转律治疗。

药物选择:①新一代Ⅲ类抗心律失常药物决奈达隆转复房颤成功率较高,但NYHA心功能Ⅱ~Ⅳ级的慢性心力衰竭患者应用决奈达隆会增加因心力衰竭恶化住院率和死亡率。因此不推荐用于慢性心力衰竭合并房颤患者的治疗。②索他洛尔可增加心力衰竭患者死亡率,不宜用于心力衰竭合并房颤患者的治疗。③多菲利特虽可有效转复心力衰竭患者房颤,但可增加发生尖端扭转性室性心动过速(TdP)的风险,故不再推荐多菲利特转律和维持窦性心律治疗。因此,对于慢性心力衰竭合并房颤患者转律和维持窦性心律的药物治疗,目前仅推荐胺碘酮。对于合并反复发作、症状明显的阵发性房颤合并慢性心力衰竭患者,可应用胺碘酮维持窦性心律。但需注意监测胺碘酮对器官的毒性作用。

(3)控制心室率:临床研究显示控制心室率不逊于心律控制,且药物不良反应发生率低。心力衰竭合并房颤患者控制心室率可延长心室舒张期,提高射血分数,降低心肌耗氧量,提高运动耐量,改善生活质量,减少快速心室率造成的心动过速性心肌病的可能,减轻快速心室率引起的心悸、呼吸困难等症状。控率目标较容易达到,药物副作用低。花费/效益分析显示控制心室率的治疗策略住院时间更短,费用更低,特别是在我国目前的情况下这是一个不可忽视的问题。因此,控制心室率可作为慢性心力衰竭合并房颤患者的一线治疗。

(三)高血压合并房颤的药物治疗

(1)高血压病加重房颤的危害:高血压是房颤最常见合并症及危险因素,可显著增加房颤患者脑卒中风险。据统计有50%以上的高血压患者合并有房颤,高血压显著增加房颤的风险,房颤又将增加高血压患者心脑血管事件的概率。另外高血压患者多数伴有全身或局部肾素-血管紧张素系统(renin-angiotensin system, RAS)激活,直接作用于心肌细胞,使自律性增高,同时刺激去甲肾上腺素和内皮素释放,加快传导速度,缩短不应期,导致成纤维细胞增殖、胶原蛋白聚集使心房纤维化,对房颤的发生和维持发挥作用。

(2) 房颤的上游治疗:房颤上游治疗的目的是控制高危因素预防房颤发生。理论上可以通过预防与高血压、心功能不全或炎症(如外科手术后房颤)相关的心肌重构,进而阻止新发的房颤(一级预防)或减少房颤发作频次、延缓其发展为持续性房颤的进程及房颤复律后减少其复发(二级预防)。通常包括血管紧张素转化酶抑制剂(ACEI)血管紧张素受体拮抗剂(ARB)、醛固酮拮抗剂、他汀类药物、皮质类固醇、鱼油等非抗心律失常药物。

(3) 高血压合并房颤的治疗策略:①阵发性房颤首选 ACEI 或 ARB;②持续性房颤心率快时可首选 β 受体阻滞剂或联合应用地高辛(延缓心力衰竭进展),同时应给与抗凝治疗(首选华法林,次选阿司匹林)。

(四) 冠心病合并房颤的药物治疗

冠心病合并房颤临床常见,其抗血小板和抗凝治疗的最佳策略临床证据不多。荟萃分析显示,双联抗血小板治疗联合抗凝治疗明显增加出血风险。长期服用华法林的患者可以在不停药的情况下进行冠状动脉介入治疗(PCI),但是 NOAC 没有相关的证据。RELY 研究、ROCKET 研究、ARISTOTAL 研究中合并阿司匹林的亚组分析结果提示:房颤治疗剂量的 NOAC 联合阿司匹林增加出血风险,但低于华法林联合阿司匹林。

华法林是有效的冠心病二级预防药物,对于稳定的冠心病患者,华法林可以完全替代阿司匹林的作用。该领域的最新的 WOEST 研究入选了 573 例需长期口服抗凝治疗(69% 为房颤)且需行 PCI 的患者,平均年龄 70 岁,随机接受华法林联合氯吡格雷或华法林联合氯吡格雷及阿司匹林(80 mg)。结果提示,氯吡格雷联合华法林组出血发生率明显下降(19.4% vs 44.4%)。但该研究没有比较华法林联合阿司匹林。

房颤合并冠心病患者的处理要考虑临床情况综合分析,包括血栓和出血风险。应采取一切措施尽量减少出血风险,包括给予最低有效剂量的阿司匹林(75～100 mg),尤其是联用 P2Y12 受体拮抗剂时,使用裸金属支架、桡动脉途径及预防性使用质子泵抑制剂。

1. 长期 NOAC 治疗患者发生急性冠脉综合征

综合评估冠心病相关和心房颤动相关的缺血和出血风险,包括 GRACE 评分、CRUSADE 评分、CHADS2/CHA2DS2-VSc 评分、HAS-BLED 评分。采取以下措施:

(1) 入院时:①房颤患者发生急性冠脉综合征(ACS)时,应立即暂停 NOAC。②立即给予阿司匹林口服,并根据患者出血风险选择恰当的 P2Y12 受体拮抗剂。③停用 NOAC 至少 12 h 后再给予静脉抗凝药物。④ST 段抬高心肌梗死患者首选直接 PCI,尽量避免使用糖蛋白Ⅱb/Ⅲa 拮抗剂。若必须进行溶栓治疗,凝血指标应在正常范围内。⑤行 PCI 者应首选桡动脉途径,需置入支架者首选裸金属支架,也可考虑单纯球囊扩张或冠状动脉旁路移植手术,目的是尽量缩短长期联合抗血小板与抗凝治疗。⑥急诊手术时,可以考虑评估相关的凝血指标。

(2) 出院时:ACS 患者稳定并停用静脉抗凝治疗后可重新口服抗凝药物,联合至少一种抗血小板药物。

(3) 出院后 1 年内:①根据患者的血栓和出血评分个体化处理,联合口服抗凝和抗血小板药物治疗的时间应尽量短。②最佳选择是华法林联合氯吡格雷,裸金属支架 1 个月,药物支架 3～6 个月。③出血高危患者可口服抗凝药物单药治疗。④如患者抗血小板治疗需 1 年且 HAS-BLED 大于 3 分,建议联用低剂量 NOAC,而肾功能不全和高龄患者可选择华法林(INR 维持在 2.0~2.5)。

2. 急性冠脉综合征患者新发房颤

根据患者植入支架的种类和房颤距 ACS 的时间,给予个体化处理。根据 CHASD2/CHA2DS2-VSc 评分考虑给予抗凝治疗,可选择华法林或 NOAC,NOAC 应首选因子 Xa 抑制剂。尽管低剂量利伐沙班联合双联抗血小板药物可降低冠心病事件,但是并没有在房颤患者中的研究证据。如选择达比加群,应该选择低剂量且联用阿司匹林或氯吡格雷。

(1)患者 CHASD2/CHA2DS2-VSc 评分为低危(≤1 分)而 GRACE 评分高(>118),可行双联抗血小板治疗。

(2)患者 CHASD2/CHA2DS2-VSc 评分为高危:①GRACE 评分为低危,且 ACS 后 1~3 个月可考虑华法林单药治疗,尤其是 HAS-BLED ≥3 分患者。②患者 GRACE 评分较高(>118),且 HAS-BLED <3 分,应该口服抗凝药物联合氯吡格雷 6~12 个月。

3. 稳定性冠心病患者新发房颤

(1)稳定性冠心病伴房颤患者,可以根据 CHASD2/CHA2DS2-VSc 评分结果给予华法林单药治疗。

(2)NOAC 的房颤 3 期临床研究中有 15%~20% 的患者有心肌梗死病史,NOAC 的疗效和安全性在有无心肌梗死病史亚组间没有差异。因此,也可以选择 NOAC。

(3)对于心血管事件风险较高的房颤伴稳定性冠心病患者,如选择达比加群酯,应考虑同时联合抗血小板治疗。

(五)心脏瓣膜病合并房颤的药物治疗

(1)定义:房颤通常被分为瓣膜病房颤和非瓣膜病房颤,但是目前没有统一定义。瓣膜病房颤通常指风湿性瓣膜病和人工瓣膜置换术后患者的房颤,反之则为非瓣膜病房颤。

(2)瓣膜病合并房颤的危害:房颤是二尖瓣结构病变患者心功能恶化的一个标志,与不合并房颤的二尖瓣病变比较,有房颤患者心功能更差、左心房直径较大,应早期干预。

(3)处理策略:瓣膜病性房颤长期维持窦性心律的可能性较低,通常采用室率控制与低强度抗凝剂联合应用的策略延缓病程进展。对于已明确二尖瓣或主动脉瓣重度狭窄或反流、左心功能代偿伴新发房颤患者,建议早期行瓣膜置换手术,置换机械瓣的患者术后应终身抗凝治疗。置换生物瓣的患者如无房颤抗凝药可于 6 个月后逐渐减量,于 1~2 周内停用;对于合并房颤的患者,则应正规抗凝治疗。

(4)常用药物:目前仍以华法林为首选,新型抗凝药在瓣膜病相关的房颤研究中缺乏足够证据,疗效及安全性均差于华法林。

(5)注意事项:①换瓣术后需警惕出血并发症的发生,如出现黑便、血尿、牙龈出血、晕厥、偏瘫、心前区闷痛等应立即到医院检查治疗。②对于瓣膜置换术后的患者低强度抗凝治疗同样可以使凝血激活受到明显抑制。建议对于人工机械瓣和生物瓣置换患者,主动脉瓣置换术后控制 INR 在 1.5~1.8,二尖瓣瓣置换术后控制 INR 在 1.8~2.3。③对于没有明显血流动力学异常的瓣膜病患者,可采取与非瓣膜病房颤同样的危险分层和处理策略。

(六)80 岁以上老年房颤患者的治疗

(1)治疗原则:80 岁以上老年人经常伴有多个合并症,合并用药多,出血和栓塞风险更高。在应用抗心律失常药物时应严格掌握其适应证,注意肝肾等脏器毒副作用及药物之间相互作用，同时应格外小心抗血小板及抗凝治疗导致的大出血往往后果严重。目前许多临床研究均排除80岁以上老年人，故现有临床证据不够充足，治疗原则首先确保安全。

(2)治疗建议：①适当减少药物剂量(阿司匹林50 mg/d，氯吡格雷75 mg/d)，紧急情况下，两者均小于150 mg。②华法林首次3 mg开始，依据INR值调整剂量。③NOAC也应该考虑在常规推荐剂量的基础上酌情减量。④需要植入支架时尽量不采用药物支架，否则后期极易出血。⑤不建议华法林联合阿司匹林及氯吡格雷治疗。

(七)妊娠合并房颤的治疗

(1)临床特殊性：由于妊娠期心输出量和心肌收缩力增加等因素，心律失常发生概率有所增加，存在心脏病的孕妇更易合并心律失常。妊娠合并房颤及并存器质性心脏病者往往发病急，病情重，母儿危险性显著增加。无先天性心脏病、瓣膜病、扩张型心肌病的患者，多数对房颤耐受性好；妊娠合并房颤常发生于伴有风湿性心脏瓣膜病患者，因妊娠期心输出量及每搏量增加，心率增快造成二尖瓣跨瓣压升高，随着肺静脉和肺毛细血管扩张，肺淤血加重，长期超负荷代偿易诱发肺水肿和肺动脉高压，增加的左房压又可引起房颤的发生，这样可进一步加快心室率导致临床症状恶化。

(2)处理策略：妊娠期监测心律失常非常重要，首先须查找房颤病因，检查电解质、血常规、甲状腺功能及超声心动图。同时要发现及纠正影响心功能的各种因素，如贫血、低蛋白血症、感染等。

(3)治疗原则：妊娠合并房颤有其特殊性，以治疗原发病为主。①有高血栓风险的房颤患者整个怀孕期间推荐抗血栓治疗，根据妊娠阶段选择抗凝药物。②妊娠早期和怀孕最后一个月使用低分子肝素皮下注射，或使用普通肝素使活化部分凝血激酶时间延长至正常对照的1.5倍，避免使用华法林，因其在怀孕早期大约有6%的概率使胎儿畸形。③如需控制心室率应考虑使用β受体阻滞剂或非二氢吡啶类钙拮抗剂，二者属于禁忌时可考虑应用地高辛。目前文献报道洋地黄是妊娠期安全有效的抗心律失常药物之一，是治疗妊娠期急慢性心动过速的最佳选择。④妊娠合并房颤理想的心室率控制目标是休息时<100次/min，轻微活动后<140次/min。⑤直流电复律可在妊娠所有阶段使用，推荐首选用于房颤伴血流动力学不稳定的患者及房颤会对母亲或胎儿产生不利影响时。

(八)围手术期房颤治疗

(1)治疗原则：①若非急诊手术，术前5 d停用华法林，待INR≤1.5，或肌注1~2 mg维生素K使INR恢复正常。②对于植入机械性瓣膜的高危房颤患者，可使用低分子肝素过度治疗，同时给予β受体阻滞剂、索他洛尔、胺碘酮进行心室率控制治疗。③对于明显影响血流动力学的房颤必须及时处理。④心脏手术有15%~50%的患者发生房颤，为预防心脏术后房颤的发生，建议术前及术后应用β受体阻滞剂，有禁忌时可选择胺碘酮，不建议使用维拉帕米和地尔硫䓬。

(2)NOCA的应用：①对于出血低危或易于止血的手术，如牙科或白内障、青光眼手术，建议在NOAC谷浓度时进行手术，即停药后12~24 h。术后应该严密监测出血情况，术后6 h确认止血后可重新开始给药。②对于出血危险较高的手术，术前需至少停NOAC 24 h；服用利伐沙班的患者如CrCl为15~30 ml/min，应该停药36~48 h。③对于脊柱麻醉、硬膜外麻醉和腰穿等出血极高危的操作或手术，必须保证患者的凝血完全恢复正常。术后止血充分可 6~8 h 后重新开始服药。术后 48~72 h 内需要根据患者的出血风险、再次手术的可能性等决定恢复用药的最佳时间(表 18-6)。④对行急诊手术的患者,应停用 NOAC,若病情允许,至少在末次给药 12 h 后进行手术;若手术不能推迟,术前需要评估出血风险与手术紧急性。

表 18-6 择期手术术前 NOAC 停药时间

CrCl(ml/min)	达比加群酯出血风险		利伐沙班出血风险		阿哌沙班出血风险	
	低危	高危	低危	高危	低危	高危
>80	≥24 h	≥48 h	≥24 h	≥48 h	≥24 h	≥48 h
50~80	≥36 h	≥72 h	≥24 h	≥48 h	≥24 h	≥48 h
30~50	≥48 h	≥96 h	≥24 h	≥48 h	≥24 h	≥48 h
15~30	不适用	不适用	≥36 h	≥48 h	≥36 h	≥48 h

有多项小规模研究评价了 NOAC 在射频消融围手术期的应用,结果显示消融后的栓塞和出血风险与华法林相当。荟萃分析显示对射频消融围术期应用达比加群酯与不间断华法林比较,血栓栓塞事件和出血事件均无显著差异。一项多中心注册研究显示,利伐沙班不中断抗凝与华法林不中断抗凝比较,消融围术期的出血和血栓发生率没有差异。

(九)**甲亢合并房颤的治疗**

(1)治疗原则:①甲亢伴房颤患者,甲功恢复正常可能恢复窦性心律,故应积极治疗甲亢。②活动性甲亢患者依据是否存在其他卒中风险决定是否抗栓治疗。③心室率控制首选 β 受体阻滞剂;若 β 受体阻滞剂禁忌时选用非二氢吡啶类钙拮抗剂。④如果行电复律必须在甲功恢复正常后,否则风险极高。

(2)常用药物:房颤伴甲亢首选 β 受体阻滞剂,主要为选择性 $β_1$ 受体阻滞剂,如艾司洛尔、美托洛尔、比索洛尔等。

(3)注意事项:对于合并慢性阻塞性肺疾病时,首先应纠正酸解平衡及代谢紊乱,可应用非二氢吡啶类钙拮抗剂控制房颤心室率,不推荐使用非选择性 β 受体阻滞剂。

(十)**预激综合征合并房颤**

(1)临床危害:预激综合征合并房颤是一种比较危险的心律失常,因为较快的房颤心率可以通过房室旁路直接下传激动心室肌而不受到房室结的"过滤",从而引起室速甚至室颤。

(2)处理原则:①一旦发生室速或室颤,特别是出现血流动力学不稳定者,应立即电除颤。②治疗方面预激综合征和并房颤禁用 β 受体阻滞剂与洋地黄制剂,此时可以使用胺碘酮和普罗帕酮。

(十一)**房颤患者发生急性卒中的治疗**

房颤患者发生急性脑卒中时应该与神经内科医师共同协商抗栓治疗的必要性和策略。

(1)出血性卒中:①目前没有关于如何处理服用 NOAC 患者发生出血性卒中的数据,NOAC 目前也还没有特异性拮抗剂。②颅内出血患者的长期治疗需要根据血栓风险和颅内出血复发的风险个体化处理。如血栓风险高且出血风险低,稳定至少 10~14 d 后,经影像学检查证实没有出血,可重新开始 NOAC。③应寻找并纠正颅内出血的病因,否则抗凝是禁忌的。

(2)缺血性卒中:①急性缺血性卒中的患者即使在溶栓时间窗内,也不建议溶栓治疗。②除非患者经过特异性的凝血检测证实凝血正常,否则不建议溶栓。③可以考虑给予颅内血管介入治疗。④缺血性卒中后抗凝治疗的时机取决于梗死面积的大小(梗死面积小或非致残性卒中,3 d 后起始 NOAC;中度卒中患者,6 d 后起始 NOAC;大面积梗死如无继发性出血,12 d 后起始 NOAC)。⑤对于充分抗凝治疗下发生缺血性卒中的患者,应该寻找其他病因。

(仝识非)

参考文献

[1] Kirchhof P, Curtis AB, Skanes AC, et al. Atrial fibrillation guidelines across the Atlantic: a comparison of the current recommendations of the European Society of Cardiology/European Heart Rhythm Association/European Association of Cardiothoracic Surgeons, the American College of Cardiology Foundation/American Heart Association/Heart Rhythm Society, and the Canadian Cardiovascular Society. Euro Heart J, 2013, 34 (20): 1471 – 1474.

[2] Kober L, Torp-Pedersen C, McMurray JJV, et al. Increased mortality after dronedarone therapy for severe heart failure. N Engl J Med, 2008, 358(25): 2678 – 2687.

[3] Cnnolly SJ, Ezekowitz MD, Yusuf S, et al. Dabigatran versus warfarin in patients with atrial fibrillation. N Engl J Med, 2009, 361:1139 – 1151.

[4] Patel MR, Mahaffey KW, Garg J, et al. Rivaroxaban versus warfarin in nonvalvular atrial fibrillation . N Engl J Med,2011,365:883 – 891.

[5] Connolly SJ, Eikelboom J, Joyner C, et al. Apixaban in patients with atrial fibrillation. N Engl J Med,2011, 364:806 – 817.

[6] Giugliano RP, Ruff CT, Braunwald E, et al. Edoxaban versus warfarin in patients with atrial fibrillation. N Engl J Med,2013,369:2093 – 2104.

[7] Shurrab M, Morillo CA, Schulman S, et al. Safety and efficacy of dabigatran compared with warfarin for patients undergoing radiofrequency catheter ablation of atrial fibrillation:a meta-analysis. Can J Cardiol,2013,29:1203 – 1210.

[8] Lakkireddy D, Reddy YM, Di Biase L, et al. Feasibility and safety of uninterrupted rivaroxaban for periproeedural anticoagulation in patients undergoing radiofrequency ablation for atrial fibrillation:results from a muhicenter prospective registry. J Am Coll Cardiol,2014,63:982 – 988.

[9] Dans AL, Connolly SJ, Wallentin L, et al. Concomitant use of antiplatelet therapy with dabigatran or warfarin in the randomized evaluation of long-term anticoagulation therapy(RE-LY) trial. Circulation,2013,127:634 – 640.

[10] Pisters R, Lane DA, Nieuwlaat R, et al. A novel user. Friendly score(HAS-BLED) to assess 1-year risk of major bleeding in patients with atrial fibrillation:the Euro Heart Survey. Chest,2010, 138:1093 – 1100.

[11] Lip GY, Nieuwlaat R, Pisters R, et al. Refining clinical risk stratification for predicting stroke and thromboembolism in atrial fibrillation using a novel risk factor-based approach:the euro heart survey on atrial fibrillation. Chest,2010,137:263 – 272.

第十九章 心房颤动导管消融治疗进展

心房颤动(简称房颤)是临床上最常见的快速性心律失常之一,发病率随年龄增长而增加,Framingham 心脏研究证实,年龄每增长 10 岁,房颤的发病率增加 1 倍。另有研究显示,年龄<60 岁发病率约占到 1%,年龄在 75~84 岁之间者发病率高达到 12%,年龄≥80 岁,发病率则超过 1/3。2004 年我国大规模流行病学研究表明,房颤患病率为 0.77%(30~85 岁),男性多于女性,且年龄越大、房颤发生率越高,40~50 岁人群房颤发生率为 0.5%,年龄>80 岁者房颤发生率达 7.5%。据估计,我国目前大约有房颤患者 800 万,美国大约有 200 万房颤患者。

房颤的常见病因是心脏瓣膜病、高血压性心脏病、冠心病、肺心病、心肌病及甲状腺功能亢进等,也可发生于无器质性心脏病的"正常人"(特发性房颤)。房颤的主要危害是心脏功能进行性减退及体循环栓塞(其中以脑栓塞最常见),不仅严重影响患者生活质量,同时具有较高的致残率与死亡率。从 1985-1999 年,全美因房颤住院的患者几乎上升了 3 倍,我国部分地区 1999-2001 年期间房颤占同期心血管住院病人比例呈逐年上升趋势,平均为 7.9%。由此可见,房颤已成为严重影响人类健康的常见病与多发病,其发病机制及治疗策略研究一直是心脏电生理领域研究的热点和难点,已开展了多项非药物治疗新技术,其中以房颤导管消融术治疗最为成熟。本章就房颤的发生机制、导管消融术方式选择及指南建议等作一介绍。

一、房颤的发生机制

关于房颤发生机制的研究,基本可以分为三个阶段:①假说阶段;②心肌重构研究阶段;③临床研究阶段。后两个阶段是形成房颤机制当代认识的重要时期。

(一)假说的提出

从 20 世纪 20 年代开始,研究者们先后提出了多发子波假说、主导折返环伴颤动样传导理论、局灶激动学说、自旋波假说等,这些假说的共同特点是:①主要是基于动物模型的研究。②试图从比较宏观的角度阐明房颤的发生机制。后来的研究证实,这些假说都有可取之处,有的甚至对临床治疗产生了深远影响,比如多发子波假说,Cox 等依据其创建了外科迷宫术,Swartz 等据此提出了心房的线性消融术(仿迷宫术),并取得了一定的成功。然而,各种假说都只反映了房颤发生、发展中的一部分现象,窥一斑而未见全貌。

(二)心肌重构研究

从 20 世纪 90 年代开始,房颤机制研究进入心肌重构研究阶段,这一阶段的研究仍以动物实验为主,部分学者使用房颤患者的心房肌或心耳组织进行研究,其特点是比较重视微观领域。综合国内外文献其主要成果为:

(1)心房结构重构:心房肌细胞超微结构的改变和心肌间质纤维化、胶原纤维重分布等,可导致局部心肌电活动传导异常,使激动传导减慢、路径曲折,从而促进房颤的发生和维持。

(2)心房电重构:以 Wijfells 提出的"房颤诱发房颤"为代表,发现房颤时心房肌有效不应期(effective refractory period,ERP)缩短,ERP 不均一性和 ERP 频率适应不良,这些电生理改变导致房颤更容易维持。

(3) 心房肌离子通道重构:离子通道的变化是心房电重构时 ERP 改变的基础,而导致离子通道变化的因素是多方面的,心房肌肥大或纤维化、通道基因表达、基因突变等都是重要原因。这一阶段的研究明确了房颤时心房肌结构和电生理变化的微观特点,认识到房颤发生不是简单的折返机制或局灶机制,可能涉及到心肌结构、心肌间质、连接蛋白、离子通道结构、离子通道电流、神经体液调节等诸多方面,为房颤临床研究提出的"心房基质"概念提供了理论基础。其缺点是过于微观,在细胞水平或蛋白水平取得的研究成果虽可解释很多电生理现象,但不能把握房颤发生的总体状况,对临床治疗缺少实际指导意义。

(三) 临床研究

临床研究阶段的特点是对房颤机制的研究密切结合临床电生理发现,既解释临床电生理现象,又指导临床治疗(主要是经导管射频消融)。国外学者通过研究房颤的发生机理,提出了不同的导管消融方式(图 19-1)。

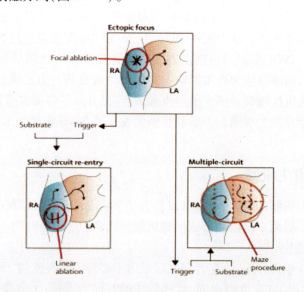

心大静脉以外的异位病灶(ectopic focus)采取局灶消融(focus ablation)消除触发灶(trigger);单个折返环(single-circuit-entry)引起的房扑或房颤采取线性消融(linear ablation)消除触发灶(trigger)和基质(substrate);多个折返环(multiple-circuit)参与的心房颤动则采用迷宫手术(maze procedure)消融基质(substrate)和触发灶(trigger)。RA 代表右心房,LA 代表左心房

图 19-1 房颤发病机理不同,消融方式不同

(1) 提出房颤局灶激动学说,创立了肺静脉电隔离术式:Haissaguerre 等通过对阵发性房颤患者进行腔内电生理检查,发现肺静脉及心房的异位兴奋灶发放的快速冲动可以导致房颤的发生,消融这些异位兴奋灶可以有效根治房颤,进而提出了房颤发生的局灶激动学说。进一步研究发现,入心大静脉内有肌袖,肌袖内含有起搏细胞,后者可自发产生电活动,这些电活动可以很快的频率(可高达每分钟几百次)传入心房并驱动心房的电活动,由于入心静脉-心房连接处心肌排列呈高度各向异性,或心房存在电生理的不均一性,则房颤很容易发生。如果入心静脉内的异位激动本身即为颤动,则心房更易发生颤动。因而提出所有的入

心大静脉都可能与房颤发生有关。通过临床研究也证实隔离肺静脉(必要时隔离上腔静脉、冠状静脉窦等入心大静脉)可以根治部分房颤,尤其是阵发性房颤。

(2)提出心房基质概念,创立了左房线性消融术式:由于单纯针对肺静脉的消融对持续性和永久性房颤的成功率不高,所以人们再次意识到心房在房颤发生中的重要性,由此提出心房基质的概念,并认为房颤存在"触发"和"维持"机制。肺静脉和心房内的局灶激动是房颤的触发和启动因素,房颤发生逐渐增多及时间延长,由阵发性逐步转为持续性,是由于心房基质的改变。到了慢性房颤阶段,基质使房颤不依赖于异位兴奋灶而自我维持。根据心房基质的概念,Pappone 等提出左房线性消融术式。

迄今为止,房颤消融经历了肺静脉内局灶消融、环形消融、节段性肺静脉电隔离、环肺静脉线性消融、左房线性消融、心房碎裂电位(CFAE)消融、神经节丛消融、转子消融等术式,但肺静脉电隔离术始终是房颤消融的基石。

二、导管消融术式的发展与演变

随着房颤发生机理研究的不断深入,特别是对肺静脉"触发灶"作用和肺静脉前庭"基质"作用的认识,促进了消除心房颤动触发和维持机制的导管消融技术的发展,如节段性肺静脉电隔离术、环肺静脉线性消融术、左心房线性消融术、自主神经消融术和心房碎裂电位消融术等(图19-2)。

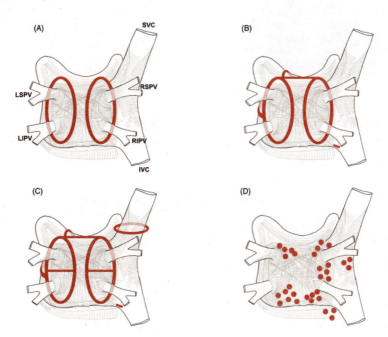

A. 环肺静脉消融:围绕左上/左下肺静脉(LSPV/LIPV)和右上/右下肺静脉(RSPV/RIPV)环形消融;B. 环肺静脉消融+心房顶部和二/三尖瓣峡部消融径线;C. 环肺静脉消融加上、下肺静脉间的消融径线;D. 复杂的碎裂电位常见的消融点。最关键的消融终点是肺静脉电隔离。SVC/IVC 分别为上/下腔静脉

图19-2 常见房颤消融部位

(一)节段性肺静脉电隔离术

节段性肺静脉电隔离术最早由法国 Haissaguerre 等提出。将合适的环状标测电极放置于肺静脉口部,在窦性心律或心房起搏下标测到肺静脉电位和心房电位,随后"节段性"的消融左心房和肺静脉之间的电"优势传导"或电"突破"部位(即肺静脉肌袖所在部位),消融终点是肺静脉电位消失或者肺静脉电位的节律和频率与心房的电活动无关,即肺静脉与心房之间的完全电隔离(图19-3)。

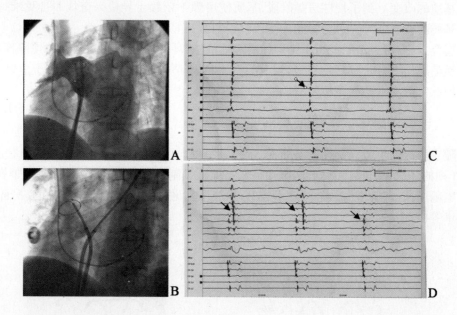

A、B:放置冠状窦(CS)电极,穿刺房间隔成功后将 Lasso 环状电极放置在肺静脉(PV)开口附近,造影显示右肺静脉及其分支;C:窦性心律状态下 CS($CS_{1-2} \sim CS_{9-10}$)和 PV 电图,消融前右上 PV 开口心房电位与肺静脉峰电位融合(箭头表示);D:消融放电过程中肺静脉峰电位逐渐延迟、第三跳时峰电位消失(仅存在心房电位),提示左心房 - 肺静脉之间电传导通路消除,达到了肺静脉电隔离目的

图19-3 肺静脉电隔离术导管消融实例

临床资料显示,节段性肺静脉电隔离术治疗阵发性房颤单次成功率为46% ~ 70%,复发患者再次消融成功率可提高到70% ~ 80%。这种消融措施的优点是不需要用三维标测系统做指导。肺静脉电隔离术治疗持续性房颤的报道较少,成功率也较低。此外,由于肺静脉的解剖学变异程度较大,要保证消融导管始终位于肺静脉开口处和形成连续、透壁的损伤有一定难度。消融位置太深(位于肺静脉内)可引起肺静脉狭窄等并发症。

(二)环肺静脉线性消融术

环肺静脉线性消融也称为肺静脉前庭消融。最早由意大利 Pappone 等提出。在三维电解剖标测系统 CARTO 或非接触电极标测系统 EnSite/Nav X 指导下构建肺静脉和左心房的模拟三维图像,消融环绕左侧和右侧肺静脉的2条环形径线,消融范围包含肺静脉口外0.5 ~ 2 cm 的心房组织(即肺静脉前庭)。通过 CARTO 系统监测消融径线的连续性,每点消融成功的标志为局部双向电位振幅减少≥80%或振幅<0.1 mV。环肺静脉线性消融术实现的是肺静脉的解剖学隔离。据 Pappone 等的早期报道,环肺静脉线性消融治疗阵发性房颤成功率为85%,而治疗慢性持续性房颤成功率为68%。

基于肺静脉的"触发"作用以及肺静脉电学隔离对于心房颤动消融成功率的影响,临床上许多医学中心在环肺静脉线性消融的基础上,通过将环状标测电极放置于肺静脉口内进行标测,若未达到肺静脉电隔离,则根据环状标测电极记录到的肺静脉电位或局部激动顺序对原消融径线补点消融,直至环状标测电极记录到的所有肺静脉电位消失或达到电学隔离。而以德国 Kuck 电生理中心为代表的双环状标测电极联合指导下环肺静脉线性消融及电学隔离验证(两环状标测电极同时分别放置于同侧上、下肺静脉口内进行标测),能够较好地展示肺静脉开口的位置和在环肺静脉消融径线上快速定位补点位置,但是费用稍高。

(三) 左心房线性消融术

左心房线性消融术也即 Pappone 等提出的改良环肺静脉线性消融术,是在环肺静脉线性消融的基础上增加了左心房3条径线的消融,即左房后顶部连接左右肺静脉消融环的径线、左房后底部连接左右肺静脉消融环的径线及连接左下肺静脉和二尖瓣环的峡部径线。左心房线性消融术能够大大降低消融术后左房房速的发生,已被国内外许多研究者采用。持续性房颤应用最多消融策略是环肺静脉线性消融(2C)+左房顶部和二/三尖瓣峡部线性消融(3L),即所谓的(2C+3L)消融术式。

左心房线性消融术治疗房颤有较高的成功率,但对术者的操作技术要求较高。由于心房结构复杂,导管操作存在一定难度,可能达不到消融径线的连续性而导致复发。此外,由于心房消融面积损伤较大,容易引起左房容积和左房收缩能力的下降,术后需加强抗栓治疗。

(四) 自主神经消融术

自主神经消融对房颤的治疗作用最早由 Pappone 等报道,297例阵发性房颤患者行环肺静脉线性消融。其中34.3%可以通过 CARTO 系统标记并消融环形隔离区内能诱发出迷走神经反应的位点。12个月时房颤总复发率为10.1%,其中术中无迷走反射(不能确定迷走神经位点)的患者复发率为15%,而存在迷走反射并成功消融者复发率仅为1%,表明消融迷走神经能降低房颤的复发。

(五) 心房碎裂电位消融术

心房碎裂电位消融治疗房颤由 Nademanee 等于2006年首先报道,其对复杂碎裂心房电位(complex fractionated atrial electrograms, CFAEs)的定义是:房颤心律下标测到的:① ≥2相的曲折和/或较长的一段低电压单相连续曲折;②局部心内电图的周长短(<120 ms),有或无多重电位。心房碎裂电位主要分布于房间隔、肺静脉、左房顶部、二尖瓣环左后间隔侧及冠状窦口等处,而慢性房颤的心房碎裂电位部位较阵发性房颤多见。

心房碎裂电位的具体产生机制尚不清楚,可能与局部激动传导的碰撞、折返等各种因素有关。同自主神经消融一样,心房碎裂电位消融术为临床增加了一种提高手术成功率的手段,但尚缺乏足够的证据和实践,目前并不能成为一种治疗房颤的独立术式。

三、三维电生理标测系统

近年来,导管消融术在房颤治疗中取得显著进步,主要归功于非X线导管的三维定位导航技术及心内膜三维电生理标测系统的应用,其有效应用不仅减少了患者X线暴露时间,并使房颤导管消融治疗成功率大大提高。

三维电生理标测系统是实施复杂电生理手术的主要平台。根据电生理手术的需要,理想的三维标测系统应满足:①三维图像真实可靠。②电解剖图信息丰富,能提供激动图、电压图、碎裂电位图和传导图等。③腔内电极导管在三维图上可视、且定位精确。④能减少X线曝光时间、缩短手术时间。⑤连接设置与操作界面便捷、人性化。⑥能提高患者的舒适度和手术成功率。目前临床上应用的三维电生理标测系统主要分两类:接触标测系统(CARTO系统、Ensite-NavX和超声定位RPM系统)和非接触标测系统(Ensite Array)。

(一)CARTO 三维标测系统

CARTO是目前最常用的三维标测系统,通过极低量的磁场进行空间定位,同时需要背部电极和参考导管的帮助。可以与CT或MRI影像进行融合(merge),做到让介入医师操纵导管直接在CT或MRI重建的真实心脏三维结构上进行手术(图19-4 B1、B2),真正做到了心脏内科介入医师像外科手术医师开胸直视下一样清晰的观察,明确的判断,准确的治疗。可以进行解剖标测、激动标测和电压标测,广泛用于房颤、室速和其他房性心律失常的治疗。缺点是标测时间长,必须使用专门的导管。CARTO 3能直接对心房/肺静脉进行解剖标测,可不需CT或MRI影像重建(图19-4 A1、A2)。

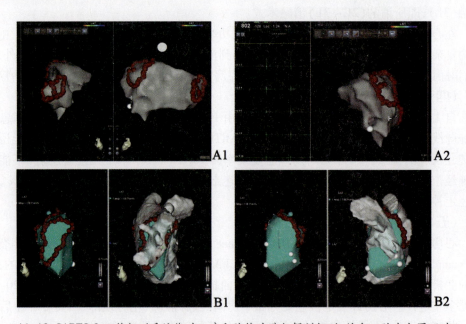

A1、A2:CARTO 3三维标测系统能对心房和肺静脉进行解剖标测,结合心腔内电图可对前庭部位进行准确消融;B1、B2:CARTO XP三维标测系统与CT血管成像技术融合(CARTO-merge)技术,也能准确对肺静脉前庭进行消融。消融术后放置环状电极(必要时补点)直到所有肺静脉电位消失

图19-4 环肺静脉线性消融实例

(二)Ensite-NavX

EnSite-NavX是三维接触标测系统,由三对NavX体表电极、信号分配器、信号处理器、计

算机工作站及数据计时模块组成。利用三对 NavX 体表电极形成三维电场定位心腔内导管位置,通过标测导管记录到的电场、心电信号,经过信号处理器和计算机工作站后构筑心腔的三维图像。可应用于心律失常的激动标测、电压标测和房颤的碎裂电位标测。

与 CARTO 不同的是,该导管的多个电极可同时记录电描计图(electrogram,EGM),目前也可与 CT 或 MRI 进行图像 merge。图 19-5。

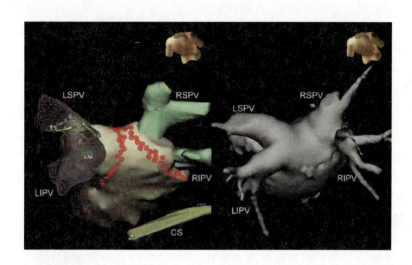

LSPV/LIPV 为左上/左下肺静脉,RSPV/RIPV 为右上/右下肺静脉。CS 为冠状窦

图 19-5　左图:房颤导管消融术中使用 Navx-system 三维标测图(红色部分为消融靶点图),
　　　　右图:左心房及肺静脉 CT 三维重建图

(三) 超声定位 RPM 系统

RPM 是利用超声波进行定位,可同时处理 7 个位置导管,24 双极/48 单极 EGM,12 导心电图和 2 道压力信号。需要 2 个参考导管和 1 个标测/消融导管,第 1 个参考导管通常放在右心室,第 2 个参考导管通常放在右心耳、右心房侧壁或冠状静脉窦。每个参考导管有 4 个传感器,而标测/消融导管仅有 3 个传感器。

(四) Ensite Array

Ensite Array(Ensite 3000)是唯一的非接触标测系统,可用于血流动力学不稳定或不易诱发心律失常的标测,一次心跳即可采集足够的心电信息进行重建。需要放置 64 个电极的球囊(multielectrode array,MEA)。心内膜与球囊电极距离≤34 mm 时,标测最为精确。若心腔过大,需要多次球囊标测;若心腔过小,则不利于移动导管。对于房室结折返性心动过速,心房和心室同时激动,该系统标测较为困难。

三维电生理标测系统虽然越来越多的应用于临床,但其本身也存在一定缺陷,不能代替激动标测、起搏标测、拖带(entrainment)标测和基质标测等传统标测方法。

四、导管消融能量选择

心律失常导管消融可供选择的能量虽有射频电能、微波、超声、激光、冷冻和 β 射线等多种,但仍以射频电能为主。

（一）射频电能

射频电能是由交流电产生的电磁波,其频谱范围为300～3 000 kHz。射频电能释放时,可使电极导管顶端所接触的心肌组织产生热效应,使局部细胞干燥、脱水、蛋白凝固等病理变化,从而消除心律失常"病灶"或阻断心脏电传导,达到治疗心律失常之目的。

由于射频电能可以产生稳定、有效的组织损伤,用于导管消融治疗心律失常成功率高、并发症低等优点,再加上新的标测系统的应用,射频电能已成为最常用、也是经验最多的导管消融能量。但因普通电极导管消融时存在易形成血凝块、焦痂及损伤深度不够的缺点,故在行房颤导管消融时主张用温控电极导管消融。冷盐水灌注消融电极导管的远端有数个微孔,消融时在高压流量泵的作用下生理盐水通过这些微孔到达导管远端,一定流速的室温生理盐水可以使电极导管远端的温度在放电过程中始终维持在较低水平,从而使消融能量所产生的热能到达较深的心肌组织,有利于降低房颤的复发率。在应用冷盐水灌注电极导管治疗房颤时,输出功率应<30 W,消融心房前壁时可使用相对较高的输出功率(35 W);温度设置一般为43～45 ℃。放电时通过高压泵快速给予肝素盐水(17～20 ml/min),标测时则应用较慢速度持续点滴(2 ml/min),保持盐水灌注通路的畅通。

（二）微波

微波已广泛应用于心律失常的导管消融及外科治疗。其频谱范围为0.3～300 GHz。微波最终的效应也是使心肌组织局部温度升高而坏死,但其机制更为复杂。主要作用机制是刺激极性分子(如水分子),使其发生震荡,从而产生热能。由于其作用是间接的,故理论上可能比射频电能(直接加热方式)产生更大范围的损伤。

导管头端微波发生器的形状有多种,如螺旋形、双极管状、鞭子状等。这些导管多数仍是处于临床研究阶段。Whayne等使用远端单极发生器发射的微波消融猪的心室,发现消融能量仅作用于距表面1 cm的深处而不伤及心内膜自身。目前微波主要应用于心脏外科手术中的迷宫消融,Knaut等对行二尖瓣手术的慢性房颤患者进行微波迷宫消融术治疗,成功率达61%。但目前尚无用微波进行导管消融治疗房颤的文献报道。

（三）冷冻消融

冷冻消融是通过冷冻导管头端的温度,破坏"异常心肌细胞"结构与功能而实现的。导管头端的冷却是通过预冷的压缩液体(如氧化氩-氮)的循环来实现的。当预冷的压缩液体流经突然变大的空腔时,液体会发生蒸发,并从导管头端及其邻近的组织中吸取大量的热量,从而实现对导管头端及其邻近组织的冷却。手术操作通常分两个步骤:第一步是做"冷凝标测"(cyro-map),将组织温度降至−28～−32 ℃之间,此时组织对低温的反应是可逆的;第二步才是冷冻消融,组织的温度可降至−68 ℃以下,使细胞内、外产生冰球,从而使细胞形成不可逆性损伤。损伤的程度则取决于导管与组织的贴靠程度、导管头端的温度及冷冻作用的时间。用冷冻消融治疗房颤时,具有以下优势。

(1)损伤可逆:冷冻标测功能由于心肌组织对冷冻消融有一定的容忍性,如在操作中冷冻标测时定位不准确,可以解除冷冻,使心肌的电生理特性恢复正常,避免发生副作用;一旦出现意外的传导组织损害可立即中止消融,可以最大限度避免永久性的房室传导阻滞发生。

(2)稳定性好:冷冻消融过程中,电极头部与心肌因低温可"冻"在一起,从而黏附固定在靶点位置,有助于防止电极脱离靶点,造成不必要的损伤。

(3)血栓形成机会大大降低:临床研究显示冷冻消融不易产生血栓,这一特点有助于进行包括冠状窦在内的腔静脉靶点消融治疗,对于房颤治疗有特别的意义。

(4)不引起血管狭窄:由于冷冻消融只影响心肌细胞,不影响周围的纤维结缔组织,可避免血管狭窄,特别是在治疗房颤时不会产生肺静脉狭窄。

(5)病人痛苦小,操作者学习曲线短:冷冻本身可以止痛,病人没有疼痛感,而用射频消融治疗房颤时,病人往往不能耐受较高温度,而需术中使用镇静剂甚至麻醉剂。

冷冻消融因其稳定性及消融中存在一个可控可逆的预消融过程,可大大减少并发症的发生率。但目前其临床应用尚不普及。图19-6 示冷冻消融球囊导管与消融病例X线影像图。

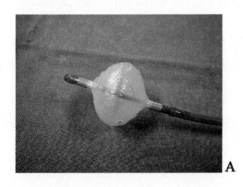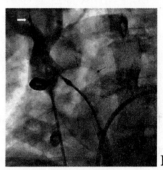

A:28 mm 双腔冷冻球囊消融导管;B:左前斜位X线影像图:右上肺静脉被28 mm 冷冻球囊导管完全堵塞(黑色箭头),导丝进入到右上肺静脉的上支,刺激膈神经的上腔静脉的四极导管也可见(白色箭头)

图19-6 冷冻消融

(四)超声球囊消融

超声球囊消融是通过一种新型的超声球囊导管,将一个超声换能器安放在8F电极导管顶端,外面用一弹性良好的球囊包裹,在心内超声的引导下,把带有球囊的导管顶端放置在定位处,用盐水打胀球囊,然后发放超声波产生一个环状的消融带,达到阻断电传导的目的。

超声球囊消融要求局部温度应达到56 ℃,持续30 s以上。研究表明,超声对组织消融的原理,主要包括空化效应和机械振动作用,其中以空化效应为主。空化效应是由于组织的微气泡内爆产生强大的切应力和冲击波,使局部组织在强大的高温、高压作用下出现细胞变性、破裂、溶解,从而达到消融的目的;机械振动对病变组织如粥样斑块的消除起一定作用,而对正常组织的振动幅度较小,不易产生损伤。其次,超声在体内传播过程中部分声能被吸收转化为热能,亦可使组织局部温度升高。在超声的作用过程中,3种效应常同时存在,互相影响。

超声能量的特点是可以聚焦到一定深度,其应用前景在于心外膜消融;曾被用于房颤的导管消融,由于球囊和肺静脉不能紧密贴靠,故对房颤行超声球囊消融的即刻成功率较低,目前临床较少应用。

五、指南建议

自 2010 年 ESC 房颤管理指南公布以来，越来越多与房颤导管消融治疗相关的研究被发表报道，包括多项随机或非随机研究，单中心或多中心研究。这些研究带来对房颤导管消融的新认识，最终促成了房颤指南的更新，使导管消融治疗的证据级别、推荐等级全线升级。

近年来，随着多项随机与非随机临床研究发表，房颤的导管消融治疗显示出了较抗心律失常药物在维持窦律、改善生活质量等方面的显著优势。MANTRA-PAF（Medical ANtiarrhythmic Treatment or Radiofrequency Ablation in Paroxysmal Atrial Fibrillation）研究将导管消融治疗与抗心律失常药物均作为房颤的一线治疗进行随机对照研究，共纳入了 294 例患者，随访 24 个月，结果显示导管消融治疗组房颤复发率和症状性房颤复发率显著低于药物治疗组。12～24 个月生存质量显著优于药物治疗组；且 RAAFT Ⅱ（Radiofrequency Ablation for Atrial Fibrillation Trial）研究得到类似的结果。

基于众多临床研究结果，近年来多国房颤管理指南均对房颤导管消融术治疗作了明确推荐，特别是对药物治疗失败有症状阵发性房颤患者导管消融治疗的推荐级别提升为Ⅰ类推荐。详见表 19-1。

表 19-1　不同指南对房颤导管消融术治疗建议

房颤导管消融的建议	2014ACCF/AHA/HRS 推荐	证据	2013ACCF/AHA/HRS 推荐	证据	2012HRS/EHRA/ECAS 推荐	证据	2011ACCF/AHA/HRS 推荐	证据	2012ESC 推荐	证据
在有经验的中心，抗心律失常药物治疗无效、有明显症状的阵发性房颤，推荐行导管消融	Ⅰ	A	Ⅰ	A	Ⅰ	A	Ⅰ	A	Ⅰ	A
抗心律失常药物治疗无效、有明显症状的持续性房颤，导管消融是合理的	Ⅱa	A	Ⅱa	A	Ⅱa	B	Ⅱa	A	Ⅱa	B
抗心律失常药物治疗无效、有明显症状的长程持续性房颤，考虑行导管消融	Ⅱb	B	Ⅱb	B	Ⅱb	B	Ⅱa	A	Ⅱb	C
未行抗心律失常治疗、有明显症状的阵发性房颤，导管消融是合理的	Ⅱa	B	N/A		Ⅱa	B	N/A		Ⅱb	B
未行抗心律失常治疗、有明显症状的持续性房颤或长程持续性房颤，考虑行导管消融	Ⅱb	C	N/A		Ⅱb	B	N/A		N/A	

需要注意的是，导管消融治疗作为房颤控制节律的一线治疗仍有严格的条件限制：①经验丰富的中心（房颤年手术量 50 例以上）。②适合的患者。③仔细评价治疗方案。④患者的自主意愿

六、问题与展望

房颤是 21 世纪心血管医生面临的两大医学难题之一，当代房颤的治疗取得了丰硕的成果，经导管射频消融取得了快速发展并促进了房颤机制的研究，导管消融治疗在房颤的治疗

中占据了极其重要的地位,在维持窦律等方面优于抗心律失常药物,最近 Narayan 等使用一种新型的电标测系统标测房颤转子以指导房颤消融。该系统使用 2 个 64 极网篮电极,网篮直径 48 mm 或 60 mm,电极间距为 4~6 mm,在左、右心房对自发或诱发的房颤进行多点同步标测,并应用计算机将电活动信号进行后处理,系统自带的软件可以自动分析标测记录的电位,找到房颤维持的"根源"——快速放射状传导的局灶电激动或快速折返的局部转子(focal impulse and rotor modulation,FIRM),结合三维标测技术定位并消融转子。针对转子消融的临床试验(CONFIRM 研究)发现 97% 持续性房颤患者存在局部转子(70%)和局灶激动(30%),转子消融组 86% 患者房颤终止或心室率减慢,而传统消融组成功率仅为 20%。转子标测和消融可能是干预心房基质的有效方法。如果进一步的临床试验能证实其疗效,则为持续性房颤乃至永久性房颤的根治带来了曙光。

（蒋周芩　李林峪　舒茂琴）

参考文献

[1] Wolf PA, Benjamin EJ, Belanger AJ, et al. Secular trends in the prevalence of atrial fibrillation: The Framingham Study. Am Heart J, 1996, 131(4):790-795.

[2] European Heart Rhythm A, European Association for Cardio-Thoracic S, Camm AJ, et al. Guidelines for the management of atrial fibrillation: the Task Force for the Management of Atrial Fibrillation of the European Society of Cardiology (ESC). Eur Heart J, 2010, 31(19):2369-2429.

[3] 马长生. 心房颤动和复杂心律失常导管消融的进展. 国际心血管病杂志, 2006, 33(5):283-286.

[4] 徐亚伟,唐恺,黄从新. 心律失常导管消融可供选择的能量. 中国心脏起搏与心电生理杂志, 2007, 21(3):256-258.

[5] 陈红,武杨兵,陈明龙. EnSite-NavX 三维标测系统及临床应用. 中国心脏起搏与心电生理杂志, 2008, 22(4):301-304.

[6] Steffen W, Fishbein MC, Luo H, et al. High intensity, low frequency catheter-delivered ultrasound dissolution of occlusive coronary artery thrombi: an in vitro and in vivo study. J Am Coll Cardiol, 1994, 24(6):1571-1579.

[7] 马长生,黄从新,董建增,等. 不同肺静脉电学隔离方法对比研究. 中华心律失常学杂志, 2004, 8(3):158-161.

[8] Blackshear JL, Odell JA. Appendage obliteration to reduce stroke in cardiac surgical patients with atrial fibrillation. Ann Thorac Surg, 1996, 61(2):755-759.

[9] Cox J L. Cardiac surgery for arrhythmias. J Cardiovasc Electrophysiol, 2004, 15(2):250-262.

[10] Krasteva V, Trendafilova E, Cansell A, et al. Assessment of balanced biphasic defibrillation waveforms in transthoracic atrial cardioversion. J Med Eng Technol, 2001, 25(2):68-73.

[11] Holmes DR, Reddy VY, Turi ZG, et al. Percutaneous closure of the left atrial appendage versus warfarin therapy for prevention of stroke in patients with atrial fibrillation: a randomised non-inferiority trial. Lancet, 2009, 374(9689):534-542.

[12] Reddy VY, Holmes D, Doshi SK, et al. Safety of percutaneous left atrial appendage closure: results from the Watchman Left Atrial Appendage System for Embolic Protection in Patients with AF (PROTECT AF)

clinical trial and the Continued Access Registry. Circulation, 2011, 123(4):417-424.

[13] Park JW, Bethencourt A, Sievert H, et al. Left atrial appendage closure with Amplatzer cardiac plug in atrial fibrillation: initial European experience. Catheter Cardiovasc Interv, 2011, 77(5):700-706.

[14] Heist EK, Refaat M, Danik SB, et al. Analysis of the left atrial appendage by magnetic resonance angiography in patients with atrial fibrillation. Heart Rhythm, 2006, 3(11):1313-1318.

[15] Chatterjee S, Alexander JC, Pearson PJ, et al. Left atrial appendage occlusion: lessons learned from surgical and transcatheter experiences. Ann Thorac Surg, 2011, 92(6):2283-2292.

[16] Kanderian AS, Gillinov AM, Pettersson GB, et al. Success of surgical left atrial appendage closure: assessment by transesophageal echocardiography. J Am Coll Cardiol, 2008, 52(11):924-929.

[17] January CT, Wann LS, Alpert JS, et al. 2014 AHA/ACC/HRS Guideline for the Management of Patients With Atrial Fibrillation: Executive Summary: A Report of the American College of Cardiology/American Heart Association Task Force on Practice Guidelines and the Heart Rhythm Society. J Am Coll Cardiol, 2014.

[18] Epstein AE, DiMarco JP, Ellenbogen KA, et al. 2012 ACCF/AHA/HRS focused update incorporated into the ACCF/AHA/HRS 2008 guidelines for device-based therapy of cardiac rhythm abnormalities: a report of the American College of Cardiology Foundation/American Heart Association Task Force on Practice Guidelines and the Heart Rhythm Society. J Am Coll Cardiol, 2013, 61(3):e6-75.

[19] Curtis AB, Worley SJ, Adamson PB, et al. Biventricular pacing for atrioventricular block and systolic dysfunction. N Engl J Med, 2013, 368(17):1585-1593.

[20] Oral H, Souza JJ, Michaud GF, et al. Facilitating transthoracic cardioversion of atrial fibrillation with ibutilide pretreatment. N Engl J Med, 1999, 340(24):1849-1854.

[21] Rosenschein U, Frimerman A, Laniado S, et al. Study of the mechanism of ultrasound angioplasty from human thrombi and bovine aorta. Am J Cardiol, 1994, 74(12):1263-1266.

第二十章　经皮左心耳封堵术临床研究进展

心房颤动(房颤)是最常见的心律失常之一,人群中房颤总发生率为0.4%~2.0%,且随着年龄的增加而逐渐上升,年龄每增加10岁,房颤发生率增加1.4倍。房颤最主要的危害是因血栓形成导致动脉系统栓塞,是引起缺血性卒中的主要原因之一。临床研究发现,对于非瓣膜病性房颤而言,90%的血栓源自左心耳。有研究显示,房颤患者卒中的发生率高达1.9%~18.2%,卒中后一年死亡率高达30%,且5年内有三分之一的患者复发。因此,治疗房颤患者的主要目标是预防脑卒中。

关于房颤的治疗策略,重点是节律控制(恢复窦性心律和维持窦性心律)或心率加抗凝药物治疗。近十年来,房颤经导管射频消融术治疗日益受到重视并被广泛接受,但对慢性持续性房颤而言,经导管射频消融术治疗的成功率仍然较低(约50%),且部分患者需要反复多次进行射频消融术。此外,经导管射频消融术属有创性治疗方法,对技术操作要求高,使其推广应用受到一定限制。因此,心率控制加抗凝药物治疗仍然是当前防治房颤血栓栓塞事件的主要方法。但无论是传统抗凝药还是新型抗凝药都存在一定的局限性。华法林是目前临床最常用的抗凝药物,荟萃分析结果显示,华法林使房颤患者卒中风险降低64%。但需严格控制其抗凝强度。临床研究显示,INR>3.0,脑出血并发症明显增加;INR<2.0,缺血性脑卒中明显增加,INR<1.5,华法林几乎无效。因此,2011 ACCF/AHA/HRS房颤管理指南及房颤抗凝治疗中国专家共识均推荐其抗凝强度为INR在2.0~3.0之间为达标。目前在临床实际工作中,国内外华法林抗凝治疗达标率均较低。即使欧美等发达国家,华法林抗凝治疗达标率也只有50%左右,有一半患者很难稳定地维持在达标范围内。而长期随访发现,不管任何年龄段,只要达到5年,停药率非常高,约60%的患者不能继续坚持服用。部分患者服用华法林后严重的副反应也是临床关注的问题之一。新近研究发现,随着年龄的增加,服用华法林而导致的出血风险也随之增高。Gomes等报道了大样本队列研究结果,共有125 195例服用华法林的房颤患者纳入研究,结果显示年龄>75岁患者的大出血风险明显高于≤75岁患者(4.6% vs 2.9%)。此外,对于年龄>75岁的房颤患者,目前多数指南也将其列为导管消融的相对禁忌证。因此,对于老年慢性房颤患者,寻求预防脑卒中新方法始终是该领域临床研究的重要课题。

既往研究发现,房颤并发脑卒中的主要原因是左心耳内血栓的形成和脱落,在非瓣膜性房颤患者中,高达90%的栓子均来源于左心耳。因此,封堵左心耳、防止左心耳血栓形成与脱落,是预防房颤患者缺血性脑卒中发生的全新理念,而经过众多专家、学者十几年的不懈努力,经皮左心耳封堵术(left atrial appendage closure,LAAC)已逐步成为一项新技术用于临床,并在预防房颤患者脑卒中发生方面显示出较好效果,有望成为难以耐受长期抗凝治疗患者的替代治疗方法。2013年底,美国FDA的循环系统器械专家小组进行投票表决,以13:1通过了左心耳封堵装置在预防房颤左心耳血栓形成治疗中的应用,表明堵闭左心耳预防脑卒中的益处大于风险的研究结果被FDA的专家所认可,从而成为左心耳封堵术预防房颤脑卒中临床应用的新起点。在我国,虽有多家机构进行了国产左心耳封堵装置的研发,并取得了可喜进展,但距临床推广应用还有待时日。最近,国家食品药品监督管理总局(SFDA)批准了进口器材 Watchman 左心耳封堵器在我国使用,为经皮左心耳封堵术在我国推广应用提供了良机。由于经皮左心耳封堵术的临床应用在我国尚处于起步阶段,临床医师和房颤患者均需要对该技术的临床疗效与安全性有一了解认识过程。因此,本章仅就经皮左心耳封堵术国内外研究现状与进展作一简要阐述,供临床医师参考。

一、左心耳与血栓形成

根据 Framingham 研究结果,非瓣膜病性房颤引起脑卒中的风险较正常人群高5倍,而瓣膜病性房颤患者脑卒中风险更是高出常人17.6倍。既往研究显示,在非瓣膜病性房颤脑卒中患者中,高达90%的栓子起源于左心耳;且在心腔直视下,这些位于左心耳处的血栓清晰可见。另有研究显示,心脏外科手术切除房颤患者的左心耳,可有效降低脑卒中的发生率,从另一方面提示左心耳与房颤患者脑卒中的发生密切相关。因此,为探讨左心耳易致血栓形成的机理,有学者对左心耳的形态结构与功能等进行了系列研究。

左心耳是心脏在妊娠第3周形成的原始左心房的残余附属结构,呈狭长、弯曲的管状形态,有一狭窄的尖顶部。与发育成熟的左心房不同,左心耳内有丰富的梳状肌及肌小梁。窦性心律时,左心耳因具有正常收缩能力而很少形成血栓,经食管超声心动图检查呈现特征性血流频谱:向上的排空波由左心耳主动收缩产生,其后的充盈波则由左心耳弹性回缩或当房室间压力阶差消失时肺静脉充盈左心房及左心耳所致。房颤时这种特征性频谱曲线消失,血流呈不规则的锯齿样改变,且其血流速度明显降低。病理状态下左心房压力增高时,左心房及左心耳均通过增大内径及加强主动收缩力来缓解左心房压力,保证左室足够的血液充盈。随着左心房的增大,左心耳的充盈和排空速度也逐渐降低。窦性心律患者或正常左心耳形态大多呈楔形,少数呈三角形。房颤时,左心耳入口明显增宽,呈球形或半球形改变,且失去有效的规律收缩,心耳壁的内向运动难以引起足够的左心耳排空,导致血液在左心耳淤积,进而形成血栓的病理基础。另外,左心耳自身的形态特点及其内的肌小梁凹凸不平,易使血流产生漩涡和流速减慢,也是促使血栓形成的条件。

近年研究发现,房颤时左心耳内形成血栓与患者年龄、心脏功能、凝血状态及并存疾病(如高血压、糖尿病)等因素有关。这些因素可引起心耳结构和功能改变、心耳内膜损伤及凝血功能改变,从而诱发和促进左心耳内血栓形成。此外,左心耳血栓的形成也与左心耳的解剖形态密切相关。Di Baise 等研究发现,左心耳大致可以分为鸡翅状、菜花状、风袋状和仙人掌状共四种类型(图20-1),其中鸡翅状最少发生血栓,而菜花状最容易形成血栓。

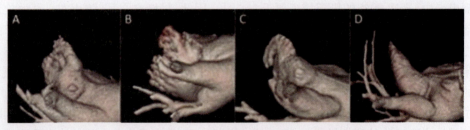

A:仙人掌状;B:菜花状;C:鸡翅;D:风袋状
图20-1 CT 左心耳造影显示左心耳形态

最新研究结果显示,房颤患者左心耳复杂形态是左心耳血栓的危险因素之一,是独立于临床预测因子和超声心动图血液停滞的预测因素。该研究前瞻性观察了 564 例症状性房颤患者,均为药物治疗无效后再进行房颤导管消融术,在术前进行三维经食管超声心动图(3D TEE)检查(图 20-2),结果显示:36 例有左心耳血栓患者中,仅有 2 例(5.6%)左心耳为 1~2 叶,其余 34 例左心耳为 3~5 叶。在 296 例左心耳 1~2 叶的患者中,只有 2 例(1%)有左心耳血栓。

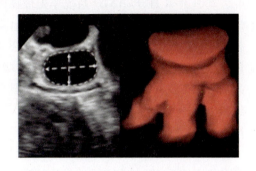

图 20-2　经食管三维超声心动图(3D TEE)检查显示左心耳形态

与左心耳没有血栓的患者相比,左心耳有血栓者排空速度更慢,开口面积、深度和容积更大,左心耳叶数更多(平均 3.4 vs 2.5),$P<0.001$。在多变量分析中,左心耳叶数和 $CHADS_2$ 评分作为左心耳血栓的独立预测因子,更加显著。对 $CHADS_2$ 评分为 0~1 分的患者进行单独分析,基于临床特征卒中风险最低的患者,最强的左心耳血栓预测因子为左心耳叶数、自发性超声显影程度和左室射血分数,P 值分别为 0.008、0.003 和 0.022。该结果提示,在其他危险分层不能确定最佳治疗策略时,左心耳数目或许有助于指导医师进行抗凝治疗临床决策或是否行左心耳封堵术治疗。

二、左心耳封堵器的研制与应用

鉴于左心耳在房颤患者血栓形成及血栓栓塞事件中的重要地位,早在 20 世纪 30 年代就有学者提出对左心耳进行封闭可减少房颤患者血栓栓塞并发症。但由于外科手术创伤大,仅适用于因其他需行心脏外科手术治疗的慢性房颤患者,且约 36% 的患者外科手术也不能完全封闭左心耳,故使这一技术的推广应用受到限制。近十年来,经皮封堵左心耳预防房颤患者血栓栓塞受到重视,极大地促进了左心耳封堵器材的研发与应用。除 2003 年 Meier 等报道用 Amplazer 房间隔封堵器行左心耳封堵术外,目前国内外研制的左心耳封堵装置有十余种,其中有三种类型的封堵装置较成熟,并已用于临床。简述如下。

(一)PLAATO 系统

PLAATO 系统是由美国 Appriva Medical 公司研制的、第一个用于人体进行左心耳封堵的装置。该封堵系统由一个封堵器和一个输送导管组成,封堵器以自动膨胀的镍钛记忆合金笼为骨架,表面覆盖可扩张的聚四氟乙烯膜,此膜可阻断左心房与左心耳之间的血流。封堵器直径 15~30 mm,镍钛合金支架(骨架)杆上有数个锚状结构(图 20-3),有助于封堵器固定于左心耳开口处,还可促进周围组织增生,以及左心房内皮细胞覆盖在聚四氟乙烯膜,预防封堵器表面血栓形成。PLAATO 封堵器通过特殊设计的房间隔穿刺鞘和一个可指向左心耳的释放导管释放。

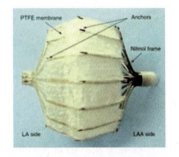

图 20-3　PLAATO 封堵器

2001年8月,PLAATO系统率先被临床用于左心耳封堵,主要对象为对华法林抗凝禁忌的脑卒中高危房颤患者。2002年,Sievert等首次报道用PLAATO封堵器预防房颤患者血栓栓塞事件的研究结果,15例(年龄59~78岁)有脑卒中高危风险但不适合长期华法林治疗的慢性房颤患者均成功实施了左心耳封堵术,其中1例在第一次手术时发生心包积血、1个月后行第二次手术封堵成功,围术期无其他并发症发生。随访1个月时,胸部X线透视和经食管超声心动图检查显示封堵器无移位或血栓形成。2005年,Ostermayer等报道的PLAATO多中心、前瞻性试验结果,是关于PLAATO系统规模最大的多中心研究,该试验共入选了111例永久性或阵发性房颤患者,108例左心耳封堵成功,成功率97.3%。有2例患者分别于术后173 d和215 d发生脑卒中,与预计的年脑卒中率比较,使用PLAATO封堵器可降低脑卒中风险65%。2009年,Block等进一步报道了上述研究中64例患者随访5年结果,其中死亡7例、重症卒中5例、小卒中3例、可能脑出血1例、心肌梗死1例、心包压塞1例。每年卒中发生率为3.8%,较预测卒中发生率的6.6%明显降低。2006年,因严重并发症和经费问题,该研究被终止。

随后的欧洲PLAATO研究显示,180例CHADS评分为2分的房颤患者中162例左心耳封堵术获得成功(成功率90%),2例患者术后24 h死亡,6例发生心脏压塞(其中2例需行外科手术治疗);其中129例患者在1年随访期间有3例发生脑卒中,年发生率为2.3%,远低于CHADS2评分预测卒中年发生率的6.6%,提示用PLAATO系统封堵左心耳可有效预防房颤患者脑卒中的发生,但其安全性问题不容忽视。

目前,PLAATO封堵器因为商业原因已经停产。

(二)Watchman 左心耳封堵器

Watchman左心耳封堵器是由美国Bosten公司研制。该封堵器由自膨胀镍钛记忆合金骨架和包被在骨架上的聚乙烯滤过膜组成,其骨架上有多个锚样小钩,既可以协助堵闭器固定在左心耳开口,还可促进周围组织增生,使内皮细胞覆盖在聚乙烯膜上。封堵器直径包括21、24、27、30、33 mm等多种型号(图20-4)。

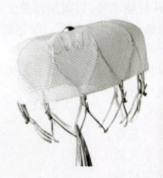
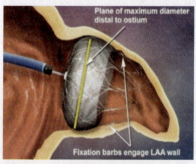

图20-4 Watchman 左心耳封堵器

封堵器置入前需先行经食管超声心动图(TEE)检查确认心腔内无血栓形成。手术通常在局麻下进行,但手术过程需在X线和TEE指导下进行。选择的Watchman封堵器直径应比左心耳开口直径大30%~40%。封堵器置入后在其两端注射造影剂,观察封堵是否彻底?若不彻底可回收封闭器,调整位置后重新置入,或换用其他型号封堵器。

2005年由Mayo医学中心牵头,59个研究中心参与,共纳入美国和欧洲707例患者参加的PROTECT-AF研究,是一项比较口服华法林与Watchman封堵左心耳预防脑卒中的多中心随机对照临床试验,该试验的主要目的是评价使用Watchman封堵器封堵左心耳预防房颤脑卒中的有效性和安全性。研究对象主要是有服用华法林适应证的卒中中-高危房颤患者,临床随访5年。主要有效终点事件包括缺血或出血性卒中、心血管死亡、体循环栓塞,主要安全性终点事件包括器械导致的栓塞、需治疗的心包积液、颅内或消化道出血或任何需要输血的出血。结果显示:Watchman植入成功率88%,Watchman封堵组血栓事件年发生率为3.0%,Watchman降低卒中相对风险29%($P>0.05$)。尽管由于学习曲线的原因,Watchman封堵组的并发症明显高于口服抗凝药物组,其主要终点事件不劣于药物组。但因其安全性问题(如心包积液、器械所致栓塞等)导致该封堵器早期未被FDA批准临床应用。

针对有服用华法林禁忌的卒中高危房颤患者植入Watchman封堵器封堵左心耳是否安全有效?ASAP研究(ASA Plavix feasibility study)进行了探索。该研究纳入125例有服用华法林禁忌的卒中高危房颤患者,完成左心耳封堵后服用氯吡格雷6个月,终身服用阿司匹林。结果显示,Watchman封堵器置入成功率达93%,围术期并发症有心脏压塞、器械导致的栓塞、假性动脉瘤。术后平均随访8.4个月,4例发生器械相关的血栓;3例发生缺血性卒中,其中仅1例影像学证实器械或左心房附壁血栓。ASAP研究结果表明,左心耳封堵术后不服用华法林是安全可行的,对于华法林禁忌的房颤患者,左心耳封堵术可作为预防血栓事件的替代治疗。

新近公布结果的PREVAIL试验是一项前瞻性、随机、多中心的研究,在美国41个医疗中心入选了407名患者,随机以2:1的比例分配到封堵器治疗组和华法林对照组。主要终点:①术后7 d内死亡率,缺血性卒中,栓塞和需干预的其他并发症。②复合终点:卒中、栓塞,心血管/不能解释的死亡。③7 d后缺血性卒中/栓塞发生率。试验虽有新加入的中心和新的术者,但均得到强化训练。该研究初步结果显示:封堵器置入成功率为95.1%,较先前的PROTECT-AF试验的置入成功率明显提高。与PROTECT-AF试验比较,心脏穿孔事件发生率降低,高危患者左心耳封堵净临床获益更大。第4代Watchman左心耳封堵装置安全性和疗效的多中心前瞻性研究(EVOLVE试验)目前正在欧洲进行,初步结果表明,随着器械设计上的改良,器械置入成功率和安全性进一步提高,左心耳封堵术可作为药物治疗预防房颤栓塞事件的重要补充,但其长期疗效及安全性还需进一步随访研究。

(三) Amplatzer cardiac plug 封堵器

Amplatzer cardiac plug(ACP)封堵器是由美国AGA公司研制的一种双盘样左心耳封堵装置。该装置由自膨胀镍钛记忆合金骨架和包被在骨架上的聚乙烯膜组成,置于左心耳的部分近似圆柱状,远端有六对锚钩;近端装置呈圆盘状,用于封堵左心耳口部;二者中间由凹陷的腰部连接。见图20-5。

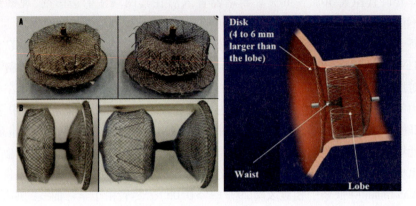

图 20-5 Amplatzer cardiac plug（ACP）封堵器

2011 年，Park 等报道了 ACP 封堵器用于人体的第一个注册研究结果，该研究由欧洲 10 个医学中心参加，共纳入 143 例房颤患者，其中 137 例接受用 ACP 封堵器封堵左心耳治疗，132 例成功（成功率 96.4%）；较严重并发症发生率为 7.6%（10/132），包括缺血性脑卒中 3 例、植入器械栓塞 2 例（均经皮成功取出）、心包积液 5 例。术后复查 TEE 显示封堵器无移位、左心耳封闭完全、封堵器表面无血栓形成，且对二尖瓣、左肺静脉、冠状动脉回旋支无影响。2012 年，Lam 等报道了亚太地区使用 ACP 封堵器预防血栓栓塞的初期临床经验，香港和澳大利亚两个医学中心参加，共入选 20 例具有栓塞高危风险但对华法林治疗禁忌的非瓣膜病性房颤患者。其中 19 例左心耳封堵成功，另 1 例因导管相关血栓形成放弃。术中发生冠状动脉空气栓塞 1 例、行 TEE 检查致食管损伤 1 例。术后 1 个月复查 TEE 见所有患者左心耳口部完全封堵，无器械相关血栓形成。平均随访 12.7 个月，无脑卒中事件或死亡发生。初期临床应用结果表明，用 ACP 封堵器封堵左心耳操作简单，安全有效。

2013 年，Nietlispach 等报道了单中心十年左心耳封堵经验，共对 152 患者施行左心耳封堵术治疗，其中 120 例用 ACP 封堵器，30 例使用非专用装置。平均随访 32 个月，早期操作相关并发症发生率为 9.8%（其中 ACP 封堵器发生率 2%、非专用封堵器发生率 12%），无死亡、脑卒中及全身血栓栓塞发生。晚期死亡 15 例（5 例死于心血管病、7 例死于非心血管病、3 例死因不明），神经系统事件 2 例，外周血栓栓塞 1 例，大出血 4 例。同年，Urena 等报道了加拿大 7 个医学中心，52 例非瓣膜病性房颤患者应用 ACP 封堵左心耳的经验，术后 1~3 个月应用双联抗血小板治疗，继后应用单一抗血小板药物。结果显示：操作成功率为 98.1%，主要并发症有封堵器脱位 1 例（1.9%）、心包积液 1 例（1.9%）。平均随访 20 个月，死亡 3 例（5.8%），脑卒中、心包积液和大出血各 1 例，无全身栓塞并发症发生。结果表明，对抗凝药物有绝对禁忌的心脏栓塞事件高危患者，应用 ACP 封堵器封堵左心耳后行单一和双联抗血小板药物治疗是安全、有效的。

2014 年，Wiebe 等对 60 例有用华法林禁忌的房颤患者（25 例有与抗凝血药物无关的出血史，38 例在服抗凝药物时并发出血）用 ACP 封堵器封堵左心耳，57 例（95%）成功。根据 CHADS2 评分预测每年卒中发生率为 5.8%，服华法林估计的每年出血风险是 3.7%。在平均 1.8 年的随访期间，脑卒中的年发生率为 0，大出血的年发生率为 1.9%。上述结果提示，对口服抗凝药禁忌的房颤患者行左心耳封堵是安全的,术后脑卒中和出血风险明显降低。最近,Horstmann 等报道了一组既往有脑出血病史的房颤行左心耳封堵术的研究结果,共入选 20 例患者,用 ACP 封堵器封堵左心耳均获成功。对该组患者用 CHA_2DS_2Vasc 及 HAS-BLED 评分进行评估,缺血性卒中年发生率为 4.0% ~ 6.7%,出血并发症年发生率为 8.7% ~ 12.5%。在(13.6 ± 8.2)个月的随访期间,仅有 4 例轻度并发症发生,包括腹股沟血肿 2 例、自限性心跳停止 1 例、封堵装置上血栓形成 1 例。无缺血性卒中及出血性卒中发生。表明有脑出血病史房颤患者行左心耳封堵术是安全、有效的。

(四)国产左心耳封堵装置

近年来,我国学者在左心耳封堵装置研制方面进行了探索,并取得了可喜研究成果。其中以深圳先建公司研制的 Lifetech LAmbre™ 左心耳封堵装置最为成熟。该装置由自膨胀镍钛记忆合金支架和包被在支架上的聚乙烯膜组成,置于左心耳部分呈伞状,并附有 8 个锚钩;近端装置呈圆盘状;二者中间由金属杆相连。见图 20 - 6。

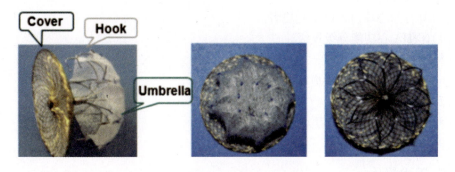

图 20 - 6　Lifetech LAmbre™ 封堵装置

2013 年,香港中文大学香港威尔斯亲王医院 Lam 率先报道了用 Lifetech LAmbre™ 装置封堵左心耳的经验,并于 2013 年 5 月在第 7 届东方心脏病学会议上报告了用 Lifetech LAmbre™ 装置封堵左心耳的临床研究结果,2012 年 10 月至 2013 年 5 月,共入选 19 例房颤患者,平均年龄(64 ± 10)岁,CHA_2DS_2Vasc 评分为 3.4 ± 1.4。19 例患者即刻成功率 100%,均无残余分流,未发生心包填塞及封堵器脱落等并发症。同年,北京阜外心血管病医院姚焰等报道了 3 例用 Lifetech LAmbre™ 装置封堵左心耳的结果,也是我国内地行左心耳封堵术预防房颤脑卒中的最早文献报道。3 例患者均获成功,无并发症发生。上述研究结果表明,使用 Lifetech LAmbre™ 装置封堵左心耳是安全的。

此外,上海第二军医大学秦永文及南京医科大学孔祥清等均成功研制出具有自主知识产权的左心耳封堵装置,并完成了动物实验,但尚未用于临床。

三、适应证与禁忌证

(一)适应证

目前公认的经皮左心耳封堵术入选标准是:

(1)非瓣膜病性房颤患者,房颤发生时间 > 3 个月,或长期持续性房颤及永久性房颤。

(2)年龄>18岁。但有学者认为,左心耳封堵术理论上存在升高左房压力、导致左房结构重构与电重构的可能,其远期影响是否会抵消左心耳封堵带来的益处?尚缺少相关研究。故建议将患者年龄上调。目前公认的左心耳封堵术最适宜人群是>75岁的卒中高危患者。因为:①此类患者是导管消融术相对禁忌证。②华法林抗凝本身的出血风险已被证实高于其预防血栓的效能。③该人群预期寿命可能不足以使左心耳封堵的潜在负面效应显现。

(3)$CHADS_2$-VAS评分≥2分,HAS-BLED评分≥3分,且可长期服用氯吡格雷和阿司匹林者。

(4)有华法林应用禁忌证或无法长期服用华法林者。

(5)有脑出血史或缺血性卒中史者,因存在华法林禁忌证,其年龄也可适当放宽。

(二)禁忌证

左心耳封堵术的禁忌证包括以下几个方面:

(1)术前行经食管超声心动图(TEE)检查,发现可疑或明确血栓者。

(2)房间隔显著异常。

(3)有行左心耳(LAA)结扎史者。

(4)NYHA心功能分级Ⅳ级。

(5)急性心肌梗死。

(6)有活动性出血或凝血功能异常者。

(7)肝肾功能异常。

(8)1个月内有脑卒中者。

(9)其他手术禁忌证。

四、手术操作

(一)器械准备

(1)房间隔穿刺系统:包括房间隔穿刺针及其配套鞘管。

(2)260 cm加硬交换导丝、6F猪尾造影导管等。

(3)左心耳封堵系统等。

(二)患者准备

(1)术前常规行经食管超声心动图检查,观察有无血栓并多角度测量左心耳开口直径及深度。

(2)抽空腹静脉血检查肝功、肾功、出凝血时间等。

(3)建立上肢静脉通路备用。

(4)连接心电图及无创血氧饱和度监测设备。

(5)按冠状动脉造影术要求,连接好测压等管道。

(三)手术操作过程

(1)穿刺股静脉,沿股静脉和下腔静脉进入右心房。

(2)房间隔穿刺,导丝留置在左上肺静脉。房间隔穿刺成功后经静脉推注肝素80~100 U/kg,以肝素化。

(3)封堵器外鞘沿导丝进入左上肺静脉之后,沿导丝放入猪尾造影导管,并回撤导丝。

(4) 在 TEE 下多角度测量左心耳开口直径与深度。

(5) 扭控封堵器外鞘和猪尾导管,超选进入左心耳。

(6) 经猪尾造影导管推注造影剂行左心耳造影,根据造影图像测量左心耳开口直径与深度。

(7) 在 TEE 和左心耳造影图像的指导下,将外鞘放置于左心耳内部合适的深度与方向,再缓慢退出猪尾造影导管。

(8) 沿封堵器外鞘送入封堵器,待位置合适后缓慢后撤外鞘管使封堵器展开。

(9) 先行牵拉试验观察封堵器的稳固性,再经外鞘管注入造影剂,观察封堵效果。

(10) TEE 下观察展开后的器械的位置,测量器械稳定性与压缩情况。如果情况良好,则完全释放器械,反之,则根据具体情况相应的做出调整。

(四) 术后观察与处理

(1) 术后入住 CCU 病房。

(2) 持续行心电、血压、血氧饱和度监护 24 h。

(3) 术后皮下注射低分子肝素(依诺肝素钠注射液)4 000 U、1~2 次/d,连续 3 d。

(4) 术后用药:术后 45 d 口服华林,使 INR 维持在 2.0~3.0;45 d 至 6 个月,口服氯吡格雷 75 mg/d、阿司匹林 100 mg/d;半年后口服阿司匹林 100 mg/d 维持。

(5) 术后次日及第 3 天分别复查经胸超声心动图,观察封堵器形态及位置变化。

(6) 患者出院后分别于 1 个月、3 个月、半年及 1 年各复查超声心动图 1 次,直至封堵器内皮化。

五、临床应用现状

经皮左心耳封堵术作为预防房颤脑卒中发生的一项新技术,具有安全有效、简单易行、创伤小的特点,正逐渐被临床所接受。但不同国家和地区发展极不平衡,除欧美等发达国家外,多数国家临床应用病例数较少或尚未开展,我国也只是处于起步阶段。

欧洲心律学会曾对左心耳封堵现状进行调查,结果显示欧洲共有 24 个医学中心开展该项技术,每个中心手术量(10.6±11.7)例/年,其中 73% 的中心年手术量≤10 例。有 50% 的中心术中施行镇静麻醉,另 50% 的中心则在全麻下施行封堵操作。各中心手术并发症发生率差异较大,心包填塞的发生率为 0%~10%,大出血发生率为 0%~8%,封堵器脱落发生率为 0%~20%。令人欣慰是干预左心耳预防脑卒中首次被写入 ESC 房颤管理指南。该指南将高卒中风险、长期抗凝存在禁忌的房颤患者行经皮左心耳封堵术列为 Ⅱb 类适应证(证据水平 B);对接受开胸术的房颤患者,术中同时切除左心耳也以 Ⅱb 类适应证进行推荐(证据水平 C)。

从左心耳封堵器应用情况而言,PLAATO 封堵器已经停产,ACP 封堵器尚未上市,国产 Lifetech LAmbre™ 装置正在进行临床试验,仅 Watchman 左心耳封堵装置获得美国 FDA 批准。近年来,有关左心耳封堵术的文献报道明显增多,样本量也较大,且多数研究使用的是 Watchman 左心耳封堵装置。在 2013 年第 34 届美国心律学会年会(HRS)上,Reddy 代表课题组公布了一项前瞻性、随机临床研究结果,该研究共入选了 800 例非瓣膜病性房颤患者,平均随访 45 个月,结果显示:与口服华法林相比,采用 Watchman 封堵装置进行左心耳封堵治疗的患者,全因死亡、心血管死亡及出血性卒中的发生风险分别为 $0.65(P=0.04)$、0.4 $(P=0.005)$ 和 $0.18(P=0.01)$,而两组不良事件发生率相似。表明在预防房颤患者心脑血管事件方面,左心耳封堵术显著优于口服华法林治疗。

第三军医大学西南医院是国内开展左心耳封堵术较早、例数最多的单位之一,作者使用 Watchman 左心耳封堵装置共对 12 例非瓣膜病性房颤患者进行左心耳封堵治疗,其中 1 例合并先天性心脏病房间隔缺损;12 例患者均一次放置成功,无并发症发生。

六、问题与展望

虽然左心耳封堵术在预防房颤患者血栓栓塞方面显示出良好的效果与安全性,但仍有许多问题需进一步研究探讨。

(1)目前报道的临床试验样本量相对较小,且多为非随机对照研究,尚需更多大规模、前瞻性、随机对照研究证实此项技术的有效性与安全性。

(2)左心耳不仅是一个容量器官,还是一个内分泌器官,左心耳封堵后是否影响左心房结构和电重构? 对机体体液容量的调节如何? 均不清楚。

(3)房颤发生脑卒中并不都是心源性的,左心耳也并非血栓的唯一来源。因此,对接受左心耳封堵治疗的房颤患者,抗栓治疗的时间与策略,仍是未来临床研究的课题之一。

尽管如此,经皮左心耳封堵术仍是预防高危房颤患者发生脑卒中的一种有效方法,特别是对有脑卒中史及口服华法林禁忌者。相信随着左心耳封堵器材的改进及临床研究的不断深入,上述问题将会逐步得到解决。此外,随着国产左心耳封堵器材的面世,也将进一步促进我国经皮左心耳封堵术在临床上的应用与推广,为众多房颤脑卒中高危患者的临床防治提供一种新的有效干预手段。

(姚 青 宋治远)

参考文献

[1] Connolly SJ. Preventing stoke in patients with atrial fibrillation: current treatments and new concepts[J]. Am Heart J, 2003, 145(3): 418-423.

[2] Blackshear JL, Odell JA. Appendage obliteration to reduce strok e in cardiac surgical patients with atrial fibrillation. Ann Thorac Surg, 1996, 61:755-759.

[3] European heart rhythm association, European association for cardio-thoracic Surgery, camm AJ, et al. Guidelines for the management of atrial fibrillation: the Task Force for the Management of Atrial Fibrillation of the European Society of Cardiology (ESC). Eur Heart J, 2010, 31: 2369-2429.

[4] Kopecky SL, Grersh BJ, McGoon MD, et al. The natural history of lone atrial fibrillation. N Engl J Med, 1987, 317:669-674.

[5] Valentin F, Lars ER, Davis SC, et al. 2011 ACCF/AHA/HRS Focused Updates Incorporated Into the ACC/AHA/ESC 2006 Guidelines for the Management of Patients With Atrial Fibrillation. Circulation, 2011, 123: e269-e367.

[6] 中华医学会心血管病学分会,中国老年学学会心脑血管病专业委员会,中国生物医学工程学心律分会

等. 心房颤动抗凝治疗中国专家共识. 中华内科杂志, 2012, 51(11):916-921.

[7] Han J, cheng J, Mathuria N. Pharmacologic nonpharmarmacologic thrapies for stroke prevention in nonvalvular atrial fibrillation. Pacing Clin Electrophysiol, 2012, 35: 887-896.

[8] Gomes T, Mamdani MM, Holbrook AM, et al. Rates of hemorrhage during warfarin therapy for atrial fibrillation. CMAJ, 2013, 185: E121-127.

[9] Katz ES, Tsiamtsiouris T, Applebaum RM, et al. Surgical left atrial appendage ligation is frequently incomplete: a transesophageal echocardiographic study. J Am Coll Cardiol, 2000, 36(2): 468-471.

[10] Donal E, Yamada H, Leelercq C, et al. The left atrial appendage, a small, blind-ended structure: a review of its echocardiographic evaluation and its clinical role. Chest, 2005, 128:1853-1862.

[11] Leithauser B, Park JW. Cardioembolic stroke in atrial fibrillation-rationale for preventive closure ofthe left atrial appendage. Korean Circ J, 2009, 39:443-458.

[12] Di Biase L, Santangeli P, Anselmino M, et al. Does the left atrial appendage morphology correlate with the risk of stroke in patients with atrial fibrillation? Results from a multicenter study. J Am Coll Cardiol, 2012, 60:531-538.

[13] Yamamoto M, Seo Y, Kawamatsu N, et al. Complex left atrial appendage morphology and left atrial appendage thrombus formation in patients with atrial fibrillation. Circ Cardiovasc Imaging, 2014, 7(2):337-343.

[14] Meier B, Palacios I, Windecker S, et al. Transcatheter left atrial appendage occlusion with Amplatzerdevices to obviate anticoagulation in patients with atrial fibrillation. Catheter Cardiovasc Interv, 2003, 60:417-422.

[15] Sievert H, Lesh MD, Trepels T, et al. Percutaneous left atrial appendage transcatheter occlusion to prevent spoke in high-risk patients witll atrial fibrillation: early clinical experience. Circulation, 2002, 105:1887-1889.

[16] Ostermayer SH, eisman M, Kramer PH, et al. Percutaneous left atrial appendage transcatheter occlusion (PLAATO system) to prevent stroke in high-risk patients with nonrheumatic atrial fibrillation: results from the international multi-center feasibility trials. J Am Coll Cardiol, 2005, 46: 9-14.

[17] Block PC, Burstein S, Casale PN, et al. Percutaneous left atrial appendage occlusion for patients in atrial fibrillation suboptimal for warfarin therapy:5-year results of the PLAATO(Percutaneous Left Atrial Appendage Transcatheter Occlusion) Study. JACC Cardiovasc Interv, 2009, 2:594-600.

[18] Bayard YL, Omran H, Neuzil P, et al. PLAATO (percutaneous left atrial appendage transcatheter occlusion) for prevention of cardioembolic stroke in non-anticoagulation eligible atrial fibrillation patients: results from the European PLAATO study. EuroIntervention, 2010, 6:220-226.

[19] Sick PB, Schuler G, Hauptmann KE, et al. Initial worldwide experience with the WATCHMAN left atrial appendage system for stroke prevention in atrial fibrillation. J Am Coll Cardiol, 2007, 49:1490-1495.

[20] Reddy VY, Möbius-Winkler S, Miller MA, et al. Left atrial appendage closure with the watchman device in patients with a contraindication for oral anticoagulation: the asap study (asa plavix feasibility study with watchman left atrial appendage closure technology). J Am Coll Cardiol, 2013, 61:2551-2556.

[21] Park JW, Bethencourt A, Sievert H, et al. Left atrial appendage closure with Amplatzer cardiac plug in atrial fibrillation: initial European experience. Catheter Cardiovasc Interv, 2011, 77:700-706.

[22] Lam YY, Yip GW, Yu CM, et al. Left atrial appendage closure with AMPLATZER cardiac plug for s~oke prevention in atrial fibrilation: initial Asia-Pacific experience. Catheter Cardiovasc Interv, 2012, 79:794-800.

[23] Nietlispach F, Gloekler S, Krause R, et al. Amplatzer left arial appendage occlusion: single center 10-year

experience. Catheter Cardiovasc Interv, 2013, 82:283 - 289.
[24] Urena M, Josep Rodés-Cabau, Freixa X, et al. Percutaneous left atrial appendage closure with the AMPLATZER cardiac plug device in patients with nonvalvular atrial fibrillation and contraindications to anticoagulation therapy. J Am Coll Cardiol, 2013, 62(2):96 - 102.
[25] Wiebe J, Bertog S, Franke J. Safety of percutaneous left atrial appendage closure with the amplatzer cardiac plug in patients with atrial fibrillation and contraindications to anticoagulation. Catheter Cardiovasc Interv, 2014, 83:796 - 802.
[26] Horstmann S, Zugck C, Krumsdorf U, et al. Left atrial appendage occlusion in atrial fibrillation after intracranial hemorrhage. Neurology J, 2014, 82(2): 135 - 138.
[27] Lam YY. A new left atrial appendage occluder (Lifetech LAmbreTM Device) for stroke prevention in atrial fibrillation. Cardiovascular Revascularization Medicine, 2013, 14:134 - 136.
[28] 姚焰,吴灵敏,侯炳波,等. 经皮左心耳封堵术在心房颤动脑卒中高危患者应用初步经验三例. 中华心律失常学杂志, 2013, 17(2):154 - 155.
[29] John Camm, Gregory YH, Raffaele DC, et al. 2012 focused update of the ESC Guidelines for the management of atrial fibrillation. An update of the 2010 ESC Guidelines for the management of atrial fibrillation Developed with the special contribution of the European Heart Rhythm Association. European Heart Journal, 2012, 33: 2719 - 2747.
[30] 姚青,宋治远,舒茂琴,等. Watchman 左心耳封堵器的临床应用. 第三军医大学学报,2014, 36(20):2129 - 2132.

第四篇

卵圆孔未闭与反常性脑栓塞

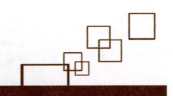

第二十一章　卵圆孔未闭的应用解剖与病理生理

一、卵圆孔未闭的概念与发生率

卵圆孔是胎儿发育必需的一个生命通道,来自母亲的脐静脉血不经过肺血管,而是经此通道进入胎儿的左心系统,然后分布到全身各个器官,以提供胎儿发育所需的氧气和营养物质。孩子出生时,随着右心压力降低,左心房压力高于右房,卵圆孔就应该功能性闭合,一年后达到解剖上闭合。若大于3岁的幼儿卵圆孔仍不闭合称为卵圆孔未闭(patent foramen ovale,PFO)。约25%的成年人卵圆窝部两层隔膜未完全融合,中间遗留一个永久性的斜行月牙形裂缝样缺损,形成卵圆孔未闭(图21-1)。原发隔与继发隔间残存的裂隙样异常通道,类似一功能性瓣膜,当右房压高于左房压时左侧薄弱的原发隔被推开,即出现右向左分流(图21-2)。

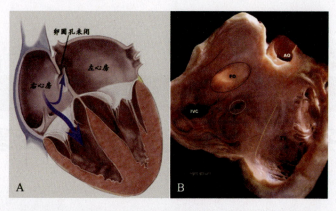

A:模式图;B:解剖图;FO:卵圆孔;CS:冠状静脉窦;AO:主动脉;IVC:上腔静脉;TV:三尖瓣;right atrium:右心房

图21-1　卵圆孔未闭模式解剖图

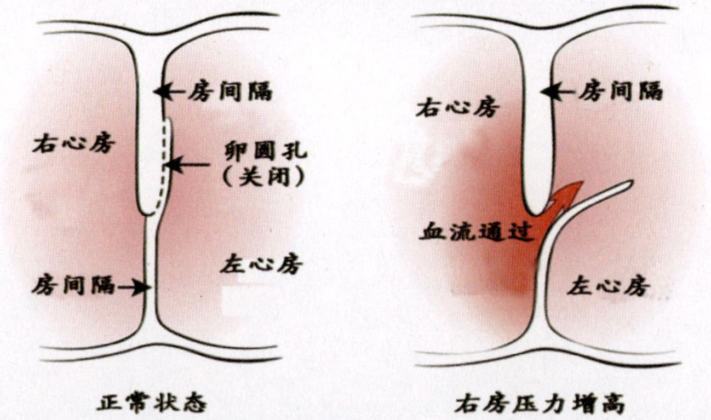

正常状态关闭,右房压力增高时血液于右心房经卵圆孔未闭分流到左心房
图21-2　卵圆孔未闭不同状态模式图

卵圆孔完全闭合者在 1 岁儿童只占 18%，在 2 岁儿童中占 50%。成人 PFO 的发生率尚无精确的统计，成人尸检发现有 25%～34% 的人卵圆窝部两层隔膜未完全融合。一项 965 例正常心脏尸检结果显示，PFO 的发生率约为 27.3%，且随着年龄增大下降，<30 岁为 34.3%，30～79 岁为 25%，≥80 岁为 20.2%，无性别差异。

二、卵圆孔未闭的胚胎学特点

在胚胎时期，原始心房为单腔结构，实体组织从心房顶向下生长，这就是原发房间隔（图 21-3A），它与心内膜垫共同把心房一分为二，原发房间隔和心内膜垫之间所形成的空隙就是原发孔。原发房间隔头端的间充质组织与心内膜垫上方可以相互融合。在其右边，另一个间充质组织形成的前庭脊向下方的心内膜垫生长并与之融合。随着间隔向心内膜垫生长，原发孔逐渐变小，当两者融合时，原发孔闭合。

在原发孔闭合之前，原发房间隔上部靠近最初生长的心房根部，出现多个小孔（图 21-3B）。这些孔融合形成第二个心房的交流通道，称为继发孔。在余下的胚胎期，氧合血液可以通过继发孔自左向右分流，以替代休眠的肺循环。

胚胎第 12 周时，心房顶开始向内折叠（图 21-3C），折叠的组织沿着原发房间隔的右侧向下生长形成第二房间隔。第二房间隔越过继发孔，除了中间隔膜下方的少部分区域，折叠的组织向下覆盖于心房中隔的右侧。通过这个缺损，可以看到原发房间隔（图 21-3D）。折叠组织形成的第二房间隔作为支撑，原发房间隔可以贴附其上，两者形成活瓣样的结构。出生后原发房间隔和第二房间隔可相互融合。原发房间隔暴露于右心房的部分就是卵圆窝。

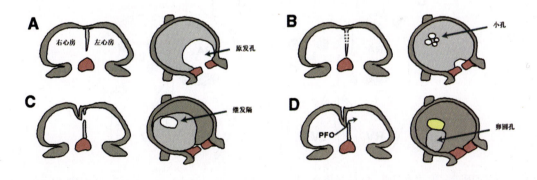

房间隔的发育过程原始心房是一个单腔，实体组织从心房顶往下生长，这就是原发房间隔（灰色）（A），向着发育中的上下心内膜垫（粉色）。随着间隔向心内膜垫生长，原发孔（即原发房间隔和心内膜垫之间所形成的空隙）逐渐变小，两者融合时，小孔闭合。在原发孔闭合之前，原发房间隔上部靠近最初生长的心房根部，出现多个小孔，这些孔融合形成第二个心房的交流通道，称为继发孔（B）。心房顶开始向内折叠（C）并沿着原发房间隔的右侧向下生长形成第二房间隔（黄色）。除了下方的少部分区域，折叠的组织向下覆盖于继发孔（D）。原发房间隔暴露于右心房的部分就是卵圆窝，因此，在左右心房之间就形成了一个"片状阀"结构（PFO）

图 21-3 原始心房发育过程模式图

三、卵圆窝与卵圆孔未闭的解剖与结构特点

卵圆窝并非在房间隔的正中间位置,而是位于中下部,呈椭圆形者占 80%、圆形者占 20%。卵圆窝面积约占房间隔总面积的 1/5。卵圆窝组织由原发隔组成,比继发隔薄,卵圆窝底厚仅 1 mm,主要由双层心内膜夹以少量结缔组织所形成,有些部位有散在的肌纤维。卵圆窝外的房间隔主要由继发隔形成,厚 3~4 mm。故介入治疗时常选卵圆窝穿刺。卵圆窝的上缘就是继发隔的下缘形成,内含较大肌束,突出明显。前上方的右心房内壁为主动脉隆突,对应的是主动脉右窦。卵圆窝底的原发隔组织未与卵圆窝上缘的继发隔组织融合,形成的裂隙就叫卵圆孔未闭。文献报道,卵圆孔右侧闭合的数目较多(45%),左房侧闭合者仅占 1%,中间闭合者占 4%,完全闭合者占 24%,见图 21-4。

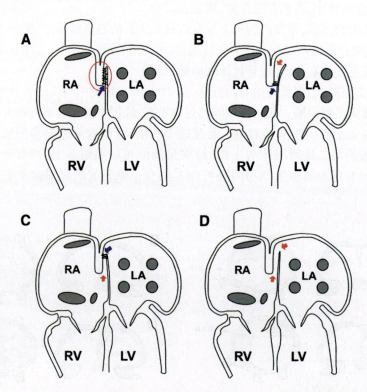

A:中间闭合;B:右房闭合;C:左房闭合;D:未闭合;RA:右心心;LA:左心房;RV:右心室;LV:左心室
图 21-4 卵圆孔不同闭合状态

卵圆窝与其他结构之间的部分称为"缘"。其中 5 个位于右心房,为上腔静脉(SVC)缘,主动脉缘,下腔静脉(IVC),冠状窦(CS)缘和三尖瓣缘。SVC 位于房间隔的后上方,三尖瓣位于前方。卵圆窝的下方是 IVC、前下方是 CS。楔形的主动脉瓣和根部位于心脏的中间,双房之间,故卵圆窝的前上边缘与主动脉根部相邻,见图 21-5。在左心房面有 2 个缘,为二尖瓣缘和右上肺静脉缘。房间隔的左侧面大部分是原发房间隔,只有上部缺如的区域是由第二房间隔覆盖。因此,PFO 的出口位于左房的前上部。当封堵 PFO 时,封堵器是偏向于房间隔上部的,这个区域的左房壁厚度仅有几毫米,故在左房处理封堵装置的过程中需

特别注意。

构成 PFO 的原发隔为纤维样组织,质地薄、摆动大,而继发隔为肌性组织,质地较厚,原发间隔和继发间隔之间形成的裂隙象阀门样开放。房间隔的解剖特征、PFO 阀门样开放时机和程度、原发隔的摆动程度以及 PFO 缺损的大小都是可变化的,需要仔细评估。临床上可以通过 3-D TEE、TTE/TEE 甚至心脏 CT 和 MRI 来判断 PFO 的解剖特征,最常用的还是 TEE,可以测量 PFO 的大小和管道的长度。

原发隔和继发隔重叠的程度决定了 PFO 的长度,两隔之间不融合的距离就是它的宽度或大小。PFO 的直径范围从 1~19 mm 不等,平均 4.9 mm,但在成人中 PFO 的平均直径更大。McKenzie 在 100 例的尸检研

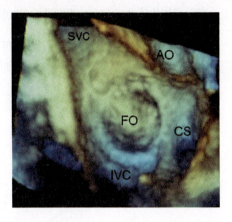

卵圆窝清晰可见,代表原发房间隔的位置,这以外的区域为第二房间隔;AO:主动脉根部;CS:冠状窦;FO:卵圆窝;IVC:下腔静脉;SVC:上腔静脉

图 21-5 3D-TEE 图像显示从右心房面观察房间隔

究中,发现 PFO 第一个 10 年的大小为 3.4 mm,第十个 10 年为 5.8 mm,平均直径为 5.1 mm,女性为 5.56 mm,男性为 4.7 mm。接受 TEE 检查的患者中,PFO 的发生率为 10%~26%,其大小随年龄增长有增大的趋势:1~9 岁年龄组平均为 3.4 mm,40~99 岁年龄组为 5.3~6.5 mm,可能与年龄增加后,大的 PFO 持续存在而小的 PFO 闭合有关。通常将 PFO 分为大 PFO(≥4.0 mm)、中 PFO(2.0~3.9 mm)以及小 PFO(≤1.9 mm)三种类型。PFO 大于 4 mm 者反复发生卒中的风险更大。临床上用 TTE/TEE 和/或球囊测量 PFO 的最大直径,由于间隔的摆动性和厚度变化大,球囊测量的伸展径亦明显大。

介入治疗时,不仅要测量 PFO 大小,亦需要了解其管道长度(tunnel length)即薄的纤维性原发间隔和厚的肌性继发间隔的重叠程度,见图 21-6。PFO 重叠范围为 3~18 mm,平均为 8 mm。PFO 与上腔静脉之间的平均距离是 12.2 mm,与主动脉根部的平均距离是 8.1 mm。了解 PFO 和周围结构的关系,与介入封堵器大小的选择有关。

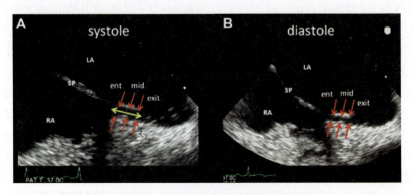

A:心脏收缩状态;B:心脏舒张状态

图 21-6 食管超声心动图测量 PFO

四、卵圆孔未闭的病理与病理生理

关于 PFO 的组织病理学特点鲜有报道,随着经导管 PFO 封堵术的日益增多,需要在细胞水平将该手术方法与 PFO 的组织病理学特点相联系(图 21-7)。

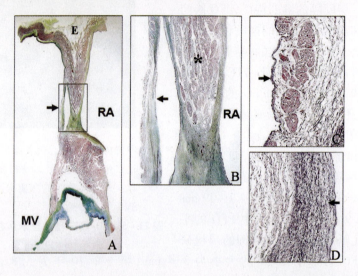

A:房间隔的纵断面,显示 PFO 和其功能性瓣膜(箭头),同时可见部分心外膜(E)和二尖瓣成分,间隔成分由心肌和脂肪组织构成。B:图 A 长方形区域高倍镜下图像,显示右心内膜表面增厚、纤维化(箭头),该区域房间隔(*)由心肌细胞构成,其下部以纤维化为主。C:左侧面高倍镜下图像,突出显示相对薄的心内膜表面(箭头),底层心肌由心肌束构成。D:右侧面高倍镜下图像,突出显示心内膜表面(箭头),由一层较厚的胶原蛋白和弹性纤维构成。RA:右心房;MV:二尖瓣

图 21-7　PFO 的组织病理学特点

图 21-8 显示了未闭的和已闭合(图 21-9)的卵圆孔的组织病理学特点。心房壁肌肉发达,表面主要由富含内皮细胞的心内膜层和内皮下富含胶原蛋白和弹性蛋白的结缔组织构成,较厚的心肌在这些结构之下,由排列松散的肌肉组织组成,心外膜覆盖心脏表面,外层覆盖单层间皮细胞。

在胎儿期,原发隔的自由边缘为卵圆孔的瓣膜,只允许血流从右房进入左房,起着单向瓣膜的作用。出生后,由于呼吸交换使得肺血流量增加,左房压力增高,压迫卵圆孔瓣膜使之关闭,但在婴幼儿心导管检查时导管很容易经未闭的卵圆孔从右房进入左房,说明新生儿和小婴儿期卵圆孔瓣膜较薄,卵圆孔的闭合多数为功能性闭合,随年龄的增长,卵圆孔瓣膜粘连僵直,活动减弱,纤维组织增生使孔道闭塞形成不交通的卵圆孔。一般在第 8 月或更长的时间,完全断绝左、右两心房间的血运。但有 20%～25% 的正常人,卵圆孔瓣膜和房间隔并不全部融合,遗留着探针大小的小孔。正常时,卵圆孔右房侧继发隔较左房侧原发隔厚,左心房压力(8～10 mmHg)无论收缩期或舒张期都比右心房高 3～5 mmHg,在此生理状态下,未闭的卵圆孔在功能上与瓣膜相类似,卵应处于关闭状态,一般并不引起血液分流,即使有分流亦为少量左向右分流,对心脏的血流动力学并无影响,因而认为其"无关紧要",并无重要临床意义。

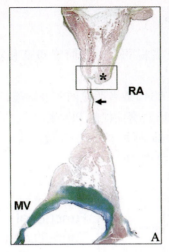
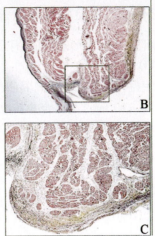

A:相同角度房间隔的后纵切面,PFO 各缘(*)和瓣(箭头)如图所示,PFO 下缘可见 MV 的一部分;B:高倍镜下,长方形区域显示卵圆孔周围各缘靠近其功能性瓣膜的情况,较厚的心内膜层与心肌细胞由结缔组织被隔开;C:图 B 高倍镜下图像,其特点为心内膜增厚,由丰富的胶原蛋白和弹性纤维构成,结缔组织带分离心肌细胞束;RA:右心房;MV:二尖瓣

图 21-8　PFO 病理组织学特点

临床上发现 PFO 可伴右向左分流或含双向分流,除外右心压力容量增加的心脏结构功能改变,或者见于先心病晚期合并肺动脉高压外,主要见于一过性右房压高于左房压。当右房压高于左房压时(如舒张期末、收缩期始;咳嗽、大笑、Valsalva 动作等),左侧薄弱的原发隔被推开,即出现右向左分流。临床上大约 5%的脑卒中或偏头痛患者在发生症状前,曾有明显的紧张或剧烈运动。表 21-1 列出了导致右房压升高的生理性和病理性原因。

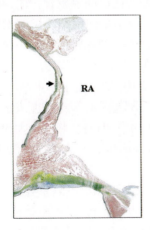

左心内膜面 PFO 的功能性瓣膜如箭头所示,注意与右侧相比,左心内膜面略增厚;RA:右心房

图 21-9　闭合的卵圆孔纵切面显示卵圆孔和房间隔组织学特点

表 21-1　引起右房压力升高的原因

生理性	病理性
负荷量运动	慢性肺疾病
鼻出血	肺栓塞
耳减压	肺动脉高压
用力大便	肺动脉狭窄
性交	三尖瓣反流
咳嗽	右房梗死
Valsalva 动作	心脏压塞
潜水	呼气末正压通气
吹喇叭	左室循环支持

五、卵圆孔未闭的分类与介入治疗

根据 PFO 解剖和房间隔形态特征,有学者将 PFO 分为简单 PFO 和复杂 PFO。

(一)简单 PFO

将管道长度短(<8 mm)、无房间隔瘤(ASA)或者明显的腔静脉瓣(EV)、无肥厚的继发间隔(肌性厚度≤6~10 mm)及不合并其他卵圆窝缺损的 PFO 称为简单 PFO。简单 PFO 适用于任何类型封堵器,如果不能满足上述全部条件,且 PFO 开放较大(>10 mm)需选择大的封堵器。简单 PFO 占介入治疗的 45%。见图 21-10。

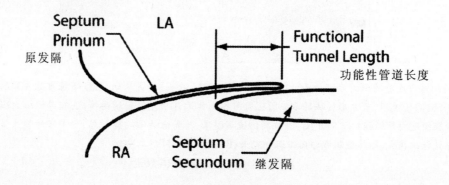

LA:左心房;RA:右心房

图 21-10 简单卵圆孔未闭示意图

(二)复杂 PFO

1. PFO 合并房间隔膨胀瘤

房间隔膨胀瘤(atrial septal aneurysm,ASA)是由于先天性房间隔发育薄弱,在心脏负荷因素的作用下向低压侧膨隆而形成气球样的瘤样膨出。由于房间隔结缔组织发育薄弱,致房间隔局部或全部向心房一侧膨隆。二维超声心动图房间隔局限性瘤样凸入一侧心房或在两房间摆动,膨出度>10 mm,基底直径>15 mm(成人)。尸检研究患病率为 1%~2.2%,在一系列 TEE 中为 1%~4.9%。在不明原因 TIA 和中风患者中,ASA 发生率更高。50%~89% ASA 伴有 PFO,合并 ASA 其 PFO 直径亦大。ASA 已成为阴性脑卒中发生或复发的危险因素。PFO 合并 ASA 并不一定增加介入治疗的并发症或降低成功率,但是合并一个大的 ASA,在选择封堵器的类型和大小时,需要认真和单独考虑。PFO 合并 ASA 占介入治疗的 20%~25%。

2. 长管型的 PFO

原发隔和继发隔重叠长度≥8 mm 为长管型 PFO。原发隔和继发隔重叠长度在不同的患者中差别很大,其重叠程度决定了通过房间隔的管道样通道的长度。不管在超声下这个管道有多长,原发隔上缘通常很容易向下移位,从而在心房间形成一垂直交通。极度柔软的原发隔,加上其上部没有与继发隔融合遗留下的足够间隙,造成原发隔的残端在缺损处部分突入左心房。通常,这个边缘足够长,从而使其可以向下移位,以至于它可以与继发间隔下缘,即卵圆窝的上部并排在一起,这样封堵器释放时就可以垂直于房间隔水平,腰部虽然较短,亦足够跨过房间隔。当重叠大于 8 mm 即长管型 PFO 时,原发隔仅有一个短的残端没有与继发间隔相融合,形成了一个长管型小出口与左心房相通。由于大多数封堵器的腰部较短,释放封堵器时,会导致封堵器一侧的伞盘不能充分展开(尤其见于小而长的管型PFO)。对于宽大、边缘硬的长管道PFO(即原发间隔未形成间隔瘤),选择封堵器主要考虑管道的长度。合并软边、冗长或/和摆动性大的原发间隔(最大变化范围至少4 mm),其封堵比较复杂,边缘常无支撑力。在这些解剖变异存在下,球囊测量可能有较大的帮助。长管型PFO大约占介入治疗的10%。见图21-11、21-12。

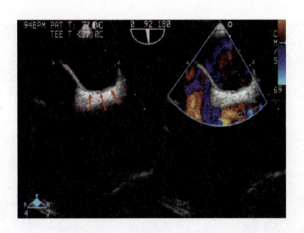

图 21-11 超声显示长管型的 PFO

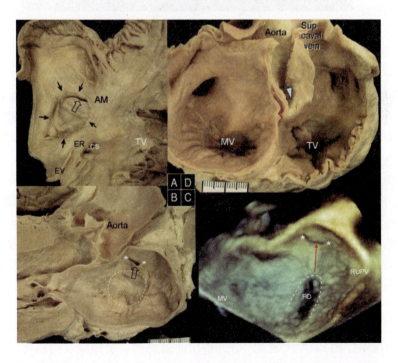

A:从右房面观察PFO(开放状态);B:从左房面观察PFO(开放状态);C:三维经食管超声心动图下的PFO;D:从房间隔横断面观察PFO;MV:二尖瓣;RUPV:右上肺静脉;TV:三尖瓣
图 21-12 长管型 PFO

3. 房间隔脂肪瘤样肥厚

房间隔脂肪瘤样肥厚(lipomatous hypertrophy of the atrial septum,LHAS)是房间隔中未沉积的脂肪细胞的良性增生。1964年首次在尸检中报道,LHAS的发病率为1%~8%,确切病因暂不清楚,但可能与肥胖及年龄的增长有关。房间隔肥厚厚度一般在6~14 mm,在LHAS患者,其继发间隔可能会比正常人明显增厚,厚度为大于或等于15mm。发现这个情况的意义在于右心房伞要跨越更大的距离才能稳定的骑跨在继发隔间隔。见图21-13。

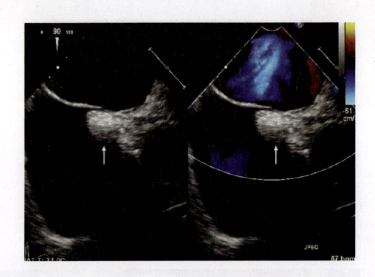

图21-13 PFO伴继发隔肥厚

4. 希阿里网和欧式瓣

希阿里网(Chiari network,CN)是在胚胎发育过程中下腔静脉和冠状窦瓣吸收不完全而残存于右心房内的先天性残留组织结构,常呈窗膜状或条索状随右心房的舒缩而飘动,在2%~3%的正常人中存在。希阿里网在显微镜下为增生的纤维组织,部分有玻璃样变性,少数有淋巴细胞浸润。

下腔静脉口的前缘有胚胎期残留下来的薄的半月形瓣膜称欧式瓣(eustachian valve, EV),又称下腔静脉瓣,其外端续于界嵴,内端向内延续于卵圆窝缘,下腔静脉瓣在胎儿时期有导引血液经卵圆孔流向左心房的作用。它的超声表现就是右房内强光带,一端起源于下腔静脉前壁,一端呈游离状,随心动周期在右房漂动,水草征。需与上腔静脉瓣、三房心、房间隔瘤、三尖瓣脱垂、右心内导管等鉴别。欧氏瓣对血流没有什么影响,当欧氏瓣过长且合并卵圆孔未闭时,可以引起右向左分流。

5. 杂交型缺损

杂交型缺损是指房间隔膨胀瘤(atrial septal aneurysm,ASA)和/或PFO合并小的房间隔缺损。在封堵治疗的PFO中,有5%合并小房间隔缺损。瘤样原发间隔可以与继发间隔不完全融合,亦可有一个或多个孔。介入治疗时,导管更易通过房间隔缺损。

6. 其他

大于4 mm的卵圆孔为大型卵圆孔,可能应用房间隔缺损封堵器更能减少残余分流,见

图 21-14。原发间隔于继发间隔部分线条状组织粘连或活瓣发育不良,可以在左房形成多个出口,称为多出口 PFO,封堵后易形成残余分流。见图 21-15。

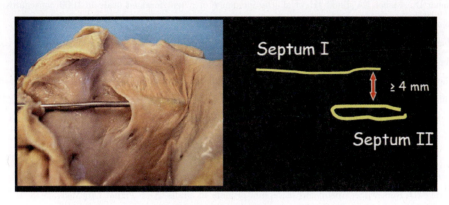

图 21-14 大型 FPO

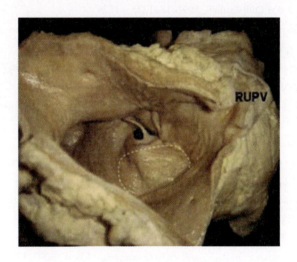

图 21-15 多出口 PFO(左房面 2 个出口)

了解 PFO 的解剖对介入治疗有较大的意义。简单 PFO,易选择封堵器。对于因巨大房间隔膜部瘤而担心发生血栓栓塞时;长管型的 PFO;第二间隔特别厚,或粗大的主动脉根部凸出并紧靠卵圆窝,而担心封堵器的盘片对主动脉造成侵蚀等,均需选择大的封堵器。

(张玉顺　张婷婷)

参考文献

[1] Schleich JM, Dillenseger JL, Houyel L, et al. A new dynamic 3D virtual methodology for teaching the mechanics of atrial septation as seen in the human heart. Anat Sci Educ, 2009, 2:69-77.
[2] El Said HG, McMahon CJ, Mullins CE, et al. Patent foramen ovale morphology and impact on percutaneous device closure. Pediatr Cardiol, 2005, 26:62-65.

[3] Anderson RH, Webb S, Brown NA. Clinical anatomy of the atrial septum with reference to its developmental components. Clin Anat, 1999, 12:362 - 374.

[4] Fisher DC, Fisher EA, Budd JH, et al. The incidence of patent foramen ovale in 1000 consecutive patients. A contrast trans-esophageal echocardiography study. Chest, 1995, 107 (6):1504 - 1509.

[5] Hagen PT, Scholz DG, Edwards WD. Incidence and size of patent foramen ovale during the first 10 decades of life: an autopsy study of 965 normal hearts. Mayo Clin Proc, 1984, 59:17 - 20.

[6] Clarke NRA, Timperley J, Kelion AD, et al. Transthoracic chocardiography using second harmonic imaging with Valsalva manoueuvre for the detection of right to left shunts. Eur J Echocardiogr, 2004, 5:176 - 181.

[7] McKenzie JA, Edwards W, Hagler DJ. Anatomy of the patent foramen ovale for the interventionalist. Catheter Cardiovasc Interv, 2009, 73:821 - 826.

[8] Marshall AC, Lock JE. Structural and compliant anatomy of the patent foramen ovale in patients undergoing transcatheter closure. Am Heart J, 2000, 140:303 - 307.

[9] Silver MD, Dorsey JS. Aneurysms of septum primum in adults. Arch Pathol Lab Med, 1978, 102:62 - 65.

[10] Pearson AC, Nagelhout D, Castello R, et al. Atrial septal aneurysm and stroke: a transesophageal echocardiographic study. J Am Coll Cardiol, 1991, 18:1223 - 1229.

[11] Agmon Y, Khanderia BK, Meissner I, et al. Frequency of atrial septal aneurysms in patients with cerebral ischemic events. Circulation, 1999, 99:1942 - 1244.

[12] Krumsdorf U, Keppeler P, Horvath K, et al. Catheter closure of atrial septal defects and patent foramen ovale in patients with an atrial septal aneurysm using different devices. J Interv Cardiol, 2001, 14:49 - 55.

[13] Ruygrok PN. The Coherex FlatStent: an advance in patent foramen ovale closure. Expert Rev Med Devices, 2010, 7(2):193 - 199.

[14] Onorato E, Ambrosini V, Rubino P, et al. Coherex FlatStentTM EF closure system: a novel concept of in-tunnel PFO closure device. Early Italian Experience. Abstract presentation at Annual SCAI Meeting, San Diego May 5 - 8, 2010. Catheter Cardiovasc Interv, 2010, 75:S151.

[15] Prior JT. Lipomatous hypertrophy of cardiac interatrial septum: a lesion resembling hibernoma, lipoblastomatosis and infiltrating lipoma. Arch Pathol, 1964, 78:11 - 15.

[16] Heyer CM, Kagel T, Lemburg SP, et al. Lipomatous hypertrophy of the interatrial septum: a prospective study of incidence, imaging findings, and clinical symptoms. Chest, 2003, 124:2068 - 2073.

[17] Chiari H. Uber netzbildungen im rechten vorhof desherzens. Beitr Pathol Anat, 1897, 22:1 - 10.

[18] Ewert P, Berger F, Vogel M, et al. Morphology of perforated atrial septal aneurysm suitable for closure by transcatheter device placement. Heart, 2000, 84:327 - 331.

第二十二章 卵圆孔未闭与相关临床综合征

一、卵圆孔未闭与反常栓塞

(一) 反常栓塞的概念及机制

1. 反常栓塞的概念

反常栓塞是指静脉系统和右心房的血栓通过心脏内的交通从右心系统进入左心系统，引起缺血性脑卒中和心、肾以及外周系统栓塞。1972年，Meister等提出了反常栓塞的诊断应符合以下4点：①无左侧心脏栓子源的全身性或脑动脉栓塞。②患者有静脉血栓和/或肺动脉栓塞。③有心脏右至左的分流。④有持续性右心内压升高(如：肺动脉高压)或短暂性右心内压升高(如：Valsalva动作或咳嗽)。反常栓塞发生率占动脉栓塞的2%~16%。从1877年Cohnheim首先描述源于静脉系统的栓子可通过心房的右向左分流进入体循环形成反常栓塞的现象以来，临床已发现脑血栓、气体栓塞或脂肪栓塞和潜水时发生的神经减压病都与反常栓塞有关。

尽管在几个世纪前就有了卵圆孔未闭(PFO)的描述，但没有人认为PFO会造成临床后果，因为人们认为PFO的分流量太小，不会造成血流动力学改变。随着超声心动图的问世，在某些病例可见到大的血块附着于卵圆孔、骑跨在房间隔上。这些大的凝血块通常进入肺循环，产生肺循环栓子。可以推测，有些小的静脉栓子可能经过PFO从右房到左房，然后进入体循环。如果小栓子进入脑部，就可能引起一些不良后果如脑卒中。如果卵圆孔已经闭合，直径1~3mm的小栓子一般会流入肺循环。由于肺血管比较粗大，小血栓一般不会有什么临床症状。

2. 发生机制

反常栓塞的病因假设要具备两个前提。第一是小静脉栓子的存在：在大多数不明原因脑卒中的病例中不能发现明显的静脉血栓的来源，可能由于人们对静脉循环的影像学分辨能力还仅限于肉眼粗视程度。不明原因脑卒中后通过静脉造影检查能够发现深静脉血栓的不到10%。然而最近的研究对不明原因脑卒中的患者采用MRI肾盂静脉造影的方法发现肾盂深静脉血栓形成的发生率为20%。每一个孕妇都在曲张的静脉内潜伏有大量的小血栓。另外，随着年龄的增长，静脉曲张会变得越来越普遍，因此，小静脉血栓的来源也会相当普遍。反常栓塞的第二个前提是经过PFO的右向左分流：在经食管和心内超声心动图上，彩色多普勒血流显示经过PFO的血流方向可能主要是左向右分流。然而在正常的呼吸周期，PFO患者也可能会有间断的右向左分流，患者在Valsalva动作、用力或咳嗽时，右房压超过左房压，这时会有显著的右向左分流。当然，在一些右房压慢性升高的病例如肺动脉高压、慢性阻塞性肺部疾患和肺栓塞等，PFO有连续的右向左分流。这些均可能引起反常栓塞。

虽然有关PFO的右向左分流的反常栓塞的诊断的标准，尚未得到共识，但诊断反常栓塞必须具备的标准是：①存在右向左分流(PFO、肺动静脉瘘、房间隔缺损)。②栓塞来源不明。③排除血流动力学异常引起的疾病。以下特点支持反常栓塞的诊断:①存在深静脉血栓或者肺栓塞症。②右向左分流量大。③发病时的 Valsalva 动作。④影像学检查怀疑存在栓塞症。⑤突发病例(abrupt onset)。

(二)反常栓塞的影响因素

1. PFO 的大小

PFO 的大小和心房右向左分流的多少与反常栓塞的发生有关,PFO 越大、分流量越多,反常栓塞的发生率也越高。一项回顾性研究发现宽的 PFO(裂隙 > 5 mm)并发严重分流(左房造影剂浓度 > 50%)是反常栓塞危险性增加的超声预报指标。Serena 等应用对比经颅多普勒超声(TCD)研究了 208 例短暂性脑缺血发作(TIA)或急性脑卒中患者与 100 例健康对照者,在调整了伴随的血管危险因素后发现,大量右向左分流(对比 TCD > 25 个微泡信号)是发生脑卒中(特别是不明原因脑卒中)的高危因素(OR 值分别为 3.5 和 12.4)。Schuchlenz 等报道,PFO 孔径大小是局部缺血事件(尤其是复发性脑卒中)的独立危险因素。PFO 直径大于 4 mm 与 TIA 和缺血性脑卒中的危险增加有关。还发现 PFO 的孔径大于 4 mm 与 2 次或 2 次以上的脑卒中有密切关系。这表明大缺口可能使得血栓容易进入体循环和脑循环系统。

2. PFO 并发房间隔膨胀瘤

房间隔膨胀瘤是房间隔卵圆窝处发生局限性瘤样膨隆凸向左房或右房或随心脏舒缩摆动于左、右房之间的原发性或继发性心脏异常,它与 PFO 同属胚胎期卵圆窝发育缺陷。PFO 合并房间隔膨出瘤亦是脑梗死的危险因素。据超声心动图检查发现,正常人群中房间隔膨胀瘤发生率 2% ~ 4%,70% 以上房间隔膨胀瘤患者合并 PFO,在脑卒中患者中房间隔膨胀瘤发生率远高于对照组;PFO 和房间隔膨胀瘤同时存在更易发生反常栓塞和脑卒中或脑卒中复发,更易发生体循环栓塞。De Castro 等应用对比 TEE 研究了 187 例 TIA 或急性脑卒中患者,发现静息时有右向左分流和房间隔有高度活动性的 PFO 患者为发生和再发脑卒中的高危人群。

二、PFO 与不明原因脑卒中

(一)PFO 与不明原因脑卒中

反常栓塞可发生在任何器官,但由于主动脉弓的特殊解剖及大脑较其他器官对缺血更敏感,临床上大部分反常栓塞都表现为短暂性脑缺血发作(transient ischemic attack,TIA)或不明原因脑卒中(cryptogenic stroke,CS)。缺血性脑卒中有 35% ~ 40% 的原因不明。这些病例尽管缺乏明显的栓子来源,但仍存在某种形式的栓塞机制。虽然 PFO 患者直接检测到血栓很少,还没有 PFO 与反常栓塞的因果关系的证据,人们仍假设不明原因脑卒中,特别是年轻患者(< 60 岁)可能是由于小的静脉栓子通过卵圆孔反常栓塞引起,只是这一假设无法用任何医学影像试验直接证实。大量临床数据证实 10% ~ 40% 的 PFO 与 CS 的发生密切相关。美国每年 3 万 ~ 10 万脑卒中是 PFO 所致,由此推算中国每年至少有 15 万 ~ 50 万脑卒中患者是 PFO 引起。CS 患者 PFO 发生率(39.2%)高于有明确病因的脑卒中者发生率(29.9%)。一系列研究中 CS 病例,发现年轻患者(< 55 岁)中 PFO 发生率较高为 47% ~ 56%,而年龄大于 55 岁的患者中 PFO 的发生率为 4% ~ 18%。年轻患者中 PFO 可能是反常

栓塞的一个主要原因。

如果一个年轻人（60岁以下），没有任何明显的脑卒中易患因素，突然出现神经功能受损，MRI图像显示孤立的新近出现的脑卒中，这就是将反常栓塞考虑为脑卒中病因的常见临床背景。10%~20%的病例MRI上有多发异常，提示以前曾发生过栓塞，部分栓塞没有出现临床表现。不明原因脑卒中的诊断是一种排除诊断。在MRI上必须没有其他能够解释患者神经系统表现的结构异常。另外患者没有导致脑卒中的其他潜在的病因，如心房颤动、二尖瓣狭窄以及升主动脉、颈动脉、脑血管没有明显的动脉粥样硬化。患者要常规行经食管心脏超声心动图排除任何心源性栓子，还要评价患者静息时及注射盐水激发后经过房间隔的多普勒血流，鉴别房间隔处有无右向左分流。

不明原因脑卒中亦有诱发因素，约5%患者在静脉血流淤滞后不久出现脑卒中，例如长时间的空中旅行或自动驾驶后；10%的患者与体力活动有关，如洗浴或抬重物。另外，妊娠亦是一个诱因，怀孕是静脉血栓的易患因素。有学者提出，对孕妇特别要注意药物的选择和介入治疗的时机，可在妊娠的最后3个月关闭PFO，一方面减少放射线对胎儿的影响，另一方面避免分娩时的用力使PFO处右向左分流增加，使脑卒中复发的危险性增加。

（二）PFO与老年脑梗塞

不明原因脑卒中的定义只是限于55~60岁或以下的人，因为老年患者的脑卒中多被认为是动脉粥样硬化所致。一项有趣的观察研究提出了一个重要的问题，那就是老年人群中PFO的存在有什么潜在的影响。该研究的一个子项目对250名不明原因卒中患者行TEE检查，根据患者是否存在PFO进行分组，并按3个相匹配的年龄段将亚组患者进行比较。在小于55岁的年龄段，今后2年复发性脑卒中和死亡的发生率在PFO患者和无PFO患者中没有差异（2% vs 9%，$P=0.15$）；在55~64岁年龄段，没有显著性差异（10% vs 14%，$P=0.7$）；然而在65~85岁年龄段，PFO患者复发性脑卒中和死亡的危险性是无PFO患者的3倍（38% vs 14.5%，$P=0.01$）。PFO是增加脑卒中危险性的独立预测因子，独立于高血压、糖尿病、高胆固醇血症等传统的动脉硬化危险因子。另外这种危险性与大孔径PFO无关，大孔径的PFO随着年龄的增加逐渐减少。这些观察也提示，老年栓塞性脑卒中患者PFO的存在比并行的动脉粥样斑块更重要。换而言之，一位70岁的脑卒中患者在颈动脉、主动脉弓有轻微的粥样斑块并不意味着脑卒中的原因就是动脉硬化，脑卒中更可能是由于经过卵圆孔的反常栓塞引起的。推测随着年龄的增加，静脉血栓的危险性增加，右室顺应性下降引起右房压升高，因此增加了反常栓塞的危险性。虽然这一假设需要在老年脑卒中以及PFO患者的随机前瞻性试验研究中进一步被证实，但可以认为老年脑卒中患者既需要接受动脉硬化治疗，也需要关闭心内反常栓塞的异常通道。

三、PFO与偏头痛

（一）偏头痛与PFO共病率高

1998年Del Sette等人最先发表研究偏头痛与PFO之间的关系，此项研究发现41%的先兆型偏头痛及16%的对照组存在心脏"右向左"分流。此后Anzola等应用对比TCD研究了113例先兆型偏头痛患者、53例无先兆型偏头痛患者及对照组25人，发现先兆型偏头痛合并PFO的患者占48%，明显高于无先兆型偏头痛组23%及对照组20%，且具有统计学意义。而无先兆型偏头痛组与对照组则无明显差异。因此认为 PFO 与先兆型偏头痛明显相关。目前,越来越多的证据支持 PFO 与偏头痛的发病情况明显相关,尤其是先兆型偏头痛。2008 年一项荟萃分析表明偏头痛患者与 PFO 共病率在 39.8%~72%之间,其中先兆型偏头痛的 PFO 发病率为 40.9%~72%,无先兆型偏头痛患者中为 16.2%~33.7%。我国吉林大学杨弋等人使用 TCD 微泡实验配合瓦氏动作来评估偏头痛患者 217 人和对照组 100 人是否合并心脏"右向左分流",研究发现约 66.1% 的先兆型偏头痛患者、36.1% 的无先兆型偏头痛患者及 28% 对照组存在心脏"右向左分流",为证实国人偏头痛与 PFO 相关性提供依据,此项研究同时发现的 37.3% 的先兆型偏头痛患者、18.4% 的无先兆型偏头痛患者及 5% 的对照组存在大量分流(超过 25 个气栓)。先兆型偏头痛和 PFO 相关性研究显示,TCD 探及有 PFO 者右向左分流发生率为 41%~48%,无 PFO 者为 16%~20%。这些研究都表明偏头痛与 PFO 共病率较高,具有密切的关系。

(二)偏头痛和 PFO 发生机制假说

关于 PFO 和偏头痛发病机制的关系目前尚不明确,但存在以下 2 种假说。

1. 静脉微血栓反常栓塞

这种假说认为偏头痛是由于小静脉栓子反向穿过 PFO 进入脑循环,小栓子或血小板栓子一般不引起卒中,而是加重了皮质扩布性抑制(CSD)的扩散,CSD 被认为是先兆型偏头痛的始发现象。有学者发现偏头痛患者相较普通人更容易出现缺血性卒中。最近来自欧洲的一份报告证实先兆型偏头痛患者较对照组头颅 MRI 的颅内病变率高,支持了这一理论。在 161 例先兆型偏头痛患者、134 例无先兆型偏头痛患者和 140 例年龄、性别、出生地配对的对照组成员中,偏头痛患者 MRI 图像上大脑后循环供血区异常的发生率较对照组高(5.4% vs 0.7%,$P = 0.02$),先兆型偏头痛患者与对照组相比校正的 *OR* 值为 13.7。这项研究提示偏头痛,尤其是先兆型偏头痛患者与一般人群相比发生缺血性脑血管事件的危险性显著升高。另外,抗凝治疗和大剂量的抗血小板治疗可能也对偏头痛有治疗作用。

学者推测尽管静脉微血栓可能是偏头痛患者发生脑卒中的促发因素,但并不是偏头痛的病因。该假说不能解释为什么非 PFO 的患者也会出现偏头痛。另外,微血栓假说不能解释为什么偏头痛症状刻板性发作。

2. 化学物质触发偏头痛

假设小栓子能够随机分布在脑循环,那么化学触发物质也同样分布于脑内,可刺激神经感受器。在有 PFO 或无 PFO 的偏头痛患者中可能有多种触发头痛的活性肽类物质,这些物质在颅内达到充足浓度就可触发偏头痛发作。PFO 不一定是这些物质进入脑内的必经之路,而这些物质不经肺脏解毒和滤过作用,经心房内分流直接进入脑内。

偏头痛女性患者常见,月经期更易发作,推测可能与卵巢、子宫或肝脏合成前列腺素或类固醇激素触发偏头痛有关。绝经期或卵巢切除术后偏头痛的发病率降低也支持这一假设。PFO 封堵后偏头痛发作显著减少提示心房内分流可能是触发偏头痛的重要机制之一。尽管 PFO 封堵使血液循环的捷径关闭,可能有效治疗偏头痛,但是认识神经源感受器化学触发物质可有助于全面理解偏头痛发病机制。

3. PFO 封堵术可减少偏头痛发作

Morandi 等对 17 例偏头痛患者(8 例有先兆型偏头痛)行经导管 PFO 封堵术,术后 5 例患者(29%)的偏头痛消失,10例有明显改善,总的改善率为88%。Wilmshurst等报道了对37例减压病患者行PFO封堵术,发现在PFO封堵前21例患者57%有偏头痛病史,其中16例为先兆型偏头痛,21例行PFO封堵术患者中,10例患者的偏头痛症状完全缓解,8例患者偏头痛发作频率与严重程度明显改善,只有3例偏头痛发作没有改变。从而认为在一些存在大分流的严重偏头痛患者,PFO封堵能使偏头痛不再发作或减轻。吉林大学第一医院观察23例伴卵圆孔未闭的偏头痛患者经皮封堵术治疗后,头痛频率和程度明显减轻。但是这些都是一些单中心的小规模研究。

MIST是第一个,也是迄今为止唯一一个随机试验,用以评价用STARFlex封堵器封堵PFO对偏头痛患者的疗效。2006年春天公布了MIST试验的初步结果,432例有频繁偏头痛发作的患者接受经胸超声心动图检查,260例(60%)发现分流,其中,163例(38%)因PFO较大存在PFO处中~大量右向左分流,最后,147例患者(由于个人原因随机化过程中患者数量下降、失访等)被分为STARFlex封堵器组和假手术干预组(对照组)。但是,令人意外的是,6个月研究结束时并未达到偏头痛完全停止(例如,偏头痛治愈)的主要终点。MIST研究的次要终点显示,封堵器组中42%患者的偏头痛天数减少了一半,而假手术干预组只有23%($P=0.038$)。尽管该研究没有达到其主要终点,MIST试验仍表明经导管PFO封堵术能显著降低偏头痛患者的发作频率。基于MIST研究的主要终点结论,偏头痛发作频率下降(并非完全治愈)成为了后续在美国进行的随机试验的主要终点事件。尽管MIST试验结果有些不明朗,PFO封堵治疗仍为偏头痛患者带来了希望。

MIST研究的最终结果于2008年公布,令人失望的是该研究主要和次要终点的结论都是阴性,并未得出显著的统计学差异。因此,其方法学和可信度被广泛争论。许多专家将主要失败原因归结于试验设计上(如缺乏进行超声心动图分析的核心实验室、高于预期的与封堵器相关的手术并发症、未经报道的术后残余分流等),这是专家们认为该研究并未达到预期目标的主要原因;另外专家们认为,期望经PFO封堵术"治愈"偏头痛是不现实的,相反,将偏头痛发作频率下降作为主要终点事件更为实际

正在进行的PREMIUN研究是第二个和唯一一个正在美国进行的随机试验,用以评价用Amplatzer PFO封堵器封堵PFO对偏头痛患者的疗效。和MIST相类似,PREMIUM是一项前瞻性、多中心、随机、双盲、安慰剂对照试验,比较经导管PFO封堵和最佳药物治疗(阿司匹林和/或氯吡格雷)的疗效有无差异。但是,PREMIUM研究汲取了MIST失败的教训,将其主要终点事件设计为偏头痛发作次数减少,次要终点事件范围较广,包括偏头痛残余评定分数(MIDSA)、减少正在使用中的治疗偏头痛的药量及提高生活质量等,并纳入更适合的患者(排除慢性头痛患者)、采用操作简单和并发症低的封堵器、延长随访时间(1年)和用TCD、TEE评价封堵器植入后疗效(表22-1)。PREMIUM研究仍在进行中,其最终结果是否会将PFO和偏头痛之间的困惑解释清楚仍有待观察。

总之,目前资料提示PFO可能参与偏头痛尤其是先兆型偏头痛的发病过程,PFO的存在可使某些致痛物质不经过肺脏解毒和滤过,经心房分流直接进入颅内引起头痛,这为偏头痛发病机制及治疗研究开辟了新途径。经皮PFO封堵术对偏头痛防治效果仍不确定,无隐源性缺血性脑卒中的单纯偏头痛患者是否行封堵仍需进一步观察研究。

表 22-1　PFO 伴偏头疼患者随机对照试验比较

封堵器	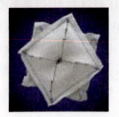	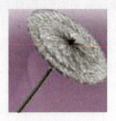
	StarFlex	Amplatzer
生产公司	NMT Medical Inc	St. Jude Medical, Inc.
随机对照试验	MIST	PREMIUM
试验主要特点	前瞻性 随机性 双盲 假对照	前瞻性 随机性 双盲 假对照
入组数量	147 例随机分组	230 例
主要终点	观察期内偏头痛停止（例如治愈）	观察期内偏头痛发作次数减少
主要纳入标准	每天/月发作≥5 次，但每月有 7 d 或 7 d 以上无头痛发作 至少 2 种预防性药物无效 继发于 PFO 的中～大量右向左分流	3 种预防性药物无效 PFO 存在明显分流（TCD 发泡试验结果≥4 级）
试验状态	已完成并发布 阴性	正在进行

四、PFO 与神经减压病

神经减压病是人在深水下突然快速上浮,减压过快,溶于体内的气体来不及由肺排出而存留于血液和组织中,引起血管栓塞,使人体多个系统发病。此病随着深水作业的发展和娱乐性潜水的增加而增多。症状可能较轻微,包括疲劳、乏力、预兆、关节痛、淋巴结病和瘙痒等（Ⅰ型减压病）。有更严重减压病的患者（Ⅱ型）可能出现神经系统和肺部症状。神经损害包括脊髓（尤其时下胸段脊髓）或大脑损害。神经症状可能包括感觉异常、截瘫、尿失禁和大便失禁、共济失调、记忆缺失、语言和视力障碍和性格改变。肺部表现包括呼吸困难、喘息、胸痛、咽部刺激感。不治疗患者可能会出现死亡。早在 1986 年即有潜水员经房水平分流发生动脉气体栓塞引起神经系统症状的报道,随后进一步注意到 PFO 在减压病中的重要作用。近 20 年来对 PFO 在神经型减压病发病中的作用进行了较多的研究。近年一项对 230 例潜水员的调查研究发现,患减压病的潜水者中 PFO 发生比例明显高于未发病者,提供了 PFO 大小与减压病发生紧密相关的证据。潜水减压病的发病机制为潜水员工作时处于减压过饱和状态,静脉系统形成大量气泡,阻塞肺血管床,造成肺动脉压升高,进而引起右心房内压力增大;如果存在PFO,则有可能发生右向左分流,使气泡进入动脉系统,阻塞脑部血管,引起肢体麻木、感觉异常、意识丧失等一系列神经系统异常。为此,一些潜水学校对专业潜水人员或业余潜水爱好者进行PFO筛查,对这些有PFO的潜水者封堵PFO是有意义的。

由于减压设备性能逐步提高,其发病率逐年降低,但潜水员的年发病率仍达1‰。在神经减压病的患者中PFO的发病率增加,PFO人群患减压病的风险为正常人群的5~13倍。与对照组相比,PFO的患者发生神经减压病的危险性明显增加。有一项研究显示患有PFO的潜水员较没有PFO的潜水员发生神经减压病的危险性增加了4.5倍。患有PFO的潜水员缺血性脑损伤的发病率是没有PFO的潜水员的2倍。另一项运动潜水的研究显示甚至在无症状患者中大孔径PFO的存在也与多发脑损伤有关。对合并PFO的减压病患者而言,行经皮PFO封堵术是否能从中获益,尚缺乏指南依据,目前可供患者选择的治疗方法有3种:①停止潜水活动。②减少潜水时间和深度。③行PFO封堵术。

五、PFO与阻塞性睡眠呼吸暂停综合征

阻塞性睡眠呼吸暂停(obstructive sleep apnoea,OSA)是一种常见的睡眠障碍,是指睡眠期间反复发生上呼吸道完全或不完全阻塞,从而导致呼吸暂时停止。引起上呼吸道阻塞的常见原因有:咽部肌肉活动减少、脂肪堆积或黏膜炎症。成人OSA患者有PFO的几率为69%,明显高于普通人群。这些伴PFO的OSA患者与不伴PFO者相比,在一段时间的睡眠呼吸暂停后,动脉氧饱和度显著下降。据推测,其发生的基本机制包括通气不足引起缺氧性肺血管收缩,从而导致右室充盈压升高和加重PFO的右向左分流。

(一)PFO和OSA的关系

由于PFO和OSA在普通人群中的发病率高,显而易见,许多患者可能同时存在PFO和OSA。有两项研究专门统计OSA患者中PFO的发生率,二者均得出OSA人群中PFO发病率较普通人群升高的相同结论,但其结果却具有统计学差异。Shanoudy等对72例清醒男性行TEE检查发现,OSA组48例,其中33例合并PFO;对照组24例,仅4例合并PFO(68.8% vs 16.7%,$P<0.001$);平均AHI为33.9,OSA组平均肺动脉收缩压较对照组升高。该研究发现,OSA合并PFO人群中,1/3的患者在Valsalva动作后动脉血氧饱和度明显下降,这说明存在右向左分流及PFO可能导致低氧血症。但该研究由于患者的入选和排除标准存在问题而被批判。Beelke等的研究纳入了78例OSA患者及89例对照组患者,对所有OSA患者行多导睡眠监测发现,其AHI>10(52±25)。OSA组78例患者中,21例合并PFO(26.9%),而89例对照组患者,仅13例患PFO(14.6%,$P<0.05$)。

结合上述两项研究发现,OSA人群中PFO患病率更高,然而,第二项研究表明,OSA人群中PFO的患病率(26.9%)与其他流行病学研究统计得出的PFO患病率相接近。由于该两项研究样本量小、患者纳入标准不同及检测技术的缺陷,尚不足以证明OSA和PFO二者之间有直接联系,亟待更大样本量及精密设计的流行病学研究。此外,这些研究只显示OSA和PFO二者之间有关联,而不是因果联系,不能证实OSA增加了PFO的风险或PFO是OSA危险因素的结论,亦没有确切的证据显示OSA合并PFO人群在研究之前或之后发生脑卒中。

(二) PFO 和 OSA 的病理生理联系

OSA 和 PFO 之间的病理生理联系如图 22-1 所示。OSA 的特点是睡眠时由于咽部气道塌陷导致反复性气流中断。首先,OSA 导致上气道关闭后反复的用力呼吸(Muller 状态),可使胸腔内负压低至 $-80~cmH_2O$,如果梗阻持续存在,Muller 状态和 Valsalva 动作交替进行,从而导致严重的胸腔内压力变化;当胸腔内压力下降时,增加了静脉回心血量,导致右心压力和容积一过性升高,从而诱发通过 PFO 的右向左分流。Shiomi 等对患 OSA 的患者睡眠时行经胸超声心动图检查发现,50% 患者在呼吸暂停时室间隔向左移动,所有患者在呼吸暂停时胸腔内压力最低。这种胸内负压增加了心房、心室和主动脉的跨壁梯度,降低了心室功能和自主神经功能及血流动力学的稳定性,结果导致室壁应力、压力负荷增加,心房增大,心脏舒张功能受损。

通常情况下,睡眠时血压和心输出量降低,呼吸暂停时,血压逐渐上升并在呼吸暂停后达到其峰值,这种血液动力学表现是由于低氧、一过性高碳酸血症和交感神经兴奋。当低氧血症和高碳酸血症存在时,可引起肺动脉压力升高。呼吸暂停发生时,副交感神经张力增加,可能会导致缓慢型心律失常;呼吸暂停后,交感神经张力增加,可能会导致快速型心律失常如房颤。OSA 患者白天交感神经兴奋性较对照组升高,这是发展为高血压病的一个危险因素。相反,OSA 与其他梗阻性疾病和慢性低氧血症相比,在慢性肺动脉高压发展过程中的作用是微不足道的。

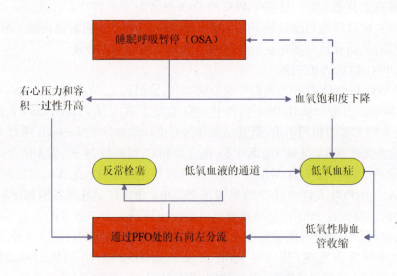

图 22-1 OSA 和 PFO 的病理生理联系

(三) PFO 伴 OSA 的治疗

Silver 等报道了一例关闭 PFO 后 OSA 症状明显改善的病例。患者 51 岁,男性,确诊为不明原因脑卒中,在行 PFO 封堵术后,其呼吸暂停低通气指数(AHI)从 189 降至 19,在体重和药物不变的情况下,其白天嗜睡的症状也得到明显改善。Agnoletti 等报道了另一个 OSA 伴 PFO 的病例,男性患者,42 岁,TEE 检查可发现通过 PFO 处的一过性右向左分流,该患者最初接受持续正压通气(CPAP)治疗,其 AHI 由 44 下降至 3,但仍有劳累后呼吸困难、乏力、氧饱和度下降的症状,后来,对该患行经导管 PFO 封堵术,最终改善了临床症状。Pinet 和 Orehek 报道了一例患严重 OSA(AHI 82)伴 PFO 右向左分流的病例,该分流由 TCD 和 TEE 确定,CPAP 治疗 1 周后,其 AHI 下降至 3,TCD 检查没有发现平静呼吸下的右向左分流,但在 Valsalva 动作时仍有分流存在。因此,有学者认为:①PFO 封堵术封闭了左房内去氧血液流向右房的通道,这使得间歇性低氧血症和周期性呼吸的风险降低,从而减轻 OSA 症状;②通过 PFO 触发神经体液调节机制,从而诱发 OSA,但这点从未被证实;③CPAP 限制胸腔内压力变化、减轻低氧血症和降低肺动脉压力,从而减少了右向左分流。

六、PFO 与斜卧呼吸-直立型低氧血症

斜卧呼吸-直立型低氧血症(platypnea-orthodeoxia syndrome,POS)是体位性低氧血症伴有呼吸困难的罕见综合征,症状表现为直立位时气短明显加重,氧饱和度及氧分压明显下降,需要卧位来缓解。这种疾病是由于直立体位加重了经过心房间交通(通常是 PFO)的右向左分流。这种综合征最常见于有主要肺疾病病史的患者,如肺切除、反复肺栓塞、或慢性肺疾病,肺动脉压大多正常。亦见于主动脉扩张性疾病。发病机制尚不清楚。有一些研究的学说:PFO 合并肺不张、肺叶切除术等肺病的患者变换体位时因纵隔移位,心脏逆时针旋转等原因导致房间隔覆盖在下腔静脉入口平面的水平方向,从而使回流的一部分血液直接流向心房缺损,即未闭的卵圆孔,而使分流量增多;软的房间隔由主动脉根部膨大压缩可以作为静脉血流的"帆",体位变换时随着血流左右摇摆,有助于保持卵圆孔敞开,使得分流增加。各种研究中的机制最终造成右房压力增高,通过卵圆孔右向左分流加重,导致低氧血症加重。经导管关闭心房间交通可改善患者的症状,提高血氧饱和度。

与 PFO 有关的动脉低氧血症患者可以仅在直立位时出现低氧血症,还有一些患者在仰卧位和直立位时均可出现低氧血症。当伴有肺动脉高压和低氧血症时,低氧血症可能会加重。尽管一些患者在 PFO 封堵术后动脉氧合改善、症状缓解,也有一些患者在术后仍有症状,提示动脉低氧血症的病因可能原发于肺部。对于肺动脉高压的患者,PFO 就像一个阀门间断释放右房的压力,阻止右心衰竭的发生。对于合并肺动脉高压者,先在 PFO 放置一个封堵球囊,如果右房压较以前升高了 5 mmHg 以上,就不适宜封堵。

七、PFO 与冠状动脉正常的心肌梗死

据报道,冠脉正常的心肌梗死发生率为 1%~7%。对于急性心肌梗死患者进行急诊冠脉造影时会发现,部分患者除了梗死相关血管发生闭塞的表现外,其余的冠状动脉树则缺乏冠状动脉粥样硬化的证据;还有部分明确的心肌梗死患者,在病程的急性期过后,冠状动脉造影甚至血管内超声检查均提示冠状动脉正常。这些均提示心肌梗死的原因可能不单是冠心病所致,究其原因,可能包括冠状动脉栓塞、冠状动脉炎(如川畸病)、冠状动脉畸形或心肌桥、冠状动脉痉挛等。

肿瘤、钙质和粥样斑块碎片、细菌性心内膜炎赘生物以及心腔内附壁血栓脱落的碎片均可栓塞于冠状动脉,迄今,尚缺乏冠脉栓塞的确切诊断标准,冠脉栓塞的诊断有可能被低估。冠脉栓子可以是自发形成的(如来自感染性心内膜炎时主动脉瓣或二尖瓣),来自扩张性心肌病或心肌炎时的左心房或左心室,或来自心脏内的肿瘤,也可以是医源性的(心脏外科手

术、心导管检查或治疗等手术操作所致）、或者是反常栓塞所致。冠状动脉栓塞大多发生于左前降支，产生前壁心肌梗死。如果较大的冠状动脉主支被栓子堵塞可表现为猝死和ST段抬高型心肌梗死，小的栓子栓塞在远端的心外膜壁内支，则引起小灶性心肌梗死。其中，反常栓塞多数情况下是推测性的，只有在肺循环和体循环之间异常通道部位恰好发现栓子存在，才可确诊。

尸检发现，继发于冠状动脉栓塞的急性心肌梗死占10%~13%；而反常栓塞所致的冠状动脉栓塞，其发生率更低，占所有反常栓塞病例的5%~10%。Prizel等对1 050例心肌梗死患者进行尸检后发现，55例确诊为冠脉栓塞所致心梗，但却无1例反常栓塞。Crump等从大量行冠脉造影检查的急性心肌梗死患者中筛选出18例冠状动脉正常者，另选18例年龄、性别匹配者作对照组，比较两组PFO发生率是否相同，结果发现，两组之间无统计学差异，两组各检出5例PFO，占各自样本量的28%。该小样本研究揭示，通过房间隔通道发生的反常栓塞不是非冠状动脉病变急性心肌梗死的常见病因。

研究发现，冠状动脉正常的心肌梗死患者中，PFO的发生率与普通人群相比并无统计学差异。这说明，通过PFO发生冠脉的反常栓塞是急性心肌梗死一个极其罕见的原因。据统计，冠脉反常栓塞占反常栓塞总数的5%~10%，这与PFO可作为静脉栓子到达冠状动脉的通道有关，此外，PFO亦可作为5-HT等血管活性物质作用于冠脉的通道，从而产生冠脉血管痉挛。

八、其他

研究发现PFO与高原性肺水肿、脑白质病变、原因不明的急性缺血性事件（急性肾栓塞，急性下肢动脉栓塞）等都有关系。此外，PFO与围术期一些并发症也有密切关系。如由于围手术期机械通气、腹内压增高、血栓栓塞或者气体栓塞、下腔静脉和心房间改变了的解剖关系等导致右房压超过左房压或胎儿时期下腔静脉优先通向PFO的血流持续存在时，就有可能引起缺氧和栓塞的征象，这些情况发生虽然未系统研究过，但是许多病例报告提示PFO是围术期缺氧和动脉栓塞的病因。如果PFO合并有潜在的栓子（如气体栓子、脂肪栓子、静脉血凝块）再加上非生理性的胸腔内压升高（如开胸、张力增加、机械通气等）则可能会产生不良的后果。因此，有人建议对一些在围手术期"易感"矛盾栓塞的病人，术前进行PFO筛查，如存在PFO，可采取必要的措施以防患于未然。

（张玉顺　何　璐）

参考文献

[1] 中国偏头痛诊断治疗指南. 中国疼痛医学杂志, 2011, 17(2): 65-86.

[2] Selco SL, et al. Disability-adjusted life years: applying the World Health Organization Global Burden of Disease methodology to determine optimal secondary prevention of vascular events after stroke. Neurology, 2005, 64(1): A421.

[3] Garg P, Servoss SJ, Wu JC, et al. Lack of association between migraine headache and patent foramen ovale:

results of a case-control study. Circulation, 2010, 121: 1406 – 1412.

[4] 邹静, 李焰生. 偏头痛与卵圆孔未闭. 神经病学与神经康复学杂志, 2007, 2(4): 111 – 127.

[5] Welton M, Gersony and Deborah RG. Migraine headache and the patent foramen ovale. Circulation, 2010, 121: 1377 – 1378.

[6] Del Sette M, Angeli S, Leandri M, et al. Migraine with aura and right-to-left shunt on transcranial Doppler: a case-control study. Cerebrovasc Dis, 1998, 8(6): 327 – 330.

[7] Schwedt T J, Demaerschalk BM, Dodick DW. Patent foramen ovale and migraine: a quantitative systematic review. Cephalalgia, 2008, 28(5): 531 – 540.

[8] Yang Y, Guo ZN, Wu J, et al. Prevalence and extent of right-to-left shunt in migraine: a survey of 217 Chinese patients. Europ J Neurol, 2012, 19: 1367 – 1372.

[9] Stang PE, Carson AP, Rose KM, et al. Headache, cerebrovascular symptoms, and stroke: the Atherosclerosis Risk in communities study. Neurology, 2005, 64(9): 1573 – 1577.

[10] Nozari A, Dilekoz E, Sukhotinsky I, et al. Microemboli may link spreading depression, migraine aura and patent ovale. Ann Neurol, 2010, 67: 221 – 229.

[11] Wilmshurst PT, Nightingale S, Pearson M, et al. Relation of atrial shunts to migraine in patients with ischemic stroke and peripheral emboli. Am J Cardiol, 2006, 15(98): 831 – 833.

[12] Morandi E, Anzola GP, Angeli S, et al. Transcatheter closure of patent foramen ovale: a new migraine treatment? J Interv Cardiol, 2003, 16(1): 39 – 42.

[13] 邓燕玲, 刘亢丁, 吴秀娟, 等. 伴卵圆孔未闭的偏头痛患者23例经皮封堵术治疗后的疗效及安全性观察. 中华神经科杂志, 2013, 46(3): 180 – 184.

[14] Dowson A, Mullen MJ, Peatfield R, et al. Migraine Intervention With STARFlex Technology (MIST) trial: a prospective, multicenter, double-blind, sham-controlled trial to evaluate the effectiveness of patent foramen ovale closure with STARFlex septal repair implant to resolve refractory migraine headache. Circulation, 2008, 117(11): 1397 – 1404.

[15] Dewood MA, Spores J, Notske RN, et al. Prevalence of total coronary artery occlusion during the early hours of transmural myocardial infarction. N Engl J Med, 1980, 303:897 – 902.

[16] Prizel KR, Hutchins GM, Bulkley BH. Coronary artery embolism and myocardial infarctions. Ann Intern Med, 1978, 88:155 – 161.

[17] Wachsman DE, Jacobs AK. Paradoxical coronary embolism: a rare cause of acute myocardial infarction. Rev Cardiovasc Med, 2003, 4(2):107 – 111.

[18] Crump R, Shandling AH, Van Natta B, et al. Prevalence of patent foramen ovale in patients with acute myocardial infarction and angiographically normal coronary arteries. J Am J Cardiol, 2000, 85:1368 – 1370.

[19] Meissner I, Khandheria BK, Heit JA, et al. Patent foramen ovale: innocent or guilty? Evidence from a prospective population-based study. J Am Coll Cardiol, 2006, 47:440 – 445.

[20] Lechat P, Mas JL, Lascault G, et al. Prevalence of patent foramen ovale in patients with stroke. N Engl J Med, 1988, 318:1148 – 1152.

[21] Hagen PT, Scholz DG, Edwards WD. Incidence and size of patent foramen ovale during the first 10 decades of life: an autopsy study of 965 normal hearts. Mayo Clin Proc, 1984, 59:17 – 20.

[22] Penther P. Patent foramen ovale: an anatomical study. Apropos of 500 consecutive autopsies. Arch Mal Coeur Vaiss, 1994, 87:15 – 21.

[23] Young T, Palta M, Dempsey J, et al. The occurrence of sleep-disordered breathing among middle-aged adults. N Engl J Med, 1993, 328:1230 – 1235.

[24] Arzt M, Young T, Finn L, et al. Association of sleep-disordered breathing and the occurrence of stroke. Am J Respir Crit Care Med, 2005, 172:1447-1451.

[25] Yaggi H, Mohsenin V. Obstructive sleep apnoea and stroke. Lancet Neurol, 2004, 3:333-342.

[26] Shanoudy H, Soliman A, Raggi P, et al. Prevalence of patent foramen ovale and its contribution to hypoxemia in patients with obstructive sleep apnea. Chest, 1998, 113:91-96.

[27] Gossage J R. Prevalence of patent foramen ovale and its contribution to hypoxemia in patients with obstructive sleep apnea. Chest, 1998, 114:1790.

[28] Beelke M, Angeli S, Del Sette M, et al. Prevalence of patent foramen ovale in subjects with obstructive sleep apnea: a transcranial Doppler ultrasound study. Sleep Med, 2003, 4:219-223.

[29] Shiomi T, Guilleminault C, Stoohs R, et al. Leftward shift of the interventricular septum and pulsus paradoxus in obstructive sleep apnea syndrome. Chest, 1991, 100:894-902.

[30] Shepard Jr JW. Cardiopulmonary consequences of obstructive sleep apnea. Mayo Clin Proc, 1990, 65:1250-1259.

[31] Douglas NJ. The sleep apnoea/hypopnoea syndrome. Eur J Clin Invest, 1995, 25:285-290.

[32] Peppard PE, Young T, Palta M, et al. Prospective study of the association between sleep-disordered breathing and hypertension. N Engl J Med, 2000, 342:1378-1384.

[33] Chaouat A, Weitzenblum E, Krieger J, et al. Pulmonary hemodynamics in the obstructive sleep apnea syndrome. Results in 220 consecutive patients. Chest, 1996, 109:380-386.

[34] Sommer RJ. Patent foramen ovale: where are we in 2009? Am J Ther, 2009, 16:562-572.

[35] Bradley TD, Martinez D, Rutherford R, et al. Physiological determinants of nocturnal arterial oxygenation in patients with obstructive sleep apnea. J Appl Physiol, 1985, 59:1364-1368.

[36] Xie A, Skatrud JB, Dempsey JA. Effect of hypoxia on the hypopnoeic and apnoeic threshold for CO2 in sleeping humans. J Physiol, 2001, 535:269-278.

[37] Lévy P, Pépin JL, Arnaud C, et al. Intermittent hypoxia and sleep-disordered breathing: current concepts and perspectives. Eur Respir J, 2008, 32:1082-1095.

[38] Johansson MC, Eriksson P, Peker Y, et al. The influence of patent foramen ovale on oxygen desaturation in obstructive sleep apnoea. Eur Respir J, 2007, 29:149-155.

[39] Silver B, Greenbaum A, McCarthy S. Improvement in sleep apnea associated with closure of a patent foramen ovale. J Clin Sleep Med, 2007, 3:295-296.

[40] Agnoletti G, Iserin L, Lafont A, et al. Obstructive sleep apnoea and patent foramen ovale: successful treatment of symptoms by percutaneous foramen ovale closure. J Interv Cardiol, 2005, 18:393-395.

[41] Pinet C, Orehek J. CPAP suppression of awake right-to-left shunting through patent foramen ovale in a patient with obstructive sleep apnoea. Thorax, 2005, 60:880-881.

[42] Lau EM, Yee BJ, Grunstein RR, et al. Patent foramen ovale and obstructive sleep apnea: a new association? Sleep Med Rev, 2010, 14:391-395.

[43] Torti SR, Billinger M, Schwerzmann M, et al. Risk of decompression illness among 230 divers in relation to the presence and size of patent foramen ovale. Eur Heart J, 2004, 25:1014-1020.

第二十三章　卵圆孔未闭影像学特征与诊断

卵圆孔未闭(PFO)主要通过超声心动图检查进行诊断,包括经胸超声心动图(TTE)、经食道超声(TEE)和经颅多普勒超声微泡实验(cTCD),也可行 CT 或核磁共振(MRI)检查辅助诊断。TTE 在 PFO 的诊断中假阴性率较高;而 TEE 在评价主动脉弓、左心房和房间隔时优于 TTE,并且是确立右向左分流(RLS)和 PFO 存在的"金标准"。但是 TEE 检查操作要求较高,为半创伤性,患者很难忍受,镇静状态下和食道探头往往影响 Valsalva 动作。虽然这些限制不妨碍诊断能力,但其可能会影响 PFO 的功能分级。经颅多普勒(TCD)可以克服上述限制,是一种可靠的检查技术,其精准参数超过 TEE。

一、心脏超声检查

(一)经胸超声心动图

1. 常规经胸超声心动图

对脑栓塞患者进行常规 TTE 检查的目的是为了寻找心源性的栓塞。大约 20% 的缺血性脑卒中的病因是心源性的。TTE 阳性发现包括:心腔内异常团块、附壁血栓、瓣膜病变(如二尖瓣狭窄)等。如果常规 TTE 无上述阳性发现,则应着重观察有无 PFO。

TTE 大血管短轴切面和胸骨旁四腔切面观察到的房间隔走行与超声声束的方向夹角较小,房间隔容易产生假性回声失落,二维超声心动图很难清楚显示房间隔及 PFO 的结构。而剑下两房切面房间隔与超声声束近似垂直,是检测 PFO 的最佳切面,结合彩色多普勒血流显像,该切面检出率是最高的。TTE 剑下两房切面二维显示:房间隔第一隔与第二隔呈"交错样改变"(图 23-1)。彩色血流示:房水平卵圆孔处少量左向右分流(图 23-2)。但总体,成人 PFO 因受各种因素的影响(如肥胖、肺气过多等)常规 TTE 对其检出率很低。

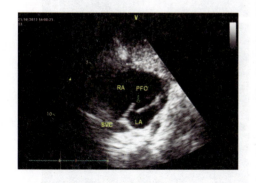

RA:右房;LA:左房;PFO:卵圆孔;SVC:上腔静脉

图 23-1　TTE 剑下两房切面二维超声示房间隔第一隔与第二个呈"交错样改变"

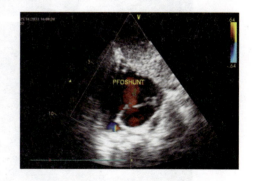

PFOSHUNT:卵圆孔未闭分流

图 23-2　TTE 剑下两房切面彩色血流示:房水平卵圆孔处少量左向右分流

2. 经胸超声心动图声学造影

常规 TTE 疑似 PFO 者可行 TTE 声学造影。特别是运用各种动作来激发右向左分流（RLS），可提高 TTE 的敏感性。TTE 声学造影应选择心尖四腔切面，使右心在显示屏幕的左边，这样可以最大程度减少造影剂后的声影。PFO 血流动力学上类似一个"功能性瓣膜"，一旦右房压大于左房压，左房侧薄弱的原发隔被推开，就会出现右向左分流。比如做特殊的 Valsalva 动作，即可使右房压超过左房压而产生右向左分流。具体方法如下：嘱病人深吸气后，在屏气状态下用力做呼气动作，此时立即注射大约 10~20 ml 造影剂，当造影剂进入右心时放松呼气，观察房间隔是否凸向左房（证明右房压瞬时增加，且大于左房压）。检查时可以重复此动作，直到获得满意图像为止。如果 Valsalva 试验阴性或无法完成，可以使用其他方法（如快速地用鼻吸气或者咳嗽等）刺激下反复进行造影剂注射。

空泡在左心出现的时间对于诊断 RLS 和鉴别心脏内还是肺内分流具有决定性的意义。如果分流发生在心脏内，造影剂应当在 3 个心动周期内出现在左房。若存在特别大的肺血管分流时，造影剂也会在 3 个心动周期内出现在左心。此时，应该进一步详细检查分流部位（如 TEE）。目前尚没有一个被广泛接受的评估右向左分流的分级方案。往往都是以静止的单帧图像上左房内出现的空泡数量，一般将 RLS 分流分为 4 个级别，1 级：小于 5 个空泡；2 级：5~25 个空泡；3 级：大于 25 个空泡；4 级：心腔浑浊。见图 23-3。

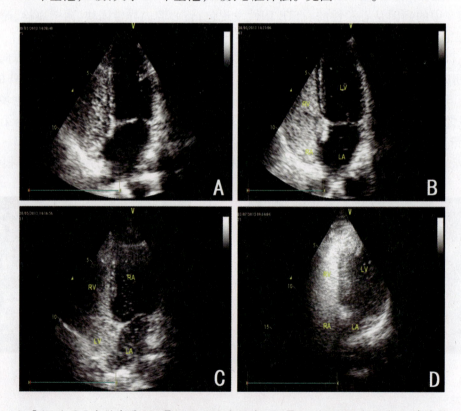

A：Ⅰ级，小于 5 个微泡图；B：Ⅱ级，5~25 个微泡；C：Ⅲ级，大于 25 个微泡，但密度较低；D：Ⅳ级，大于 25 个微泡，呈密集状，心腔浑浊

图 23-3　经食管超声心动图声学造影图（RLS 分流的 4 个级别）

运用谐波技术的超声造影诊断右向左分流(RLS)的敏感性明显增加,大约为63%~100%。经颅多普勒对RLS的敏感性与运用谐波技术的TTE相似,分别是68%~100%和63%~100%。但是经颅多普勒不能区别是心脏内还是肺内的分流,两种技术的特异性分别为65%~100%和97%~100%。

(二)经食道超声心动图

经食道超声心动图(TEE)是PFO的首选诊断方法,TTE超声学造影检查结果阴性,但高度怀疑有心源性栓塞时,行TEE检查,可能会发现TTE漏掉的病变,如左房附壁血栓、主动脉粥样斑块、心腔内异常团块以及瓣膜赘生物等。当TTE声学造影发现RLS时,进一步的TEE检查则用于明确房间隔解剖结构及RLS的原因是PFO而不是肺内的异常分流或者房间隔的其他缺损,同时评估是否可以进行封堵治疗。PFO封堵术前应用TEE观察房间隔的细节,目的是让手术操作者能够重建房间隔的立体结构,包括PFO的形态、位置、并发缺损的数量和大小、残余房间隔长度、软硬情况以及可能会影响装置放置的其他解剖结构。

1. 常规TEE检查

不管是PFO封堵还是继发孔房间隔缺损封堵术前,评价房间隔的方法及图像都是一样的。首先应以横切面0°探查整个房间隔,其次纵切面90°将详细检查缺损的位置和形态。另外两个特殊切面的观察进一步描述PFO的形态和其他可能的缺损。

(1)横切面(0°):扫描应从食管开始,上腔静脉(SVC)水平。为了避免漏掉其他缺损,建议使用双成像法,即二维成像与二维加彩色多普勒成像。这样会发现任何已知或未知的房间隔分流,并清楚了解房间隔的解剖。扫描房间隔应从上腔静脉(SVC)食管上段开始向下缓慢地进行,到食管中段可看到卵圆孔,然后继续向下到达下腔静脉(IVC)和冠状静脉窦(CS)。典型的PFO图像(图23-4):从食管上段至中段水平的左房可看到PFO。在食管中段水平,可清楚地观察到卵圆孔的上部,卵圆孔较薄的间隔与较厚的第二房间隔。探头移动至食管下段,可看到IVC和CS。这个区域的图像在TEE上显示较困难,TTE可能相对较好。

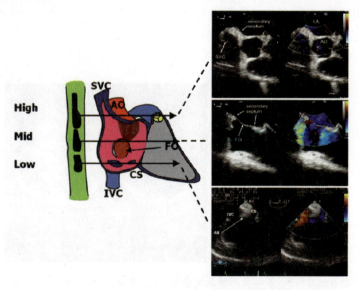

AS:房间隔;LA:左心房;AO:主动脉根部;CS:冠状窦;FO:卵圆窝;IVC:下腔静脉;SVC:上腔静脉

图23-4 食管的3个段及相应的TEE图像(0°时)

（2）纵切面(90°)：在上腔静脉水平（食管上段），用二维超声成像与彩色多普勒加二维超声成像开始扫描。探头慢慢地从右至左进行扫描。然后探头继续向下至食管中段，再换至 IVC 水平。在每个水平，扫描房间隔都能将整个房间隔显示出来。在食管上段水平，第二房间隔紧邻 SVC，PFO 在左房的开口往往也能清楚地看到。在此下方即是（卵圆窝）FO 的位置，房间隔也变得更薄。FO 下方即是 IVC，FO 下部被第二房间隔分开。第二房间隔从 IVC 起始的长度往往变异较大（图 23 - 5）。

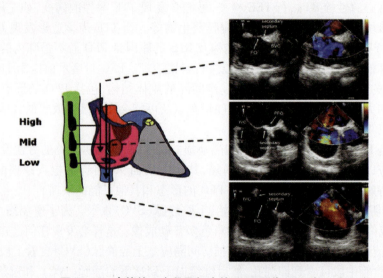

图 23 - 5　食管的 3 个段及相应的 TEE 图像（90°时）

（3）多角度连续观察（30°~120°）：如在 50°的切面进行观察时（食管中段），主动脉瓣及根部和 FO 相连，FO 与主动脉瓣毗邻。下方即是房间隔，当第二房间隔出现时，房间隔变厚。越过主动脉瓣，可能会在左房看到 PFO 的开口。从大约 30°慢慢扫描至 120°，可以显示 PFO 的隧道（扫描 FO 的上部，并帮助确定分流的级别，如左房活瓣开放的范围）。可以评估隧道大概的长度，隧道中是否有持续的彩色血流（图 23 - 6、图 23 - 7）。

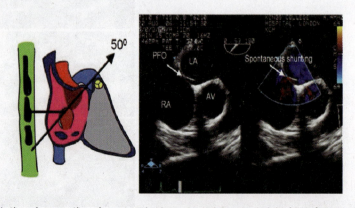

PFO 形态第一房间隔、第二房间隔呈交错状，主动脉瓣、主动脉根部与房间隔的毗邻关系；彩色血流示：卵圆孔处可见少量左向右分流

图 23 - 6　TEE 50°切面二维显示 PFO

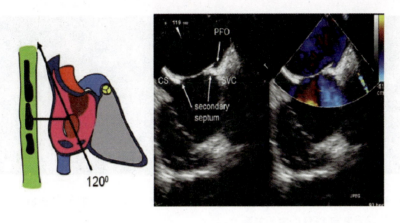

PFO 的形态及边缘,PFO 在左房内的开口,原发隔、继发隔的边缘

图 23 – 7　TEE 120°切面显示 PFO

(4) PFO 的特殊性:为了准确地显示 PFO 的形态,应同时使用二维和彩色多普勒成像,减小彩色多普勒血流信号的速度(脉冲重复频率)有助于发现穿过 PFO 或长隧道内的血流。一旦形态学检查已经发现存在其他缺损(如 PFO 上的筛孔或其他大的缺损,通常都为继发孔房间隔缺损),应静脉注射造影剂以明确造影剂是否可以通过缺损而存在 RLS。声学造影能够帮助我们进一步明确二维超声的发现,而 Valsalva 动作有助于造影剂通过缺损。

(5) 超声与封堵治疗:清楚了解房间隔的许多重要解剖结构,有助于封堵装置的选择及放置。①第二房间隔较厚的 PFO(图 23 – 8),使用带关节设计的封堵器优于不带关节设计的封堵器,因为前者质地柔软可弯曲,即使房间隔厚薄不一致,也能保持良好的贴合,与房间隔接触较紧密;而后者可能在右房面不与房间隔贴近,只能选择较大型号以补充,如选用 35 mm AMPLATZER 封堵器。②长隧道的 PFO(图 23 – 9),需要封堵器腰部更长,如 Premere PFO 关闭系统是应用于长隧道的唯一可变腰部长度的装置。它两头由镍钛记忆合金制成,上附有聚酯纤维。其他的方法包括用球囊改变隧道长度或者用强力装置压紧房间隔的隧道使 PFO 关闭,如 35 mm Amplatzer PFO 封堵器。亦可以选择从第二房间隔的底部进行房间隔穿刺,用任何 PFO 装置即可封闭 PFO。③具有左侧或右侧宽开口隧道的 PFO,封堵左侧或者右侧开口较宽的隧道都是有挑战性的。装置在宽口侧可能脱入隧道,导致封堵失败,甚至引起栓塞。此时,应选择较大且更结实的装置。④房间隔瘤(图 23 – 10),房间隔瘤定义为多余的房间隔组织向任何一侧膨出 10 mm(假定的中线)或者总体偏离 15 mm。房间隔瘤通常伴随较大的 PFO。可选择盖住房间隔的一部分而稳定"房间隔"的封堵器(如 Amplatzer PFO)或柔软而韧的装置如 HELEX 封堵器,只针对病变。⑤杂交缺损(图 23 – 11),PFO 与卵圆窝处小的缺损共存称为杂交缺损,缺损常常出现在卵圆窝处。缺损性质和部位决定了手术方案。如果两个缺损相距较近,一个封堵装置即可完全封堵。如果相距太远,可能会用到两个装置,但有时也可以通过两缺损中点进行穿刺,而用一个装置完全封堵。⑥其他结构:右房内大的欧氏瓣(Eustachian valve)或者希阿里网(Chiari network)都可能会影响到装置的放置,应特别注意。

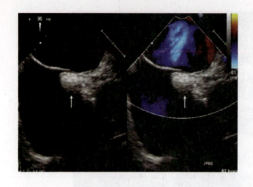

图 23-8　90°TEE 切面显示非常厚的第二房间隔及其与 PFO 的毗邻关系

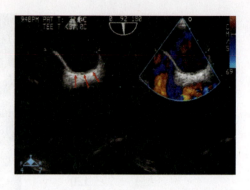

图 23-9　90°TEE 切面显示长隧道的 PFO

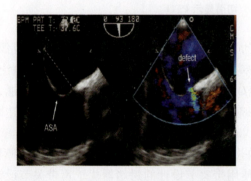

图 23-10　90°TEE 切面显示房间隔瘤及卵圆窝处的小缺损

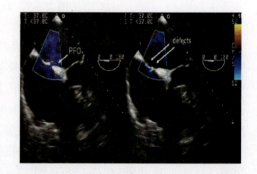

图 23-11　0°TEE 切面显示杂交缺损,PFO 合并卵圆窝处的多发小缺损

(6)其他:另外,TEE 除了判断类型外,应测量 PFO 入口或出口的大小及 PFO 的长度(见图 23-12 和图 23-13)。但需要注意的是,PFO 直径是可变化的,Valsalva 动作或咳嗽后会变大,故需了解开发直径。

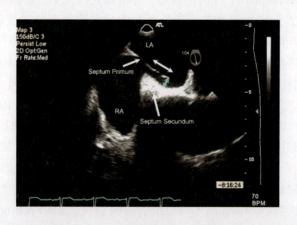

图 23-12　TEE 测量 PFO 直径及长度

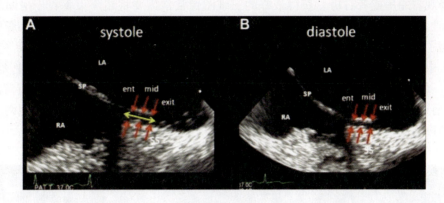

A:收缩期;B:舒张期

图 23-13 TEE 测量不同时相 PFO 大小及长度

2. TEE 声学造影

以往多数学者认为 TEE 是检测 PFO 的"金标准",可以清晰显示房间隔的细微结构,对于 PFO 的大小、形态及周边情况判断较为精确,TEE 声学造影(contrast transesophageal echocardiography,cTEE)可判断 RLS,其检出阳性率可达 82.6%。目前多采用静脉注射微泡造影剂的同时让患者咳嗽或做 Valsalva 动作等,可升高右房压力,提高检测的敏感性。但 TEE 为半创伤性检查,操作过程中病人比较痛苦,cTEE 时难以配合 Valsalva 动作,使得其 RLS 阳性检出率减低,临床应用受到极大的限制,且在做 Valsalva 动作时使用镇静剂可能会产生并发症。同时,TEE 结合声学造影剂不能探及左向右的分流,结合彩色多普勒虽然能检测左向右分流,但也有其局限性(图 23-14)。故在国内推荐 TTE 声学造影。

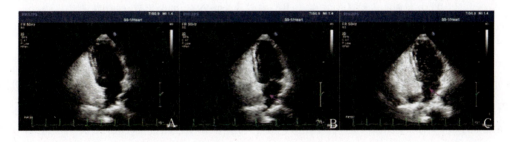

A:cTEE 左心系统充满微气泡信号(MB)后 3 个心动周期内左心房未见 MB;B:cTEE 右心系统充满 MB 后 3 个心动周期内左心房见少量 MB(箭头所指);C:cTEE 右心系统充满 MB 后 3 个心动周期内左心房见大量 MB(箭头所指)

图 23-14 cTEE 结果

(三)三维经食道超声心动图

运用实时三维 TEE 是二维图像的补充,可以清楚地显示 PFO 的形态结构(图 23-15)。尤其是在显示 PFO 和周围其他结构及封堵手术中与装置的关系。"三维放大"模式是显示房间隔的首选方法。各个区域的三维放大模式图像一起组成整个房间隔。实时三维图像可以选择观看左房或者右房。获得最好的三维图像常常需要将超声束垂直于房间隔进行扫描,此时,探头大约为130°。"三维体积"模式可以得到其他的解剖信息,包括心脏的最大容量。为了尽量避免计算时产生误差,在进行三维体积测量时,应让病人屏住呼吸。但在房颤的病人中,因为RR间期不等,仍无法避免。另外,在评估装置的位置和方向上尤为有用。目前,三维彩色图像仅仅用于全体积模式中,这种方法往往对复杂缺损的理解有帮助。局限性:目前还不能在三维图像上进行直接测量,没有实时的三维彩色多普勒,因此尚不能取代二维超声心动图。

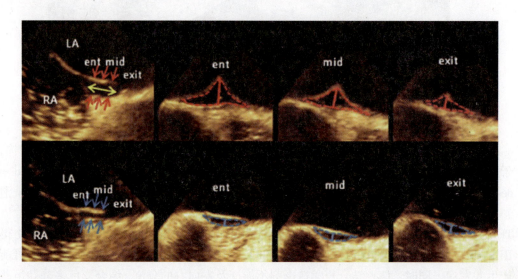

上排为收缩期,下排为舒张期;黄箭号之间的空隙为PFO隧道,红虚线和蓝虚线区域分别代表不同位置PFO的面积,虚线内的红色和蓝色直线分别代表不同位置的PFO的高度。PFO:卵圆孔未闭;LA:左心房;RA:右心房;ent:入口;mid:中段;exit:出口

图23-15 三维经食管超声显示的PFO形态

(四)心腔内超声

新型的相控阵心腔内超声(intracardiac echocardiography,ICE)探头,能直接提供心腔内解剖结构的信息,已作为一种新的监测、引导技术应用于各种心脏介入手术。ICE可清晰地显示PFO解剖形态及其周围结构,如主动脉根部、上腔静脉和肺静脉等,并引导导管经PFO通道进入左心房。

目前,ICE技术的推广应用还受到以下因素的影响:①单平面影像,操作较困难,缺乏多平面扫描的灵活性,有时为寻找理想切面耗时长。②成本高,超声导管为一次性用品。③习惯性问题,介入医师熟悉X线透视图像,需要对心腔内超声切面有一个适应过程。

二、经颅多普勒超声微泡实验

经颅多普勒超声微泡实验(cTCD)是指经颅多普勒超声结合注射超声声学造影剂,能在脑循环中探及来自PFO的微泡,从而推测存在右向左分流。其诊断敏感性为92.3%,特异性为93.8%,被认为是仅次于经食道超声心动图的确定心内分流的有效途径。TCD优于

TEE 的最大特点是它可以通过非侵入的方法使患者轻松完成标准的 Valsalva 动作。

(一) cTCD 原理

从肘静脉注射微小气栓,当受检患者存在右向左分流时,微泡可从右房直接进入左房而不经过肺循环滤过。再从左房到左室进入主动脉,一部分微泡从主动脉弓的三个动脉分支进入脑部,TCD 装置就可在脑部探测到微泡信号。并可根据微泡的数量判断分流程度。用 TCD 进行颅内栓子检测时,如果肺循环到体循环无直接通路,那么在 10 s 内 TCD 探测不到气栓,10 s 以后可能会出现未被肺循环吸收干净的少量气栓。其中 10 s 是目前认为气栓从肘静脉到颅内循环的时间的底线,如果延长这一时间限制可以增加敏感度但是减少了特异度,有试验表明一般栓子由肘静脉到脑血管的时间只有 3~5 s,所以 10 s 底线应该足够检测可能出现的气栓。相反如果存在上述通路,则于 10 s 以内会在颅脑循环出现气栓,TCD 就可检测到栓子。为了解栓子的多少,可以令患者做 Valsava 动作。由于在 Valsava 动作中,右房压力升高,未闭的卵圆孔可以扩张达到最大,对于常规检测阴性的患者可以令患者做 Valsava 动作,可以提高阳性率。一般认为,在 TCD 的检测中栓子出现越多,则 PFO 越大。

让患者咳嗽或 Valsalva 动作增加右房压力,出现右向左分流,增加检查的敏感性。根据分流微泡的数量判断 PFO 的大小:小量分流不超过 10 个微泡,大于 10 个为大量分流,大量分流进一步细分为淋浴型(大于 25 个微泡)。目前最常用的声学造影剂为生理盐水,手振生理盐水 8~10 ml 加 1~2 ml 空气,通过一个三通开关将 2 个 10 ml 注射器连接,反复将生理盐水在 2 个注射器之间快速重复抽吸 10 次左右经上肢静脉快速推注,提高静脉推注速度可达到良好的效果。在检查中使用彩色多普勒比二维超声效果更好,可提高检测的敏感性。

(二) cTCD 结果判定

(1) 阳性结果判定:只要在规定的时间范围内发现气栓信号,不论是否行 Valsava 动作,都是阳性,提示存在心脏"右向左"分流。

(2) 按照栓子数量的分类:根据在时间窗内采集到的栓子信号,分为 6 级(见图 23 - 16A、B、C)。

0 级:无心脏右向左分流,即 0 个栓子信号。

1 级:轻度心脏右向左分流,行 Valsava 动作后采集到 1~20 个栓子信号。

2 级:中度心脏右向左分流,行 Valsava 动作后采集到大于 20 个栓子信号,非帘状。

3 级:重度心脏右向左分流,行 Valsava 动作后采集到帘状栓子信号。

4 级:持续轻/中度心脏右向左分流,静息状态下 <10 个栓子信号,行 Valsava 动作

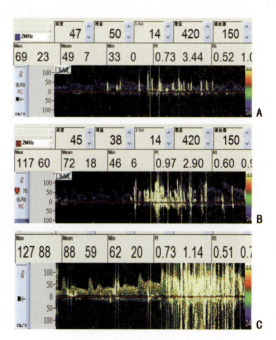

A:见少量微气泡信号;B:见中量微气泡信号;C:见大量微气泡信号

图 23 - 16　cTCD 示右向左分流

后采集到帘状栓子信号。

5级:持续重度心脏右向左分流,静息状态下采集到雨帘状栓子信号。

(3)TCD微泡实验阳性不能判定分流部位,一般认为95%为心源性,5%为肺动静脉异常通道或瘘。应进一步行TEE检查,明确PFO大小和形态,排除有无房间隔膨出瘤或其他心脏畸形。

三、多层螺旋CT检查

多层螺旋CT(MSCT)可以得到包括冠状动脉在内的详细影像解剖资料,在分析评价冠状动脉的同时亦可以对心脏的其他结构进行观察,如心肌、心瓣膜、房间隔及室间隔,有效减少射线剂量,同时受人为因素影响较少。MSCT生理盐水冲洗技术在提高造影剂团注浓度的同时,可以降低右心腔的射束硬化伪影,精确地发现左向右分流造成的右房密度改变,使得MSCT诊断轻度PFO分流成为可能。而先期对房间隔缺损等先天性心脏病诊断的研究亦证明了MSCT可以评价房间隔详细解剖。通过多平面、多期相重建房间隔结构,我们可以客观地分析评价原发隔活瓣的长度,PFO右房开口的大小,卵圆孔的大小以及原发隔与继发隔是否完全融合。MSCT诊断PFO分流主要依靠左向右分流的射流束(图23-17),但PFO出现左向右分流的比率并不完全明确,早期学者认为大部分PFO由于原发隔关闭在左房,仅在右房压力增高时出现右向左分流,但目前认为左向右分流的比例要远大于预期值。根据是否由左向右分流,可把PFO分为功能性活瓣的PFO和无功能性活瓣的PFO。左向右分流的发生率,不同学者统计数据不一,最高报道达73.1%,其原因尚不明确。Wu等人认为左向右分流与左房体积有关,而Young等人认为不单纯与左房体积相关,而与左、右心房体积及压力差有关,但尚无明确数据加以证明。Farhood Saremi等人认为影响左向右分流的发生及其分流程度的因素中,压力差仅为其中一个原因,可能还与PFO右房开口的大小,原发隔瓣膜的长度等相关,但尚待进一步研究加以论证。有学者认为CT与TEE诊断卵圆孔未闭的能力完全一致,但Young等人持不同意见,并认为CT检查的特异性较高,但敏感性较低,并认为同前者得到不同的结论是由于样本数的不同所致。

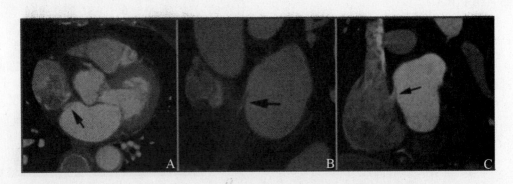

A:在横断位图像上,可见因原发隔与继发隔未完全融合形成的房间隔内通道;B、C:在垂直于房间隔的心房短轴位图像上,可见房间隔内通道以及左向右分流

图23-17 MSCT诊断PFO分流

虽然心脏 CT 目前不可能取代超声心动图作为一线 PFO 评价诊断检查,但事实上,采用心电门控 CT 血管造影能够对冠状动脉解剖成像同时可靠检测出潜在心内分流。笔者认为 TEE 和 MSCT 两种检查方式由于诊断的方式和标准不同各有优缺点。对于 TEE,其优势在于诊断标准是探及右向左分流的造影剂气泡或彩色血流信号,符合 PFO 的致病原因,与临床症状相符。但它是一种有创性的检查,患者不能很好配合时可造成假阴性,而在 Valsalva 动作结束后,滞留在肺静脉中的造影剂流入左心可造成假阴性结果;另外,它对左向右分流并不敏感。而 CT 检查优点在于它是一种无创的检查方式,特异性较高,精确细致的图像可以更客观地指导临床治疗,预防手术并发症。但它的局限性在于它诊断 PFO 的特异性指标是检测到左向右分流的对比剂,虽然其特异性很高,但遇到有功能性瓣膜的患者时可产生假阴性的结果;其次,它不能直接反映导致患者症状的右向左分流的程度;另外,左向右分流的患者并不一定发生双向分流,诊断结果可能误导临床,使患者接受不必要的治疗。

(张玉顺　杜亚绢)

参考文献

[1] Hagen PT, Scholz DG, Edwards WD. Incidence and size of patent foramen ovale during the first 10 decades of life: an autopsy study of 965 normal hearts. Mayo Clin Proc, 1984, 59:17-20.

[2] Lechat P, Mas JL, Lascault G, et al. Prevalence of patent foramen ovale in patients with stroke. N Engl J Med, 1988, 318:1148-1152.

[3] Wilmshurst P, Bryson P. Relationship between the clinical features of neurological decompression illness and its causes. Clin Sci (Lond), 2000, 99:65-75.

[4] Anzola GP, Magoni M, Guindani M, et al. Potential source of cerebral embolism in migraine with aura: a transcranial Doppler study. Neurology, 1999, 52:1622-1625.

[5] Albers GW, Amarenco P, Easton JD, et al. Antithrombotic and thrombolytic therapy for ischemic stroke: the Seventh ACCP Conference on Antithrombotic and Thrombolytic Therapy. Chest, 2004, 126Suppl 3:483S-512S.

[6] Adams HP Jr, Bendixen BH, Kappelle LJ, et al. Classification of subtype of acute ischemic stroke. Definitions for use in a multicenter clinical trial. TOAST. Trial of Org 10172 in Acute Stroke Treatment. Stroke, 1993, 24:35-41.

[7] Kizer JR, Devereux RB. Patent foramen ovale in young adults with unexplained stroke. N Engl J Med, 2005, 353:2361-2372.

[8] Di Tullio M, Sacco RL, Gopal A, et al. Patent foramen ovale as a risk factor for cryptogenic stroke. Ann Intern Med, 1992, 117:461-465.

[9] Overell JR, Bone I, Lees KR, et al. Interatrial septal abnormalities and stroke: a meta-analysis of case-control studies. Neurolog, 2000, 55:1172-1179.

[10] Handke M, Harloff A, Olschewski M. Patent foramen ovale and cryptogenic stroke in older patients. N Engl J Med, 2007, 357:2262-2268.

[11] Oto A, Aytemir K, Ozkutlu S, et al. Transthoracic echocardiography guidance during percutaneous closure of patent foramen ovale. Echocardiography, 2011, 28(10):1074-1080.

[12] Ha JW, Shin MS, Kang S, et al. Enhanced detection of right-to-left shunt through patent foramen ovale by transthoracic contrast echocardiography using harmonic imaging. Am J Cardiol, 2001, 87:669 – 671, A11.

[13] Soliman OI, Geleijnse ML, Meijboom FJ, et al. The use of contrast echocardiography for the detection of cardiac shunts. Eur J Echocardiogr, 2007, 8:S2 – 12.

[14] Jauss M, Zanette E. Detection of right-to-left shunt with ultrasound contrast agent and transcranial Doppler sonography. Cerebrovasc Dis, 2000, 10:490 – 496.

[15] Vigna C, Marchese N, Zanchetta M, et al. Echocardiographic guidance of percutaneous patent foramen ovale closure: head-to-head comparison of transesophageal versus rotational intracardiac echocardiography. Echocardiography, 2012, 29(9):1103 – 1110.

[16] Martín M, Secades S, Campos AG, et al. Patent foramen ovale and stroke: rethinking the need for systematic transesophageal echocardiography. Minerva Med, 2012, 103(5):413 – 414.

[17] Jan Balzer MD, Harald Kühl MD, Tienush Rassaf MD, et al. Real-time transesophageal three-dimensional echocardiography for guidance of percutaneous cardiac interventions: first experience. Clinical Research in Cardiology, 2008, 97: 565 – 574.

[18] Tanaka J, Lzumo M, Fukuoka Y, et al. Comparison of two-dimensional versus real-time three-dimensional transesophageal echocardiography for evaluation of patent foramen ovale morphology. Am J Cardiol, 2013, 111(7):1052 – 1056.

[19] 霍福涛,徐卫玲,李建,等.64层螺旋CT心脏检查对比剂注射方案的优化.放射学实践,2009,24(1):23 – 28.

[20] 曹丽珍,李坤成,杜祥颖,等.多期双流速注射对比剂 – 盐水混合物64层螺旋CT冠状动脉造影中的应用.临床放射学杂志,2007,26(1):67 – 69.

[21] Bruch L, Parsi A, Grad MO, et al. Transcatheter closure of interatrial communication for secondary prevention of paradoxical embolism. Circulation, 2002, 105:2845 – 2848.

[22] Hung J, Landzberg MJ, Jenkins KJ, et al. Closure of patent foramen ovale for paradoxical emboli: intermediate-term risk of recurrent neurological events following transcatheter device placement. J Am Coll Cardiol, 2000, 35:1311 – 1316.

[23] Foster CP, Picard MH. Intracardiac echocardiography: current uses and future directions. Echocardiography, 2001, 18:43 – 48.

[24] Bruce CJ, Nishimura RA, Rihal CS, et al. Intracardiac echocardiography in the interventional catheterization laboratory: preliminary experience with a novel, phased-array transducer. Am J Cardiol, 2002, 89:635 – 640.

[25] Bruce CJ, Pacher PL, Belohlavek M, et al. Intracardiac echocardiography: newest technology. J Am Soc Echocardiogr, 2000, 13:788 – 795.

[26] Bruce CJ, Friedman PA. Intracardiac echocardiography. Eur J Echocardiography, 2001, 2:234 – 244.

第二十四章 卵圆孔未闭治疗进展

有关卵圆孔未闭(PFO)合并原因不明的脑卒中(cryptogenic stroke,CS)治疗方法选择的争论已经持续了很长时间,临床上常用的有常规药物治疗、介入治疗,甚至外科修补治疗。本章将就有关治疗进展做一系统阐述。

一、药物治疗

迄今为止,对于用何类药物治疗尚无统一意见,抗凝和抗血小板两类药物的治疗效果无明显差异。目前国内尚缺少 PFO 合并不明原因脑卒中药物治疗的相关指南或专家共识,尽管药物治疗可降低脑卒中的复发风险,但仍有≤5%的人群在脑卒中 1 年内可发生二次事件,包括死亡、卒中和短暂脑缺血发作(TIA)。而到底应该选用抗血小板药物治疗或是抗凝治疗,目前仍在争论中。

(一)药物治疗的适应证

PFO 可导致不明原因脑卒中是一个推论性结论,究竟哪些 PFO 患者需要治疗亦充满了争议。从发表的三个随机对照试验(CLOSURE I、RESPECT、PC)研究来看,该三项研究都要求优于药物治疗的效果,这亦提示药物治疗是 PFO 合并不明原因脑卒中的基石。

药物治疗的参考适应证为:

(1)无症状的 PFO 或房间隔瘤患者不需要治疗。

(2)不明原因脑卒中或 TIA 合并 PFO 者,建议抗血小板治疗。

(3)不明原因脑卒中合并 PFO,伴或不伴房间隔瘤;尽管使用阿司匹林治疗,但仍有脑卒中复发者,建议华法林抗凝治疗(INR 目标值 2.5,范围 2.0~3.0)。

(4)不明原因脑卒中合并 PFO,有明确深静脉血栓(deep vein thrombosis,DVT)者,推荐华法林抗凝(INR 目标值 2.5,范围 2.0~3.0)。

(二)药物治疗的临床研究及评价

观察性研究表明,抗血小板或抗血栓药物治疗能降低脑卒中的复发率。WARSS 研究(Warfarin Aspirin Recurrent Stroke Study)纳入了 2 206 例脑卒中患者(伴或不伴 PFO),随机分为阿司匹林组(325 mg/d)或华法林组(INR 目标值 1.4~2.8),2 年后随访时,2 组的脑卒中复发率、病死率和出血风险没有统计学差异,且接受药物治疗的两组患者每年脑卒中的复发率仍高达 8%,这说明,在预防再次卒中方面,阿司匹林和华法林效果相当,但对合并 PFO 和不合并 PFO 的情况未加以分组分析。WARSS 研究亚组分析提示服用华法林并不优于阿司匹林。研究中发现合并 PFO 的不明原因脑卒中患者随机分至阿司匹林组和华法林组后出现再次中风的时间并无差异。服用华法林抗凝的患者发生出血的风险大,监测及剂量调整过程复杂,患者依从性相对较差。值得关注的是,两种药物治疗后均有再次卒中发生,不同文献报道的每年中风/TIA 的再发率在 3.8%~12%之间。同样,Lausana 研究发现,140 例不明原因脑卒中伴 PFO 患者,给予阿司匹林(250 mg/d)、华法林(INR 目标值 3.5)或手术封堵治疗,具体采用何种治疗方案由医生决定,平均随访 3 年发现,不同治疗组间脑卒中复发率和病死率没有明显差异。

PISS 研究是 WARSS 研究的子试验,是目前已经公布的唯一一项多中心、比较阿司匹林和华法林对不明原因脑卒中伴 PFO 患者疗效的随机对照试验,共纳入不明原因脑卒中合并 PFO 患者 203 例,随机分为阿司匹林组(325 mg/d)或华法林组(INR 目标值 1.4~2.8),2 年后随访发现,阿司匹林组 2 年事件发生率为 13.2%,华法林治疗组 2 年事件发生率为 16.5%,脑卒中复发率方面两组没有明显差异,但是,华法林组患者小出血风险明显增加,大出血并发症二者无明显差异。

Serena 等研究发现,目标 INR 值为 2.0~3.0 时,华法林与阿司匹林进行二级预防的卒中复发率无明显差异,因而认为对 PFO 缺血性卒中二级预防的治疗药物,无优势差异。系统回顾与 Meta 分析表明,与不伴有 PFO 患者相比,内科治疗伴有 PFO 的患者缺血性脑血管病(包括卒中和 TIA)复发的相对危险度是 1.1,而缺血性卒中的相对危险度仅是 0.8,并且二者均无统计学差异。因此,当前并没有研究明确表示哪一种内科治疗有绝对的优越性。

相反,一些研究表明,对不明原因脑卒中伴 PFO 者,使用华法林治疗优于阿司匹林。Cujec 等对脑卒中伴 PFO 患者的回顾性研究发现,较接受华法林治疗者,接受阿司匹林治疗或不接受治疗者其脑卒中复发风险增加 3 倍。Mas 等对 581 例接受阿司匹林治疗(300 mg/d)的不明原因脑卒中患者随访 4 年发现,伴 PFO 者与不伴 PFO 者的脑卒中复发风险没有统计学差异(2.3% *vs.* 4.2%)。

可见,仍缺乏直接证据来确定不明原因脑卒中合并 PFO 的最佳药物治疗方案。目前,AHA/ASA 卒中与 TIA 二级预防指南推荐抗血小板治疗(阿司匹林 50~325 mg 或阿司匹林 25 mg + 潘生丁 200 mg 或氯吡格雷 75 mg)作为首选治疗,合并深静脉血栓或高凝状态者,加用抗凝剂。但是,AAN 认为具体选择阿司匹林或华法林仍缺乏证据,一些学者仍将华法林作为不明原因脑卒中合并 PFO 的最佳选择。

尽管药物治疗无手术风险,但需长期治疗,且有一定副作用,最主要是出血并发症。在 PISS 和 WARSS 研究中严重出血发生率是每年 1.5%~2.2%,并且阿司匹林和口服抗凝剂组间无明显差别,小的出血更加常见,每年 9%~23%,并且口服抗凝剂更易发生。内科治疗的另一个缺点是患者的依从性差。在 CREDO 试验中只有 61% 的患者能坚持服用两种抗血小板药物到 1 年。口服抗凝剂依从性更差,因为经常要测 INR,并且也受饮食影响,还要考虑一些禁忌证情况,如妊娠。因此,需要临床医生综合评估患者情况,做出合理选择,使患者最大化受益。

二、经导管封堵术

(一)概述

既然卵圆孔未闭与不明原因脑卒中或 TIA 有关,有学者设想封堵 PFO 是否可以预防脑卒中或 TIA 复发。受双盘装置封堵房间隔缺损的影响,1992 年 Bridges 等首次报道了 PFO 的介入治疗。他们应用 Clamshell 装置对 36 例 PFO 未闭患者发生反常栓塞后进行了 PFO 封堵治疗,36 例患者植入成功而且没有严重的并发症。超声检测 28 例缺损得到完全封堵(77.8%),5 例有非常小的残余裂隙 <1 mm,1 例有 3 mm 的残余裂隙。随访 3 年 97% 的患者免除了再发性栓塞。此后多种装置应用于 PFO 封堵治疗。通过介入封堵术治疗 PFO 的

脑卒中和 TIA 的年再发率为 0%~5%。据 Stackhouse 等报道经药物治疗的脑卒中和 TIA 的再发率为 3.8%~12.0%，而进行 PFO 封堵治疗后降为 0%~4.9%。据 Kutty 等报道，经 PFO 封堵治疗后，脑卒中和 TIA 再发率为 3.4%，脑卒中事件再发率则为 0.9%。这些研究表明在降低脑卒中、TIA 的再发率方面，PFO 封堵治疗和药物治疗具有统计学差异，然而，未证实 PFO 封堵治疗优于药物治疗。临床工作中，应强调行经导管 PFO 封堵术只是去除不明原因脑卒中可能的一个病因。

（二）PFO 封堵治疗适应证和禁忌证

1. 适应证

目前尚缺少 PFO 封堵治疗的相关指南或专家共识，2014 年长安国际心血管病论坛专家们初步讨论了中国 PFO 专家共识，提出了 PFO 封堵治疗的适应证，可以归纳为：

（1）不明原因脑卒中或 TIA 合并 PFO，TCD 声学造影（cTCD）或经胸超声心动图声学造影（cTTE）证实 PFO 存在中~大量右向左分流者。

（2）不明原因脑卒中或 TIA 合并 PFO，伴或不伴房间隔瘤，尽管使用抗血小板或抗凝治疗，但仍有脑卒中复发者。

（3）不明原因脑卒中或 TIA 合并 PFO，有明确 DVT 者。

（4）顽固性或慢性先兆偏头痛合并 PFO，cTCD 或 cTTE 证实有中~大量右向左分流者。

（5）PFO 伴房间隔瘤或合并下肢、盆腔等静脉血栓形成或下肢静脉曲张/瓣膜功能不全者，cTCD 或 cTTE 证实有中~大量右向左分流者。

（6）斜卧呼吸-直立型低氧血症伴 PFO，cTCD 或 cTTE 证实有中~大量右向左分流者。

（7）大的 PFO（裂隙>4 mm）并发中~大量右向左分流者。

（8）年龄 16~70 岁。

2. 相对适应证

（1）PFO 伴偏头痛或先兆偏头痛，cTTE 或 cTCD 证实中等量右向左分流者。

（2）PFO 伴静脉血栓形成高危因素（长期坐位或卧床等），cTTE 或 cTCD 证实中等量右向左分流者。

（3）PFO 伴颅外动脉栓塞。

（4）合并 PFO 的特殊职业（如潜水员等）者。

（5）临床难以解释的缺氧合并 PFO 者。

3. 禁忌证

（1）可以找到任何原因的脑栓塞，如心源性脑栓塞、血管炎、动脉硬化。

（2）抗血小板或抗凝治疗禁忌，如 3 个月内有严重出血情况，明显的视网膜病，有颅内出血病史，明显的颅内病。

（3）下腔静脉或盆腔静脉血栓形成导致完全梗阻，全身或局部感染，败血症，心腔内血栓形成。

（4）妊娠。

（5）合并肺动脉高压或 PFO 作为特殊通道者。

（三）封堵器的选择及应用

封堵 PFO 的目标是尽可能的完全阻断从右心房通过间隔进入左心房、继而到达体循环的血液和潜在的血液中的"杂质"。自从 1974 年采用双盘装置封堵房间隔缺损以来,各种装置也被应用到 PFO 的介入封堵治疗中。初期主要应用 ASD 封堵器,后根据 PFO 的特点亦设计了专用封堵器。目前绝大多数采用 PFO 专用封堵伞或 ASD 封堵伞封堵,操作方法与 ASD 封堵术相似,但有其特殊性。2008 年,Ruiz 等报道用"Superstitch"经导管缝合装置,将 PFO 成功地进行了缝合,随访 6 个月无残余分流。但近几年未见进一步使用该方法的文献报道。

1. Cardio SEAL/Star Flex 封堵器及其评价

Cardio SEAL 和 Star Flex 封堵器是最早的蚌壳式(Clamshell)封堵器的改进型。Clamshell 封堵器由两片呈镜像关系、伞状的四边形聚酯纤维材料构成。伞的金属臂由不锈钢丝制成。但由于金属疲劳和(或)腐蚀,金属臂断裂发生率高为其缺点。Cardio SEAL 金属臂使用 MP35N 合金材料取代了之前的不锈钢丝,同时每一条金属臂上串联了 2 个弹簧圈,这样金属臂断裂发生率明显下降。Star Flex 封堵器则是 Cardio SEAL 的进一步改进型,由一个 Cardio SEAL 和用于连接两个补片边缘的数根镍钛合金弹簧杆构成。这些弹簧杆跨过房间隔缺损,使封堵器释放后,能在两个伞片间产生一定的张力,从而使封堵补片边缘更紧密结合间隔(图 24-1)。

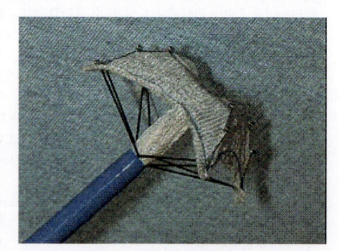

图 24-1　Star Flex 封堵器

Cardio SEAL 和 Star Flex 封堵器最早用于 PFO 封堵治疗。世界上第一个评价药物治疗与经导管封堵 PFO 预防缺血性脑卒中或短暂性脑缺血发作的前瞻性、随机对照研究 CLOSURE Ⅰ 及偏头痛的 MIST 研究就应用了该封堵器。但研究结果却不尽人意,CLOSURE Ⅰ 研究表明使用 Star Flex 封堵器行 PFO 封堵术与药物治疗组相比,并不能使患者从中获益。其主要复合终点(2 年随访期间脑卒中或 TIA 发生率、病死率)在封堵器组与药物治疗组无明显统计学差异,分别是 5.9% 和 7.7%($P = 0.30$),其中脑卒中是 3.1% 和 3.4%、TIA 是 3.3% 和 4.6%。且与药物治疗组患者相比,PFO 封堵器组大血管并发症和房颤更为常见。MIST 研究仍然得出令人遗憾的结果。正是由于此两项研究的结果,致 Cardio SEAL 和 Star Flex 封堵器已停止生产。

与大量观察性研究所得出 PFO 封堵治疗能降低患者脑卒中复发风险的结论相比,CLOSURE Ⅰ 结果的公布,无疑是令人失望的,更引起人们的争议,许多专家总结认为除试验设计有问题外,最主要可能与封堵器有关。Cardio SEAL/Star Flex 封堵器不仅操作难度大,其血栓形成和术后残余分流发生率更高,有 13.9% 的患者封堵不完全,术后存在残余分流。Star Flex 封堵器表面血栓形成的风险是 3.6%,术后房颤发生率是 5%,明显高于 Amplatzer 和 Helex 封堵器。

2. Amplatzer PFO 或房间隔封堵器

Amplatzer PFO 封堵器是 Amplatzer 房间隔缺损封堵器的类似产品。它包括两个具有记忆效应、能自我膨胀的盘片，中间通过一短、细而易弯曲的腰部连接。两个盘片由 0.005in 镍钛合金丝编制而成，中间充填聚酯纤维膜。其型号有 18/18 mm、18/25 mm、30/30 mm 和 25/35 mm，由于封堵卵圆孔理论是防止发生反常栓塞即右向左分流，故右盘大于左盘。Amplatzer 封堵器操作类似 ASD，易掌握，其难点在于如何通过卵圆孔。已发表的三大随机对照研究，有两个（RESPECT 和 PC 研究）都应用的是 Amplatzer 封堵器（图 24-2）。

在 Amplatzer PFO 封堵器可用前，Amplatzer 房间隔缺损封堵器已成功使用于所有 PFO 患者。而且使用合适的房间隔缺损封堵器可以避免 PFO 的偏心放置和不全闭合的风险。但一般封堵器大小难以选择，易过大选择封堵器，使封堵器过厚，有可能增加远期并发症。在长的 PFO 通道，由于 ASD 封堵器腰部短，封堵器到位相当困难。但对于合并房间隔瘤

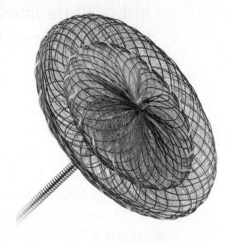

图 24-2 Amplatzer PFO 封堵器

或较大 PFO 裂隙者，适宜用 ASD 封堵器。对于间隙 10 mm 以上，建议使用球囊测量其大小，并使用相应大小房间隔缺损封堵器可能更好。如果经食管超声显示间隙仅仅几毫米，我们一般使用 PFO 封堵器。

3. Helex 封堵器

与其他封堵器不同，Helex 封堵器是由单根螺旋形镍钛合金金属线作为骨架，上面覆盖有可伸展的聚四氟乙烯补片构成。当钛合金金属线从控制导管中释放出时，两个对称、大小相同的盘片即伸展开。螺旋金属骨架有 3 个环形金属圈，在 X 线透视下作为标记点很容易被识别，起到确定封堵器位置的作用。3 个金属圈一个位于封堵器的两个盘片中间，另外 2 个分别位于左、右心房盘片中间，另外 2 个分别位于左、右心房盘片的外面。左、右心房盘片的中间有一锁定装置，将它们在中心点相互连接，并在 Helex 封堵器置入后，在房间隔处起到稳定作用。目前，这种封堵器的可用范围是盘片直径 15～35 mm，每个规格间相差 5 mm。

国内无类似封堵器，其最大优点在于金属含量少，并发症发生率低。应用时需要球囊测量大小，根据缺损大小选择封堵器，封堵器直径与缺损直径之比最少为 1.6∶1。目前美国正在进行的 Reduce 随机对照研究就是应用的此封堵器。

4. Premere™ 卵圆孔未闭封堵系统

现应用的卵圆孔封堵器大多数由房间隔缺损封堵器演变而来。左、右两个盘片之间的间距固定，封堵器也偏大。房间隔缺损是房间隔上的一个孔，卵圆孔与房间隔缺损不同的是前者的长度可变，从 2 mm 至数毫米不等。卵圆孔未闭的左、右心房开口通常相互错位。因此，目前使用的左右盘片间距固定的封堵器，会使房间隔解剖结构发生扭曲，有时甚至会导致封堵后的卵圆孔未闭呈持续开放状态（图 24-3）。

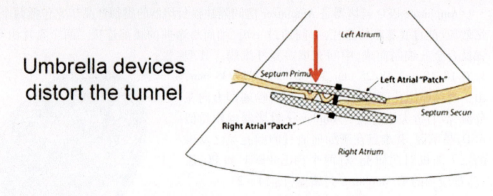

图 24 - 3　封堵后扭曲的间隔示意图

Premere™卵圆孔未闭封堵系统(St Jude Medical)是一个经导管自膨胀双锚状封堵器,其直径为 20~25 mm,锚架是由镍钛合金制成,仅在右侧的锚架上由两层编织的聚酯纤维片覆盖。锚架的臂具有外径小和表面积小的特点,从而减少了形成血栓的面积,同时有利于快速内皮化。一根柔软的编织而成的聚酯纤维连接绳通过锚架的中心,并将两个锚架连接在一起。在释放后,两个锚架被锁定在一起,然后切断聚酯纤维绳。两个锚架之间的距离可以根据卵圆孔未闭的长度而变化。应该是比较理想的封堵器。2003 年 11 月,Siever 在法兰克福完成了第一例 Premere™卵圆孔未闭封堵器植入术。此后,应用此类封堵器已成功完成数百例 PFO 封堵治疗(图 24 - 4)。

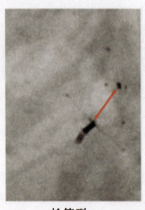
长管型

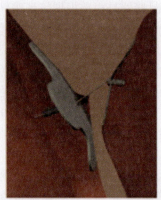

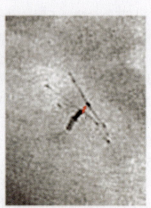
短管型

图 24 - 4　Premere™卵圆孔未闭封堵器

研究证明 Premere™封堵器可以安全地封堵 PFO,6 个月时 87% 的患者 PFO 被完全封闭,尚未发现封堵器表面血栓形成病例。但仍需要进一步的研究来证明在减少血栓栓塞事件如不明原因脑卒中方面的有效性。

5. 封堵器差异与临床效果

迄今为止,有4项与PFO相关的随机对照研究,其中3项试验对PFO封堵与药物治疗进行了对比,包括CLOSUREⅠ,PC和RESPECT试验,1项试验对Amplatzer、Cardio SEAL/Star Flex和Helex封堵器进行了直接对比。瑞士伯尔尼大学Peter博士等对4项随机对照研究进行荟萃分析,纳入2 963例患者,共9 309例患者随访年。与药物组比较,Amplatzer装置封堵组更少发生脑卒中,Cardio SEAL/Star Flex与药物治疗相比不增加获益。预防卒中的最大可能性:Amplatzer为77.1%,Helex为20.9%,Cardio SEAL/Star Flex为1.7%,而药物仅为0.4%。尽管各组不存在TIA或死亡的显著差异,但相较于药物治疗新发心房颤动(1.0%),Cardio SEAL/Star Flex组最高(7.5%)、Amplatzer(3.1%)和Helex(2.3%)明显减低。封堵器血栓形成Amplatzer组0.2%(2/923)、Cardio SEAL/Star Flex组则为2.6%(15/586),Helex组0.5%(1/220)。可见,PFO封堵的有效性取决于使用的封堵器类型。在预防隐源性卒中的发生上,使用Amplatzer优于药物治疗。

(四)PFO介入治疗特殊性

1. 如何通过PFO

与房间隔缺损不同,PFO介入治疗难点之一就是导管如何通过PFO通道。当PFO位于下腔静脉进入右心房入口对面时,1/3的患者不需特别操作,导丝或导管就可直接通过PFO。不能直接通过PFO则需多功能导管引道,当导管头端位于肝静脉水平以下,且指向脊柱方向时,将导丝朝向房间隔方向前送,这又将使1/3的患者用这一方法通过PFO。如果将导丝J形头端拉直仍不能通过PFO,则需要在后前位透视下,用多功能导管头端沿房间隔中部滑动寻找PFO。一旦导管头端到达卵圆窝区域,则从8点到2点的位置,前后旋转导管,以使其通过PFO。亦可在右心房的下部,先将导管指向患者左侧(3点钟方向),边前送导管边顺时针(向后)旋转导管大约1/4圈(6点钟方向),操作应轻柔连续完成,有时需要重复这一操作。仅在极少数情况下需要使用泰尔茂直头导丝或可操控的冠状动脉导丝通过PFO。

2. 球囊测量PFO大小

PFO往往第一间隔柔软,其开放直径可变,因此测量其最大直径很有必要。在应用Cardio SEAL/Star Flex和Helex封堵器时,要根据最大直径选择封堵器,必须球囊测量PFO大小。封堵PFO时,球囊测量的作用有:①测量PFO的伸展径,以便选择封堵器。②发现非常小的ASD(<5 mm):接受封堵治疗PFO患者,有不到5%患者存在小的房间隔缺损,多功能导管总是先通过房缺,而不是PFO。如果简单封堵房缺,则留下了引起右向左分流真正缺损。③确定缺损部位的特征。第一间隔和第二间隔重叠长度在不同的患者中差别很大,其重叠程度决定了通过房间隔的管道样通道的长度。不管在超声下这个管道有多长,第一间隔上缘通常很容易向下移位,从而在心房间形成一垂直交通。极度柔软的第一间隔,加上其上部没有与第二间隔融合遗留下的足够间隙,造成第一间隔的残端在缺损处部分突入左心房。通常,这个边缘足够长,从而使其可以向下移位,这样它可以与第二间隔下缘(卵圆窝的上部)并排在一起,这样封堵器释放时实际就垂直于房间隔水平,左右伞之间腰部尽管较短亦足够跨过房间隔。球囊测量时有一明显腰征(图24-5)。

有时PFO长管形,第一间隔仅有一个短的残端没有与第二间隔相融合,形成了一个长管型小出口与左心房相通。第一间隔短边亦不能下移到卵圆窝上缘水平,形成"不能变形的通道"。球囊测量时表现为"狗骨"现象(图 24-6)。如长度超过 8 mm,可能需要大封堵器或可变腰部长度的封堵器或直接穿刺房间隔,再封堵 PFO。

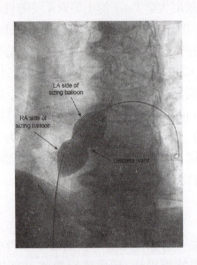

图 24-5 球囊测量 PFO:左、右心房分界清楚,腰征明显

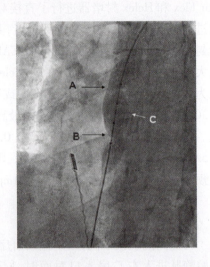

A:PFO 左房出口;B:PFO 入口压迹;C:管道长度

图 24-6 不可变形长管道 PFO 的典型病例

3. Amplatzer 技术封堵 PFO 注意事项

国内仅应用 Amplatzer 封堵器或国产类似封堵器。介入封堵过程见图 24-7。此外,在进行 PFO 封堵治疗时应注意以下几点:

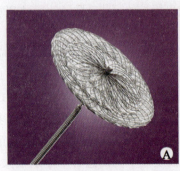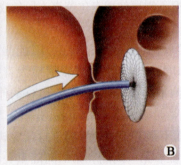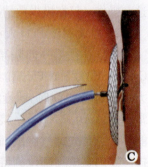

A:PFO 封堵器;B:封堵器左房侧伞于左房打开;C:封堵器夹闭 PFO

图 24-7 Amplatzer PFO 封堵器与封堵治疗过程模式图

(1)一般不需要用球囊测量 PFO:不管 PFO 形态、大小如何,甚至可能是一大于 20 mm 长的细长的裂隙,而两个间隔所构成的活瓣样的 PFO 的间距在靠近裂隙的边缘时其直径会更小。当置入封堵器关闭 PFO,在右心房面盘片还未展开时,第一隔膜将会被左心房面盘片拉向第二隔膜。这就如同将一折叠伞通过半开的门,在门的另一边打开伞,同时尝试由门外

回拉伞，门将会被关上。伞能最大程度地打开，与门开的间距并无关系。

（2）如何选择封堵器：选择封堵器大，能非常可靠的覆盖整个 PFO 裂隙，但它不能完全紧贴房间隔，而且由于其与主动脉间相互摩擦，有可能侵蚀心房壁。小的封堵器能够非常好的与房间隔贴紧，从而避免侵蚀心房游离壁。然而，它可能只能部分覆盖 PFO 的裂隙（只有闭合活瓣的一半才会阻止活瓣的另一半开放），尤其是封堵器位置放偏时，会有残余分流（图 24-8）。

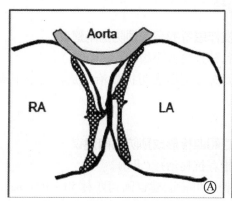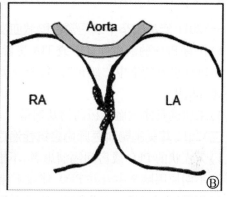

A：大型；B：小型；Aorta：主动脉；RA：右心房；LA：左心房

图 24-8　大型和小型 PFO 封堵器的优缺点示意图

比较好的办法是：对于大多数 PFO，可先常规尝试选择 18/25 mm 中等大小封堵器，如用力不大就将左房伞拉入右房，则需换 25/35 mm 封堵器。但对于因巨大的房间隔膨胀瘤而担心发生血栓栓塞时，长管形的 PFO，第二间隔特别厚或粗大的主动脉根部凸出并紧靠卵圆窝，而担心封堵器的盘片对主动脉造成侵蚀，则直接选择 25/35 mm 的 PFO 封堵器。

4. 术后用药与随访

术后常规肝素抗凝 24 h，口服阿司匹林 3 mg/(kg·d)，6 个月；氯吡格雷 50~75 mg/d，3 个月。封堵器右房盘 35 mm 的患者可酌情氯吡格雷 75 mg/d 或口服华法林 6 个月。术后超声复查除了解封堵器位置及心脏结构外，重点应做右心声学造影，判断有无右向左分流，以及封堵器血栓，新发心律失常等。

三、外科手术治疗

外科手术治疗是治疗 PFO 的有效手段之一，亦有报道并发反常栓塞的 PFO 外科开胸关闭 PFO。国外根据微创小切口矫治房间隔缺损的经验，对 31 例伴反常栓塞的 PFO 患者选用右前胸小切口路径摘取血栓和缝闭卵圆孔，近期效果满意。Dearani 等对 91 例 PFO 合并不明原因脑栓塞的患者进行了外科手术修补，在 4 年随访中，92% 患者在第一年未出现脑栓塞复发。虽然手术治疗的成功率达 100%，病死率很低。但外科治疗需开胸、创伤大的缺点，相比起药物治疗或介入手术，外科有创性操作在临床上并不被推荐。其围手术期并发症风险高,包括严重心律失常和出血,严重困扰着心外科医生。关于这种方法的小量数据已被收集,外科修补 PFO 术后,每年脑卒中或 TIA 复发的风险为 7.9%。Homma 等报道 28 例 PFO 患者发生反常栓塞的开胸治疗,13 个月有 1 例再发生脑卒中,3 例再发生 TIA。报道称,尽管外科修补 PFO 后脑卒中的风险降低,但仍缺乏大规模的随机临床试验结果。此外,外科手术后常需要继续使用药物治疗,这也会增加脑卒中复发的风险。外科治疗创伤大,风险高,已不作为常规推荐。

四、PFO 治疗指南的变更与方法选择

(一)2011 年美国卒中或短暂性脑缺血发作患者的卒中预防指南建议

(1)伴有 PFO 的缺血性卒中或 TIA 患者,建议抗血小板治疗(Ⅱa,B)。

(2)PFO 患者的卒中二级预防,目前尚无充分证据表明抗凝治疗是否相当于或优于阿司匹林(Ⅱb,B)。

(3)未明确具体抗血小板药物及剂量。

(二)2012 年美国胸科医师协会抗栓治疗和血栓形成预防指南建议

(1)无症状的 PFO 或房间隔瘤患者,不推荐抗栓治疗(Ⅱc)。

(2)不明原因脑卒中合并 PFO,伴或不伴房间隔瘤,建议阿司匹林 50~100 mg/d(Ⅰa)。

(3)不明原因脑卒中合并 PFO,伴或不伴房间隔瘤,尽管使用阿司匹林治疗,但仍有脑卒中复发者,建议华法林抗凝(INR 目标值 2.5,范围 2.0~3.0),同时考虑行 PFO 封堵术(Ⅱc)。

(4)不明原因脑卒中合并 PFO,有明确 DVT 者,推荐华法林治疗 3 个月(INR 目标值 2.5,范围 2.0~3.0)(Ⅰb),同时考虑行 PFO 封堵术(Ⅱc)。

(三)2014 年 AHA/ASA 卒中和 TIA 二级预防指南建议

(1)对于有 PFO 的缺血性卒中或 TIA 患者,抗血小板治疗是合理的(Ⅱa,B)。

(2)如未接受抗凝治疗,可予抗血小板治疗(Ⅰ,B)。

(3)若伴 PFO 且为静脉来源的栓塞,则具备抗凝治疗指征,还需参照卒中特征(Ⅰ,A),当存在抗凝治疗的禁忌证时,也可考虑置入下腔静脉过滤器(Ⅱa,C)。

(4)对于原因不明的缺血性卒中/TIA 伴 PFO 患者,如无深静脉血栓证据,不建议行 PFO 封堵术(Ⅲ,A)。

(5)并存 PFO 和深静脉血栓患者,根据深静脉血栓复发风险,可考虑经导管 PFO 封堵术(Ⅱb,C)。

值得注意的是,该指南将缺血性卒中/TIA 伴 PFO 患者抗血小板治疗推荐类别由Ⅱa 类提升为Ⅰ类,强调了抗血小板治疗在 PFO 二级预防中的重要性。

(四)治疗方案选择

指南对于缺血性卒中/TIA 伴 PFO 患者抗血小板治疗提升为Ⅰ类,进一步说明对 PFO 于不明原因脑卒中关系的肯定。临床上对于这类患者,可按图 24-9 选择治疗。

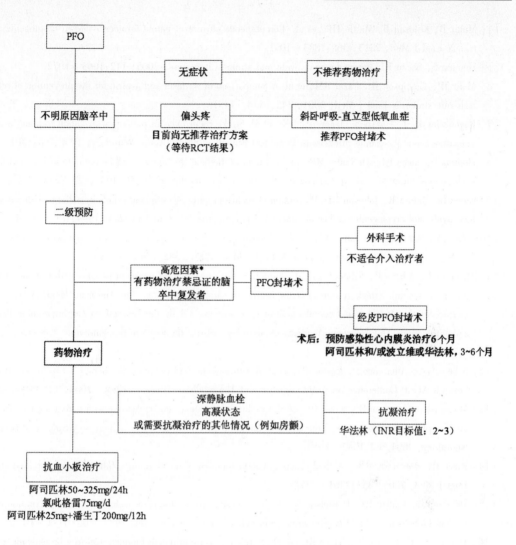

*：高危因素包括PFO解剖学异常,如房间隔瘤、PFO较长、自发性右向左分流者推荐行PFO封堵术

图24-9 PFO患者治疗方案

（张玉顺 王星晔）

参考文献

[1] Hagen PT, Scholz DG, Edwards WD. Incidence and size of patent foramen ovale during the first 10 decades of life:an autopsy study of 965 normal hearts. Mayo Clin Proc, 1984, 59:17-20.

[2] Furlan AJ, Reisman M, Massaro J, et al. Closure or medical therapy for cryptogenic stroke with patent foramen ovale. N Engl J Med, 2012, 366:991-999.

[3] Carroll JD, Saver JL, Thaler DE, et al. Closure of patent foramen ovale versus medical therapy after cryptogenic stroke. N Engl J Med, 2013, 368:1092-1100.

[4] Meier B, Kalesan B, Mattle HP, et al. Percutaneous closure of patent foramen ovale in cryptogenic embolism. N Engl J Med, 2013, 368:1083 - 1091.

[5] Homma S, Sacco RL. Patent foramen ovale and stroke. Circulation, 2005, 112:1063 - 1072.

[6] Mohr JP, Thompson JL, Lazar RM, et al. A comparison of warfarin and aspirin for the prevention of recurrent ischemic stroke. N Engl J Med, 2001, 345:1444 - 1451.

[7] Bogousslavsky J, Garazi S, Jeanrenaud X, et al. Stroke recurrence in patients with patent foramen ovale: the Lausanne Study. Lausanne Stroke with Paradoxal Embolism Study Group. Neurology, 1996, 46:1301 - 1305.

[8] Homma S, Sacco RL, Di Tullio MR, et al. Effect of medical treatment in stroke patients with patent foramen ovale: patent foramen ovale in Cryptogenic Stroke Study. Circulation, 2002, 105:2625 - 2631.

[9] Cujec B, Mainra R, Johnson DH. Prevention of recurrent cerebral ischemic events in patients with patent foramen ovale and cryptogenic strokes or transient ischemic attacks. Can J Cardiol, 1999, 15:57 - 64.

[10] Mas JL, Arquizan C, Lamy C, et al. Recurrent cerebrovascular events associated with patent foramen ovale, atrial septal aneurysm, or both. N Engl J Med, 2001, 345:1740 - 1746.

[11] Sacco RL, Adams R, Albers G, et al. Guidelines for prevention of stroke in patients with ischemic stroke or transient ischemic attack: a statement for healthcare professionals from the American Heart Association/American Stroke Association Council on Stroke: co - sponsored by the Council on Cardiovascular Radiology and Intervention: the American Academy of Neurology affirms the value of this guideline. Circulation, 2006, 113:e409 - e449.

[12] Albers GW, Amarenco P, Easton JD, et al. Antithrombotic and thrombolytic therapy for ischemic stroke: the Seventh ACCP Conference on Antithrombotic and Thrombolytic Therapy. Chest, 2004, 126:S483 - S512.

[13] Messe SR, Silverman IE, Kizer JR, et al. Practice parameter: recurrent stroke with patent foramen ovale and atrial septal aneurysm: report of the Quality Standards Subcommittee of the American Academy of Neurology. Neurology, 2004, 62:1042 - 1050.

[14] Kizer JR, Devereux RB. Clinical practice. Patent foramen ovale in young adults with unexplained stroke. N Engl J Med, 2005, 353:2361 - 2372.

[15] Dearani JA, Ugurlu BS, Danielson GK, et al. Surgical patent foramen ovale closure for prevention of paradoxical embolism - related cerebrovascular ischemic events. Circulation, 1999, 100:II171 - II175.

[16] Homma S, Di Tullio MR, Sacco RL, et al. Surgical closure of patent foramen oval in - cryptogenic strok patients. S troke, 1997, 28(5):2376 - 2381.

[17] Schneider B, Bauer R. Is surgical closure of patent foramen ovale the gold standard for treating interatrial shunts? An echocardiographic follow - up study. J Am Soc Echocardiogr, 2005, 18:1385 - 1391.

第二十五章 经导管封堵卵圆孔未闭的研究现状与展望

一、非随机对照研究结果与评价

随着用于经皮房间隔缺损(ASD)伞样封堵器的发明,PFO 的非外科封堵治疗成为可能。第一例用涤纶双伞封堵器治疗 ASD 于 1974 年完成。其后,研制开发了各种各样的经皮封堵装置,并在临床中得到成功应用。目前临床上应用的装置包括金属扭扣系统、金属自中心系统、Angel-Wing 系统、Cardioaeal 和本章和 24 章都多次出现,根据 NIH 的信息,建议统计为 STARFlex 系统、PFO-STAR 系统、Amplatzer 系统和 Helex 系统。1992 年 Bridges 等首次报道了 PFO 的介入治疗,他们应用 Clamshell 装置对 36 例 PFO 未闭患者发生反常栓塞后进行了 PFO 封堵治疗,36 例患者均植入成功而且没有严重的并发症。超声检测 28 例缺损得到完全封堵(77.8%),5 例有非常小的残余裂隙<1 mm,1 例有 3 mm 的残余裂隙。随访 3 年 97% 的患者免除了再发性栓塞。从 1994 年至 1999 年 4 月,瑞士伯尔尼大学医院,用各种装置总共对 80 例(女性 30 名,男性 50 名)PFO 并发反常栓塞的患者实行了 PFO 未闭经皮封堵术治疗,60 例患者仅有 PFO,20 例患者并发房间隔瘤。在随后 5 年的随访中[(1.6±1.4)年],PFO 封堵后 6 个月内口服阿司匹林,再发血栓栓塞的平均年发生率为再发性 TIA 2.5%年,再发性脑血管意外为 0%年,再发性外周栓塞为 0.9%年。再发性血栓栓塞的危险性在 PFO 封堵术后头 2 年最高,永久性术后分流是再发性血栓栓塞的危险因素。在 CLOSURE I 研究之前,所有关于不明原因脑卒中患者合并 PFO 封堵治疗的数据均来自观察性研究和不同封堵器的病例报道。Sievert 等报道应用 7 种封堵器治疗 281 例 PFO 并发反常栓塞(其中 184 例有脑卒中,112 例有 TIA,15 例有外周栓塞)患者的随访(随访 1~71 个月,平均 12 个月)结果,发现有 8 例患者发生了栓塞事件(7 次 TIA,2 次脑卒中),但应用新型封堵器(Amplatzer 和 Helex)的 90 例患者无 1 例发生栓塞事件。王广义介入治疗 32 例 PFO 患者,术前均有不同程度的偏头痛,介入治疗全部获得成功,术后 1 年内随访行 TTE 检查未见封堵器移位,术后 1 个月复发偏头痛 1 例,1 例房间隔瘤(atrial septal aneurysm,ASA)患者术后 3 个月用力时发生头晕。一项大规模临床试验对 256 例出现反常栓塞的 PFO 患者进行了封堵治疗,手术成功率为 98.1%。中期结果表明可以避免长期服用抗凝药治疗,目前未出现复发性栓塞事件。Khairy 等系统复习了已报道的文献后认为,经皮 PFO 封堵术安全、有效,围术期并发症发生率低(<2%)。一项单中心无对照研究对 158 例药物治疗和 150 例因不明原因脑卒中而行 PFO 封堵治疗的患者随访 4 年,结果发现接受 PFO 封堵治疗的患者脑卒中或 TIA 复发率低(分别为 6.5% 和 22.2%,$P=0.04$)。对曾有多次脑卒中的患者进行 PFO 封堵后,与药物治疗相比,复发事件的风险也较低(分别为 7.3% 和 33.2%,$P=0.01$)。一项 Meta 分析纳入了 10 个研究共 1 355 例接受 PFO 封堵的患者,6 个研究共 895 例接受药物治疗的患者,1 年内有神经症状的血栓栓塞性事件复发率在封堵组为 0% ~

4.9%,在药物治疗组为3.8%~12%。虽然许多研究显示,关闭卵圆孔可预防脑卒中复发,与内科治疗相比,PFO封堵术有较低的不良事件发生率,但由于是单中心报道,缺乏对照研究,不足以令人信服。

二、随机对照研究结果与评价

(一)CLOSURE Ⅰ研究

CLOSURE Ⅰ研究是第一个评价药物治疗与经导管封堵PFO预防缺血性脑卒中或短暂性脑缺血发作的前瞻性、随机对照研究。研究目的是评价在预防缺血性脑卒中或TIA方面,用Star Flex封堵器行PFO封堵加药物治疗是否优于单纯药物治疗。该研究结果于2012年发表在《新英格兰医学杂志》上。

1. 设计与方法

CLOSURE Ⅰ的理论基础就是不明原因脑卒中(cryptogenic stroke,CS)患者中PFO发生率远高于普通人群,常规经导管PFO封堵术常作为该类患者的首选治疗方案,但究竟经导管PFO封堵术能否降低该类患者脑血管事件的复发率不清楚。该试验是一项前瞻性、多中心、随机、非盲、2组优效性研究,比较了经导管PFO封堵+药物治疗与单独治疗对于PFO伴不明原因脑卒中或TIA发作患者预防复发效果。纳入标准:①年龄18~60岁;②过去的6个月中有缺血性脑卒中或TIA发作;③有PFO的证据,例如,由经食道超声(TEE)+发泡试验(注射对比剂生理盐水)证实,标准Valsalva动作时心房水平有右向左分流。患者排除标准:除PFO外,任何可确定的缺血性脑卒中或TIA发作的潜在原因,例如严重颈动脉狭窄、主动脉粥样硬化、显著的左心功能不全、左室室壁瘤或房颤。

入选患者按1:1的比例随机分配至经皮PFO封堵+抗血小板治疗(封堵器组)或单独药物治疗(药物治疗组)。由交互式语音应答系统进行随机化分组,由所在研究中心、TEE证实有/无房间隔瘤(ASA)进行随机化分层。

使用的封堵器为STARFlex封堵器(NMT Medical,Boston,MA,USA——目前已停产),随机化后尽快进行PFO封堵术(限制在随机化后1周内)。术中使用TEE或心腔内超声心动图来检测。术后标准化抗血小板治疗方案为:氯吡格雷(75 mg,1次/d,6个月)+阿司匹林(81或325 mg,1次/d,2年)。药物治疗组患者使用华法林(INR目标值2.0~3.0)或阿司匹林(325 mg,1次/d),或华法林+阿司匹林,具体采用何种药物治疗方案由所在研究中心的主要研究者决定。不允许两组患者之间有交叉。在试验实施后1、6、12、24个月评估临床终点事件和不良事件。封堵器组患者在术后6个月时接受TEE复查。

主要终点为复合终点,包括2年随访中发生脑卒中或TIA,前30 d内全因死亡和第31天至2年的神经源性死亡。次要终点包括大出血,全因死亡,脑卒中、TIA或不明原因的一过性神经源性事件。

2. 研究对象

909例符合条件的患者,447例被分配至封堵器组,462例被分配至药物治疗组,最后1例患者于2008年10月入组,完整的数据库于2010年10月锁定。表25-1显示入组患者的基本特征,两组患者在既往史、先前发生的脑血管事件及吸烟等危险因素方面没有统计学差异。

表 25-1　PFO 患者基本特征

特征	封堵器组	药物治疗组	P 值
年龄(岁)			
$\bar{x}\pm s$	46.3±9.6	45.7±9.1	0.39
范围	18~60	18~60	
男性(%)	233 (52.1)	238 (51.5)	0.89
种族(%)			0.53
黄种人	7 (1.6)	8 (1.7)	
黑种人	19 (4.2)	26 (5.6)	
白种人	398 (89.0)	414 (89.6)	
西班牙或拉丁美洲人	30 (6.7)	22 (4.8)	
之前 1 年吸烟史(%)	96/447 (21.5)	104/460 (22.6)	0.69
血压(mmHg)			
$\bar{x}\pm s$	91.7±10.6	92.3±10.7	0.37
范围	59~127	63~137	
既往史(%)			
高血压	151 (33.8)	131 (28.4)	0.08
高胆固醇血症	212 (47.4)	189 (40.9)	0.05
心血管疾病家族史	247 (55.3)	257 (55.6)	0.95
充血性心力衰竭	2 (0.4)	0	0.24
缺血性心脏病	6 (1.3)	4 (0.9)	0.54
心肌梗死	7 (1.6)	5 (1.1)	0.57
瓣膜功能障碍	49 (11.0)	45 (9.7)	0.59
房颤	26 (5.8)	19 (4.1)	0.28
介入治疗史	23 (5.1)	17 (3.7)	0.33
PTCA	6 (1.3)	2 (0.4)	0.17
外周血管疾病	5 (1.1)	7 (1.5)	0.77
阿-斯综合征	4 (0.9)	3 (0.6)	0.72
肺栓塞	0	4 (0.9)	0.12
心包炎	2 (0.4)	3 (0.6)	1.00
心肌病	1 (0.2)	0	0.49
神经元性事件(%)			0.71
不明原因脑卒中	324/446 (72.6)	329/461 (71.4)	
TIA	122/446 (27.4)	132/461 (28.6)	
TEE 结果(%)			
中~大量分流	250 (55.9)	231 (50.0)	0.07
ASA≥10 mm	168 (37.6)	165 (35.7)	0.56

3. 研究结果

封堵器组患者中 405 例接受了经导管 PFO 封堵术，362 例手术成功，手术成功率为 89.4%（手术成功被定义为在手术过程中成功植入 1 个或多个 Star Flex 封堵器，无手术并发症）。6 个月后，封堵器组 366 例患者接受 TEE 复查，315 例被报道有效闭合（86.1%，有效闭合为手术成功伴 0～1 级残余分流）。在这 366 例患者中，有 4 例（1.1%）发现左房内血栓，其中 2 例脑卒中复发（分别于手术后 4、52 d 发生）。2 年随访结束时，有效闭合的患者 320 例，占 86.7%。

Kaplan-Meier 法估算意向性治疗人群在 2 年随访结束时主要终点事件的发生率，封堵器组为 5.5%，药物治疗组为 6.8%。Kaplan-Meier 法估算 2 年随访结束时脑卒中发生率封堵器组为 2.9%，药物治疗组为 3.1%，TIA 发生率封堵器为 3.1%，药物治疗组为 4.1%。2 组患者在入组后 30 d 内均未发生死亡，并且在 2 年随访结束时均未发生神经源性死亡。改良意向治疗和符合方案集人群的主要终点和意向性治疗类似，并没有证据显示在不同亚组间治疗结果有差异，包括有/无 ASA 或分流量大小不同。

不良事件：对于随机分配至两组的所有患者均进行安全性分析。分析表明，虽然两组的严重不良事件定义不同，但其发生率上并无统计学差异（表 25-2）。大血管并发症仅在封堵器组发生，发生率为 3.2%（13 例）；封堵器组房颤发生率远高于药物治疗组 [23 例（5.7%） vs. 3 例（0.7%），$P < 0.01$]；其中，封堵器组发生房颤的 23 例患者中，14 例在植入封堵器后 30 d 内发生房颤（61%），17 例为一过性房颤，6 例为持续性房颤。

表 25-2 严重不良事件

事件	封堵器组	药物治疗组	P 值
大血管并发症(%)	13 (3.2)	0	<0.01
房颤(%)	23 (5.7)	3 (0.7)	<0.01
大出血(%)	10/378 (2.6)	4/374 (1.1)	0.11
非终点死亡事件(%)	2 (0.5)	4 (0.9)	0.51
神经系统异常(%)	6 (1.5)	16 (3.5)	0.15
抽搐	1	3	
感觉迟钝	2	2	
偏头疼	1	3	
头疼	0	2	
晕厥	0	2	
肌萎缩性脊髓侧索硬化症	0	1	
脑脓肿	0	1	
面神经麻痹	1	0	
意识丧失	0	1	
感觉异常	0	1	
帕金森病	1	0	
其他任何严重不良事件(%)	68 (16.9)	76 (16.6)	0.90

脑卒中和 TIA 复发:封堵器组 3 例患者在随机化后、植入封堵器前发生 TIA(包含在意向性治疗人群中);植入封堵器后 30 天内,3 例发生脑卒中,2 例发生 TIA。药物治疗组人群在随机化后 30 d 内,2 例发生脑卒中,4 例发生 TIA。

发生脑卒中或 TIA 的患者,封堵器组共 23 例,药物治疗组共 29 例。其中,封堵器组 20 例及药物治疗组 22 例患者的复发原因很好解释,包括房颤、左房内血栓、有高危因素的腔隙性脑梗死、主动脉弓粥样硬化、复杂偏头痛、血管炎等。封堵器组发生脑卒中的 12 例患者中,3 例归因于房颤,其中 2 例患者可由 TEE 证实封堵器表面血栓形成。药物治疗组发生脑卒中的 13 例患者中,1 例归因于房颤。

4. 结论与评价

CLOSURE I 研究比较经导管 PFO 封堵与药物治疗在降低不明原因脑卒中或 TIA 复发风险方面的疗效,结果却不尽人意:①使用 Star Flex 封堵器行 PFO 封堵术与药物治疗组相比,并不能使患者从中获益。其主要复合终点(2 年随访期间脑卒中或 TIA 发生率、病死率)在封堵器组与药物治疗组无明显统计学差异,分别是 5.9% 和 7.7%($P = 0.30$),其中脑卒中是 3.1% 和 3.4%、TIA 是 3.3% 和 4.6%。②与药物治疗组患者相比,PFO 封堵器组大血管并发症和房颤更为常见(分别为 0% 和 3.2%,$P < 0.01$;0.7% 和 5.7%,$P < 0.01$)。

与大量观察性研究所得出 PFO 封堵治疗能降低患者脑卒中复发风险的结论相比,CLOSURE I 结果的公布,无疑是令人失望的,更引起人们的争议,究竟错在哪里? 许多专家总结得出了以下结论:关于 CLOSURE I 研究,不能简单地得出 PFO 封堵对脑卒中复发的二级预防没有任何益处的结论,因该项试验的设计具有以下缺陷:①CLOSURE I 研究纳入的是缺血性脑卒中伴有 PFO 患者,并不一定是不明原因脑卒中伴 PFO 患者。因为不明原因脑卒中的诊断取决于神经系统检查的程度。神经系统检查越不彻底,诊断不明原因脑卒中的可能性就越大。例如,腔隙性脑梗死是缺血性脑卒中的不同亚型,通常由脑部小血管病变引起。当伴有 PFO 时,腔隙性脑梗死患者就会被纳入 CLOSURE I 研究,而腔隙性脑梗死伴 PFO 患者是不会从经导管 PFO 封堵治疗中获益的。②在美国 PFO 封堵器的适应证不包括 PFO 封堵(批准用于 ASD 封堵),因此 CLOSURE I 研究可能会造成低危患者入组。有高复发风险的患者可能会从经导管 PFO 封堵治疗中获得最大的治疗效益,但这些患者有可能为了接受 PFO 封堵治疗而不参与试验,从而避免被随机分配到药物治疗组的可能。③CLOSURE I 研究中应用的 STARFlex 封堵器与 Helex 封堵器、Amplatzer PFO 封堵器相比具有固有的缺陷。所以,CLOSURE I 研究的手术成功率只有 89.4%,且术后 6 个月时有效封堵率仅 86.1%。此外,使用 STARFlex 封堵器可能会有较高的房颤发病率(5.7%)。

(二)RESPECT 研究

RESPECT 研究是一项多中心、随机对照临床试验,该试验是应用 Amplatzer PFO 封堵器行 PFO 封堵术,并与药物治疗(使用抗血小板药物或抗凝药物治疗)进行对比,以评价经导管封堵 PFO 预防缺血性脑卒中复发的临床效果。其结果于 2013 年发表在《新英格兰医学杂志》上。

1. 方法

(1)纳入和排除标准:患者的纳入标准:①年龄 18~60 岁。②入组前 270 d 内发生过由头颅 CT/MRI 证实的缺血性脑卒中,并找不到明确病因者。③由 TEE 证实为 PFO。排除标准:①除 PFO 外,脑血管、心血管或系统病变而导致的卒中,例如:颈动脉疾病、房颤、心肌病、其他原因导致的右向左分流等,未控制的糖尿病或高血压,血液高凝状态等。②有抗血小板药物治疗禁忌证者。所有患者签署知情同意书。

(2)试验方法:RESPECT是一项前瞻性、多中心、随机对照及事件驱动性试验。入选患者按照1:1的比例随机分配至封堵器组或药物治疗组,由所在研究中心根据TEE证实有/无房间隔瘤(ASA)进行随机化分层。当观察并判定出现预定的25项主要终点事件时,分析试验的主要结局。

封堵器组患者行PFO封堵治疗(Amplatzer PFO封堵器)+抗血小板药物治疗,其中抗血小板药物为阿司匹林(81~325 mg/d)+氯吡格雷,服用1个月,再单用阿司匹林5个月,术后6个月复查TEE。完全/有效闭合被定义为无分流或0~1级微量分流。药物治疗组单独给予抗栓药物治疗,包括阿司匹林、华法林、氯吡格雷或阿司匹林+双嘧达莫,起初,阿司匹林联合氯吡格雷也可用于药物治疗组,但随着2006年指南发生更改,已不再应用。所有患者于入组后1、6、12、18、24个月及之后每年以问卷调查的形式接受随访,主要包括有无潜在的脑卒中或TIA的症状出现。对于出现可疑终点事件的患者,进行详细的病史收集、神经系统及头颅CT/MRI检查,若头颅CT/MRI显示有新发梗死灶,测量其最大直径。

(3)试验终点:主要终点为复合终点,包括非致命性缺血性脑卒中、致命性缺血性脑卒中和随机化后早期死亡。其中,随机化后早期死亡:封堵器组被定义为封堵器植入后30 d内或随机化后45 d内发生的死亡,药物治疗组被定义为随机化后45 d内因任何原因导致的死亡。次要终点为术后6个月行TEE检查时证实PFO有效闭合、无非致命性缺血性脑卒中复发或心血管原因死亡、无TIA发作。

所有患者随机分配至治疗组后,对意向性治疗人群进行初步分析。因预期主要事件复发风险低,RESPECT研究采用事件驱动设计。估计2年时主要事件发生率在药物治疗组为4.3%,封堵器组为1.05%。根据试验设计,在达到第25个主要终点事件时于2011年12月28日停止入组。

2. 结果

从2003年8月23日至2011年12月28日,共计980例患者(平均年龄45.9岁)参与了RESPECT研究,其中,499例被分配至封堵器组,481例被分配至药物治疗组。共计随访2 559人年,随访(2.6±2.0)年,中位数2.1年,随访时间范围0~8.1年。封堵器组失访率为9.2%,药物治疗组为17.2%,因药物治疗组失访率明显升高,导致了两组治疗暴露总时间不同(封堵器组1 375人年 vs. 药物治疗组1184人年,$P=0.009$)。两组患者基线特征相似。药物治疗组480例患者接受抗栓药物治疗,包括单用阿司匹林223例(46.5%)、单用华法林121例(25.2%)、单用氯吡格雷67例(14.0%)、阿司匹林联合双嘧达莫39例(8.1%)、阿司匹林联合氯吡格雷30例(6.2%)。

499例封堵器组患者中,有464例(93.0%)接受PFO封堵术,462例成功植入Amplatzer PFO封堵器,技术成功率(成功输送和释放封堵器)为99.6%,手术成功率(成功植入封堵器、住院期间无严重手术并发症)为96.1%。手术时间(51.9±28.6)min,透视时间(11.8±8.9)min。

共有25个主要终点事件发生,全部为非致命性脑卒中。在意向性治疗人群中,封堵器组有9例、药物治疗组有16例出现脑卒中复发。相对风险(RR)(95% CI)0.534(0.234/1.220)、脑卒中复发风险降低值(1−RR)为46.6%,$P=0.157$。由于药物治疗组的受试者退出率较高,两组间失访率有明确的统计学差异,意向性治疗队列的统计分析被视为无效。由于两组受试者退出率不相等,根据研究设计,对每个治疗组使用以到达终点事件的时间为自变量的生存函数,对暴露量进行分层比较,在双侧 0.05 水平下使用对数秩统计量运行生存分析方法。风险比使用 Cox 成比例风险模型进行计算。发现,ITT 群体封堵器组的疗效更佳,中风风险降低 50.8%($95\%CI$ 为 $0.22 \sim 1.11$,$P = 0.08$)。在预订的符合方案集分析队列中,两组的复发率有明显的不同,封堵器组为 6 次事件(封堵器组的 9 例患者中 3 例在出现复发性缺血性脑卒中时未植入器械),药物治疗组为 14 次,脑卒中风险降低 63.4%($95\%CI$ 为 $0.14 \sim 0.96$,$P = 0.03$);在接受治疗分析队列中,两组的复发率也有明显差异,封堵器组发生 5 次终点事件,药物治疗组发生 16 次终点事件,脑卒中风险降低 72.7%($95\%CI$ 为 $0.1 \sim 0.75$,$P = 0.007$)。

6 个月随访时,封堵器组 72.7% 的患者完全闭合,93.5% 的患者有效闭合。对意向性治疗人群的终点事件分析,发生非致命性缺血性脑卒中复发或心血管原因死亡的复合终点,封堵器组较药物治疗组减少(危险比为 0.17,$95\%CI$ 为 $0.02 \sim 1.47$,$P = 0.07$)。两组间 TIA 发生率无明显统计学差异(危险比为 0.89,$95\%CI$ 为 $0.31 \sim 2.54$,$P = 0.83$)。

封堵器组的严重不良事件发生率为 23.0%,药物治疗组为 21.6%,两组无统计学差异($P = 0.65$)。499 例患者中手术过程相关或器械相关的严重并发症发生 21 例(4.2%),但是房颤或器械性血栓发生率并没有增加。

3. RESPECR 研究结论

(1)RESPECT 试验对既往有不明原因脑卒中发作的患者,使用 Amplazter PFO 封堵器与单独药物治疗进行对比,脑卒中风险降低 46.6% ~ 72.7%。意向性治疗人群的初步分析结果显示,PFO 封堵后脑卒中风险虽降低了 51% 的危险比,但并未达统计学意义。封堵器组的 3 例在出现复发性缺血性脑卒中时未植入器械,符合方案集分析和接受治疗分析结果显示,使用 Amplatzer PFO 封堵器行经导管 PFO 封堵脑卒中风险降低 63.4% 和 72.7%,具有显著差异。

(2)使用 Amplatzer PFO 封堵器行经导管 PFO 封堵术的手术成功率高(96.1%),并发症少。93.5% 接受治疗的人群有极少量或无残余分流,手术或封堵器相关的并发症在 499 例患者中有 21 例发生,其中有 22 起严重事件,但没有发生由房颤引起的脑卒中复发或封堵器表面血栓形成,并且,封堵器组与药物治疗组相比,整体严重不良事件发生率并无统计学差异。

(3)为 PFO 伴有 ASA 或有大量分流者实施封堵提供了有力佐证。RESPECT 研究亚组分析表明,经导管 PFO 封堵治疗在具有 ASA 或有大量分流两个亚组中有更好的治疗结果,这与流行病学研究相一致,具有 ASA 或有大量分流者,由 PFO 导致脑卒中的概率增加。

(4)与其他研究相比,RESPECT 研究得出了更长期的转归结果:封堵器植入后 2 ~ 5 年取得的收益尤为明显。由于不明原因脑卒中年龄相对小,18 ~ 60 岁患者在很长的一段时间内,都有脑卒中复发的潜在风险,因此,其临床获益将更大。

(5)药物治疗复发性脑梗塞大,而封堵组偏小,亦暗示药物治疗组出现的复发性缺血中风不仅比封堵器组更频繁而且也更大。

4. 对 RESPECR 研究的评价

(1)公证:由第三方来判断结果。RESPECR 研究对全部研究点的频繁监测;全部终点事件由独立的专业临床事件委员会裁定,该委员会成员并不知道患者身份、治疗方案、纳入中心;由数据与安全监察委员会对全部终点事件和不良事件作出独立的评估。

(2)试验设计严密、纳入标准严格、选择封堵器可靠及随访时间长等优点。RESPECT和CLOSURE Ⅰ研究有着明显差异。RESPECT研究随访时间2年,较CLOSURE Ⅰ长;RESPECT研究纳入标准较CLOSURE Ⅰ更严格,有TIA发作或微小脑血管病变所导致的腔梗患者均被排除在外。CLOSURE Ⅰ使用的STARFlex封堵器,RESPECT研究使用的Amplazter PFO封堵器,后者有效闭合率更高,无封堵器表面血栓形成、术后房颤等可导致脑卒中复发的事件出现。

(3)RESPECT和CLOSURE Ⅰ试验结果不同。虽然两个试验意向性治疗分析结果都显示与单独药物治疗相比无明显差异,但是,与CLOSURE Ⅰ次要分析结果不同,RESPECT次要分析结果显示,PFO封堵治疗优于单独药物治疗。

(4)RESPECT试验的缺陷:首先,封堵器组和药物治疗组失访率不同,这导致复发风险暴露时间不同,使得试验结果有所偏差;当药物治疗组患者发现自身仅接受药物治疗时,自行脱组,使用FDA批准的封堵器行封堵治疗。其次,由于选择偏倚,有些高危患者并未按照试验方案接受治疗。第三,对符合方案集分析和接受治疗分析结果的解释需谨慎,由于潜在偏见导致的非随机因素可能已导致患者不依从治疗。因此,对试验结果应作出谨慎的分析,因为一些患者并没有接受随机化治疗,封堵器组意向性治疗人群发生的9例脑卒中事件中,其中3例于随机化后经导管PFO封堵术前发生。

(三)PC研究

1. 方法

PC研究是RESPECT研究的姊妹试验,最终在2009年完成了414例患者的招募,目前已结束。研究目的是比较应用Amplatzer PFO封堵器经导管封堵PFO与抗血栓治疗(服用华法林6个月,后行抗血小板治疗)的临床效果。该试验在欧洲进行,研究对象是年龄小于60岁、曾发生过缺血性脑卒中或TIA的患者。主要终点是死亡、缺血性脑卒中、TIA或周围血管栓塞。完整的数据结果于2013发表在《新英格兰医学杂志》上。

2. 结果

该项试验严格按照患者年龄、是否合并房间隔瘤及之前栓塞事件的数目进行随机化,将414例随机分为PFO封堵组与药物治疗组。试验结果表明,封堵组主要终点为3.5%,药物组为5.2%,HR为0.63($95\% CI$ 0.24~1.62, $P=0.34$)。与药物治疗相比,经导管PFO封堵没有显著降低栓塞复发和死亡的风险。

3. 结论

PC试验没有达到最初设计的主要终点,可能是由于设计之初的低估造成的。该试验可得出以下初步结论:

(1)不明原因脑卒中合并PFO患者,脑卒中事件的复发率很低。

(2)经导管PFO封堵术与药物治疗组相比,其事件的发生率似乎较低。

(3)应用Amplatzer PFO封堵器行PFO封堵术是非常安全的。

(4)房间隔动脉瘤与PFO共存的患者,在之前的具有里程碑意义的试验中被证明是一个高危亚组,接受PFO封堵后脑卒中复发率显著降低。

4. 评价

由于脑卒中复发率太低,该项研究的论证力度不够。此外,有近 1/4 的患者合并房间隔瘤,而房间隔瘤的存在是否影响 PFO 封堵治疗效果? 有待最终数据分析报告的发表,方能作出科学的评价。

(四) REDUCE 研究

REDUCE 试验是研究 PFO 的第 4 个 RCT,它比较了 Gore Helex 封堵器与传统药物治疗在不明原因脑卒中复发风险和影像学证实与分流相关的 TIA 二级预防方面的有效性和安全性。其纳入标准包括 MRI 证实的缺血性脑卒中或 TIA 伴 PFO 患者,除外深静脉血栓或已证实的血栓,药物治疗组患者不使用华法林者(这样可用于比较封堵治疗和单用阿司匹林的疗效)。然而,许多专家认为,这些过于严格的纳入标准将会进一步减低实验组脑卒中的发生率,并且,预计 664 例样本量显然不够,无法得出有意义的统计学差异。与已经完成的 CLOSURE Ⅰ 和 RESPECT 试验不同,REDUCE 试验正在进行中并且还在继续纳入受试者,在入组的最初 3 年里,仅有预计样本量 15% ~ 20% 的患者入组。该研究的具体特点及与其他三项 RCT 的区别如表 25 - 3 所示。

表 25 - 3 PFO 伴不明原因脑卒中随机对照试验比较

封堵器	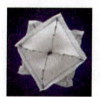 STARFlex	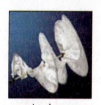 Amplatzer	 Helex
生产公司	NMT Medical Inc	St. Jude Medical, Inc.	Gore & Associates
随机对照试验	CLOSURE	RESPECT	REDUCE
试验主要特点	前瞻性 双臂优效性试验,	前瞻性 事件驱动和自适应设计	前瞻性
入组数量	909	908(相当于 2 300 人年)	664
药物治疗	阿司匹林 华法林 阿司匹林 + 华法林	阿司匹林 华法林 氯吡格雷 阿司匹林 + 双嘧达莫	阿司匹林
主要终点	两年脑卒中或 TIA 发生率 前 30 d 全因死亡 3.31 d ~ 2 年神经源性死亡	非致死性脑卒中再发 随机后病死率/致死性缺血性卒中联合事件	免于卒中再发或影像学证实的 TIA
纳入标准	已证实的不明原因脑卒中或 TIA 存在 PFO	入组 270 天内由 CT 或 MRI 证实的不明原因脑卒中 存在 PFO 除外腔隙性脑卒中和 TIA	入组 180 天发生不明原因脑卒中或 TIA 并由神经内科医师或 MRI 除外血栓形成 存在 PFO
试验状态	已完成 2012. 3 发表于《新英格兰医学杂志》	已完成 由"2012 TCT"发布	正在进行

三、最新观点与指南推荐

(一)最新观点

通过对三大随机对照试验结果进行 Meta 分析,对 PFO 治疗有以下新的认识。

1. 经导管 PFO 封堵目前尚无明确适应证

AHA/ASA/ACCF 指南建议,需要有更多的循证医学证据来支持或反对经导管 PFO 封堵术。迄今为止,已完成的 PFO 合并脑卒中的随机对照试验共有 3 个,均比较了经导管 PFO 封堵和药物治疗对不明原因脑卒中伴 PFO 患者的疗效。但由于试验设计、纳入标准不合理,封堵器本身等各种原因,3 个随机对照试验均得出了阴性的结果。但第 3 例随机对照试验——RESPECT 研究结果的次要终点事件显示,在符合方案集分析和接受治疗患者中,使用 Amplatzer PFO 封堵器行经导管 PFO 封堵术可降低脑卒中风险,与单纯药物治疗组相比,具有显著差异。

2. 选择合适封堵器进行 PFO 治疗能降低不明原因脑卒中发生

摒除试验中各方面的缺陷,对 3 例随机对照试验重新作出 Meta 分析后发现,使用 Amplatzer PFO 封堵器能降低 PFO 合并不明原因脑卒中患者脑卒中复发概率。

3. 选择合适的研究重点有助于得出真实的研究结果

由于无法对受试者隐瞒其将接受哪种治疗方式,因此,3 个随机对照试验均存在着明显的选择偏倚。如表 25-4 所示,3 个试验中,所有受试者的临床基线特征相似,且其主要终点类似。值得强调的是,RESPECT 研究并未像其他两个研究那样,将 TIA 作为主要终点,仅将死亡和卒中复发作为其主要终点,TIA 仅为它的一个次要终点。三大试验共纳入 2 303 例 PFO 受试者,一项 Meta 分析结果显示,封堵器组与药物治疗组相比,并未能降低脑卒中复发的概率。但本 Meta 分析的主要终点是脑卒中复发,该主要终点的设计仅适用于 Amplatzer PFO 封堵器,因为 STARflex 封堵器可能会有较高的房颤发病率(5.7%),因此,CLOSURE I 研究被排除在外,仅对使用 Amplatzer 封堵器的 RESPECT 和 PC 研究做 Meta 分析。结果显示,经导管 PFO 封堵能显著降低 PFO 患者脑卒中复发概率(pooled $HR = 0.44$,95% $CI = 0.21 \sim 0.94$,$P = 0.03$),具体结果如表 25-5 所示。

综合 CLOSURE I、RESPECT 和 PC 三大试验,共有 1 150 例受试者被纳入封堵器组,其中 23 例出现脑卒中复发,1 153 例被纳入药物治疗组,34 例发生复发性缺血性脑卒中(图 25-1)。封堵器组和药物治疗组相比,脑卒中复发概率并没有明显降低(pooled $HR = 0.62$,95% $CI = 0.36 \sim 1.07$,$P = 0.09$,$I^2 = 10\%$)。而排除使用 STARFlex 的 CLOSURE I 试验后,综合 RESPECT 和 PC 研究进行进一步的 Meta 分析发现,共有 703 例受试者被纳入封堵器组,其中 10 例(1.4%)出现脑卒中复发,691 例被纳入药物治疗组,21 例(3.03%)发生复发性缺血性脑卒中(图 25-2),封堵器组与药物治疗组相比,在降低脑卒中复发风险方面,有明确统计学差异(pooled $HR = 0.44$,95% $CI = 0.21 \sim 0.94$,$P = 0.03$,$I^2 = 0\%$)。

表 25-4 三大随机对照试验患者的基本资料

特征	CLOSURE I n=909		PC n=414		RESPECT n=980	
	封堵阻 (n=447)	药物组 (n=462)	封堵阻 (n=204)	药物组 (n=210)	封堵阻 (n=499)	药物组 (n=481)
年龄	46.3±9.6	45.7±9.1	44.3±10.2	44.6±10.1	45.7±9.7	46.2±10.0
男性比例(%)	233(52.1)	238(51.5)	92(45.1)	114(54.3)	268(53.7)	268(55.7)
封堵器	STARFlex		Amplatzer		Amplatzer	
平均随访时间(年)	2		4		2.6±2	
ASA≥10 mm 比例(%)	16.8(37.6)	16.5(35.7)	47(230)	51(24.3)	180(36.1)	169(35.1)
右向左分流数量及比例(%)						
Ⅰ级	/	/	55(29.7)	72(39.1)	108(21.6)	114(23.7)
Ⅱ级	/	/	87(47.0)	75(40.8)	138(27.7)	121(25.2)
Ⅲ级	/	/	43(23.2)	37(20.1)	247(49.5)	231(48.0)
终点	2年随访中发生脑卒中或TIA 前30 d内全因死亡 第31天至2年的神经源性死亡		非致命性缺血性脑卒中 致命性缺血性脑卒中 随机化后早期死亡		死亡 非致死性卒中 外周栓塞联合事件	

表 25-5 三大随机对照试验的 Meta 分析结果和危险比

试验	封堵组	药物组	危险比	Log(Hazard ratio)	P 值
CLOSURE I (STARFlex)	12/447	13/462	0.9(0.41-1.98)	-0.1054	0.79
PC(Amplatzer)	1/204	5/210	0.2(0.02-1.72)	-1.6	0.14
RESPECT(Amplatzer)	9/449	16/481	0.49(0.22-1.11)	-0.71	0.08

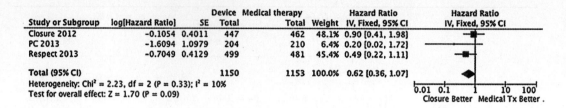

图 25-1 三大随机对照试验的 Meta 分析

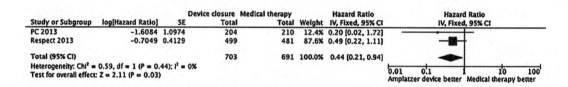

图 25-2 RESPECT 和 PC 研究的 Meta 分析

4. 对阴性研究结果的认识与解读

迄今为止，三大试验均得出了阴性结果，意向治疗组并未达到具有统计学意义的主要终点，尤其是 CLOSURE I 和 PC 实验，由于低于预期的事件发生率，其主要终点事件并没有统计学差异。早前，一个观察性研究的 Meta 分析发现，经导管 PFO 封堵术能降低脑卒中复发风险。根据我们的回顾，本 Meta 分析第一个证明了使用 Amplatzer PFO 封堵器行经导管 PFO 封堵术可降低 PFO 合并不明原因脑卒中患者脑卒中的复发概率。另外一篇最近发表的包含随机、非随机和观察性研究的 Meta 分析和系统性回顾发现，经导管 PFO 封堵术并不能降低脑卒中的复发概率，究其原因，可能与纳入了非随机化和观察性队列有关，这所带来的选择偏倚，使得结果失去准确性。因此，我们排除了使用 Star Flex 封堵器的 CLOSURE I 试验，仅对使用 Amplatzer 封堵器的 RESPECT 和 PC 研究做 Meta 分析发现，经导管 PFO 封堵术能显著降低脑卒中的复发概率。

(1) CLOSURE I 是第一个评价经导管 PFO 封堵和单纯药物治疗 PFO 合并不明原因脑卒中患者疗效的 RCT，两组患者的主要终点事件无统计学差异。究其原因，最主要应归结于试验设计本身。本实验中，除了不明原因脑卒中外，有明确病因的脑卒中患者也被纳入，而这类患者，是不能从 PFO 封堵术中获益的。由于经导管 PFO 封堵已在美国广泛应用，但尚无明确适应证，因此，受试者纳入困难，具有较高反常栓塞风险的患者，多数选择了试验外的经导管 PFO 封堵，大部分未参与研究。同样，PC 实验和 CLOSURE I 相类似，在患者纳入方面存在着相同的问题，纳入时间过长为研究带来了很大问题。

(2) RESPECT 研究中，药物组失访较多，封堵器组和药物治疗组失访率的不同，导致复发风险暴露时间不同，使得试验结果有所偏差；当药物治疗组患者发现自身仅接受药物治疗时，自行脱组，使用 FDA 批准的封堵器行封堵治疗。

(3) PC 试验中，封堵组有 7 例发生了终点事件，其中的 2 例发生了与神经源性无关的死亡，1 例死于慢性阻塞性肺疾病，另 1 例由于神经胶质瘤死亡。

(4)考虑到CLOSURE Ⅰ和RESPECT研究并未报道和手术相关的死亡和神经源性事件,而PC试验中报道的2例死亡事件亦和手术过程及神经源性无关,笔者建议,以后关于经导管PFO封堵和不明原因脑卒中的随机对照试验,可仅将神经源性事件复发或脑卒中作为其主要终点。特别是在RESPECT研究中,封堵器组有9例出现脑卒中复发,但仔细分析发现,其中3例在出现复发性缺血性脑卒中时未植入器械,这使得分析结果的可靠性大打折扣,我们除去这3例事件,对符合方案集分析和接受治疗分析结果显示,使用Amplatzer PFO封堵器行经导管PFO封堵脑卒中风险降低63.4%和72.7%,具有显著差异。

(5)鉴于最近发布的一项关于三大RCT的Meta分析结果,我们并没有把手术并发症和术后房颤发生率高的封堵器纳入在内,而既往研究结果显示,使用Amplatzer PFO封堵器行经导管PFO封堵术的手术成功率高,并发症少,仅对使用Amplatzer PFO封堵器的RCT进行Meta分析显示,使用Amplatzer PFO封堵器进行经导管PFO封堵,可降低PFO合并不明原因脑卒中患者脑卒中复发概率。

(二)指南推荐

由于3个随机对照试验的结果不尽相同,结合各自的设计优势和缺陷,我们应该立足总体数据,综合分析判断后给出治疗建议。作为临床医生,我们对每个患者均应权衡药物治疗和PFO封堵的风险及获益,做出合理选择。同时,需要神经科医师和结构心脏病介入治疗专家密切合作,严格把握PFO封堵术适应证。目前认为,PFO封堵治疗的要点包括以下几个方面:

(1)腔隙性脑梗死不应该作为PFO封堵术的指征。

(2)根据反常栓塞的机制,只有经MRI证实的皮质梗死的患者才应该考虑行PFO封堵。

(3)不能耐受抗血小板药物治疗或使用华法林等会发生出血等并发症者,可考虑行PFO封堵。

(4)药物治疗失败者(即应用抗血小板或抗凝治疗仍致脑卒中复发者)可考虑行PFO封堵。

(5)60岁以下、伴房间隔瘤和大分流量者可能是高风险人群,应考虑行PFO封堵治疗。

值得强调的是,目前使用Amplatzer PFO封堵器进行经导管PFO封堵术,似乎是唯一值得推荐的选择。

四、问题与展望

按1/4的发病率计算,世界范围内患PFO的人数十亿,即使其相关综合征的发病率低,上千万人仍经历着不明原因脑卒中、偏头痛、潜水病及各种动脉栓塞的困扰,严重影响人们生活质量,并给社会经济带来巨大压力。而有关PFO-反常栓塞的研究代表着医学上一个全新的领域,它转变了既往人们对PFO的认识,若进行进一步的研究并取得突破,这必将会成为医学史上一座新的里程碑,创造出一个全新的学科。患有PFO的人群不会认为该病"无关紧要",对各种患有相关综合征的人群进行PFO的相关筛查,早期干预,必会提高个人生活质量,减轻社会经济负担。

医学认知模式的变迁能够启迪人们的思维,提醒人们必须小心避免那些先入为主的观念。我们应重视随机对照研究的结果,注重临床上对 PFO-反常栓塞患者的治疗和预防,及时应用介入手段,封堵 PFO,降低其缺血性事件再发的风险。但我们必须看到,由于反常栓塞的诊断常为推测性,PFO 和反常栓塞的因果关系尚未完全确定。PFO 合并不明原因脑卒中或反常栓塞临床研究的主要问题是如何对患者进行危险分层,确定其标准化方案和主要终点,目前认为,应从以下几方面进行分类,包括病例特点、临床表现、反常栓塞的确定、PFO 的解剖及相关结构、不明原因脑卒中复发的可能性,以及心血管疾病危险因素。基于目前的理论和实践,推荐在确定不明原因脑卒中和反常栓塞时应鼓励阳性诊断,而不是排除性诊断。反常栓塞研究计划通过目前所获得的数据和后来根据一些已完成的 PFO 封堵临床试验来建立危险分层模型,这些努力将有助于在临床上指导对患者的治疗。

可以预见,在不远的将来,PFO 合并不明原因脑卒中或反常栓塞的治疗将会有里程碑式的进展。我们在不忽视 PFO 封堵风险的同时,对 PFO 合并不明原因脑卒中或反常栓塞患者应采取积极的治疗策略,最大程度的降低其脑血管事件再发风险。需要强调的是,心血管医师应加强与神经内科医师协作,加强对疾病的发现及诊断,使患者得到最佳治疗。为了加深理解,确定哪类 PFO 患者需积极治疗及其最佳治疗策略,仍需要诸多努力以建立相关指南,从而指导标准化的临床实践或制定结构研究策略。我们相信,随着大量临床试验的研究,在不久的将来,必会探索出 PFO 合并不明原因脑卒中或反常栓塞的最佳治疗策略。

此外,尽管 PFO 介入治疗被证实为一种创伤小,且有效防治 PFO 患者不明原因脑卒中或反常栓塞的方法,但 PFO 封堵器植入体内后 3~6 个月,封堵器将被自身结缔组织和内皮细胞牢固覆盖,封堵器就失去了存在价值。理想的 PFO 封堵器应在组织内皮化后可被机体吸收,避免金属封堵器永久存在于人体。因此研发创伤小、安全性和有效性好的新型完全生物可降解 PFO 封堵器用于介入治疗 PFO,能有效地预防反常栓塞和不明原因脑卒中的发生,对发生率高的 PFO 患者具有重要意义。

(张玉顺　成革胜)

参考文献

[1] Bridges ND, Hellenbrand W, Latson L, et al. Transcatheter closure of patent foramen ovale after presumed paradoxical embolism. Circulation, 1992, 86: 1902-1908.

[2] Windecker S, Wahl A, Nedeltchev K, et al. Comparison of medical treatment with percutaneous closure of patent foramen ovale in patients with cryptogenic stroke. J Am Coll Cardiol, 2004, 44: 750-758.

[3] Khairy P, O'Donnell CP, Landzberg M J. Transcatheter cloure versus medical therapy of patent foramen ovale and presumed paradoxical thromboemboli: asystematic review. Am Intern Med, 2003, 139: 753-760.

[4] Sievert H, Horvath K, Zadan E, et al. Patent foramen ovale closure in patients with transient ischemia attack/stroke. J Interven Cardiol, 2001, 14(2): 261-266.

[5] De Castro S, Cartoni D, Fiorelli M, et al. Morphological and functional characteristi 不明原因脑卒中 of patent foramen ovale and their embolic implications. Stroke, 2000, 31: 2407-2413.

[6] Homma S, Sacco RL, Di Tullio MR, et al. Effect of medical treatment in stroke patients with patent foramen ovale: patent foramen ovale in Cryptogenic Stroke Study. Circulation, 2002, 105: 2625-2631.

[7] Mas JL, Arquizan C, Lamy C, et al. Recurrent cerebrovascular events associated with patent foramen ovale,

atrial septal aneurysm, or both. N Engl J Med, 2001, 345: 1740 – 1746.

[8] Herrmann HC, Silvestry F, Glaser R, et al. Percutaneous patent foramen ovale and atrial septal defect closure in adults: results and device comparison in 100 consecutive implants at a single center. Catheter Cardiovasc Interv, 2005, 64: 197 – 203.

[9] Furlan AJ, Reisman M, Massaro J, et al. Study design of the CLOSURE I trial: a prospective, multicenter, randomized, controlled trial to evaluate the safety and efficacy of the StarFlex septal closure system versus best medical therapy in patients with stroke or transient ischemic attack due to presumed paradoxical embolism through a patent foramen ovale. Stroke, 2010, 41: 2872 – 2883.

[10] Furlan AJ, Reisman M, Massaro J, et al. Closure or medical therapy for cryptogenic stroke with patent foramen ovale. N Engl J Med, 2012, 366: 991 – 999.

[11] Schwerzmann M, Windecker S, Wahl A, et al. Percutaneous closure of patent foramen ovale: impact of device design on safety and efficacy. Heart, 2004, 90: 186 – 190.

[12] Taaffe M, Fischer E, Baranowski A, et al. Comparison of three patent foramen ovale closure devices in a randomized trial (Amplatzer versus CardioSEAL ~ STARflex versus Helex occluder). Am J Cardiol, 2008, 101: 1353 – 1358.

[13] Kitsios GD, Dahabreh IJ, Abu Dabrh AM, et al. Patent foramen ovale closure and medical treatments for secondary stroke prevention: a systematic review of observational and randomized evidence. Stroke, 2012, 43: 422 – 431.

[14] Carroll JD, Saver JL, Thaler DE, et al. Closure of patent foramen ovale versus medical therapy after cryptogenic stroke. N Engl J Med, 2013, 368: 1092 – 1100.

[15] Sacco RL, Adams R, Albers G, et al. Guidelines for prevention of stroke in patients with ischemic stroke or transient ischemic attack: a statement for healthcare professionals from the American Heart Association/ American Stroke Association Council on Stroke: co ~ sponsored by the Council on Cardiovascular Radiology and Intervention: the American Academy of Neurology affirms the value of this guideline. Stroke, 2006, 37: 577 – 617.

[16] Toole JF, Lefkowitz DS, Chambless LE, et al. Selfreported transient ischemic attack and stroke symptoms: methods and baseline prevalence: the ARIC Study, 1987 ~ 1989. Am J Epidemiol, 1996, 144: 849 – 856.

[17] Karanjia PN, Nelson JJ, Lefkowitz DS, et al. Validation of the ACAS TIA/stroke algorithm. Neurology, 1997, 48: 346 – 351.

[18] The Stroke Prevention by Aggressive Reduction in Cholesterol Levels (SPARCL) Investigators. High ~ dose atorvastatin after stroke or transient ischemic attack. N Engl J Med, 2006, 355: 549 – 559.

[19] CAPRIE Steering Committee. A randomised, blinded, trial of clopidogrel versus aspirin in patients at risk of ischaemic events (CAPRIE). Lancet, 1996, 348: 1329 – 1339.

[20] Thaler DE, Wahl A. Critique of closure or medical therapy for cryptogenic stroke with patent foramen ovale: the hole truth? Stroke, 2012, 43: 3147 – 3149.

[21] Kramer P. On horse sense and horse feathers: an argument against insistence on enrolling cryptogenic stroke patients with patent foramen ovale in randomized clinical trials. Catheter Cardiovasc Interv, 2007, 69: 1 – 3.

[22] 王广义. 经导管房间隔缺损介入封堵术及并发症. 介入放射学杂志, 2005, 14: 112 – 114.

第二十六章 偏头痛与卵圆孔未闭研究进展

偏头痛(migraine)是临床常见的慢性神经性疾患之一,分为先兆型偏头痛(migraine with auar)和无先兆型偏头痛(migraine without auar)两种类型。偏头痛的年患病率女性为3.3%~32.6%,男性为0.7%~16.1%。2005年,世界卫生组织(WHO)统计偏头痛导致的伤残调整寿命年(disability adjusted life year,DALY)仅次于非致死性卒中,大于老年痴呆症、糖尿病、心肌梗死。因此,WHO将严重偏头痛定义为最致残的慢性疾病之一,严重程度等同于痴呆、四肢瘫痪和严重精神病。偏头痛被认为是遗传与环境因素共同作用导致的神经血管性疾病,但目前发病机制尚不明确。

近年来越来越多的研究提示偏头痛与心脏"右向左分流"关系密切。临床上常见引起心脏"右向左分流"的疾病有卵圆孔未闭(patent foramen ovale,PFO)、房间隔缺损、动静脉畸形等。其中PFO是指出生后卵圆孔瓣未能与继发隔粘连、融合充分闭合卵圆孔,从而导致心房水平分流的一种常见成人先天性心脏病,约25%的成年人存在PFO。长期以来人们认为PFO不会引起血流动力改变的两心房间分流,无相关临床症状和体征,但近年来不少研究提示偏头痛与PFO存在相关性,尤其是先兆型偏头痛。特别是偏头痛患者行经皮PFO封堵后偏头痛消失或明显缓解,提示PFO可能参与偏头痛发病。本文将结合近年文献对偏头痛与PFO的相关研究进行综述。

一、偏头痛与PFO共病率高

1998年Del Sette等最先发表偏头痛与PFO之间的关系研究,此项研究发现41%的先兆型偏头痛及16%的对照组存在心脏"右向左分流"。此后Anzola等应用对比TCD研究了113例先兆型偏头痛患者、53例无先兆型偏头痛患者及对照组25人,发现先兆型偏头痛合并PFO的患者占48%,明显高于无先兆型偏头痛组23%及对照组20%,且具有统计学意义。而无先兆型偏头痛组与对照组则无明显差异。因此认为PFO与先兆型偏头痛明显相关。目前,越来越多的证据支持PFO与偏头痛的发病情况明显相关,尤其是先兆型偏头痛。2008年一项荟萃分析表明偏头痛患者与PFO共病率在39.8%~72%之间,其中先兆型偏头痛的PFO发病率为40.9%~72%,无先兆型偏头痛患者16.2%~33.7%。我国吉林大学杨弋等使用TCD微泡实验配合瓦氏动作来评估偏头痛患者217人和对照组100人是否合并心脏"右向左分流",研究发现约66.1%的先兆型偏头痛患者、36.1%的无先兆型偏头痛患者及28%为对照组存在心脏"右向左分流",为证实国人偏头痛与PFO相关性提供依据,此项研究同时发现的37.3%的先兆型偏头痛患者、18.4%的无先兆型偏头痛患者及5%的对照组存在大量分流(超过25个气栓)。先兆型偏头痛和PFO相关性研究显示,TCD探及有PFO者右向左分流发生率为41%~48%,无PFO者为16%~20%。这些研究都表明偏头痛与PFO共病率较高,具有密切的关系。

除先兆型偏头痛和PFO之间有密切联系外,偏头痛患者患脑卒中的风险也更高。曾在动脉粥样硬化风险的社区研究中发现,先兆型偏头痛和缺血性脑卒中相关($OR=5.46$),与短暂性脑缺血发作相关性$OR=4.28$。14项研究的Meta分析显示,偏头痛患者缺血性脑卒中的发生概率是不伴偏头痛者的 2 倍,这些患者中,先兆型偏头痛的相对危险度为 2.27,而无先兆型偏头痛患者为 1.83。假设偏头痛患者缺血性脑卒中风险增加是由于通过 PFO 的反常栓塞所致,Wilmshurst 等报道,偏头痛伴脑卒中患者 PFO 发生率(84%)明显高于不伴脑卒中者(38%)。口服避孕药(BCPs)的偏头痛患者发生脑卒中发生风险较正常人高 8 倍,而同时服用避孕药和吸烟者风险为正常人群的 15 倍。分析其发生机制,口服避孕药和吸烟患者静脉血栓形成概率增加,而偏头痛的患者 PFO 发生率明显增高,因此,"血栓形成"和"特殊通道"这二者都是反常栓塞发生的条件,从而增加了脑卒中发生风险。

二、偏头痛和 PFO 发病机制假说

关于 PFO 和偏头痛发病机制的关系目前尚不明确,但存在以下 2 种假说。

(一)静脉微血栓反常栓塞

这种假说认为偏头痛是由于小静脉栓子反向穿过 PFO 进入脑循环,小栓子或血小板栓子一般不引起中风,而是加重了皮层扩布性抑制(CSD)的扩散,皮层扩布性抑制被认为是先兆型偏头痛的始发现象。有学者发现偏头痛患者相较普通人更容易出现缺血性脑卒中。最近来自欧洲的一份报告证实先兆型偏头痛患者较对照组头颅 MRI 的颅内病变率高,支持了这一理论。在 161 例先兆型偏头痛患者、134 例无先兆型偏头痛患者和 140 例年龄、性别、出生地配对的对照组成员中,偏头痛患者 MRI 图像上大脑后循环供血区异常的发生率较对照组高(5.4% vs 0.7%,$P=0.02$),先兆型偏头痛患者与对照组相比校正的 OR 值为 13.7。这项研究提示偏头痛,尤其是先兆型偏头痛患者与一般人群相比发生缺血性脑血管事件的危险性显著升高。另外,抗凝治疗和大剂量的抗血小板治疗可能也对偏头痛有治疗作用。

学者推测尽管静脉微血栓可能是偏头痛患者发生脑卒中的促发因素,但并不是偏头痛的病因。该假说不能解释为什么非 PFO 的患者也会出现偏头痛。另外,微血栓假说不能解释为什么偏头痛症状刻板性发作。

(二)化学物质触发偏头痛

假设小栓子能够随机分布在脑循环,那么化学触发物质也同样分布于脑内,可刺激神经感受器。在有 PFO 或无 PFO 的偏头痛患者中可能有多种触发头痛的活性肽类物质,这些物质在颅内达到充足浓度就可触发偏头痛发作。PFO 不一定是这些物质进入脑内的必经之路,而这些物质不经肺脏解毒和滤过作用,经心房内分流直接进入脑内。

偏头痛女性患者常见,月经期更易发作,推测可能与卵巢、子宫或肝脏合成前列腺素或类固醇激素触发偏头痛有关。绝经期或卵巢切除术后偏头痛的发病率降低也支持这一假设。PFO 封堵后偏头痛发作显著减少提示心房内分流可能是触发偏头痛的重要机制之一。尽管 PFO 封堵使血液循环的捷径关闭,可能有效治疗偏头痛,但是认识神经源感受器化学触发物质可有助于全面理解偏头痛发病机制。

三、PFO 封堵术可减少偏头痛发作

Morandi 等对 17 例偏头痛患者(8 例有先兆型偏头痛)行经导管 PFO 封堵术,术后 5 例患者(29%)的偏头痛消失,10 例有明显改善,总的改善率为 88%。Wilmshurst 等报道了对 37 例减压病患者行 PFO 封堵术,发现在 PFO 封堵前 21 例患者 57% 有偏头痛病史,其中 16 例为先兆型偏头痛,21 例行 PFO 封堵术患者中,10 例患者的偏头痛症状完全缓解,8 例

患者偏头痛发作频率与严重程度明显改善,只有 3 例偏头痛发作没有改变。从而认为在一些存在大分流的严重偏头痛患者,PFO 封堵能使偏头痛不再发作或减轻。吉林大学第一医院观察 23 例伴卵圆孔未闭的偏头痛患者经皮封堵术治疗后,头痛频率和程度明显减轻。但是这些都是一些单中心的小规模研究。

  MIST 是第一个,也是迄今为止唯一一个随机试验,用以评价用 STARFlex 封堵器封堵 PFO 对偏头痛患者的疗效。2006 年春天公布了 MIST 试验的初步结果,432 例有频繁偏头痛发作的患者接受经胸超声心动图检查,260 例(60%)发现分流,其中,163 例(38%)因 PFO 较大存在 PFO 处中,大量右向左分流,最后,147 例患者(由于个人原因随机化过程中患者数量下降、失访等)被分为 STARFlex 封堵器组和假手术干预组(对照组)。但是,令人意外的是,6 个月研究结束时并未达到偏头痛完全停止(例如偏头痛治愈)的主要终点。MIST 研究的次要终点显示,封堵器组中 42% 患者的偏头痛时间减少了一半,而假手术干预组只有 23%（$P=0.038$）。尽管该研究没有达到其主要终点,MIST 试验仍表明经导管 PFO 封堵术能显著降低偏头痛患者的发作频率。基于 MIST 研究的主要终点结论,偏头痛发作频率下降(并非完全治愈)成为了后续在美国进行的随机试验的主要终点事件。尽管 MIST 试验结果有些不明朗,PFO 封堵治疗仍为偏头痛患者带来了希望。

  MIST 研究的最终结果于 2008 年公布,令人失望的是,该研究主要和次要终点的结论都是阴性,并未得出显著的统计学差异。因此,其方法学和可信度被广泛争论。首先,纳入人群中包括慢性头痛,其病因可能被过度用药和药物戒断性头痛所掩盖,该亚组人群可能对传统的药物治疗无反应,这会干扰 PFO 封堵的作用。其次,MIST Ⅰ 研究术后并发症发生率为 6.8%,这高于以往的观察研究资料,可能与 3~6 个月的观察期太短、封堵术后封堵器在部分患者中内皮化并不完全有关。再次,术后随访过程中仅使用 TTE,在判断右向左分流程度方面,TTE 较 TEE 和 TCD 的敏感性明显降低。最后,残余分流的真实发生率仍有争议,这影响了试验的可信度,尽管 MIST Ⅰ 报道了封堵器组术后 6 个月 5% 存在残余分流,但一个主要研究者称封堵器组术后 35% 的患者存在较大残余分流。鉴于缺乏独立的能进行超声心动图分析的核心实验室,仍需对 MIST 研究给予更多关注和做出谨慎的解释。MIST 试验结果使大家冷静了下来,这一领域的专家将主要失败原因归结于试验设计上(如缺乏进行超声心动图分析的核心实验室、高于预期的与封堵器相关的手术并发症、未经报道的术后残余分流等),这是专家们认为该研究并未达到预期目标的主要原因;专家们认为,期望经 PFO 封堵术"治愈"偏头痛是不现实的。相反,将偏头痛发作频率下降作为主要终点事件更为实际。尽管至此,直到其它的随机试验数据证实 PFO 封堵术能使偏头痛患者获益前,仍将有人不断淌入 PFO 和偏头痛之间联系的这一浑水中。

  正在进行的 PREMIUM 研究(Prospective, Randomized Investigation to Evaluate Incidence of Headache Reduction in Subjects With Migraine and PFO Using the Amplatzer PFO Occluder to Medical Management)是第二个和唯一一个正在美国进行的随机试验,用以评价用 Amplatzer PFO 封堵器封堵 PFO 对偏头痛患者的疗效。和 MIST 相类似,PREMIUM 是一项前瞻性、多中心、随机、双盲、安慰剂对照试验,比较经导管 PFO 封堵和最佳药物治疗(阿司匹林和/或氯吡格雷)的疗效有无差异。但是,PREMIUM 研究汲取了 MIST 失败的教训,将其主要终点事件设计为偏头痛发作次数减少,次要终点事件范围较广,包括偏头痛残余评定分数(MIDSA)、减少正在使用中的治疗偏头痛的药量及提高生活质量等,并纳入更适合的患者

（排除慢性头痛患者）、采用操作简单和并发症低的封堵器、延长随访时间（1年）和用 TCD、TEE 评价封堵器植入后疗效。PREMIUM 研究仍在进行中，其最终结果是否会将 PFO 和偏头痛之间的困惑解释清楚仍有待观察。

总之，目前资料提示 PFO 可能参与偏头痛尤其是先兆型偏头痛的发病过程，PFO 的存在可使某些致痛物质不经过肺脏解毒和滤过，经心房分流直接进入颅内引起头痛，这为偏头痛发病机制及治疗研究开辟了新途径。经皮 PFO 封堵术对偏头痛防治效果仍不确定，无隐源性缺血性脑卒中的单纯偏头痛患者是否行封堵仍需进一步研究。

（张玉顺　胡　志　和旭梅）

参考文献

[1] 中国偏头痛诊断治疗指南. 中国疼痛医学杂志, 2011, 17(2): 65-86.
[2] Selco SL, et al. Disability - adjusted life years: applying the World Health Organization Global Burden of Disease methodology to determine optimal secondary prevention of vascular events after stroke. Neurology, 2005, 64(1): A421.
[3] Garg P, Servoss SJ, Wu JC, et al. Lack of association between migraine headache and patent foramen ovale: results of a case - control study. Circulation, 2010, 121: 1406-1412.
[4] 邹静, 李焰生. 偏头痛与卵圆孔未闭. 神经病学与神经康复学杂志, 2007, 2(4): 111-127.
[5] Welton M, Gersony and Deborah RG. Migraine headache and the patent foramen ovale. Circulation, 2010, 121: 1377-1378.
[6] Del Sette M, Angeli S, Leandri M, et al. Migraine with aura and right - to - left shunt on transcranial Doppler: a case - control study. Cerebrovasc Dis, 1998, 8(6): 327-330.
[7] Anzola GP, Zzucco S. The patent foramen ovale - migraine connection: a new perspective to demonstrate a causal relation. Neurol Sci, 2008, 29(1): 15-18.
[8] Schwedt TJ, Demaerschalk BM, Dodick DW. Patent foramen ovale and migraine: a quantitative systematic review. Cephalalgia, 2008, 28(5): 531-540.
[9] Yang Y, Guo ZN, Wu J, et al. Prevalence and extent of right - to - left shunt in migraine: a survey of 217 Chinese patients. Europ. J. Neurol, 2012, 19: 1367-1372.
[10] Stang PE, Carson AP, Rose KM, et al. Headache, cerebrovascular symptoms, and stroke: the Atherosclerosis Risk in communities study. Neurology, 2005, 64(9): 1573-1577.
[11] Nozari A, Dilekoz E, Sukhotinsky I, et al. Microemboli may link spreading depression, migraine aura and patent ovale. Ann. Neurol, 2010, 67: 221-229.
[12] Wilmshurst PT, Nightingale S, Pearson M, et al. Relation of atrial shunts to migraine in patients with ischemic stroke and peripheral emboli. Am. J. Cardiol, 2006, 15(98): 831-833.
[13] Morandi E, Anzola GP, Angeli S, et al. Transcatheter closure of patent foramen ovale: a new migraine treatment? J. Interv. Cardiol, 2003, 16(1): 39-42.
[14] 邓燕玲, 刘亢丁, 吴秀娟, 等. 伴卵圆孔未闭的偏头痛患者23例经皮封堵术治疗后的疗效及安全性观察. 中华神经科杂志, 2013, 46(3): 180-184.
[15] Dowson A, Mullen MJ, Peatfield R, et al. Migraine Intervention With STARFlex Technology (MIST) trial: a prospective, multicenter, double - blind, sham - controlled trial to evaluate the effectiveness of patent foramen ovale closure with STARFlex septal repair implant to resolve refractory migraine headache. Circulation, 2008, 117(11): 1397-1404.

第五篇

心脏瓣膜病与脑栓塞

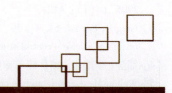

第二十七章　心脏超声在心脏瓣膜病中的应用

心脏瓣膜病是临床常见病、多发病,根据病因不同,临床上分为风湿性心瓣膜病、老年退行性心瓣膜病及先天性心瓣膜病等,其中以风湿性心瓣膜病最常见。

风湿性心瓣膜病是风湿性心脏炎损害心脏瓣膜、愈合后遗留下瓣膜狭窄和关闭不全,故称慢性风湿性心脏瓣膜病。据临床资料统计,慢性风湿性心瓣膜病中二尖瓣发病率最高(95%~98%),其次为主动脉瓣(20%~35%)与三尖瓣(约占5%),而肺动脉瓣发病率最低(<1%)。既往资料统计显示,我国风湿性心瓣膜病发病率约为40%,远高于西方发达国家。近年来,随着生活条件改善和医疗水平提高,我国风湿性心瓣膜病发病率已明显下降。但老年退行性心脏瓣膜病发病率逐年增加,已成为影响老年人身体健康的重要疾病之一。

超声心动图作为临床常用的无创性检查手段,不仅对心脏瓣膜病临床诊断具有确诊价值,尚对临床治疗(外科手术及介入治疗)具有指导意义。本章将以风湿性心瓣膜病为主,就超声心动图在心瓣膜病中的应用做一介绍。

一、二尖瓣狭窄

(一)病理解剖

正常二尖瓣为质地柔软的膜状组织,由前、后两片瓣叶组成,瓣口面积4~5 cm^2。风湿性心脏炎主要累及心脏结缔组织,包括心内膜、瓣膜、腱索、心肌间质和心包。风湿性二尖瓣狭窄的病理改变为瓣叶交界处粘连、融合、瓣膜增厚、硬化、腱索缩短等。根据二尖瓣病变大体形态与病变程度,分为隔膜型和漏斗型。

1. 隔膜型

前、后叶交界处粘连,瓣叶边缘或部分瓣体增厚,但仍呈隔膜样,活动尚可。根据病变程度不同分为:

(1)边缘粘连型:瓣叶交界处粘连、边缘增厚、使瓣口狭窄,瓣体本身病变轻、活动度好。

(2)瓣膜增厚型:除瓣叶交界处粘连增厚外,瓣膜本身增厚,可伴有轻度钙化,腱索有一定程度粘连、缩短,瓣叶活动受限,可伴有轻度关闭不全。

(3)隔膜漏斗型:除瓣叶交界处及瓣膜本身增厚外,腱索和乳头肌粘连、缩短较明显,将瓣叶向下牵拉,形成漏斗形,多伴有关闭不全。

2. 漏斗型

前、后瓣叶明显纤维化及增厚,腱索、乳头肌明显粘连及缩短,整个瓣膜形成漏斗状,瓣叶活动几乎消失,常伴有明显的关闭不全。

(二)病理生理

1. 二尖瓣狭窄

二尖瓣狭窄时,左心房血流舒张期向左心室充盈受限,导致左心房压力升高,左心房逐渐扩大,肺静脉压和毛细血管压也同时升高,肺静脉和肺毛细血管扩张及淤血。临床上可出现活动后心慌、气短。当肺循环血容量长期超过其代偿容量时,肺动脉压逐渐升高,可导致右心室肥厚及扩张。当左心房压力与左心室舒张压差>15 mmHg时,患者可出现明显心慌、气短、咳嗽、咯血及心功能衰竭。

2. 心源性卒中

瓣膜性心脏病是发生心源性卒中的重要原因之一,据统计左心房血栓造成的卒中占心源性卒中的45%,而风湿性二尖瓣狭窄与心房颤动是形成左心房血栓的最常见原因。超声心动图是检测心源性卒中栓塞来源的有效方法。

(三)超声诊断

1. 定性诊断

超声心动图检查对二尖瓣狭窄患者具有定性诊断价值,可显示以下特征:

(1)二尖瓣增厚、回声增强;瓣尖部分可呈团状回声,严重时瓣体回声由不规则的团状、条状回声组成。瓣下腱索粘连、缩短。

(2)瓣膜活动受限,瓣口开放幅度减小:胸骨旁左心室长轴观显示舒张期前瓣隆起、呈"气球样"改变。M型超声心动图取样线通过二尖瓣尖记录到"城墙样"曲线(图27-1),表现为EF下降斜率减慢、A波消失、EC幅度减小、前后瓣叶同向运动。二尖瓣口左室短轴观显示二尖瓣口开放面积变小(图27-2)。

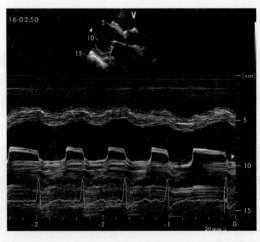

M型超声心动图取样线通过二尖瓣尖,记录到"城墙样"曲线

图27-1 二尖瓣狭窄M型超声心动图曲线

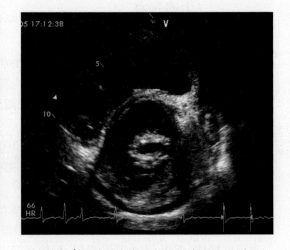

二维超声心动图左室短轴观二尖瓣口开放面积减小、呈"鱼口"样,前、后瓣叶增厚

图27-2 二尖瓣口开放面积减小

(3)心尖四腔观彩色多普勒血流图显示二尖瓣狭窄口左心房侧舒张期血流逐渐加速,出现因多普勒混叠现象产生的由红色向蓝色转换的扇形血流汇聚区;二尖瓣狭窄口至左心室内舒张期红色明亮或以红色为主、五彩镶嵌的窄束射流(图27-3)。

(4)心尖四腔观频谱多普勒取样线通过二尖瓣狭窄口,记录到舒张期正向湍流频谱(图27-4)。

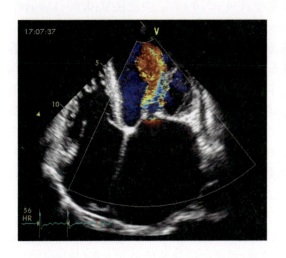
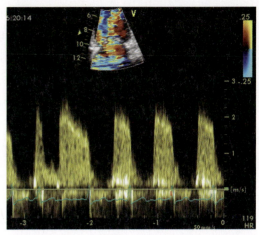

心尖四腔观显示二尖瓣下红色为主、五彩镶嵌射流束

心尖四腔观连续波多普勒取样线通过二尖瓣口,记录到舒张期正向湍流频谱

图 27-3　二尖瓣狭窄彩色多普勒血流图　　　**图 27-4　二尖瓣狭窄多普勒频谱图**

(5) 左心房增大,瓣口狭窄严重者可见左心房内"云雾样"回声;甚至左心房血栓回声,血栓为附壁的团块状回声,广基、多不活动。血栓可见于左心耳内、左心房后壁、后上壁等处(图 27-5)。

(6) 大血管短轴观肺动脉增粗,M 型超声心动图取样线通过肺动脉后瓣记录到肺动脉高压曲线,表现为 a 波减低或消失,收缩期提前关闭,呈"W"形或"V"形。

(7) 右心室增大,左心室变小或正常;室间隔凸向右心室的曲面变的平坦,M 型超声心动图取样线通过室间隔记录到室间隔呈双向运动或与左室后壁同向运动。

2. 半定量和定量诊断及其临床价值

(1) 二维超声心动图测量瓣口面积:二维超声心动图二尖瓣口左室短轴观可显示舒张期二尖瓣口开放大小、并可用仪器游标沿瓣口回声的内缘直接描绘、测量其面积。可参考解剖标准(瓣口面积 1.2~2.0 cm² 为轻度狭窄,0.8~1.2 cm² 为中度狭窄,<0.8 cm² 为重度狭窄)对二尖瓣口狭窄程度进行判断。由于超声测

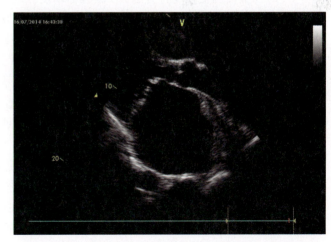

胸骨旁左室长轴观显示二尖瓣增厚、开放间距减小,左心房增大,左心房顶部附着血栓

图 27-5　二尖瓣狭窄左心房血栓图

量手法与方法及声反射等造成与实测值的差异,一般根据超声测量的二尖瓣口面积将狭窄程度分为:最轻度狭窄:2.0~2.5 cm^2,轻度狭窄:1.4~2.0 cm^2,中度狭窄:0.9~1.4 cm^2,重度狭窄:0.5~0.9 cm^2,极重度狭窄:<0.5 cm^2。

(2)压力降半时间(PHT)计算二尖瓣口面积(MVA):心尖四腔观脉冲波多普勒取样容积置于二尖瓣口可记录到部分充填、E峰和A峰速度增快并相连的血流频谱,多普勒测量压力降半时间延长。二尖瓣口的血流频谱压力降半时间与二尖瓣口狭窄程度成正比。正常时压力降半时间<60 ms;二尖瓣狭窄时,压力降半时间延长至100~400 ms或更长。根据Hatle等的经验公式(MVA=220/PHT)可计算血流通过二尖瓣瓣口的有效面积。用Hatle经验公式测量二尖瓣口面积可有效地避免二维超声心动图测量二尖瓣口面积造成的误差。但PHT的长短不仅与瓣口面积有关,同时也受二尖瓣口血流量(Q)和跨瓣峰值压差(PPG)的影响,PHT=C(常数)·Q/PPG·MVA。因此该公式的应用也有一定的限制,仅适用于单纯二尖瓣狭窄。

(3)多普勒超声心动图测量二尖瓣口的跨瓣压力阶差:脉冲波多普勒取样容积于二尖瓣口处记录舒张期最大血流速度和平均血流速度,可通过简化的柏努利方程(PG=4V^2)计算瞬时最大压力阶差(PPG)及平均压力阶差(MPG)。正常时PPG<4 mmHg,MPG≤1 mmHg;轻度瓣口狭窄时MPG约5~10 mmHg,中度瓣口狭窄时MPG约10~20 mmHg,重度瓣口狭窄时MPG>20 mmHg。跨瓣压差的变化与通过瓣口的血流量及瓣口面积密切相关,在一定程度上反映瓣口的狭窄程度。

(四)在经皮二尖瓣狭窄球囊扩张术中的应用

1.适应证选择

经皮二尖瓣狭窄球囊扩张术(PBMV)的效果与二尖瓣病变程度的轻重及二尖瓣功能的好坏具有密切的关系。超声心动图观察二尖瓣形态学改变、运动状态及彩色多普勒有无反流等对预测PBMV的成功率具有明确的指导意义。

(1)二尖瓣病变程度打分法:①瓣膜活动度。1分:仅二尖瓣瓣尖活动受限;2分:瓣膜下部活动受限、中部基底部活动正常;3分:舒张期瓣膜中下部活动受限、基底部向前运动;4分:舒张期瓣膜只有轻微或无向前运动。②瓣膜增厚。1分:瓣尖轻度增厚(4~5 mm);2分:瓣尖增厚明显(5~8 mm)、瓣叶中部厚度正常;3分:瓣膜整体增厚(5~8 mm);4分:瓣膜整体明显增厚(>8 mm)。③瓣下结构。1分:瓣下局部腱索轻度增厚;2分:腱索增厚达近端1/3;3分:腱索增厚达远端1/3;4分:腱索广泛增厚、缩短并扩展到乳头肌。④瓣膜钙化。1分:瓣尖局限性回声增强;2分:瓣尖呈弥漫的回声增强;3分:回声增强蔓延至瓣叶中部;4分:瓣膜大部分回声增强。

将上述四个方面的瓣膜病变情况累计后获得半定量的积分值。积分值越大,说明瓣膜病变越重。Wilkin应用二尖瓣积分对PBMV的效果进行预测,发现当积分值>11时,PBMV的效果较差;积分值越小,PBMV的效果越好。根据临床经验,积分值<8时可考虑行PBMV治疗。尽管二尖瓣积分法对PBMV术前病例选择具有明确的指导意义,但其预测作用并非十分满意,临床上还需考虑其他影响因素。

(2)二尖瓣钙化的影响:①钙化程度:二尖瓣明显纤维化、钙化是PBMV效果不佳的主要原因之一。超声心动图发现二尖瓣明显增强的(回声强度相当于心包的回声强度)点、条、甚至团状回声是其判断钙化的主要依据。Henry 报道经手术切下的二尖瓣标本证实的钙化发生率占超声心动图强回声的 74%。Schweize 用 X 线对手术切下的二尖瓣标本拍片发现 X 线证实的钙化发生率占超声心动图强回声的 67%。只要超声心动图发现二尖瓣瓣缘有明显增强的团状回声,PBMV 的效果多不佳。②钙化部位:二尖瓣钙化的部位对 PBMV 效果具有明显的影响。研究显示 X 线标本拍片和超声心动图二尖瓣钙化位于前外和后内两个交界处(交界处前、后瓣均钙化融合)及交界处前瓣或后瓣者分别占 71.4% 和 76.9%。

(3)二尖瓣反流:理论上,存在二尖瓣反流者不宜行 PBMV。由于彩色多普勒检测二尖瓣反流的敏感性极高,彩色多普勒发现极少量的二尖瓣反流时根据患者综合情况,仍可考虑在适当掌握扩张力度的条件下行 PBMV。轻 - 中度以上的二尖瓣反流时不宜行 PBMV。

2. PBMV 术中监测

(1)术中定位:经食管超声心动图(TEE)或经胸超声心动图(TTE)可以显示房间隔卵圆窝处回声的厚薄和动度情况,为术中选择房间隔穿刺部位提供信息。房间隔穿刺一般情况在 X 线透视下即可完成,如遇个别穿刺困难者可用超声心动图配合观察;但二维超声心动图实时追踪活动的导管前端费时、费事,实时三维超声心动图在这方面的作用有所加强。

(2)评价疗效:超声心动图于 PBMV 术后即刻即可用于评价其效果。二维超声心动图二尖瓣口短轴切面显示 PBMV 术后二尖瓣口面积 >1.5 cm^2 或频谱多普勒测量跨瓣压差 <10 mmHg、且无明显二尖瓣反流(不超过少量)者为效果良好。如术前瓣膜较厚、狭窄较明显,不易扩张至上述程度时,不可强行扩张,以免造成二尖瓣反流;此时,可以以二尖瓣口面积比术前增加 >50% 为有效标准。

(3)检出并发症:彩色多普勒超声心动图可于 PBMV 术后即刻观察有无新出现的二尖瓣反流或原有的少量反流是否增大,对于一次扩张效果不理想是否需要进一步继续扩张以及扩张力度的掌握具有指导作用。如出现明显的二尖瓣反流,超声心动图对反流量的大小、是否发生腱索断裂和瓣叶撕裂等可以做出明确的判断,为下一步是否需要采取手术治疗提供详细的资料。此外,超声心动图术中还可及时、准确地发现有无新出现的心包积液或原有的心包积液量是否突然增大,对判断 PBMV 过程中有无心壁损伤及心包积血具有诊断意义。

二、二尖瓣关闭不全

(一)病理解剖

风湿性二尖瓣关闭不全常合并二尖瓣狭窄,而单纯二尖瓣关闭不全较少见,仅占风湿性二尖瓣疾病的 10% 左右。风湿性心内膜炎导致二尖瓣瓣膜瘢痕及挛缩、引起瓣膜组织缺少,是造成关闭不全的常见原因。腱索缩短,瓣膜硬化限制了瓣膜的活动,也是产生关闭不全的原因。

(二)病理生理

二尖瓣关闭不全时,左心室收缩期部分血液反流入左心房。由于收缩期左心室与左心房之间的压力差大,少 - 中量的二尖瓣反流即可导致左心房容量增大、扩张,此时由于二尖瓣反流量不大及左心房扩张代偿,肺动脉压不一定升高。大量二尖瓣反流时,左心房压力明显升高,可导致肺动脉高压。此外,反流至左心房的血液舒张期再回入左心室,致使左心室容量负荷增加,充盈压升高,发生扩张,最终可导致左心室充血性心力衰竭。中-大量二尖瓣反流时,由于反流血流使左心房内血流运动加速,反而不如单纯二尖瓣狭窄容易发生血栓。

(三)超声诊断

彩色多普勒血流显像对检出瓣口反流的敏感性与特异性很高,是临床上诊断瓣膜关闭不全极为重要的工具。频谱多普勒则在定量诊断上有重要作用,而二维和M型超声心动图只有辅助诊断意义。

1. 定性诊断

(1)心尖四腔观彩色多普勒血流图显示收缩期由左心室经二尖瓣口向左心房走行的蓝色为主、五彩镶嵌射流,射流方向可为中心性射流或沿房壁射流(图27-6)。如反流量较小,则仅见自二尖瓣口进入左心房的窄束蓝色为主轻度五彩镶嵌射流,面积小、时间短(不一定持续全收缩期)。

(2)心尖四腔观频谱多普勒于左心房内检测到收缩期的负向血流频谱,连续波多普勒显示其最大速度一般达 3~5 m/s。

(3)重度二尖瓣关闭不全二维超声心动图可显示明确的关闭不全间隙(图27-7)。中度二尖瓣关闭不全在参考彩色多普勒反流束经过二尖瓣口情况下,二维超声心动图多可显示或隐约显示其关闭不全间隙。轻度二尖瓣关闭不全二维超声心动图多不能显示关闭不全间隙。

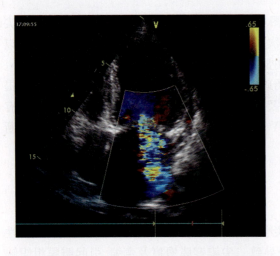

心尖四腔观左心房内中量蓝色为主、五彩镶嵌射流

图27-6 二尖瓣反流彩色多普勒血流图

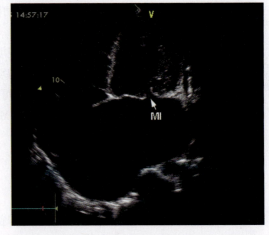

心尖四腔观显示收缩期二尖瓣关闭不全间隙(MI)

图27-7 二尖瓣关闭不全二维超声心动图

(4)二维超声心动图显示二尖瓣叶多增厚、钙化,腱索缩短,常合并二尖瓣狭窄。

(5)二维及M型超声心动图显示左心房、左心室扩大。代偿期室间隔、左室壁运动增强,失代偿期室间隔、左室壁运动减弱。

(6)二尖瓣大量反流时,大血管短轴观显示肺动脉增粗,M型超声心动图显示肺动脉后瓣为 a 波减低或消失、收缩期呈"W"形或"V"形的高压曲线。

2. 半定量和定量诊断及其临床价值

二尖瓣反流的准确定量是心血管病定量诊断中的一个难题。X 线作为传统的二尖瓣反流评估的"金标准"实际上也受到众多因素的影响。X 线左心室造影半定量诊断二尖瓣反流程度受到造影剂质量、注射量、注射速度、心导管位置、左心房大小及其顺应性、每搏量、心率、反流方向、放射线穿透力等诸多因素的影响。心导管－X 线左心室造影法定量诊断二尖瓣反流容量需同时测量左心室每搏量和有效每搏量,一方面左心室造影测量左心室每搏量系采用双平面－长度法、准确性受到其公式假设条件的影响,另一方面心导管技术 Fick 氏法或热稀释法即使在各操作和测量环节上力求认真准确,仍可有 5%～10% 的误差。此外,该方法系有创性检查,不宜反复应用。超声心动图的特点是无创伤、简便,为临床上二尖瓣反流的检测提供了一种实用的方法。

(1) 反流束长度:在彩色多普勒血流成像早期研究中,有人发现二尖瓣反流束长度与反流量有一定关系。①其反流量半定量方法为:Ⅰ度反流信号达左心房近端 1/3;Ⅱ度达左心房的 1/3～1/2 之间;Ⅲ度达左心房的 1/2 以上;Ⅳ度达左心房顶部的肺静脉内。②Miyatake 则根据 X 线左心室造影结果按彩色多普勒反流长度将二尖瓣反流进行半定量:Ⅰ度 <1.5 cm;Ⅱ度 1.5～3.0 cm;Ⅲ度 3.0～4.5 cm;Ⅳ度 >4.5 cm。Ⅰ～Ⅱ度为轻度反流,Ⅲ度为中度反流,Ⅳ度为重度反流。反流长度法评价二尖瓣反流程度有较大的局限性。研究表明反流束长度不仅与反流量有关,而且还与压力阶差有关;而后者对反流束长度的影响比前者更大。临床上不难见到二尖瓣轻度关闭不全合并明显主动脉狭窄时,二尖瓣反流呈细而长的反流束的病例。因此,此方法即使是半定量评价二尖瓣反流作用也有限,目前临床上较少用。

(2) 反流束面积:彩色多普勒血流成像研究早期,有作者根据二尖瓣反流面积将反流分级定为:Ⅰ度 <1.5 cm^2;Ⅱ度 1.5～3.0 cm^2;Ⅲ度 3.0～4.5 cm^2;Ⅳ度 >4.5 cm^2。然而,这一最初的研究结果与后来的研究结果相差甚远。Spain 报道用二尖瓣反流面积 <4.0 cm^2 来预报轻度二尖瓣反流的敏感性为 85%、特异性为 75%;用二尖瓣反流面积 >8.0 cm^2 来预报重度二尖瓣反流的敏感性为 82%、特异性为 94%。目前临床上较常用后者的标准作为二尖瓣反流简单、初步的半定量评估。

(3) 二尖瓣反流面积与左心房面积比值:基于对彩色多普勒二尖瓣反流面积绝对值影响因素较多的考虑,有作者提出采用二尖瓣反流射流面积/左心房面积(RJA/LAA)作为相对值来对二尖瓣反流进行半定量评估。具体标准为:轻度二尖瓣反流 RJA/LAA <20%,中度二尖瓣反流 RJA/LAA 20%～40%,重度二尖瓣反流 RJA/LAA >40%。此标准的主要以 X 线左心室造影评估二尖瓣反流的方法作为参考依据。

(4) 彩色多普勒过反流口窄径:二尖瓣关闭不全时心尖四腔观彩色多普勒显示反流口左心室侧血流信号逐渐加速、经过反流口射入左心房。放大反流口局部图像可显示彩色多普勒过反流口窄径。彩色多普勒过反流口窄径 <2.5 cm 为轻度关闭不全,2.6～4.5 cm 为中度关闭不全,>4.5 cm 为重度关闭不全(图 27－8)。

(5) 血流汇聚法测量二尖瓣反流量:二尖瓣关闭不全时,彩色多普勒血流信号从二尖瓣口左室侧经二尖瓣关闭不全射入左心房。在二尖瓣口的左心室侧可以见到彩色多普勒由于混叠形成的蓝色向红色转换的半球形等速表面区(PISA)。测量等速表面区至二尖瓣反口的垂直距离(图27-8),可通过下式计算等速表面区流量;根据流体连续性原理等速表面区流量等于二尖瓣反流量。$FCQ_{MR} = 2\pi R^2 \cdot NL \cdot Ts \cdot Vm/Vp = 2\pi R^2 \cdot NL \cdot VTI/Vp$

公式中 FCQ_{MR} 表示二尖瓣反流等速表面的流量(mL/s);R 表示等速表面至二尖瓣反流口的瞬间最大距离(cm);$2\pi R^2$ 表示半球表面积(cm^2);NL 表示混叠极限速度(cm/s);Ts 表示收缩间期(s);Vm 表示二尖瓣反流平均血流速度(cm/s);Vp 表示二尖瓣反流峰值血流速度(cm/s);VTI 表示二尖瓣反流血流速度时间积分(cm);Ts · Vm = VTI。

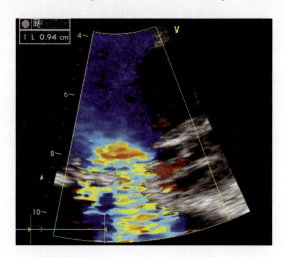

二尖瓣口局部放大的血流汇聚图,见二尖瓣口左室侧由蓝色向红色转换的半球形等速表面区,测量半球半径为0.94 cm

图 27-8 二尖瓣关闭不全血流汇聚图

众所周知,彩色多普勒反流射流仅能作为二尖瓣反流的半定量参数;而血流汇聚法测量二尖瓣反流为定量参数。作者自己的研究结果显示:与彩色多普勒射流面积不同,血流汇聚法定量受血流动力学及超声仪器等众多因素的影响较小。但跨瓣压差、混叠速度(Nyquist 极限速度)的变化可使等速区形状发生变化。二尖瓣反流血流汇聚的 Nyquist 速度选择以 46~58 cm/s 为宜。由于理想的等速半球形在临床实践中较难达到,因此血流汇聚定量并不一定精确。但血流汇聚区法属于定量检测方法,较之二尖瓣反流射流束的半定量方法,从临床实用的角度出发不失为一种检测二尖瓣反流量的有用的方法。

(6)有效反流口面积:有效反流口面积是指处于反流束最大流速平面的流体束截面积,位于解剖反流口的略远端。有效反流口面积与解剖反流口密切相关,通常前者是后者的0.61 倍。计算公式为:$EROA_{MV} = RV_{MV}/VTI_{MR}$

公式中 $EROA_{MV}$ 表示二尖瓣有效反流口面积(cm^2);RV_{MV} 表示二尖瓣反流量(mL/s),可以按上述方法用频谱多普勒方法或血流汇聚方法测得。VTI_{MR} 表示二尖瓣反流血流速度时间积分(cm)。

研究显示,应用血流汇聚法测量的二尖瓣有效反流口面积与左心室造影二尖瓣反流分级、心导管测量的反流分数及频谱多普勒测量的二尖瓣反流量和反流分数均具有一定相关性,相关系数分别为 0.81、0.77、0.93 和 0.82。作者曾根据频谱多普勒测量的反流分数对血流汇聚法测量的二尖瓣有效反流口面积进行分级,标准为:轻度二尖瓣反流 <10 mm^2;中度二尖瓣反流 10~30 mm^2;重度二尖瓣反流 >30 mm^2。而 Enriques – Sarano 则根据手术分级对血流汇聚法测量的二尖瓣有效反流口面积进行分级:轻度二尖瓣反流 <10 mm^2;中度二尖瓣反流 10~35 mm^2;重度二尖瓣反流 >35 mm^2。两组研究虽参考的标准不同,但获得的结果却颇为相似。

(四)鉴别诊断

1. 生理性反流

彩色多普勒检出二尖瓣反流具有很高的敏感性。临床上常常发现彩色多普勒超声心动图检出极少量二尖瓣反流信号,而无任何症状及体征者。有作者将这种临床上及影像学检查无任何异常的极少量二尖瓣反流称为"生理性反流"。生理性反流通常应具备以下几个条件:①无二尖瓣及瓣下结构异常引起的二尖瓣关闭不全。②无左心室及左心房扩大引起的二尖瓣相对性关闭不全。③彩色多普勒反流信号以蓝色为主、很少出现五彩镶嵌色。④反流发生在收缩早期。⑤反流束长度通常小于1 cm。

有人报道TEE发现二尖瓣、三尖瓣和肺动脉瓣的生理性反流发生率分别可高达20%~30%、40%~50%和70%~80%;而中年人以前很少发生主动脉瓣反流。TTE检出生理性反流发生率低于TEE。因生理性反流对心脏血流动力学无任何影响,故临床上需注意与病理性二尖瓣反流鉴别。

2. 其他原因引起的二尖瓣反流

非风湿病原因引起的二尖瓣反流主要包括:二尖瓣脱垂、腱索断裂、乳头肌功能不全、感染性心内膜炎、先天性二尖瓣关闭不全以及左心室、左心房扩大引起的二尖瓣相对性关闭不全等。其特点如下:

(1)二尖瓣脱垂表现为部分瓣叶收缩期超过瓣环连线凸向左心房。

(2)腱索断裂重者出现二尖瓣连枷样运动,轻者表现为一侧瓣叶收缩期上移、与对侧瓣叶形成关闭点错位,部分患者可见断裂的腱索呈甩鞭样运动。

(3)乳头肌功能不全主要发生于冠心病患者,分别为乳头肌纤维化、室壁瘤及左心室扩大导致二尖瓣对合不良出现关闭不全所致;表现为乳头肌回声增强、收缩期无缩短,乳头肌附近的室壁瘤或左心室扩大导致二尖瓣关闭点位置异常、出现反流。

(4)感染性心内膜炎表现为蓬草样团块附着于二尖瓣上,随二尖瓣启闭大幅摆动,二尖瓣可有连枷样运动。

(5)先天性二尖瓣关闭不全发病年纪小,瓣叶多无明显增厚,部分患者于二尖瓣口水平左室短轴切面可见二尖瓣副瓣、前瓣曲折、瓣叶近前外或后内连合处部分缺如等,部分患者可合并先天性二尖瓣狭窄。

三、主动脉瓣狭窄

(一)病理解剖

风湿性主动脉瓣狭窄是指风湿性心脏炎累及主动脉瓣,形成瓣叶连合处粘连融合导致的主动脉瓣口减小。瓣尖卷缩、瓣叶增厚、瘢痕形成并可合并钙化。重者瓣口呈小三角形、甚至小圆形,多合并关闭不全。

(二)病理生理

正常主动脉瓣口面积约3 cm^2,左心室与主动脉间的压力阶差小于5 mmHg。当瓣口减小到正常1/2时,可明确测出压力阶差增大。当瓣口减小到正常的1/4时,才出现明显的临床症状。主动脉瓣狭窄时左心室与主动脉间的压力阶差增大、左心室压力负荷增加,作为代偿性改变左心室收缩增强、并逐渐增厚。左心室增厚的程度主要与主动脉瓣狭窄程度和病程有关。左心室肥厚可导致左室舒张功能受损,失代偿期左心室增大、左室收缩功能降低。

(三)超声诊断

1. 定性诊断

(1)主动脉瓣增厚、回声增强,主动脉瓣可有明显增强的点状、条状或团状回声,主动脉瓣交界处粘连、活动受限(图27-9)。

(2)主动脉瓣开放幅度减小。M型超声心动图显示瓣膜呈粗条状回声,开放间距变小,小于主动脉内径的75%以上。二维超声心动图主动脉短轴观测量瓣口面积小于 2 cm^2。

(3)彩色多普勒显示从主动脉瓣口向升主动脉内走行的蓝色为主的五彩镶嵌射流(图27-10)。

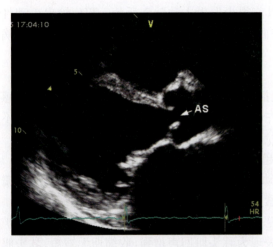

胸骨旁左室长轴观主动脉瓣叶增厚、开放受限

图27-9 主动脉瓣狭窄二维超声心动图

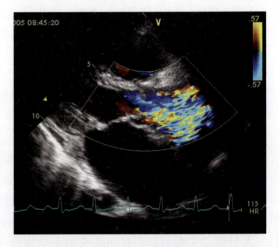

彩色多普勒血流图显示主动脉瓣上蓝色为主、五彩镶嵌射流

图27-10 主动脉瓣狭窄彩色多普勒血流图

(4)心尖五腔观上连续波多普勒取样线通过主动脉瓣,检测到收缩期高速湍流频谱(图27-11),峰值速度可大于 4 m/s。

(5)左心室向心性肥厚、室壁运动增强,失代偿期左心室可扩大。

(6)主动脉瓣狭窄明显、病程较长者可显示升主动脉狭窄后扩张。

2. 半定量和定量诊断及其临床价值

(1)主动脉瓣口面积 主动脉瓣口面积是判断狭窄程度的重要依据。主动脉短轴切面可以显示主动脉瓣口开放情况,并可测量其大小。正常主动脉瓣口面积约 3.0 cm^2,1.1~1.9 cm^2 为轻度狭窄,0.75~1.0 cm^2 为中度狭窄,<0.75 cm^2 为重度狭窄。

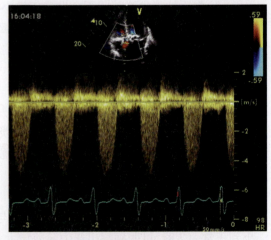

心尖五腔观连续波多普勒取样线通过主动脉瓣口记录到舒张期负向高速湍流频谱

图27-11 主动脉瓣狭窄多普勒频谱图

主动脉瓣口面积测量准确性受主动脉瓣狭窄严重程度、回声强弱、瓣口形状及检查操作手法的影响。瓣口明显狭窄、回声明显增强、瓣口形状不规则时，主动脉瓣口面积不易准确测量；此时不可勉强用二维超声心动图测量，可采用频谱多普勒技术测量其压力阶差等其他方法进行定量。

(2) 主动脉瓣跨瓣压差：主动脉瓣跨瓣压差与主动脉瓣狭窄的严重程度成正比，是判断主动脉瓣狭窄严重程度的重要定量指标。主动脉瓣跨瓣压力阶差参数分为最大压力阶差和平均压力阶差。最大压力阶差反映瞬间最大的跨瓣压差，平均压力阶差反映全收缩期的平均跨瓣压差，定量意义大于最大压力阶差。①轻度狭窄：最大压力阶差和平均压力阶差分别为 5~30 mmHg 和 4~20 mmHg。②中度狭窄：最大压力阶差和平均压力阶差分别为 30~60 mmHg 和 20~50 mmHg。③重度狭窄：最大压力阶差和平均压力阶差分别为 >60 mmHg 和 >50 mmHg。

采用连续波多普勒记录主动脉瓣跨瓣频谱、并应用轨迹球勾画其频谱，超声仪器上的相关软件可自动计算出最大压力阶差和平均压力阶差。一般情况下，多普勒最大压力阶差高估心导管最大压力阶差 20~30 mmHg，而多普勒平均压力阶差高估心导管平均压力阶差的程度较少。

(3) 连续方程法：根据连续方程原理，在无分流和反流时血流通过各瓣口及流出道的血流量应相等。因左室流出道面积的计算较其他瓣口面积的计算简单、准确，通常采用左室流出道与主动脉瓣口的关系来计算主动脉瓣口面积，公式如下表示 $A_{AV} = A_{LVOT} \cdot VTI_{LVOT} / VTI_{AV}$。

公式中 A_{AV} 表示主动脉瓣口面积；A_{LVOT} 表示左室流出道面积，通常于胸骨旁左室长轴观测量紧邻主动脉瓣环下方之左室流出道内径(D)，再根据圆面积公式($A = \pi D^2 / 4$)计算获得；VTI_{LVOT} 表示左室流出道血流速度时间积分，于心尖五腔观脉冲波多普勒取样容积置于上述测量左室流出道内径之相同部位记录多普勒频谱，勾画包络线获得；VTI_{AV} 表示主动脉瓣口血流速度时间积分，主动脉瓣狭窄时采用连续波多普勒于心尖五腔观记录主动脉瓣狭窄多普勒频谱，勾画包络线获得。

采用连续波多普勒记录主动脉瓣狭窄多普勒频谱勾画外包络线获得的血流速度时间积分可高估瞬间的平均红细胞流速，进而根据上式计算的主动脉瓣狭窄口面积就会被低估；湍流越重、流速越快，则低估的越明显。此外，在应用上式进行定量时还应尽量减小因多普勒测量角度过大造成的多普勒频谱低估以及因左室流出道内径测量不准确造成的其面积测量误差。后者尤为应该重视，因采用直径计算圆面积时其直径值需平方，此时较小的内径测量误差转换为面积时则会变为较大的误差。

(4) 速度比：主动脉瓣狭窄时采用主动脉瓣下左室流出道速度与主动脉瓣上速度比值半定量诊断主动脉瓣狭窄程度。即用脉冲多普勒测量左室流出道血流速度，而连续波多普勒测量主动脉瓣上高速射流；计算两者比值。该方法简单、实用、相对准确。详见表 27-1。

(四) 其他原因致主动脉瓣狭窄

1. 先天性主动脉瓣狭窄

二维超声心动图胸骨旁左室长轴观及心尖五腔观显示主动脉瓣收缩期瓣尖开放受限、呈"圆顶帐篷样"，瓣叶通常无明显增厚。大血管短轴观收缩期可见部分主动脉瓣叶交界融合或二叶或多叶主动脉瓣。狭窄较明显、病程较长者左室壁增厚程度通常较风湿性主动脉瓣狭窄更为明显,且升主动脉狭窄后扩张。如先天性主动脉瓣狭窄伴发风湿性损害,瓣膜也可表现为增厚、回声增强,应注意从瓣膜形态上鉴别。

表 27-1 主动脉瓣狭窄程度

定量参数	主动脉瓣狭窄程度		
	轻度	中度	重度
主动脉射流速度(m/s)	2.6~2.9	3.0~4.0	>4.0
平均压力阶差(mmHg)	<20(<30[a])	20~40[b](30~50[a])	>40[b](>50[a])
AVA(cm^2)	>1.5	1.0~1.5	<1.0
标化 AVA(cm^2/m^2)	>0.85	0.60~0.85	<0.6
速度比	>0.50	0.25~0.50	<0.25

a:ESC 指南;b:AHA/ACC 指南;AVA:瓣口面积
参考:Baumgartner H, Hung J, Bermejo, et al. Echocardiographic assessment of valve stenosis: EAE/ASE recommendations for clinical practice. J Am Soc Echocardigr, 2009, 22(1):1-23.

2. 老年性主动脉瓣狭窄

老年性主动脉瓣退行性变可发生瓣叶钙化,多数无主动脉瓣狭窄。极少数患者表现为瓣膜明显钙化、增厚,出现主动脉瓣狭窄。老年性主动脉瓣狭窄瓣叶交界处多无明显粘连、且多伴瓣环钙化。

3. 先天性主动脉瓣下及瓣上狭窄

先天性主动脉瓣下狭窄二维超声心动图可显示主动脉瓣下异常的纤维隔膜或纤维肌性增生性结构、而主动脉瓣本身无狭窄;彩色多普勒显示于主动脉瓣下开始出现湍流而非发生于主动脉瓣口。先天性主动脉瓣上狭窄二维超声心动图可显示主动脉瓣上的主动脉结构狭窄,多发于嵴部和升主动脉,彩色多普勒显示于主动脉瓣上开始出现湍流。

四、主动脉瓣关闭不全

(一)病理解剖

风湿性主动脉瓣病变多与风湿性二尖瓣病变并存。主动脉瓣关闭不全多同时伴有狭窄且关闭不全的发生早于狭窄。病理改变主要是瓣膜增厚、硬化、缩短及畸形。

(二)病理生理

轻度主动脉瓣关闭通常无明显血流动力学异常。中-重度主动脉瓣关闭由于舒张期主动脉血流反流入左心室,导致左心室舒张末压增高、容量负荷增加,左心室扩大。因左心室心肌初长度增加,导致左心室代偿性收缩增强,射血分数增大。由于舒张期主动脉血流反流入左心室,尽管收缩期通过主动脉瓣口进入主动脉的流量增大,但实际前向每搏量反而减少,左心室无效做功增大。进入失代偿期时,左心室射血分数和每搏量减低,出现心力衰竭。

(三) 超声诊断

1. 定性诊断

（1）彩色多普勒血流图于心尖五心腔观显示舒张期起自主动脉瓣口向左心室反流的红色为主、五彩镶嵌的血流信号（图 27-12）。

（2）连续波多普勒于心尖五心腔观取样线通过主动脉瓣口，检测到正向射流频谱，峰值速度常大于或等于 4 m/s。

（3）主动脉瓣叶多增厚、纤维化、钙化，回声呈条状、团状增强，活动受限。

（4）中-重度主动脉瓣关闭不全二维超声心动图可见舒张期关闭不全间隙。

（5）当反流冲击二尖瓣前瓣且二尖瓣前瓣纤维化、钙化不明显时，M 型超声心动图可记录到二尖瓣前瓣舒张期快速震颤运动波形。

（6）左心室扩大，主动脉增宽；合并主动脉瓣明显狭窄时，左心室壁增厚。

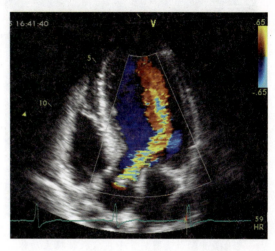

彩色多普勒血流图于心尖五腔观显示主动脉瓣至心尖红色为主、五彩镶嵌的大量反流

图 27-12 主动脉瓣反流彩色多普勒血流图

（7）重度主动脉瓣关闭不全时，胸骨上窝主动脉弓长轴观于降主动脉彩色多普勒血流图显示舒张期红色逆流血流信号，频谱多普勒记录到舒张期正向血流频谱。

2. 半定量和定量诊断及其临床价值

（1）反流长度：彩色多普勒显像主动脉瓣反流长度是超声心动图对主动脉瓣反流最简易的半定量方法。半定量标准为轻度：反流不超过二尖瓣尖；中度：反流达乳头肌水平；重度：反流达心尖部。

反流长度法在临床上对部分患者判断主动脉瓣反流程度具有一定的作用且判断迅速、实用。但彩色多普勒反流长度除与主动脉瓣关闭不全有关外，还在较大程度上与压力阶差有关，用此方法评估主动脉瓣反流程度时应关注后者的影响。

（2）反流束最窄径：反流束最窄径（VC）是指反流通过关闭不全间隙时所测量到的彩色多普勒反流束最窄径，此参数与关闭不全大小密切相关。

（3）反流宽度与面积：彩色多普勒血流显像测定主动脉瓣反流起始处的宽度和面积（JA），与反流口的大小有一定相关性，可以对主动脉瓣反流程度进行半定量评估。

方法为：于胸骨旁左室长轴观测量紧邻主动脉瓣环下方的左室流出道宽度（LVOTW）和此处主动脉瓣反流束宽度（JW），计算后者与前者的比值（JW/LVOTW）（图 27-13）；左室流出道最高处短轴观（紧邻主动脉短轴观下方）测量左室流出道面积（LVOTA）和此处主动脉瓣反流束截面积（JA），计算后者与前者的比值（JA/LVOTA）（图 27-14）。半定量标准见表 27-2。

研究显示 JW/LVOTW 和 JA/LVOTA 与 X 线造影和其他方法测量主动脉瓣的反流分数具有较好的相关性,相关系数达 0.85~0.95。临床上用此方法可以对 90% 以上患者的主动脉反流程度作出正确的判断;但当反流口不呈圆形时,则影响 JW/LVOTW 判断的准确性。

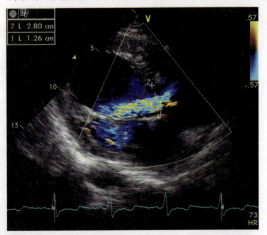

彩色多普勒血流图胸骨旁左室长轴观主动脉瓣至乳头肌蓝色为主、五彩镶嵌的反流束,测量左室流出道顶端及此处反流束宽度分别为 2.8 cm 和 1.26 cm

图 27-13　主动脉瓣反流束宽度

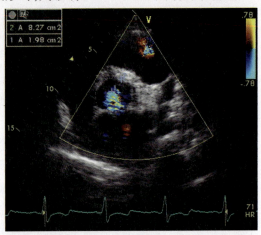

彩色多普勒血流图左室流出道短轴观测量左室流出道截面积及此处主动脉瓣反流束截面积分别为 8.27 cm^2 和 1.98 cm^2

图 27-14　主动脉瓣反流束截面积

表 27-2　主动脉瓣反流程度

定量参数	主动脉瓣反流程度			
	轻度(Ⅰ度)	中度(Ⅱ度)	中重度(Ⅲ度)	重度(Ⅳ度)
VC 宽度(cm)	<0.3	0.3~0.45	0.45~0.6	>0.6
JW/LVOTW	<25	25~45	46~64	≥65
JA/LVOTA	<5	5~20	21~59	≥60
反流量(mL/搏)	<30	30~44	45~59	≥60
RF(%)	<30	30~39	40~49	≥50
EROA(cm^2)	<0.10	0.10~0.19	0.20~0.29	≥0.30

VC:反流束最窄径;JW/LVOTW:主动脉瓣反流束宽度/左室流出道宽度;JA/LVOTA:主动脉瓣反流束横截面积/左室流出道横截面积;RF:反流分数;EROA:有效反流口参考面积

参考:Baumgartner H, Hung J, Bermejo, et al. Echocardiographic assessment of valve stenosis: EAE/ASE recommendations for clinical practice. J Am Soc Echocardigr, 2009,22(1):1-23.

(4)反流量测定:主动脉瓣关闭不全时主动脉瓣口血流量为每搏总排血量,二尖瓣口或肺动脉瓣口血流量为每搏有效排血量。主动脉瓣关闭不全的反流量等于主动脉瓣口血流量减去二尖瓣口或肺动脉瓣口血流量。公式：ARV ＝（AVF－MVF）＝（AVF－PVF）。

公式中 ARV 表示主动脉瓣反流量；AVF 表示主动脉瓣口血流量，可用左心室流出道血流量代替，为左心室流出道面积与左心室流出道血流速度时间积分之积（方法见上述主动脉瓣狭窄之连续方程法）；MVF 表示二尖瓣口血流量，可用二尖瓣环血流量代替，先分别于心尖两腔和胸骨旁左室长轴观测量二尖瓣环长径（a）、短径（b）（瓣环无扩大时也可于二尖瓣环横切面分别测量），根据椭圆形面积公式 A ＝（a·b）/4 计算出二尖瓣环面积，再乘以二尖瓣环处血流速度时间积分获得。PVF 表示肺动脉瓣口血流量，可用肺动脉瓣环血流量代替，方法同左心室流出道血流量之计算方法。

该方法计算主动脉瓣反流量为定量方法，但计算较复杂。采用该方法计算主动脉、二尖瓣环和肺动脉流量，即使各瓣膜无反流也可存在 10% ～15% 的误差。其准确性主要受二尖瓣环长径、短径和肺动脉瓣环内径测量误差的影响；检查时往往不易获得最佳二尖瓣环长径、短径的二维超声切面，肺动脉瓣环内径也常常由于肺气的影响不易准确测量。

（5）反流分数测定：主动脉瓣反流分数指主动脉瓣反流量占主动脉瓣每搏量的比值。计算公式如下：AVRF ＝（AVF－MVF）/AVF ＝（AVF－PVF）/AVF。

注：公式中 AVRF 表示主动脉瓣反流分数，AVF、MVF 和 PVF 含义及计算方法同上述。

（6）有效反流口面积：有效反流口面积（EROA）计算公式如下：EROA ＝ ARV/ATVI。

公式中 ARV 表示主动脉瓣反流量；ATVI 表示主动脉瓣反流时间速度积分。

（7）左心室舒张末压的测定：左心室舒张末压可用连续波多普勒测量主动脉瓣反流速度来计算。LVEDP ＝ DBP － PG_{AR}。

公式中 LVEDP 表示左心室舒张末压，DBP 表示肱动脉舒张压，PG_{AR} 表示主动脉瓣反流跨瓣压差（由主动脉瓣反流舒张末期的峰值速度换算）。正常时 LVEDP 为 0～10mmHg。

主动脉瓣反流量越大，左心室舒张末期压越高；此时舒张期主动脉与左心室间的压力阶差也迅速下降，压力降半时间变短。

（四）其他原因致主动脉瓣关闭不全

1. 老年性主动脉瓣退行性变

正常人中年以前很少发生主动脉瓣反流。老年人主动脉瓣退行性变、纤维化、甚至钙化可导致不同程度的主动脉瓣反流。老年人主动脉瓣退行性变导致的反流一般较轻微，瓣叶略增厚、回声略增强。较重的主动脉瓣退行性变瓣叶钙化明显，瓣叶增厚、回声增强，且多伴瓣环回声增强，反流可较明显；但瓣叶交界处无粘连，与风湿性主动脉病变不同。

2. 先天性主动脉瓣关闭不全

先天性主动脉瓣关闭不全于主动脉短轴观可见一叶或多叶瓣发育短小，瓣叶可为二叶瓣或多叶瓣，可合并主动脉瓣狭窄。瓣尖略增厚、回声略增强；但瓣体多无增厚。先天性主动脉瓣关闭不全反流程度视瓣叶发育情况而不同，反流较大、病程较长者，左心室扩大较明显。

3. 感染性心内膜炎

感染性心内膜炎累及主动脉瓣时，可发生明显的主动脉瓣反流。此时多伴有主动脉瓣赘生物及主动脉瓣连枷样运动。部分患者发生主动脉瓣穿孔,反流穿过瓣体或瓣根处。个别患者超声心动图未发现明显赘生物,但可见由于瓣叶发生撕裂导致的瓣缘舒张期脱向左室流出道并伴有快速震颤,主动脉瓣明显反流,也可结合临床考虑感染性心内膜炎。

五、三尖瓣狭窄

(一)病理解剖

风湿性三尖瓣狭窄较少见,临床上发病率只占风湿性瓣膜病的5%以下。绝大多数与风湿性二尖瓣或主动脉瓣的病变并存。其病理改变与二尖瓣狭窄类似,表现为瓣叶增厚、交界处粘连,瓣叶开放受限、面积减小。多数患者不如二尖瓣狭窄严重,仅表现为瓣尖增厚、粘连;病变较重者可累及大部分瓣叶及腱索和乳头肌。

(二)病理生理

三尖瓣狭窄时由于瓣口面积减小,致使右心房血液舒张期充盈右心室受阻,右心房压力增高、扩大,上、下腔静脉回流障碍、体循环淤血,出现下肢浮肿,肝、脾肿大。同时由于右心室充盈减少,使右心排血量减低。

(三)超声诊断

1. 定性诊断

(1)二维超声心动图心尖四腔观显示三尖瓣叶增厚、回声增强,多表现在瓣尖(图27-15)。

(2)三尖瓣开放受限,舒张期瓣叶呈"圆顶帐篷"样,瓣口开放间距<3 cm。

(3)彩色多普勒血流图于舒张期可见由三尖瓣口向右心室的红色混叠或轻度五彩镶嵌射流。

(4)连续波多普勒取样线通过三尖瓣,记录到流速加快的湍流频谱,峰值流速>1 m/s(图27-16)。

(5)右心房扩大,腔静脉、肝静脉扩张。

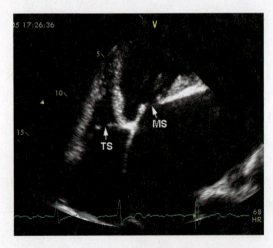

心尖四腔观三尖瓣狭窄(TS),表现为瓣叶增厚、开放受限,此患者同时合并二尖瓣狭窄(MS)

图27-15 三尖瓣狭窄二维超声心动图

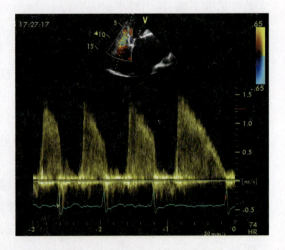

心尖四腔观连续波多普勒取样线通过三尖瓣口,记录到舒张期正向湍流频谱

图27-16 三尖瓣狭窄多普勒频谱图

2. 半定量和定量诊断及其临床价值

正常三尖瓣口为 $6.0 \sim 8.0 \ cm^2$。通常三尖瓣口位于胸骨后方,二维超声心动图难以显示其瓣口横截面;只有在右心室明显扩大、心脏顺钟向转位时才有可能显示三个瓣膜构成的近似圆形的瓣口,但多非标准的瓣口横断面。因此,三尖瓣口狭窄的超声半定量和定量诊断主要依频谱多普勒检测。

(1) 瓣下流速与跨瓣压差:三尖瓣狭窄时,瓣下流速及跨瓣压差增大。临床上一般认为三尖瓣舒张期平均压差 > 2 mmHg 有血流动力学诊断意义。三尖瓣舒张期平均压差 > 5 mmHg 或瓣口面积 < 2.0 cm^2 时,可引起体静脉高压的症状和体征,作为外科和介入治疗的临界指标。根据多普勒瓣下流速与跨瓣压差可对三尖瓣狭窄进行半定量诊断(表 27 - 3)。

表 27 - 3 频谱多普勒评估三尖瓣狭窄程度

狭窄程度	瓣下流速(m/s)	跨瓣压差(mmHg)
轻度	1.0 ~ 1.2	2 ~ 6
中度	1.3 ~ 1.7	7 ~ 12
重度	>1.7	>12

三尖瓣下流速及跨瓣压差评价三尖瓣狭窄程度简便、易行,相对准确,是临床上较为实用的半定量指标。但三尖瓣下流速及跨瓣压差不仅受瓣膜狭窄的影响,三尖瓣反流量较大时对其也有影响。此外,在评价三尖瓣狭窄程度时,多普勒测量的瞬间最大压差高估心导管测量的峰 – 峰压差,多普勒测量角度过大可低估流速和压差等,不可忽视。

(2) 压力降半时间测量三尖瓣口面积:三尖瓣口面积越小,多普勒记录到的瓣下频谱压力降半时间(PHT)越长。理论上与二尖瓣狭窄多普勒通过压力降半时间测量二尖瓣口面积原理相似,可借用二尖瓣狭窄压力降半时间测量二尖瓣口面积的公式(见前述)。但前述压力降半时间测量二尖瓣口面积的公式为二尖瓣狭窄的经验公式,而三尖瓣狭窄的血流动力学特征与二尖瓣狭窄的血流动力学特征不尽相同(如压力阶差不如二尖瓣狭窄时大等),故用此方法测量二尖瓣口面积会有一定误差。

(3) 连续方程法测量三尖瓣口面积:根据连续方程式原理可计算三尖瓣口面积,公式如下:$A_{TV} = A_{PA} \cdot VTI_{PA}/VTI_{TV}$。

公式中 A_{TV}、A_{PA} 分别为三尖瓣口及肺动脉瓣环面积,VTI_{PA}、VTI_{TV} 分别为肺动脉环收缩期血流的速度时间积分及三尖瓣口舒张期血流的速度时间积分。

连续方程法测量三尖瓣口面积要求无明显肺动脉瓣及三尖瓣反流。此外,肺动脉瓣环的准确测量是影响其定量准确性的关键因素。

(四) 其他原因致三尖瓣狭窄

1. 先天性三尖瓣狭窄

超声心动图可见三尖瓣发育异常、腱索过短、乳头肌发育异常、瓣环过小等表现。Ebstein 畸形也偶可合并三尖瓣狭窄,该病超声心动图可见三尖瓣隔瓣和后瓣下移、短小。

2. 其他疾病

其他可以导致三尖瓣狭窄的罕见病因有心内膜弹力纤维增生症、系统性红斑狼疮、类癌综合征等。上述疾病可有心肌本身的增厚或回声增强及室壁运动异常等。

六、三尖瓣关闭不全

(一)病理解剖

风湿性三尖瓣关闭不全发病率很低且多与三尖瓣狭窄并存。病理改变为瓣叶增厚、瓣缘卷曲,出现关闭不全间隙。临床上,大多数三尖瓣关闭不全为相对性关闭不全,继发于各种原因引起的右心室扩张及三尖瓣环扩大,如房间隔缺损、肺动脉高压等。

(二)病理生理

三尖瓣反流使右心房、右心室容量负荷增加、扩张。明显的三尖瓣反流除右心房扩张外,下腔静脉、肝静脉也扩张,导致体循环淤血、肝淤血、腹水等。

(三)超声诊断

1. 定性诊断

(1)彩色多普勒血流图显示收缩期由三尖瓣口射入右心房的蓝色为主、五彩镶嵌的反流信号。

(2)连续波多普勒取样线通过三尖瓣口检测到收缩期负向的高速反流频谱,峰值速度可大于 2 m/s,合并二尖瓣狭窄时,由于存在肺动脉高压,三尖瓣反流速度可达 3~4 m/s。

(3)三尖瓣反流量大时,彩色多普勒血流图可显示肝静脉、下腔静脉内逆流血流信号。脉冲波多普勒于肝静脉、下腔静脉内检测到逆流血流频谱,也是确诊三尖瓣反流的依据。

(4)明显的三尖瓣关闭不全时,二维超声心动图可观察到三尖瓣关闭不全间隙,三尖瓣尖轻度增厚、回声略增强。合并三尖瓣狭窄时,瓣叶增厚、增强较明显。

(5)右房、右室扩大,下腔静脉、肝静脉扩张。

2. 半定量和定量诊断及其临床价值

(1)彩色多普勒三尖瓣反流大小:根据彩色多普勒三尖瓣反流信号的大小可对三尖瓣反流量进行半定量评估。一般而言,反流束达右心房的1/2为轻度反流,反流束达右心房后壁为中度反流,反流束进入腔静脉为重度反流。也可根据反流束的长度(TRL)、面积(TRA)及反流束面积与右心房面积比值(TRA/RAA)来评估三尖瓣反流程度(表27-4)。

表27-4 彩色多普勒评估三尖瓣反流程度

反流程度	TRL(cm)	TRA(cm^2)	TRA/RAA(%)
轻度(Ⅰ度)	<1.5	<2	<20
中度(Ⅱ度)	1.5~3.0	2~4	20~40
中重度(Ⅲ度)	3.0~4.5	4~10	40~60
重度(Ⅳ度)	>4.5	>10	>60

三尖瓣反流束的大小除与三尖瓣关闭不全程度有关外,另一个影响其大小的关键因素是肺动脉压力。风湿性三尖瓣病变时常合并二尖瓣狭窄,二尖瓣狭窄的严重程度直接决定肺动脉压力的高低。肺动脉高压时,三尖瓣反流束可明显延长、增大;如此时评估三尖瓣反流量,应考虑到肺动脉高压的影响。右心房压力及其顺应性也是影响三尖瓣反流量的因素,

右心房压力明显增高和右心房顺应性明显减低,都会使反流束不同程度地减小。

(2) 右心室收缩压:三尖瓣反流时,右心室收缩压不同程度地增高。根据频谱多普勒测量的三尖瓣反流速度可计算右心室收缩压,计算公式如下:$RVSP = PG_{TR} + RAP$。

公式中 RVSP 表示右心室收缩压;PG_{TR}表示三尖瓣反流最大速度换算的压力阶差;RAP 为右心房压力。

轻度三尖瓣反流时 RAP 约为 5 mmHg,中度三尖瓣反流时 RAP 约为 10 mmHg,重度三尖瓣反流时 RAP 约为 15 mmHg。

也可用下腔静脉扩张情况判断 RAP,如下腔静脉扩张、回缩正常,RAP 可以定为 5 mmHg,如下腔静脉扩张,但不能回缩,RAP 为 15 mmHg,下腔静脉扩张后有一定的回缩能力,RAP 为 10 mmHg。

由于超声多普勒测量的是瞬时最大压力阶差,这一压力阶差高估作为"金标准"的心导管峰-峰压力阶差,因此以此方法计算出来的右心室收缩压有高估趋势。

RVSP 可作为三尖瓣反流程度判断的间接指标。轻度三尖瓣反流:RVSP 25 ~ 30 mmHg;中度三尖瓣反流:RVSP 30 ~ 45 mmHg;重度三尖瓣反流:RVSP > 45 mmHg。但其不适用于合并肺动脉高压时。

(四) 其他原因致三尖瓣关闭不全

1. 生理性三尖瓣反流

生理性三尖瓣反流比生理性二尖瓣反流发生率高,TEE 发现三尖瓣生理性反流发生率可高达 40% ~ 50%,TTE 检出生理性反流发生率低于经食管超声心动图。生理性三尖瓣反流主要表现为收缩早中期的蓝色短、窄反流束进入右心房,一般长度不超过 1 cm;并且无三尖瓣本身病变,无右心房及右心室扩大、无肺动脉高压等其他可导致三尖瓣反流的病变。

2. 三尖瓣相对性关闭不全

任何原因引起的右心室扩张及三尖瓣环扩大均可导致三尖瓣相对性关闭不全。此时,三尖瓣叶厚度、回声强度、运动均无异常。

3. Ebstein 畸形

Ebstein 畸形常合并三尖瓣反流。其特征性表现为:①三尖瓣隔瓣下移 > 15 mm 以上,通常后瓣也明显下移。②三尖瓣隔瓣、后瓣发育短小,前瓣大、如篷帆样。③房化右心室。

七、肺动脉瓣关闭不全

(一) 病理解剖

风湿性肺动脉瓣关闭不全极为罕见,如肺动脉瓣被累及,则其他瓣膜必有病变。功能性肺动脉瓣关闭不全较多见,主要由于肺动脉高压、肺动脉扩张所致。

(二) 病理生理

正常肺动脉压力较低,所以肺动脉瓣反流量一般不大。当有肺动脉高压及肺动脉关闭不全较重时,肺动脉瓣反流量较大,可引起右心室及肺动脉扩张,右心室功能衰竭等。

(三) 超声诊断

1. 定性诊断

(1) 彩色多普勒血流图显示舒张期由肺动脉瓣口进入右室流出道的红色反流信号,存在肺动脉高压时为红色为主、五彩镶嵌的反流信号。

(2) 连续波多普勒取样线通过肺动脉瓣口检测到舒张期正向的反流频谱；存在肺动脉高压时，峰值速度可大于 3 m/s 以上。

(3) 二维超声心动图一般无肺动脉瓣增厚，极个别可显示肺动脉瓣增厚，肺动脉瓣关闭不全间隙。

(4) 合并肺动脉高压时，M 型超声图显示肺动脉瓣曲线 a 波低平或消失，cd 段呈"W"或"V"形。

(5) 肺动脉瓣反流明显时，右心室扩大、肺动脉增宽。

2. 半定量和定量诊断及其临床价值

(1) 肺动脉瓣反流量：彩色多普勒血流显像对检出肺动脉反流的敏感性很高，但大多是非病理性反流，极少数病理性反流必须有肺动脉瓣病变存在才能确定诊断。关于肺动脉瓣反流量的测定，目前尚无统一标准。可以参考主动脉反流的反流宽度与流出道宽度比值方法进行粗略的半定量评估。但肺动脉反流罕见有大量者，因此在临床上一般无需对反流进行准确的定量分析。

(2) 肺动脉舒张压：应用频谱多普勒方法测量肺动脉反流，可计算肺动脉舒张压，公式如下：$PADP = PG_{PR} + RVDP$

公式中 PADP 表示肺动脉舒张压，PG_{PR} 表示肺动脉反流最大速度换算的压力阶差，RVDP 表示右心室舒张压，正常时其数值为 4~6 mmHg。

(四) 其他原因致肺动脉瓣关闭不全

1. 生理性肺动脉瓣反流

生理性肺动脉反流发生率甚高，表现为舒张期红色窄束反流进入右室流出道，反流束多短小；并且无肺动脉瓣本身病变，无肺动脉及其瓣环扩大、无肺动脉高压等其它可导致肺动脉反流的病变。

2. 肺动脉瓣相对性关闭不全

肺动脉瓣相对性关闭不全引起的肺动脉瓣反流较多见。反流束较生理性肺动脉瓣反流大，合并肺动脉高压时反流束呈红色为主、五彩镶嵌色。肺动脉瓣相对性关闭不全时，肺动脉扩张、右心室可扩大，部分患者可见肺动脉瓣关闭不全间隙。

3. 先天性肺动脉瓣关闭不全

先天性肺动脉瓣关闭不全多合并先天性肺动脉瓣狭窄。表现为瓣尖略增厚、回声略增强，收缩期瓣尖开放受限、呈"圆顶帐篷"样。彩色多普勒舒张期肺动脉瓣反流，同时合并收缩期肺动脉瓣上蓝色为主、五彩镶嵌射流。

4. 感染性心内膜炎

感染性心内膜炎累及肺动脉瓣时，可发生明显的肺动脉瓣反流。此时多伴有肺动脉瓣赘生物及肺动脉瓣连枷样运动。个别患者赘生物甚小、但瓣根处撕裂，二维超声心动图虽未发现明显赘生物，但肺动脉瓣反流明显，瓣缘舒张期脱向右室流出道、并伴有快速震颤，结合临床有高烧史，也可考虑感染性心内膜炎。

(张 军 石晓丹)

参考文献

[1] 钱蕴秋. 临床超声诊断学. 北京:人民军医出版社,1991:420-487.

[2] 钱蕴秋. 实用超声诊断手册. 北京:人民军医出版社,1996:204-241.

[3] 李治安. 临床超声影像学. 北京:人民卫生出版社,2003:432-483.

[4] 周永昌,郭万学. 超声医学. 第4版. 北京:科学技术文献出版社,2003:425-444.

[5] 张军,钱蕴秋,郭庆林. 彩色多普勒血流汇聚新方法在二尖瓣狭窄定量中的应用. 中国超声影像学杂志,1994,3(3):100-103.

[6] 张军,钱蕴秋,郭庆林. 彩色多普勒血流汇聚与众射流参数在二尖瓣返流定量中的价值. 中华超声影像学杂志,1995,4(5):193-197.

[7] 张军,钱蕴秋,郭庆林. 测量有效返流口面积在二尖瓣关闭不全定量诊断中的价值. 中华超声影像学杂志,1996,5(5):201-204.

[8] 张军,钱蕴秋,郭庆林. 彩色多普勒过返流口宽度估价二尖瓣关闭不全程度. 中国超声医学杂志,1998,14(2):49-51.

[9] Zhang J, Jones M, Shandas R, et al. Accuracy of flow convergence estimates of mitral regurgitant flow rates obtained by use of multiple color flow Doppler M-mode aliasing boundaries:an experimental animal study. Am Heart J, 1993, 125:449-458.

[10] Zhang J, Shiota T, Shandas R, et al. Effects of adjacent surfaces of different shapes on regurgitant jet size:an in vitro study using color Doppler imaging and laser illuminated dye visualization. J Am Coll Cardiol, 1993,22:1522-1529.

[11] Shiota T, Sinclair B, Ishii M, et al. Three-dimensional reconstruction of color Doppler flow convergence regions and regurgitant jets:an in vitro quantitative study. J Am Coll Cardiol 1996, 27:1511-1518.

[12] Zhou XD, Jones M, Shiota T, et al. Vena contracta imaged by Doppler color flow mapping predicts the severity of eccentric mitral regurgitation better than color jet area:a chronic animal study. J Am Coll Cardiol 1997, 30:1393-1398.

[13] Lange A, Palka P, Donnelly JE, et al. Quantification of mitral regurgitation orifice area by 3-dimensional echocardiography:comparison with effective regurgitant orifice area by PISA method and proximal regurgitant jet diameter. Intern J Cardiol, 2002,86:87-98.

[14] Macnab A, Jenkins NP, Bridgewater BJ, et al. Three-dimensional echocardiography is superior to multiplane transoesophageal echo in the assessment of regurgitant mitral valve morphology. Eur J Echocardiogr, 2004,5:212-222.

[15] Baumgartner H, Hung J, Bermejo, et al. Echocardiographic assessment of valve stenosis:EAE/ASE recommendations for clinical practice. J Am Soc Echocardigr. 2009, 22(1):1-23.

[16] Rosamond W, Flegal K, Furie et al. Heart disease and stroke statistics-2008update:areport from the American Heart Association Statistics Committee and Stroke Statistics Subcommittee. Circulation,2008,117(4):25-146.

[17] Kolominsky-Rabas PL, Weber M, Gefeller O, et al. Epidemiology of ischemic stroke subtypes according to TOAST criteria. incidence, recurrence, and long-term survival in ischemic stroke subtypes:a population-based study. Stroke,2001,32:2735-2740.

第二十八章　风湿性心脏病与脑栓塞

迄今为止,脑卒中已上升成为我国居民首要死亡原因,其中缺血性脑卒中比例超过50%,而心源性脑栓塞是急性期住院病死率最高的一种亚型,占缺血性脑卒中的14%~30%[1];风湿性心脏病(rheumatic heart disease,RHD)是发展中国家发生心源性脑栓塞的主要危险因素之一。RHD并发脑栓塞具有年轻化、易复发、易并发出血、病死率高等特点,严重威胁着人群健康。为更好地识别和治疗RHD并发脑栓塞,从根本上降低发病率及病死率,本章就RHD并发脑栓塞的流行病学、病因与病理生理、临床特征、治疗及预防措施等相关研究进展进行归纳整理。

一、流行病学

RHD通常以心内血栓脱落栓塞脑动脉造成心源性脑栓塞,RHD致脑栓塞约占心源性脑栓塞的50%;RHD每年导致不发达国家新发144 000~360 000例脑卒中和108 000~269 000例脑卒中患者死亡。2007年北京同仁医院Zhou等报道中国大陆地区RHD的患病率为0.31%,是发达国家的10倍之多,RHD直接增加心源性脑栓塞事件的风险,导致伤残、死亡等严重不良后果。

在北美及欧洲,RHD患者脑卒中年平均发病率高达5.5%。1998年,日本学者Yasaka等对57例60~65岁的老年急性心源性脑卒中人群(发病7 d内入院)进行亚组分析发现,33.33%的患者患有RHD。2012年,华西医院Wang等基于成都市卒中登记项目,对1 648例住院脑卒中患者进行分析,发现其中130例(7.9%)患有RHD,平均年龄57.9岁,较非RHD亚组年轻7.6岁;RHD亚组中女性患者占68.5%;卒中前短暂性脑缺血发作(transient ischemic attack,TIA)发生比例仅占0.8%,较非RHD亚组低1.6%,提示RHD并发脑卒中群体以年轻化、女性多、卒中前预警机制较差为主要特点。校正年龄、性别、入院时病情严重程度等因素后,RHD使脑卒中患者死亡风险增高2倍,复发风险增加1倍。该研究团队对21项相关国际登记注册临床研究荟萃分析,结果提示,过去的30年中国RHD患者中脑卒中的年平均发病率为5.9%,而美国为4.5%;亚洲脑卒中人群中RHD患者比例为3.4%~23.2%,而在欧洲与北美地区仅占1.8%~2.0%;亚洲RHD人群并发脑卒中病死率为8.5%~47.4%。

二、病因与病理生理

在风湿热、心功能代偿期、失代偿期和人工瓣膜置换术后等不同的病程阶段风湿性心脏病均可导致脑栓塞,可能存在不同的发病机理。反复风湿热活动可贯穿整个病程,而不同病程阶段出现叠加,如房颤可以发生在心功能代偿期,也可发生在失代偿期并延续至瓣膜置换术后;RHD并发房颤,较普通人群的卒中风险增加18倍。因此,深入分析及探讨RHD在不同的病程阶段导致脑栓塞的发病机理,可以更好地为甄别卒中分型及制订治疗方案服务。

(一)风湿热并发脑栓塞

目前认为,风湿热是机体感染 A 组乙型溶血性链球菌后的一种迟发性自身免疫反应,表现为反复发作的急性或慢性全身性结缔组织炎症,其产生的机制是由于该细菌细胞壁外层中 M 蛋白及 M 相关蛋白、中层多糖中 N–乙酰葡糖胺等与人体心肌和心瓣膜有共同抗原,细胞膜的脂蛋白与人体心肌肌膜之间有共同抗原。链球菌感染后体内产生的抗链球菌抗体与这些共同抗原形成循环免疫复合物,沉积于人体心肌、心瓣膜、心内外膜等,激活补体成分产生炎性病变,导致风湿性心脏炎(包括风湿性心肌炎、心内膜炎、心包炎)。近年报道风湿活动期心脏炎发病率约 60%。

风湿性心内膜炎是风湿热的最常见表现,主要侵犯心瓣膜,引起心瓣膜炎、瓣膜水肿、增厚伴纤维素样变性,受血流冲击的瓣膜面(二尖瓣赘生物位于心房面,主动脉瓣则见于心室面)可见排列整齐、半透明、细小颗粒状或疣状赘生物(直径 1~2 mm),瓣膜进一步发生黏液变性及纤维素样坏死。一方面,反复炎症活动引起赘生物逐渐增大、附着不稳定,瓣膜的机械碰撞、血流动力学改变可导致赘生物脱落引发脑栓塞事件;另一方面,机体在发生菌血症时,细菌和其代谢产物沉积在粗糙的瓣膜表面形成菌斑,菌斑附着力较差,脱落后随血流进入脑动脉导致脑栓塞;此外,炎症活动时心内膜内皮细胞广泛受损,血小板活化激活凝血级联效应产生心腔内微小血栓,可能随血流进入脑循环导致多发性脑栓塞。

风湿性心肌炎常常与风湿性心内膜炎同时发生,镜下可见心肌变性、心肌间结缔组织(间质)水肿,左心房心肌可出现条索状纤维素样坏死,严重者可导致心腔球形扩大,并发急性左心衰,心衰时血流缓慢,神经内分泌因子激活,增加心内血栓发生风险,导致脑栓塞。

风湿热还可以导致风湿性动脉炎,常常累及中小动脉,包括冠状动脉、肾动脉、脑动脉等,镜下改变为急性期出现血管壁的纤维素样坏死,受损的血管壁增加血栓形成风险,在血流剪切力发生变化时易发生血栓脱落,也可导致脑栓塞及外周动脉栓塞。

(二)RHD 合并房颤并发脑栓塞

反复的风湿性心内膜炎导致瓣膜狭窄、瓣环及腱索变性,继发瓣膜关闭不全,以二尖瓣病变最多见,其次为二尖瓣和主动脉瓣联合受累,也可单独累及主动脉瓣,较少单独累及三尖瓣及肺动脉瓣,这也可以解释 RHD 容易出现左心血栓致脑栓塞事件。二尖瓣狭窄使左心房后负荷增加,瓣膜反流进一步增加左心房压,左心房快速发生机械重构及电重构,从而诱发房颤;部分患者合并风湿性心肌炎致左心房心肌受累发生纤维化导致电重构诱发房颤。房颤常为 RHD 的早期并发症,是多数患者的首诊原因。大量临床研究证实,一旦 RHD 并发房颤,脑栓塞风险迅速增加,因此 RHD 并发房颤为脑栓塞事件的强预测因子,原因在于房颤时二尖瓣血流面血流呈涡流改变,赘生物易受血流的剪切力脱落发生脑栓塞;房颤时左心房增大、血流动力学紊乱,伴发左心房血栓形成,脱落导致脑栓塞;RHD 突发房颤,心率增加、血流动力学改变,导致急性肺水肿,血流速度进一步减慢,增加心内血栓形成风险,从而增加脑栓塞风险。

房颤、左心房直径超过 50 mm、合并心衰为 RHD 并发脑栓塞事件的高风险预测模型;左心房内巨大血栓突然脱落导致急性大面积脑栓塞,是 RHD 导致死亡的重要原因之一;更常见的是心内大量小血栓同时栓塞多支脑动脉或短期内多次造成脑栓塞,是导致严重神经系统受损、致残的重要原因之一。

(三) RHD 心功能代偿期并发脑栓塞

风湿热初次发作并不立即引起二尖瓣狭窄,往往需要数年甚至 10 年以上才能形成瓣口狭窄;RHD 患者在出现瓣膜病变到首次出现典型心衰症状历时 2~8 年。因此,RHD 患者常常存在数年的心功能代偿期,此阶段因为反复风湿热活动,瓣膜逐渐发生变形,甚至穿孔,赘生物体积增大、脱落风险增加,瓣环变性、松弛导致瓣膜关闭不全,增加左心房负荷、机械重构和电重构逐步进展,极易并发房颤,以上因素均增加脑栓塞风险,但栓塞风险较心功能失代偿期低。

(四) 心功能失代偿期并发脑栓塞

RHD 患者进入临床心衰阶段时,肺水肿及右心衰的临床症状已较严重,血流动力学改变、神经内分泌因子激活,更容易诱发血栓形成导致脑栓塞。瓣膜严重受损,可出现穿孔及瓣环脱垂等,瓣膜反流更加严重,血流速度缓慢,频繁发生涡流导致心内血栓形成,增加脑栓塞风险;同时,神经内分泌系统的激活,包括儿茶酚胺类、肾素-血管紧张素系统(renin-angiotensin system, RAS)活性增加等,均可增加血栓事件包括脑栓塞的风险。

(五) 人工瓣膜置换术围手术期并发脑栓塞

部分条件适宜的中重度瓣膜损害患者完成人工心脏瓣膜置换,全麻状态下血流速度减慢,可能增加血栓形成的风险,机械应力可能造成心内小血栓脱落,导致围手术期脑栓塞风险增加。考虑到更长的瓣膜寿命,多数患者选择机械瓣膜,已有研究发现即使配合口服华法林治疗,机械瓣膜仍然可能导致机械性血细胞损伤,增加心内血栓风险,从而增加脑栓塞风险。因此,对人工心脏瓣膜置换术后患者充分抗凝,加强围手术期及术后长期 INR 监测及随访,维持 INR 值 2.0~3.0,可以降低脑栓塞风险。

三、临床特征

脑栓塞与其他卒中类型相比,起病及临床进展最快,常在数秒钟内症状达到高峰;心源性脑栓塞在所有的栓塞亚型中起病最急,急性期住院病死率最高,RHD 并发脑栓塞因常合并心力衰竭、心律失常等基础疾病,较其他分型预后差,致残致死及并发症发生风险较大。因此,早期准确地对急性缺血型脑卒中进行识别及分型对确定治疗方案具有极其重要的作用。对于 RHD 并发急性脑栓塞,尚无诊断的金标准,需要从病程特点、神经系统体征、脑影像学检查、基础心脏病等多方面综合判断。随着脑影像学检查手段的进步,容易鉴别出血性卒中与缺血性卒中;而脑栓塞的 CT 或 MRI 影像学改变,往往需要在发病后 24~48 h 才能识别。因此,识别急性脑栓塞的临床特征,配合针对性强的心脏诊断技术,是提高心源性脑栓塞诊断及时性和有效性的重要方法。随着心脏超声诊断技术的进步,RHD 的检出率明显提高,但对于心内血栓,仍然需要结合临床症状及经食道超声、心脏 CT 或 MRI 等进一步明确[17-18]。

在过去 30 年里,亚洲地区 RHD 并发脑栓塞的病死率为 8.5%~47.4%。在我国,RHD 导致脑栓塞急性期住院病死率为 8.5%~33.3%;泰国一项研究报道,RHD 并发脑栓塞患者在确诊后 18 个月内的病死率为 16.7%。可以看出,RHD 并发脑栓塞导致高死亡风险。心源性脑栓塞的特点可归纳为预警低、起病急、易出血、预后差。尽管 RHD 患者心源性栓子的表现及发病机制不完全相同,但一旦脱落进入脑循环,其临床表现则取决于栓塞血管所支配区域的功能缺损程度。当栓子进入脑循环后,有时散落成许多碎片进入脑动脉的各个分支,全脑一过性缺血伴一过性意识障碍,甚至抽搐发作。较大栓子栓塞某一血管,则会出现相应的供血区域缺血坏死导致急性的神经系统受损的临床症状。如果脱落的栓子较大,栓塞颈内动脉或大脑中动脉主干,则将出现严重的大脑半球缺血症状。多数栓子均较小,常常栓塞大脑中动脉的远端分支而出现相应的临床症状,如单瘫、轻偏瘫、失语等局灶体征。当微栓子脱落进入脑内则常表现 TIA 症状。当栓子进入椎-基底动脉系统,有时停留在椎动脉加入基底动脉之前,则将出现延髓背外侧受损的症状;有时进入基底动脉上部分支或到达基底动脉顶端,患者常出现昏迷,四肢瘫痪。如造成双侧大脑后动脉缺血则发生双侧枕叶梗死,表现为双侧"皮质盲"。如栓子进入一侧或双侧大脑后动脉,则将导致单侧或双侧同向性偏盲。当栓子栓塞大脑后动脉的颞叶分支或小的深穿支,则可出现颞叶内侧面、丘脑及丘脑下部的症状。有文献报道,当栓子途经基底动脉到达顶端的过程中造成基底动脉小分支的缺血,临床可出现头昏、眩晕、复视、口齿不清等一过性症状。

心源性脑栓塞复发风险极高,据统计 10%～20% 在 10 d 内复发,但很少 3 d 内复发,3～10 d 内每天复发率可高达 1%。由于 RHD 患者心内血栓很难及时根除,因此其导致脑栓塞的复发率很难控制。如能及早进行有效的抗凝治疗,将有助于预防栓塞复发。如脑栓塞发生后病情已趋向稳定,突然意识障碍加重或肢体瘫痪又加重,常提示"出血性梗死"的可能,临床常称为"出血性转化",常常是由于大的栓子向血管远端移动或栓子部分溶解,梗死区域重新恢复血供,造成缺血再灌注损伤所致。据统计,20%～40% 的脑卒中患者在起病 1 周内发生出血性梗死,而心源性脑栓塞患者中比例约 71%。有 95% 的出血性梗死由心源性脑栓塞引起。目前推荐 MRI 联合弥散成像作为出血性梗死的重要检查方式。

对突发的卒中表现患者,除详细询问病史及全面体格检查外,为明确心源性栓塞的诊断及根本病因,均应对心脏及神经系统进行全面而详细的检查,常用检查方法及临床意义详见表 28-1。

四、RHD 并发脑栓塞的治疗

(一)急性期的管理及治疗

RHD 并发脑栓塞的急性期治疗基本原则为:积极预防并治疗脑水肿,稳定颅内压,避免脑疝形成;对条件适宜者给予抗凝治疗;维持脑灌注压,血压管理;促进神经系统功能康复;积极预防并发症等。同时需要进一步了解心脏结构状态,判断心功能分级;多数患者合并心衰和/或房颤,需同时治疗。

1. 脑水肿

RHD 常常导致多发性、大面积脑栓塞,极易并发脑水肿,累及小脑者可导致脑疝致命,故在急性期积极预防并治疗脑水肿非常重要,可使用甘露醇、甘油果糖等脱水剂处理,3～5 d 为脑水肿高发期,需动态观察有无颅内压升高的临床表现,包括进行性下降的意识状态、频发呕吐尤其是喷射性呕吐、球结膜水肿等。

表 28-1　疑诊 RHD 并发脑栓塞的推荐检查方式及临床意义

检查方式		临床意义
心脏检查		
心电图	心电图(12 导联)	了解有无心房增大(典型二尖瓣型 P 波改变等),明确有无房颤等心律失常
	24 h 动态心电图(Holter)	了解心律失常的发作规律,明确有无阵发性房颤等
心脏超声	经胸超声心动图(TTE)	快速便捷、可床旁开展。能显示心脏的立体解剖结构,包括瓣膜结构(包括人工瓣膜,有无变形及穿孔)、反流和运动,心室壁的功能和心腔内的血栓等,结合超声造影、组织多普勒、组织定征等成像技术可进一步了解心脏细微结构及心功能变化
	经食道超声心动图(TEE)	优越性在于检测左心房的结构及血栓,二尖瓣装置及房间隔状况,也能检测二尖瓣腱索和主动脉弓的粥样硬化斑块
	彩色多普勒血流图	可检测瓣膜反流程度
	小结	心脏超声检查对下列病变的诊断具有重要价值:心腔内血栓,瓣膜狭窄、关闭不全及脱垂,感染性心内膜炎,并可检测很小的瓣膜赘生物
单光子发射计算机断层扫描(SPECT)		运用核素进行心脏动态观察,根据摄取放射性物质的情况了解心肌活性,辅助诊断风湿性心肌炎
心脏 CT 及 MRI		更加细微的判断心脏结构,包括心腔内径、瓣膜活动、瓣膜赘生物、心内血栓等;CMR 可进行功能成像,对风湿性心肌炎、心内血栓等诊断意义较大
脑部检查		
CT		1. 如发生出血性梗死则可见梗死灶的基础上有片块状出血的影像 2. 可显示脑内梗死灶的部位和大小 3. 但脑栓塞发病后 24~48 h 内有时不易显示梗死灶的影像,3~4 d 后则梗死灶出现的阳性率大大提高
MRI		对缺血灶及梗死灶较 CT 敏感 配合弥散成像对多发性小栓塞灶检出阳性率高 对皮质下区及小脑梗死灶较 CT 检出率高 对脑栓塞的出血性梗死类型早期检出率较 CT 高
脑血管造影和磁共振血管成像		均可显示闭塞脑血管部位,也可显示造成脑栓塞的较大栓子的三维结构
脑脊液检查		对诊断亚急性细菌性心内膜炎导致的脑栓塞有较大价值。因二尖瓣上的细菌性赘生物进入脑内可造成脑实质内脓肿及脑膜感染,故脑脊液内可见白细胞增多,通常在 $2 \times 10^8/L$ 以上,急性期以多核白细胞占优势,也可有相当数量的红细胞,蛋白含量增高,糖含量正常或略低

2. 抗凝治疗

目前并不推荐对心源性脑栓塞行溶栓治疗,这和动脉粥样硬化性血栓引起的缺血性脑卒中的治疗具有显著差异,因前者继发出血风险高、常为多发性或大面积卒中,从溶栓治疗中获益较低。既往观念认为,脑栓塞后2周内发生出血性转化属于病程的自然阶段,2周内使用肝素抗凝治疗的获益会被出血风险的增加所抵消,口服抗凝剂的使用一般推迟到发病2周以后。但是近来的临床观察提示,对无禁忌证者尽早开始肝素抗凝治疗,可以降低再发脑栓塞及出血性梗死的风险,降低心源性脑栓塞患者的病死率。临床上多使用低分子肝素替代肝素早期抗凝治疗,仍需要继续等待大型随机对照临床研究的结果。早期抗凝治疗的主要禁忌证除脑出血外,还包括:未控制的癫痫、胃肠出血及频繁跌倒、患者依从性差等。对不能耐受抗凝治疗的患者,可选择抗血小板聚集药阿司匹林作为替代,不能耐受阿司匹林者可使用氯吡格雷,不过目前尚无大规模临床试验证实双联抗血小板治疗可以完全替代抗凝治疗。

3. 血压管理

对于没有合并左心衰、肾功能衰竭、急性心肌梗死、主动脉夹层等临床情况的心源性脑栓塞患者,BP<220/120 mmHg时均无需特别的降压处理;但如果合并以上情况,应维持血压<185/105 mmHg,在没有进行性脑功能受损的前提下,可以在此基础上进一步控制血压。可以推荐选择的降压药为钙离子拮抗剂、ACEI/ARB、β受体阻滞剂。

4. 神经康复治疗

有文献报道,对急性期脑栓塞患者使用依达拉奉等抗氧化剂对于脑功能的恢复有一定作用,也有临床研究得出中性结论。早期进行神经康复训练,是促进脑功能恢复的重要治疗手段。在度过水肿期、无出血倾向的患者可早期开展被动肌力训练等康复计划。进一步的康复治疗在2周后逐步开展。

5. 治疗合并的心脏基础疾病

疑似RHD致心源性脑栓塞患者,首先行床旁心脏彩超了解是否存在RHD,确诊风湿性心瓣膜病后,可进一步行高分辨率彩超或者经食道心脏彩超了解有无左心房内血栓、心瓣膜赘生物的存在。同时积极处理合并的心脏疾患,包括感染性心内膜炎的足量、足疗程抗感染治疗,抑制风湿活动,心功能的稳定及心律失常尤其是房颤的心率管理。有文献报道,在以上治疗的基础上联合他汀类药物治疗可能改善心源性脑栓塞患者的预后,这一结论需要大样本的长期随访证实。

(二)慢性期的管理及治疗

一般认为,RHD致脑栓塞后2周进入慢性期治疗,包括口服抗凝剂华法林、监测INR、长期神经功能康复训练,全面治疗心脏基础疾病。已经明确的左心房内血栓病变,配合长期口服华法林、定期监测INR(保持在2.0~3.0)以降低再发脑栓塞事件的风险;对于心瓣膜赘生物患者,待脑栓塞情况稳定后,尽早行外科手术去除赘生物和瓣膜修复手术,术前常规口服华法林,维持INR值2.0~3.0。对RHD进行管理的最终目的是降低风湿性心脏病各种不良结局发生风险,包括彻底根除链球菌感染、缓解RHD症状、预防复发及并发症尤其是血栓栓塞事件。

预防RHD导致的脑栓塞主要应选用正确抗栓策略,合理应用抗栓药物,还应管理增加血栓栓塞风险的危险因素。主要原则如下：①既往发生过血栓事件并伴有房颤的风湿性心脏病二尖瓣狭窄患者血栓事件发生风险最高，应长期口服华法林抗凝治疗，目标 INR 值推荐范围为 2.0~3.0。②临床实践中要维持最佳抗凝疗效并防止出血并发症必须频繁监测 INR 并调整华法林剂量。增强患者对风湿性心脏病后果及 RHD 相关脑卒中风险的认识可提高患者华法林正确使用率，加强二级预防效果。③不适合口服抗凝治疗的患者，推荐使用阿司匹林，有临床研究认为联合氯吡格雷较单用阿司匹林更能降低血栓栓塞事件，但仍需要进一步观察。④管理风湿性心脏病患者同时伴存的其他脑卒中风险因素如房颤、高血压、糖尿病等，可以降低脑卒中风险。

五、预防

为了降低 RHD 导致脑栓塞的发病率，必须从根本上预防链球菌感染及急性风湿热的发生。近年研究发现链球菌疫苗有望成为急性风湿热及风湿性心脏病的有效预防措施，但目前仅限于动物研究阶段。对急性风湿热患者进行早期干预，包括青霉素和激素的使用，从而显著降低 RHD 的发病率；每 3 个月做一次心脏彩超筛查，做到对心瓣膜损害早发现、早治疗。对轻型心瓣膜病变患者，避免反复风湿活动加重瓣膜损害，包括避免反复链球菌感染，可使用长效青霉素或自身免疫调节剂治疗，条件适宜者可行介入或外科二尖瓣分离、修补术；对中重度瓣膜损害患者，争取在发生心房颤动前进行手术干预，避免严重的左心房增大及心房纤颤的发生，是降低心源性脑栓塞的重要手段。对已经发生房颤、行介入瓣膜分离术或外科换瓣（机械瓣膜）手术患者，合理加用抗凝治疗，进一步降低心源性脑栓塞的发病率。

六、展望

尽管目前对风湿性心脏病并发脑栓塞的防治仍然任重道远，我们也欣慰地看到，风湿性心脏病的发病率在近 30 年逐渐降低，这与切实推进对风湿热的预防及治疗有关。我们对飞速发展的中国充满信心，相信随着经济的提升、社会的进步、人民居住及就医环境的逐步改善，风湿热的发生概率将会得到有效的控制，从而更加有效彻底地预防风湿性心脏病引发的脑栓塞事件。

（朱 悫 黄 晶）

参考文献

[1] Adrià Arboix, Josefina Alió. Acute Cardioembolic Cerebral Infarction: Answers to Clinical Questions. Curr Cardiol Rev, 2012, 8(1): 54-67.

[2] Deren Wang, Ming Liu, Sen Lin, et al. Stroke and rheumatic heart disease: a systematic review of observational studies. Clinical neurology and neurosurgery, 2013, 115(9):1575-1582.

[3] Zhou Z, Hu D. An epidemiological study on the prevalence of atrial fibrillation in the Chinese population of mainland China. J Epidemiol, 2008,18(5):209-216.

[4] Yasaka M1, Yokota C, Minematsu K, et al. Pathophysiology and treatment of cardioembolic stroke. Nihon Ronen Igakkai Zasshi, 1998,35(10):735-740.

[5] Wang D, Liu M, Hao Z, et al. Features of acute ischemic stroke with rheumatic heart disease in a hospitalized Chinese population. Stroke, 2012,43(11):2853-2857.

[6] Wolf PA, Dawber TR, Thomas Jr HE, et al. Epidemiologic assessment of chronic atrial fibrillation and risk of stroke: the Framingham study. Neurology, 1978,28:973-977.

[7] 葛均波,徐永健. 内科学. 第8版. 北京:人民卫生出版社, 2013:804-806.

[8] 余步云. 风湿热与风湿性心脏病. 广东:广东科技出版社, 2008:24-28.

[9] 陈灏珠. 实用内科学. 第12版. 北京:人民卫生出版社, 2005:1442-1446.

[10] Chopra P, Gulwani H. Pathology and pathogenesis of rheumatic heart disease. Indian J Pathol Microbiol, 2007, 50(4):685-697.

[11] Kumar RK, Tandon R. Rheumatic fever & rheumatic heart disease: the last 50 years. Indian J Med Res, 2013,137(4):643-658.

[12] Arboix A, Cendrós V, Besa M, et al. Trends in risk factors, stroke subtypes and outcome. Nineteen-year data from the Sagrat Cor Hospital of Barcelona Stroke Registry. Cerebrovasc Dis, 2008, 26: 509-516.

[13] Murtagh B, Smalling RW. Cardioembolic stroke. Curr Atheroscler Rep, 2006,8(4):310-316.

[14] Wang YC, Tsai FC, Chu JJ, et al. Midterm outcomes of rheumatic mitral repair versus replacement. Int Heart J, 2008,49(5):565-576.

[15] Akhtar RP, Abid AR, Zafar H, et al. Prosthetic valve replacement in adolescents with rheumatic heart disease. Asian Cardiovasc Thorac Ann, 2007,15(6):476-481.

[16] Akhtar RP, Abid AR, Zafar H, et al. Aniticoagulation in patients following prosthetic heart valve replacement. Ann Thorac Cardiovasc Surg, 2009,15(1):10-17.

[17] Morris JG, Duffis EJ, Fisher M. Cardiac workup of ischemic stroke. Can we improve our diagnostic yield? Stroke, 2009, 40: 2893-2898.

[18] Shimada S. A 13-year follow-up study of rheumatic valvular diseases. Japanese Circulation Journal, 1986, 50:1304-1308.

[19] Arboix A, Alió J. Acute cardioembolic stroke: an update. Expert Rev Cardiovasc Ther, 2011, 9: 367-369.

[20] Millard-Bullock D. The Rheumatic Fever and Rheumatic Heart Disease Control programme — Jamaica. West Indian Med J, 2012 ,61(4):361-364.

[21] Weng WC, Huang WY, Ryu SJ, et al. Very early hemorrhagic transformation of a subcortical infarction. Acta Neurol Taiwan, 2008,17(4):263-266.

[22] Ustrell X, Pellisé A. Cardiac workup of ischemic stroke. Current Cardiol Rev, 2010, 6: 175-183.

[23] Yasaka M, Yamaguchi T, Oita J, et al. Clinical features of recurrent embolization in acute cardioembolic stroke. Stroke, 1993,24(11):1681-1685.

[24] Bogousslavsky J, Regli J, Uské A, et al. Early spontaneous eres M. Recurrent ischemic stroke: study of 605 patients. Med Clin hematoma in cerebral infarct: is primary cerebral hemorrhage overdi(Barc), 2011, 137: 541-545.

[25] Marini C, De Santis F, Sacco S, et al. Contribution of atrial fibrillation to incidence and outcome of ischemic stroke: results from a population-based study. Stroke, 2005,36:1115-1119.

[26] Furie KL, Kasner SE, Adams RJ, et al. Guidelines for the prevention of stroke in patients with stroke or transient ischemic attack: a guideline for healthcare professionals from the American Heart Association/American Stroke Association. Stroke, 2011,42:227-276.

[27] David O. Wievers 等原著,李海峰等译. 脑卒中手册. 第2版. 北京:人民卫生出版社, 2008:

133 - 142.

[28] Jauch EC, Saver JL, Adams HP, et al. Guidelines for the early management of patients with acute ischemic stroke: a guideline for healthcare professionals from the American Heart Association/American Stroke Association. Stroke, 2013,44(3):870 - 947.

[29] Furie KL, Kasner SE, Adams RJ, et al. Guidelines for the prevention of stroke in patients with stroke or transient ischemic attack: a guideline for healthcare professionals from the American Heart Association/American Stroke Association. Stroke, 2011,42:227 - 276.

[30] Guilherme L, Ferreira FM, Kohler KF, et al. A vaccine against Streptococcus pyogenes: the potential to prevent rheumatic fever and rheumatic heart disease. Am J Cardiovasc Drugs, 2013,13(1):1 - 4.

[31] Akhtar RP, Abid AR, Zafar H, et al. Prosthetic valve replacement in adolescents with rheumatic heart disease. Asian Cardiovasc Thorac Ann, 2007,15(6):476 - 481.

[32] Martins SC, Freitas GR, Pontes-Neto OM, et al. Guidelines for acute ischemic stroke treatment: part II: stroke treatment. Arq Neuropsiquiatr, 2012, 70(11):885 - 893.

第二十九章 二尖瓣脱垂与脑栓塞

二尖瓣脱垂(mitral valve prolapse,MVP)是指由于二尖瓣装置异常,造成瓣膜在心室收缩期异常地脱入左心房,导致二尖瓣关闭不全的一种常见的先天性心脏瓣膜病。因本病最早由 Barlow 于 1963 年报道,故又称 Barlow 综合征。其他曾用名包括:收缩期喀喇音杂音综合征、二尖瓣脱垂综合征、气球样二尖瓣综合征、松软瓣膜综合征等。多数二尖瓣瓣膜脱垂患者可合并二尖瓣关闭不全,是临床上除风湿外导致二尖瓣关闭不全的主要病因。二尖瓣脱垂起病隐蔽,多数病情发展缓慢,少数病人可能终生不需治疗。部分病人可发生进行性二尖瓣关闭不全、感染性心内膜炎、心律失常、心脏性猝死及脑栓塞等并发症,严重者可发生猝死。本章仅就二尖瓣脱垂的流行病学、病因与发生机制、病理改变、临床表现、辅助检查、并发症及治疗等作一系统阐述。

一、概念与发生率

早在 1913 年,Galavardin 等就对随运动和体位改变而出现的心前区收缩中期非喷射性喀喇音和收缩晚期反流性杂音进行过描述。但直到 1963 年,Barlow 等确定上述心脏杂音及喀喇音多数与二尖瓣脱垂有关。目前临床通常称为二尖瓣脱垂综合征(mitral valve prolapse syndrome,MVPS)。二尖瓣脱垂的定义是收缩期一个或两个瓣叶上移超过瓣环水平 2mm 以上,典型的二尖瓣脱垂常合并瓣叶增厚。多表现为解剖学上的前叶/双叶脱垂、瓣叶肥厚,而连枷状瓣叶较少见。

在众多非风湿性瓣膜病变中,以二尖瓣脱垂最为常见,其在人群中的发病率以不同研究所统计的数据而各不相同,从 2.4%~17%,甚至有研究报告该病的发生率高达 35%,这主要与不同研究间目标人群的定义和诊断标准的不同有关。本病可发生于任何年龄组,但以 14~30 岁女性最多。不仅女性二尖瓣脱垂的发病率高于男性,且出现中-重度二尖瓣反流的几率也较男性明显增高。

二、病因与发病机制

(一)病因

目前文献报告二尖瓣脱垂的病因包括:瓣膜退行性变(黏液样变性)、纤维弹性组织发育缺陷、Marfan 综合征、急性风湿性心瓣膜病、细菌性心内膜炎、乳头肌断裂、急性心肌缺血,其中以瓣膜退行性变最为常见。根据病因,二尖瓣脱垂一般可分为原发性和继发性两类。原发性二尖瓣脱垂多数由二尖瓣黏液退行性变引起;继发性二尖瓣脱垂可见于感染性心内膜炎、冠心病和肥厚型心肌病等。

原发性二尖瓣脱垂综合征是一种先天性结缔组织疾病,其确切病因尚不十分明确。三分之一患者无其他器质性心脏病而仅以二尖瓣脱垂为临床表现,亦可见于马凡综合征、系统性红斑狼疮、结节性多动脉炎等患者,以后叶脱垂多见。在某些病人中为遗传性胶原组织异常,电子显微镜下表现为Ⅲ型胶原纤维生成减少和断裂,结缔组织中心的胶原纤维进行性变性,纤维素沉积;弹力纤维离断和溶解。

(二)发病机理

正常情况下,心室收缩,乳头肌立即收缩,在腱索的牵引下,二尖瓣瓣叶相互并近。左心室继续收缩时室内压上升,瓣叶向左心房内膨出,乳头肌协同收缩,是腱索拉紧以防瓣叶外翻入左心房,瓣叶紧贴,瓣口关闭,此时瓣叶不超过瓣环水平。当二尖瓣的瓣叶、腱索、乳头肌或瓣环任一部分发生病变时,松弛的瓣叶在瓣口关闭后进一步脱向左心房,导致二尖瓣关闭不全。二尖瓣脱垂还可见左心室收缩功能异常,即节段性收缩,可使腱索和瓣叶处于松弛关闭,引起和加重其过长,使二尖瓣收缩晚期发生脱垂。二尖瓣脱垂造成左心室收缩时二尖瓣反流,使左心房负荷和左心室舒张期负荷加重。

三、病理变化

(一)瓣膜及毗邻结构形态改变

1. 二尖瓣脱垂的病因不同,其病理改变也不一样

(1)二尖瓣瓣叶:可增厚、冗长、挛缩、穿孔,瓣叶可出现裂隙、发育不良、瓣叶缺如、附着点异常。

(2)瓣环:可扩张、钙化。腱索缩短或松弛延长、薄弱、断裂。

(3)乳头肌:可出现缺血、功能不全,甚至纤维化、断裂。

(4)左心房或左心室的扩张造成二尖瓣及其瓣器空间位置异常,也能引起二尖瓣脱垂和反流。

2. 二尖瓣脱垂综合征的病理改变

(1)二尖瓣的黏液退行性变:可累及瓣叶和腱索。表现为瓣叶增大、增厚、冗长,有大量冗余组织堆积,常呈苍白色,透明度增加,可出现皱褶、膨隆和变形,有时有溃疡和血栓形成。

(2)通常前、后瓣膜均可受累,以后叶受累更为多见。

(3)腱索可出现松弛延长、变薄、纤维化甚至断裂,可合并钙化。乳头肌多数无明显异常。

(4)有时心房壁、二尖瓣、左室连接部位有先天性缺陷或分离,也可导致二尖瓣活动度过大。

(二)组织学改变

(1)在组织学检查时,可发现二尖瓣组织的胶原纤维束破碎、卷曲,出现大量的异常酸性黏多糖沉积,细胞增生,但一般没有明显的炎性细胞浸润。

(2)病理特征为二尖瓣黏液样变性,海绵层增生并侵入纤维层,海绵层明显增厚伴蛋白多糖堆积,瓣叶心房面局限性增厚,表面有纤维素和血小板沉积。

(三)其他

(1)可发生多瓣膜受损病变多单独累及二尖瓣,25% ~50%的患者可同时累及三尖瓣、主动脉瓣、甚至肺动脉瓣,形成多瓣膜脱垂。

(2)感染性心内膜炎中-重度脱垂合并二尖瓣关闭不全者,易发生感染性心内膜炎,发病率约为11%。可进一步破坏二尖瓣结构,使二尖瓣关闭不全恶化。

四、病理生理

（一）病理生理改变与病变进展速度及程度有关

二尖瓣脱垂引起二尖瓣关闭不全对血流动力学的影响，取决于病因、病理改变、病变进展速度、程度及左侧心腔的功能状态等。主要有以下三种类型：

(1) 二尖瓣脱垂患者，若不出现明显的关闭不全，通常对血流动力学没有明显的影响，但多数可合并不同程度的二尖瓣关闭不全。

(2) 急性二尖瓣关闭不全或二尖瓣关闭不全突然加重，可导致左心房和左心室前负荷突然增加。由于左心腔一般没有足够的代偿时间，可造成急性左心衰竭，心排出量降低，严重者甚至死亡。

(3) 多数二尖瓣关闭不全系缓慢发生，病情逐渐加重，心脏一般有较好的承受能力。

（二）病变逐渐加重，形成恶性循环

(1) 在解剖上，二尖瓣口与主动脉瓣口基本平行，二尖瓣关闭不全者在心室收缩期，尤其是等容收缩期和射血初期、主动脉瓣开放之前，已有血液自左心室反流入左心房。

(2) 二尖瓣反流量与病变程度、左心房室之间的压差、体循环血管阻力等有关。左心室每搏量和排出量可增加，总的每搏量可达正常的 3 倍，其中搏入主动脉的血液量可减少。左心室舒张期容量明显增加，久而久之可造成左心室肥厚、扩张，随着左心室扩张和二尖瓣瓣环的扩大，将进一步加重二尖瓣关闭不全的程度，形成恶性循环。

(3) 多数患者在较长时间内不出现左心衰竭，但最终将出现左心衰竭，而且进展往往较快。

（三）继发肺动脉高压，导致右心衰竭

(1) 由于二尖瓣反流，左心房同时接受肺静脉和反流的血液，容量负荷增加，压力上升，加上后期的左心室功能异常，造成左心房压力升高。

(2) 随着病情进展，可造成左心房肥厚、扩张和肺静脉淤血，肺静脉压力增高并逐渐导致肺动脉高压。

(3) 长期肺动脉高压将导致右心室和右心房肥厚、扩张，引起三尖瓣关闭不全，最终发生右心衰竭。

（四）其他

(1) 发生心律失常：二尖瓣脱垂患者合并预激综合征的比例较高，容易出现各种心律失常，并使患者发生猝死的危险性增加。

(2) 血栓栓塞：部分患者（特别是 45 岁以下者）合并血栓栓塞的发生率较高，此可能与病变部位容易形成血栓等有关。

五、临床表现

（一）症状

轻度或不合并明显关闭不全的二尖瓣脱垂患者，通常没有明显的症状。重度二尖瓣脱垂或病情进展快速者可出现以下症状，且症状出现有间歇性、反复性和一过性的特点。

(1) 胸痛：发生率 60%～70%，位于心前区，可呈钝痛、锐痛或刀割样痛，通常程度较轻，持续时间数分钟至数小时,与劳累或精神因素无关,含服硝酸甘油不能缓解。

(2)心悸:约50%的患者有心悸症状,原因不明。可能与心律失常如频发室性早搏,阵发性室上性心动过速或室性心动过速有关,但动态心电图监测和His束电图检查发现部分患者心悸与心律失常的相关性不高。

(3)呼吸困难和疲乏感:40%的患者主诉气短、乏力,常为初发症状。部分患者无心力衰竭的情况下,运动耐力降低。严重二尖瓣关闭不全患者可出现阵发性呼吸困难、端坐呼吸、咳嗽、咳粉红色泡沫痰和胸痛等急性左心衰竭症状。

(4)其他:可有头晕、昏厥、血管性偏头痛、短暂性脑缺血发作,以及焦虑不安、紧张易激动、惧怕和过度换气等神经精神症状。

(二)体征

(1)心尖搏动增强、弥散,或呈双重性(在收缩中期与喀喇音出现的同时,心脏突然退缩,使心脏向外的搏动突然中止),多数患者心尖区可扪及收缩期震颤。心浊音界向左侧扩大。

(2)心脏听诊

①心尖区或其内侧可闻及收缩中晚期非喷射样喀喇音,此音在第一心音后0.14 s以上出现,为腱索被突然拉紧或瓣叶的脱垂突然中止所致;②紧接喀喇音可听到收缩晚期吹风样杂音,常为递增型,少数可为全收缩期杂音,并掩盖喀喇音;③部分病人可闻及第三心音、第四心音或奔马律;④少数病人在心尖区可闻及短促的舒张中期流量性杂音。

(3)心脏杂音的特点

①凡能降低左室排血阻力,减少静脉回流,增强心肌收缩力而使左心室舒张期末容量减少的生理或药物措施(如立位、屏气、心动过速、吸入亚硝酸异戊酯等),均可使收缩期喀喇音和杂音提前;②凡能增加左室排血阻力,增加静脉回流,减弱心肌收缩力而使左心室舒张期末容量增加的生理或药物因素(如下蹲、心动过缓、β受体阻滞剂、升压药等),均可使收缩期喀喇音和杂音延迟;③收缩期杂音出现越早、持续时间越长,表明二尖瓣反流越严重;④杂音的传导:后叶脱垂者常向心底部、颈部传导,前叶脱垂者常向背部、头颈部传导。

(4)心力衰竭的体征

①发生左心衰竭时,可出现端坐呼吸、口唇发绀、双肺湿罗音等;②合并右心功能不全时可有下肢水肿、肝脏肿大、腹水、腹胀等。

(5)其他体征

患者体形多属无力型,可伴直背、脊柱侧凸或前凸、漏斗胸等。

六、辅助检查

(一)心电图检查

二尖瓣脱垂患者多数心电图可正常,约1/3的患者可出现异常心电图,主要是ST-T改变、Q-T间期延长及心律失常等。

(1)ST-T改变:约1/3患者在Ⅱ、Ⅲ、aVF导联出现T波低平、双相或倒置,运动后可有明显的S-T段压低。部分病人可延至左胸或右胸导联,伴胸痛的患者易误诊为冠心病。心得安试验可使80%患者的ST-T变化得到改善。

(2)Q-T间期延长不常见,但为特征之一,可能与猝死有关。

(3) u 波振幅增高,可达 T 波的 50% 左右。

(4) 室性早搏最常见,其次为室性心动过速、室上性心动过速、房性早搏和心房颤动,少数可出现心室颤动或心动过缓。

(5) 传导异常:Ⅰ度房室传导阻滞较多,Ⅱ度和Ⅲ度房室传导阻滞少见;束支传导阻滞更为少见。偶见预激综合征。

由此可见,二尖瓣脱垂患者的心电图通常没有明显的特异性表现。急性二尖瓣关闭不全患者心电图常可正常,15%~30% 可有非特异性 ST-T 改变或心肌缺血等原发性病变的心电图表现。慢性中、重度二尖瓣关闭不全患者,40%~50% 可出现左室肥厚,15% 有右心室肥厚、5%~10% 出现双心室肥厚表现。心电图运动试验假阳性发生率可高达 53%。

Kligfield 等将已报告的成人二尖瓣脱垂综合征的心律失常出现频率总结如下:房性早搏发生率为 35%~90%,室上性心动过速发生率为 3%~32%,室性早搏的发生率为 58%~89%,室早二联律及室性心动过速的发生率为 43%~56%。

(二)超声心动图

由于超声心动图可系统扫查二尖瓣器装置,不仅对二尖瓣关闭不全具有很高的准确性,而且能确定引起二尖瓣关闭不全的病因、机制和程度,为临床确定治疗方案、手术时机和判断预后提供重要的信息。因此,超声心动图检查对诊断二尖瓣脱垂患者具有特别的意义。

(1) 二维超声心动图胸骨旁长轴切面上可见收缩期二尖瓣前后叶突向左心房,并超过瓣环水平。并可见二尖瓣呈明显气球样改变,瓣叶变厚、冗长、瓣环扩大,左心房和左心室扩大,腱索变细延长或断裂。

(2) M 型超声心动图可见收缩晚期二尖瓣叶关闭线(CD 段)弓形后移超过 2 mm 和全收缩期后移超过 3 mm。同时,收缩期一段瓣叶或前后瓣叶均呈吊床样改变。

(三) X 线检查及造影

(1) 多数患者胸部 X 线检查无明显异常。

(2) 发生急性二尖瓣关闭不全的患者,胸部 X 线检查可出现肺水肿表现,但心影大小往往正常。

(3) 慢性二尖瓣关闭不全者可出现左心室和左心房扩大、肺淤血、肺动脉段突出等征象,有时可见二尖瓣环钙化等。

(4) 少数二尖瓣脱垂者有胸廓、骨骼异常的 X 线表现。

(5) 左心室造影显示二尖瓣脱垂和反流,右前斜位投照见收缩期二尖瓣后瓣呈唇样突入左心房;左心室收缩不对称,心室后基底或中部强烈收缩,呈向内凹陷的"芭蕾足"样改变。

七、临床诊断

临床体格检查及二维心脏超声是诊断二尖瓣脱垂的主要标准,其诊断要点如下:

(1) 有乏力、胸闷、胸痛、心悸等症状,但无特异性。极少数患者可发生晕厥、甚至(发生率 1%~2%)。

(2) 典型的心脏杂音

①心尖部可闻及收缩中晚期喀喇音与杂音,杂音调高,杂音很响时可掩盖喀喇音;②立

位、Valsalva 动作或吸入亚硝酸异戊酯时,可使收缩期杂音增强;③蹲踞位、服用 β 受体阻滞剂,可使杂音减弱。

(3) 具有 ST-T 改变、各型心律失常(如房性早搏、室性早搏、室上性心动过速、心房颤动等)的心电图表现,少数患者可发生室性心动过速。

(4) 具有特征性心动图表现

①二尖瓣活动曲线的 CD 段有"吊床样"改变;②前叶脱垂可见前叶活动幅度增大,收缩期接近左心房后壁,舒张期可撞及室间隔;后叶脱垂可见收缩期凸入左心房;③超声多普勒可见程度不等的二尖瓣反流;④有中重度二尖瓣反流时,可见左心房及左室增大。

(5) 修订的超声心动图诊断标准

随着超声诊断技术的发展,近年来对二尖瓣脱垂的超声心动图表现有了新的认识,发现二尖瓣环实际上是马鞍形的,且从四腔切面上看到的"脱垂"缺乏客观准确性。从而对二尖瓣脱垂的诊断标准进行了修正,其定义为:①在左心室长轴切面,显示 1~2 个瓣叶于收缩期超过二尖瓣瓣环连线 2 mm 以上;②在舒张末期测得脱垂的瓣叶厚度超过 5 mm 为"经典的"脱垂,而瓣叶厚度未超过 5 mm 为"非经典"脱垂。经典脱垂患者更易出现猝死、感染性心内膜炎及二尖瓣反流,非经典脱垂可能只是二尖瓣解剖的正常变异。

(6) 不同超声的诊断价值

基于目前已有的研究资料显示,不同超声诊断二尖瓣脱垂的准确性和图像质量排序为:经食管三维超声 > 经胸三维超声/经食管二维超声 > 经胸二维超声。但对表面麻醉剂使用情况下咽反射仍较活跃、心肺疾病终末期等不能耐受麻醉剂的患者,经食管超声心动图检查可能无法完成,且受限于各地医疗状况的不同,经胸超声心动图检查仍是目前使用最广泛的诊断手段。

八、并发症

(一)充血性心力衰竭

严重的二尖瓣关闭不全导致进行充血性心力衰竭,系瓣环扩大和腱索逐渐拉长,二尖瓣反流逐渐加重所致;亦可急性发生,多在腱索断裂或并发感染性心内膜炎时出现。

(二)感染性心内膜炎

多见于 45 岁以上男性患者,发生率 1%~10%。凡仅有孤立性喀喇音者出现收缩期杂音或杂音时限延长且出现原因不明的发热者,应考虑感染性心内膜炎的可能。

(三)心律失常和猝死

二尖瓣脱垂患者易发生心律失常,一般对健康无影响。以室性心律失常最多见,发生率达 50% 以上。阵发性室上性心动过速亦较常见。机理不明,可能与二尖瓣叶、乳头肌或腱索的牵拉或交感神经活性升高有关。

猝死偶可发生,下列情况属猝死高危因素:①严重二尖瓣脱垂伴左心室功能失代偿;②复杂室性心律失常;③QT 间期显著延长;④心室晚电位阳性;⑤预激综合征伴心房扑动或心房颤动;⑥年轻女性有黑矇、晕厥史伴呼吸困难。

(四)短暂性脑缺血发作与栓塞

45 岁以下的二尖瓣脱垂患者脑栓塞发生率可达 40%。研究表明,二尖瓣脱垂患者常伴有血小板活性增高;此外,二尖瓣心房面和腱索与左心室壁摩擦导致的左心内膜纤维化,易致血栓形成。血栓脱落可引起脑栓塞及其他体循环(冠状动脉、肾动脉、脾动脉、肠系膜动脉等)栓塞。阵发性心房颤动常是脑栓塞的先兆。

九、二尖瓣脱垂与脑栓塞的争议

长期以来,关于二尖瓣脱垂与缺血性脑卒中之间的关系的争议一直没有停息。

早在1976年,Barnett等率先报道了12例二尖瓣脱垂患者发生了短暂脑缺血发作或非进展性缺血性脑卒中。这些患者都比较年轻,没有脑动脉粥样硬化的确切诊断依据,没有高血压病史、凝血功能障碍等情况,发病近期无服用避孕药病史,其平均年龄仅38岁。而既往研究显示脑动脉粥样硬化相关性短暂性脑缺血发作患者平均年龄为62岁。据此,Barnett推测脑缺血事件与患者存在的二尖瓣病变有关。之后法国、加拿大、英国、南非和美国等学者先后报道了二尖瓣脱垂患者发生缺血性脑卒中的病例,二尖瓣脱垂与脑卒中的关系成为热门话题。

（一）对早期研究结果的质疑

(1)研究方法为病例-对照研究的回顾性分析,说服力不强。没有质量较高的队列研究与前瞻性研究作为支撑,且病例数量相对较少,病例组与对照组间的不平衡性可能使结果出现不一致,所得的结论说服力有限。

(2)临床诊断以M型超声心动图检查作为诊断标准,准确性欠佳。早期二尖瓣脱垂的诊断主要依靠心脏听诊和M型超声心动图检查,这样的诊断方法在现在看来有些过于主观和简陋。有作者提出,M型超声心动图发现的二尖瓣脱垂患者中大约20%心脏听诊无阳性发现。而对没有症状的女性患者进行M型超声心动图检查,发现其中6%~21%的患者存在二尖瓣脱垂。20世纪80年代后,超声心动图技术取得飞速发展,在M型超声心动图基础上发展起来的二维超声心动图影像技术,可以通过声束不同角度切割,显示心脏及大血管断面的解剖结构、空间方位和相互之间的毗邻关系及其功能状态,采用二维超声心动图的诊断标准,大大提高了二尖瓣脱垂;临床诊断的准确性。

(3)二尖瓣脱垂与脑栓塞无关的研究证据

Gilon等研究发现,使用新的超声心动图诊断标准,二尖瓣脱垂的检出率较先前报道的低,青年卒中/TIA患者中二尖瓣脱垂的检出率与普通人群相比无统计学差异。Freed等的前瞻性研究也显示,有二尖瓣脱垂和无二尖瓣脱垂者发生缺血性脑卒中或TIA的比例无统计学差异。Ramo'n等对连续405例心源性脑栓塞患者进行观察发现,二尖瓣脱垂仅占1.2%,并不是心源性脑卒中的常见易感因素。

（二）新的证据表明二尖瓣脱垂与脑栓塞有关

但Karakurum等通过MR检查发现52例非复杂型二尖瓣脱垂患者中有5例(9.6%)有静止性缺血性卒中,与对照组比较有统计学差异,认为二尖瓣脱垂是静止性卒中的危险因素。

有研究认为老年二尖瓣脱垂患者同时合并有其他血管病的常见危险因素或已知的发病机制时,则发病率大大提高。来自美国明尼苏达州的一项研究认为二尖瓣脱垂病人发生缺血性脑卒中事件的几率是普通社区人群的2倍(0.7%/年),通过多因素分析发现,二尖瓣叶增厚、需要行二尖瓣手术的严重病变、心房颤动是缺血性卒中事件的有力预测因子。上述研究认为,二尖瓣脱垂可能只是轻度增加了缺血性卒中的风险,而且主要是在瓣膜情况差、二尖瓣反流重的老年患者中。另有研究发现,合并房间隔膨出瘤的二尖瓣脱垂患者脑卒中发生风险增加。

另有研究发现,二尖瓣脱垂与偏头痛(尤其是先兆偏头痛)存在相关性,而偏头痛又与卒中存在一定关系。二尖瓣脱垂合并二尖瓣反流时,血小板受破坏可释放 5-羟色胺,从而与偏头痛的发生有一定的相关性;同时,由于脱垂的二尖瓣叶发现黏液样变性,造成内膜上皮失去连续性,内皮下结缔组织纤维断裂,从而启动血小板的粘附聚集,在二尖瓣瓣叶表面形成血小板-纤维素性血栓,栓子脱落引起缺血性血管病。

(三)二尖瓣脱垂发生脑栓塞的危险因素

近来研究认为,二尖瓣黏液瘤样退变、瓣膜冗长、室上性心律失常是二尖瓣脱垂患者发生卒中的危险因素。二尖瓣脱垂患者出现脑栓塞的危险因素包括以下几个方面:

(1)高危因素:中-重度二尖瓣反流、左室射血分数<50%。

(2)中危因素:轻度二尖瓣反流、心房颤动、年龄>50岁,左心房扩大。而左室收缩功能下降、中-重度二尖瓣反流,较射血分数正常及轻-中度二尖瓣反流者死亡率更高。

目前国际较公认的缺血性脑卒中病因学分型中,往往将二尖瓣脱垂定义为心源性脑栓塞的"中危"(medium)或"可能的"(probable)危险因素。

(四)目前观点

(1)脑卒中与二尖瓣脱垂的关系目前仍不十分明确,虽然缺血性脑卒中的血栓来源可能来自病变的二尖瓣叶,但由于发生的缺血性脑卒中多为短暂脑缺血发作或非进展性卒中,患者症状多较轻,预后也相对较好,直接导致死亡的病例未见报道,故患者接受尸检的机会渺茫,导致来自病理学的依据不足。

(2)截至目前,基于有限证据的研究结论更倾向于年轻患者的单纯的、程度较轻的二尖瓣脱垂并非缺血性脑卒中的独立病因。

(3)在合并其他危险因素的情况或二尖瓣病变较重(除脱垂外,尚合并瓣膜增厚、钙化、狭窄或较重的反流)时,二尖瓣脱垂的存在加重了瓣膜病变,加重了心脏血流动力学紊乱,更容易导致缺血性脑卒中的发生。

(4)轻度二尖瓣脱垂独立导致缺血性脑卒中发生的证据尚不确切,其存在不应该影响合并缺血性脑卒中时的后续治疗方案。没有必要对没有症状和严重合并症的二尖瓣脱垂患者采用预防性治疗。

十、治疗

(一)无症状患者不需特殊处理

大部分二尖瓣脱垂患者预后良好,与健康患者的生存率相似,且大部分二尖瓣脱垂患者并不会出现症状及其他异常。因此,对于无症状二尖瓣脱垂患者,可进行适当随访,无需特殊处理,也不需限制其日常生活的活动水平,反而进行规律的体育锻炼是有益的。

(二)治疗原则

(1)对于有心悸、胸痛、焦虑等症状者,可口服 β 受体阻滞剂以缓解症状。

(2)由于二尖瓣脱垂有并发其他严重并发症的危险(如感染性心内膜炎、猝死、脑栓塞或严重二尖瓣反流等),应早期识别、必要时选择时机进行二尖瓣手术,以避免严重并发症发生。

(3)对于症状性严重二尖瓣反流患者或虽无症状,但左室扩大(收缩期末直径>45 mm)或轻度左室收缩功能减退、肺动脉高压者,可考虑行瓣膜手术。瓣膜修补术较瓣膜置换术有更多的优点,如手术病死率较低、长期生存率较高、血栓栓塞和出血的危险性较低及术后左室收缩功能较好等。

（三）指南建议

目前对于二尖瓣脱垂合并缺血性脑卒中的指南大多是基于经验和其他血栓性疾病研究而得到的,尚缺乏大规模多中心的研究资料。

(1)2008年美国心脏病学会和美国心脏协会(ACC/AHA)指南推荐

①对于合并心房颤动、年龄<65岁的二尖瓣脱垂患者或无高血压、二尖瓣反流、心力衰竭病史的二尖瓣脱垂患者,建议用阿司匹林(75~325 mg/d)抗血小板治疗。②对于合并心房颤动、年龄>65岁的二尖瓣脱垂患者或合并有高血压、二尖瓣反流、心力衰竭病史的二尖瓣脱垂患者,推荐用华法林抗凝治疗(INR目标值为2.0~3.0)。③对于有脑卒中史的二尖瓣脱垂患者,当患者无二尖瓣反流、心房颤动、左心房血栓形成,可用阿司匹林抗血小板治疗。④但当患者合并二尖瓣反流、心房颤动、左心房血栓形成或心脏彩超示瓣膜厚度≥5 mm或瓣叶冗长时,应使用华法林抗凝治疗。⑤若在阿司匹林治疗基础上仍有短暂性脑缺血发作,可启用华法林抗凝治疗。⑥对于存在抗凝药使用禁忌证患者,使用阿司匹林治疗可使既往有卒中史的二尖瓣脱垂患者获益。

(2)美国胸科医师学会(ACCP)2008年指南推荐

①对于没有系统性血栓形成、短暂性脑缺血发作或缺血性脑卒中的二尖瓣脱垂患者,不推荐使用抗血小板聚集药。②对于没有其他原因可以解释的TIA/缺血性卒中的二尖瓣脱垂患者,建议加用阿司匹林抗血小板治疗,推荐剂量为50~100 mg/d。

(3)美国心脏学会和美国卒中学会(AHA/ASA)2010年10月21日颁布的卒中/TIA的二级预防指南建议

虽然目前无随机试验结果证实抗栓治疗对于预防二尖瓣脱垂患者复发卒中/TIA的有效性,但对于伴二尖瓣脱垂的缺血性卒中或TIA患者,可考虑长期抗血小板治疗。

(4)中国2010年缺血性脑卒中和TIA二级预防指南

①对于有缺血性脑卒中和TIA病史的二尖瓣脱垂患者,可采用抗血小板治疗。②对于有缺血性脑卒中和TIA病史伴有二尖瓣关闭不全、心房颤动和左心房血栓者,建议使用华法林治疗。此与ACC/AHA指南推荐意见一致。

(5)2014年美国心脏病学会和美国心脏协会(ACC/AHA)指南

①对于二尖瓣脱垂未单独推荐抗血小板聚集或抗凝药物治疗,而是更注重其所导致的二尖瓣反流的处置。重度二尖瓣反流患者,如果LVEF>30%(无症状患者LVEF 30%~60%,左室收缩末内径>40 mm)推荐接受外科手术,如果病变局限于二尖瓣后叶,更倾向于二尖瓣修复而非置换;即便累及前瓣或者两个瓣叶,如果能有效修复就不推荐置换。②因其他原因接受心脏手术的患者,如果存在慢性重度二尖瓣反流,推荐同步进行二尖瓣修复或置换手术。

十一、预后

二尖瓣脱垂的预后多取决于病因、病变进展速度和二尖瓣反流量。多数二尖瓣脱垂较轻的患者,临床症状不明显,预后良好。但约有15%的患者,二尖瓣脱垂和反流程度逐渐加重,出现较明显的血流动力学障碍和临床症状,一般需手术治疗。由腱索或乳头肌断裂等引起的急性二尖瓣脱垂伴关闭不全,及合并严重心律失常、血栓栓塞或感染性心内膜炎等并发症者,对血流动力学的影响通常较严重,预后较差,少数甚至可猝死。

十二、问题与展望

上述关于二尖瓣脱垂合并缺血性脑卒中处理指南的建议,几乎都是基于非随机对照试验的专家共识、无对照的描述性病例报道或病例对照研究,但尽管如此,其证据推荐级别均达到Ⅰ/Ⅱ级证据,至少说明上述推荐均能给患者带来获益。由于同时合并二尖瓣脱垂的缺血性卒中的发病率并不高,因此要完成一项大规模多中心的随机对照研究可能存在着一定的困难,而小样本研究选择偏倚的存在也可能使研究的可信度下降,更合理的试验设计、更大样本的多中心合作、对这二者的关系进行更深入的探讨,可以为二尖瓣脱垂和缺血性脑卒的预防和治疗提供更可靠的依据。

(李小庆 覃 军)

参考文献

[1] Barlow JB, Bosman CK. Aneurysmal protrusion of the posterior leaflet of the mitral valve. An auscultatory-electrocardiographic syndrome. Am Heart J, 1966, 71(2):166-178.

[2] Criley JM, Lewis KB, Humphries JO, et al. Prolapse of the mitral valve: clinical and cine-angiocardiographic findings. Br Heart J, 1966, 28(4):488-496.

[3] 刘延玲,熊鉴然. 临床超声心动图学. 第2版. 北京,科学出版社,2007:758-760.

[4] Warth DC, King ME, Cohen JM, et al. Prevalence of mitral valve prolapse in normal children. J Am Coll Cardiol, 1985, 5(5):1173-1177.

[5] Freed LA, Levy D, Levine RA, et al. Prevalence and clinical outcome of mitral-valve prolapse. N Engl J Med, 1999, 341(1):1-7.

[6] Avierinos JF, Inamo J, Grigioni F, et al. Sex differences in morphology and outcomes of mitral valve prolapse. Ann Intern Med, 2008, 149(11):787-795.

[7] Shah PM. Current concepts in mitral valve prolapse-diagnosis and management. J Cardiol, 2010, 56(2):125-133.

[8] Freed LA, Benjamin EJ, Levy D, et al. Mitral valve prolapse in the general population: the benign nature of echocardiographic features in the Framingham Heart Study. J Am Coll Cardiol, 2002, 40(7):1298-1304.

[9] Nishimura RA, McGoon MD, Shub C, et al. Echocardiographically documented mitral-valve prolapse. Long-term follow-up of 237 patients. N Engl J Med, 1985, 313(21):1305-1309.

[10] Pepi M, Tamborini G, Maltagliati A, et al. Head-to-head comparison of two-and three-dimensional transthoracic and transesophageal echocardiography in the localization of mitral valve prolapse. J Am Coll Cardiol, 2006, 48(12):2524-2530.

[11] Pepi M, Evangelista A, Nihoyannopoulos P, et al. Recommendations for echocardiography use in the diag-

nosis and management of cardiac sources of embolism: European Association of Echocardiography (EAE) (a registered branch of the ESC). Eur J Echocardiogr, 2010, 11(6): 461-476.

[12] Barnett HJ, Boughner DR, Taylor DW, et al. Further evidence relating mitral-valve prolapse to cerebral ischemic events. N Engl J Med, 1980, 302(3):139-144.

[13] Gilon D, Buonanno FS, Joffe MM, et al. Lack of evidence of an association between mitral-valve prolapse and stroke in young patients. N Engl J Med, 1999, 341(1):8-13.

[14] Freed LA, Levy D, Levine RA, et al. Prevalence and clinical outcome of mitral-valve prolapse. N Engl J Med, 1999, 341(1) : 1-7.

[15] Pujadas Capmany R, Arboix A, Casañas-Muñoz R, et al. Specific cardiac disorders in 402 consecutive patients with ischaemic cardioembolic stroke. Int J Cardiol, 2004, 95(2-3):129-134.

[16] Karakurum B, Topcu S, Yildirim T, et al. Silent cerebral infarct in patients with mitral valve prolapse. Int J Neurosci, 2005, 115(11): 1527-1537.

[17] Petty GW, Orencia AJ, Khandheria BK, et al. A populationbased study of stroke in the setting of mitral valve prolapse: risk factors and infarct subtype classification. Mayo Clin Proc, 1994, 69(7): 632-634.

[18] Avierinos JF, Brown RD, Foley DA, et al. Cerebral ischemic events after diagnosis of mitral valve prolapse: a community-based study of incidence and predictive factors. Stroke, 2003, 34(6):1339-1344.

[19] Avierinos JF, Gersh BJ, Melton LJ, et al. Natural history of asymptomatic mitral valve prolapse in the community. Circulation, 2002, 106(11):1355-1361

[20] Termine C, Trotti R, Ondei P, et al. Mitral valve prolapse and abnormalities of haemostatis in children and adolescents with migraine with aura and other idiopathic headaches: a pilot study. Acta Neurol Scand, 2010, 122(2):91-96.

[21] Providencia RA. Headache and cardiovascular disease: old symptoms, new proposals. Future Cardiol, 2010, 6(5):703-723.

[22] Goldstein LB, Jones MR, Matchar DB, et al. Improving the reliability of stroke subgroup classification using the Trial of ORG 10172 in Acute Stroke Treatment (TOAST) criteria. Stroke, 2001, 32(5):1091-1098.

[23] Giacalone G, Abbas M A, Corea F. Prevention strategies for cardioembolic stroke: present and future perspectives. Open Neurol J, 2010, 4:56-63.

[24] Bonow RO, Carabello BA, Chatterjee K, et al. 2008 focused update incorporated into the ACC/AHA 2006 guidelines for the management of patients with valvular heart disease: a report of the American College of Cardiology/American Heart Association Task Force on Practice Guidelines (Writing Committee to revise the1998 guidelines for the management of patients with valvular heart disease). Endorsed by the Society of Cardiovascular Anesthesiologists, Society for Cardiovascular Angiography and Interventions, and Society of Thoracic Surgeons. J Am Coll Cardiol, 2008, 52(13): e1-142.

[25] Akins CW, Hilgenberg AD, Buckley MJ, et al. Mitral valve reconstruction versus replacement for degenerative or ischemic mitral regurgitation. Ann Thorac Surg, 1994, 58(3): 668-675.

[26] Salem DN, OGara PT, Madias C, et al. Valvular and structural heart disease: American College of Chest Physicians Evidence-Based Clinical Practice Guidelines (8th Edition). Chest, 2008, 133(S6):593S-629S.

[27] Furie KL, Kasner SE, Adams RJ, et al. Guidelines for the prevention of stroke in patients with stroke or transient ischemic attack: a guideline for healthcare professionals from the american heart association/american stroke association. Stroke, 2011, 42(1):227-276.

[28] 中华医学会神经病学分会脑血管病学组缺血性脑卒中二级预防指南撰写组. 中国缺血性脑卒中和短暂性脑缺血发作二级预防指南. 中华神经科杂志, 2010, 43(2):154-160.

[29] Nishimura RA, Otto CM. Guideline for the Management of Patients With Valvular Heart Disease. Circulation, 2014, 129:2440-2492.

第三十章　老年性心脏瓣膜病与脑栓塞

老年性心脏瓣膜病又称老年退行性心脏瓣膜病，或称老年钙化性心脏瓣膜病（complications of degenerative cardiac valvular calcification in the elderly）。其概念是指随着年龄的增长，原本正常的心脏瓣膜结缔组织发生退行性病变及纤维化，增厚变硬、变形及钙盐沉积，进而导致心脏瓣膜狭窄和（或）关闭不全。

一、流行病学

老年性心脏瓣膜病的发病率与年龄关系密切。国内的分层抽样调查结果显示，总患病率为13.4%，其中年龄>60岁者为7.7%、年龄>70岁者为16.1%、80岁以上老年人发病率高达25.7%。国外尸检研究资料显示：年龄>50岁者主动脉瓣或二尖瓣钙化为10%，年龄>70岁者为36%，年龄>80岁者高达75%，而90岁以上老年人100%都有主动脉瓣或二尖瓣钙化。

老年性心脏瓣膜病发病率可能有地区差异。临床资料显示，国外钙化性主动脉瓣狭窄检出率为29%，国内为19%；钙化性二尖瓣病变国外发病率为55%，国内仅为6%。上述差异除地区、人种因素外，检查手段及检查者的经验等差异可能也有一定关系。

老年性心脏瓣膜病与脑栓塞的关系尚缺乏流行病学数据。国内文献报告显示，98例心源性脑栓塞患者中，心房颤动和心脏瓣膜病占心源性脑栓塞的70.41%。其中风湿性心脏病、二尖瓣脱垂等心脏瓣膜病占28.57%，其余原因不清，老年性心脏瓣膜病可能系重要原因。

二、病因及发病机制

（一）机械压力及内皮细胞损伤、钙化

心脏瓣膜尤其是主动脉瓣膜在高机械压力作用下，钙盐更易于沉积于瓣膜，导致瓣膜的钙化。Otto等研究显示，老年人人群主动脉瓣钙化发生率高达30%。这是因为左室压力高，机械性应力大，易致主动脉瓣纤维断裂，其间隙钙离子沉积，进而引起主动脉瓣钙化及瓣膜退行性改变。

（二）老年心脏等器官减退导致瓣膜钙化

Boon等报道，衰老心脏处于低氧血症和酸中毒状态，心脏瓣膜胶原纤维断裂，形成的间隙与钙盐结合，导致心脏瓣膜及（或）瓣环的钙化。

（三）脂质沉积于瓣环及瓣膜的内膜，形成脂质斑块

由于血脂代谢紊乱，脂质沉积于瓣环及瓣膜的内膜，形成脂质斑块；随着脂质斑块的增大，斑块营养得不到充分供给，局部坏死促使与沉着的钙质结合，引起心脏瓣膜及瓣环的钙化。这可能预示着老年性心脏瓣膜病与动脉粥样硬化有着同样的发生、发展过程。

三、脑栓塞的相关因素与特点

心源性脑栓塞(cardiogenic cerebral embolism, CCE)是脑栓塞中最常见的,约占脑栓塞的60%~75%。而老年性心脏瓣膜病是心源性脑栓塞的重要原因,其发生脑栓塞的相关因素主要包括以下几个方面。

(一)心房颤动

心源性脑栓塞最常见的直接原因是慢性心房颤动,而老年性心脏瓣膜病是心房颤动发生的主要病因之一。老年性心脏瓣膜病后期由于瓣膜功能不全,常引起血流动力学改变。例如,二尖瓣关闭不全及心房纤维化引起左心房扩大,进而导致心房颤动发生。此外,瓣膜钙化的斑块延至左心房阻断心房内传导也是患者发生心房颤动的原因之一。心房颤动使血流更易产生旋转,与粗糙的内膜摩擦容易形成附壁血栓。血栓脱落进入脑动脉即可引起脑栓塞发生。

(二)钙化斑块脱落引起脑栓塞

老年性心脏瓣膜病患者瓣膜钙化物的脱落也是引起脑栓梗的栓子来源。当栓子进入脑循环后,绝大多数(73%~85%)栓子进入颈内动脉系统,因大脑中动脉实际上是颈内动脉的直接延伸,所以大脑中动脉及其分支最容易受累;又因为左侧大脑是优势半球,血液供应更丰富,所以左侧大脑中动脉最易受累。椎-基底动脉的栓塞仅占10%左右,大脑后动脉栓塞少见,大脑前动脉栓塞几乎没有。

四、脑栓塞的防治

(一)病因治疗

目前,虽有某些药物对于稳定老年性心脏瓣膜病有一定的效果,但尚无药物可有效逆转瓣膜钙化。用于稳定老年心脏瓣膜病变的药物及作用机制主要有以下几种。

1. 他汀类药物

他汀类药物主要通过调脂、抗炎等作用,减少异位钙沉积,稳定瓣膜及瓣环粥样斑块,进而减缓心脏瓣膜病理改变的进程。对大多数老年心脏瓣膜病患者而言,同时合并血脂代谢紊乱及动脉粥样硬化,因此,多数患者都有他汀类药物应用适应证。

2. 血管紧张素转换酶抑制剂

既往研究显示,血管紧张素转换酶抑制剂(ACEI)可以减少巨噬细胞的形成及成骨基因的表达,抑制其向成骨细胞分化,从而抑制或延缓心脏瓣膜退行性变。对于老年性心脏瓣膜病合并高血压病及心功能不全的患者,应用血管紧张素转换酶抑制剂既可降低血压、改善心脏功能,又可抑制或延缓心脏瓣膜退行性变的进展。

3. 钙拮抗剂

钙拮抗剂是临床常用降压药物,可通过降低血压,使心脏瓣膜承受的压力明显降低,从而降低氧耗,抑制炎性分子,延缓退行性心脏瓣膜病的发展。因此,对合并高血压的老年性心脏瓣膜病患者,可将钙拮抗剂做为一线药物选用。

4. 抗血小板药物

目前临床常用的抗血小板药物有阿司匹林及氯吡格雷等,其通过抑制血小板的聚集以减低血细胞黏附,降低细胞膜氧化应激,减少钙在心瓣膜上的沉积,从而阻止老年性心脏瓣膜病变的加重。

(二)抗凝治疗

对于老年性心脏瓣膜病合并心房颤动患者,抗凝治疗能够降低脑栓塞发生的风险。因此,临床上遇有老年性心脏瓣膜病合并心房颤动患者,都应接受抗凝治疗。常用药物如下:

1. 华法林

(1)华法林属香豆素类抗凝剂,在体内有对抗维生素 K 的作用。可以抑制维生素 K 参与的凝血因子Ⅱ、Ⅶ、Ⅸ、Ⅹ在肝脏的合成。华法林是目前临床最常用的抗凝药物,荟萃分析结果显示,华法林能安全而有效预防脑卒中发生,可使房颤患者卒中风险降低64%。目前指南推荐的华法林抗凝强度的目标值为凝血酶原时间国际标准化比值(INR)2.0~3.0。

(2)华法林的特点是多靶点作用,即只有所有依赖维生素 K 的凝血因子 -"Ⅱ、Ⅶ、Ⅸ、Ⅹ"全部被抑制后才能发挥充分的抗凝作用。因此,其作用发挥及停药后作用消失均较慢,再加上老年患者对华法林的反应差异较大,抗凝时应严格控制剂量,初始应从小剂量开始,定期监测 INR,根据 INR 测定值,调整华法林剂量。

(3)对于老年性心脏瓣膜病伴窦性心律的患者,如果左心房直径大于5.5 cm,建议口服华法林抗凝治疗,并使 INR 维持在2.0~3.0;如果左心房直径小于5.5 cm 者,则不推荐进行抗凝治疗。

2. 新型口服抗凝药

(1)新型口服抗凝药的特点:近年来,新型口服抗凝药已被推广使用。其优点是不需常规进行凝血功能监测或剂量调整;缺点是半衰期短、无特异性拮抗剂,且价格昂贵。常用药物包括Ⅱa因子抑制剂达比加群,Xa因子抑制剂利伐沙班、阿哌沙班及依度沙班。目前只有达比加群和利伐沙班在我国被批准使用。

(2)达比加群 RE - LY 试验结果:达比加群酯与控制良好的华法林组相比,150 mg 组卒中/全身性栓塞风险显著降低35%,缺血性卒中、颅内出血和危及生命出血的风险也较华法林显著降低,大出血风险相当;而达比加群酯110 mg 组的卒中/全身性栓塞风险与华法林相当,各种出血风险显著低于华法林。因此,ACCF 房颤管理指南建议具有卒中或系统性栓塞危险因素的房颤患者,且未植入人工心脏瓣膜或无影响血流动力学的瓣膜病,无严重肾功能不全(肌酐清除率 <15 mL/min)或严重肝脏疾病(影响基线状态的凝血功能),达比加群可以作为华法林的替代治疗,预防卒中和系统性栓塞。2010 年达比加群被 FDA 批准用于房颤患者脑卒中。

(3)对于已行人工瓣膜置换的患者,RE - ALIGN 研究早前结果显示,达比加群增加机械心脏瓣膜置换患者卒中、心肌梗死和心脏瓣膜的血栓形成发生率。因此,不支持新型抗凝药用于人工瓣膜置换术的患者。

(三)非药物治疗

1. 主动脉瓣狭窄

(1)主动脉瓣狭窄球囊成形术:由于经皮主动脉瓣球囊成形术不能从根本上解决瓣膜病变,且易发生再狭窄(通常在6~12 个月内),故只作为短期缓解症状的姑息疗法。

(2)主动脉瓣置换术:是治疗主动脉瓣狭窄的有效方法。PARTNER - B 研究证实,对外科手术禁忌的重度钙化性主动脉狭窄(CAS)患者,经导管主动脉瓣置换术(TAVR)优于传统保守治疗。PARTNER-A 研究证实,对外科手术高危的重度钙化性主动脉狭窄患者,TAVR 与外科手术效果相当。STS 评分为哪类患者将从 TAVR 获益提供了有效参考。根据 PARTNER 研究,STS 评分值在<14.9%的患者可以受益。TAVR 治疗途径主要包括三种:经股动脉(TF-TAVR)、经心尖(TA-TAVR)和经主动脉(TAo-TAVR)途径,其中以经股动脉途径最为常用。目前 TAVR 设备有 CoreValve 和 Sapien 两种经导管主动脉瓣植入系统,德国 CHOICE 研究结果表明,Sapien 系统要优于 CoreValve 系统。

2. 二尖瓣狭窄

对于没有症状的单纯性二尖瓣狭窄患者可以选择经皮球囊瓣膜成形术。有严重症状的患者(NYHA Ⅲ-Ⅳ级)及瓣口面积小于或等于 1.5 cm^2 者可以进行二尖瓣修补或瓣膜置换术;对于多数二尖瓣狭窄不严重的患者,瓣膜修补术的效果要优于瓣膜置换术。

3. 主动脉瓣关闭不全

主动脉瓣关闭不全的非药物治疗以瓣膜置换术为主。由于老年退行性主动脉瓣狭窄患者中 75%合并瓣膜关闭不全,故多与主动脉瓣狭窄一同行瓣膜置换术治疗。

4. 二尖瓣关闭不全

(1)二尖瓣关闭不全的常用手术方法有二尖瓣修补术和二尖瓣置换术。二尖瓣修补术主要适用于瓣膜损坏较轻者,其术后死亡率低,射血分数改善较好,不需要终生抗凝治疗。二尖瓣置换术适用于瓣膜损坏严重者。

(2)经导管二尖瓣夹合术(Mitra Clip):为目前心脏瓣膜病介入治疗中最有前景的一种。EVEREST 实验结果显示在年龄≥70 岁、LVEF<60%和功能性反流的人群中,Mitra Clip 不劣于外科手术。高危组研究发现,Mitra Clip 治疗组较传统治疗具有较高的安全性,12 个月生存率明显升高。

5. 左心耳封堵术

经过多年的探索,发现心房颤动并发脑卒中的原因主要是左心耳内血栓形成和脱落,因此,封堵左心耳可以达到减少或预防脑卒中的目的。

(1)左心耳外科闭塞术:虽然用外科手术方法堵闭左心耳已有多年历史,但仍无直接证据显示,左心耳外科闭塞术在预防卒中方面有效。而且该堵闭术通常在手术治疗瓣膜疾病时同时实施,很少有单独实施该手术的情况。

(2)心内及心外联合左心耳闭塞术(LARIAT 系统):LARIAT 系统是已获得美国 FDA 与欧洲 CE 注册许可的产品,是通过心内及心外途径联合进行左心耳堵闭装置的植入。因操作技术复杂,使其推广使用受限。

(3)经皮左心耳封堵术:WATCHMAN 左心耳封堵器,于 2013 年 12 月获得美国食品药物管理局(FDA)的认可。Watchman 封堵器是由镍钛合金制成的一种滤器式封堵器,远端开放朝向左心耳内,未开放的近端置于左心耳开口,其表面覆盖一层厚 160 μm 的聚酯膜,血液可通过此膜进出左心耳,左心房内皮细胞可在聚酯膜上爬行生长,一段时间后逐渐形成内皮层将左心耳与左心房体部的血流隔离。PROTECT-AF 研究,比较 Watchman 封堵器与华法林抗凝治疗的有效性和安全性,结果显示 Watchman 封堵组在预防缺血性卒中和全身性栓塞方面不劣于华法林组。

(覃 数　张冬颖　张 鹏)

参考文献

[1] Bloor CM. The senile heart valvular disease. J Am Geriatrics, 1982, 30: 469 - 470.

[2] 熊永波. 98 例心源性脑栓塞的临床相关性分析. 中国医药指南, 2011, 32:360 - 362.

[3] Blanc JJ, Mahe M, Genet L, et al. Calcifiedaortic valve stenosis in adults. Analysis of supra-and in frahissian conduction disorders. Ann Cardiol Angeiol (Paris), 1989, 38(9): 531 - 534.

[4] Otto C, Lind B, Kitzman D, et al. Association of aortic-valve sclerosis with cardiovascular mortality and morbidity in the elderly. N Engl J Med. 1999, 341: 142.

[5] Boon A, Cheriex E, Lodder J, et al. Cardiac valve calcification: characteristics of patients with calcification of the mitral annulus or aortic valve. Heart, 1997, 78(5): 472 - 474.

[6] Beasley BN, Unger EF, Temple R. Anticoagulant options — why the FDA approved a higher but not a lower dose of dabigatran. N Engl J Med, 2011, 364(19): 1788 - 1790.

[7] Wann LS, Curbs AB, Ellenbogen KA, et al. 2011 ACCF/AHA/HRS focused update on the management of patients with atrial fibrillation (update on dabigatran): A report of the American college of cardioloiry foundation/American heart association task force onpractice guidelines. J Am Coll Cardiol, 2011, 57(2): 1330 - 1337.

[8] Eikelboom JW, Connolly SJ, Brueckmann M, et al. the RE-ALIGN Investigators. Dabigatran versus Warfarin in Patients with Mechanical Heart Valves. N Engl J Med, 2013, 369(13): 1206 - 1214.

[9] Fleisher LA, Fleischmann KE, Auerbach AD, et al. 2014 AHAACC Guideline for the Management of Patients With Valvular Heart Disease A Report of the American College of Cardiology American Heart Association Task Force on Practice Guidelines. J Am Coll Cardiol, 2014, 63: 80 - 83.

[10] Meier P, Franzen O, Lansky AJ. Almanac 2013: novel non - coronary cardiac interventions. Wien Klin Wochenschr, 2013, 125(23 - 24): 768 - 769.

[11] Garcia-Fernandez MA, Perez-David E, Quiles J, et al. Role of left atrial appendage obliteration in stroke reduc-tion in patients with mitral valve prosthesis: a transesophageal echocardiographic study. J Am Coll Cardiol, 2003, 42: 1253 - 1258.

第三十一章　心脏瓣膜病常见并发症防治进展

心脏瓣膜病是指各种致病因素或先天发育畸形导致一个或多个瓣膜解剖结构和功能异常,表现为瓣膜口狭窄和(或)关闭不全的临床症候群,是临床的常见病和多发病。近二十年来,随着医疗条件的改善,民众健康意识不断增强,风湿性心脏瓣膜病(简称风心病)发病率呈明显下降趋势;但另一方面,随着人口不断老龄化,高血压、冠心病及糖尿病等动脉粥样硬化相关性疾病发病的不断增加,瓣膜退行性变、心肌疾病、缺血性心脏病及代谢性疾病引起的心脏瓣膜病变均明显增加,心脏瓣膜病已成为严重危害人们身心健康的疾病。需要强调的是,心脏瓣膜病对人们健康的影响,很大程度上是由于其并发症所导致的,因此,对并发症的防治是改善心脏瓣膜病患者预后十分重要的环节。心脏瓣膜病常见的并发症有心力衰竭、心律失常、血栓栓塞、感染性心内膜炎及肺部感染等几个方面,本章仅就心脏瓣膜病常见并发症临床防治进展进行简要介绍。

一、心力衰竭

(一) 发病率与预后

2003年欧洲心力衰竭研究表明,46 788例心力衰竭患者中用超声心动图检测发现中、重度心脏瓣膜病高达29%。1980~2000年中国部分地区慢性心力衰竭住院病例回顾性调查显示,心力衰竭患者中冠心病和高血压病的比率明显增加,风心病导致心力衰竭的比率由34.4%降至18.6%,呈明显下降趋势,但由于退行性心脏瓣膜病心力衰竭呈上升趋势,所以心脏瓣膜病性心力衰竭仍是我国慢性心力衰竭常见原因之一。

心脏瓣膜病性心力衰竭的发生机制不同于冠心病、高血压病,其预后也有独特的规律性。心脏瓣膜病是由瓣膜机械性损害造成血流动力学异常,使心脏压力负荷(瓣膜狭窄)或容量负荷(瓣膜关闭不全)发生改变,最终发展为失代偿性心力衰竭。主动脉瓣狭窄患者心力衰竭发生后一般存活时间仅为1~2年;二尖瓣狭窄患者出现心力衰竭症状后5年存活率<15%;严重主动脉瓣关闭不全或二尖瓣关闭不全的心力衰竭患者,无论是否行瓣膜置换术,其预后均与左室扩大和射血分数降低程度相关;对主动脉瓣关闭不全心力衰竭患者早期积极治疗(如血管扩张剂应用)能改善预后;而二尖瓣关闭不全患者的预后则更多地取决于其病因,药物治疗仅能使5年存活率达到50%。

(二) 风心病心力衰竭的特征

心力衰竭是风心病最常见的并发症,也是致死的最主要原因。有50%~70%的风心病患者发生心力衰竭。年轻患者的风湿活动常是心力衰竭的主要原因;年龄较大的患者,常由于瓣膜病变比较严重,引起心脏储备功能进行性减退或同时合并风湿活动的结果。在风心病中,以二尖瓣狭窄并二尖瓣关闭不全引起的心力衰竭最常见,约占67%;其余依次为联合瓣膜病变、主动脉瓣关闭不全和(或)主动脉瓣狭窄、单纯二尖瓣关闭不全或狭窄,分别为62%、40%、39%和35%。

按病变分析,最早和最常发生心力衰竭者,二尖瓣狭窄仍占首位;二尖瓣关闭不全、主动脉瓣狭窄和主动脉瓣关闭不全发生心力衰竭比较迟。通常风心病的心力衰竭常先出现左室或左心房衰竭；后期才发生右心衰竭。如患者左心房压力突然急剧升高或左室功能突然恶化，则可发生急性肺水肿。少数二尖瓣狭窄病例亦可由于阵发性房颤、肺梗死、妊娠、产后和呼吸道感染等而突然发生急性肺水肿。

风湿性二尖瓣和主动脉瓣关闭不全患者可在原来病情比较稳定的基础上，突然恶化，出现严重急性二尖瓣和主动脉瓣关闭不全。表现为顽固性左心衰，反复发作性肺水肿，不易控制，病程进展快，短期内易死亡。

严重急性二尖瓣关闭不全常由于二尖瓣穿孔或腱索断裂，以及心脏手术创伤，使腱索断裂所致。严重急性主动脉瓣关闭不全亦常由于感染性心内膜炎引起主动脉瓣穿孔、瓣叶过度破坏；或由于治疗矛盾，使愈合的主动脉瓣发生明显卷缩而加重主动脉瓣关闭不全。及时识别上述情况，进行紧急换瓣手术，或许能挽救病人生命。

（三）老年性心脏瓣膜病

与风心病相反，老年性心脏瓣膜病近二十年间呈逐渐增加趋势，主要病理变化是正常的瓣膜或轻度异常的瓣膜随着年龄的增长，瓣膜结缔组织发生退行性变化及纤维化，使瓣膜增厚、变硬、变形及钙盐沉积，导致瓣膜狭窄和（或）关闭不全。

1. 发病特点

（1）60岁以上老年人多见：国外尸检证实，60~80岁老年人主动脉瓣钙化占4%~6%，二尖瓣钙化占3.5%~10%。Wong等报告的78例65~102岁患者中诊断为老年性心瓣膜病者占74%。

（2）发病存在性别差异：Carvalho等报道大于60岁患者二尖瓣钙化占7.7%，其中89.2%为女性。诸骏仁等报道主动脉瓣钙化男性（24.4%）多于女性（12.9%），二尖瓣钙化女性（14.28%）多于男性（1.07%）。另有研究显示，钙化性瓣膜病50%~60%是老年女性，尤其是二尖瓣病变。一种可能的解释是，老年女性骨质疏松发病率高于同龄男性，老年女性二尖瓣环周围组织对损伤反应更为敏感，如同风湿性二尖瓣病变，女性的发生率高于男性。

（3）常与其他心脏病并存：如老年性主动脉瓣病变常与高血压性心脏病并存，其原因可能是患者长期血压升高，引起胶原纤维断裂，以致钙盐沉积主动脉瓣钙化。高血压性心脏病以主动脉右冠瓣和无冠瓣钙化居多，而冠心病则以左冠瓣、主动脉瓣环、主动脉三个瓣叶及主动脉瓣合并二尖瓣环损害多见。

2. 临床表现

心力衰竭是老年性心脏瓣膜病突出的临床表现。有报道显示35%~50%患者存在充血性心力衰竭，心功能多在Ⅱ~Ⅲ级。而一旦临床出现心绞痛、晕厥和充血性心力衰竭等，往往表明病变严重，平均生存期仅为3年，猝死率高达15%。

（1）常见症状：老年重度钙化性主动脉瓣狭窄常见症状是心悸、乏力、气短，缺乏特异性。这些患者中晕厥并不少见，可能与室性心律失常、心脏传导阻滞等有关；若与二尖瓣环钙化并存，则发生率更高。老年二尖瓣钙化多无明显临床症状，但当累及二尖瓣环时可到二尖瓣关闭不全，严重者可发生充血性心力衰竭，表现为劳力性或夜间阵发性呼吸困难。

（2）体征：主动脉瓣区可闻及收缩期杂音，其最佳听诊区常在心尖部，而不是在心底部（Callavardin效应），多向腋下传导。由于瓣膜钙化，弹性消失和固定，常无收缩早期喷射（喀喇)音。主动脉瓣反流性杂音则较少(仅4%),但一旦出现舒张期杂音,则表明主动脉瓣钙化程度较重。

(四)风心病与老年退行性心脏瓣膜病的鉴别

1. 二者的相同点

(1)二者均有不同程度心功能不全的症状,表现为心慌、胸闷、气短且活动后加重。

(2)体征相似:如心脏扩大、心律失常(房颤等)、心包积液、肺淤血及双下肢浮肿等。

2. 二者的不同点

(1)发病年龄:风心病发病年龄多在20~40岁;老年性心脏瓣膜病发病年龄多在60岁以上。

(2)原因与发病机理:风心病是风湿热累及心脏结缔组织的胶原纤维,引起心脏瓣膜病,导致瓣膜狭窄及(或)关闭不全,主要累及二尖瓣与主动脉瓣。老年性心脏瓣膜病发病可能与高血压、高血脂、糖尿病等有关,主要表现为二尖瓣及主动脉瓣钙化、纤维化等。

(五)瓣膜病合并心力衰竭的治疗

目前为止,治疗心力衰竭仍然是以药物治疗为基础,但心力衰竭药物治疗既不能修复心脏瓣膜的结构与功能异常,更不能改变瓣膜性心脏病的自然病程,外科手术及介入治疗术仍然是治疗心脏瓣膜病最有效的方法。

1. 药物治疗

强心、利尿、扩血管是所有心力衰竭患者药物治疗的基本原则,但因受损瓣膜及瓣膜病变性质不同,在药物选择上存在差异。

(1)主动脉瓣狭窄合并心力衰竭的治疗:应慎用血管扩张药,以免引起低血压、晕厥。避免应用β受体阻滞剂等负性肌力药物,β受体阻滞剂仅适用于房颤伴快速心室率或窦性心动过速等交感神经张力增高情况。有研究提示,中、重度主动脉瓣狭窄患者接受他汀类药物治疗较对照组狭窄进展明显延缓。SEAS研究也证实强化降脂加依折麦布治疗可降低AS患者心血管事件发生率。

(2)主动脉瓣关闭不全合并心力衰竭的治疗:主动脉瓣关闭不全是唯一可以通过药物降低后负荷而改变自然病程的心脏瓣膜病。血管扩张剂可改善每搏输出量,减少反流量。临床最常用的血管扩张剂是血管紧张素转化酶抑制剂(ACEI)及血管紧张素Ⅱ受体拮抗剂(ARB),二者均可减轻心脏后负荷,增加前向心排血量从而减少主动脉瓣反流,改善心力衰竭临床症状。钙离子通道阻断剂(CCB)虽也可扩张血管、降低心脏后负荷,但因部分CCB有明显负性肌力作用,对于合并心功能不全患者应慎用。

(3)二尖瓣狭窄合并心力衰竭的治疗:二尖瓣狭窄药物治疗的重点是降低左心房及肺循环压力、控制心律失常及抗凝治疗等,以改善患者症状。常用药物包括利尿剂、抗心律失常药物、华法林抗凝治疗等。禁用ACEI和ARB,但可用扩张小静脉为主的硝酸盐制剂。目前尚无药物治疗改善患者生存率的报道。

(4)二尖瓣关闭不全合并心力衰竭的治疗:二尖瓣关闭不全药物治疗的重点是减少反流、防止左心室重塑和纠正心力衰竭。一般原则是:①对无症状的慢性二尖瓣关闭不全患者,左心室功能正常时,不主张药物治疗。②静脉应用硝普钠或硝酸甘油可减轻后负荷,减少二尖瓣返流,有助于稳定急性或重度二尖瓣关闭不全患者的病情。③防止左心室重塑可选择 ACEI。④合理应用利尿剂以降低前负荷及左心房、肺循环压力,改善肺淤血症状。⑤必要时可使用洋地黄制剂,以增加左心室收缩力及心排血量。⑥合并心律失常并影响心功能者,应进行抗心律失常药物治疗。

2. 外科手术或介入治疗

外科手术和介入治疗是心脏瓣膜病的根本治疗措施,对于合并心力衰竭的患者,若心力衰竭纠正、可以耐受手术者应尽早行外科手术治疗或介入治疗。

(1)主动脉瓣狭窄:①单纯主动脉瓣狭窄,有行经皮主动脉瓣球囊成形术(PBAV)的患者,建议行 PBAV 治疗。②老年主动脉瓣狭窄、钙化明显或伴关闭不全者,建议有条件者行经皮主动脉瓣植入术(TAVI),但因进口器材尚未在我国上市,国产器材正在进行Ⅰ期临床研究,故该技术尚难在国内推广应用。③对既无 PBAV 适应证、又无行 TAVI 条件者,建议行主动脉瓣置换术。

(2)主动脉瓣关闭不全:急性主动脉瓣关闭不全合并感染性心内膜炎导致瓣叶穿孔,内科治疗常无效,应在使用有效抗生素的基础上,尽早实施主动脉瓣置换手术。严重主动脉瓣关闭不全患者出现下列情况时应考虑行主动脉瓣置换术:①出现呼吸困难、心绞痛或心功能不全(NYHA 心功能 2~4 级)症状者。②左心室射血分数 <55% 者。③左心室严重扩大,收缩末内径 >55 mm,舒张末内径 >70 mm 者。④主动脉瓣关闭不全合并升主动脉明显扩张(直径≥45 mm 的马凡综合征、直径≥50 mm 的二叶主动脉瓣等)者。

(3)二尖瓣狭窄:①单纯二尖瓣狭窄、瓣膜弹性好,无附壁血栓等禁忌证者,建议行经皮二尖瓣狭窄球囊成形术(PBMV)。②对于瓣膜钙化严重、合并二尖瓣关闭不全者,建议行二尖瓣膜置换术。③对有附壁血栓者,应尽早行外科手术治疗。

(4)二尖瓣关闭不全:严重二尖瓣关闭不全外科手术指征:①有症状的急性重度二尖瓣关闭不全。②慢性重度二尖瓣关闭不全,伴重度左室功能不全和(或)左心室收缩末内径 >55 mm 者。③无症状的慢性、重度二尖瓣关闭不全,伴轻中度左心室功能不全者。ACC/AHA 心脏瓣膜病管理指南推荐二尖瓣关闭不全手术方式应尽可能选用二尖瓣修补术,因该手术的死亡率较低,术后左心室射血分数改善更好,无需终身抗凝治疗。而对左心室功能尚可的慢性重度二尖瓣关闭不全伴房颤或肺动脉高压患者、二尖瓣环异常和严重左心室功能不全的患者均应行二尖瓣置换术。

近年来,随着心导管技术的发展,二尖瓣关闭不全介入治疗技术已用于临床,如二尖瓣边-边缝合术和二尖瓣环成形术等(详见相关章节)。

二、心律失常

(一)发生率

心律失常是心脏瓣膜病患者常见的并发症,发生率约 80%。但无特异性,任何形式的心律失常均可发生,如各种早搏、房颤和各种传导阻滞等,其中以房颤最多。一项对 88 例退行性心脏瓣膜病患者研究发现,心律失常的发生率为 56.8%,其中房颤占 23.9%,早搏占 17%,束支传导阻滞占 11.4%,房室传导阻滞占 4.6%。

(二)发生原因与机制

心瓣膜病患者发生心律失常可能与下列因素有关:

(1)由于瓣膜结构毁损,血流动力学发生改变,进而导致心房及心室扩大。

(2)慢性心力衰竭。

(3)心肌间质成分增加,心肌纤维化,使心肌电活动均一性受到破坏。

(4)瓣膜钙化及心肌结构变化致的窦房结、房室结及传导系统功能受损。

(5)心脏自主神经功能紊乱诱发心律失常。

(6)肾素、血管紧张素、儿茶酚胺类物质增多,可促发心律失常。

(三)治疗

(1)对无明显临床症状的轻型心律失常(单纯房性早搏、室性早搏等),可不予治疗,定期检查心电图、观察其变化。

(2)药物治疗:房性心律失常可选用心律平、异搏定、乙胺碘呋酮、普萘洛尔等药物,无效时可改用奎尼丁或苯妥英钠。心脏瓣膜病所引起的心律失常常合并着心脏结构的变化,多为不可逆的,药物治疗效果多不理想。

(3)对严重房室传导阻滞或束支传导阻滞患者要进行电生理检查评价,必要时植入人工心脏起搏器。病态窦房结综合征患者应接受心脏起搏器治疗。

三、血栓栓塞

血栓栓塞作为心脏瓣膜病的致命性并发症,可由于心脏瓣膜赘生物脱落而孤立发生,但更常见于心脏瓣膜病合并房颤或心内膜炎时心房血栓及菌栓脱落导致,严重威胁着患者的生活质量和生存率。由于心脏瓣膜病的病理特点,血栓栓塞的发生有一定的必然性,且发病率较高,除非改变心脏瓣膜病异常的血流动力学影响,临床没有绝对有效的措施防止血栓形成,因此,抗凝治疗则成为必要的治疗措施。但抗凝治疗是一把双刃剑,在减少血栓形成的同时,又有发生出血风险,尤其是颅内出血等严重出血并发症。

(一)心脏瓣膜病患者血栓栓塞防治策略

1. 风湿性二尖瓣病变

(1)栓塞并发症发生率:风湿性二尖瓣疾病在所有心脏瓣膜病中血栓栓塞发病风险最高,研究显示风湿性二尖瓣疾病患者栓塞年发生率为1.5%~4.7%。且随着年龄增长,栓塞发生率也有所升高。此外,风湿性二尖瓣疾病合并左心房内血栓、重度主动脉瓣关闭不全也增加血栓栓塞的风险。研究表明,左心房增大与左心房内血栓发生率有关。如果风心病患者已发生过栓塞症,其栓塞再发率更高,且大多数发生在上次栓塞后1年内。

(2)防治策略:①对于风湿性二尖瓣疾病,左心房内径<55 mm、正常窦性心律患者,可以不用抗血小板或抗凝治疗。②对于正常窦律、左心房内径>55 mm的患者,应使用华法林(维生素K拮抗剂)抗凝治疗。③单纯风湿性二尖瓣疾病合并左心房内血栓或合并房颤或既往有全身性栓塞史者,应使用华法林抗凝治疗(目标INR 2.5;范围2.0~3.0)。④对经食管超声显示左心房内血栓的风湿性二尖瓣狭窄患者,若病变适合行PMBV治疗者,应在华法林抗凝治疗(目标INR3.0,范围2.5~3.5)至超声显示左心房内血栓消失后再考虑行PMBV。

有研究显示,口服华法林治疗6个月,约有24.2%的患者左心房内血栓可以溶解。NYHA心功能Ⅱ级或Ⅰ级,左心房附壁血栓≤1.6 cm^2,心脏超声回声密度较低,INR≥2.5者是心房内血栓溶解的预测因子;对于同时具有上述预测因子的患者,经过 6 个月的抗凝治疗血栓完全溶解的概率达 94.4%。

2. 二尖瓣脱垂

有研究显示,二尖瓣脱垂患者发生卒中或 TIA 的危险性显著增高。对于二尖瓣脱垂或二尖瓣巨大赘生物的患者,即便没有发生全身性栓塞症、不明原因的 TIA 或者缺血性卒中,也应该进行血栓栓塞的一级预防。但由于目前尚缺乏抗凝治疗明显降低血栓栓塞事件发生的证据,且抗凝治疗具有出血风险。因此,对于此类患者应使用抗血小板治疗。

3. 二尖瓣环钙化

Framingham 研究显示:1 159 例无卒中史的二尖瓣瓣环钙化患者卒中的发生率较非二尖瓣瓣环钙化患者增加 2.1 倍。卒中的危险性与二尖瓣瓣环钙化的严重性相关。其栓子可能为血栓栓子或钙化碎片,此类患者抗凝治疗不能有效预防栓塞,因此对于二尖瓣瓣环钙化患者一旦抗凝治疗失败或者发现钙化碎片栓子,应该首选心脏瓣膜置换术。

4. 置换人工瓣膜

置换人工瓣膜的患者血小板存活时间常缩短,血栓栓塞危险增加,且有血栓栓塞的长期危险,尽管口服抗凝剂,人工瓣膜置换术后仍有较高的血栓栓塞率。此外,人工材料激活凝血因子Ⅻ,促使血小板活化,激活凝血系统。因此,人工瓣膜术后应进行抗栓抗凝治疗。主动脉瓣置换的栓塞危险比二尖瓣置换小,双瓣膜置换者发生栓塞的危险最大。其抗栓治疗策略如下:

(1)机械瓣置换术后早期(0~5 d)选择低分子肝素或普通肝素皮下注射进行抗凝治疗,而后改为华法林抗凝治疗维持。

(2)单纯二尖瓣或主动脉瓣机械瓣置换术患者,目标 INR 为 2.5;主动脉瓣和二尖瓣双机械瓣置换者,应用华法林 INR 目标值为 3.0;如患者出血风险较低,则在华法林用药基础上增加抗血小板药,如低剂量的阿司匹林(50~100 mg/d)。

5. 瓣膜感染性心内膜炎

瓣膜感染性心内膜炎患者体循环栓塞发生率达 22%~50%。其中约 65% 发生于中枢神经系统,且死亡率较高。但由于感染性心内膜炎栓子一般为菌栓,抗凝治疗本身并不是其治疗手段,因此除特殊情况外,对自体瓣膜感染性心内膜炎,不常规使用抗凝治疗;而常规应用抗凝药物的人工瓣膜植入后的感染性心内膜炎,如果没有脑血管事件,可继续使用抗凝治疗。

(二)房颤患者的血栓栓塞的防治策略

房颤是心脏瓣膜病最常见的心律失常。除引起临床症状和影响生活质量外,常引起血栓栓塞等严重并发症,尤其是脑栓塞。在所有脑卒中患者中有 15%~20% 是由于房颤引起的,在 80 岁以上个体中,房颤是导致卒中的独立危险因素。因此,抗凝治疗是房颤抗栓治疗的重要内容。

1. 房颤卒中风险评估

CHADS2 评分对于房颤患者卒中风险评估简便准确,其危险因素及危险评分为:充血性心力衰竭(1 分)、高血压(1 分)、年龄≥75 岁(1 分)、糖尿病(1 分)、卒中史(2 分)。积分最高为 6 分,0~1 分为低危组,2~3 分为中危组,4~6 分为高危组。随着危险积分增加,患者卒中风险增加。但 CHADS2 评分不能确定"真正卒中低危"患者。而 CHA2DS2 – VASc 评分系统则更加完善,见表 31 – 1。

表 31 – 1　CHA_2DS_2 – VASC 评分表

英文缩写	危险因素	分值
C	充血性心衰	1
H	高血压病史	1
A	≥75 岁	2
D	糖尿病	1
S	脑卒中/TIA	2
V	血管疾病	1
A	65 ~ 74 岁	1
S	性别(女)	1

2. 出血风险评估

HAS – BLED 评分表是目前常用的出血风险评估系统,见表 31 – 2。积分越高,出血风险越大。因此,对瓣膜病合并房颤患者一定要先对其出血风险进行评估后再制定抗凝治疗策略。

表 31 – 2　HAS – BLEDS 评分表

英文缩写	危险因素	分值
H	高血压病史	1
A	肝肾功能异常	1/2
S	脑卒中/TIA	1
B	出血史	1
L	INR 值易波动	1
E	老年(>65 岁)	1
D	药物或嗜酒	1/2

3. 抗凝治疗

(1)指南建议:2010 年 ESC 房颤管理指南建议直接根据危险因素选择抗栓治疗策略。①存在一个主要危险因素或两个以上临床相关的非主要危险因素,即 CHA2DS2 – VASc 积分≥2 分者需服用口服抗凝药。②存在一个临床相关的非主要危险因素,即 CHA2DS2 – VASc 积分 1 分者,口服抗凝药或阿司匹林均可,但推荐口服抗凝药。③无危险因素(CHA2DS2 – VASc 积分 0 分)者,可服用阿司匹林或不进行抗栓治疗。

(2)房颤复律时的抗凝:充分的抗凝治疗可明显降低复律治疗导致的血栓栓塞风险,目前常用的方法是复律前3周及复律后至少4周内使用华法林抗凝治疗。2012年ESC房颤管理指南建议,对于房颤持续时间≥48 h或发作时间未明,推荐在心脏复律(电复律、药物复律)之前接受口服抗凝治疗(如:华法林INR值2.0~3.0或达比加群)≥3周,成功复律后进行抗凝治疗≥4周(ⅠB类推荐)。具有卒中危险因素或房颤复发可能的患者,在心脏复律后应考虑终身进行口服抗凝治疗(经剂量调整的华法林或新型口服抗凝药物)以维持窦性心律。

(3)华法林抗凝治疗时INR的检测

华法林抗凝强度用INR进行监测,如INR值较低则容易发生卒中等,而INR较高则增加出血风险,因此需监测INR指导抗凝治疗。一般服药初期至少每周监测INR一次,INR值稳定后应每月检测一次。详见相关章节。

四、感染性心内膜炎

感染性心内膜炎是心脏瓣膜病常见并发症,既往常见于风湿性心脏瓣膜病患者,而目前风心病相关感染性心内膜炎发病率不断下降,而与医疗活动及老年患者相关的发病不断增加,如人工心脏瓣膜置换、心瓣膜修补术后、退行性瓣膜钙化、静脉注射吸毒等。且随着年龄增长,发病率逐渐增加,在70~80岁时达到最高,约为14.5例/10万。

(一)病因与发病机理

1. 瓣膜内皮细胞受损

正常瓣膜内皮细胞能抵抗循环中的细菌黏附,防止感染形成。由于瓣膜病变造成血流动力学异常,血液形成湍流或者由于导管操作损伤内膜,或由于炎症及瓣膜退行性变引起瓣膜内皮损伤,内皮下基质蛋白暴露、组织因子释放、纤维蛋白及血小板沉积,使细菌黏附于局部,形成感染灶,导致心内膜炎发生。

2. 短暂菌血症

任何形式的创伤过程及局灶性感染,包括咀嚼和刷牙等均可引起菌血症。通常自发性菌血症的持续时间短、无临床症状或临床症状较轻,不引起感染性心脏内膜炎,但由于其发生率较高,故发生感染性心内膜炎的概率较大。此外,也与菌血症的严重程度及病原体黏附瓣膜能力有重要关系。

3. 病原微生物和宿主防御

感染性心内膜炎的常见病原体包括金黄色葡萄球菌、链球菌属和肠球菌属。它们均有黏附损伤瓣膜、改变局部凝血活性、局部增殖能力,并具备多种表面抗原决定簇,对宿主损伤瓣膜表达的基质蛋白具有黏附作用,黏附后的病原微生物对宿主防御可能产生耐受现象。

(二)临床诊断

感染性心内膜炎的临床诊断主要根据致病微生物、基础心脏病情况及感染性心内膜炎的临床表现及辅助检查结果进行诊断。

1. 临床特征

心脏瓣膜病患者当出现以下临床情况时应考虑感染性心内膜炎的可能。

(1)可能与下列因素有关的发热,如心脏人工材料(包括人工心瓣膜、起搏器、埋藏式心脏复律除颤器）植入、导管侵入检查等或原因不明的长时间发热。

（2）新出现的心脏杂音或杂音性质的突然变化。

（3）原因不明的栓塞事件。

（4）原因不明的败血症。

（5）新发心脏传导阻滞、血培养阳性及栓塞现象（如 Roth 斑、Janeway 损害、Oslar 结等）、原因不明的周围组织脓肿等。

2. 超声心动图

（1）诊断价值：超声心动图在感染性心内膜炎临床诊断中具有重要作用。其中经食管超声心动图较经胸超声心动图诊断敏感性更高，可达 90% ~ 100%。主要特征如下：

（2）主要征象：感染性心内膜炎患者行超声心动图检查时，可显示以下征象：瓣膜赘生物、心肌脓肿、新发瓣膜穿孔、瓣膜脱垂、腱索断裂及人工瓣膜裂孔等。

（3）注意事项：①金黄色葡萄球菌的毒力强，临床破坏性大，对其感染者应常规行超声心动图。②已有瓣膜病变如二尖瓣脱垂、严重瓣膜钙化、人工瓣膜者及赘生物 < 2 mm 或无赘生物者，超声诊断较难。③对初始超声心动图检查阴性、但临床高度怀疑感染性心内膜炎者，可反复多次复查超声心动图。

3. 血培养

（1）血培养阳性仍是感染性心内膜炎诊断的基础，同时药敏试验结果也为治疗提供依据。

（2）感染性心内膜炎患者血培养阴性率为 2.5% ~ 31%，差异较大，常见原因是临床已用抗生素治疗。如果患者病情允许，可考虑暂停抗生素并重复血培养。

（3）有些病原菌在常规培养条件下增殖受限或需特殊培养方法。

4. 病理学与免疫学技术

手术切除的瓣膜组织及赘生物应行病理学检查，明确其病原微生物，有利于指导临床治疗。电子显微镜的敏感性高，有助于描述新的微生物特征。一些病原微生物如葡萄球菌、军团菌可通过血清间接免疫荧光试验或酶联免疫法确诊。尿免疫分析法用于检测微生物降解产物。但目前上述方法尚未纳入诊断标准中。

5. 分子生物学技术

聚合酶链反应（PCR）可为病原微生物难以培养和无法培养的感染性心内膜炎患者提供快速、可靠的检验结果。该技术已用于接受手术的感染性心内膜炎患者瓣膜组织检测。切除的瓣膜组织或栓塞标本的 PCR 结果有助于术后血培养阴性患者的诊断。

（三）治疗

1. 抗病原微生物学治疗

（1）肺炎链球菌及 β - 溶血性链球菌（A、B、C 及 G 组）：①肺炎链球菌导致的感染性心内膜炎现已少见，多与抗生素应用有关，其中 30% 与脑膜炎有关，部分对青霉素耐药者需特殊治疗。青霉素敏感菌株的治疗与口腔链球菌相似；合并脑膜炎者，应避免使用青霉素，可改用头孢噻肟、头孢曲松联用万古霉素。②组溶血性链球菌多数对 β - 内酰胺类敏感，其他血清型可能对其耐药。B 组链球菌引起的感染性心内膜炎以往多见于围产期，目前也可发生于其他成年人及特殊老年人。B、C 及 G 组链球菌和米勒链球菌可能产生脓肿，需手术治疗。B组中人工瓣膜心内膜炎死亡率较高,建议手术。

(2)口腔链球菌和D组链球菌导致的感染性心内膜炎:①青霉素敏感性链球菌的给药方法多为4周疗法,成人青霉素1 200～1 800万U/d,静脉滴注,分6次给药或羟氨苄青霉素100～200 mg/(kg·d)静脉滴注,分4～6次给药或头孢曲松2 g/d,静脉滴注或肌注,1次给药。儿童青霉素20万U/(kg·d)静脉滴注,分4～6次给药或羟氨苄青霉素300 mg/(kg·d)静脉滴注,分4～6次给药或头孢曲松100 mg/(kg·d)静脉滴注或肌注,1次给药。②β-内酰胺过敏者:成人万古霉素30 mg/(kg·d)静脉滴注,分2次给药。儿童万古霉素40 mg/(kg·d)静脉滴注,分2～3次给药。③对青霉素不完全耐药菌,4周疗法:青霉素2 400万U/d,静脉滴注,分6次给药或羟氨苄青霉素200 mg/(kg·d)静脉滴注,分4～6次给药,并联用2周庆大霉素3 mg/(kg·d)静脉滴注或肌注,每日1次。

(3)特殊病原菌的治疗:①金黄色葡萄球菌和凝固酶阴性葡萄球菌:氨基糖苷类对金黄色葡萄球菌性感染性心内膜炎的疗效不明显,但可用于自体瓣膜性感染性心内膜炎的初期治疗。与自体瓣膜性心内膜炎相比,金黄色葡萄球菌性人工瓣膜感染性心内炎死亡风险高,疗程长,常需早期瓣膜置换。②耐甲氧西林葡萄球菌(MRSA)与耐万古霉素性葡萄球菌:MRSA对大多数β-内酰胺交叉耐药且通常多重耐药,严重感染时仅能用万古霉素。新肽达托霉素静脉注射最近被批准用于金黄色葡萄球菌菌血症和右心感染性心内膜炎。③肠球菌属:肠球菌感染性心内膜炎主要由乳酸球菌引起,粪肠球菌或其他菌种少见。肠球菌对抗生素(如氨基糖苷类、β-内酰胺类和万古霉素)可能高度、多重耐受,常需联用具协同杀菌作用的细胞壁抑制剂和氨基糖苷类药物,并且给药时间足够长。④革兰阴性菌:包括嗜血杆菌、放线杆菌、人心杆菌、啮蚀艾肯氏菌、金氏杆菌属等,对头孢曲松、第三代头孢菌素及喹诺酮类敏感,而氨苄青霉素并非首选。常用治疗方案:头孢曲松钠2 g/d,持续4周。不产生β-内酰胺酶的革兰阴性杆菌可静脉滴注氨苄青霉素(12 g/d,分4次或6给药)加庆大霉素[3 mg/(kg·d),分2～3次给药],持续4周,而不建议选择环丙沙星(800 mg/d静脉滴注或1 000 mg/d口服)。⑤真菌类:真菌感染常见于人工瓣膜心内膜炎等,死亡率高(>50%),常需双重抗真菌药及瓣膜置换。大多数病例可选两性霉素B单用或联用唑类抗真菌药。口服唑类需要长期甚至终身应用。

(4)经验性治疗:感染性心内膜炎应尽早治疗。抗生素应用前,应行3组血培养,标本取血间隔30 min。经验性治疗取决于以下几点:①患者此前是否接受过抗生素治疗?②感染累及自身心瓣膜或人工瓣膜?③细菌流行病学资料,特别是耐药菌、血培养阴性菌。NVE和晚期人工瓣膜心内膜炎的治疗应包括葡萄球菌、链球菌、革兰阴性杆菌及巴尔通体属。

(5)门诊静脉抗生素治疗:美国每年约25 000名感染性心内膜炎患者在门诊接受静脉抗生素治疗。其主要用于感染及并发症控制后的继续巩固疗效。通常分为两阶段:第一阶段为前2周,门诊治疗有其局限性指征;第二阶段为2周后,门诊静脉给药是可行的。强调对患者教育、增加其依从性、监测疗效及不利影响,如有意外及早处理。

2. 手术治疗

感染性心内膜炎早期手术指征:心力衰竭、难治性感染、血栓事件。

(1)合并心力衰竭:心力衰竭是感染性心内膜炎最常见和最严重的并发症,占全部患者50%～60%,多由于累及主动脉瓣(29%)、其次为二尖瓣(20%)所致,也是感染性心内膜炎手术最常见的指征。以下情况建议紧急手术:①主动脉或二尖瓣严重急性反流、心内瘘、心包瘘或瓣膜阻塞导致严重肺水肿或心源性休克。②主动脉瓣或二尖瓣感染性心内膜炎伴有严重急性反流或瓣膜阻塞、同时有持续性心力衰竭或超声心动图示不良血流动力学表现(二尖瓣提前关闭或肺动脉高压)时。③严重主动脉或二尖瓣急性反流但无心力衰竭时可择期手术。

(2)难治性感染:难治性感染是手术的第二常见原因。持续感染(>7~10 d)、局部难治性感染(脓肿、假性动脉瘤、瘘管、较大赘生物),建议紧急手术;耐药菌感染可紧急或择期手术。

(3)栓塞事件:栓塞事件是感染性心内膜炎常见而危及生命的并发症,与心内赘生物迁移有关。脑和脾是左路感染性心内膜炎最常见的栓塞部位,脑卒中是最严重的并发症。约20%的感染性心内膜炎栓塞可能呈隐性,脾或脑栓塞可通过腹部和脑部CT诊断。肾功能衰竭或血流动力学障碍者慎行冠脉造影,因其与抗生素毒性叠加,加重肾损害。与栓塞有关的因素包括赘生物的大小与活动性、二尖瓣赘生物、抗生素治疗后赘生物大小变化、特殊微生物感染、曾有栓塞事件、多瓣膜感染性心内膜炎及生物标志物。其中赘生物大小和活动性是新发栓塞事件最重要的独立预测因素。赘生物长度>10 mm 栓塞风险明显增高。及早选用适当抗生素是预防栓塞事件最佳方法,早期手术的确切作用目前尚存争议。赘生物>10 mm、并伴有一种以上的危险因素时,应及早手术。

(四)长期预后

(1)复发:感染性心内膜炎的复发率2.7%~22.5%。同种病原微生物感染间隔<6个月者多为复发,否则为再燃。故从心内膜分离出的菌类应保留至少1年。复发常见的原因有初始疗程不够、抗生素选择欠佳、持续局部感染。前者应适当延长治疗时间至4~6周。再燃者病人死亡风险较高,常需瓣膜置换。

(2)心力衰竭:由于瓣膜损坏,感染治愈后仍可发生进行性心力衰竭。传统指南要求,在抗感染稳定后,即可实施手术。近年,随着感染期手术率增加,心力衰竭发生率也开始减少。

(3)长期生存率:感染性心内膜炎的10年生存率为60%~90%,尚无更长随访信息。

(4)影响预后的因素:影响 IE 预后主要因素包括患者的病情特征、是否有心脏和非心脏并发症、病原微生物种类、超声心动图征象。①有心力衰竭(心力衰竭)、血管周围炎、金黄色葡萄球菌感染之一者,其死亡风险极大,如三者并存,风险达79%,常需在IE急性期实施手术。②1型糖尿病、左心室功能不全、脑卒中、持续感染、肾功能衰竭等,均为IE预后不良的重要因素。目前,约50%患者在住院期间接受外科手术。有外科指征而手术风险较高、无法实施手术者预后差。

(刘建平)

参考文献

[1] Tarkin JM, Hadjiloizou N, Savage HO, et al. Severe cardiac failure due to rapidly progressive rheumatoid arthritis-associated valvulopathy. Cardiovasc J Afr, 2012, 23(7):e1-3.

[2] Kampschreur LM, Oosterheert JJ, Hoepelman AI, et al. Prevalence of chronic Q fever in patients with a

history of cardiac valve surgery in an area where Coxiellaburnetii is epidemic. Clin Vaccine Immunol, 2012, 19(8):1165-1169.

[3] Nakayama T. Approaching "evidence-practice gap" for pharmaceutical risk management: from the view of analysis of healthcare claim data. Yakugaku Zasshi, 2012, 132(5):549-554.

[4] Yarman S, Kurtulmus N, Bilge A. Optimal effective doses of cabergoline and bromocriptine and valvularleasions in men with prolactinomas. Neuro EndocrinolLett, 2012, 33(3):340-346.

[5] Ferratini M, Marianeschi S, Santoro F, et al. Heart disease and stroke statistics—2012 update: a report from the American Heart Association. Circulation, 2012, 125(1):e2-e220.

[6] You JJ, Singer DE, Howard PA, et al. Antithrombotic therapy for atrial fibrillation: antithrombotic therapy and prevention of thrombosis, 9th ed: American College of Chest Physicians evidence-based clinical practice guidelines. Chest, 2012, 141(2 Suppl):e531S-e575S.

[7] European Heart Rhythm Association, European Association for Cardio-Thoracic Surgery, Camm AJ, et al. Guidelines for the management of atrial fibrillation: the Task Force for the Management of Atrial Fibrillation of the European Society of Cardiology (ESC). Eur Heart J [Internet], 2010, 31(19):2369-2429.

[8] Savelieva I, Bajpai A, Camm AJ. Stroke in atrial fibrillation: update on pathophysiology, new antithrombotic therapies, and evolution of procedures and devices. Ann Med, 2007, 39(5):371-391.

[9] Healey JS, Hart RG, Pogue J, et al. Risks and benefits of oral anticoagulation compared with clopidogrel plus aspirin in patients with atrial fibrillation according to stroke risk: the Atrial fibrillation Clopidogrel Trial with Irbesartan for prevention of Vascular Events (ACTIVE-W). Stroke [Internet], 2008, 39(5):1482-1486.

[10] 徐伟, 诸骏仁. 老年退行性瓣膜病的临床表现及诊断. 实用老年医学, 2000, 14(6):286-288.

[11] Cribier A, Eltchaninoff H, Bash A, et al. Percutaneoustranscatheterim p lantation of an aortic valve prosthes is for calcific aortic stenosis: firs t hum an case description. Circulation, 2002, 106(24):3006-3008.

[12] Moreillon P, Que YA. Infective endocarditis. Lancet, 2004, 363:139-149.

[13] Habib G. Management of infective endocarditis. Heart, 2006, 92:124-130.

[14] Naber CK, Erbel R, Baddour LM, Horstkotte D. New guidelines for infective endocarditis: a call for collaborative research. Int J Antimicrob Agents. 2007, 29:615-616.

第三十二章 心脏瓣膜置换术后的管理

心脏瓣膜置换术后,因麻醉、手术操作、体外循环等打击,且有血流动力学的改变,早期患者心脏功能处于较低水平,全身情况一般也较差,发生并发症的几率较高,因此,术后科学全面的管理尤为重要。2014年美国心脏协会(AHA)、美国心脏病学会(ACC)心脏瓣膜病管理指南《2014年AHA/ACC心脏瓣膜病管理指南》提出应关注瓣膜病全程,进行全程干预,以期更好地预防和治疗并发症,术后管理也是其中很关键的一环。

心源性脑栓塞(cardiogenic brain embolism,CBE)及其他动脉栓塞是心源性栓子脱落经循环系统致脑血管及其他动脉栓塞,引起相关供血区的器官功能障碍。据美国心脏协会(AHA)/美国卒中协会(ASA)2006年卒中二级预防指南引用的数据,在心源性脑栓塞患者中,约1/2有非瓣膜性房颤病史、1/4有瓣膜性心脏病史、1/3有左室附壁血栓(其中60%的左室来源血栓与急性心肌梗死有关)。由此可见,心脏瓣膜病是心源性动脉栓塞的重要发病因素。而重视心脏瓣膜置换术后患者的管理,对于预防心源性脑栓塞等并发症的发生将具有重要意义。

一、常用心脏瓣膜的种类与特点

早在1951年,Charles等就对人工心脏瓣膜进行了探索,其将一只塑料制成的球笼瓣膜植入降主动脉内,但并未成功。1960年,Dwight首次采用人造球笼瓣膜置换主动脉瓣获得成功。同年,Albert成功地进行了二尖瓣的球笼瓣膜置换。此后,人工心脏瓣膜经过半个世纪的发展,随着科技的进步及新技术的应用,取得了巨大进展。目前,被正式批准用于临床的人工瓣膜,按其使用材料分为两大类:一类是全部用人造材料制成的称人工机械瓣膜(简称机械瓣);另一类是全部或部分用生物组织制成的称人工生物瓣膜(简称生物瓣)。

(一)机械瓣

1. 机械瓣的发展历程

(1)瓣膜设计:机械瓣的发展经历了笼球瓣、笼碟瓣、侧倾碟瓣及双叶碟瓣四代变迁,性能不断提高(图32-1)。最先应用于临床的机械瓣膜,包括笼球瓣和笼碟瓣,由金属笼架和硅橡胶球型或金属碟形瓣阀组成,因血流动力学性能较差、血栓栓塞发生率较高,目前已被弃用。后来又出现了侧倾碟瓣,血流为半中心型,跨瓣压差较小,血流动力学性能较好,血栓栓塞发生率较低,历史上曾经大规模应用,但目前应用已经较少。目前应用最广泛的机械瓣是双叶瓣,在20世纪70年代出现,有2个叶片,瓣叶打开方式比较符合生理,开口面积大,血流为中心型,血栓发生率低。

(2)瓣膜材料:强调人体的生物相容性。目前所知植入材料的表面物理性质、化学结构和表面电荷等对生物相容性有直接的影响。由于血液中细胞和蛋白质均带有负电荷,因此对于和血液相接触的植入物,材料表面电荷情况对于血栓形成有更加密切的关系。热解碳是目前公认较好的制作机械瓣膜的材料之一,是利用高温热解的方法产生碳原子,再通过共价结合的方式沉积成形,其硬度高、强度大、耐磨、生物相容性好。目前市场上主要产品的瓣架和瓣叶几乎都是采用热解碳材料制作。

经过半个多世纪的不断改进,机械瓣膜取得了巨大进步,但患者仍需要终身服用抗凝药物。因此,机械瓣研制仍在不断改进中,如出现了三叶瓣,理论上更接近于生理形态,血流动力学更好,但目前仍处于探索阶段。另外,高分子材料如聚氨酯及单晶氧化铝陶瓷等也开始用于制造机械瓣,其具有良好的血液相容性,血栓形成的发生率将会更低。

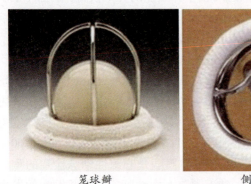 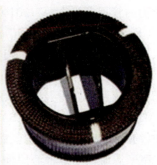

笼球瓣　　　　　　侧倾瓣　　　　　　二叶瓣

图 32-1　不同人工机械瓣膜

2. 不同人工心脏瓣膜的抗血栓性特点

机械瓣有单叶瓣及双叶瓣两大类。由于双叶瓣血流动力学表现明显优于单叶瓣,故单叶瓣已基本退出临床。目前临床使用的双叶瓣主要有以下几种。

(1)St. Jude 双叶式机械瓣:叶片为菲薄的长方形,以热解碳为基本材料,叶片的两端在瓣环的斜形槽沟内滑动。在瓣口开放时,叶片达到 80°以上几乎与血流平行。因此也可以认为是中心血流式机械瓣。其流体力学性能优于斜片式机械瓣。

(2)Medtronic ATS 双叶机械瓣:采用瓣架突出球轴设计,该设计源于原 Carbomedics 公司(现 Sorin 公司)。临床表现类似于 St. Jude 机械瓣。但由于其球轴设计,血栓发生率可能高于其他同类瓣膜。

(3)Sorin 双叶机械瓣:有 Carbomedics 和 Bicarbon 两个系列。Carbomedics 在临床上使用超过 25 年,全球植入量已超过 600 000 例,无 1 例出现结构相关故障。Bicarbon 系列采用流线型瓣叶及瓣架设计,有效减少瓣口阻力,提高术后效果。同时由于使用专利镀碳技术,提高了瓣膜耐久性。10 余年临床资料显示其术后各类并发症发生率低于同类产品。

(4)On-X 双叶机械瓣:该产品是由一种纯的热解碳制造,石墨酶解物覆盖表面,瓣叶的酶解物是用 10% 的钨灌注,外环为钛合金制成,缝合环材料为聚四氟乙烯。On-X 瓣膜的设计独特,纯的热解碳生物相容性好、表面更加光滑,具有更强的抗血栓作用,叶片打开 90°与血流平行,增加有效瓣口面积,减少湍流,瓣轴全面冲刷,阻止血栓形成,大大提高了临床效果。

2012 年 ESC 与 2014 年 AHA/ACC 心脏瓣膜病患者管理指南,将人工心脏瓣膜的致栓性分为低、中、高三个等级,其中致栓性低的人工瓣膜有:Carbomedics 瓣膜、Medtronic Hall 瓣膜、St Jude Medical 瓣膜、ON-X 瓣膜。致栓性高的人工瓣膜有:Lillehei-Kaster 瓣膜、

Omniscience 瓣膜、Starr-Edwards 瓣膜、Bjork-Shiley 瓣膜和其他碟式(tilling disc)瓣膜。其他双叶式瓣膜,包括许多目前可用的人工瓣,特别是新引入设计的瓣膜,由于缺乏在不同的凝血酶原时间国际标准化比较(International Normalized Ration,INR)水平瓣膜血栓形成率的数据,暂时被放在"中等致栓"。《指南》推荐依据患者不同的危险因素(二尖瓣或三尖瓣置换术、既往血栓栓塞史、房颤、任何程度的二尖瓣狭窄、左室射血分数<35%等)及置换瓣膜的致栓性高低,对置换机械瓣患者 INR 目标值要求也各不相同(表 32-1)。

表 32-1 人工机械瓣膜的 INR 目标值

人工瓣膜的致栓性[A]	患者相关的危险因素[B]	
	没有危险因素	危险因素≥1
低	2.5	3.0
中	3.0	3.5
高	3.5	4.0

A:人工瓣膜致栓性,"低"为 Carbomedics 瓣膜、Medtronic Hall 瓣膜、St Jude Medical 瓣膜、ON-X 瓣膜,"中"为其他双叶式瓣膜,"高"为 Lillehei-Kaster 瓣膜、Omniscience 瓣膜、Starr-Edwards 瓣膜、Bjork-Shiley 瓣膜和其他碟式(tilling disc)瓣膜

B:患者相关危险因素,二尖瓣或三尖瓣置换术为既往血栓栓塞史,心房颤动为任何程度的二尖瓣狭窄,左室射血分数<35%

(二)生物瓣

1. 生物瓣的分类

鉴于机械瓣的局限性,生物瓣膜成为发展重点,并已取得了巨大进步。生物瓣可分为两大类,异种瓣与同种瓣(图 32-2)。其中异种瓣包括猪主动脉瓣和牛、马心包瓣;同种瓣包括新鲜同种主动脉瓣、肺动脉瓣、自体阔筋膜瓣、同种硬脑膜瓣。

2. 生物瓣的特点

(1)在材料上有很好的血液相容性,不会产生凝血以及血栓,因此患者不需要进行抗凝治疗。

(2)在结构上生物瓣是按照人类半月瓣的结构制作,瓣口中心无任何活动体阻挡,从流体学性能来看几乎和生理流型完全一致。

(3)因生物瓣经过戊二醛处理,胶原蛋白分子末端游离氨基被交联,剩下的蛋白分子羧基端裸露,成为钙结合位点,可能造成钙盐沉淀,最终钙磷酸盐沉积在生物瓣上形成钙化,瓣膜韧性下降,逐渐失去功能。

(4)使用寿命有限(目前广泛使用的生物瓣正常工作寿命约15年),需二次手术更换。

3. 未来发展方向

(1)增强瓣膜组织强度、控制钙化、保持瓣膜正常工作性能,研制新型生物瓣膜。

(2)组织工程心脏瓣膜的研究。

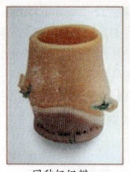
同种组织瓣

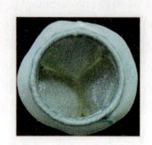

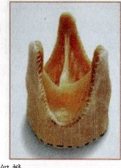
异种组织瓣

图32-2 生物瓣不同类型

综上所述,机械瓣耐久性好,易于植入,但有噪音,致血栓作用较明显,需终身抗凝治疗,若抗凝不当造成出血和血栓形成及动脉栓塞的发生率较生物瓣高,且瓣膜一旦坏损或卡瓣常常来不及抢救。生物瓣则与之相反,无噪音,抗血栓作用很好,不需要终身抗凝治疗,术后生活质量好。但耐久性差,十年左右会有部分瓣膜损坏;但是瓣膜失功后可有机会再次手术换瓣。总之,目前为止还没有一种完美的人工心脏瓣膜供临床使用。

二、心脏瓣膜置换与脑栓塞

(一)常见原因与发生机制

1. 气体栓塞

(1)主要发生机制有:①动脉灌注前通路内排气不充分,在体外循环过程中空气被注入主动脉。②心内手术操作完成后,排出心腔中特别是左心系统气体不彻底,复跳后进入体循环。

(2)诊断:目前缺乏有效的诊断手段,部分患者在刚结束体外循环时心脏超声检查可发现心腔内气泡。

(3)治疗:最有效的是高压氧治疗。在高压下机体内的气泡体积会缩小,可缓解堵塞;高压氧治疗可大幅度提高患者的血氧分压,可置换气泡中的氮气,再加上用呼吸机使患者过度通气祛除氮气。高压氧还可纠正脑缺氧、改善脑细胞的代谢。

2. 人工瓣膜血栓

(1)发生率:人工瓣膜血栓(prosthetic valve thrombosis, PVT)是瓣膜置换术后比较棘手的并发症,有研究显示,左侧瓣膜置换术后 PVT 的发病率为每人年 0.1%~6%,三尖瓣置换术后 PVT 发病率可高达每人年 20%。

(2)特点:①主动脉瓣区低,三尖瓣区高。②机械瓣高于生物瓣。③碟瓣高于双叶瓣。

(3)原因:①与瓣膜有关的因素:主要与人工瓣的流体力学有关,如周边血流量高于中心性血流量,血流通过瓣口的速度、切应力、是否形成湍流或滞留。还与瓣膜材料有关,如生物相容性;生物瓣术后早期发生血栓的原因是人工瓣的缝合环未被上皮细胞覆盖。②抗凝不当:血液与非正常心血管内膜的表面接触,启动凝血反应,导致纤维蛋白网与血小板凝血块的形成,因此,瓣膜置换术后,机械瓣应终身抗凝。据统计,如果抗凝不足,发生血栓的机会增至两倍,而不抗凝则为正常抗凝的三倍。③与外科手术有关的原因:如残留较多瓣膜组织或缝线。④患者自身凝血状态的改变:如女性患者在妊娠期间,其凝血与纤溶功能均有明显变化,自妊娠中期开始出现高凝状态和纤溶活性降低,此时,常规的抗凝药量相对不足,如不及时根据凝血酶原时间调整,增加服药量,人工瓣膜上容易形成血栓。另外亦可见于使用避孕药时血液的高凝状态。⑤心律紊乱:房颤患者心房收缩性丧失,心房排空障碍,造成心房内血液淤滞,容易并发心房内、瓣环和缝环区的血栓。⑥巨大左心房:瓣膜置换术后仍存在巨大左心房的患者,由于其左心房壁心肌变性,如明显纤维化、房壁变薄等病理改变,使左心房收缩性明显减弱,且90%以上合并房颤,心房的收缩功能已基本丧失,腔内血液淤滞,排空障碍,因此,易发生心房及人工瓣膜血栓及栓塞。⑦有左心房血栓史或栓塞史者:有房颤、左心房血栓史或栓塞史的患者应终身抗凝治疗,其中术后抗凝不充分是最常见的原因。

(4)对机体的影响:主要包括对人工瓣膜功能的影响和栓塞事件。前者主要是使瓣膜开启和闭合异常,造成瓣膜狭窄甚至闭塞、瓣膜关闭不全,并出现相应的症状和体征。例如二尖瓣位 PVT 可导致左心衰表现、二尖瓣听诊区收缩/舒张期杂音改变、瓣膜开闭音变弱或消失等。后者主要表现为:右心 PVT 可致肺栓塞,左心 PVT 可致脑动脉及其他外周动脉栓塞。

3. 血栓形成与血栓栓塞

瓣膜手术后的血栓栓塞原因是多方面的。或起源于人工瓣膜,或因其他的原因。瓣膜手术后血栓形成主要发生在血管、心内膜粗糙面及人工瓣膜部位。患者在手术过程中经历了肝素抗凝、中和肝素等过程,凝血功能被人为地强烈干扰,容易诱导血小板在该处沉积、凝集,形成血栓。另外有高危的血栓栓塞因素如房颤、附壁血栓、巨大左心房、左心室功能严重低下、既往栓塞史和高凝状态等情况下更易发生。这些情况下心房血流紊乱、涡旋形成、流速变慢,血液局部停留时间过长,血小板频繁碰撞下产生凝集,血栓形成后脱落进入脑血管造成栓塞。并且在普通人群中,血栓栓塞常常是卒中和短暂性脑缺血发作(transient ischemic attack,TIA)背景的一部分。

因此,对每一次血栓栓塞发作进行详细的研究是必要的,有助于选择合适的治疗方案,而不是简单地升高 INR 目标值或加用一种抗血小板药。预防再次血栓栓塞事件的措施包括:治疗或逆转危险因素如房颤、高血压、高胆固醇血症、糖尿病、吸烟、感染和促凝血试验结果异常。通过患者的自我管理尽可能达到抗凝治疗的最佳化。如果既往未使用阿司匹林,应加用小剂量阿司匹林(100 mg/d)。

(二)人工瓣膜血栓的诊断

1. 诊断线索

(1)诊断关键在于临床医生的警惕性,对于瓣膜置换术后患者可出现意识障碍,表现为烦躁、谵妄、表情冷漠、反应迟钝甚至昏迷等,应考虑人工瓣膜血栓形成。

(2)对于瓣膜置换术后心功能恢复正常的患者,出现不明原因的进行性心力衰竭或突然出现急性左心衰或心源性休克者,应高度怀疑人工瓣膜血栓形成。

2. 辅助检查

结合上述易患因素和症状体征,超声心动图、X 线透视电影、多排 CT 心脏检查等有助于进一步的确诊 PVT。

(1)超声心动图:是最有价值的确诊手段,可以直接显示人工瓣膜上的血栓形态、大小,检测患病瓣膜的跨瓣压和通过瓣口的血流速度,以判断PVT对血流动力学的影响。经胸心脏超声(TTE)的优点是操作简单,但由于人工瓣膜的反射声影影响,对二、三尖瓣PVT的准确性相对较差。而采用经食管心脏超声(TEE)可以弥补其不足。超声心动图还可以用于溶栓疗法中动态疗效评价:通过观察溶栓过程中血栓大小的变化、瓣口血流通过情况和跨瓣压的变化来评价溶栓是否成功。

(2)X线透视电影:主要是针对机械瓣血栓,它可以显示瓣叶的活动。其优点是更经济。对主动脉瓣位人工瓣膜活动情况的观察效果优于超声心动图,对二尖瓣位则与超声心动图相当。

(3)多排CT心脏检查:主要用于了解生物瓣的厚度和活动,也有助于鉴别超声不易区分的PVT与人工瓣膜肉芽(pannus)。

3. 溶栓治疗

(1)适应证:溶栓危险和获益的评估应适合患者的特点和当地资源。对于没有严重合并疾病的阻塞性血栓形成的重症患者,推荐紧急或急诊瓣膜置换术。下列情况应考虑溶栓治疗:①手术不能存活的重症患者。②在不能立即进行外科手术的医疗机构。③三尖瓣或肺动脉瓣置换术后有血栓形成。

(2)溶栓治疗与手术治疗选择:PVT的部位是决定选择手术或溶栓的关键因素。①右心系统的PVT应该把溶栓治疗作为第一选择,因右心系统的血栓不会引起脑栓塞,尽管它可能引起肺栓塞,但溶栓本身就可以治疗肺栓塞。只有在溶栓无效、有溶栓禁忌或主要由肉芽引起等情况下才首选手术治疗。②左心系统的PVT要通过TTE和TEE了解血栓负荷,排除肉芽为主的可能的前提下,综合考虑患者心功能、一般情况、不同级别医院差异决定选择手术或溶栓。但需要强调的是,即使决定溶栓治疗作为一线治疗,并不排斥外科手术治疗。③溶栓过程中必须通过超声心动图和其他检查密切监测血栓溶解情况和全身血流动力学改善情况,如果开始溶栓24 h血流动力学没有改善应该改用外科手术治疗,外科手术可以在停止溶栓24 h后或用纤溶酶抑制剂2 h后开始。

(3)治疗方案:进行溶栓治疗时,对病情不稳定的患者推荐一个时间短的方案,静脉注射重组组织纤溶酶原激活剂10 mg负荷剂量,随后90 min内静脉推注90 mg,合用普通肝素(UFH),或者链激酶150×10^4 U 60 min内静脉滴注,对于病情稳定的患者,注射时间可延长。

(4)注意事项:①治疗非阻塞性人工瓣膜血栓形成患者主要取决于血栓栓塞事件的发作和血栓形成的面积,通过超声心动图和(或)连续透视进行密切监测是很有必要的。②对于小的血栓(长度<10 mm)药物治疗的预后良好;而对于逐渐溶解血栓方法反应良好的患者,可以不需要外科手术或溶栓治疗。③对于大的(>10 mm或>0.8 cm^2)非梗阻性人工瓣膜血栓合并栓塞,或尽管抗凝治疗充分栓子仍然存在,仍推荐外科手术;如果手术存在较高风险,可以考虑溶栓。④溶栓应当用于绝对需要时,因为有出血和血栓栓塞的风险。

三、心脏瓣膜置换术后的抗凝治疗

(一)指南建议与临床研究现状

心瓣膜病的抗凝治疗对减少血栓形成具有重要意义,但同时必须考虑其增加出血风险,在血栓形成和出血风险间寻找最佳平衡点,为心脏瓣膜病的抗凝治疗提供最佳推荐。

1. 美国胸科医师协会第 9 版临床实践指南(Methodology for the Development of Antithrombotic Therapy and Prevention of Thrombosis Guidelines)

(1)对于风湿性二尖瓣疾病的患者,当左心房内径 > 55 mm(证据2C)或并发左心房血栓(证据1A)推荐维生素 K 拮抗剂(华法林)治疗。

(2)若患者伴有左心房血栓且具有行经皮二尖瓣瓣膜分离术的适应证,推荐华法林治疗直至血栓溶解。如果血栓未溶解,建议放弃行瓣膜分离术(证据1A)。

(3)对于伴有卒中或短暂性脑缺血发作的卵圆孔未闭患者,推荐初始阿司匹林治疗(证据1B),并建议如果复发用华法林替代治疗(证据2C)。

(4)对于伴有原因未明的卒中和深静脉血栓形成(DVT)的卵圆孔未闭患者,推荐华法林治疗3个月(证据1B),并考虑封堵卵圆孔(证据2C)。

(5)对于自体瓣膜性感染性心内膜炎患者,推荐不使用抗凝药(证据1C)或抗血小板药(证据1B)。

(6)对于人工瓣膜性感染性心内膜炎患者,建议华法林治疗直到患者病情稳定且无神经系统并发症(证据2C)。

(7)对于生物瓣膜置换的患者,换瓣后3个月内,若为主动脉瓣置换,推荐阿司匹林治疗(证据2C),若为经导管主动脉瓣置换,推荐阿司匹林加氯吡格雷双联治疗(证据2C);若为二尖瓣置换,推荐华法林治疗(INR 目标值为2.5)。换瓣3个月以后,建议阿司匹林治疗(证据2C)。

(8)对于机械瓣置换的患者,推荐早期华法林治疗联合普通肝素(DVT剂量)或低分子量肝素(证据2C)治疗。对于所有机械瓣置换的患者,推荐长期华法林治疗(证据1B),INR 目标值,主动脉瓣为2.5(证据1B),二尖瓣或二尖瓣联合主动脉瓣为3.0(证据2C)。

(9)对于出血风险较低的机械瓣置换患者,建议华法林联合低分子肝素(50~100 mg/d)治疗(证据1B)。对于瓣膜修复的患者,推荐阿司匹林治疗(证据2C)。

(10)对于已有血栓形成的人工瓣膜置换患者,若左侧和右侧人工瓣膜的血栓面积 < $0.8~cm^2$,推荐溶栓治疗(证据2C),若左侧人工瓣膜的血栓面积 ≥ $0.8~cm^2$,推荐早期手术治疗(证据2C)。

2. 2012 年欧洲心脏病学会/欧洲胸外科协会(ESC/EACTS 循证医学)心脏瓣膜病患者管理指南关于瓣膜术后抗凝治疗的指征

(1)对所有置换机械瓣膜的患者,推荐终身口服抗凝剂(Ⅰ,B)。

(2)对于置换生物瓣膜而有其他抗凝指征的患者,包括房颤、静脉血栓栓塞、高凝状态、证据水平低、严重左室功能不全(EF <35%),推荐终身口服抗凝剂(Ⅰ,C)。

(3)对于置换机械瓣膜同时合并动脉粥样硬化的患者,应当考虑给予小剂量阿司匹林(Ⅱa,C)。

(4)对于置换机械瓣膜的患者,发生血栓栓塞后,即使 INR 值达标,也应当考虑给予小剂量阿司匹林(Ⅱa,C)。

(5)对于二尖瓣或三尖瓣生物瓣置换后 3 个月,应当考虑口服抗凝剂(Ⅱa,C)。

(6)对于二尖瓣修补术后 3 个月,应当考虑口服抗凝剂(Ⅱa,C)。

(7)对于主动脉瓣置换生物瓣膜后 3 个月,应当考虑给予小剂量阿司匹林(Ⅱa,C)。

(8)对于主动脉瓣置换生物瓣膜后 3 个月,可以考虑给予口服抗凝剂(Ⅱb,C)。

(9)抗凝治疗目标 INR:根据患者的危险因素和人工瓣的促凝性不同,最佳目标 INR 亦不相同(表 32-1)。

3. "2013 年抗血小板治疗中国专家共识"对心脏瓣膜病抗凝治疗的推荐

(1)合并风湿性二尖瓣病变的患者,无论是否合并房颤,不建议在抗凝基础上加抗血小板药物。

(2)对已规范口服抗凝的风湿性二尖瓣病变的缺血性卒中或 TIA 患者,仍出现复发性栓塞事件时,可加用抗血小板治疗。

(3)对有缺血性卒中或 TIA 病史的二尖瓣脱垂或二尖瓣钙化患者,可单用抗血小板治疗。

临床证据:Szekely 研究发现华法林较安慰剂显著降低风湿性瓣膜病患者的缺血风险。二尖瓣脱垂在瓣膜病变中较常见,Framingham Heart 研究证实二尖瓣脱垂增加卒中风险;一项美国印第安人队列研究证实二尖瓣环钙化为卒中高危因素。对这两类患者,尚缺乏抗凝证据,考虑抗凝的出血风险,建议用抗血小板药物。

(4)人工瓣膜置换后应用抗凝药物仍发生卒中而无出血高风险的患者,在华法林基础上可加阿司匹林 100 mg/d,保持 INR 值 2.0~3.0。

临床证据:一项随机对照研究将患者分别服用 6 个月不同剂量华法林与包括阿司匹林在内的 2 种不同的血小板抑制剂。与抗血小板治疗组比较,抗凝组血栓栓塞事件明显减少,但出血发生率更高。另一个临床试验表明,阿司匹林(100 mg/d)联合华法林(INR 2.0~3.0)的抗栓治疗效力明显优于单独用华法林。低剂量阿司匹林加华法林显著降低全因死亡率、心血管死亡率和卒中,但增加次要出血事件风险。

4. 2014 年美国心脏协会/美国心脏病学会(AHA/ACC)心脏瓣膜病管理指南关于瓣膜术后抗凝治疗的指征

(1)对所有置换机械瓣膜的患者,推荐终身口服抗凝治疗并监测 INR(Ⅰ,A)。

(2)对于置换机械瓣膜(双叶瓣或单叶碟式瓣膜)无危险因素的患者,华法林抗凝的 INR 目标值为 2.5(Ⅰ,B)。

(3)对于置换机械瓣膜同时合并其他血栓栓塞事件危险因素的患者,包括房颤、静脉血栓栓塞、血液高凝状态、严重左室功能不全(EF<35%)或老一代机械瓣膜(如笼球瓣),华法林抗凝的 INR 目标值为 3.0(Ⅰ,B)。

(4)对于置换二尖瓣机械瓣的患者,华法林抗凝的 INR 目标值为 3.0(Ⅰ,B)。

(5)对于机械瓣置换的患者,除了长期华法林治疗,推荐阿司匹林 75~100 mg/d(Ⅰ,A)。

(6)对于二尖瓣或三尖瓣生物瓣置换后的所有患者,推荐每日服用阿司匹林 75~100 mg/d(Ⅱa,B)。

(7)对于二尖瓣生物瓣置换后或二尖瓣修补术后3个月,应当考虑华法林抗凝治疗,INR目标值为2.5(Ⅱa,C)。

(8)对于生物瓣置换术后3个月,应当考虑华法林抗凝治疗,INR目标值为2.5(Ⅱb,B)。

(9)TAVI术后6个月,除了长期给予小剂量阿司匹林75~100 mg/d,另外可以给予氯吡格雷75 mg/d(Ⅱb,C)。

(10)对于机械瓣置换的患者,抗凝药物不推荐使用口服直接凝血酶抑制剂或抗凝血因子Xa(Ⅲ,B)。

5. 2014美国心脏协会/美国卒中协会(AHA/ASA)卒中和TIA二级预防中的推荐意见

(1)瓣膜性心脏病

①对于有缺血性卒中或TIA患者,合并风湿性二尖瓣疾病和房颤,推荐长期应用华法林治疗(目标INR值为2.5,范围:2.0~3.0)(Ⅰ类,A级证据)。

②对于有缺血性卒中或TIA患者,合并风湿性二尖瓣疾病但无房颤或其他可能病因(如颈动脉狭窄),考虑长期使用华法林治疗(目标INR值为2.5,范围:2.0~3.0)替代抗血小板治疗(Ⅱb类,C级证据)。

③对于有缺血性卒中或TIA患者,合并风湿性二尖瓣疾病,在足量华法林治疗的基础上,可考虑联合阿司匹林治疗(Ⅱb类,C级证据)。

④对于有局部主动脉弓或非风湿性二尖瓣疾病,但无房颤或其他抗凝指征的缺血性卒中或TIA患者,推荐抗血小板治疗(Ⅰ类,C级证据)。

⑤对于有缺血性卒中或TIA患者,有二尖瓣环钙化但无房颤或其他抗凝指征,推荐应用抗血小板治疗(Ⅰ类,C级证据)。

⑥对于有缺血性卒中或TIA患者,有二尖瓣脱垂但无房颤或其他抗凝指征,推荐抗血小板治疗(Ⅰ类,C级证据)。

⑦避免出血风险,不应在华法林治疗基础上加用抗血小板药(Ⅲ级推荐,C级证据)。

(2)人工心脏瓣膜

①对于使用人工主动脉瓣且使用前曾发生缺血性卒中或TIA的患者,推荐华法林治疗(目标INR值为2.5,范围:2.0~3.0)(Ⅰ类,B级证据)。

②对于使用人工二尖瓣且使用前曾发生缺血性卒中或TIA的患者,推荐华法林治疗(目标INR值为3.0,范围:2.5~3.5)(Ⅰ类,C级证据)。

③对于使用人工二尖瓣或主动脉瓣且使用前曾发生缺血性卒中或TIA的患者,如患者不存在较高出血风险,推荐在华法林治疗的基础上联合应用阿司匹林75~100 mg/d(Ⅰ类,B级证据)。

④对于使用生物主动脉瓣或二尖瓣膜,且使用前曾发生缺血性卒中或TIA的患者,如瓣膜置换3~6个月后无其他抗凝指征,推荐长期应用阿司匹林75~100 mg/d(Ⅰ类,C级证据)。

⑤对于在接受充分口服抗凝治疗期间仍发生缺血性卒中或全身性栓塞的机械人工瓣膜患者,如无出血高危风险(如出血病史、静脉曲张或会增高出血风险的其他已知血管异常凝血功能障碍),在口服抗凝治疗基础上加用阿司匹林(75~100 mg/d)并维持目标INR值为

3.0(范围:2.5~3.5)是合理的(Ⅱa类,B级证据)。

⑥对于存在生物人工瓣膜的缺血性卒中或TIA患者,如无血栓栓塞的其他来源,可考虑应用华法林进行抗凝治疗(INR值范围:2.0~3.0)(Ⅱb类,C级证据)。

综观上述指南中关于心脏瓣膜置换术后的抗凝治疗的管理,虽具体推荐有所不同,但核心理念一致。最终应根据患者的个体情况采取合适的方案,在血栓形成和出血风险间寻找平衡点。

(二)华法林的应用与注意事项

1. 心脏瓣膜病合并下列情况时应给予华法林抗凝

(1)风湿性二尖瓣病合并窦性心律的患者,如左心房>55 mm或已经发现左心房血栓的患者。

(2)风湿性二尖瓣病合并房颤的患者或发生过栓塞的患者。

(3)原因不明的卒中合并卵圆孔未闭或房间隔膜部瘤,如服用阿司匹林卒中复发的患者。

(4)植入人工生物瓣膜的患者,二尖瓣置换术后建议服用华法林3个月。

(5)植入人工机械瓣膜的患者,根据不同类型的人工瓣膜以及伴随血栓栓塞的危险进行抗凝。主动脉瓣置换术后INR目标为2.0~3.0,而二尖瓣置换术后建议INR目标为2.5~3.5,植入两个瓣膜的患者,建议INR目标为2.5~3.5。

(6)植入人工瓣膜发生感染性心内膜炎的患者,应该首先停用华法林,随后评估患者是否需要进行外科手术干预以及是否有中枢神经系统受累的症状,确认患者病情稳定、无禁忌证和神经系统并发症后,可以重新开始华法林治疗。

2. 抗凝强度

华法林最佳的抗凝强度为INR 2.0~3.0,此时出血和血栓栓塞的危险均最低。不建议低强度INR(<2.0)的抗凝治疗。

3. 初始剂量

随华法林剂量不同口服2~7 d后出现抗凝作用。美国胸科医师学会抗栓治疗指南第9版(ACCP9)建议,对于较为健康的门诊患者,华法林初始剂量10 mg,2 d后根据INR调整剂量。与西方人比较,亚洲人华法林肝脏代谢酶存在较大差异,中国人的平均华法林剂量低于西方人,维持剂量大约为3 mg。

(1)为了减少过度抗凝的情况,通常不建议给予负荷剂量。治疗不紧急(如慢性房颤)而在门诊用药时,由于院外监测不方便,为保证安全性,也不建议给予负荷剂量。

(2)建议中国人的初始剂量为1~3 mg(国内华法林主要的剂型为2.5 mg和3 mg),可在2~4周达到目标范围。

(3)老年、肝功能受损、充血性心力衰竭和出血高风险等患者,初始剂量可适当降低。

(4)如果需要快速抗凝,例如VTE急性期治疗,给予普通肝素或低分子肝素与华法林重叠应用5 d以上,即在给予肝素的第一天或第二天即给予华法林,并调整剂量,当INR达到目标范围并持续2 d以上时,停用普通肝素或低分子肝素。

4. 剂量调整

(1)治疗过程中剂量调整应谨慎,频繁调整剂量会使INR波动。

(2)如果 INR 连续测得结果位于目标范围之外再开始调整剂量,一次升高或降低可以不急于改变剂量而应寻找原因。

(3)华法林剂量调整幅度较小时,可以采用计算每周剂量,比调整每日剂量更为精确。

(4)INR 如超过目标范围,可升高或降低原剂量的 5%~20%,调整剂量后注意加强监测。

(5)如 INR 一直稳定,偶尔波动且幅度不超过 INR 目标范围上下 0.5,可不必调整剂量,可数天或 1~2 周复查 INR。

5. 监测频率

治疗监测的频率应该根据患者的出血风险和医疗条件而定。住院患者口服华法林 2~3 d 后开始每日或隔日监测 INR,直到 INR 达到治疗目标并维持至少 2 d。此后,根据 INR 结果的稳定性数天至 1 周监测 1 次,根据情况可延长,出院后可每 4 周监测 1 次。门诊患者剂量稳定前应数天至每周监测 1 次,当 INR 稳定后,可以每 4 周监测 1 次。如果需调整剂量,应按前述频率重复监测直到剂量再次稳定。由于老年患者华法林清除减少,合并其他疾病或合并用药较多,应加强监测。服用华法林 INR 稳定的患者最长可以 3 个月监测 1 次 INR。

在接受华法林治疗过程中患者应用了可能影响华法林作用的药物或发生其他疾患,则应增加监测频次,并视情况对华法林剂量做出调整。增强华法林抗凝作用的常用药物主要包括:抗血小板药、非甾体类抗炎药、奎尼丁、水合氯醛、氯霉素、丙咪嗪、西咪替丁等。一些广谱抗生素可因减少维生素 K_1 的合成而增强华法林的作用。减弱华法林抗凝作用的常用药物包括:苯巴比妥、苯妥英钠、维生素 K_1、雌激素、制酸剂、缓泻剂、利福平、氯噻酮、螺内酯等。某些中药(如丹参、人参、当归、银杏等)可对华法林的抗凝作用产生明显影响,故同时接受中药治疗时亦应加强监测。有些食物(如葡萄柚、芒果、蒜、姜、洋葱、海带、花菜、甘蓝、胡萝卜等)也可增强或减弱华法林的抗凝作用,在用药过程中也需予以注意。

6. INR 异常和(或)出血时的处理

INR 升高超过治疗范围,根据升高程度及患者出血危险采取不同的方法。详见表 32-2。

(1)服用华法林出现轻微出血而 INR 在目标范围内时,不必立即停药或减量,应寻找原因并加强监测。

(2)患者若出现与华法林相关的严重出血,应立即停药,输凝血酶原复合物迅速逆转抗凝,还需要静脉注射维生素 K_1 5~10 mg。

(3)当患者发生出血并发症,但同时又需要抗凝治疗来预防栓塞(如机械性心脏瓣膜或有心房颤动及其他危险因素的患者)时,长期治疗非常困难。可以考虑以下两种方法:①找出并治疗出血的原因;②降低抗凝强度。如果能够找到可逆性的出血原因,可采取多种方法来治疗(如积极的抗溃疡治疗),或者在合适的患者改用抗血小板药物。

表 32-2 INR 异常增高和(或)发生出血并发症时的处理

分类	需采取的措施
INR > 3.0 但 ≤ 5.0（无出血并发症）	适当降低华法林剂量或停服 1 次,1~2 d 后复查 INR。当 INR 恢复到目标值以内后调整华法林剂量并重新开始治疗
INR > 5.0 但 < 9.0（无出血并发症）	停用华法林,肌注维生素 K_1 1.0~2.5 mg,6~12 h 后复查 INR。INR < 3 后重新以小剂量华法林开始治疗
INR ≥ 9.0（无出血并发症）	停用华法林,肌注维生素 K_1 5 mg,输注凝血因子,随时监测 INR。病情稳定后需要重新评估应用华法林治疗的必要性

(三)特殊情况下的抗凝治疗

1. 急性冠脉综合征(ACS)或冠状动脉支架植入术后

具有华法林适应证的患者发生 ACS 或接受经皮冠状动脉介入(percutaneous coronary interventions,PCI)术后,常常需要三联抗栓治疗,即华法林联合氯吡格雷及阿司匹林。现有证据提示,与仅应用双联抗血小板药物治疗者相比,短期(如 4 周)加用华法林并不会显著增加出血事件风险,具有可接受的获益风险比,但长期应用三联抗栓药物的安全性尚有待论证。对所有患者首先进行出血危险的评估,并尽量选择裸金属支架(bare metal stents, BMS)。当华法林与氯吡格雷和(或)阿司匹林联合应用时应加强凝血功能监测,并将 INR 调控在 2.0~2.5 之间。

择期行 PCI 治疗的患者,置入裸金属支架的房颤患者可短期(4 周)进行三联抗栓治疗,置入药物洗脱支架后需要进行更长时间的三联抗栓治疗(西罗莫司、依维莫司和他克莫司洗脱支架应治疗 ≥ 3 个月,紫杉醇洗脱支架应至少治疗 6 个月)。

急性冠脉综合征者若无禁忌证,应用三联抗栓治疗(华法林、阿司匹林和氯吡格雷)。若患者出血风险高且置入裸金属支架,三联抗栓治疗 4 周;若患者出血风险较低而血栓栓塞风险较高,三联抗栓治疗 6 个月;此后,应用华法林与氯吡格雷(75 mg,1 次/d)或阿司匹林(75~100 mg,1 次/d)治疗至 1 年,必要时可联用质子泵抑制剂或 H_2 受体拮抗剂。1 年后若患者冠心病病情稳定,单独使用华法林抗凝治疗。

在 2014 年 8 月最新 ESC 年会上发布的 2014 ESC/EACTS 心肌血运重建指南指出:对于有确凿证据须进行口服抗凝的患者,除进行抗血小板治疗外,还应进行口服抗凝治疗。若出血风险低,则与裸金属支架相比,需要口服抗凝患者应优先选用新一代药物洗脱支架(drug-eluting stent, DES);对于存在高出血风险且需要口服抗凝治疗的患者,应考虑口服抗凝血药 + 阿司匹林(75~100 mg/d) + 氯吡格雷(75 mg/d)治疗 1 个月,后续进行口服抗凝药 + 阿司匹林(75~100 mg/d)或氯吡格雷(75 mg/d)治疗,且无需考虑患者的临床情况(稳定型冠状动脉疾病或急性冠脉综合征)支架类型。对于接受 PCI 且须进行口服抗凝药的患者的抗血栓治疗,在初次 PCI 期间,无论末次口服抗凝药的使用时间,推荐给予额外的肠外抗凝治疗。

2. 妊娠期间抗凝

华法林能通过胎盘并造成流产、胚胎出血和胚胎畸形,在妊娠最初3个月华法林相对禁忌。而肝素不通过胎盘,是妊娠期较好的选择,但是费用较高。但是,心脏瓣膜病房颤的妊娠患者血栓栓塞风险很高,应该在最初3个月和后3个月分别给予肝素抗凝,中间3个月可给予华法林,此时INR应控制在2.0~2.5,以减少对胚胎的影响。而对于植入人工机械瓣膜的患者,最佳的策略是给予华法林并严密监测INR,因为普通肝素和低分子肝素的疗效均不确切。欧洲指南认为妊娠期间华法林的剂量如果不超过5 mg/d,发生胚胎病的风险很低,可以应用华法林直至孕36周。ACCP9指南建议只有妊娠患者的血栓风险极高时才全程给予华法林抗凝,如二尖瓣置换术或有栓塞病史的患者。如果患者的华法林用量较大,也可考虑在孕第6~12周时给予普通肝素或低分子肝素。此期间应用华法林应该每周监测。妊娠期间VTE的预防和治疗应该给予低分子肝素,产后可以给予华法林。

3. 外科围手术期的处理

临床经常会遇到长期服用华法林的患者需要进行有创检查或者外科手术。此时,患者继续或中断抗凝治疗都有危险,应综合评估患者的血栓和出血危险。完全停止抗凝治疗将使血栓形成的风险增加。正在接受华法林治疗的患者在外科手术前需暂时停药,并应用肝素进行桥接。桥接治疗是指在停用华法林期间短期应用普通肝素或低分子肝素替代的抗凝治疗方法。若非急诊手术,多数患者一般术前5 d停用华法林,根据血栓栓塞的危险程度可采取以下几种方法。当INR下降时(术前2 d),开始全剂量普通肝素或低分子肝素治疗。术前持续静脉内应用普通肝素,至术前6 h停药,或皮下注射普通肝素或低分子肝素,术前24 h停用。

接受牙科操作的患者,可以用氨甲环酸、氨基乙酸漱口,不需要停用抗凝药物或术前2~3 d停用华法林。

若INR>1.5但患者需要及早手术,可予患者口服小剂量(1~2 mg)维生素K_1,使INR尽快恢复正常。术后,根据手术出血的情况,在术后12~24 h重新开始肝素抗凝治疗,出血风险高的手术,可延迟到术后48~72 h再重新开始抗凝治疗,并重新开始华法林治疗。

对于植入机械心脏瓣膜或存在其他血栓高危因素的房颤患者围术期的抗凝治疗尚存争议,一般认为应停用华法林并使用低分子肝素或普通肝素进行过渡性抗凝治疗。

(四)新型口服抗凝药的应用

在过去数十年中,维生素K_1拮抗剂华法林几乎是唯一用于长期治疗的口服抗凝药物,但由于华法林用药监测不方便,其在安全性等方面仍有很多局限性。美国数据显示华法林位列十大因治疗导致急诊住院的药物之首。因此很多学者一直致力于新型抗凝药物的研发。

近年来研制的新型口服抗凝血药物(new oral anticoagulants,NOACs)疗效肯定,安全性高,使用方便且无需监测,并且多已完成3期临床试验,获得良好的循证医学证据,被多个国家及地区食品药品监督部门批准临床应用。新型口服抗凝药物在静脉血栓栓塞的预防及治疗、非瓣膜病房颤的卒中预防中取得大量临床证据,研究结果显示新型口服抗凝药物疗效不劣于华法林,而严重出血性并发症(特别是颅内出血)的风险低于华法林。目前新型口服抗凝药物特指新研发上市的口服Ⅱa和Ⅹa因子抑制剂,前者有达比加群,后者包括利伐沙班、阿哌沙班、依度沙班等。这两类药物都是针对单个有活性的凝血因子,抗凝作用不依赖于抗凝血酶,口服起效快,相对于华法林半衰期较短,具有良好的剂效关系,与食物和药物之间很少相互作用,无需常规监测凝血功能,可以减少或者避免因用药不当造成的疗效下降或者出血不良反应,且剂量个体差异小只需固定剂量服用,对医生及患者均极为方便,更便于患者长期治疗。

然而,此类药物上市时间尚短,仍需加强上市后安全性监测并积累临床应用经验。例如,老年人和肾功能不全患者的剂量、与抗血小板药物的联合使用等等。此外,尚无针对新型口服抗凝剂的拮抗药物,用药过量或发生出血并发症时需根据患者具体情况作出处理(如催吐、洗胃、输注凝血因子等)。迄今,关于新型口服抗凝剂在瓣膜性房颤与人工瓣膜置换和瓣膜修补术后患者中的疗效尚缺乏临床证据,这些患者的抗凝治疗仍应选择华法林。在我国华法林仍然具有重要临床地位。

四、心脏瓣膜置换术后的随访及日常生活中注意事项

(一)注意事项

瓣膜置换术后需要医生、患者长期的关注,定期随访复诊制度应严格遵守。对心脏瓣膜病患者而言,做"换瓣"手术可有效改善心脏功能,提高生活质量。不过,手术只是治疗的第一步,患者在术后还需严格遵循六大注意事项,以便巩固手术效果,避免各种并发症的发生。

(1)术后3个月内充分休息:一般情况下,"换瓣"手术后1周,患者即可出院。回家以后,患者一般需休养3~6个月。术后3个月内是恢复手术创伤、稳定各系统和器官功能的重要阶段,患者在此期间应充分休息,避免感冒。生活要有规律,不宜过度疲劳和过度兴奋。可适当活动(如散步、做少许家务等),但若在活动中有心慌、气短等不适,应立即休息,并减少活动量。

一般来说,患者在术后2周即可洗淋浴,沐浴时应注意避免受凉,也不要搓擦伤口,沐浴后应用消毒药水清洁伤口。若发现切口有渗液、红肿等异常症状,应立即去医院就诊。由于胸骨的愈合时间一般为3个月左右,故患者在术后早期应避免扩胸运动,也不要提重物或抱小孩,否则可导致骨不连、错位等后果。另外,患者在术后3个月内不要开车。

(2)术后3~6个月逐渐恢复常态:若恢复顺利、无并发症发生,患者可于术后3个月起,循序渐进地增加活动量(以"无心慌、气短"为度),直至逐渐恢复到正常的工作、生活状态。康复过程中,患者应时刻保持愉快的心情和乐观、积极的心态,不要急躁,也不要过分担忧。同时,也不要因一时兴起或急于求成,猛然增加活动量或工作负荷,以免造成心功能损害。

(3)饮食清淡,戒烟戒酒:出院后,患者可根据个人的饮食习惯逐步恢复正常饮食,适当加强营养,以促进伤口愈合。当然,"加强营养"并不代表天天吃山珍海味或狂吃补品,而是选择有营养、易消化的食品,如瘦肉、鱼、鸡蛋、水果和时令蔬菜等。"换瓣"患者一般无特殊饮食禁忌,但由于部分食物(如菠菜、番茄、猪肝等)富含维生素K_1,可能会干扰抗凝治疗,故应避免大量食用。另外,为避免加重心脏负担,患者不要吃太咸的食物,绝对不能酗酒和吸烟。心功能较差的患者应限制饮水量,不要进食大量粥、汤。

(4)遵医嘱服药,不擅自停药:由于大多数"换瓣"患者都存在一定程度的心功能损害,

而手术对其脆弱的心脏而言,无疑是一次沉重"打击"。为保护和改善心功能,患者在术后不能骤然停药,应严格按照医嘱服药。同时,患者还应密切留意自己的尿量变化,观察是否有水肿或四肢沉重感,还要监测自己的脉搏,若<60/min应暂停服用地高辛。一般而言,患者在术后需服药3个月,以后可根据复查情况在医生指导下逐渐减少药量。停药前,患者一定要去医院复查,绝不能擅自停药。

(5)坚持抗凝治疗,定期医院复查凝血酶原时间:在最初的两个月内,患者应每1~2周复查1次。若凝血酶原时间稳定,可延长至每月,还应注意自己是否有牙龈出血、鼻出血、皮肤淤斑、月经增多等现象,若有,也应及时就医。

需要提醒的是,部分药物会影响抗凝药物的疗效,应尽量避免同时应用。若必须用,则应及时调整抗凝药物的剂量。比如,吲哚美辛(消炎痛)、阿司匹林、甲硝唑、磺胺类药物会增强抗凝作用,维生素 K_1、苯巴比妥,甲丙氨酯(眠尔通)、避孕药及激素类药物会降低抗凝作用。另外,若患者合并肝胆疾患和心力衰竭,其体内维生素 K_1 的制造与分泌减少抗凝药的作用会增强,也应酌情减少抗凝药的剂量。

(6)定期去医院复诊:"换瓣"术后,患者应定期去医院复查,以便医生及时了解恢复情况,调整治疗方案。需要提醒的是,患者在出院后一定要保管好出院小结。复查时,患者应带好出院小结和各项检查报告,如X线胸片、心电图、化验单等,向医生详细介绍自己的恢复情况,如目前的活动量如何(如能上几层楼,能行走几公里路等),能从事什么样的工作和体力活动,平时有什么不适症状,饮食情况如何,每日尿量多少,最近是否去医院检查过,目前在吃什么药,用量和服用方法怎样等,以便医生全面评估现阶段病情,指导下一步治疗。术后半年、1年及以后每年,患者都需要复查超声心动图,以便了解心功能恢复程度和人工瓣膜的功能状况。生物瓣膜因其使用寿命短,应得到更多的重视。一般生物瓣置换5年,每年需要不定期地进行超声心动图检查,年轻患者应更早施行,以早期检出瓣膜结构退化、瓣叶僵硬、钙化、有效入口面积减少及(或)反流的征象。对同一个患者,听诊与超声心动图诊断应当仔细地与既往的检查相比较。对跨人工瓣压力阶差明显增高或重度反流有症状的患者,应当再次手术。对有任何人工瓣功能不全的无症状患者,只要再手术的风险低,应当考虑再手术。

(二)特别警惕病情加重的信号

(1)身体任何部位的感染。

(2)不明原因发热。

(3)突然发生的呼吸急促,明显的心慌、气短,或咯泡沫血痰。

(4)体质量突然增加,水肿或脚踝肿胀。

(5)有皮下出血、血尿等出血症状。

(6)巩膜及周身皮肤出现黄染。

(7)发生新的心律失常。

(8)突发脸部麻木,暂时失明或单眼视力丧失,一侧肢体麻木,运动障碍,突然晕厥,肢体疼痛、发绀、苍白等。

(邱 阳 景 涛)

参考文献

[1] Nishimura RA, Otto CM, Bonow RO, et al. 2014 AHA/ACC guideline for the management of patients with valvular heart disease: a report of the American College of Cardiology/American Heart Association Task Force on Practice Guidelines. J Thorac Cardiovasc Surg, 2014, 148(1): e1 - e132.

[2] Habib G, Hoen B, Tornos P, et al. Guidelines on the prevention, diagnosis, and treatment of infective endocarditis (new version 2009): the Task Force on the Prevention, Diagnosis, and Treatment of Infective Endo - carditis of the European Society of Cardiology (ESC). Endorsed by the European Society of Clinical Microbiology and Infectious Diseases (ESCMID) and by the International Society of Chemotherapy (ISC) for Infection and Cancer. Eur Heart J, 2009, 30: 2369 - 2413.

[3] Regitz-Zagrosek V, Blomstrom LC, Borghi C, et al. ESC guidelines on the management of cardiovascular diseases during pregnancy: the Task Force on the Management of Cardiovascular Diseases during Pregnancy of the European Society of Cardiology (ESC). Eur Heart J, 2011, 32: 3147-97.

[4] Whitlock RP, Sun JC, Fremes SE, et al. Antithrombotic and thrombolytic therapy for valvular disease: antithrombotic therapy and prevention of thrombosis, 9th ed: American College of Chest Physicians EvidenceBased Clinical Practice Guidelines. Chest, 2012, 141(2 suppl): e576S - e600S.

[5] Vahanian A, Alfieri O, Andreotti F, et al. Guidelines on the management of valvular heart disease (version 2012). Eur Heart J, 2012, 33: 2451 - 96.

[6] Yancy CW, Jessup M, Bozkurt B, et al. 2013 ACCF/AHA guideline for the management of heart failure: a report of the American College of Cardiology Foundation/American Heart Association Task Force on Practice Guidelines. J Am Coll Cardiol, 2013, 62: e147 - e239.

[7] Thanavaro KL, Nixon JV. Endocarditis, 2014: an update. Heart Lung, 2014, 43(4): 334 - 337.

[8] 中华医学会心血管病学分会、中国老年学学会心脑血管病专业委员会. 华法林抗凝治疗的中国专家共识. 中华内科杂志, 2013, 52(1): 76 - 82.

[9] Wann LS, Curtis AB, January CT, et al. 2011 ACCF/AHA/HRS focused update on the management of patients with atrial fibrillation (updating the 2006 guideline): a report of the American College of Cardiology Foundation/American Heart Association Task Force on Practice Guidelines. J Am Coll Cardiol, 2011, 57: 223 - 242.

[10] Wann LS, Curtis AB, Ellenbogen KA, et al. 2011 ACCF/AHA/HRS focused update on the management of patients with atrial fibrillation (update on dabigatran): a report of the American College of Cardiology Foundation/American Heart Association Task Force on practice guidelines. J Am Coll Cardiol, 2011, 57: 1330 - 1337.

[11] Merie C, Kober L, Skov OP, et al. Association of warfarin therapy duration after bioprosthetic aortic valve replacement with risk of mortality, thromboembolic complications, and bleeding. JAMA, 2012, 308: 2118 - 2125.

[12] Douketis JD, Spyropoulos AC, Spencer FA, et al. Perioperative management of antithrombotic therapy: Antithrombotic Therapy and Prevention of Thrombosis, 9th ed: American College of Chest Physicians EvidenceBased Clinical Practice Guidelines. Erratum in: Chest. 2012, 141(4): 1129. Chest, 2012, 141: e326S - e350S.

[13] Karthikeyan G, Senguttuvan NB, Joseph J, et al. Urgent surgery compared with fibrinolytic therapy for the treatment of left - sided prosthetic heart valve thrombosis: a systematic review and meta - analysis of

observational studies. Eur Heart J, 2013, 34: 1557-1566.

[14] 中华医学会心血管病学分会,中华心血管病杂志编辑委员会. 抗血小板治疗中国专家共识. 中华心血管病杂志, 2013, 4(3): 183-194.

[15] Windecker S, Kolh P, Alfonso JP, et al. 2014 ESC/EACTS Guidelines on myocardial revascularization: The Task Force on Myocardial Revascularization of the European Society of Cardiology (ESC) and the European Association for Cardio-Thoracic Surgery (EACTS) Developed with the special contribution of the European Association of Percutaneous Cardiovascular Interventions (EAPCI). Eur Heart J, 2014 [Epub ahead of print].

[16] Kernan WN, Ovbiagele B, Black HR, et al. Guidelines for the prevention of stroke in patients with stroke and transient ischemic attack: a guideline for healthcare professionals from the American Heart Association/American Stroke Association. Stroke, 2014, 45(7): 2160-2236.

第三十三章 心脏瓣膜病介入治疗进展

从1992年Anderson开始进行经导管主动脉瓣介入治疗的动物实验以来,瓣膜病介入治疗技术已经走过了20余年的历程,与任何一项临床治疗新技术一样,经导管瓣膜病介入治疗的发展过程也伴随着众多争议,但不可否认的是,目前介入技术在瓣膜病治疗领域的进步已经开始改变心脏瓣膜病的治疗策略,对以往的外科治疗"金标准(golden standard)"提出了严峻挑战。本章内容将瓣膜病介入治疗领域2013~2014年间的相关研究进展作一简要介绍。

一、主动脉瓣狭窄介入治疗

(一)概述

随着公共卫生环境的改变,风湿性心脏瓣膜病的发病率逐渐降低。然而由于人类平均寿命的延长,退行性瓣膜病的发病率日益增加,导致瓣膜性心脏病的总体发病率并没有下降的趋势。在75岁以上的老年人中,有12.5%的人患有瓣膜病,其中有33.9%为主动脉瓣狭窄(aortic stenosis,AS)。目前认为,AS患者的临床结局与AS的严重程度有着很强的相关性。对于瓣口血流速度小于3 m/s的患者,2年的无事件生存率为84%,而瓣口血流速度大于4 m/s的患者仅为21%。因此对于AS患者需要定期监测症状的发展和疾病的进展情况。然而临床上有相当数量的重度AS患者,由于存在手术禁忌证或手术风险高而不适合行传统的外科主动脉瓣置换术(surgical aortic valve replacement,SAVR),但经导管主动脉瓣置换术(transcatheter aortic valvereplacement,TAVR)的出现为这部分患者带来了福音。自2002年TAVR首次应用于一位年仅57岁、已经出现心源性休克、同时存在多种AVR禁忌证的AS患者以来,历经十余年的艰辛发展,使得TAVR在AS患者的治疗中扮演越来越重要的角色。2014年的ACC/AHA瓣膜病治疗指南中也明确指出,无法接受手术的高危主动脉狭窄患者,TAVR为Ⅰ级推荐,能够行外科手术但手术风险高危患者为Ⅱa级推荐。目前动物实验和临床应用的经导管主动脉瓣膜支架共有数十种,但临床上最常使用的包括两种TAVR系统,即Edwards球囊扩张系统和CoreValve自膨式系统。Edwards系统目前已更新至第三代Sapien 3(图33-1),CoreValve系统则更新至Evolut R支架(图33-2)。

(二)进展

1. 在高危主动脉瓣狭窄患者治疗中TAVR的地位得到了再次肯定

在介入心脏病学领域,PCI是首先应用于简单病变,而TAVR则首先是在复杂疑难高危患者中应用。正如大家熟知的,前几年公布的PARTNER系列研究业已证实,TAVR可以作为严重主动脉瓣狭窄且外科手术风险较高患者的替代治疗。基于PARTNER试验的研究结果,FDA也批准Edwards瓣膜支架用于不能外科手术的严重主动脉瓣狭窄的患者。今年公布的TVT注册研究结果也继续证实了Edwards球囊扩张支架在这类人群的疗效和安全性,该研究1年的随访结果表明有56%的行TVAR患者生活质量良好,且未因任何原因再次入院,1年总死亡率26.2%,卒中发生率为3.6%。而2014年ACC会议上公布的CoreValve US

Pivotal Trial(High-Risk)则同样证实了 CoreValve 瓣膜支架的确切疗效,该试验共入选七百余例重度 AS 患者,所有入选患者均经两位心脏外科医生进行风险评估,他们的平均 STS 评分为 7.4%,对高危患者随机分为外科治疗组和介入治疗组。随访 1 年结果表明 TAVR 组主要终点事件(任何原因死亡)显著少于外科手术组(14.2% vs 19.1%,$P=0.04$),主要不良心脑血管事件(MACCE)降低近 7%(20.4% vs 27.3%,$P=0.03$),这项研究结果表明对于严重主动脉瓣狭窄且外科手术高危患者,经导管 CoreValve 瓣膜置换优于外科主动脉瓣置换,进一步肯定了 TAVR 的地位。

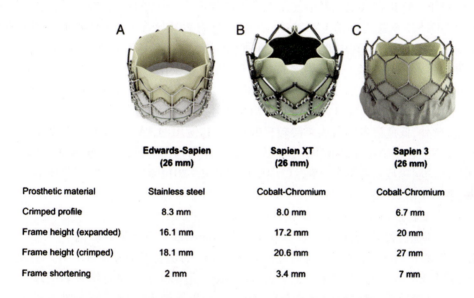

图 33-1 Sapien 瓣膜支架系统比较(摘自 Martin B. Leon,2014TVT 会议)

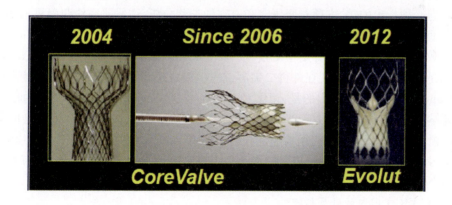

图 33-2 Evolut R 瓣膜支架系统发展历程(摘自 Martin B. Leon,2014TVT 会议)

2. TAVR 是否能用于中低危患者人群仍存争议

德国的 Linke 教授在 2014 年 TVT 会议上提到,相比 SAVR,众多临床试验已经证实,TAVR 在高危患者的应用疗效确切,不仅改善了血流动力学指标,而且能改善患者长期预后,且随着技术的熟练,TAVR 并发症的发生率已明显下降。随着新一代器械的出现,并发症将会更少,因此,可以推论,TAVR 用于低危患者应该更安全,更能体现它较 SAVR 的优势。2014 年发表于 Eur Heart J 的 CoreValve ADVANCE Study 研究显示,入选患者的 Logistic EuroSCORE(%)越低,其介入手术的死亡率也越低,故低危患者也能从 TAVR 中获益。TVT 注册研究中有 1/5 患者的平均 STS 评分仅为 7.1%,TST 评分 > 15 的患者仅占 12%,有 57% 患者 STS 评分 < 8,这就清楚地显示,与临床试验不同,在"真实世界"注册研究中,接受 TAVR 治疗的患者风险较临床研究低,而且低危患者较多。

但对于 TAVR 在低危人群中使用也有不同的声音,德国的主动脉瓣注册研究(GARY 研究)共对 13 595 例患者随访 1 年,结果显示,高危患者经导管主动脉瓣置换术和传统外科手术换瓣结果相似。然而在中低危患者外科手术的死亡率比 TAVR 低,EuroScore 评分 < 10 分的患者外科手术获益更多。来自英国的 Neil E. Moat 教授在 2014 年的 TVT 会议(经导管瓣膜病治疗会议)上也指出,由于 TAVR 有冠脉阻塞、卒中、传导阻滞和瓣周漏等严重并发症,故如果在低危患者中行 TAVR 手术时一旦出现上述并发症将会严重影响此类患者的预后和生活质量,此外,低危患者多数为年龄较轻的人群,其使用的 TAVR 瓣膜的生物耐久性也值得考虑,故不能轻率地将 TAVR 推广至低危人群。还需指出的是,2014 年 ACC 和 2012 年 ESC 两部指南均明确反对在低危 AS 患者中使用 TAVR。2014 年公布的美国两项临床研究的患者中,平均年龄 83 岁左右,可见在年龄选择上还是非常谨慎的。

3. 球囊扩张瓣膜支架与自膨胀瓣膜支架之争仍在继续

第一项随机设计、头对头比较 SapienXT 和 CoreValve 瓣膜的试验即 CHOICE 试验于今年正式发表于 JAMA 杂志上。该研究共入选了 241 名适合经股动脉 TAVR 治疗的 AS 高危患者,其中 Edwards Sapien XT 组 121 名,CoreValve 组 120 名。研究结果表明球囊扩张组器械植入成功率略高,且在瓣周漏的发生率方面(如果均植入一枚瓣膜支架),球囊扩张组显著低于自膨胀组(分别为 4.1% vs 18.3% 和 0.8% vs 5.8%)。两组的出血和血管并发症无差异。但必须指出的是,本项对照研究和以往的荟萃分析、注册研究均明确显示,SAPIEN 组术后起搏器植入率更低,而传导阻滞可以明显影响患者预后。此外,2007 年 Corevalve 被应用于衰败的人工主动脉瓣,即瓣中瓣技术(valve in valve,ViV),但新近出现的"valve-in-ring"技术则是经导管将瓣膜放置在外科二尖瓣或三尖瓣成形术后的 ring 中,这项技术所使用的多为 Sapien 技术。还需指出的是,相比 Corevalve 支架,Sapien 植入术后,患者如果需行 PCI 可能更容易。鉴于上述研究,TVT 会议主席 Martin B. leon 在 6 月 5 日大胆预测未来的 TAVR 领域可能 SAPIEN 的应用将更为广泛。对单纯的主动脉瓣关闭不全的患者,可植入 Corevalve,尚未见应用 Sapien 的报道,可见各有优势。有两种瓣膜支架选择,有可能提高介入治疗的成功率。

4. TAVR 在国内的开展概况

我国自 2006 年起即开始了 TAVR 技术的基础研究,多家科研院所进行了相关的动物实验,如阜外心血管病医院的张戈军教授在国家自然科学基金资助下进行了相关研究,特别是第二军医大学长海医院在国家"863 计划"课题和上海市科委课题的资助下,与上海形状记忆合金有限公司、北京乐普医疗公司一起进行了经导管瓣膜支架的研制和动物实验,先后设计了 W 型主动脉瓣膜支架、可调整位置的主动脉瓣膜支架、自膨胀主动脉瓣膜支架和球囊扩张式主动脉瓣膜支架等多种瓣膜支架系统,输送系统也在国外输送系统的基础上进行了改进。各类瓣膜支架经动物实验验证后近中期随访效果较好,瓣膜功能得到了初步的验证。但因动物实验中所使用的动物模型为正常主动脉瓣结构,与人体钙化狭窄的瓣膜结构不同,故 TAVR 动物实验的成功率较低。最终在反复实验验证的基础上,长海医院与乐普公司最终确定了两种瓣膜支架用于进入临床前试用的检验程序,目前其中一种自膨胀型主动脉瓣膜支架已通过国家相关机构检验,准备进行临床试用(图 33-3)。更为可喜的是,以国内大型学术会议为平台,在国外相关公司的帮助下,我国的 TAVR 技术在 2010 年开始试用于临床。上海中山医院自 2010 年 10 月起实施国内首例人体 TAVR 术,植入了 CoreVavle 瓣膜支架,近中期随访效果良好,患者的跨瓣压差明显下降,心功能恢复。而随后阜外医院、解放军总医院、华西医院、浙江大学附属第二医院等也相继进行了 CoreVavle 瓣膜支架的植入。2011 年 5 月,上海长海医院实施了国内首例 Edwards 球囊扩张式瓣膜支架植入术。2012 年 9 月在"十二五"国家科技支撑计划项目的支持下,由阜外医院高润霖院士牵头的国产 Venus 经导管主动脉瓣膜(杭州启明医疗器械有限公司生产)正式进入了临床试验阶段。目前该试验已经完成,随着试验结果的公布,将有望加速 TAVR 人工瓣膜的国产化进程。但通过初期的临床试验可以看出,国人的二叶瓣所占比例较高,故推广应用该技术时还需考虑到中国患者的疾病特点,甚至可能需针对二叶式主动脉瓣狭窄患者设计专门的 TAVR 瓣膜可。

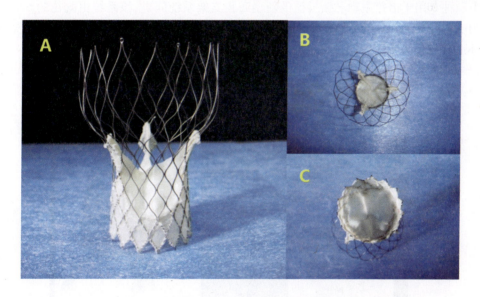

图 33-3 上海长海医院与乐普医疗公司研发主动脉瓣膜支架(摘自参考文献 11)

二、主动脉瓣关闭不全介入治疗

(一)概述

主动脉瓣反流(aortic regurgitation, AR)往往继发于瓣叶本身的畸形如二叶主动脉瓣或主动脉根部的异常扩张,在发达国家,后者更常见。主动脉瓣反流的患者一旦出现症状,若不进行干预,其死亡率每年高达 10%~20%。重度 AR 可以产生严重容量超负荷和进行性左室扩张。返流量加上正常的每搏输出量,收缩期每搏输出量将增加,进入主动脉后引起收缩期高血压,进而压力超负荷。收缩期高血压将引起主动脉根部进行性扩张,从而反作用恶化AR。慢性AR外科手术指征主要是根据患者是否出现症状或左室射血分数是否低于50%。若射血分数大于50%,但合并了重度的左室扩张(LVEDD >70 mm 或 LVESD >50 mm 或 LVESD >25 mm/m² BSA)则仍需进行外科瓣膜修复术。

(二)进展

正如TAVI治疗主动脉瓣狭窄一样,AR的介入治疗也一直是心血管医师探索的领域。目前已有不少病例报道使用已有的瓣膜支架治疗主动脉瓣反流,David A. Roy进行了在42例重度AR患者中行TAVR治疗的多中心临床试验,结果显示,30 d和1年的全因死亡率分别为9.3%和21.4%,但瓣周漏的发生率似乎更高,重度AR的TAVI治疗确实可行,术后效果好,但需慎重选择手术高风险的AR患者,并需考虑2个瓣膜植入以及术后残余反流的可能。Moritz Seiffert在5例具有手术高风险的中重度AR患者中行TAVR治疗,研究发现术后均未见残余反流或术后狭窄,未见器械或手术相关并发症。随访3月未见死亡,术后运动耐受得到提高。但TAVR手术治疗AR仍存在较多问题,如瓣膜支架在主动脉瓣环内较难固定、AR患者的主动脉根部解剖变异更为复杂多变等,因此有专家指出,Corevalve和Edwards两种用于主动脉瓣狭窄的支架并不适合于主动脉瓣反流的患者,在2012年的TCT会议上一种专用于治疗主动脉瓣反流的新型瓣膜支架系统问世,该系统由既往的SAPIEN XT瓣膜支架和另一独立的金属框架两部分组成,治疗时首先经股动脉途径将金属框架植入在瓣环上方和自体瓣膜周围,然后再经心尖途径植入SAPIEN XT支架(图33-4)。

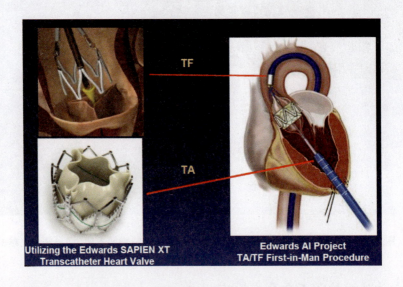

图33-4 Edwards AR瓣膜支架系统(摘自Jian Ye,2012 TCT会议)

此外,还需指出的是,原有外科生物瓣膜衰败后发生的主动脉瓣的关闭不全可采用TAVR技术,即"瓣中瓣"技术。原有外科瓣膜不仅能为瓣膜支架的植入提供定位标记,而且可以有效减少瓣周漏的发生。最近公布了一项大规模、多中心经导管主动脉"瓣中瓣"研究,共纳入了 202 例主动脉生物瓣衰败的患者,分别植入 CoreValve 支架 124 例和 Edwards 支架 78 例。植入成功率为 93.1%,术后 30 d 的全因死亡率为 8.4%,术后 1 年的全因死亡率为 14.2%。

国内长海医院也开始了针对主动脉瓣关闭不全的介入治疗,白元等在国家自然科学基金课题的资助下开展了"瓣上瓣(valve up valve)"治疗急性主动脉瓣关闭不全的动物实验研究,他们在自体主动脉瓣叶上方植入自膨胀带瓣膜支架然后观察动物的存活情况和冠脉血流的变化,初期的动物实验证实,"瓣上瓣"方法可作为急性主动脉瓣反流治疗的过渡措施,可为这类患者进行进一步外科手术提供桥梁作用。为了更好地针对主动脉瓣反流进行基础研究,陈翔等通过采用穿刺左心室心尖,借助肌部室间隔缺损封堵器至主动脉瓣上反复快速回拉的方法建立急性主动脉瓣关闭不全的模型。动物实验证实,该建模方法可行,操作简单、重复性好,主动脉瓣反流程度可控,效果可靠。

三、二尖瓣关闭不全的介入治疗

(一)概述

根据发达国家的流行病学调查结果,人群中二尖瓣返流的年发病率在 2% ~3%。多项流行病学研究显示,从出现二尖瓣返流到临床失代偿期仅需 6~10 年的时间,严重的二尖瓣返流其病死率高达 7%。二尖瓣反流的治疗方案取决于反流的严重程度、临床表现及患者的心功能。国外指南推荐,急、慢性的重度二尖瓣返流患者,若有相关的临床症状、左室收缩末期内径大于 45 mm 且射血分数大于 30% 者可行外科二尖瓣修补术(ⅠA)。此外,对于大部分二尖瓣返流患者而言,选择二尖瓣修补术其效果优于二尖瓣置换术。随着经导管瓣膜置换和修复技术的快速发展,针对二尖瓣返流的经导管治疗装置也越来越多。

随着经导管瓣膜置换和修复技术的快速发展,针对二尖瓣返流(mitral regurgitation,MR)的经导管治疗装置也越来越多。根据现有资料统计,包括动物实验和临床试用阶段的产品目前共有近五大类 14 种产品,但临床上使用最为广泛的还是 MitraClip 系统,它由钴铬合金制成,是一个宽 4 mm 的 V 字形钳夹装置,夹子的两条臂可以在人为控制下自由开合。根据目前文献及临床试验中的数据,大部分中重度二尖瓣反流患者,不论功能性或器质性病变,均可用 MitraClip 行经导管二尖瓣修复术,目前临床试验中的入选标准,主要包括以下几点:①中重度(Ⅲ~Ⅳ级)二尖瓣反流。②存在与返流相关的临床症状,或有其引起的并发症,如心脏扩大、房颤或肺动脉高压。③左室收缩末内径≤55 mm、左室射血分数 >25%,可平卧耐受手术。④二尖瓣口开放面积 >4.0 cm^2。⑤二尖瓣初级腱索无断裂。⑥前后瓣叶无严重瓣中裂。⑦若为功能性 MR 患者,二尖瓣关闭时,两瓣尖的对合长度应大于 2 mm,瓣尖接合处相对于瓣环深度小于 11 mm;对于二尖瓣脱垂者,连枷间隙小于 10 mm,连枷宽度小于 15 mm。由于 MitraClip 的夹钳大小有限(每个臂长 8 mm),若瓣叶关闭时对合组织少,或两个瓣距离太远,MitraClip 的两个臂将无法同时抓获两个瓣尖。所以患者术前行心超检查,尽量满足上述入选标准,以保证手术成功。此外,该微创手术均需在经食道实时三维超声心动图指导下完成,这有利于准确选择夹合部位。

(二)进展

1. MitraClip 系统在二尖瓣反流介入治疗中效果显著

2011年的ACC会议上报告了采用MitraClip治疗2年时的临床疗效。超声心动图左室功能和NYHA心功能分级显示,24个月时NYHA分级与ITT基线相比持续提高,MR降低,左室测量和心脏舒张尺度降低。2014年EVEREST Ⅱ HRR和REALISM HR试验结果显示在高危MR患者中(STS评分大于12%)使用MitraClip可明显改善心功能,缩小左室容积,提高生活质量,1年的因心衰再住院率从0.79%降低到0.41%。在今年的TVT会议上,根据MitraClip的商业公司提供的资料,目前全球已使用MitraClip装置治疗了14 059例患者,且EVEREST Ⅱ的5年随访结果证实,MitraClip的生存率与外科治疗相似,因术后残余反流再次手术率也接近,无明显统计学差异。基于上述数据,FDA于2013年10月批准MitraClip应用于3~4级二尖瓣反流的外科手术高危患者。

在二尖瓣反流治疗领域除了MitraClip对瓣膜进行修复之外,经导管二尖瓣瓣膜置换技术(transcatheter mitral valve replacement,TMVR)技术也在快速发展,目前已有多种瓣膜支架开始其临床试用如CardiaQ、Tendyne和Valtech等装置(图33-5)。目前报道较多的是,针对先前在二尖瓣位置采用外科手术植入的生物瓣膜衰败后的经皮二尖瓣置换。由于生物瓣膜的寿命有限,早年外科植入的生物瓣膜衰败后出现的重度二尖瓣反流,再次手术的风险极高,故经导管微创技术此时是这类患者的最佳选择。Seiffert M等应用经导管方法为6例二尖瓣生物瓣衰败的患者植入了Edwards Sapien球囊扩张式支架,手术成功率100%,术后二尖瓣反流量明显减少,有1例患者因心尖切口出血在术后第6天死亡(图33-6)。但由于经导管二尖瓣置换从外周血管入路较为困难,心尖途径可能更为适合,且二尖瓣环周围毗邻结构复杂,瓣环为马鞍形,故TMVR之路相比TAVR可能进展会更慢。国内对于二尖瓣反流的科研工作基本上未启动,临床应用研究与国外有较大的差距。2012年国内上海中山医院葛均波教授于2012年率先开展了经导管二尖瓣夹合术,并成功治疗了3例重度二尖瓣关闭不全的患者,术后患者心衰症状明显改善。

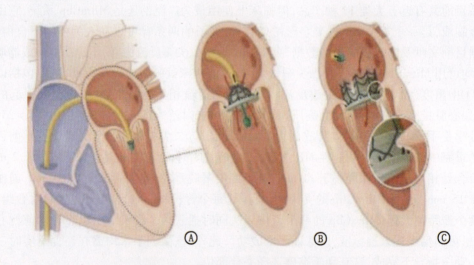

A:穿刺房间隔;B:植入在瓣环;C:释放瓣膜支架

图33-5 CardiaQ瓣膜支架操作示意图

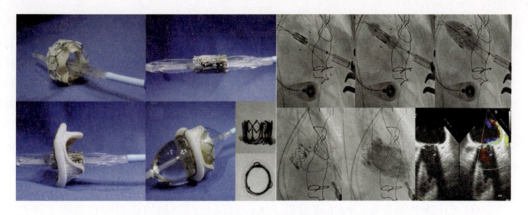

左图:体外模拟实验;右图:X线和超声监测下植入过程
图 33-6　外科生物瓣衰败后,经导管植入 Edwards Sapien 球囊扩张式瓣膜支架

2. "修复术"可能比"置换术"更适合用于缺血性二尖瓣反流

2014年1月的NEJM杂志上刊登了Annetine C. Gelijns教授的研究结果,他们对251名严重缺血性二尖瓣反流的患者随机分组进行二尖瓣修复或chordal-sparing置换,随访12个月之后,修复组中死亡率为14.3%,置换组中死亡率为17.6%,修复组的术后中重度二尖瓣反流显著高于置换组。但两组的患者在12个月左心室逆重构或生存方面及生活质量也未出现显著性差异。该研究结果提示中度的二尖瓣反流也许并不影响临床症状。因此,基于此证据,有专家认为MitraClip作为一种看似"姑息性"的二尖瓣修复术,可能会更适合于高危二尖瓣反流患者的治疗,特别是高龄的二尖瓣关闭不全患者。

四、右心系统瓣膜疾病的介入治疗

(一)肺动脉瓣反流的介入治疗

肺动脉瓣反流是一种较为少见的瓣膜疾病,往往继发于肺动脉扩张、肺动脉高压、法洛四联症术后或肺动脉瓣狭窄球囊扩张术后。长期的肺动脉瓣反流会引起的右心射线分数下降、舒张末容积增大以及恶性心律失常,因此不少专家推荐在患者心功能2~3级之时即应进行外科同种或异种肺动脉瓣置换术。然而,外科肺动脉瓣膜置换需要体外循环,体外循环不仅增加手术风险,而且加重了对右心功能的损伤,因此,外科肺动脉瓣膜置换的手术效果常常得不到保证。同时,对于临床上需要开胸行带瓣膜管道植入或肺动脉瓣修复的小儿外科右室流出道重建的患者而言,虽手术疗效明确,但由于植入物的衰败,很多年轻病人面临二次乃至三次开胸体外循环手术。为避免开胸手术,人们一直试图寻找创伤小,并发症少的治疗途径行肺动脉瓣置换。在瓣膜病介入领域,经皮肺动脉瓣膜植入术(percutaneous pulmonary valve implantation,PPVI)是最早运用于临床的经皮瓣膜置换技术,从2000年开展至今,病例数增长较为缓慢,目前临床上使用的两种瓣膜分别为Medtronic公司的Melody瓣膜和Edwards公司的Sapien瓣膜。

目前PPVI的临床主要适应证包括:①复杂先心病外科手术后有明显右心功能不全。②右室流出道手术后肺动脉瓣重度狭窄及重度关闭不全。③肺动脉瓣缺如。④右室-肺动脉带瓣管道的瓣膜关闭不全。国内PPVI也在2013年东方心脏病学会议期间开启,中山医院使用国产瓣膜支架成功为 2 例法四术后合并重度肺动脉瓣反流的患者进行治疗。与国外瓣膜相比,国产 Venus P 为镍钛合金的自膨胀瓣膜支架,形态上为双喇叭状,置入前无需在右室流出道预先放置固定支架,无需扩张球囊。但随着 PPVI 病例数增加,PPVI 的并发症也逐渐引起大家重视,目前已知的并发症包括冠脉受压、支架断裂等,发生率约 6%,部分病例出现并发症需要外科干预。PPVI 术后感染性心内膜炎的并发症引发了大家关注,甚至有报道显示其并发症发生率高达 3.9%,且与外科肺动脉瓣置换相比,PPVI 更高,普通超声心动图和食道超声较难发现赘生物,需采用心腔内超声进行诊断,究其原因可能与 PPVI 所使用的生物瓣膜为牛颈静脉瓣膜有关。随着支架设计和材料的改进、操作技术的进一步成熟,相信死亡率和并发症将进一步降低。

2007 年上海长海医院宗刚军等报道了国内首例自行研制的带瓣膜自膨胀支架经导管肺动脉瓣植入动物试验,该瓣膜支架由猪心包制成的人工瓣膜缝合固定在瓣膜环上,再将瓣膜环缝合在镍钛合金纺编织支架上,植入途径可从心尖或外周股静脉途径,术后随访结果显示支架位置及瓣膜功能良好,无移位、无反流,未发现相关并发症。随后在 2009 年仍由该院的陈翔博士设计了球囊扩张式的肺动脉瓣膜支架也进行了动物实验,初步的结果证实该瓣膜支架功能良好,可为进一步的临床试用提供依据。

(二)三尖瓣返流的介入治疗

三尖瓣返流多继发于其他疾病,如继发于肺动脉高压或肺高压的患者,重度三尖瓣返流的最佳治疗方法目前推荐采用人工瓣环成形术,但如果瓣叶本身受到损伤,则可选择瓣膜置换,应首选生物瓣膜。介入治疗在三尖瓣反流领域的研究也有不少报道,目前处于实验阶段和临床初步应用的方法包括原位镍钛瓣环植入术、上下腔静脉口瓣膜支架植入术以及原有生物瓣衰败后的植入瓣膜支架的"瓣中瓣"技术。近期有多篇文章报道,先前因 Ebstein 畸形行三尖瓣生物瓣置换的患者在其生物瓣膜衰败后,将 SAPIEN 瓣膜置入原瓣内,达到治疗三尖瓣反流的效果。2010 年国内浙江大学马量等获得国家自然科学基金资助开始了房室瓣介入治疗的相关基础研究。2008 年上海长海医院秦永文等研制了双盘状带瓣膜支架用于经导管三尖瓣置换的动物实验,该实验结果还得到了 2012 年 TCT 会议引用。在 2014 年温哥华 TVT 会议上,也有专家建议将用于治疗二尖瓣反流的 Mitralign 系统用于治疗三尖瓣反流(图 33-7)。Mitralign 系统需先经外周静脉逆行在右心室侧通过穿越导丝释放射频能量,穿过房室环,再交换输送鞘管,将铆钉样装置,固定在右心室面,在右心房侧收紧连接铆钉的牵引线,随着牵引线的拉紧,三尖瓣环缩小。

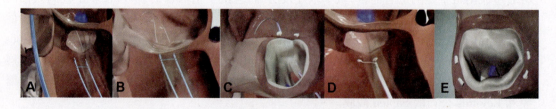

A:穿刺第一点;B:穿刺第二点;C:放置成型装置;D:收紧成型装置;E:另一侧同时放置成型装置

图 33-7 Mitralign 系统操作过程示意图

五、经导管主动脉瓣置换术相关卒中的诊治进展

经过十余年的发展,经导管主动脉瓣置换/植入(transcatheter aortic valve replacement/implantation, TAVR/TAVI)术已经成为重度主动脉瓣狭窄(aortic stenosis, AS)患者的一种有效治疗方法。随着器械的改进和技术的提升,TAVR 的适应证将得到进一步扩展,比如在 2014 年 8 月底 ESC 会议上公布的对 FRANCE2 研究结果的分析显示,TAVR 在高危糖尿病合并 AS 患者中应用也能获得更好的疗效。但在 TAVR 技术快速发展、推广应用的同时,我们仍应密切关注其可能发生的严重并发症,如卒中、瓣周漏、传导阻滞等等。Eggebrecht H 等的荟萃分析显示,TAVR 手术引起的卒中严重影响到患者预后,围术期并发卒中患者的死亡率是没有卒中患者的近 4 倍,还有学者认为,TAVR 术中因微栓塞(microembolization)引起的"静息型卒中(silent stroke)"将在远期引发大面积卒中且影响到患者的认知功能。由此可见,我们在开展新技术的同时必须密切关注并全面了解其可能引起的并发症,本文通过复习相关文献就目前 TAVR 相关卒中的诊治进展做一综述。

(一)TAVR 相关卒中的流行病学

1. TAVR 相关卒中的发生率随着技术和器械进步逐年下降

TAVR 技术从诞生之初就被发现其可能引起卒中,但卒中的发生率各家报道不一,波动于 1%～10% 之间,PARTNER 系列研究的结果显示,与外科主动脉瓣置换术相比,TAVR 引起的卒中发生率在随访 30 d 时为 4.6% vs 2.4%,随访 1 年时为 8.7% vs 4.3%,随访 2 年时为 11.2% vs 6.5%,可见,介入方法比传统外科治疗更容易导致卒中,且有一定的远期效应。而与传统的药物治疗相比,TAVI 引发卒中的发生率更大大高于对方(30 d 时为 6.7% vs 1.7%,1 年时为 11.2% vs 5.5%,2 年时为 13.8% vs 5.5%)。但随着新一代瓣膜支架和输送系统的使用,卒中发生率已较前明显下降。2014 年 ACC 会议上公布的 CoreValve US Pivotal Trial(High-Risk)研究结果显示,随访 30 d 和 1 年时的卒中发生率,TAVR 组均低于外科手术组(30 d 时为 4.9% vs 6.2%,1 年时为 8.8% vs 12.6%)。而同样在此次会议上公布的 STS/ACC TVT 注册研究中 5 980 例患者的 1 年随访结果显示,围术期卒中发生率仅为 1.7%,术后 1 年卒中发生率为 3.6%。

2. 瓣膜支架的种类不影响 TAVR 相关卒中的发生率

众所周知,临床上最常使用的瓣膜支架包括球囊扩张式的 SAPIEN 和自膨胀式的 CoreValve 两种。早在 2010 年的一项单中心"米兰"研究中,研究者将入选病例分为 SAPIEN 和 CoreValve 两组,随访 6 个月发现,两组的卒中或神经系统事件发生率无明显差异。2014 年的 JAMA 杂志发表了第一项随机设计、头对头比较 Sapien XT 和 CoreValve 瓣膜的试验即 CHOICE 试验。该研究共入选了 241 名适合经股动脉 TAVR 治疗的 AS 高危患者,其中 Edwards Sapien XT 组 121 名,CoreValve 组 120 名。研究结果表明,随访 30 d 时,球囊扩张组和自膨胀组卒中的发生率分别为 5.8% vs 2.6%,$P = 0.33$,无统计学差异。Athappan 等纳入了 25 项多中心研究和 33 项单中心研究进行荟萃分析后显示,术后 30 d 的卒中发生率在两种瓣膜支架间无明显差异,而且随着时间的推移,TAVR 相关卒中的发病率明显下降,内外科治疗手段相比,也未见差异。

(二) TAVR 相关卒中的分型及原因

根据卒中发生的时间顺序,目前的文献中将其分为急性(术后 24 h 以内)、亚急性(术后 24 h 至 30 d)和晚期(术后 30 d 以后)。按此标准,当前研究中所分析的卒中多发生急性和亚急性期,Nombela-Franco 的研究发现,急性卒中的发生率最高,随术后时间的推移,卒中发生率逐渐下降。急性卒中的原因主要与扩张栓子脱落、瓣膜支架相关血栓形成等有关,如主动脉瓣球囊扩张引起的钙化瓣叶组织脱落。有学者对此栓塞机制还进行了专门研究,他们对主动脉瓣狭窄的患者首先行左心导管术检查,将导管通过狭窄钙化的主动脉瓣后,再让这些患者行头颅 MRI 检查,结果显示有近 22% 的患者头颅内出现了新鲜的缺血梗死灶。而 Nicolas 更是采用滤器装置将 TAVR 术中脱落的栓子成分进行了病理学检查,他们发现,栓子的主要成分包括主动脉壁组织、瓣叶组织、血栓、纤维成分、钙化块及一些外来物质。此外,瓣膜支架置入后进行的后扩张更是引发急性卒中的高危因素。亚急性卒中发生的原因可能多与 TAVR 术后新发房颤相关。心脏手术尤其是瓣膜手术后的新发房颤是个临床"老问题",可能与体外循环与围术期机体炎症反应相关,TAVR 术虽然不需体外循环,但 TAVR 术后新发房颤的比例仍很高,最高的报道称术后 30 d 内新发房颤比例高达 32%。而从手术入路来看,经心尖途径因其需损失心包和心肌,故较经股动脉途径更容易在术后出现房颤。晚期卒中发生的原因则主要与患者所具备的持续性房颤、外周血管疾病、高龄、高血脂、糖尿病等常见动脉粥样硬化因素和有关,目前也没有证据表明晚期卒中与手术操作有关。

由于并非所有的颅内缺血灶均引起临床症状,故 2012 年瓣膜学术联盟(VARC)也有专家将 TAVR 相关的卒中分为非致残性卒中(non-disabling stroke)和致残性卒中(disabling stroke)两种。Daneault 等对 5 项 TAVR 研究结果的统计得出,如果使用磁共振弥散加权成像(DW-MRI)作为检测技术,TAVR 患者术后颅内出现新的缺血灶比例高达 84%。一般认为,临床上卒中引起的致残、致死比例则与患者颅内缺血灶面积大小正相关,大于 3 mm 的病变范围将会引发临床症状。但也有更多的研究提示,如果患者颅内存在小的缺血灶,虽然目前表现为静息型卒中(silent stroke),但其远期较正常人更容易患大面积卒中,致残性卒中发生率是正常人群的 5 倍,故"静息性卒中"并非没有危害,对此类人群仍应该重点关注,做好长期的预防。

(三) TAVR 相关卒中的防治措施

业已证明,外科瓣膜置换并发的卒中会大大增加围术期死亡率(有报道称可致死亡率翻倍)并严重影响患者预后,而近期有限的几项研究也同样,TAVR 术后并发的卒中也会使患者预后不良,这不仅包括使用球囊扩张瓣膜支架的 PARTNER 系列研究,也包括使用自膨胀瓣膜支架的单中心研究。因此,临床上针对该并发症主要有以下几项措施应对。

(1) 新一代瓣膜支架的使用:继 Edwards SAPIEN 和 CoreValve 瓣膜支架之后,临床上又有近十余种瓣膜支架问世并开始应用。新的瓣膜支架多具有可回收或可重新定位功能,如圣犹达公司生产的 PORTICO 瓣膜(St Jude Medical, St Paul, MN, USA),该装置在完全释放之前可以重新定位及回收。一项纳入 44 例患者单中心研究显示,植入该瓣膜支架后,术后 30 d 随访中仅 1 例患者发生卒中。2014 年 TVT 会议上公布的使用 PORTICO 瓣膜的 102 例患者中,随访 1 年内仅 3.9% 的患者出现致残性卒中。

(2) 改进植入技术:多项研究证实,瓣膜植入前的主动脉瓣球囊成形术(balloon aortic

valvuloplasty，BAV)和瓣膜植入后的后扩张是引发卒中的重要因素。故术前采用影像和超声等多种手段准确评估自体瓣环的大小,选择合适的瓣膜支架,减少术前 BAV 和后扩张可大大降低卒中发生。

(3)术后合理使用抗栓药物:TAVR 术后血栓容易形成的原因包括:①瓣膜支架植入后自体瓣叶被挤压在周围,形成空隙,导致血流淤滞。②主动脉内壁可能存在撕裂,故激活了血小板。③瓣膜支架本身的金属成分具有致栓性。由于上述原因,TAVR 术后需应用抗血小板或抗凝药物,但时限多长仍是临床上争论的问题,因为不少的患者术后还会有出血等并发症,致命性出血的发生率高达 5%～16%。根据既往外科生物瓣膜置换的经验,术后 3 个月内是血栓形成的高峰,故目前多推荐口服抗血小板药物 3 个月,阿司匹林单用和双联抗血小板药物的方案孰优孰劣尚无证,但有新发房颤的患者可能服用华法林更为合适。

(4)远端血栓保护装置的应用。鉴于 TAVR 相关卒中危害,专家设计了多种远端血栓保护装置来减少术中栓塞的风险,临床上应用的有四种:①Embrella 系统(图 33－8):其输送系统为 6F,可经桡或肱动脉入路,在主动脉弓部形成长 5.8 cm,宽 2.5 mm 的阻隔带,阻隔成分为具有 100 μm 孔径的 PTFE 膜,但 2013 年公布的 PROTAVI-C 研究结果并未证实该装置的有效性。②Triguard 系统(图 33－9):由股动脉入路,镍钛合金为支撑,膜的孔径为 140 μm,DEFLECT Ⅰ试验结果提示使用该装置后,TAVR 患者颅内梗死灶面积可减小。③Claret Montage 系统(图 33－10):它不放置于弓部,而是可植入 3 根分支血管内,分别进行阻挡栓子。Van Mieghem 教授便是使用该装置捕获了 TAVR 患者的栓子,然后进行病理分析。④Embol-X 系统(图 33－11):输送装置较大,为 24F,但该装置已在外科瓣膜置换中发挥了积极效果,经主动脉入路的 TAVR 术中也可应用。虽然这四种装置在预防卒中方面发挥了积极的作用,但目前的指南和专家共识中并未对其明确推荐,且不少患者的主动脉分支血管存在变异,会限制这类装置的使用。

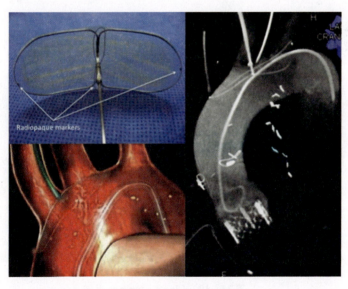

图 33－8 Embrella 系统

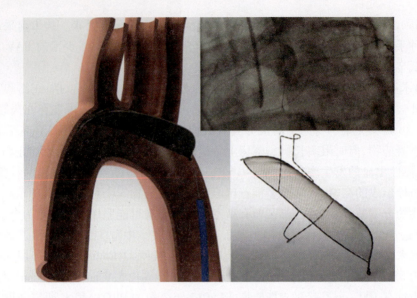

图 33-9　Triguard 系统

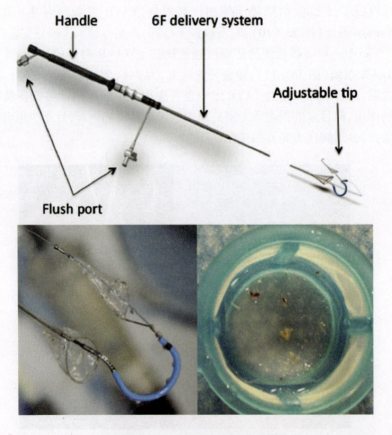

图 33-10　Claret Montage 系统

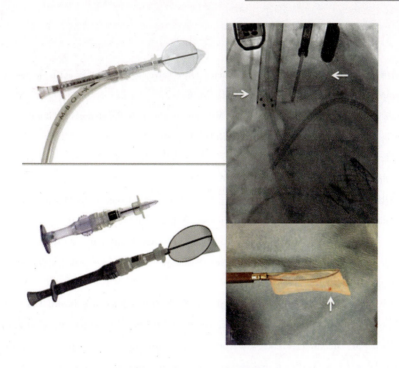

图33-11 Embol-X系统

主动脉瓣狭窄严重地危害人类寿命和生活质量,随着老龄化进程加速,这类疾病对社会医疗保障也造成了巨大压力。TAVR的出现为众多患者提供了可另外选择的一种有效手段,虽然同传统外科手术一样,TAVR仍会带来卒中并发症影响患者预后,但随着器械改进和相应预防装置的使用必然会大大降低其发生率,作为国内刚刚起步的TAVR技术,我们更应在起步之处就熟悉并发症发生的机制和预防措施,为提高手术成功率,改善患者长期预后服务。

六、结语

作为介入心脏病学的重要组成部分,经导管瓣膜性心脏病的介入治疗在过去的十余年间取得了长足的进步,特别是TAVR手术,截至目前全球已完成13余万例手术,随着新一代器械的出现和术者技术熟练程度的提升,死亡率和并发症发生率逐年降低,且适应证得到进一步推广,瓣膜病介入技术发展至今,已经得到了大多数医生的认可,最新的欧洲心脏瓣膜病指南和美国瓣膜病指南均将其写入文中,且对适应证做了具体推荐。我国的瓣膜病介入之路也已经起步,在前期动物实验的基础上,国内自主研发的经导管主动脉瓣支架的临床试验已经于2011年9月7日开始实施,已经完成了百余例的临床研究,结果不比国外的结果差,国产瓣膜支架也开始用于PPVI,这些均标志着经过一定期限的临床随访之后,我国自主研发的瓣膜支架有望上市,造福更多的患者。

(白　元　秦永文)

参考文献

[1] Jayasuriya C, Moss RR, Munt B. Transcatheter aortic valve implantation in aortic stenosis: the role of echocardiography. J Am Soc Echocardiogr, 2011, 24:15 - 27.

[2] Rosenhek R, Klaar U, Schemper M, et al. Mild and moderate aortic stenosis. Natural history and risk stratification by echocardiography. Eur Heart J, 2004, 25:199 - 205.

[3] Mack MJ, Brennan JM, Brindis R, et al. STS/ACC TVT Registry. Outcomes following transcatheter aortic valve replacement in the United States. JAMA, 2013, 310(19):2069 - 2077.

[4] Adams DH, Popma JJ, Reardon MJ, et al. U. S. CoreValve Clinical Investigators. Transcatheter aortic - valve replacement with a self-expanding prosthesis. N Engl J Med, 2014, 370(19):1790 - 1798.

[5] Linke A, Wenaweser P, Gerckens U, et al. For the ADVANCE study Investigators. Treatment of aortic stenosis with a self-expanding transcatheter valve: the International Multi - centre ADVANCE Study. Eur Heart J, 2014, May 28. [Epub ahead of print]

[6] Hamm CW, Möllmann H, Holzhey D, et al. for the GARY - Executive Board. The German Aortic Valve Registry (GARY): in-hospital outcome. Eur Heart J, 2013 Sep 10. [Epub ahead of print]

[7] Abdel-Wahab M, Mehilli J, Frerker C, et al. CHOICE investigators. Comparison of balloon-expandable vs self-expandable valves in patients undergoing transcatheter aortic valve replacement: the CHOICE randomized clinical trial. JAMA, 2014, 311(15): 1503 - 1514.

[8] Wilbring M, Alexiou K, Tugtekin SM, Arzt S, et al. Pushing the limits - further evolutions of transcatheter valve procedures in the mitral position, including valve-in-valve, valve-in-ring, and valve-in-native-ring. J ThoracCardiovascSurg, 2014, 147 (1): 210 - 219.

[9] Bai Y, Zong GJ, Wang YY, et al. Percutaneous aortic valve replacement using a W-model valved stent: a preliminary feasibility study in sheep. Chin Med J (Engl), 2009, 122(6): 655 - 658.

[10] 陈翔,马丽萍,张志钢,等. 经导管主动脉瓣置换器械研制及动物实验方法. 中国介入心脏病学杂志, 2012, 20(4):221 - 224.

[11] 姜海滨,黄新苗,白元,等. 经导管镍钛合金自膨式主动脉人工瓣膜支架植入的实验研究. 介入放射学杂志, 2011, 20(8):631 - 636.

[12] Bonow RO, Lakatos E, Maron BJ, et al. Serial long-term assessment of the natural history of asymptomatic patients with chronic aortic regurgitation and normal left ventricular systolic function. Circulation 1991; 84: 1625 - 1635.

[13] David A. Roy, Ulrich Schaefer, Victor Guetta, et al. Transcatheter Aortic Valve Implantation for Pure Severe Native Aortic Valve Regurgitation. J Am Coll Cardiol, 2013, 61:1577 - 1584.

[14] Moritz Seiffert, Patrick Diemert, Dietmar Koschyk, et al. Transapical Implantation of a Second-Generation Transcatheter Heart Valve in Patients With Noncalcified Aortic Regurgitation. J Am Coll Cardiol Intv, 2013, 6: 590 - 597.

[15] Dvir D, Webb J, Brecker S, et al. Transcatheter Aortic Valve Replacement for Degenerative Bioprosthetic Surgical Valves: Results from the Global Valve-in-Valve Registry. Circulation, 2012, 126(19): 2335 - 2344.

[16] Zong GJ, Bai Y, Wu GY, et al. Percutaneous valved stent implantation above the coronary ostia. Circ J, 2011, 75(8): 1872 – 1877.

[17] 陈翔,王飞宇,谭洪文,等. 经导管建立大动物急性主动脉瓣关闭不全模型的实验研究. 介入放射学杂志,2014,7:615 – 618.

[18] Enriquez-Sarano M, Akins CW, Vahanian A. Mitral regurgitation. Lancet, 2009, 373: 1382 – 1394.

[19] Devereux RB, Jones EC, Roman MJ, et al. Prevalence and correlates of mitral valve prolapse in a population-based sample of American Indians: the Strong Heart Study. Am J Med, 2001, 111: 679 – 685.

[20] Jilaihawi H, Hussaini A, Kar S. MitraClip: a novel percutaneous approach to mitral valve repair. J Zhejiang Univ Sci B, 2011, 12: 633 – 637.

[21] Glower DD, Kar S, Trento A, et al. Percutaneous mitral valve repair for mitral regurgitation in high-risk patients: results of the EVEREST II study. J Am Coll Cardiol, 2014, 64(2): 172 – 181.

[22] Seiffert M, Conradi L, Baldus S, Schirmer J, et al. Transcatheter mitral valve-in-valve implantation in patients with degenerated bioprostheses. JACC Cardiovasc Interv, 2012, 5(3): 341 – 349.

[23] Acker MA, Parides MK, Perrault LP, et al. CTSN. Mitral-valve repair versus replacement for severe ischemic mitral regurgitation. N Engl J Med, 2014, 370 (1): 23 – 32.

[24] Cheung G, Vejlstrup N, Ihlemann N, et al. Infective endocarditis following percutaneous pulmonary valve replacement: diagnostic challenges and application of intra – cardiac echocardiography. Int J Cardiol, 2013,169(6): 425 – 429.

[25] Malekzadeh-Milani S, Ladouceur M, Iserin L, et al. Incidence and outcomes of right – sided endocarditis in patients with congenital heart disease after surgical or transcatheter pulmonary valve implantation. J Thorac Cardiovasc Surg, 2014 Aug 9. pii: S0022 – 5223(14)01079 – 4. doi: 10.1016/j.jtcvs.2014.07.097. [Epub ahead of print]

[26] 宗刚军,白元,秦永文,等. 经导管肺动脉瓣膜植入的实验研究. 介入放射学杂志,2007,9:623 – 626.

[27] 陈翔,白元,姜海滨,等. 经皮肺动脉瓣置换动物实验研究. 介入放射学杂志,2012,3: 235 – 238.

[28] Kefer J, Sluysmans T, Vanoverschelde JL. Transcatheter Sapien valve implantation in a native tricuspid valve after failed surgical repair. Catheter Cardiovasc Interv, 2014, 83(5): 841 – 845.

[29] Cunnington C, Hoschtitzky JA, Hasan R, et al. Percutaneous tricuspid valve-in-valve implantation in Ebstein's anomaly: one-year follow-up of valve function. Int J Cardiol, 2014, 174(2): e77 – 78.

[30] Sánchez-Recalde A, Moreno R, González A, et al. Direct Percutaneous Implantation of an Edwards-SAPIEN Valve in Tricuspid Position in a Degenerated Bioprosthesis in a Patient With Ebstein Anomaly. Rev Esp Cardiol (Engl Ed), 2014, 67(9): 770 – 772.

[31] Bai Y, Zong GJ, Wang HR, et al. An integrated pericardial valved stent special for percutaneous tricuspid implantation: an animal feasibility study. J Surg Res, 2010,160(2): 215 – 221.

[32] Eggebrecht H, Schmermund A, Voigtllnder T, et al. Risk of stroke after transcatheter aorTtic valve implantation (TAVI): a meta-analysis of 10,037 published patients. EuroIntervention, 2012, 8: 129 – 138.

[33] Grube E, Buellesfeld L, Mueller R, et al. Progress and current status of percutaneous aortic valve replacement: Results of three device generations of the corevalve revalving system. Circ Cardiovas Interv, 2008,

1: 167-175.

[34] Adams DH, Popma JJ, Reardon MJ, et al. U.S. CoreValve Clinical Investigators. Transcatheter aortic-valve replacement with a self-expanding prosthesis. N Engl J Med, 2014, 370(19):1790-1798.

[35] Mack MJ, Brennan JM, Brindis R, et al. STS/ACC TVT Registry. Outcomes following transcatheter aortic valve replacement in the United States. JAMA, 2013, 310(19): 2069-2077.

[36] Godino C, Maisano F, Montorfano M, et al. Outcomes after transcatheter aortic valve implantation with both Edwards-SAPIEN and CoreValve devices in a single center: the Milan experience. JACC Cardiovasc Interv, 2010, 11: 1110-1121.

[37] Abdel-Wahab M, Mehilli J, Frerker C, et al. Comparison of balloon-expandable vs self-expandable valves in patients undergoing transcatheter aortic valve replacement: the CHOICE randomized clinical trial. JAMA, 2014, 311: 1503-1514.

[38] Athappan G, Gajulapalli RD, Sengodan P, et al. Influence of transcatheter aortic valve replacement strategy and valve design on stroke after transcatheter aortic valve replacement: a meta-analysis and systematic review of literature. J Am Coll Cardiol, 2014, 63: 2101-2110.

[39] Nombela-Franco L, Webb JG, de Jaegere PP, et al. Timing, predictive factors, and prognostic value of cerebrovascular events in a large cohort of patients undergoing transcatheter aortic valve implantation. Circulation, 2012, 126: 3041-3053.

[40] Omran H, Schmidt H, Hackenbroch M, et al. Silent and apparent cerebral embolism after retrograde catheterisation of the aortic valve in valvular stenosis. Lancet, 2003, 361: 1241-1246.

[41] Van Mieghem NM, Schipper ME, Ladich E, et al. Histopathology of embolic debris captured during transcatheter aortic valve replacement. Circulation, 2013, 127: 2194-2201.

[42] Amat-Santos IJ, Rodes-Cabau J, Urena M, et al. Incidence, predictive factors, and prognostic value of new-onset atrial fibrillation following transcatheter aortic valve implantation. J Am Coll Cardiol, 2012, 59: 178-188.

[43] Rodes-Cabau J, Dumont E, Boone RH, et al. Cerebral embolism following transcatheter aortic valve implantation. J Am Coll Cardiol, 2011, 57: 18-28.

[44] Kappetein AP, Head SJ, Généreux P, et al. Updated standardized endpoint definitions for transcatheter aortic valve implantation: the Valve Academic Research Consortium-2 consensus document. J Am Coll Cardiol, 2012, 60: 1438-1454.

[45] Daneault B1, Kirtane AJ, Kodali SK, et al. Stroke associated with surgical and transcatheter treatment of aortic stenosis: a comprehensive review. J Am Coll Cardiol, 2011, 58: 2143-2150.

[46] Bonati LH, Jongen LM, Haller S, et al. New ischaemic brain lesions on MRI after stenting or endarterectomy for symptomatic carotid stenosis: a substudy of the International Carotid Stenting Study (ICSS). Lancet Neurol, 2010, 9: 353-362.

[47] Sacco RL, Kasner SE, Broderick JP, et al. An updated definition of stroke for the 21st century: a statement for healthcare professionals from the American Heart Association/American Stroke Association. Stroke, 2013, 44: 2064-2089.

[48] Miller DC, Blackstone EH, Mack MJ, et al. Occurrence, hazard, risk factors, and consequences of neuro-

logic events in the PARTNER trial. J Thorac Cardiovasc Surg, 2012, 143: 832 – 843.

[49] Tamburino C, Capodanno D, Ramondo A, et al. Incidence and predictors of early and late mortality after transcatheter aortic valve implantation in 663 patients with severe aortic stenosis. Circulation, 2011, 123: 229 – 308.

[50] Amrane H, Porta F, van Boven AJ, et al. Transcatheter aortic valve implantation using a direct aortic approach: a single-centre Heart Team experience. Interact Cardiovasc Thorac Surg, 2014 Jul 29. pii: ivu247. [Epub ahead of print]

[51] Rodés-Cabau J, Dauerman HL, Cohen MG, et al. Antithrombotic treatment in transcatheter aortic valve implantation: insights for cerebrovascular and bleeding events. J Am Coll Cardiol, 2013, 62: 2349 – 2359.

[52] Freeman M, Barbanti M, Wood DA, et al. Cerebral events and protection during transcatheter aortic valve replacement. Catheter Cardiovasc Interv, 2014 Feb 19. doi: 10.1002/ccd.25457. [Epub ahead of print]

第六篇

其他心血管疾病及其技术操作

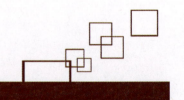

第三十四章　心肌梗死与脑栓塞

心肌梗死和脑栓塞在一定条件下属于同源性疾病,可同时或相继发生。因为动脉粥样硬化是包括心脏和脑血管在内的全身性血管疾病,二者有着许多共同危险因素,病理生理学过程也相似,常常同时罹患。急性心肌梗死(acute myocardial infarction,AMI)后发生的缺血性卒中(脑栓塞)是心肌梗死的并发症之一,一旦 AMI 合并脑栓塞,患者预后更差,死亡率明显增加。随着医疗技术的进步,AMI 患者存活率显著提高,但其并发脑栓塞的发生率和风险的资料有限,也缺乏远期自然病程的可靠资料,使临床治疗更加复杂。本章仅就 AMI 并发脑栓塞的流行病学、病因与发病机制、临床诊断与治疗特点作一介绍。

一、流行病学

(1)AMI 后脑栓塞的发生率:脑栓塞是 AMI 最常见的心脏外并发症。既往研究显示,AMI 后缺血性卒中发生率为 1.1%~2.0%,约 1.5% 的 AMI 患者在住院早期发生脑卒中,且发生率有逐年增高的趋势。一项荟萃分析和一项大样本临床研究显示,AMI 发病后 1 个月内的缺血性卒中发生率为 1.2%,1 年内的发生率为 2%~2.14%。在无症状心肌梗死(尤其是伴有糖尿病)的患者中,缺血性卒中可能是急性心肌损害的最初症状。多数继发性脑栓塞发生在 AMI 后数天或数周内,其风险在 AMI 发病后 3~6 个月内恢复至基线水平。美国的一项长达 22 年的研究显示,AMI 发病后 30 d 内脑卒中的平均发病率为 22.6/1 000,是正常人群的 44 倍之多;第 31 天至 1 年内脑卒中发病率为 1.6/1 000,并随着时间的推移逐渐下降,但 3 年内仍为正常人群的 2~3 倍,3 年后降至正常人群水平。心肌梗死后脑卒中会显著增高 AMI 患者的死亡风险,住院初期并发脑卒中患者的死亡风险高于其他 AMI 患者。

(2)AMI 并发脑栓塞的危险因素:单因素分析显示,高龄、女性、高血压、糖尿病、心房颤动、Killip 分级和既往脑卒中史均与 AMI 后脑卒中相关,而肌酸激酶峰值水平、Q 波改变和 ST 段抬高与 AMI 后脑卒中无关。多变量分析显示,AMI 后脑卒中的独立危险因素包括高龄[优势比(odds ratio,OR)1.04,95% 可信区间(confidence interval,CI)1.03~1.05]、既往卒中史(OR 2.07,95% CI 1.44~2.97)及糖尿病(OR 1.68,95% CI 1.27~2.20),而有关心肌梗死面积、部位和严重程度与 AMI 后脑卒中相关性的研究结论却不一致。

(3)全身炎症反应可增高 AMI 并发脑栓塞的风险:有研究显示,在 AMI 出院患者中,脑卒中发病与慢性心房颤动、高龄、既往心肌梗死史、前壁梗死、天冬氨酸转氨酶水平升高 4 倍以上、慢性肾功能衰竭和既往脑卒中史有关。并发慢性心房颤动的 AMI 患者的脑卒中发生率为对照组的 5 倍。

二、病因与发病机制

(一)常见病因与危险因素

心肌梗死和缺血性脑卒中有着共同的病理基础和相似的危险因素。

(1)心肌梗死合并脑栓塞的常见原因：包括心室附壁血栓、颈动脉斑块脱落、心源性休克、心尖部运动障碍等。

(2)心肌梗死合并脑栓塞的危险因素：包括前壁心肌梗死、高血压、心房颤动、脑卒中病史、高血糖、吸烟、血脂异常、无症状的颈动脉狭窄、感染、饮酒、高龄等。

(二)AMI 发病部位与脑栓塞

AMI 激活内源性凝血系统，同时梗死后的心肌收缩力下降，心肌收缩不协调，促使心室内附壁血栓的形成，而附壁血栓大多较脆，容易脱落，栓子随血液循环到达脑部血管，造成脑部血管阻塞。

AMI 后脑栓塞的总体风险为 1%～6%，其中以大面积前壁心肌梗死的风险最高，而下壁心肌梗死患者的血栓栓塞事件发生率低于 1%。国外研究显示，76% 的 AMI 后缺血性卒中发生于前壁心肌梗死患者。该区存在主动脉弓-颈动脉窦压力感受器，当发生前壁心肌梗死尤其是病变位于左侧时，病理反射经主动脉弓-颈动脉窦压力感受器传导至颅内延髓孤束核，引起颅内血管持续性痉挛，进而造成脑组织缺氧水肿和血流减慢，在此过程中易于发生左室血栓形成。

(三)心内附壁血栓形成和脱落

栓塞反映了急性心肌损伤和心脏的不稳定性。栓塞常继发于心室功能障碍、心室内血栓形成或凝血级联反应。附壁血栓形成与 AMI 后心室重塑有关，如室壁节段性运动异常、室壁瘤、室间隔缺损、心房颤动、陈旧性大面积心肌梗死等。AMI 后室壁节段性运动异常使心脏不同部位起搏节律点自律性增强。心房颤动和室壁节段性运动异常是形成左心室附壁血栓的主要因素。

Bilge 等认为，即使 AMI 发病后仍然维持窦性心律，也有附壁血栓形成的可能。这种附壁血栓(即室壁瘤)多发生于心尖部，真性室壁瘤的发生率占心肌梗死的 22%。附壁血栓脱落和室壁瘤破裂即可导致栓塞。Kelly 等的研究表明，心内血栓形成和脱落是 AMI 后缺血性卒中的独立危险因素，早年 Vaitkus 和 Barnathan 进行的荟萃分析也支持此观点。约 3% 的 AMI 患者在发病 4 周内发生脑栓塞，为心源性脑栓塞的常见原因之一，占所有心源性栓塞的 15%。既往研究表明，无心肌梗死史的患者左心室附壁血栓发生率为 1.5%，而有心肌梗死史者高达 28%～34%。附壁血栓形成和脱落在多年以前已被认识和论证，但其仅是多种易患因素中的一个。

(四)动脉粥样硬化与低灌注

动脉粥样硬化是心脑血管病的共同的病理基础。动脉粥样硬化导致的血管内膜表面粗糙，斑块性质松散和溃疡形成是心、脑相继或同时出现梗死的重要机制。一些患者在 AMI 后发生的脑卒中并非源自心源性栓塞，而是动脉-动脉栓塞所致。除作为栓子来源之外，严重动脉粥样硬化还会造成血管重度狭窄或闭塞，导致低灌注进而引起缺血。这种低灌注能加重栓塞造成的损害效应，灌注相对正常的患者在栓塞后可能无症状，而低血流状态的患者则因灌注不能迅速恢复而出现症状。

AMI 可导致心源性休克，进而在原有脑血管狭窄的基础上发生脑缺血和灌注不足，若血管壁存在易损斑块，则在 AMI 后由于血流动力学改变导致动脉源性脑栓塞。此外，AMI(尤其是下壁和右心室心肌梗死)可因疼痛、大量出汗、恶心呕吐等导致体液大量丢失和血容量不足,进而减少心输出量。在治疗过程中有些药物对血压影响较大,如硝酸甘油、β受体阻滞剂和吗啡等均可导致血压下降。血管再通术也可诱发一过性心功能下降,以迷走神经调节占主导,造成血管扩张、血压降低和血流缓慢。上述因素均会导致脑灌注不足,同时合并上述多种危险因素的 AMI 患者并发脑梗死的风险显著增高。

(五)心肌梗死后心力衰竭

既往研究显示,左心功能不全、左室射血分数降低及心力衰竭等事件可造成脑血流灌注不足,是心肌梗死后卒中的危险因素。

新西兰奥克兰城医院 Harvey 等研究发现,在心肌梗死后第 1 个月内,多达 2% 的患者发生脑卒中,且死亡率接近 50%。为了研究心力衰竭是否增加脑卒中的风险,研究者对 9 个国家 84 所医院的 5 500 多例心肌梗死患者的数据进行了为期 3 年的研究,有 81 例患者(1.5%)发生了院内卒中,其中 38% 在入院时有心力衰竭,24% 没有心力衰竭。发生脑卒中的患者的院内死亡率为 27.2%,而无脑卒中的患者院内死亡率仅为 6.5%。表明 AMI 后发生心力衰竭的患者,其发生脑卒中的风险增加。

(六)其他危险因素

AMI 患者常伴有高血压、高血脂、糖尿病及心律失常等脑栓塞高危因素,在 AMI 后脑栓塞发生发展中发挥重要作用。

(1)高血压:收缩压和脉压与内膜-中膜厚度呈正相关,尤其在老年群体中,收缩压是比舒张压更好的心脑血管事件预测因子。UKTIA 研究发现,基础血压水平与脑卒中的再发呈正相关:基础血压越高,脑卒中再发风险越高。血压水平和脑卒中发病的相对危险呈对数线性关系,即在排除其他危险因素后,基线收缩压每升高 10 mmHg,冠心病和缺血性脑卒中的相对危险分别增加 28% 和 47%,舒张压每增高 5 mmHg,冠心病发病率增加 15.6/10 万,脑卒中增加 47/10 万。已有临床研究证实,有效控制血压可使脑卒中发病率下降 35%~40%,心肌梗死发病率降低 20%~25%。

(2)血脂异常:血脂异常是心肌梗死和缺血性脑卒中的重要危险因素。心肌梗死的发病率随着血胆固醇水平升高而增加,在除外年龄、血压、吸烟等危险因素后,血胆固醇每升高 0.52 mmol/L,心肌梗死发病风险增加 40%。近年来,血脂异常作为脑卒中的独立危险因素已经逐渐被认可,总胆固醇、低密度脂蛋白胆固醇(LDL-C)或甘油三酯水平升高,高密度脂蛋白胆固醇(HDL-C)水平降低均导致缺血性脑卒中风险增加。

(3)糖尿病:糖尿病患者容易引起心肌梗死已被国内外学者所公认,糖尿病合并心肌梗死并发症发生率和病死率明显高于非糖尿病患者。UKPDS 研究发现糖尿病是心肌梗死的独立危险因素,糖化血红蛋白每升高 1%,患者发生心血管事件的风险增加 11%,相反,糖化血红蛋白每下降 1%,与糖尿病相关的心肌梗死风险降低 14%。脑卒中也是糖尿病最常见并发症之一。《中国脑血管病防治指南 2010》指出,2 型糖尿病患者发生脑卒中的危险性较正常人增加 2 倍,其中缺血性脑卒中的危险性增加 3.6 倍,成为糖尿病患者致死、致残的主要原因之一。AMI 患者若合并糖尿病,其发生缺血性脑卒中的风险更高。

(4)心房颤动(简称房颤):房颤患者因心房丧失收缩功能而易致血栓形成,成为心源性脑卒中的重要原因。AMI 患者(特别是老年人)常常合并房颤或易发生房颤,成为 AMI 后发生脑卒中的重要原因之一。

三、临床表现

(一)心肌梗死的临床表现

(1)胸痛:是最先出现的症状,胸痛部位和性质与心绞痛相同,但常发生于安静或睡眠时,且程度重,范围广,持续时间长,休息或含用硝酸甘油片多不能缓解。并常伴有烦躁不安、大汗淋漓、恐惧,有濒死之感。

(2)全身症状:可有发热、心动过速、白细胞增高和红细胞沉降率增快等。一般在胸痛发生后 24~48 h 出现,程度与心肌梗死范围呈正相关,体温一般在 38 ℃ 上下,很少超过 39 ℃,持续 1 周左右。

(3)胃肠道症状:约 1/3 的患者在发病早期伴有恶心、呕吐和上腹胀痛,与迷走神经受坏死心肌刺激和心排血量降低组织灌注不足等有关;肠胀气也不少见,重症者可发生呃逆。

(4)心律失常:发生率高达 75% 以上,多发生于起病后 1~2 周内,尤其是 24 h 内。心电图可呈现不同心律失常的表现。

(5)低血压和休克:AMI 患者常合并血压下降甚或休克,可持续数周,且多不能恢复以往的水平。如胸痛缓解而收缩压低于 80 mmHg,病人烦躁不安、面色苍白、皮肤湿冷、脉细而快、大汗淋漓、尿量减少、神志迟钝,甚至昏厥者则为休克的表现。

(6)心力衰竭:主要是急性左心衰竭,可在起病最初数日内发生,发生率为 20%~48%,为梗死后心脏收缩力显著减弱和顺应性降低所致。右心室心肌梗死者,一开始即可出现右心衰竭的表现。

(二)脑栓塞的临床表现

急骤起病是其主要特点,可有头痛、头晕或局限性疼痛。大多数患者病前无任何前驱症状,活动中突然起病,在数秒或数分钟内病情发展到最高峰。少数患者在数天内呈阶梯样或进行性恶化。约半数患者起病时有意识障碍,但持续时间短暂。

脑栓塞多数发生在颈内动脉系统,特别是大脑中动脉最常见。栓塞引起的神经功能障碍,取决于栓子数目、范围和部位。

(1)大脑中动脉栓塞:最常见,其临床表现为主干栓塞时引起病灶对侧偏瘫、偏身感觉障碍和偏盲。优势半球动脉主干栓塞可有失语、失写、失读。如梗死面积大时,病情严重者可引起颅内压增高、昏迷、脑疝,甚至死亡。

(2)大脑前动脉栓塞:可产生病灶对侧下肢的感觉及运动障碍,对侧中枢性面瘫、舌肌瘫及上肢瘫痪,亦可发生情感淡漠、欣快等精神障碍及强握反射,可伴有尿潴留。

(3)大脑后动脉栓塞:可引起病灶对侧同向偏盲或上象限盲,病灶对侧半身感觉减退伴丘脑性疼痛。病灶对侧肢体舞蹈样徐动症,各种眼肌麻痹等。

(4)基底动脉栓塞:最常见症状为眩晕、眼球震颤、复视、交叉性瘫痪或交叉性感觉障碍、肢体共济失调。若基底动脉主干栓塞可出现四肢瘫痪、眼肌麻痹、瞳孔缩小,常伴有面神经、展神经、三叉神经、迷走神经及舌下神经的麻痹及小脑症状等,严重者可迅速昏迷、四肢瘫痪、中枢性高热、消化道出血甚至死亡。

四、AMI 后缺血性卒中的影像学检查

AMI 后脑卒中的表现与普通脑卒中并无明显差异。如果 AMI 与脑梗死同时或相继发生,由于前者存在自主神经功能紊乱,也可出现头晕、一过性晕厥、恶心、呕吐、呃逆、肩手综合征等表现,有时不易与脑干卒中相鉴别。而影像学检查可明确 AMI 后脑梗死的诊断。

(一) 超声心动图

对于栓塞机制所致脑梗死,超声心动图可发现心室内血栓或附壁血栓,经食管超声心动图对附壁血栓的检出率优于经胸壁超声心动图,尤其是对左心房结构的显示,可预测其并发栓塞的风险。

(二) 颅脑 CT 与磁共振检查

栓塞性病灶常为多发性,依栓子大小、血管状态和血流速度的不同,梗死灶大小不一;由于栓子易于碎裂而使血管再通及因心肌梗死后常常进行抗栓治疗,因此出血性梗死较为多见。AMI 后过度降压、脱水或合并心源性休克可导致脑低灌注,从而在原有脑动脉狭窄基础上造成分水岭梗死,可表现为前、后分水岭和皮质下分水岭梗死。因此,当 AMI 患者怀疑并发脑栓塞时应行颅脑 CT 与磁共振(MRI)检查。

(1) CT 显示脑部缺血性改变最早见于发病 2~3 h,到 24~48 h 边界模糊的低密度区显现。但由于 CT 的空间分辨率相对差,而且后颅窝显影不好,只有大约 50% 的缺血性脑卒中病例经 CT 检查发现与临床相对应的病灶。

(2) 对于腔隙性梗死和后循环梗死,MRI 比 CT 有着更高的敏感性,但即使是确定的脑卒中病例,MRI 检查也有可能正常。

(三) 其他

如病情允许,可行经颅多普勒(transcranial doppler,TCD)、磁共振血管造影、CT 血管造影评价血管狭窄程度和部位,也可检测动脉粥样硬化斑块性质及追踪血流中的微栓子信号。AMI 后血液黏滞度增高和炎性介质分泌增多,可导致原有脑动脉粥样硬化斑块基础上的原位血栓形成,可累及前、后循环,但以颈内动脉系统多见,且多呈进展性,预后通常较差。

五、急性期的治疗

(一) 指南推荐

(1) ACC/AHA 急性 ST 段抬高型心肌梗死治疗指南推荐尽早使用阿司匹林 160~325 mg,并在以后使用阿司匹林 75~160 mg/d 进行二级预防,如不能使用阿司匹林,则考虑使用氯吡格雷 75 mg/d 或华法林治疗(控制 INR 在 2.5~3.5)。

(2) ESC 关于急性心肌梗死治疗指南中明确推荐在发现有左室血栓的患者中,急性期使用肝素,1 周后口服华法林抗凝治疗 3~6 个月。

(3) 美国 2006 年卒中二级预防指南推荐:①AMI 并发缺血性卒中和短暂性脑缺血发作(TIA)的患者应使用阿司匹林,剂量推荐为 50~325 mg/d(Ⅰ级推荐,A 级证据)。②对发现有左心室血栓的 AMI 并发缺血性卒中或 TIA 患者,推荐使用华法林抗凝治疗至少 3 个月,最长 1 年,控制 INR 水平在 2.0~3.0(Ⅱ级推荐,B 级证据)。

(二) 溶栓治疗

AMI 与脑栓塞均属于血栓栓塞性疾病,二者具有相同的病理基础,理论上溶栓治疗可以使二者均获益,但多数情况下二者并非同时发病,而是 AMI 发病在先,脑栓塞发病在后,且二者在溶栓治疗上具有不同的时间窗,发病后是否需要行溶栓治疗必须根据患者实际情况而定。

AMI 后发生的脑栓塞系心内膜上附壁血栓脱落所致。由于脑血管解剖的特点,附壁血栓脱落后,随血流最常到达颈内动脉系统,阻塞颈内动脉和大脑中动脉等大血管而引起脑栓塞,所产生的临床症状往往较重。在这种情况下,应尽快使阻塞血管再通以恢复血流,从而减轻缺血性脑损害。因此,在病情允许时溶栓治疗是必要的。但必须强调是溶栓后继发性出血的风险增加,故一般不主张在脑栓塞急性期进行溶栓治疗。

(三) 血压控制

在 AMI 急性期,血压的监测和合理控制极为重要,应注意防止血压过低导致脑灌注不足。对于合并低血压(< 110/70 mmHg,1 mmHg = 0.133 kPa)的 AMI 患者,为防止并发缺血性卒中,可应用小剂量升压药改善脑血液循环和提高脑灌注压。将收缩压维持在 140 ~ 150 mmHg 并不会引起神经功能损害,而且对心脏功能影响最小。

(四) 冠脉血运重建

对 AMI 患者积极的溶栓治疗和经皮冠状动脉介入术(percutaneous coronary intervention,PCI)有助于挽救濒死心肌和缩小梗死面积,并可增加外周供血,降低心律失常发生率和防止室壁瘤形成。有适应证的患者应积极恢复冠状动脉血流,以及时纠正低灌注、心力衰竭、恶性心律失常的发生及心脏各种功能的恢复,进而保证脑血流供应。但是,对于存在心房颤动等附壁血栓形成高危因素的患者是否应接受溶栓和有创性治疗仍有争议,因为附壁血栓在溶栓或有创性治疗后有可能脱落导致脑栓塞。

(五) 抗栓治疗

(1)抗凝治疗:有研究显示,AMI 患者心内附壁血栓形成的发生率为 45.0%,而抗凝治疗可显著减少心室内血栓形成,并可预防心肌梗死进一步发展、再梗死和缺血性卒中。对于 AMI 患者而言,延长抗凝时间可使 3 年内卒中发病风险降低 40%,但出血风险相对增高。2008 年 ACC/AHA/ESC 心房颤动处理指南建议,对于 AMI 后伴有左心室功能障碍、广泛心室壁运动障碍或有证据显示左心室附壁血栓形成的患者,均至少给予抗凝治疗 3 个月,并持续监测 INR。

(2)抗血小板治疗:对于有抗凝治疗禁忌证的 AMI 患者,给予抗血小板治疗也明确有效,可显著降低住院期间的卒中发生率。阿司匹林预防心肌梗死复发的效果已肯定,但对合并脑卒中的治疗在用量上存在争议。①在没有禁忌证和过敏反应情况下,FDA 推荐 50 ~ 325 mg/d 的用量作为脑卒中的二级预防。②在早期 TIA 或缺血性脑卒中患者,低剂量阿司匹林 40 ~ 75 mg 或高剂量 650 ~ 1 300 mg 同样可以达到使卒中的发生率下降 16% 的目的,而低剂量对胃肠道副作用较少。③对不能耐受阿司匹林的患者可使用氯吡格雷抗血小板治疗。

六、预防

AMI 与脑栓塞均属临床急症,致残率与死亡率均较高,对人类健康危害极大,因此有效预防心肌梗死与脑栓塞发生,特别是 AMI 后脑栓塞的发生,具有重要的临床意义。

(1)加强健康教育,改进生活方式:有研究显示,吸烟可使脑卒中的发病增加 1.5～2 倍,而循证医学证据已证实戒烟可降低心脑血管病的发病率和死亡率。此外,适度的酒精摄入对缺血性脑卒中可能是一种保护因素,但过多饮酒可能造成出血性脑卒中等发生。因此,要加强健康理念的宣传教育,提倡禁烟限酒、低脂膳食及适量运动的生活方式。

(2)加强高血压患者的管理:控制血压的目的还在于减少心脑血管事件的复发。PROGRESS 试验显示在缺血性卒中后用降压药物降低血压,甚至对于"正常"血压的患者,亦可减少以后发生脑卒中事件的危险性。但对于双侧严重颈动脉狭窄的患者,降压不应过于积极,对于严重基底动脉病变或双侧椎动脉病变的患者可能也是如此,因为血压太低会损害脑血流量而增加脑卒中的危险性。

(3)他汀类药物的应用:AMI 和脑卒中共同的病理基础均是动脉粥样硬化,而 LDL-C 的升高与动脉粥样硬化的发生、发展密切相关。因此,使用他汀类药物降低 LDL-C 水平能有效预防心肌梗死与脑卒中的发生。他汀类药物除降脂作用外,还有抗炎症、稳定斑块、减少自由基生成的作用。降低胆固醇"心脏保护研究"显示辛伐他汀(40 mg)治疗可减少高危患者(以往有缺血性卒中、冠状动脉或周围血管疾病、糖尿病)发生脑卒中和其他血管事件的危险性,甚至对胆固醇水平"正常"(LDL-C<3.5 mmol/L)的患者也有相同效果。因此对血脂水平正常的心肌梗死合并脑卒中患者,仍应给予他汀类药物治疗,剂量酌情调整。

(4)血糖管理:糖尿病患者强化降糖可降低大血管终点事件的发生率。UKPDS(United Kingdom Prospective Diabetes Study)研究结果显示,血糖控制达标可显著降低心肌梗死和卒中的发病率。另一项临床试验显示,吡格列酮能降低卒中复发的风险。因此,欧洲卒中组织发布的 2008 年卒中治疗指南建议,不需胰岛素治疗的 II 型糖尿病患者卒中后使用吡格列酮治疗(III 级推荐,B 级证据)。AHA/ASA 卒中二级预防指南也建议:合并糖尿病的缺血性卒中患者通过控制血糖以减少微血管病变(I 类证据,A 级推荐)和大血管病变(II b 类证据,B 级推荐)的发生。

关于预防卒中复发的血糖控制标准,现有的研究尚存在争议。有研究认为,血糖>7.77 mmol/L 的患者,卒中再发的风险升高。因此,《中国糖尿病防治指南》和《中国脑血管病防治指南》建议,对患者进行药物治疗的同时结合饮食、运动等生活方式给予干预,将患者的血糖控制在接近正常水平,将糖化血红蛋白控制在≤7%。宜联合使用口服药物,采用不同作用机制的降糖药物;若口服降糖药物联合治疗,仍不能有效地控制高血糖,应采用胰岛素或与口服降糖药联合治疗方案。

(5)抗血小板治疗:作为临床常用的抗血小板药物,阿司匹林预防心肌梗死复发的效果已肯定。既往研究显示,阿司匹林可以减少卒中的发生率,并可以降低 25% 高危患者的心肌梗死和血管事件的死亡。但在没有危险因素人群脑卒中的一级预防中尚缺少足够的证据。目前认为,在一级预防中,仅能用于血压得到控制、50 岁以上、有靶器官损害证据或糖尿病患者。对没有危险因素的年轻卒中患者(50 岁以下)不主张常规应用阿司匹林。

美国 ACCP 的指南推荐阿司匹林、氯吡格雷、阿司匹林 + 潘生丁作为脑卒中二级预防的一线用药。虽然有循证医学试验证明潘生丁加阿司匹林在预防脑卒中的效果优于单用阿司匹林,可以减少非致死性脑卒中 23%,但在心肌梗死合并脑卒中的患者不以潘生丁加阿司匹林来预防脑卒中。

对于阿司匹林禁忌的患者可用氯吡格雷替代,而对心肌梗死与脑栓塞高危患者,目前多主张双联抗血小板治疗(氯吡格雷 + 阿司匹林)进行预防。此外,对于某些特殊患者或条件允许者,也可考虑应用新型抗血小板药物(如普拉格雷、替格瑞洛)治疗。

(宋耀明)

参考文献

[1] Thygesen K, Alpert JS, Jaffe AS, et al. Third universal definition of myocardial infarction. J Am Coll Cardiol, 2012, 60(16):1581 – 1598.

[2] Ibrahim HA, Vora JP. Hypertension in diabetes: a good opportunity to practise evidence – based medicine? A commentary on the UKPDS. United Kingdom Prospective Diabetes Study. J Hum Hypertens, 1999, 13(4):221 – 223.

[3] Ariesen MJ, Algra A, Koudstaal PJ, et al. Risk of intracerebral hemorrhage in patients with arterial versus cardiac origin of cerebral ischemia on aspirin or placebo: analysis of individual patient data from 9 trials. Stroke, 2004, 35(3):710 – 714.

[4] Simons LA, Simons J, Friedlander Y, et al. A comparison of risk factors for coronary heart disease and ischaemic stroke: the Dubbo study of Australian elderly. Heart Lung Circ, 2009, 18(5):330 – 333.

[5] Davis TM, Millns H, Stratton IM, et al. Risk factors for stroke in type 2 diabetes mellitus: United Kingdom Prospective Diabetes Study (UKPDS) 29. Arch Intern Med, 1999, 159(10):1097 – 1103.

[6] Nordahl H, Osler M, Frederiksen BL, et al. Combined effects of socioeconomic position, smoking, and hypertension on risk of ischemic and hemorrhagic stroke. Stroke, 2014, 45(9):2582 – 2587.

[7] Versteylen MO, Joosen IA, Shaw LJ, et al. Comparison of Framingham, PROCAM, SCORE, and Diamond Forrester to predict coronary atherosclerosis and cardiovascular events. J Nucl Cardiol, 2011, 18(5):904 – 911.

[8] Yokokawa H, Yasumura S, Tanno K, et al. Serum low – density lipoprotein to high – density lipoprotein ratio as a predictor of future acute myocardial infarction among men in a 2.7 – year cohort study of a Japanese northern rural population. J Atheroscler Thromb, 2011, 18(2):89 – 98.

[9] Moneta GL, Edwards JM, Chitwood RW, et al. Correlation of North American Symptomatic Carotid Endarterectomy Trial (NASCET) angiographic definition of 70% to 99% internal carotid artery stenosis with duplex scanning. J Vasc Surg, 1993, 17(1):152 – 157.

[10] 葛丽华,刘国树. 急性心肌梗死并脑卒中二级预防的循证医学证据. 中国临床康复, 2006, 10(36):143 – 145.

[11] 华琦. 急性心肌梗死合并缺血性卒中二级预防药物治疗的方向. 中国脑血管病杂志, 2010, 7(5):225 – 227.

[12] 皮延生,张薇,施侣元等. 急性心肌梗死住院患者脑卒中危险因素的研究. 中华流行病学杂志, 2002, 23(6):457 – 460.

第三十五章 心肌病与脑栓塞

脑卒中为一种常见的急性脑血管病,是导致心血管病患者严重残疾的首要原因,同时也是全球第二大死亡原因。一项来自于美国心脏学会(2014版)有关心脏疾病与脑卒中的统计显示,每年有超过69万的美国成年人发生过缺血性脑卒中,且另有约24万人将出现短暂性脑缺血发作(transient ischemic attack,TIA)。已有研究显示,尽管发生TIA后,患者不会立即出现脑血管缺血性损伤等临床特征,但在TIA后的数天或数周内,脑卒中的复发风险会显著增加,且高达(3%~4%)/年。本章将主要介绍心肌病合并脑栓塞的可能情况及其防治措施。

一、心源性脑栓塞概述

心源性脑栓塞(cardiogenic cerebral embolism,CCE)又称为心源性脑卒中,是指心脏内的附壁血栓经循环进入脑动脉阻塞血管后,栓塞血管所支配区域的脑组织发生缺血性坏死,可伴发相应的神经功能障碍。心源性脑栓塞是导致缺血性脑卒中的重要原因之一,约1/4的缺血性脑卒中患者是由心源性栓子脱落所引起;通常情况下,小的栓子进入脑循环后,可出现一过性脑缺血发作,可伴有短暂性的神经功能障碍,而这样的小栓子大多可被血流推向血管远端,故患者症状得到缓解;而由心腔内脱落的栓子一般较大,故更易阻塞脑血管主干,造成较大面积的脑梗死,病情会在较短时间内迅速发展,致残率及病死率较高。既往已报道的临床研究中,CCE发生率14%~31%。在缺血性脑卒中的各亚型中,CCE住院期间病死率较高(6%~27%),且大多数出院患者伴有严重的神经功能障碍。

二、不同类型心肌病与脑栓塞

1995年世界卫生组织(WHO)和国际心脏学会联合会(ISFC)将心肌病定义为伴有心功能不全的心肌疾病,并分为原发性和继发性两大类。原发性心肌病主要包括扩张型心肌病、肥厚型心肌病、限制型心肌病、致心律失常性右室心肌病及未定型心肌病等5种类型。继发性心肌病是指与特异的病因或系统性疾病相关的心肌疾病,包括酒精性心肌病、围生期心肌病、心肌淀粉样变性、应激性心肌病、心内膜心肌病等。

(一)扩张型心肌病

扩张型心肌病(dilated cardiomyopathy,DCM)为心肌疾病中最常见的一种类型,是以左心室、右心室或双侧心室明显扩大和心肌收缩功能下降为特征的心肌疾病。病理上多表现为心肌细胞代偿性肥大及不同程度的间质纤维化;临床上则以进行性心力衰竭、室性或室上性心律失常、血栓栓塞或猝死为基本特征。当心腔(尤其是左心室)内附壁血栓脱落进入血液循环后,栓子随血流易进入脑血管而引起脑栓塞。一项平均为期35个月的随访研究显示,1 886例患者(窦性心律、且LVEF≤35%)脑卒中的发生率为3.9%。Freudenberger等的研究表明,在没有予以抗血栓治疗的情况下,2 114例(窦性心律、且LVEF≤35%)患者血栓栓塞事件的年增长率为1.7%。由此可见,心腔内附壁血栓在扩张型心肌病或某些获得性扩张型心肌病(如围产期心肌病、应激性心肌病、酒精性心肌病等)患者中较为常见,针对栓塞对扩张型心肌病患者进行抗栓治疗尤为重要。心房颤动在扩张型心肌病患者中发生率较高,约为28.4%,且伴有心房颤动的扩张型心肌病患者脑栓塞的发生率及病死率均显著高于无心房颤动的扩张型心肌病患者。鉴于在扩大的心腔内(心室和心房)常有附壁血栓形成,故在无禁忌证的情况下,针对有心房颤动等发生血栓栓塞风险的扩张型心肌病患者,应口服阿司匹林预防附壁血栓形成;对既往已出现血栓栓塞事件和已有附壁血栓形成的患者必须长期予以抗凝治疗(华法林,INR范围维持在2.0~3.0),以预防新的血栓形成。治疗期间,在严格掌握适应证并定期监控患者凝血功能的基础上,适宜的抗凝治疗能显著改善合并脑栓塞扩张型心肌病患者的长期预后。

(二)肥厚型心肌病

肥厚型心肌病(hypertrophic cardiomyopathy,HCM)是一种在排除高血压、严重的主动脉瓣狭窄以及系统性疾病后,以不能解释的左心室肥厚、心室腔变小、左室充盈受限及舒张期顺应性下降为特征的心肌疾病;通常根据左室流出道有无梗阻将其分为梗阻性和非梗阻性两类。其中,左房扩大是肥厚型心肌病患者的一个重要病理改变,并与心房颤动的发生密切相关。目前普遍认为,肥厚型心肌病患者发生左房扩大与左室舒张功能障碍密切相关,血流动力学的改变可进一步导致左房重构和扩张;其他一些因素,如左室肥厚、左心室流出道梗阻及二尖瓣反流等也可导致左房扩大。故在评估肥厚型心肌病患者病情严重程度方面,左房扩大是一个重要标志。且文献已报道,肥厚型心肌病患者心房颤动的发生率为10%~28%,一旦肥厚型心肌病患者发生心房颤动,其症状、预后等都将受到严重影响。同时,心房颤动也可增加肥厚型心肌病患者脑卒中的发生率,致使其生存率也将明显降低;因此,肥厚型心肌病患者应常规定期监测其心律情况,一旦发生心房颤动或已合并血栓栓塞,推荐予以华法林抗凝,以预防血栓栓塞性事件的发生,降低脑卒中发生率。

(三)限制型心肌病

限制型心肌病(restrictive cardiomyopathy,RCM)是以一侧或双侧心室充盈受限、舒张期容量降低为基本特征,但收缩功能保持正常或仅轻度受损的心肌疾病,病理上表现为心肌和(或)心内膜纤维化。限制型心肌病可分为原发性和继发性两大类;前者十分少见,后者多继发于全身系统性疾病,如心肌淀粉样变性、嗜酸性细胞增多症、结节病、硬皮病、血色病、糖尿病等。在疾病早期,限制型心肌病患者可见心内膜增厚及间质纤维化;随着病情进展,心内膜可进一步增厚,并以心尖部及心室流出道为主,且常合并有附壁血栓形成。此外,心房扩大在限制型心肌病患者中也较为常见。故在一些病情较重的限制型心肌病患者中,心房扩张及心房压力增大常导致心房颤动,进而引起血栓栓塞。早在1997年,Kushwaha等就指出限制型心肌病患者有脑卒中风险;且左心耳或左心室附壁血栓脱落是导致患者发生动脉栓塞的主要原因。为预防限制型心肌病患者发生血栓栓塞并发症(以脑栓塞最为严重),在针对已知原发病治疗的基础上,抗心律失常(以心房颤动为主)及抗栓(抗凝、抗血小板)治疗尤为重要。对合并心房颤动患者,可予以胺碘酮转复和维持窦性心律;限制型心肌病合并心房颤动伴快速心室率或心力衰竭者,可予以小剂量洋地黄类药物治疗。经超声心动图等影像学检查方法证实左心房或左心室已有血栓形成或既往已发生过动脉栓塞的限制型心肌病患者,在无禁忌证的情况下,为防止血栓栓塞,推荐尽早予以抗凝治疗。此外,针对存在附壁血栓的限制型心肌病患者,在行血栓切除术后继续抗凝治疗,更有利于防止血栓栓塞事件的发生。

(四)心肌致密化不全

心肌致密化不全(noncompaction of ventricular myocardium, NVM)是一种罕见的先天性心肌病,是由于胚胎时期心内膜肌小梁致密化过程异常终止导致心室肌发育不全、且与遗传相关的心肌疾病。心肌致密化不全的病理学特征为心室内存在大量粗大的肌小梁和与心腔交错的深陷隐窝;随着病情进展,心脏会逐渐扩大,类似于扩张型心肌病。而在胚胎发育过程中,心肌结构的改变及血流动力学的紊乱均可导致心律失常和附壁血栓形成。心肌致密化不全患者常以心力衰竭、各种类型心律失常(心房颤动、室性心动过速等)及血栓栓塞为主要临床表现。其中,心腔内血栓和系统性血栓栓塞事件是由心房颤动及深陷隐窝中缓慢血流导致血栓形成、继而栓子脱落所造成。在心肌致密化不全患者中,血栓栓塞的发生率为4%~38%;且当心肌致密化不全患者合并心房颤动、心力衰竭时,血栓栓塞风险将明显增加。故针对心房颤动、心力衰竭及血栓栓塞等并发症进行治疗,有利于降低心肌致密化不全患者的血栓栓塞风险。其中,心肌致密化不全伴心力衰竭者,可常规予以β受体阻滞剂、血管紧张素转化酶抑制剂等药物纠正心力衰竭;而心房颤动作为心肌致密化不全最常见的一种快速性心律失常,其治疗可遵循心房颤动相关治疗指南。针对存在血栓栓塞高风险的心肌致密化不全患者,推荐予以常规抗凝治疗。

(五)酒精性心肌病

酒精性心肌病(alcoholic cardiomyopathy, ACM)是指长期大量摄入酒精后导致心肌病变的一类心肌疾病,在西方国家属于继发性非缺血性扩张型心肌病的主要类型。与扩张型心肌病相似,酒精性心肌病患者的心脏表现以心脏扩大(以左心室为主)、心律失常、心力衰竭及血栓栓塞为主要特征。大多数酒精性心肌病患者在疾病早期即可有心律失常表现,通常表现为在一次大量饮酒后出现急性心律失常;其中以心房颤动最常见,其次是心房扑动、频发室性期前收缩、房性期前收缩及心脏传导阻滞等。由于心律失常多于周末或假日大量饮酒之后发生,故酒精性心肌病也称为"假日心脏综合征"。另一方面,由于酒精性心肌病心内膜常有附壁血栓形成,故在心脏明显扩大且伴有心力衰竭的酒精性心肌病患者,当心腔内附壁血栓脱落进入血液循环后可导致体循环栓塞,且常在大量饮酒后发生。在 Fuster 等的研究中,104 例扩张型心肌病患者中,约 21% 存在大量饮酒史;其中在未接受抗凝治疗组,18% 的患者出现血栓栓塞,而接受抗凝治疗的患者中无一例出现血栓栓塞。因此,酒精性心肌病患者应严格戒酒,同时应针对心力衰竭、心律失常等进行对症治疗。此外,在预防血栓栓塞方面,抗凝治疗也十分关键,尤其是当酒精性心肌病患者心腔内已有明显血栓形成或已合并心房颤动的情况下。

(六)围产期心肌病

围产期心肌病(peripartum cardiomyopathy, PPCM)是指患者既无心脏病史,于妊娠期最后 1 个月至产后 5 个月内首次发生的以累及心肌为主的一种心肌病;临床上主要表现为左心室收缩功能障碍和充血性心力衰竭。与扩张型心肌病相类似,围产期心肌病也具有心腔扩大、心腔内多发附壁血栓的特点。由于左心室血栓在围产期心肌病患者中较为普遍,故脑梗死等血栓栓塞并发症较常见。临床研究显示,围产期心肌病患者血栓栓塞发生率可高达

53%,这主要与围产期孕产妇血液呈高凝状态有关。孕妇在妊娠晚期,凝血因子Ⅱ、Ⅶ、Ⅷ及纤维蛋白原大量增加,出现血液高凝状态,并可持续到产后4~6周。因此,围产期心肌病患者发生体循环及肺循环栓塞的风险均很高;当发现患者心腔内出现附壁血栓时,应尽早采用低分子肝素等进行抗凝治疗。

(七)Takotsubo 心肌病

Takotsubo 心肌病(Takotsubo cardiomyopathy, TCM)也称应激性心肌病、左心室心尖部气球样变综合征,是指由精神或躯体应激引起的以一过性的心尖部及局部室壁运动异常、心功能不全为特征的可逆性心肌疾病。Takotsubo 心肌病的临床表现类似于急性心肌梗死,可有胸痛、心电图改变等征象,但冠状动脉造影无明显狭窄病变。已有文献报道,Takotsubo 心肌病可出现左心室附壁血栓;左室心尖部血栓形成是该病的急性并发症之一,这可能与此类患者心尖局部室壁运动和血流缓慢有关。尽管目前有关 Takotsubo 心肌病患者左心室附壁血栓的发生率仍不清楚,但心尖部栓子是导致患者发生血栓栓塞的重要原因;且既往已有关于 Takotsubo 心肌病并发一过性脑缺血发作、肾梗死等血栓栓塞事件的报道。故为了预防心尖部血栓形成及可能发生的血栓栓塞事件,可予以抗凝治疗,且治疗应持续至心尖部及室壁运动异常消失为止。而当 Takotsubo 心肌病患者射血分数恢复正常后,抗凝治疗即可停止。

(八)Chagas 心肌病

Chagas 病(Chagas disease, CD)是一种人兽共患寄生虫病,广泛流行于墨西哥及拉丁美洲等地区,在我国非常罕见,故又称为美洲锥虫病。该病由克氏锥虫感染引起,可累及心脏、皮肤及消化道等全身多个系统,而心肌损害是该病的主要临床表现和最常见合并症。按自然病史可分为急性期和慢性期两个阶段。在慢性期(锥虫感染后 10~30 年期间),大约30% 的感染者将出现器官损害的表现,且以心肌损害为主,故被称为 Chagas 心肌病(Chagas cardiomyopathy)。心脏显著增大及心肌收缩功能障碍是 Chagas 心肌病的主要病理生理变化,而临床上则以心源性脑栓塞、室性心律失常及房室传导阻滞为主要表现。由于 Chagas 心肌病患者通常未被充分治疗,故目前有关该病脑卒中方面的防治措施仍明显不足。

(九)心肌淀粉样变性

心肌淀粉样变性(cardiac amyloidosis)是指淀粉样物质在心脏内沉积、浸润所导致的心肌疾病,其发病机制尚不清楚,目前普遍认为是一种蛋白构象疾病,是继发性限制型心肌病的常见病因。病理检查可见典型的双心室僵硬变厚及心肌间淀粉样物质沉积;且心房及心耳内附壁血栓及心肌纤维化也较为普遍。当病变累及至心脏传导系统时,可导致多种难治性心律失常,且以心房颤动较为多见。Cho 等曾对 2 例淀粉样变心肌病相关的血栓栓塞患者进行了报道,并指出,尽管心肌淀粉样变性所引起的脑栓塞十分少见,但医务人员仍需认识到淀粉样变心肌病也是导致心源性脑栓塞的病因之一。近几年文献报告也显示,脑卒中风险增加与心肌淀粉样变性有一定关联,主要是因为淀粉样变心肌病常发生心腔内血栓,尤其是合并心房颤动的患者。如果存在左心室舒张功能障碍和心房机械功能障碍时,患者血栓栓塞风险将增加,而抗凝治疗具有一定保护作用。针对此类高风险患者,应尽早适时检测心腔内是否有血栓形成,同时考虑给予抗凝治疗。

(十)心内膜心肌病

心内膜心肌病(endomyocardial disease)是限制型心肌病的一种常见类型。在疾病早期,常伴有嗜酸性粒细胞增多症,进而引起 Loffler 心内膜炎、心内膜心肌纤维化以及其他伴有嗜酸性粒细胞增多的心脏损害。任何原因导致的嗜酸性粒细胞增多均可伴有心内膜炎,而嗜酸性粒细胞增多症也可常见含嗜酸性粒细胞的附壁血栓形成。典型的 Loffler 心内膜炎患者常伴有嗜酸性粒细胞增多,且体循环栓塞较为常见。有文献报道,嗜酸性粒细胞可释放血小板活化因子及白三烯,进而促进嗜酸性粒细胞聚集,使血液黏滞;同时也可破坏血管内皮细胞,最终导致血栓形成。通常抗凝治疗可在一定程度上预防血栓栓塞发生;但也有文献指出,单一抗凝治疗对预防嗜酸性粒细胞增多症患者血栓形成及血栓栓塞并无明显帮助。此外,针对嗜酸性粒细胞增多症及其引起的心内膜心肌病变,皮质激素、羟基脲或其他细胞毒性药物均可有效减少嗜酸性粒细胞,防止病情进一步发展。当心内膜心肌病发展到纤维化阶段,采取外科手术切除纤维化的心内膜也可在一定程度上改善患者症状。总之,当嗜酸性粒细胞增多症病变累及心脏时,其临床表现多样且预后较差。早期识别并予以恰当的治疗可能改善患者预后。

三、心肌病患者脑栓塞的防治

2014 年 AHA/ASA 卒中和 TIA 二级预防指南中关于心肌病治疗的推荐建议如下:

(1)具有窦性心律的缺血性脑卒中或 TIA 患者,超声心动图或其他心脏影像检查证实左心房或左心室血栓形成,推荐使用维生素 K 拮抗剂(华法林)抗凝治疗至少 3 个月(Ⅰ/C)。

(2)对于置入左心室辅助装置的缺血性脑卒中或 TIA 患者,在没有主要禁忌证(如活动性消化道出血)时,应用维生素 K 拮抗剂治疗(目标 INR 值 2.0~3.0)是合理的(Ⅱa/C)。

(3)针对窦性心律的缺血性脑卒中或 TIA 患者,并发扩张型心肌病(LVEF≤35%)、限制型心肌病或人工左室辅助装置,因非出血性不良事件而不能耐受维生素 K 拮抗剂治疗时,可应用阿哌沙班、达比加群或利伐沙班治疗预防脑卒中复发。但与维生素 K 拮抗剂治疗相比,其获益尚不明确(Ⅱb/C)。

(4)既往有缺血性脑卒中或 TIA 病史、且具有窦性心律的扩张型心肌病(LVEF≤35%)或限制型心肌病患者,同时心脏影像检查证实左心房或左心室无血栓形成,有关抗凝和抗血小板治疗的预防效果均不肯定,应根据患者情况进行个体化选择(Ⅱb/B)。

应用华法林与阿司匹林在心脏射血分数减低的窦性心律患者中的疗效和安全性的比较研究[warfarin versus aspirin in reduced cardiac ejection fraction, WAR(EF)]是一项随机对照双盲多中心研究,也称为华法林及阿司匹林在窦性心律的心力衰竭患者的疗效和安全性研究。在该研究中,2 305 例患者(窦性心律,LVEF≤35%,且伴有心力衰竭)被随机分配到阿司匹林组(剂量为 325 mg/d)和华法林组(INR 目标值为 2.0~3.5),主要转归为在缺血性脑卒中、颅内出血或任何原因所致死亡等复合终点中首例事件的时间。结果显示,在长达 3.5 年的随访时间内,在死亡、缺血性脑卒中及颅内出血方面,华法林组和阿司匹林组疗效无明显差异;在颅内出血发生率方面,2 个治疗组间也无显著差异;但在严重出血发生率方面,华法林组明显高于阿司匹林组。以上结果表明,在 LVEF 降低的窦性心律患者中使用阿司匹林和华法林,在主要转归方面,两者无显著差异;但在治疗期间,华法林使缺血性卒中危险降低的同时,严重出血发生率也明显升高。此外,另两项荟萃分析也证实,华法林治疗可使脑卒中风险显著降低,但同时患者严重出血风险呈双倍递增;而在病死率、心肌梗死、加重心力衰竭等方面,阿司匹林和华法林组无明显差异。

综上所述,在窦性心律、LVEF <35% 的心力衰竭患者中,尽管华法林治疗可减少缺血性卒中的发生,但同时也会显著增加出血风险,故临床医师应在权衡利弊后,根据患者自身情况,进行个体化治疗。

(胡厚源 孟 璟)

参考文献

[1] Arboix A, Alio J. Acute cardioembolic cerebral infarction: answers to clinical questions. Curr Cardiol Rev, 2012, 8:54-67.

[2] Arboix A, Alio J. Cardioembolic stroke: clinical features, specific cardiac disorders and prognosis. Curr Cardiol Rev, 2010, 6:150-161.

[3] Go AS, Mozaffarian D, Roger VL, et al. Heart disease and stroke statistics—2014 update: a report from the American Heart Association. Circulation, 2014, 129:e28-e292.

[4] Kernan WN, Ovbiagele B, Black HR, et al. Guidelines for the prevention of stroke in patients with stroke and transient ischemic attack: a guideline for healthcare professionals from the American Heart Association/American Stroke Association. Stroke, 2014, 45:2160-2236.

[5] Johnston SC, Gress DR, Browner WS, et al. Short-term prognosis after emergency department diagnosis of TIA. JAMA, 2000, 284:2901-2906.

[6] Dhamoon MS, Sciacca RR, Rundek T, et al. Recurrent stroke and cardiac risks after first ischemic stroke: the Northern Manhattan Study. Neurology, 2006, 66:641-646.

[7] MacDougall NJ, Amarasinghe S, Muir KW. Secondary prevention of stroke. Expert Rev Cardiovasc Ther, 2009, 7:1103-1115.

[8] Al-Rajeh S, Larbi E, Bademosi O, et al. Stroke in a tertiary hospital in Saudi Arabia: a study of 372 cases. European Neurology, 1991, 31:251-256.

[9] Norrving B, Lowenhielm P. Epidemiology of stroke in Lund-Orup, Sweden, 1983-85. Incidence of first stroke and age-related changes in subtypes. Acta Neurologica Scandinavica, 1988, 78:408-413.

[10] Arboix A, Vericat MC, Pujades R, et al. Cardioembolic infarction in the Sagrat Cor-Alianza Hospital of Barcelona Stroke Registry. Acta Neurologica Scandinavica, 1997, 96:407-412.

[11] Arboix A, Cendros V, Besa M, et al. Trends in risk factors, stroke subtypes and outcome. Nineteen-year data from the Sagrat Cor Hospital of Barcelona stroke registry. Cerebrovascular Diseases, 2008, 26:509-516.

[12] Arboix A, Alio J. Acute cardioembolic stroke: an update. Expert Rev Cardiovasc Ther, 2011, 9:367-379.

[13] Pepi M, Evangelista A, Nihoyannopoulos P, et al. Recommendations for echocardiography use in the diagnosis and management of cardiac sources of embolism: European Association of Echocardiography (EAE) (a registered branch of the ESC). Eur J Echocardiogr, 2010, 11:461-476.

[14] Mahajan N, Ganguly J, Simegn M, et al. Predictors of stroke in patients with severe systolic dysfunction in sinus rhythm: role of echocardiography. International Journal Of Cardiology, 2010, 145:87-89.

[15] Freudenberger RS, Hellkamp AS, Halperin JL, et al. Risk of thromboembolism in heart failure: an analysis from the Sudden Cardiac Death in Heart Failure Trial (SCD-HeFT). Circulation, 2007, 115:2637-2641.

[16] Urrutia A, Zamora E, Lupon J, et al. [Clinical, echocardiographic and prognostic evaluation of atrial fibrillation in patients with heart failure]. Med Clin (Barc), 2007, 129:321-325.

[17] Yang H, Woo A, Monakier D, et al. Enlarged left atrial volume in hypertrophic cardiomyopathy: a marker for disease severity. J Am Soc Echocardiogr, 2005, 18:1074-1082.

[18] Kubo T, Kitaoka H, Okawa M, et al. Clinical impact of atrial fibrillation in patients with hypertrophic cardiomyopathy. Results from Kochi RYOMA Study. Circulation Journal, 2009, 73:1599-1605.

[19] Olivotto I, Cecchi F, Casey SA, et al. Impact of atrial fibrillation on the clinical course of hypertrophic cardiomyopathy. Circulation, 2001, 104:2517-2524.

[20] 韩智红, 宋月洁, 姜腾勇, 任学军, 汪烨. 心房颤动对肥厚型心肌病患者长期预后的影响. 中华实用诊断与治疗杂志, 2013, 27:126-128.

[21] Kushwaha SS, Fallon JT, Fuster V. Restrictive cardiomyopathy. N Engl J Med, 1997, 336:267-276.

[22] Chin TK, Perloff JK, Williams RG, et al. Isolated noncompaction of left ventricular myocardium. A study of eight cases. Circulation, 1990, 82:507-513.

[23] Murphy RT, Thaman R, Blanes JG, et al. Natural history and familial characteristics of isolated left ventricular non-compaction. European Heart Journal, 2005, 26:187-192.

[24] 刘甜, 薛玉梅, 吴书林. 心肌致密化不全的研究进展. 岭南心血管病杂志, 2011, 17:416-419.

[25] Fuster V, Gersh BJ, Giuliani ER, et al. The natural history of idiopathic dilated cardiomyopathy. American Journal Of Cardiology, 1981, 47:525-531.

[26] Johnson-Coyle L, Jensen L, Sobey A. Peripartum cardiomyopathy: review and practice guidelines. Am J Crit Care, 2012, 21:89-98.

[27] Treadwell SD, Thanvi B, Robinson TG. Stroke in pregnancy and the puerperium. Postgraduate Medical Journal, 2008, 84:238-245.

[28] Sliwa K, Skudicky D, Bergemann A, et al. Peripartum cardiomyopathy: analysis of clinical outcome, left ventricular function, plasma levels of cytokines and Fas/APO-1. Journal Of The American College Of Cardiology, 2000, 35:701-705.

[29] Sharshar T, Lamy C, Mas JL. Incidence and causes of strokes associated with pregnancy and puerperium. A study in public hospitals of Ile de France. Stroke in Pregnancy Study Group. Stroke, 1995, 26:930-936.

[30] Abbas AE, Lester SJ, Connolly H. Pregnancy and the cardiovascular system. International Journal Of Cardiology, 2005, 98:179-189.

[31] Kurisu S, Kihara Y. Clinical management of takotsubo cardiomyopathy. Circulation Journal, 2014, 78:1559-1566.

[32] de Gregorio C, Grimaldi P, Lentini C. Left ventricular thrombus formation and cardioembolic complications in patients with Takotsubo-like syndrome: a systematic review. International Journal Of Cardiology, 2008, 131:18-24.

[33] Pernicova I, Garg S, Bourantas CV, et al. Takotsubo cardiomyopathy: a review of the literature. Angiology, 2010, 61:166-173.

[34] Da M J, Aras RJ, de Macedo CR, et al. Stroke correlates in chagasic and non-chagasic cardiomyopathies. PLoS One, 2012, 7:e35116.

[35] Armaganijan L, Morillo CA. Chagas disease: 101 years of solitude! Time for action. Stroke, 2010, 41:2453-2454.

[36] Biolo A, Ribeiro AL, Clausell N. Chagas cardiomyopathy — where do we stand after a hundred years? Progress In Cardiovascular Diseases, 2010, 52:300 – 316.
[37] Goldstein LB, Bushnell CD, Adams RJ, et al. Guidelines for the primary prevention of stroke: a guideline for healthcare professionals from the American Heart Association/American Stroke Association. Stroke, 2011, 42:517 – 584.
[38] Cho KH, Cho YM, Kim JS. Embolic infarction associated with cardiac amyloidosis. J Clin Neurol, 2005, 1:92 – 96.
[39] Halwani O, Delgado DH. Cardiac amyloidosis: an approach to diagnosis and management. Expert Rev Cardiovasc Ther, 2010, 8:1007 – 1013.
[40] Feng D, Syed IS, Martinez M, et al. Intracardiac thrombosis and anticoagulation therapy in cardiac amyloidosis. Circulation, 2009, 119:2490 – 2497.
[41] Kanno H, Ouchi N, Sato M, et al. Hypereosinophilia with systemic thrombophlebitis. Human Pathology, 2005, 36:585 – 589.
[42] Terrier B, Piette AM, Kerob D, et al. Superficial venous thrombophlebitis as the initial manifestation of hypereosinophilic syndrome: study of the first 3 cases. Archives Of Dermatology, 2006, 142:1606 – 1610.
[43] Homma S, Thompson J L, Pullicino P M, et al. Warfarin and aspirin in patients with heart failure and sinus rhythm. N Engl J Med, 2012, 366:1859 – 1869.
[44] Kumar G, Goyal MK. Warfarin versus aspirin for prevention of stroke in heart failure: a meta-analysis of randomized controlled clinical trials. J Stroke Cerebrovasc Dis, 2013, 22:1279 – 1287.
[45] Lee M, Saver JL, Hong KS, et al. Risk-benefit profile of warfarin versus aspirin in patients with heart failure and sinus rhythm: a meta-analysis. Circ Heart Fail, 2013, 6:287 – 292.

第三十六章 心脏黏液瘤与脑栓塞

心脏黏液瘤是临床上最常见的心脏原发性肿瘤,多属良性,恶性者少见。黏液瘤可发生于所有心内膜面,95%发生于心房(其中75%位于左心房、20%位于右心房),而位于左、右心室者各占2.5%。左心房黏液瘤常发生于卵圆窝附近,临床上常因瘤体堵塞二尖瓣口,导致二尖瓣口狭窄或关闭不全。此外,黏液瘤组织质脆易碎,由于心脏收缩时的挤压及血流的冲击,瘤体易破碎或瘤体表面血栓脱落,进而引发多发性体循环栓塞,其中以脑栓塞最常见。由此可见,心脏黏液瘤与脑栓塞关系密切,是心源性脑栓塞的常见原因之一。

心脏黏液瘤国外最早文献报道是1845年,距今已近170年历史。1936年,国内首次报告了1例左心房黏液瘤患者。虽然临床对本病的认识较早,但目前尚缺乏大规模的临床研究,有关心脏黏液瘤与脑栓塞及其对预后的影响,也无循证医学资料证据。为使临床医师加深对心脏黏液瘤与脑栓塞相关性的认识,本章将就心脏黏液瘤的流行病学、发生原因与机制、病理特点、临床表现、诊断及治疗等作一系统阐述。

一、流行病学

心脏黏液瘤是一种临床少见疾病,发病率仅为0.5/100万。该病可发生于任何年龄组,且以女性多见。文献报告心脏黏液瘤发病年龄为2.5~83岁,平均发病年龄51岁,也有出生3个月即发病的报道。北京阜外医院报道的148例中40岁以上者80例(54.05%),同济医科大学心血管研究所报道的34例中40岁以上者24例(70.6%),表明心脏黏液瘤好发于40岁以上人群。因此,当临床遇到高龄疑似瓣膜病患者,应警惕有无心脏黏液瘤的可能。此外,心脏黏液瘤发病具有性别差异,国外报道女性患者占76%;阜外医院病例组男女之比为1:1.27;同济医科大学心血管研究所报告病例组女性病例占73.5%。

本病大多为散发病例,少数为家族遗传型发病。有研究者对6例心脏黏液瘤患者的亲属行心脏超声检查发现4个亲属有心脏肿瘤。国外文献报道有3个心脏黏液瘤病例同属一个家庭。表明心脏黏液瘤有家族性发病倾向,故对患者亲属进行常规心脏超声检查是必要的,尤其是多发性黏液瘤患者更应如此。

二、病因与发病机制

心脏黏液瘤的病因学和确切的组织发生学尚不清楚,一般认为属于肿瘤性新生物,起源于原始的间质细胞(primitivemesenchymal cell)。心脏黏液瘤大多为散发病例,少数为家族遗传型发病。Kirschner等发现心脏黏液瘤有可能是一种常染色体显性遗传疾病,由17号染色体上长臂PRKAR1α基因突变所致(17q22-24区域)。家族遗传型心脏黏液瘤中,常染色体显性遗传大约占5%;其中20%的家族性心脏黏液瘤被称为复杂黏液瘤,其诊断一般需同时满足至少以下条件中的两种:皮肤黏液瘤、皮下色素沉着、乳房黏液纤维腺瘤、垂体腺瘤、原发性肾上腺皮质发育异常同时合并Cushing综合征、睾丸肿瘤。心脏黏液瘤合并内分泌系统肿瘤者称为黏液瘤综合征。

1993年,Burke等对心脏黏液瘤进行免疫组织化学研究证明黏液瘤起源于原始基质细胞,这种细胞具有沿着内皮质分化的能力。Seidman等采用流式细胞仪对家族性黏液瘤的DNA进行分析证实有非整倍体存在,20%非家族性黏液瘤有DNA倍体异常。Ferrans等对11例年龄<4个月的患儿进行尸检,在房间隔组织学检查中显示近卵圆窝的心内膜有黏液样或黏液纤维组织,这一研究也支持黏液瘤是由胚胎的未分化的间叶组织发展而来。

北京阜外医院专家根据临床经验及文献资料提出,不能简单认为心脏黏液瘤只是一种良性肿瘤作为病因的探索性研究,已发现家族性心脏黏液瘤所有患者的细胞中均有染色体异常,表明细胞内的DNA含量不正常,而非家族性散发的心脏黏液瘤患者中有此改变者只有20%。

三、好发部位与病理特点

(一)好发部位

(1)心脏黏液瘤可发生于心脏各个房、室,最常见的是左心房。

(2)心脏黏液瘤向心腔内突出生长,常附着于心房间隔卵圆窝处,也可位于心房的其他部位,甚至起源于房室瓣。

(3)大约80%的心脏黏液瘤来源于左心房,剩余的大部分则来源于右心房,约2.5%的患者左右心房可同时发生黏液瘤。另有约2.5%的患者出现多个发病部位。

(二)形态特征

(1)心脏黏液瘤大小不一,外形多样,外观富有光泽,呈半透明胶冻状。

(2)大约35%的心脏黏液瘤呈易碎的桑葚、分叶或绒毛外观,这些外形的肿瘤易发生栓塞事件。

(3)心脏黏液瘤大多有蒂,与心脏或心室壁相连,大小不一,直径1.0~15.0 cm,质量15~180 g,并发栓塞的患者瘤体往往大于平均体积。

(三)病理特征

(1)一般认为心脏黏液瘤起源于多能间充质细胞,能分化为神经细胞和内皮细胞。黏液瘤能够产生血管内皮生长因子(VEGF),可促进血管生成及肿瘤的早期生长。

(2)大体病理上表现为切面呈实质性,瘤内可有囊状变性、出血、纤维化、钙化或髓外造血灶。黏液瘤虽然有局部组织浸润的倾向,但通常不超过心内膜层。黏液瘤纤维组织少、质地较松,瘤体可随心脏的舒缩而活动。

(3)显微镜下,黏液瘤细胞以单个或簇状排列,形态不一,梭形、圆形或不规则形多见,细胞核大多为单核也可呈多核瘤巨细胞,染色深,可见核分裂。

(4)瘤细胞可浸润至小血管内形成瘤栓。瘤体血供较丰富,其基底部动、静脉血管起源于心内膜下。

四、病理生理改变

心脏黏液瘤虽然为良性肿瘤,但其腔内生长可引起血流的梗阻、心脏瓣膜功能障碍、肿瘤脱落形成栓塞等,并发生相应的病理生理改变。

（一）血流动力学紊乱

（1）心脏黏液瘤上游血流受阻。如左房黏液瘤可引起肺静脉淤血；右房黏液瘤可引起体静脉淤血。

（2）干扰正常的房室瓣功能或直接累及心脏瓣膜。心脏黏液瘤可引起瓣膜狭窄样改变或瓣膜关闭不全，引起血流动力学异常。其特点是瘤体对血流的梗阻为间歇性发生，但呈进行性加重，其严重程度往往与体位改变及瘤体大小有关。

（3）约20%左房黏液瘤，30%右房或右室黏液瘤，50%左室黏液瘤患者可出现间歇性严重梗阻并引发晕厥或突然死亡。

（二）栓塞

（1）动脉系统栓塞。脱落的肿瘤碎片、瘤体壁附着的血栓脱落或伴发感染均可引起栓塞，约40%左房黏液瘤患者发生体循环栓塞，其中半数以上的栓塞累及脑中枢神经的动脉系统，其他常见的为周围动脉栓塞或内脏动脉栓塞等。左室黏液瘤栓塞发生率更高。

（2）肺栓塞。右心系统黏液瘤发生率约为10%，其脱落的肿瘤碎片、瘤体壁附着的血栓脱落可引起肺栓塞，并继发肺动脉高压。

（3）栓塞发生后，即引起相应的缺血表现，是黏液瘤的一个特征性表现。

五、临床表现

心脏黏液瘤的临床表现与瘤体所在的位置、大小、形态、生长速度、瘤蒂长短、是否分叶、有无碎片脱落、瘤体内有无出血、变性或坏死及全身反应情况有关。大约10%的心脏黏液瘤患者无明显临床症状。心脏黏液瘤患者的主要症状包括全身性症状、梗阻相关症状以及栓塞引起的症状。

（一）全身性症状

多数心脏黏液瘤患者可出现全身性症状，包括：长期低热、中度贫血、食欲下降、白细胞增高及血沉增快，部分患者尚可表现为疲劳乏力、关节痛、皮肤红斑及体质量减少等。

尽管出现上述症状的确切原因目前尚不十分明确，但多数认为这些症状和黏液瘤所分泌的细胞因子、生长因子、继发性自身免疫反应、瘤体出血坏死及炎症细胞浸润等有关。由于机体对新生物产生免疫反应，因而可引起血液中的免疫指标变化如血清蛋白异常，α_1和α_2球蛋白增加。此外，某些非特异性的症状可能与多发性小栓子栓塞肌肉、关节有关。

（二）梗阻相关性症状

起源于左心房的黏液瘤，可因黏液瘤移动或跨瓣环生长，导致二尖瓣狭窄甚至梗阻症状。二尖瓣狭窄会导致明显的呼吸困难及心房颤动的发生。患病早期常有心悸、气短、运动耐力减低，甚至呼吸困难、咳嗽、咯血等症状。严重的可以出现肺动脉高压、肝肿大及下肢水肿等体征，类似于风湿性二尖瓣狭窄的肺淤血症状。

对于右心房黏液瘤患者，如果引起三尖瓣狭窄或梗阻，其症状和右心功能不全及心包积液相似，表现为双下肢水肿、肝脏肿大等。

如果肿瘤突然堵塞房室瓣口，可引起心搏量显著降低，造成突发晕厥或心脏骤停。

（三）栓塞症状

动脉系统栓塞是黏液瘤的另一重要临床表现，发生率为30%～40%。尽管心脏黏液瘤女性发病率更高(60%~70%),但似乎男性更容易出现栓塞症状。栓子来源可为肿瘤直接脱落或肿瘤表面附着血栓脱落。栓塞可发生于全身各个部位的血管,包括脑、四肢、心、肺、脾、肾等,甚至导致急性腹痛及肢体坏死。在所有的栓塞中,以脑栓塞最多见,约占全部栓塞患者的83%,其中约41%的患者会发生多发性脑栓塞,表现为昏迷、偏瘫、失语等。肺栓塞发生率较低,大约在10%,主要见于右房黏液瘤患者。由于超过1/3的患者缺乏典型的心脏体征,因此,动脉栓塞常是左房黏液瘤的首发症状。

(四)脑栓塞与脑动脉瘤

(1)脑栓塞可继发脑出血:脑动脉栓塞会导致多种神经系统并发症,其临床表现为意识障碍、抽搐、头痛、呕吐、突发偏侧面部及肢体瘫痪,偶有失明、晕厥、眩晕等。突发的多个脑栓塞会导致白质深层以及左半球皮质的多发性梗死。约12%的黏液瘤栓塞患者可发展为脑出血,5%的患者由于栓塞早期血管瘤形成而出现蛛网膜下腔出血。原因可能为脑动脉瘤的形成与破裂。

(2)脑动脉瘤:目前左房黏液瘤并发多发性脑动脉瘤的确切机制尚不明确。近期有研究发现,黏液瘤栓塞的动脉出现黏液瘤细胞种植,并在血管内皮细胞表面增殖,这可能直接导致了血管壁的变薄,并降低了其弹性,最终导致了血管瘤的形成。动脉瘤常常在双侧大脑中动脉远端形成,而脑血管造影(DSA)是目前诊断的金标准。局部的炎症反应及白介素6的生成,在动脉瘤的形成中都发挥了重要作用。多发性颅内动脉瘤可能会成为左房黏液瘤患者心脏手术后的远期并发症,发病时间可从2个月到19年。此类并发症最早是由Marchand于1894年报道,至今大约已有40例病例报道。Sabolek等报道动脉瘤常为多发,大约91%的动脉瘤外形呈梭形扩张,其余为囊性扩张。这些并发的脑动脉瘤成为心脏黏液瘤并发脑栓塞治疗中的一大难点。

六、辅助检查

心脏黏液瘤的临床表现无特异性,其临床诊断主要依赖于辅助检查。

(一)心电图检查

对心脏黏液瘤患者进行心电图检查可见有以下表现:①心房、心室增大;②Ⅰ~Ⅱ度房室传导阻滞;③不完全右束支传导阻滞;④心房扑动、心房颤动等;⑤病情较重者可有ST-T的改变。理论上当患者心电图出现上述表现时,都应考虑心脏黏液瘤的可能性。但心脏黏液瘤患者的心电图表现缺乏特异性,只具有参考意义,不能凭心电图表现对本病作出诊断。

(二)胸部X线检查

在心房黏液瘤引起房室瓣口阻塞并导致血流动力学改变之前,胸部X线表现大多正常。随着瘤体对房室瓣口血流阻塞的逐渐加重,胸部X线表现与相应的房室瓣病变如风湿性二尖瓣或三尖瓣狭窄相似。当X线胸片示有二尖瓣病变征象,而心尖部无典型隆隆样杂音,杂音随体位变化而改变,并且有晕厥、动脉栓塞及血沉增快等症状和体征者应想到本病可能。

由此可见,心脏黏液瘤患者胸部X线表现无特异性,故不能依据胸部X线表现对本病作出诊断,应结合其他检查综合分析。

(三)心脏超声检查

超声心动图可以有效地确定心脏黏液瘤的大小、形状、位置、附着点和活动度,并且还可评价继发血流动力学改变,其诊断的敏感性可达95%。是目前诊断本病最简便、可靠的无创性检查方法。

1. 经胸超声心动图

(1) M型超声心动图:从M型超声心动图上,可以观察到心脏黏液瘤呈云雾状样回声,并且二尖瓣活动曲线呈城墙样改变,类似于二尖瓣狭窄。

(2) 二维超声心动图:二维超声心动图比M型超声心动图能更迅速、准确、直观地显示出肿瘤的大小、形态及活动度。二维超声并可显示肿瘤的大小及范围,并随心脏的舒张与收缩而移动位置。

(3) 多普勒超声:可明确显示心脏黏液瘤引起的瓣膜狭窄和关闭不全的程度,对黏液瘤的确诊率很高。

2. 经食管超声心动图

(1) 经食管超声心动图(TEE)对心脏黏液瘤诊断的敏感性几乎为100%。

(2) 心脏黏液瘤的主要超声图像表现以单发左房黏液瘤最多见,若有蒂附于房间隔上,瘤体多呈实质略强回声光团,边界清晰。若瘤体边缘回声松散或呈葡萄串样,则易脱落形成栓子。大多数左房内黏液瘤活动度比较大,所以可见到在心脏舒张期,瘤体脱入二尖瓣口,收缩期则返回左心房。

(3) 由于瘤体影响二尖瓣的正常开闭,会导致左心房增大及二尖瓣口相对的狭窄。

(四)心血管造影

(1) 心血管造影曾是诊断心脏黏液瘤的重要方法,能够确定肿瘤大小、位置、形态和心脏瓣膜功能等,但属有创性检查。

(2) 对左心房黏液瘤有诊断意义的心血管造影表现是:心房内充盈缺损影随心动周期运动,并在心室舒张期经二尖瓣口脱垂,瘤体可部分或全部进入左心室,在心室收缩期瘤体返回左房。因左房黏液瘤常附着在房间隔卵圆窝部,故禁忌采取房间隔穿刺行左心房造影。

(3) 对疑有右房黏液瘤者可采用右房造影诊断。但此方法有导致液瘤脱落、引起肺动脉栓塞的潜在风险,应慎用。

(4) 随着超声心动图、CT、核磁共振(MRI)等无创影像技术的开展和广泛应用,心血管造影用于心脏黏液瘤的检查和诊断目前已基本不用。

(五) CT和MRI检查

CT和MRI均可从任一切面对心脏黏液瘤进行动态观察,组织学分辨率高;其中MRI显像在显示心脏黏液瘤形态、表面特征等方面优于心脏超声检查。但因这些影像学检查技术价格较昂贵,尚未作为临床常规检查手段。

(六) 其他实验室检查

对心脏黏液瘤患者抽血检查,可见不同程度贫血及血沉增快等改变,但因其缺乏特异性,故对诊断只有参考价值。

七、诊断与鉴别诊断

(一)诊断要点

1. 间歇发作的循环阻塞症状,病程较短,症状进行性加重,并可有一过性晕厥或眩晕。
2. 体位改变可诱发或缓解症状;心脏杂音随体位改变而增强、减弱或消失。可有肿瘤扑落音等。
3. 长期低热,可伴有贫血、血沉增快,但无风湿活动或感染征象。
4. 瘤体脱落引起动脉系统栓塞,尤其是脑栓塞;并出现相应临床表现。
5. 心脏超声检查具有确诊价值,可确定瘤体位置、数量及所在心腔,并可明确有无合并其他心脏疾患。

(二)鉴别诊断

由于左房黏液瘤最常见,且所引起的病理生理改变及临床表现与二尖瓣病变相似,故临床上需注意二者的鉴别。鉴别要点详见表36-1。

表36-1 左房黏液瘤与二尖瓣病变的鉴别要点

鉴别要点	左房黏液瘤	二尖瓣病变
病史	病程短	慢性
症状	伴有全身性症状	不伴有全身性症状
	偶可发生晕厥	极少发生晕厥
	偶尔为发作性	进展性
体格检查	肿瘤"扑落音"	开放拍击音
	杂音随体位变化而变化	杂音恒定
	通常不合并瓣膜病变	常合并瓣膜病变
心电图	窦性心律	心房颤动
胸片	肿瘤钙化影	瓣膜钙化影
超声心动图	左心房小	左心房扩大
	肿瘤特征性表现	瓣膜病变的特征性表现

八、治疗

(一)治疗原则

(1) 早诊断、早治疗:由于心脏黏液瘤患者有发生猝死的危险,所以应做到早诊断、早治疗。

(2) 心脏黏液瘤一经确诊,必须认真对待,并尽早进行外科手术治疗,以消除其可能导致的动脉栓塞和猝死风险。

(3) 对具有栓塞和晕厥病史的患者,更应尽快治疗。

(4) 对于个别有严重心功能不全的患者,如果没有急性房室瓣阻塞症状,可给予内科保守治疗调整心功能,同时又必须做好急诊手术准备。

(二) 外科手术

(1) 手术方式选择:通常的手术方法是术中根据瘤体的大小、部位而采用不同的心脏切口。手术需在全麻中低温体外循环下进行。一般采用右心房-房间隔切口,如瘤体较大,可采用双心房切口,在直视下完整切除瘤体及其蒂部,并且有利于对左、右心腔各部位的检查,一旦发现多发性黏液瘤,可一并切除,避免遗漏。累及房室瓣者可同时行瓣膜成形或瓣膜置换术。

(2) 机器人外科手术:解放军第301医院报道了19例心脏黏液瘤,通过"达芬奇"机器人外科手术系统实施手术,优点是微创和不需要体外循环,为心脏黏液瘤的外科治疗提供了新的方法。

(3) 特殊病例的处理:对于已发生脑栓塞的患者,若生命体征基本平稳应尽快手术治疗。

(4) 做好出院后指导与随访:由于本病复发率为1%~3%,故对患者应做好出院指导和术后随访。

(三) 内科治疗

目前针对黏液瘤并发的脑动脉栓塞的内科治疗尚存争议。因为黏液瘤栓子大都是由肿瘤栓子以及血栓栓子共同形成,因此使用抗血小板及抗凝药物的效果无法进行正确的预测,这是目前治疗用药的最大问题所在。这些治疗方法有可能对血栓性栓子和混合性栓子有效,但是对于肿瘤栓子是无效的。同时延迟形成的多发性血管瘤形成会严重影响溶栓药物的安全性和有效性。到目前为止,已有10例关于使用动脉或静脉溶栓治疗左房黏液瘤并发脑栓塞的病例报道,其中6例有效,4例无效,其中1例并发颅内出血。这些证据说明目前溶栓治疗在部分患者中还是有效的,但病例数太少而不足以提供可靠的证据证明溶栓治疗的安全性和可靠性。

如果未来检验技术能够区分肿瘤栓子和血栓栓子,则可为是否使用溶栓治疗提供更加可靠的证据。

九、预后

(一) 多数预后良好

大部分心脏黏液瘤在病理角度上为一种良性肿瘤,切除后复发率小,一般预后良好。但极少数心脏黏液瘤会恶变为黏液肉瘤,应引起注意。

(二) 术后复发率低

目前认为心脏黏液瘤在手术切除术后复发率较低,为1%~3%;尽管如此,仍建议对患者定期进行常规的心脏超声检查,以便及时发现有无肿瘤复发,并采取相应措施。

(赵仙先 冯 灿)

参考文献

[1] Kirschner LS, Carney JA, Pack SD, et al. Mutations of the gene encoding the protein kinase A type I-alpha regulatory subunit in patients with the Carney complex. Nat Genet, 2000, 26(1): 89-92.

[2] Pucci A, Gagliardotto P, Zanini C, et al. Histopathologic and clinical characterization of cardiac myxoma: review of 53 cases from a single institution. Am Heart J, 2000, 140(1):134-138.

[3] Kono T, Koide N, Hama Y, et al. Expression of vascular endothelial growth factor and angiogenesis in cardiac myxoma: a study of fifteen patients. J Thorac Cardiovasc Surg, 2000, 119(1): 101-107.

[4] Pinede L, Duhaut P, Loire R. Clinical presentation of left atrial cardiac myxoma. A series of 112 consecutive cases. Medicine (Baltimore), 2001, 80(3):159-172.

[5] Vander Salm TJ. Unusual primary tumors of the heart. Semin Thorac Cardiovasc Surg, 2000, 12(2):89-100.

[6] Maisch B. Immunology of cardiac tumors. Thorac Cardiovasc Surg, 1990, 38(Suppl 2):157-163.

[7] Seino Y, Ikeda U, Shimada K. Increased expression of interleukin 6 mRNA in cardiac myxomas. Br Heart J, 1993, 69(6):565-567.

[8] Li Q, Shang H, Zhou D, et al. Repeated embolism and multiple aneurysms: central nervous system manifestations of cardiac myxoma. Eur J Neurol, 2008, 15(12): e112-113.

[9] Gao C, Yang M, Wang G, et al. Excision of atrial myxoma using robotic technology. J Thorac Cardiovasc Surg, 2010, 139(5):1282-1285.

[10] Actis Dato GM, De Benedictis M, Actis Dato A, et al. Long-term follow-up of cardiac myxomas (7-31 years). J Cardiovasc Surg (Torino), 1993, 34(2):141-143.

[11] Nagy CD, Levy M, Mulhearn TJT, et al. Safe and effective intravenous thrombolysis for acute ischemic stroke caused by left atrial myxoma. J Stroke Cerebrovasc Dis, 2009, 18(5):398-402.

[12] Kohno N, Kawakami Y, Hamada C, et al. Cerebral embolism associated with left atrial myxoma that was treated with thrombolytic therapy. Case Rep Neurol, 2012, 4(1):38-42.

[13] 于建华,李守先,李朝晕,等. 心脏黏液瘤的外科治疗. 中华胸心血管外科杂志, 1997, 13(6): 351-353.

第三十七章 先天性心脏病与脑栓塞

先天性心脏病(简称先心病)是儿童期最常见的心血管疾病,发生率占出生活婴的7‰~10‰,占所有先天性出生缺陷的28%。根据世界卫生组织的资料,全球每年约150万儿童出生时患有先心病。据统计,我国每年新出生的先心病患儿为12万~15万。研究发现,先心病的发病率有一定规律,即出生时仅能发现40%~50%的病例,生后1个月发现50%~60%,1岁时达90%左右,4岁时99%的患儿能被明确诊断。

既往临床研究显示,许多先心病可并发脑栓塞或全身血管栓塞,成为心源性脑栓塞的常见原因之一。其发病机制包括心律失常、反常性脑栓塞和感染性心内膜炎。绝大多数脑栓塞发生在紫绀型先心病中,因其血黏度高,易形成血栓。据报道,法洛四联症、房间隔缺损、室间隔缺损及大血管错位等,也是导致脑栓塞的原因。本章仅就先心病的分类、先心病并发脑血管病的病因与流行病学、紫绀型先心病与脑栓塞、非紫绀型先心病与脑栓塞、先心病外科手术相关性脑栓塞及先心病介入治疗相关性脑栓塞等问题作一系统介绍。

一、先心病的临床分类

(一)根据血流动力学改变分类

(1)无分流型先心病:指心脏左右两侧或动静脉之间无异常通路和分流,即心房和心室之间是正常闭合的,动脉和静脉之间也没有出现异常通路。包括主动脉缩窄、主动脉瓣狭窄、肺动脉瓣狭窄、肺动脉分支狭窄等。因无异常血液分流,故临床上无紫绀。

(2)左向右分流型:指心脏左右两侧血流循环途径之间存在异常通道,因左侧心腔及大血管压力高于右侧,故产生左向右血液分流,患者无紫绀。包括房间隔缺损、室间隔缺损、动脉导管未闭、主肺动脉间隔缺损,以及主动脉窦瘤破入右侧心腔或肺动脉等。

(3)右向左分流型:指心脏或大血管之间存在异常通道,体循环静脉血经异常交通进入左侧心腔,产生右向左分流。如法洛四联症、法洛三联症、右心室双出口、完全性大动脉转位、永存动脉干及肺动静脉瘘等。其特征性表现是皮肤、黏膜紫绀及杵状指(趾)。

(二)按有无紫绀分类

(1)紫绀型先心病:又有早发紫绀与晚发紫绀之分,二者并非绝对以发病年龄早晚进行区分,而是以原发性病理生理改变进行分类。①早发紫绀型先心病:即前述的右向左分流性先心病,其原发的病理生理改变是静脉血通过异常通道进入体循环动脉系统,从而使动脉血氧饱和度降低,临床出现紫绀。此类先心病不论紫绀出现早晚,均属早发紫绀型先心病。②晚发紫绀型先心病:是指左向右分流性先心病(如动脉导管未闭、室间隔缺损、房间隔缺损等),随着疾病进展,当肺动脉压或右心室压力升高超过主动脉压或左心室压力时,将会导致双向分流或右向左分流,使动脉血氧饱和度降低,临床出现紫绀,即艾森曼格综合征(Eisenmenger综合征)。

(2)非紫绀型先心病:主要指前述的无分流型先心病与左向右分流型先心病,患者血氧饱和度正常,临床无紫绀及杵状指(趾)。

二、先心病与脑血管病

(一)流行病学

有研究显示,先心病患者合并脑血管病变的发生率较同龄普通人群高 10~100 倍,其中紫绀型先心病的脑血管意外发生率较非紫绀型先心病约高 10 倍。

Hoffmann 等根据欧洲及加拿大数据库资料统计结果显示:成人先心病患者脑血管意外的发生率为 2%,其中法洛四联症矫治术后的脑血管意外发生率为 2.4%;未经治疗的房间隔缺损患者脑血管意外发生率为 4.0%,而房间隔缺损或室间隔缺损术后脑血管意外发生率降至 1.4%;艾森曼格综合征患者脑血管事件发生率为 5.1%;其他类型的紫绀型先心病患者脑血管意外发生率高达 23.3%。

儿童先心病患者脑血管意外发生率明显低于成人。Schoenberg 等报道先心病患儿脑梗塞年发病率为 2.52/10 万,占相同人群颅内肿瘤发病率的一半,其中仅 25%~30% 儿童卒中为心脏病引起。回顾性研究发现,1.5%~3.8% 的紫绀型先心病患儿在其疾病过程中会发生一次卒中事件,其中 90% 的心源性卒中由大血管转位和法洛四联症引起,其余为其他少见先心病引起。

(二)常见原因与发病机制

既往研究显示,先心病患者并发脑血管病的原因繁多,机制复杂,由于病因不同,所导致的脑血管病病变与临床表现也不一样。常见原因与发生机制如下:

(1)左心及动脉系统血栓形成与脱落:先心病患者由于心脏结构异常及心腔扩大,常常并发心律失常及心功能不全,再加上紫绀型先心病患者由于缺氧,红细胞代偿性增多,血黏度增加、血流缓慢,易致血栓形成。脑动脉发生血栓形成可直接导致脑栓塞;左心系统血栓脱落后也可直接进入脑循环引起脑栓塞。

(2)右心及静脉系统血栓形成与脱落:紫绀型先心病患者因缺氧导致的血黏度增加及血流缓慢,也常常成为右心及静脉系统血栓形成的重要原因;此外,先心病合并右心衰竭,发生双下肢水肿等时,更易发生静脉血栓。右心和静脉系统的血栓脱落可随右向左分流的血流直接进入脑动脉导致脑栓塞;也可因某种原因(如咳嗽、用力大便等)使右房压突然升高,使脱落的栓子经未闭的卵圆孔或房间隔缺损进入左心系统,继之引发脑栓塞(反常性脑栓塞);肺动静脉瘘的患者,静脉血栓脱落后可经异常交通支进入肺静脉及左房,进而可发生脑栓塞。

(3)伴发感染性心内膜炎:先心病患者常常并发感染性心内膜炎,成为发生脑栓塞的重要原因(详见感染性心内膜炎与脑栓塞一章)。

(4)并发心房颤动(房颤):先心病是发生房颤的常见原因之一,当先心病患者合并房颤时,脑栓塞发生率明显增高(详见相关章节)。

(5)外科手术治疗:外科手术是根治先心病的根本措施,多数患者需在体外循环下进行,并将心腔或大血管腔直接暴露,进入心腔或大血管腔的空气、血凝块或组织碎屑等可成为脑栓塞的重要栓子来源。此外,先天性心脏瓣膜病瓣膜置换术后,由于抗凝治疗不恰当等,也可称为继发脑栓塞的原因之一。

(6)经导管介入治疗术:先心病介入治疗术中与术后均可发生脑栓塞,多与术中肝素用量不够、置入封堵装置时排气不彻底及术后抗凝治疗不规范等有关。

三、紫绀型先心病与脑栓塞

因紫绀型先心病多数具有共同的解剖特点和病理生理改变,其并发脑栓塞的机制也相似。法洛四联症是紫绀型先心病中最常见的一种,约占所有紫绀型先心病的70%。其临床表现也最具代表性,故以法洛四联症为例,对紫绀型先心病发生脑栓塞的相关问题进行阐述。

法洛四联症的组合包括室间隔缺损、肺动脉狭窄、主动脉骑跨与右心室肥厚。由于肺动脉狭窄导致右心室排血受阻,右心室压力明显增高,致使右心血液经骑跨的主动脉进入体循环。使主动脉血氧饱和度降低,并导致机体缺氧的一系列表现。如皮肤粘膜紫绀、杵状指(趾)及红细胞、血红蛋白显著升高等。法洛四联症并发的脑栓塞中除经典的脑动脉栓塞外,尚包括静脉栓塞及感染性栓子栓塞脑血管后所产生的继发性损害,主要包括以下几个方面。

(一)缺氧发作

在法洛四联症患儿中,缺氧发作是警报信号,典型的缺氧发作表现为呼吸深度和频率进行性加快,最终导致紫绀加重、疲乏、晕厥、惊厥,偶发的脑血管意外和死亡。缺氧发作时的脑电图变化类似于那些急性缺氧事件。长期缺氧发作后,颅内静脉窦内可能形成血栓,或形成小型和隐匿性脑静脉血栓。幸存的婴儿有时可发生神经系统功能障碍和癫痫。

(二)脑血栓形成

长期慢性缺氧可导致血红蛋白浓度明显升高,血液黏稠度增加,容易形成血栓,从而导致脑卒中的发生。所有先心病中以紫绀型先心病患者并发脑血管事件概率最高。Phornphutku等报道,与年龄匹配的无紫绀型先心病组相比,在4岁及以下年龄组合并脑卒中的紫绀型先心病患儿平均红细胞血红蛋白浓度明显低于对照组,血红蛋白及红细胞压积无显著性差异。相反,在5~24岁年龄组中,合并脑卒中的紫绀型先心病患者血红蛋白及红细胞压积较对照组明显升高。这项研究和其他类似研究提示在紫绀型先心病患者,缺铁性球形红细胞增多症会增加4岁以下患儿脑卒中风险,而真性红细胞增多症往往增加5岁及以上患者的脑卒中风险。

另有研究显示,大脑静脉栓塞与大脑动脉栓塞存在显著区别。年龄低于4岁的紫绀型先心病患儿中,上矢状窦、乙状窦、Galen静脉和脑膜静脉中存在颅内静脉栓子者,常常合并缺铁性球形红细胞增多症。最近有研究者提出一种假说:脑卒中与紫绀型先心病患者罹患红细胞增多症之间存在直接相关。放血疗法可以减少脑动脉血栓形成的风险,虽然该风险尚未经过仔细检验。但对超过100例紫绀型先心病成人患者进行的一项长期研究结果显示:不论血细胞容积水平、铁储备或大脑高黏血症的表现、程度或复发情况如何,尚无一例患者进展到因为脑动脉血栓形成而导致完全性脑卒中。

(三)血栓栓塞

血栓栓塞是指心腔或静脉系统血栓脱落后随血流进入脑动脉所引起的脑栓塞。如前所述,法洛四联症患者由于缺氧,导致红细胞及血红蛋白浓度明显升高,血液黏稠度增加及血流缓慢,若合并心力衰竭发生双下肢水肿时,静脉血流更加缓慢,易发生静脉血栓;血栓脱落后可随血流直接进入主动脉及脑动脉,引起脑栓塞。此外,若法洛四联症患者并发房颤,使心房失去有效的节律性收缩,则易引起左心房或左心耳附壁血栓,血栓脱落后可直接进入脑动脉,引起脑栓塞。

(四)肺内异常分流性脑栓塞

先天性肺动静脉瘘是一种少见的紫绀型先心病,主要病理改变是肺动脉与肺静脉之间存在异常交通,交通支处血流缓慢,可在原位形成血栓,血栓脱落后可经肺静脉进入左心系统,导致反复脑栓塞发生。极少数情况下,腔静脉及右心系统血栓可经由肺动静脉瘘进入左心系统,进而引起脑栓塞发生。也可因机体高凝状态或肺动脉炎等致肺动脉原位血栓形成,血栓脱落后再经由肺动静脉瘘进入左心系统,引起脑栓塞。

(五)临床防治

虽然参与紫绀型先心病患者发生脑栓塞的因素较多,但心脏结构异常及其所导致的病理生理改变是发生脑栓塞的根本原因。因此,预防紫绀型先心病发生脑栓塞的根本措施是矫正心脏及大血管的结构异常、纠正其病理生理变化。

(1)尽早手术:一旦确诊,尽早施行外科手术矫治。对有介入治疗适应证者,则首选介入治疗术。

(2)防治并发症。①对并发房颤者,可根据患者具体病情首选节律控制策略(药物或非药物方法);对节律控制困难者,可采取心率控制加抗凝治疗策略。②对合并感染性心内膜炎患者,按指南要求积极治疗感染性心内膜炎。③对并发心力衰竭患者,积极治疗心力衰竭(详见有关章节)。

(3)静脉血栓的防治:可酌情行抗血小板药物治疗或口服华法林抗凝治疗。

(4)已发生脑栓塞者,在治疗原发病的同时,应给予抗血小板药物、改善脑细胞代谢等治疗,并积极进行康复治疗,改善患者生活质量及预后。

四、非紫绀型先心病与脑栓塞

(一)房间隔膨出瘤

房间隔膨出瘤是一种少见的先天性心脏发育异常,其特点是卵圆窝部位呈局部非固定性膨出。房间隔膨出瘤最初由血管造影确诊,在尸检报告中占1%。随着二维超声心动图及经食管超声心动图的发展,房间隔膨出瘤的检出率升至4%;而在脑卒中患者中,检出率高达15%。根据房间隔膨出瘤突入左心房、右心房,以及在呼吸周期中的运动情况进行分类。采用经食管超声心动图可以最大限度地显示清楚,房间隔膨出瘤既可以持续膨大,突入右心房或左心房;也可以在呼吸周期中,在左右心房之间剧烈摇摆。

早在1985年就已经确定房间隔膨出瘤与体循环栓塞(包括脑栓塞)有关,并得到证实。栓子来自房间隔膨出瘤左心房面上所附着的纤维蛋白或血栓性物质。房间隔膨出瘤患者脑栓塞发病率随年龄增长而增加。年轻患者中,房间隔膨出瘤并非是脑栓塞的主要来源,但在70~80岁老年患者中,房间隔膨出瘤却常常成为脑栓塞重要病因。因为房间隔膨出瘤位于卵圆窝部位,所以常与卵圆孔未闭并存,成为合并反常性栓子的解剖学基础。据认为每次呼吸周期中,房间隔膨出瘤交替性膨入左心房或右心房,与房间隔压差瞬时反转相一致。

一般认为,房间隔膨出瘤摆动与体循环栓子脱落风险之间存在相关性。当房间隔膨出瘤是产生脑栓塞栓子的唯一来源时,最初的治疗是采用抗凝药和抗血小板药。如果治疗失败,尤其栓塞性脑卒中(不包括短暂性脑缺血发作)再发,则应手术切除房间隔膨出瘤。

(二)房间隔缺损及卵圆孔未闭

目前认为,与房间隔缺损或卵圆孔未闭有关的脑栓塞被称为反常性脑栓塞。所谓反常是指来自体循环静脉系统的栓子,通过房间异常交通(房间隔缺损或卵圆孔未闭)进入体循环动脉系统而导致脑栓塞。

反常性栓子形成的形态学和病理学基础是房间隔中部的交通如继发孔房间隔缺损或卵圆孔未闭,这是因为在某些特殊情况下,如腹压增高、咳嗽等,使来自下腔静脉血液通过房间交通进入左心房和体循环动脉系统造成栓塞。胚胎时期,来自母体的血液通过未闭的卵圆孔进入左心系统,而胎儿在体静脉回流入右心房的血液中,约1/3也可通过卵圆孔流入左心房和左心室,再次进入体循环,包括脑部。胎儿下腔静脉瓣的作用在于将下腔静脉血引向卵圆孔。发育良好的胎儿下腔静脉瓣在出生后持续存在,可继续将下腔静脉血引向房间隔中部;倘若存在心房间交通,血流将继续流入左心房和体循环,增加了反常性栓塞的发生率。隐源性脑卒中人群中,卵圆孔未闭的发病率高达40%~50%,而在一组985例正常心脏中的尸检研究中,卵圆孔未闭的总体发病率为是27.3%,随着年龄增长而进行性下降。30岁内为34.3%,40~80岁是25.4%,90~100岁降至20.2%。卵圆孔直径会随着年龄增长而增大,其平均大小在10岁以内是3.4 mm,而90~100岁则会增加到5.8 mm。

正常情况下,左心房压力略高于右心房,卵圆孔活瓣处于关闭状态。某些情况下,左右心房间的容量和压差出现暂时性改变,就可能导致反常性栓子流经未闭的卵圆孔进入体循环。瓦氏动作(Valsalva maneuver)时,右心房内的体循环静脉血突然增多,逆转了心房间压力关系,伴随右心房压短暂上升,心房间压差出现逆转,引起右向左分流。这是因为瓦氏动作时,右心房内的体循环静脉血突然增多,逆转了心房间压力关系。举起或推动重物、费力排便及剧烈反复咳嗽所引起的生理状况类似于瓦氏动作,均可逆转正常的心房间压差,并导致短暂的右向左分流。极少数情况下,在体位性低氧血症综合征的基础上,可能引发反常性栓塞,这一综合征被定义为经房间隔卵圆孔未闭,站立位时才发生右向左分流。

由上可知,诱发脑栓塞的因素很重要。首先,如果怀疑脑血管缺血的原因与跨卵圆孔未闭的右向左分流有关,询问病史时就应该包括一些特定的问题:确定发病之前的先兆条件,以期指导患者避免诱发因素。其次,做瓦氏动作时,常规采用心脏超声造影技术诊断。当患者使用镇静药时,无法令人满意地完成瓦氏动作,此时可采用吸气末正压通气,完成检查。经颅多普勒超声检查也要采用瓦氏动作,但多普勒探头应该放置在对侧颅骨紧邻颧弓的上方——大脑中动脉上方。

对于那些具有卵圆孔未闭并且瓦氏动作可诱发出右向左分流的患者,应该寻找其下肢来源的反常性栓子;而采用超声和阻力血流图进行诊断时,阳性率较低。而且,这些技术仅对下肢非常大的深静脉栓子敏感。静脉血管造影可清楚显示下肢静脉病灶,但属于有创性检查,患者会感觉不适,所以并不常用。其他罹患盆腔静脉血栓的患者可采用磁共振(MR)或计算机断层扫描(CT)行盆腔静脉成像术。有学者提出,体静脉循环中存在的纤维蛋白-血小板栓子能被肺脏溶解清除,而脑循环内缺乏明显的溶解系统,跨心房间交通进入脑循环的小栓子无法溶解,将导致缺血性脑卒中或短暂性脑缺血发作。

接受阿司匹林治疗后,与卵圆孔未闭相关的缺血性脑卒中复发率降低,每年约为0.6%;预防复发的最优治疗方案目前仍未确定。而合并房间隔膨出瘤时,脑卒中复发风险升高6倍。此外对于脑卒中风险来说,尚未证实的增效因素包括直径大的卵圆孔未闭、较多的生理性右向左分流及高凝状态。由于此前描述的身体动作可在心房间交通处产生短暂性右向左分流,避免用力排便、举起或推动重物或用力反复咳嗽,似乎可以降低卒中风险。鉴于致病血栓可能来源于下肢静脉,患者应避免长时间跪坐、盘膝坐和被动站立。

治疗方案选择抗血小板药、长期抗凝药、外科手术或经导管封堵卵圆孔未闭。在未经选择的卵圆孔未闭并发脑卒中的老年患者中,阿司匹林与华法林的效果相当;但对于反常性栓子,尤其是无高血压、隐源性浅表脑部区域栓塞引起的脑栓塞,华法林可能更为有效。

流行病学研究发现,尽管无法排除卵圆孔未闭与脑卒中首次发作之间的相关性,但在总人口中,卵圆孔未闭不是主要的危险因素。超过3 000万美国人患有卵圆孔未闭,但仅有1/1 000的人会发生"原因不明"的脑血管意外。合并房间隔膨出瘤明显增高了这一风险。目前为预防脑卒中而采取积极的卵圆孔未闭治疗方案应当仅限于短暂性脑缺血发作或缺血性脑卒中患者。详见相关章节。

(三) 先天性心脏瓣膜病

虽然几乎所有的心脏瓣膜可发生先天性病损,但临床上以肺动脉瓣狭窄、主动脉瓣狭窄、二尖瓣狭窄及二尖瓣脱垂最常见,其中二尖瓣狭窄、二尖瓣脱垂及主动脉瓣狭窄与脑栓塞发生密切相关。

1. 二尖瓣脱垂

二尖瓣脱垂(mitral valve prolapse)是一种较常见的先天性心脏瓣膜病,主要病理改变是二尖瓣黏液样退行性变,可累及瓣叶和腱索,表现为瓣叶增大、增厚、冗长;通常前后瓣叶均可受累,但以后叶受累更多见;腱索可出现松弛延长、变薄、纤维化甚至断裂,可合并钙化;有时心房壁、二尖瓣、左室连接部位有先天性缺陷或分离,也可导致二尖瓣活动度过大。多数二尖瓣脱垂患者合并二尖瓣关闭不全,是临床上除风湿外导致二尖瓣关闭不全的重要病因。

导致二尖瓣关闭不全的二尖瓣脱垂患者,所产生的病理生理改变与风湿性二尖瓣关闭不全相似,且并发感染性心内膜炎、心律失常(房颤等)及脑栓塞等并发症,严重者可致猝死。既往研究显示,45岁以下的二尖瓣脱垂患者脑栓塞发生率可达40%。1976年,Barnett等率先报道了12例二尖瓣脱垂患者发生了短暂脑缺血发作或非进展性缺血性脑卒中,因这些患者年轻、没有脑动脉粥样硬化的确切证据、无高血压病史及凝血功能障碍等,故认为其发生与二尖瓣脱垂有关。之后,欧美等国学者先后报道了二尖瓣脱垂患者发生缺血性脑卒中的病例,二尖瓣脱垂与脑卒中的关系成为热门话题。虽然后来有学者提出质疑,但近年的研究仍支持二尖瓣脱垂与缺血性脑卒中发生有关。

近来研究认为,二尖瓣黏液瘤样退变、瓣膜冗长、室上性心律失常是二尖瓣脱垂患者发生卒中的危险因素。其中:①中-重度二尖瓣反流、左室射血分数<50%,属高危因素。②轻度二尖瓣反流、房颤、年龄>50岁,左房扩大,属中危因素。③左室收缩功能下降、中-重度二尖瓣反流者,较射血分数正常及轻-中度二尖瓣反流者死亡率更高。

有关二尖瓣脱垂与脑栓塞的详细情况参见本书第29章。

2. 先天性二尖瓣狭窄

先天性二尖瓣狭窄是一种罕见的先心病,占先心病总数的 0.21% ~ 0.42%。根据解剖特点一般分为三型:①瓣膜发育异常;②瓣上狭窄环;③降落伞样二尖瓣。二尖瓣瓣上狭窄环是邻近二尖瓣上方有一环形纤维膜组织围绕中间有一小孔,隔膜周边距二尖瓣环很近,有的甚至就附着在瓣环上。

先天性二尖瓣狭窄的病理生理改变与风湿性二尖瓣狭窄相同,因二尖瓣口狭窄使舒张期血液充盈左心室受限,血液在左心房内淤积,进而导致左心房扩大及肺循环淤血,晚期可发生肺动脉高压与右心衰竭。因此,先天性二尖瓣狭窄患者一样可以发生房颤、左心房及左心耳血栓形成,成为心源性脑栓塞的重要原因。详见本书相关章节。

(四)其他非紫绀型先心病

(1)心肌致密化不全:是一种以心室内异常粗大的肌小梁和交错的深隐窝为特点的先天性心肌病。由于众多小梁形成和小梁间隙的存在,血流在流经该病变区域时速度缓慢,易于形成涡流,容易在该区域形成附壁血栓,脱落后可造成脑栓塞的发生;在合并房颤或心功能不全等高危因素时,尤易发生。

(2)三房心:心脏结构异常可导致心内血流速度发生变化,导致血栓形成,如三房心。三房心是一种罕见的先心病,其特征是一肌性膜结构将左心房分成两个部分,即与四支肺静脉相连的副房和与左心耳和二尖瓣相连的主房。由于肌性膜结构的阻挡作用,患者表现为类似二尖瓣狭窄症状,使得副房血流受阻,血流速度明显下降,副房扩大,其内血流紊乱,形成涡流,易于形成血栓,增加脑卒中的发生率。

(3)先心病患者由于心腔内压力变化或慢性缺氧,其心肌尤其是心房肌可出现各种病理性改变,如心房扩大,心房肌纤维化,异常电重构,类似于二尖瓣病变时左心房心肌改变,易并发各种心律失常,尤其是合并房颤或心房扑动时,心腔内极易形成附壁血栓,血栓脱落可导致脑栓塞的发生。

五、感染性栓子相关性脑栓塞

先心病患者常伴发感染性心内膜炎,细菌性赘生物脱落可随血流经心内异常通道进入脑动脉(特别是紫绀型先心病),除引起动脉栓塞的临床表现外,尚可继发脑脓肿与脓毒性脑动脉瘤,使病情更加严重及复杂化,应引起临床高度重视。

(一)脑脓肿

1814 年 Farre 首次提出脑脓肿与先心病之间存在因果关系,随后 Ballet 证实了这一关系。但在 20 世纪前 50 年内,极少有患者在生前诊断出脑脓肿。1951 年发表的一篇关于尸检的大样本量综述,证明了脑脓肿与先心病之间存在关联。紫绀型先心病患者中,死后证实发生脑脓肿者约占 2%。如果紫绀型先心病患者出现长期头痛、局部神经定位体征、癫痫以及发热,应该高度怀疑脑脓肿的可能。

发生脑脓肿必须具备两个条件:①细菌侵入脑循环。②局部脑组织具有易损性。紫绀型先心病患者具备这两个先决条件。右向左分流通常让血液中的细菌绕开肺循环,直接进入体循环,并侵入脑循环。无症状的无菌性反常性脑栓子或脑软化容易导致局部脑组织受损,形成局部易损区,为细菌感染创造条件,偶然发生的脑部菌血症最终可以在易损区形成脑脓肿。不过,实际临床工作中常需要在 CT 或磁共振立体定向引导下行脓肿穿刺引流,穿刺取得标本行培养和药敏试验,有针对性选择抗生素。

(二)脓毒性脑动脉瘤

脓毒性脑动脉瘤亦称脓毒性动脉瘤,或是细菌性动脉瘤。这些动脉瘤通常来源于感染性心内膜炎在体循环中产生的栓子。紫绀型先心病患者在心内和大血管分流处异常高速血流可损伤心内膜及大血管内膜,在内皮损伤(如高速血流喷射损伤或心脏结构缺损的低压侧面)后,可形成无菌性血小板纤维素血栓——即无菌性血栓性心内膜炎,栓子可在血流冲击下脱落,进入动脉系统可出现心源性脑栓塞。在机体免疫力下降或进行某些医疗操作(如牙科操作、消化道内窥镜检查等)时,可发生短暂菌血症时,血栓可成为细菌黏附点,引发感染性心内膜炎,含有微生物的赘生物脱落后进入中枢神经系统可出现颅内感染。

感染性心内膜炎患者合并局灶性神经系统定位体征或脑膜炎时,应该行脑血管造影检查。一旦确诊是感染性动脉瘤,就要应用个体化多方案治疗。患者动脉瘤尚未破裂时,最初可能仅需要使用抗生素,并进行持续监测。动脉瘤破裂的患者尚未产生血肿占位效应时,可行血肿清除术;未累及重要部位时,还可采用血管内治疗封堵载瘤动脉或以弹簧圈栓塞动脉瘤本身。如果血肿需要减压或动脉瘤血管供应大脑重要部位时,需要施行神经外科手术。

六、先心病外科手术相关性脑栓塞

外科手术修补或矫正心内畸形是治疗先心病的根本措施,特别是复杂性先心病。由于多数先心病患者手术是在体外循环下进行,且心腔或大血管要较长时间暴露,期间不同栓子(气栓、脂肪栓、血凝块或组织碎屑等)可能会进入体循环,引发脑栓塞。

(一)先心病外科手术的特殊性

(1)绝大多数患者需在体外循环下完成手术操作,故易发生与体外循环相关性脑栓塞。

(2)手术需切开心腔或大血管进行修复,使心腔或大血管腔直接与外界相通,不同栓子可直接进入体循环,导致脑栓塞。

(3)部分先心病患者需要植入异物,如各种补片、人造血管、人工瓣膜等。如术中肝素应用不足或术后抗凝治疗强度不够,可导致人工材料相关性血栓形成,脱落后可导致脑栓塞。

(二)常见栓子

(1)组织栓子:如心脏手术切开胸骨时,体内骨和肌肉碎片入血循环;切开心包、心肌等组织导致脂肪细胞释放入血循环形成脂肪栓子;其他尚包括纤维蛋白、血小板、白细胞、红细胞凝聚物等。

(2)异物栓子:心脏手术中所用物品及体外循环装置物品皆可产生异物栓子。如胸骨劈开后止血用的骨蜡、外科止血用微纤维胶原及缝线、用于矫正心内畸形的人工材料等均可成为异物栓子。

(3)气体栓子:包括微栓和大气泡栓子,主要来自体外循环管路及心内排气不彻底。

(三)发生原因

(1)外科手术操作相关性因素:①主动脉插管或拔管、体外循环开始转流、放置或打开主动脉阻断钳、心室引流或心腔开放的手术。②主动脉根部的操作,包括分离、荷包、插管、阻断及上侧壁钳等操作,均可能引起斑块脱落。

(2) 与体外循环操作相关的因素:①从体外循环回路中经四联三通管快速加入含有大量气体的药品、液体,抽取血标本等操作,有可能增加回路中的气栓数量。②温度差是产生气栓的重要原因,氧气在 30 ℃ 水中溶解度为 2.6%,在 0 ℃ 时的溶解度则为 4.9%,所以当复温时,血温与水温温差超过 10~15 ℃,气体可从血中释放形成气栓,因此体外循环时间越长,栓塞形成的风险也就越增加。

(3) 患者疾病自身因素:存在左右异常交通的先心病患者,如右心压力高于左心压力时,右心内的气体可通过异常交通进入左心,在体循环系统造成栓塞(脑栓塞)。

(4) 自体血回输与吸引:①直接回输从心内吸引中回收的术野血液,导致术野血液中的气泡回输入体内。②心内直视手术中吸引时,气体与血液混合搅拌,这些气泡不仅较大而且主要由不易吸收的氮气组成,造成较大气泡和血液的损伤。③大量和强力的吸引可导致血液的损伤,引起细胞凝集,增加气栓和栓塞的危险。

(四) 防治措施

(1) 术者操作仔细、动作轻柔。对有左房血栓或黏液瘤的患者,术中应仔细行心腔内冲洗。由于延长体外循环时间将明显增加栓塞风险,故术者应加强手术技巧训练,缩短手术时间。

(2) 体外循环耗材的改进:已有研究证实改进体外循环器械的措施可以减少术中栓塞发生,故在行体外循环时不使用鼓泡式氧合器,而改用膜式氧合器和使用心内吸引管路滤器。此外,要做好体外循环管路设计,而肝素涂层管道对减少栓塞的发生具有重要意义。

(3) 合理使用相关辅助检查手段:①经食管超声心动图(TEE)的应用:术中在经食管超声心动图监测下仔细心内排气,在气栓形成高峰时间(如开放升主动脉和快速心内还血时)减少体外循环流量,使脑血流占全身血流的比例减少,可有效地减少脑气体栓塞的发生率。②经颅多普勒超声技术的应用:经颅多普勒(TCD)可监测脑血流的速度和方向,可检测出因插管位置不当或其他原因所致的急性脑血流下降,并能持续监测脑血流中的栓子,且可及时对栓子进行定性和定量分析。

(4) 加强术后抗凝治疗:对于置换人工瓣膜的先心病患者术后应按指南要求进行抗凝治疗,最常用的药物是华法林。具体用法及检测详见有关章节。

七、先心病介入治疗相关性脑栓塞

随着先心病介入治疗器材的不断改进与介入治疗技术的不断提高,既往许多需要开胸手术治疗的先心病,如动脉导管未闭、房间隔缺损、室间隔缺损、肺动脉瓣狭窄、冠状动脉瘘及肺动静脉瘘等,均可通过介入治疗手段获得根治,且其临床疗效与安全性也已得到公认。但由于先心病介入治疗适应证掌握不好、介入治疗器材选择不当及手术医生操作技术与经验不足等原因,使先心病介入治疗术中及术后仍有不同程度的并发症发生。本节仅就先心病介入治疗相关性脑栓塞的发生原因与防治措施作一阐述。

(一) 常见原因

(1) 介入操作术中未抗凝或抗凝不充分:绝大部分左心-动脉系统的介入诊疗操作时都需要肝素抗凝,有时术者忘记使用肝素或肝素用量不足,容易造成血液在导管内或导丝上形成血凝块,血凝块脱落进入脑动脉造成脑栓塞。

(2)介入操作引起原有血栓、赘生物及其他组织碎片脱落:左心房或左心室内术前就有血栓形成,或左房黏液瘤形成;或右心系统术前存在有血栓,存在房间隔缺损或卵圆孔未闭;或有二尖瓣、主动脉瓣存在赘生物。在上述部位操作时,如果操作不规范,动作粗暴就容易造成斑块、血栓、赘生物或其他组织碎片的脱落,进入脑动脉造成脑栓塞。

(3)术中导管、导丝、介入器材冲洗、排气不规范:先心病介入诊疗中要经常用注射器排气,用肝素盐水冲洗导管、导丝等器材;先心病各种封堵器在装载后也需要多次排气、冲洗,以减少气栓或血栓形成的可能。若操作不规范,导管或器材内容易形成血栓,操作时造成栓子脱落,入脑动脉造成脑栓塞。

(4)介入诊疗操作中产生的各种医源性栓子:主要包括:①二尖瓣、主动脉瓣球囊扩张术导致的瓣膜撕裂造成的组织碎屑。②弹簧栓子等介入器材的脱落造成异位栓塞等。

(二)防治措施

(1)术前准备要充分:先心病介入诊疗操作前要详细了解病史及临床检查结果,如有无左心房、左心室血栓形成,有无心内黏液瘤,瓣膜有无赘生物等。

(2)介入诊疗操作规范、动作轻柔:①介入诊疗操作术中要经常冲洗导管、导丝,并注意排气。②对于置入封堵器等器材者,体外排气要充分。③术中抗凝要充分,术后抗凝和抗血小板药物治疗要规范。

(3)介入器械的选择要合理:术者要充分了解不同器械的特点,并合理选择。如管径越细的导管因流通性较差导管内更容易形成血栓,亲水的泥鳅导丝较普通导丝而言不易附着血栓,在选择时应加以注意。

(4)掌握操作技巧、合理使用保护装置:①将输送鞘管尾端置于水中操作可避免部分介入诊疗操作中空气栓塞的发生。②尽量减少在左心-升主动脉-主动脉弓部位的进行介入性操作,提高操作技术熟练程度,减少介入诊疗操作时间,能有效减少栓子脱落的风险。③主动脉弓或颈动脉远端保护装置的使用可有效保护症状性脑栓塞的发生,但成本较高。

(张 坡 朱鲜阳)

参考文献

[1] Weiss BM, Hess O. Perioperative cardiovascular evaluation for noncardiac surgery: congenital heart diseases and heart diseases in pregnancy deserve better guidelines. Circulation, 1997, 95(2): 530-531.

[2] 朱鲜阳,张玉威,韩秀敏,等. 先天性心脏病门诊患者的分布特征. 心脏杂志,2012,24(5):596-599.

[3] Cheng HH, Wypij D, Laussen PC, et al. Cerebral blood flow velocity and neurodevelopmental outcome in infants undergoing surgery for congenital heart disease. Ann Thorac Surg, 2014, 98(1): 125-132.

[4] Hoffmann A, Chockalingam P, Balint OH, et al. Cerebrovascular accidents in adult patients with congenital heart disease. Heart, 2010, 96(15): 1223-1226.

[5] Garla V, Pino E, Coulon R, et al. Acute ischemic stroke in a 19 month old following minor head trauma: case report and review of the literature. W V Med J, 2014, 110(3): 20-21.

[6] Erwin JP, Otto CM. Infective endocarditis: old problem, new guidelines and still much to learn. Heart,

2014, 100(13): 996-998.

[7] Frendl G, Sodickson AC, Chung MK, et al. 2014 AATS guidelines for the prevention and management of perioperative atrial fibrillation and flutter for thoracic surgical procedures. J Thorac Cardiovasc Surg, 2014, 148(3): e153-193.

[8] 朱鲜阳. 常见先天性心脏病介入治疗中国专家共识. 介入放射学杂志, 2011, 20(1): 3-9.

[9] Bronicki RA, Herrera M, Mink R, et al. Hemodynamics and cerebral oxygenation following repair of tetralogy of Fallot: the effects of converting from positive pressure ventilation to spontaneous breathing. Congenit Heart Dis, 2010, 5(5): 416-421.

[10] Geva T, Frand M, Benjamin P, et al. Cerebral embolization from an inferior vena cava thrombus in tetralogy of Fallot. Pediatr Cardiol, 1990, 11(1): 44-46.

[11] Aryal MR, Pradhan R, Pandit AA, et al. A "teapot" atrial septal aneurysm with spontaneous thrombus in an asymptomatic patient. Circulation, 2013, 128(21): e409-410.

[12] Apostolidou I, Sundarbose K, Richards SL, et al. Perioperative stroke arising from the interplay of patent foramen ovale, atrial septal aneurysm, and right diaphragm paralysis during endoscopic surgery. J Clin Anesth, 2013, 25(6): 516-518.

[13] Ring L, Rana BS, Wells FC, et al. Atrial function as a guide to timing of intervention in mitral valve prolapse with mitral regurgitation. JACC Cardiovasc Imaging, 2014, 7(3): 225-232.

[14] Collison SP, Kaushal SK, Dagar KS, et al. Supramitral ring: good prognosis in a subset of patients with congenital mitral stenosis. Ann Thorac Surg, 2006, 81(3): 997-1001.

[15] Stollberger C, Blazek G, Dobias C, et al. Frequency of stroke and embolism in left ventricular hypertrabeculation/noncompaction. Am J Cardiol, 2011, 108(7): 1021-1023.

[16] Spengos K, Gialafos E, Vassilopoulou S. Ischemic stroke as an uncommon complication of Cor triatriatum. J Stroke Cerebrovasc Dis, 2008, 17(6): 436-438.

[17] Niwa K, Nakazawa M, Tateno S, et al. Infective endocarditis in congenital heart disease: Japanese national collaboration study. Heart, 2005, 91(6): 795-800.

[18] Mohanty SR, Airan B, Bhan A, et al. Adult cyanotic congenital heart disease: surgical experience. Indian Heart J, 1999, 51(2): 186-192.

[19] Chow CK, Amos D, Celermajer DS. Cerebrovascular events in young adults after surgical repair of tetralogy of Fallot. Cardiol Young, 2005, 15(2): 130-132.

[20] Tsivgoulis G, Stamboulis E, Sharma VK, et al. Safety of transcranial Doppler "bubble study" for identification of right to left shunts: an international multicentre study. J Neurol Neurosurg Psychiatry, 2011, 82(11): 1206-1208.

[21] Liu XY, Wong V, Leung M. Neurologic complications due to catheterization. Pediatr Neurol, 2001, 24(4): 270-275.

第三十八章 感染性心内膜炎与脑栓塞

感染性心内膜炎(infective endocarditis)是由细菌、真菌和其他病原微生物循血行途径引起心内膜、心瓣膜或邻近大动脉内膜感染并伴赘生物形成的一组疾病,其年发病率为(3~9)/10万。既往研究表明:不同时期、不同的治疗策略直接影响着感染性心内膜炎患者的预后。在抗生素应用之前,感染性心内膜炎是一致命性疾病,死亡率几乎100%。20世纪40年代青霉素的临床应用,使感染性心内膜炎后预后得到了极大改善。近十多年来,由于外科手术适应证不断扩大,使感染性心内膜炎的治疗进入早期外科手术时代。尽管对大多数患者来说,侵入性治疗对挽救生命和根治感染是至关重要的,但由于缺乏大规模临床随机对照研究,外科手术的有效性仍有争议。因此,有关感染性心内膜炎的诊断与治疗仍是目前临床所面临复杂与疑难问题之一。

临床研究显示,20%~40%的感染性心内膜炎患者可同时出现神经系统并发症,包括:缺血性卒中、短暂脑缺血发作(TIA)、颅内出血、细菌性动脉、脑膜炎、脑脓肿以及中毒性脑病,其中脑栓塞占神经系统并发症的50%~80%。心源性赘生物迁移引起的栓塞事件是感染性心内膜炎常见并发症,发生率为13%~50%,而绝大多数栓塞事件会累及大脑,引起脑栓塞,尤其在赘生物>10mm以及金黄色葡萄球菌感染时容易发生,显著影响患者预后,增加患者死亡率。本章就感染性心内膜炎与脑栓塞的相关问题作一系统介绍。

一、流行病学

近年来,感染性心内膜炎流行病学趋势发生了新变化,主要表现在以下几个方面:

(1)患者发病年龄逐渐增加:既往已有瓣膜病史的年轻成人易患此病,如今老年人感染性心内膜炎患病率明显增加,其中70~80岁老年人年发生率达14.5/10万。

(2)基本心脏病病因在发生改变:从基础心脏病病因构成看,风湿性心脏病逐年递减(<20%),约50%老年患者基础病因是退行性瓣膜病(特别是退行性主动脉瓣狭窄),先天性心脏病(简称先心病)约占15%。

(3)致病菌谱有所变迁:血培养阳性的感染性心内膜炎80%~90%由葡萄球菌、链球菌和肠球菌引起。口腔链球菌大多引起亚急性、青霉素敏感的感染性心内膜炎。肠球菌是老年患者和医疗操作相关性感染性心内膜炎的主要致病菌。肺炎双球菌和β-溶血性链球菌尤其在衰弱人群中更易导致感染性心内膜炎。凝固酶阴性葡萄球菌不仅引起人工瓣膜感染性心内膜炎和自体瓣膜感染性心内膜炎,还引起器械相关感染性心内膜炎。革兰阴性杆菌感染性心内膜炎占发病总数的5%~10%。真菌性感染性心内膜炎发病率<1%。

(4)地域差异明显:在美国慢性透析、糖尿病、有创性操作已成为与葡萄球菌性感染性心内膜炎发生高度相关的三大因素;美国明尼苏达州1970-2006年资料显示女性感染性心内膜炎患者增多。在日本致病菌以链球菌属为主,没有出现耐青霉素菌株,对甲氧西林耐药性患者的预后比对甲氧西林敏感的患者预后差,发生感染性心内膜炎的危险因素有血液透析、外科手术、心脏介入诊疗和医院内感染。此外,不同国家对感染性心内膜炎的治疗方式也存在明显差异,如瑞士感染性心内膜炎的外科治疗率最高。

(5)感染性心内膜炎性更加受到重视:文献报道感染性心内膜炎脑栓塞的发生率为19%~73%,产生变异的主要原因在于患者人群选择的差异及是否常规采用影像学检查系统筛查神经系统。60%的脑栓塞发生于起病后 1 周内,70%发生于起病后 15 d 内。感染性心内膜炎脑栓塞的总体死亡率约 20%,较单纯感染性心内膜炎患者高 2 倍。

二、分类

2009 年欧洲心脏病学会(ESC)发布的"感染性心内膜炎预防、诊断与治疗指南"(简称2009 年 ESC 指南)提出了感染性心内膜炎分类新方法。

(一)根据感染部位及是否存在心内异物分类

(1)左心自体瓣膜感染性心内膜炎(left-sided native valve infective endocarditis)。

(2)左心人工瓣膜感染性心内膜炎(left-sided prosthetic valve infective endocarditis)。其中瓣膜置换术后 1 年内发生的心内膜炎称为早期人工瓣膜感染性心内膜炎,手术 1 年后发生的心内膜炎称为晚期人工瓣膜感染性心内膜炎。

(3)右心感染性心内膜炎。

(4)植入器械相关性感染性心内膜炎(包括植入心脏起搏器及体内自动除颤器导线等,可伴有或不伴有心脏瓣膜受累)。

(二)根据感染方式分类

(1)医疗保健相关性感染性心内膜炎:包括院内感染和非院内感染。院内感染性心内膜炎是指入院 48 h 后出现感染性心内膜炎的症状和体征;非院内感染性心内膜炎是指入院 48 h 内出现感染性心内膜炎的症状和体征,且该患者进行了以下医疗保健:①感染性心内膜炎发生前 30 d 内进行了家庭护理、静脉药物治疗、血液透析或静脉化疗等。②感染性心内膜炎发生前 90 d 内曾入院,并使用急救设备。③居住在康复中心或长期使用保健仪器。

(2)社区获得性感染性心内膜炎:患者不满足医疗保健相关性感染性心内膜炎的标准,且在入院 48 h 内出现感染性心内膜炎症状和体征者。

(3)静脉药瘾者感染性心内膜炎:患者经常应用静脉注射药物、且无其他感染途径者。

(三)活动性感染性心内膜炎

存在以下情况者可诊断为活动性感染性心内膜炎。①患者持续发热且多次血培养阳性;②手术时发现活动性炎症病变;③患者仍在接受抗生素治疗;④存在活动性心内膜炎的组织病理学证据。

(四)感染性心内膜炎复发与再感染

(1)复发:指首次发病后 6 个月内由同一微生物引起的心内膜炎再次发作。

(2)再感染:指不同微生物引起的感染,或首次发病 6 个月后由同一微生物引起的心内膜炎再次发作。

三、病因与发病机制

(一)病因

感染性心内膜炎的病原微生物类型近些年来已发生了明显的改变,过去主要为草绿色链球菌,多见于明确诊断为瓣膜疾病(大多数为风湿性)的年轻患者。近些年来,葡萄球菌、革兰阴性杆菌、厌氧球菌、肠球菌等所致的感染性心内膜炎呈增加趋势,尤其好发于相关医疗操作后的老年患者、无明确瓣膜疾病史的患者及人工瓣膜置换术后患者。金黄色葡萄球菌是近年来发病率增长最快的感染性心内膜炎致病菌,尤其在静脉毒瘾者、人工瓣膜感染性心内膜炎、慢性血液透析、糖尿病、心内装置等患者。

(二)发病机制

正常的瓣膜内皮对进入血液循环中的致病微生物有抵抗能力,可被机体的防御机制所清除。而心血管器质性病变导致的血流紊乱、电极或心内植入装置、炎症等因素均可诱导内皮损伤,内层胶原暴露,血小板、红细胞、白细胞和纤维蛋白聚集,从而为病原微生物的侵入创造了条件。反复发生的菌血症可使机体循环中产生抗体如凝集素,使病原体在损伤部位黏附而与上述的各种成分一起形成赘生物。赘生物成为病原菌的庇护所,其内的细菌受到保护,逃离宿主防御机制的防卫,并通过血小板-纤维素聚集而逐渐增大,使瓣膜破坏加重。

赘生物破裂时,碎片脱落导致栓塞,细菌释放入血液产生菌血症和转移性播种病灶。栓塞可发生于所有动脉,包括大脑动脉、冠状动脉、肺、脾、小肠及远端肢体。当整个赘生物或碎片脱落至大脑循环,阻塞局部脑血管,则形成脑栓塞,70%~90%的颅内栓塞事件位于大脑中动脉区域。感染性心内膜炎合并脑栓塞时,绝大多数病变位于左心系统。但当存在心内分流(如卵圆孔未闭、房间隔缺损、室间隔缺损、功能单心室、其他复杂先天性心脏病)时,三尖瓣或肺动脉瓣上等右心系统的赘生物也可脱落至左心系统,从而引发脑栓塞,称之为反常栓塞,其发生率约18%,在儿童患者中更为多见。

四、临床表现

感染性心内膜炎是一复杂疾病,临床表现主要取决于:①心脏内感染的局部破坏作用。②无菌或化脓性赘生物碎片引起远处的栓塞或感染。③持续菌血症导致远处血源性种植。④对感染细菌的抗体反应,免疫复合物或抗体-补体沉积物与组织中沉积的抗原相互作用引起的组织损伤。主要表现是发热、纳差、体质量减轻、血管栓塞及心脏杂音等改变,但目前只有少数感染心内膜炎病例以经典的不明原因发热为特征。

(一)非特异性症状与体征

(1)发热:是感染性心内膜炎最常见的症状和体征,一般呈中等程度发热或弛张热。任何不明原因发热超过1周者都要考虑该病的可能,特别是近期有医疗操作病史的患者。

(2)心脏杂音:80%~85%的自体瓣膜心内膜炎患者可出现新的杂音或原有心脏杂音性质与强度改变;但三尖瓣感染性心内膜炎患者,则很少闻及明显杂音。

(3)血栓栓塞征和血管炎:是第三位常见症状和体征,包括脾大、肉眼血尿等。但典型的外周表现已较少见[8]。外周表现包括:①甲床近端指(趾)甲下裂开出血。②球结膜、口腔黏膜、软腭以及肢端淤斑。③Osler小结:红色、直径2~15 mm、有压痛、柔软的皮下结节,常常出现在手掌或足底,对诊断无特异性。④Janeway结节:位于手掌及足底无触痛小红斑或紫红色斑点,为化脓性栓塞引起。⑤Roth点:是化脓性栓塞引起的椭圆形黄斑出血,特点是在白色区域中央出现的红色视网膜出血点。⑥蓝指(趾)综合征:是由小的赘生物碎片栓塞末梢导致的四肢末端缺血性表现,受累手指或脚趾起初有触痛和发绀,一般不留后遗症,少数病例可造成小块的组织缺失,甚至发生干性坏疽。

(二)心脏症状和体征

(1)原因不明的心力衰竭:对于缺乏心脏病史的年轻患者一旦出现活动后心累气急、肺部啰音、水肿等心力衰竭的临床表现,应考虑感染性心内膜炎的可能,特别是伴发热、心脏杂音、外周栓塞等典型临床表现者。

(2)心包炎:是感染性心内膜炎较少见的并发症,但有时可成为主要临床表现。其发生多以脓肿形式从瓣环侵犯到邻近心肌,再侵袭至心包区域造成化脓性心包炎。若瘘道使心内血液流入心包腔,可发生急性心包压塞,死亡率极高。发生在心腔和大血管间的瘘道可导致血流动力学改变;主动脉瓣膜心内膜炎可侵犯房室结造成完全性房室传导阻滞等。

(3)人工瓣膜心内膜炎:人工瓣膜心内膜炎通常发生在吻合口甚至生物瓣上,常导致人工瓣膜和瓣环之间沿缝线形成脓肿,造成瓣周漏、部分或完全瓣膜裂开。此外,形成的赘生物可部分或完全损害机械瓣叶的自由运动,导致严重的瓣膜反流或发生瓣膜口阻塞。

(三)脏器栓塞表现

(1)肺栓塞:右心感染性心内膜炎(多见于静脉药瘾者)最常见的并发症是肺栓塞,主要原因是三尖瓣上细菌性赘生物反复脱落,栓子堵塞肺动脉及其分支,引起单一或多发的肺栓塞。主要症状是突发的呼吸困难、胸痛、咳嗽、咯血等。

(2)脑血管意外:脑卒中是感染性心内膜炎常见的临床表现,主要病因是心脏赘生物脱落,导致感染性或血栓性栓塞。此外,动脉壁迁徙性感染还可导致真菌性动脉瘤和脑脓肿。可出现中枢神经系统症状和体征,诸如:言语不清、运动不灵、眩晕、饮水呛咳、视物模糊,甚至昏迷、大小便失禁等。不少感染性心内膜炎合并脑栓塞患者以神经系统症状体征为主诉入院。

(3)肾动脉栓塞:赘生物脱落栓塞肾动脉可导致肾梗死,表现为肉眼血尿及腰痛等;金黄色葡萄球菌性心内膜炎尚可引起肾脓肿、弥漫性肾盂肾炎、肾小球和肾小管出血及局灶性或弥漫性肾小球肾炎等,最后导致肾功能衰竭。

(4)其他外周动脉栓塞:脾动脉栓塞可出现突发左上腹痛,脾大、脾区摩擦音;肠系膜动脉栓塞可表现为突发剧烈腹部疼痛,腹膜刺激征;肢体动脉栓塞可导致受累肢体疼痛、苍白、发凉、脉搏消失;视网膜中心动脉栓塞可引起偏盲或突然失明。

五、辅助检查

(一)超声心动图

超声心动图可实时观察心脏瓣膜结构与功能、良好显示心内膜及评估继发血流动力学变化,已成为诊断感染性心内膜炎的最佳影像学方法。因此,当临床怀疑感染性心内膜炎时,应尽早进行经胸超声心动图(TTE)和经食管超声心动图(TEE)检查。超声心动图诊断感染性心内膜炎主要影像学标准是"赘生物、脓肿及人工瓣出现新的瓣周裂隙"。

(1)赘生物:超声心动图是检测心脏瓣膜赘生物的最佳方法。TTE 的检测心脏瓣膜赘生物的敏感性是 40% ~ 63%;其中对直径 <5 mm 的赘生物敏感性只有 25%,对直径 6 ~ 10 mm 的赘生物敏感性达 70%,对直径 >10 mm 的赘生物敏感性为 100%。下列因素可导致 TTE 检测赘生物敏感性下降:①瓣膜退行性变或黏液瘤。②腱索断裂。③类风湿疾病。

④抗磷脂综合征。⑤植入心脏起搏器电极或其他心内装置。虽然 TEE 对诊断心内装置赘生物高度敏感,未发现赘生物时诊断感染性心内膜炎的阴性预测值高达 86%~97%;但 TEE 检查结果阴性也不能完全排除感染性心内膜炎的诊断。

(2)脓肿:脓肿多见于主动脉瓣瓣周,主要由主动脉瓣感染引起;二尖瓣感染引起脓肿者少见,散发于心肌组织中的脓肿更为罕见。当感染扩散到瓣环或心肌,形成菌落聚集,脓肿未充分液化前,在超声心动图上表现为某部组织厚度增加,内部回声减低或呈不均匀状。但由于缺乏瓣周组织厚度的正常值,在此阶段如脓肿范围不大,"组织厚度"改变程度较轻者,不易作出瓣周脓肿的明确诊断。随着脓肿逐渐液化,脓肿回声逐渐减低直至形成无回声腔隙,超声心动图才有可能作出判断。

(3)新出现的瓣周裂隙:新出现的瓣周反流或原有反流增加是诊断感染性心内膜炎的一个重要标准。人工主动脉瓣周围出现的反流易被 TTE 发现,而人工二尖瓣周反流需要行 TEE 检查。

虽然 TEE 敏感性及特异性均较高,但检测方法复杂,故主要用于以下情况检测:①临床高度怀疑感染性心内膜炎,但 TTE 检查结果阴性时。②TTE 影像质量差时。③有人工瓣膜或心内装置时。对于植入心内装置、人工瓣膜、既往有严重心脏间隔缺损、赘生物小或未发现赘生物者,TTE 及 TEE 有时均不能确定诊断,此时可考虑行 3D-TEE 检测。有研究显示 3D-TEE 对精确判断和定位赘生物,发现脓肿、瓣膜穿孔及腱索断裂比 2D-TEE 能提供更多诊断信息。2009 年 ESC 指南更加强调了超声心动图检查的重要性(表 38-1)。

表 38-1 2009 年 ESC 指南推荐超声心动图检查的作用

推荐使用	推荐等级	证据水平
1. 诊断		
(1)对于可疑感染性心内膜炎,TTE 作为一线影像学检查	I	B
(2)TEE 用于临床高度怀疑感染性心内膜炎、但 TTE 检查正常者	I	B
(3)临床怀疑感染性心内膜炎、检查结果阴性,7~10 d 后复查 TTE/TEE	I	B
(4)TEE 有较高的敏感性和特异性,TTE 阳性患者仍推荐 TEE,特别有助于脓肿诊断和赘生物大小的识别	IIa	C
(5)TEE 不推荐用于低度可疑感染性心内膜炎、且 TTE 检查结果阴性者	III	C
2. 治疗中随访		
(1)一旦有可疑新发并发症,立即重复 TTE/TEE 检查	I	B
(2)无并发症感染性心内膜炎患者随访中应复查 TTE/TEE,以便发现无症状的并发症,监测赘生物大小变化	IIa	B
3. 术中超声检查		
推荐所有需要手术的感染性心内膜炎患者使用	I	C
4. 治疗后随访		
推荐 TTE 在抗生素治疗结束后评价心脏和瓣膜的形态功能	I	C

(二) 血培养

连续血培养阳性结果是诊断感染性心内膜炎的最基本方法,并可通过药物敏感试验指导抗生素的使用。因此,传统的血培养在感染性心内膜炎的病因学诊断和指导抗生素治疗方面是必不可少的。但一次血培养阳性应谨慎确立感染性心内膜炎的诊断,特别是在有可能"污染"的情况下,如凝固酶阴性葡萄球菌或棒状杆菌污染等。

血培养的注意事项:①尽可能在抗生素治疗前留取血培养标本(动脉血标本与静脉血标本培养阳性率无差异)。②采集血培养标本时应严格无菌操作技术,不从静脉留置针或导管中取血。③对可疑急性感染性心内膜炎患者,在开始经验性使用抗生素治疗前,于 5 ~ 10 min 内抽取 2 ~ 3 份血培养标本。④对于可疑亚急性感染性心内膜炎患者,间隔 30 min 至 1 h 抽取 3 份血培养标本,若这些标本 24 h 时均为阴性,则需再抽取 2 份血培养标本。⑤成人每份血培养标本抽血 10 ~ 20 ml,婴儿和儿童至少抽取 0.5 ~ 5 ml。⑥每份血培养标本应该分别注入到两个培养瓶中。⑦若所有血标本培养 5 d 后均为阴性,而临床仍怀疑感染性心内膜炎者,可将血标本传代至巧克力平板继续培养。⑧对于怀疑感染性心内膜炎患者,外科手术取出的血栓或赘生物要进行组织学检查或血培养。

(三) 多排螺旋 CT 与 PET – CT

(1) 多排螺旋 CT:对诊断感染性心内膜炎导致瓣膜异常有重要价值,可用于观察瓣周感染程度、主动脉根部瘤和瘘道形成。其对赘生物、脓肿和假性动脉瘤诊断的精确度与 TEE 相似,当临床怀疑感染性心内膜炎而 TEE 结果阴性,或不能肯定时,或金属伪影影响成像效果时,多排螺旋 CT 是一种非常有用的影像学检查手段。

(2) PET – CT:对不明原因发热患者感染灶的定位有重要价值,尤其对无症状的外周栓塞事件和感染灶转移的诊断特别有用。在临床无任何线索拟诊感染性心内膜炎患者中,28% 可早期发生外周栓塞、感染灶转移或两者并存的表现。由于 PET – CT 能在早期无症状时发现病变,故其阳性结果有助于治疗策略的确定。虽然 PET – CT 不能像 TTE/TEE 检查发现小的赘生物,仍有研究显示在超声心动图检查结果不明确时,PET – CT 可以发现主动脉根部小脓肿及心脏起搏系统的感染。但目前 PET – CT 检查的最佳使用指征尚不明确。

(四) 实验室检查

(1) 血液检查:①继发性贫血是本病特点之一,其中血小板平均体积、红细胞沉降率及 C – 反应蛋白是感染性心内膜炎活动性的标志,其增高与患者预后不良相关。②类风湿因子、抗磷脂抗体及抗白细胞抗体增加,少数患者可出现低滴度的自身抗体。③肌钙蛋白增高与感染性心内膜炎的神经系统事件、脓肿及死亡率有关,特别是合并 BNP 升高者意义更大。

(2) 免疫组化检查:对切除的瓣膜组织或栓塞标本进行免疫组化检查,对感染性心内膜炎的诊断非常有用,但存在特异性抗体缺乏的问题。使用患者自身血清进行自动免疫组化检测可以克服上述困难、明确瓣膜中的微生物。

(3) 血清学和核酸扩增:聚合酶链反应(PCR)可以检测感染性心内膜炎患者术后的瓣膜组织,为某些特殊细菌所致感染性心内膜炎患者提供快速、可靠的检测方法。应用 PCR 检测被切除心脏瓣膜组织的 16 S 核糖体 DNA(16S rDNA)可用于血培养阴性病原学的辅助诊断,敏感性及特异性超过血培养或心脏瓣膜组织培养。应用 PCR 检测被切除心脏瓣膜组织的 18s 核糖体 DNA 可用于血培养阴性患者真菌病原学的辅助诊断。研究发现钙磷脂结合蛋白码(annexin code)和血小板活性的锝标记钙磷脂结合蛋白V闪烁显像可预测赘生物和栓塞。必须强调的是血培养作为最根本诊断方法的地位不能被其他方法所代替。

六、诊断标准

感染性心内膜炎的病死率较高,早期诊断及时治疗至关重要。由于感染性心内膜炎临床表现变化很大,确定诊断较困难。1994年Durack等提出的Duke标准,将超声心动图中见到的附着于瓣膜及其支持结构上或移植材料上的赘生物、心内脓肿、移植瓣膜新发生部分裂开作为心内膜受累证据,并作为临床诊断的主要指标。2000年又对Duke标准进行了修订,增加了动物源性传播的Q热及葡萄球菌感染的比例,提高了TEE检查的诊断地位,已成为目前主要推荐的诊断标准(表38-2)。

表38-2 修订的感染性心内膜炎Duke诊断标准

1. 主要标准
(1)血培养阳性:两次不同的血培养均为IE的典型致病菌(草绿色链球菌、牛链球菌、HACEK组细菌、金黄色葡萄球菌或社区获得性肠球菌)而无原发病灶;或非上述细菌感染但与IE一致的微生物持续性血培养阳性(持续性阳性定义为相隔>12 h的2次或2次以上血培养阳性;或首末次血培养相隔时间>1 h的3次血培养全部阳性)
(2)单次血培养阳性为贝氏柯克斯体或Ⅰ期IgG滴度>1:800
(3)超声心动图发现感染性心内膜炎阳性表现:①赘生物;②心脏脓肿;③新发生的人工瓣膜裂开
(4)新发生的瓣膜反流
2. 次要标准
(1)易患因素、基础心脏病或静脉吸毒成瘾
(2)发热:体温>38 ℃
(3)血管损害征象:大动脉栓塞、脓毒栓塞性肺梗死、真菌性动脉瘤、颅内出血、结膜出血等
(4)免疫异常征象:肾小球肾炎、Osler结节、Roth出血点及类风湿因子(+)
(5)微生物证据:血培养阳性、但未达到主要标准要求;或与感染性心内膜炎一致的活动性细菌感染的血清学证据
确定诊断:2条主要标准或1条主要标准+3条次要标准或5条次要标准
可能诊断:1条主要标准+1条次要标准;或3条次要标准

由于修订Duke标准最初的目的是在流行病学研究和临床试验时用,并未涵盖血培养阴性、感染累及人工瓣膜或起搏导线和累及右心(特别是静脉药瘾人群)的感染性心内膜炎患者。因此,针对每一患者具体诊断时更应注重临床特征,作出灵活判断,诊断标准不能代替临床经验判断。例如,发热患者有感染性心内膜炎的易患因素,伴有血培养阳性或超声心动图发现赘生物其中之一,诊断就基本确立,而按照该修订Duke标准仅为可能诊断。

七、治疗

(一) 抗生素治疗

抗生素治疗是感染性心内膜炎治疗的基石,临床使用抗生素时应遵循以下原则:①用药要早。②剂量要足。③疗程要长。④根据血培养及药敏试验结果合理选择抗生素。⑤联合用药。

2009年ESC指南明确提出了经验性抗生素使用方案(表38-3)和针对不同病原菌的抗生素使用方案(表38-4至表38-6)。

表38-3 感染性心内膜炎经验性抗生素治疗方案(未抽血培养或血培养结果报告前)

抗生素	剂量及用法	疗程(周)	证据水平	评价
自体瓣膜心内膜炎				
氨苄西林舒巴坦	12 g/d i.v. 分4次	4~6	ⅡbC	血培养阴性的IE需请感染科专科医生指导治疗
或阿莫西林克拉维酸钾	12 g/d i.v. 分4次	4~6	ⅡbC	
+庆大霉素	30 mg/(kg·d) i.v. 或 i.m. 分2~3次	4~6		
万古霉素	30 mg/(kg·d) i.v. 分2次	4~6	ⅡbC	适用于不能耐受β-内酰胺类的患者
+庆大霉素	30 mg/(kg·d) i.v. 或 i.m. 分2~3次	4~6		
+环丙沙星	1 000 mg/d 分2次口服 或 800 mg 分2次 i.v.	4~6		环丙沙星对巴通尔体并非总有效,怀疑巴通尔体属感染者可加用多西环素术后早期人工瓣膜心内膜炎(术后12个月内)
万古霉素	30 mg/(kg·d) i.v. 分2次	6	ⅡbC	如疗效差,可考虑手术治疗或加用可覆盖革兰阴性杆菌的抗生素治疗
+庆大霉素	3 mg/(kg·d) i.v. 或 i.m. 分2~3次	2		
+利福平	1 200 mg/d 分2次口服	6		
术后晚期人工瓣膜心内膜炎(术后12个月后)				
抗生素使用同自体瓣膜心内膜炎				

表38-4　口腔链球菌和 D 组链球菌性感染性心内膜炎抗生素治疗方案

抗生素	剂量和用药方式	疗程(周)	证据水平
对青霉素敏感的菌株(最低抑菌浓度 MIC < 0.125 mg/L)			
1. 标准治疗方案			
青霉素 G 或	1 200万~1 800万 U/d i.v. 分6次	4	ⅠB
阿莫西林或	100~200 mg/(kg·d)i.v. 分4~6次	4	ⅠB
头孢曲松钠	2 g/d i.v. 或 i.m. 每日1次	4	ⅠB
	儿童剂量:		
	青霉素 G 20万 U/(kg·d)i.v. 分4~6次		
	阿莫西林 300 mg/(kg·d)i.v. 平均分4~6次		
	头孢曲松钠 100 mg/(kg·d)i.v. 或 i.m. 每日1次		
2. 2周治疗方案			
青霉素 G 或	1 200万~1 800万 U/d i.v. 分6次	2	ⅠB
阿莫西林或	100~200 mg/(kg·d)i.v. 分4~6次	2	ⅠB
头孢曲松钠	2 g/d i.v. 或 i.m. 每日1次	2	ⅠB
联合			
庆大霉素或	3 mg/(kg·d)i.v. 或 i.m. 每日1次	2	ⅠB
奈替米星	4~5 mg/k(kg·d)i.v. 每日1次	2	ⅠB
	儿童剂量:		
	青霉素 G、阿莫西林和头孢曲松钠用量同上		
	庆大霉素 3 mg/(kg·d)i.v. 或 i.m. 一次或平均分3次		
3. 对 β-内酰胺类药物过敏者			
万古霉素	30 mg/(kg·d)i.v. 分2次	4	ⅠC
	儿童剂量:万古霉素 40 mg/(kg·d)i.v. 分2~3次		
对青霉素相对不敏感的菌株(MIC 为 0.125~2 mg/L)			
1. 标准治疗方案			
青霉素 G 或	2 400万 U/d i.v. 分6次	4	ⅠB
阿莫西林	200 mg/(kg·d)i.v. 分4~6次	4	ⅠB
+庆大霉素	3 mg/(kg·d)i.v. 或 i.m. 每日1次	2	
2. 对 β-内酰胺类药物过敏者			
万古霉素	30 mg/(kg·d)i.v. 分2次	4	ⅠC
+庆大霉素	3 mg/(kg·d)i.v. 或 i.m. 每日1次	2	

表 38-5 葡萄球菌性感染性心内膜炎抗生素治疗方案

抗生素	剂量和用药方式	疗程	证据水平
自体瓣膜			
对甲氨西林敏感的菌株			
(氟)氯唑西林或苯唑西林	12 g/d i.v. 分 4~6 次	4~6 周	ⅠB
+庆大霉素	3 mg/(kg·d)i.v. 或 i.m. 分 2~3 次	3~5 d	
	儿童剂量：		
	苯唑西林或氯唑西林 200 mg/(kg·d) i.v. 平均分 4~6 次		
	庆大霉素 3 mg/(kg·d)i.v. 或 i.m. 平均分 3 次		
对青霉素过敏或对甲氧西林耐药的菌株			
万古霉素	30 mg/(kg·d)i.v. 分 2 次	4~6 周	ⅠB
+庆大霉素	3 mg/(kg·d)i.v. 或 i.m. 分 2~3 次		
	儿童剂量：		
	万古霉素 40 mg/(kg·d)i.v. 平均分 2~3 次	3~5 d	
人工瓣膜			
对甲氧西林敏感的菌株			
(氟)氯唑西林或苯唑西林	12 g/d i.v. 分 4~6 次	≥6 周	ⅠB
+利福平	1 200 mg/d i.v. 或分 2 次口服	≥6 周	
+庆大霉素	3 mg/(kg·d)i.v. 或 i.m. 分 2~3 次		
	儿童剂量：	2 周	
	苯唑西林和(氟)氯唑西林用量同上		
	利福平 20 mg/(kg·d)i.v. 或平均分 3 次口服		
对青霉素过敏或对甲氧西林耐药的菌株			
万古霉素	30 mg/(kg·d) i.v. 分 2 次	≥6 周	ⅠB
+利福平	1 200 mg/d i.v. 或分 2 次口服	≥6 周	
+庆大霉素	3 mg/(kg·d)i.v. 或 i.m. 分 2~3 次	2 周	
	儿童剂量：同上	2 周	

表38-6　肠球菌属感染性心内膜炎的抗生素治疗方案

抗生素	剂量和用药方式	疗程(周)	证据水平
对β-内酰胺类药物及庆大霉素敏感的菌株			
阿莫西林	200 mg/(kg·d) i.v. 分4~6次	4~6	Ⅰ B
+庆大霉素	3 mg/(kg·d) i.v. 或 i.m. 2~3次	4~6	
	儿童剂量：		
	阿莫西林 300 mg/(kg·d) i.v. 平均分4~6次		
	庆大霉素 3 mg/(kg·d) i.v. 或 i.m. 平均分3次		
或氨苄西林	200 mg/(kg·d) i.v. 分4~6次	4~6	Ⅰ B
+庆大霉素	3 mg/(kg·d) i.v. 或 i.m. 2或3次	4~6	
	儿童剂量：		
	氨苄西林 300 mg/(kg·d) i.v. 平均分4~6次		
	庆大霉素用量同上		
或万古霉素	30 mg/(kg·d) i.v. 分2次	6	Ⅰ C
+庆大霉素	3 mg/(kg·d) i.v. 或 i.m. 2或3次	6	
	儿童剂量：		
	万古霉素 40 mg/(kg·d) i.v. 平均分2~3次		
	庆大霉素用量同上		

(二)左心自体瓣膜心内膜炎的外科治疗

1. 外科手术治疗适应证

近年研究发现,感染性心内膜炎患者早期外科手术可以减少死亡和严重并发症发生。最近文献报道的临床随机对照研究结果显示:对赘生物大于10 mm的患者早期手术治疗,能明显降低患者死亡率和栓塞事件发生。但需注意,由于缺乏循证医学证据,目前对感染性心内膜炎的外科手术治疗仍存在争议。因此,对急性感染性心内膜炎患者早期手术治疗仅适用于抗生素治疗效果差、又未合并严重手术禁忌证者。2009年ESC指南推荐的左心自体瓣膜感染性心内膜炎(NVE)外科手术指征及时机选择见表38-7。

表38-7　2009年ESC指南推荐的NVE手术指征与时机

手术指征	时机	推荐级别	证据水平
心力衰竭			
NVE致急性重度主动脉瓣、二尖瓣关闭不全或瓣口梗阻,引起难治性肺水肿或心源性休克	急诊	I	B
主动脉瓣、二尖瓣心内膜炎形成与心腔、心包腔相通的瘘管,引起难治性肺水肿或心源性休克	急诊	I	B
主动脉瓣、二尖瓣心内膜炎伴急性重度反流或瓣口梗阻,持续性心力衰竭或超声心动图发现血流动力学异常征象	限期	I	B
NVE致重度主动脉瓣、二尖瓣关闭不全但无心力衰竭	择期	I	B
药物难以控制的感染			
难以控制的局部感染(脓肿、假性动脉瘤、瘘管、赘生物进行性增大)	限期	I	B
持续性发热或血培养阳性>7~10 d	限期	I	B
真菌或多重耐药微生物感染	限期/择期	I	B
预防栓塞事件			
主动脉瓣或二尖瓣心内膜炎伴大赘生物(>10 mm),经适当抗生素治疗仍发生1次或多次栓塞事件	限期	I	B
主动脉瓣或二尖瓣心内膜炎伴大赘生物(>10 mm),并有其他征象提示会出现并发症(心力衰竭、持续性感染、脓肿)	限期	I	B
孤立的巨大赘生物(>15 mm)	限期	I	B

急诊手术:24 h内进行;限期手术:几天内进行;择期手术:抗生素治疗至少1~2周后

2. 手术处理原则

(1)对于大于40岁的男性、绝经后妇女、具有至少1项心血管病危险因素或有冠心病病史者,建议术前常规行冠状动脉造影检查;但有主动脉瓣赘生物或有急诊手术指征时,冠脉造影为禁忌,此时可行冠状动脉CT血管成像检查以排除严重的冠状动脉疾病。

(2)感染性心内膜炎外科手术治疗的基本目的是完全清除感染组织和重建心脏结构,在感染组织切除后,如有可能优先选择保留自身瓣膜的瓣膜成形术,尤其是累及二尖瓣或三尖瓣的感染性心内膜炎。

(3)瓣膜成形术对感染性心内膜炎患者术后远期疗效及预防再发均有积极的意义。如果必须做瓣膜置换手术,选择机械瓣和生物瓣的手术死亡率相似,故选择两者均可。

(三)人工瓣膜心内膜炎的治疗

1. 临床特殊性

人工瓣膜心内膜炎(PVE)住院死亡率高达20%~40%;与心力衰竭比较,赘生物、未控制的感染和瓣周脓肿可能是住院死亡的主要原因,均需要积极处理。

2. 外科治疗适应证

应遵循自体瓣膜心内膜炎外科治疗基本原则。2009年ESC指南推荐的PVE外科手术指征及时机选择见表38-8。

表38-8 2009年ESC指南推荐PVE外科手术指征和时机

手术指征	时机	推荐级别	证据水平
心力衰竭			
人工瓣膜功能严重受损(瓣周开裂或瓣口梗阻)导致难治性肺水肿或心源性休克	急诊	I	B
有瘘管连通心腔或心包导致难治性肺水肿或休克	急诊	I	B
人工瓣膜功能严重受损以及持续性心力衰竭	限期	I	B
人工瓣膜严重瓣周开裂但无心力衰竭	择期	I	B
未控制的感染			
局部难以控制的感染(脓肿、假性动脉瘤、进行性增大的赘生物)	限期	I	B
由真菌或多重耐药微生物引起的PVE	限期/择期	I	B
持续发热及血培养阳性 >7~10 d 的PVE	限期	I	B
由葡萄球菌或革兰阴性菌引起的PVE(大部分是早期PVE)	限期/择期	Ⅱa	C
预防栓塞			
尽管应用合适抗生素治疗仍反复发生栓塞的PVE	限期	I	B
大赘生物(>10 mm)及伴有并发症(心衰、持续感染、脓肿)的PVE	限期	I	C
孤立巨大赘生物(>15 mm)的PVE	限期	Ⅱb	C

急诊手术:24 h 内进行;限期手术:几天内进行;择期手术:抗生素治疗至少1~2周后

(四)植入器械相关性感染性心内膜炎的治疗

1. 临床特殊性

(1)金黄色葡萄球菌是心脏器械相关性感染性心内膜炎(CDRIE)主要的致病菌,而革兰阴性杆菌感染非常少见。

(2)超声心动图在CDRIE诊断中起着至关重要作用,其有助于发现电极导线及三尖瓣赘生物,定量评价三尖瓣反流情况,测量赘生物大小,在导线取出后还可对患者病情进行随访。

(3)修订的Duke诊断标准用于CDRIE诊断时敏感性低。

2. 治疗原则

对大多数 CDRIE 患者,都需要在取出心脏器械的基础上,给予长程抗生素治疗。2009 年 ESC 指南推荐的防治 CDRIE 的原则见表 38-9。

表 38-9 2009 年 ESC 指南推荐的 CDRIE 防治原则

推荐:植入起搏器与自动除颤仪相关性感染性心内膜炎	推荐等级	证据水平
(1)治疗原则		
对明确的 CDRIE 患者行心脏器械移除后长疗程抗生素治疗	I	B
当患者发生不明原因的感染症状,但找不到相应感染源而怀疑 CDRIE 时,可考虑取出心脏器械	IIa	C
对于自体瓣膜或人工瓣膜心内膜炎,即使无器械感染的相关证据,也可考虑行器械取出	IIb	C
(2)器械取出方法		
多数 CDRIE 患者可行经皮取出器械,即使赘生物较大(>10 mm)	I	B
当经皮牵引法难以完整取出器械,或三尖瓣感染性心内膜炎损害瓣膜时,应行外科手术取出心脏器械	IIa	C
当赘生物巨大时(>25 mm),可考虑行外科手术取出心脏器械	IIb	C
(3)再植入心脏器械		
在取出心脏器械后,应对心脏器械再植入进行再评估	I	B
如需再次植入心脏器械,应在抗生素治疗数天至数周后进行	IIa	B
不推荐行临时起搏器植入	III	C
(4)预防		
建议在心脏器械植入前常规预防性使用抗生素	I	B

(五)右心感染性心内膜炎的治疗

1. 临床特殊性

(1)最常见原因是静脉药瘾者。其次为植入心脏器械及先天性心脏病等。

(2)预后相对较好,住院死亡率低于 10%。

(3)最常见的临床表现是持续性发热、肺部多发性细菌栓塞、肺梗死、肺脓肿及脓胸等,右心衰竭少见。

2. 治疗原则

(1)抗生素应用必须覆盖金黄色葡萄球菌(因 60%~90% 的致病菌是金黄色葡萄球菌),一般疗程 2 周,且不需要加用氨基糖苷类抗生素。

(2)应尽量避免外科手术治疗,但遇下列情况时可考虑手术:①继发于重度三尖瓣反流、且对利尿剂反应较差的右心衰竭患者;②给予有效抗生素治疗仍难根除的致病菌(如真菌)、或持续至少 7 d 的菌血症(如金黄色葡萄球菌、绿脓杆菌)患者;③三尖瓣赘生物直径大于20 mm,且该赘生物在反复发生肺栓塞后仍持续存在。

(3)对静脉药瘾导致的右心感染性心内膜炎,外科手术适应证应更加保守。

(六)先心病伴发感染性心内膜炎的治疗

1. 临床特殊性

(1)好发于先天性主动脉瓣病、室间隔缺损及动脉导管未闭;文献报告其发生率分别为7.3%、1.83%及1.18%,均高于该组患者平均发生率的0.81%(75/9253)。

(2)可发生于先心病术前、外科治疗术后或介入封堵术后。

(3)预后较获得性心脏病感染性心内膜炎好,死亡率<10%。

2. 外科手术

(1)先心病继发感染性心内膜炎是外科手术的绝对适应证;只要先心病本身无手术禁忌,均应积极手术治疗。

(2)手术时机选择主要依据患者感染控制情况及心功能状态。一般择期手术安排在炎症控制后3~4周进行,但遇下列情况可考虑急诊手术:①心力衰竭、肺水肿进行性加重、药物治疗难以纠正者。②无法控制的感染。③敏感抗生素应用下仍反复出现栓塞,超声心动图发现赘生物持续存在者。④真菌性感染性心内膜炎等。

3. 介入治疗术

先心病伴发感染性心内膜炎有赘生物时属于介入治疗禁忌。若经正规抗生素药物治疗,感染控制、多次超声心动图检查均未发现赘生物者,也可考虑行介入封堵术治疗,但应特别慎重。

八、伴发脑栓塞的临床管理

(一)脑栓塞风险预测

脑栓塞是感染性心内膜炎常见并发症,显著影响患者预后,并且对治疗方案的确定,手术时机的确定意义重大,因此需要早期识别,严密监测。感染性心内膜炎伴发下列危险因素时有助于脑栓塞风险的预测:①赘生物大(左心10~15 mm,右心20 mm)及移动性强。②金黄色葡萄球菌感染。③赘生物累及二尖瓣(尤其是二尖瓣前瓣)。④高CRP水平(>29 mg/L)。

(二)外科手术时机

感染性心内膜炎合并脑栓塞患者近60%需要心脏外科手术。手术可清除药物难以治愈的病原体感染病灶、为抗生素的选择提供直接依据、切除受到感染以及严重受损的心瓣膜、恢复心瓣膜功能、重建血流动力学稳态、消除栓塞来源、减少和防止严重合并症的发生,还可显著改善预后,降低病死率。但如何将栓塞风险和手术本身风险进行平衡,是患者手术时机选择的主要难点。结合ESC 2009指南建议,心脏外科手术时机建议如下:

(1)出血性脑栓塞需等待4周以上行外科手术。

(2)大面积缺血性脑栓塞等待2周以上行手术。

(3)小面积缺血性脑栓塞、"哑性"脑栓塞及短暂性脑缺血发作患者应早期(1周内)手术。

(4)下列情况应立即行急诊手术(24 h内):①栓子直径>1 cm伴栓塞史者。②栓子直径>1 cm伴其他早期手术指征(心衰、肺栓塞、持续肺水肿、心源性休克、感染无法控制、脓肿)者。③栓子直径>1.5 cm时,且与抗生素治疗的持续时间无关。

(三)抗栓治疗

(1)溶栓:脑栓塞患者一旦出现症状应在4.5 h内积极静脉溶栓,而对于感染性心内膜炎合并脑栓塞患者的溶栓治疗一直存在争议,研究表明感染性心内膜炎脑栓塞患者溶栓后致死性颅内出血的发生率高达15%,因此大多数学者认为感染性心内膜炎急性期不应积极溶栓。近年有学者提出,颅内血管造影指导血管内溶栓可能更为安全有效,但其临床应用尚处于摸索阶段。

(2)抗凝治疗:抗凝治疗是感染性心内膜炎患者的另外一项难题,研究证实抗凝治疗是引起神经系统并发症的独立危险因素,金黄色葡萄球菌人工瓣膜感染性心内膜炎患者口服抗凝药物治疗增加脑出血死亡风险,并且不能减少脑栓塞事件发生率。如有使用华法林的明确指征(如已置换机械瓣膜),应在严密监测凝血时间的情况下小心抗凝治疗。金黄色葡萄球菌感染的机械瓣膜感染性心内膜炎患者,如果出现颅内栓塞表现,至少应在起病2周内中断抗凝治疗。对于感染性心内膜炎合并脑栓塞患者的抗凝时机和指征,仍需要大规模临床研究加以证实。

(3)抗血小板治疗:抗血小板药物在感染性心内膜炎患者中的使用尚缺乏足够的证据。有研究报道,使用阿司匹林325 mg/d,连续使用4周,并不能显著降低栓塞事件发生率。也有学者称,既往常规使用阿司匹林的患者,罹患感染性心内膜炎后,症状性栓塞事件的发生率有所降低。感染性心内膜炎合并脑栓塞是否需要抗血小板治疗尚待进一步研究证实,但患者若无出血倾向,又具备抗血小板治疗的指征时,无需刻意停用阿司匹林。

九、预防

既往的指南和临床实践均倡导通过预防性使用抗生素来预防感染性心内膜炎,但抗生素预防感染性心内膜炎的作用在过去十几年一直存在争议。虽然预防性使用抗生素能通过减少或避免菌血症,或通过改变细菌的特性而使之不易附着于内皮表面,从而预防感染性心内膜炎。但上述预防策略的有效性从未在临床试验中得到证实,不符合循证医学的要求。因此,2009年ESC指南明确提出,应在继续认可易患感染性心内膜炎患者在接受医学操作时预防性使用抗生素的原则,同时应将适应证严格限制在那些接受高危操作的高危患者。而强调下列措施则有助于预防感染性心内膜炎的发生。

(1)强化医师及患者对一般性预防措施重要性的认识。包括良好的口腔卫生习惯、定期牙科检查,特别是在心脏瓣膜手术前。

(2)进行皮肤穿孔和文身时应在严格消毒情况下操作。

(3)对已知有感染性心内膜炎风险的患者进行必要的静脉导管植入和操作时,要做好严格的无菌操作。

(4)对高危患者进行高危操作时,应预防性使用抗生素。

感染性心内膜炎高危患者:①有人工瓣膜或应用人工材料进行瓣膜修复者。②既往感染性心内膜炎史者。③紫绀型先心病手术治疗前或术后仍有残余缺损、分流或瘘管者。④心脏移植后发生心瓣膜病者。

高危操作:①牙科操作:包括齿龈和牙齿周围区域的操作、口腔黏膜穿孔,不推荐用于非感染部位局麻、拆线、牙齿 X 线、口腔内支架等。②呼吸道操作:包括气管镜、喉镜、经鼻内镜或气管插管。③胃肠道或泌尿生殖系统操作:包括胃镜、结肠镜、膀胱镜及阴道镜等检查。

(基 鹏 冯 沅 宋治远)

参考文献

[1] Hogevik H, Olaison L, Andersson R, et al. Epidemiologic aspects of infective endocarditis in an urban population. A 5-year prospective study. Medicine (Baltimore), 1995, 74:324 - 339.

[2] Berlin JA, Abrutyn E, Strom BL, et al. Incidence of infective endocarditis in the Delaware Valley, 1988 - 1990. Am J Cardiol, 1995, 76:933 - 936.

[3] Aksoy O, Meyer LT, Cabell CH, et al. Gender differences in infective endocarditis: pre- and co-morbid conditions lead to different management and outcomes in female patients. Scand J Infect Dis, 2007, 39: 101 - 107.

[4] Castillo JC, Anguita MP, Ruiz M, et al. Changing Epidemiology of Native Valve Infective Endocarditis. Rev Esp Cardiol(Engl Ed). 2011, 64 (7):594 - 598.

[5] de Sa DD, Tleyjeh IM, Anavekar NS, et al. Epidemiological Trends of Infective Endocarditis: A Population - Based Study in Olmsted County, Minnesota. Mayo Clin Proc, 2010, 85(5):422 - 426.

[6] Takayama Y, Okamoto R, Sunakawa K. Definite Infective Endocarditis: Clinical and Microbiological Features of 155 Episodes in One Japanese University Hospital. J Formos Med Assoc, 2010, 109(11):788 - 799.

[7] Habib G, Hoen B, Tornos P, et al. Guidelines on the prevention, diagnosis, and treatment of infective endocarditis (new version2009): the Task Force on the Prevention, Diagnosis, and Treatment of Infective Endocarditis of the European Society of Cardiology (ESC). Eur Heart J, 2009, 30: 2369 - 2413.

[8] Nunes MCP, Gelape CL, Ferrari TCA. Profile of infective endocarditis at a tertiary care center in Brazil during a seven-year period: prognostic factors and in-hospital outcome. Intl J Infect Dis, 2010, 14(5): e394 - e398.

[9] McDermott BP, Cunha BA, Choi D, et al. Transthoracic echocardiography (TTE): Sufficiently sensitive screening test for native valve infective endocarditis (IE). Heart & Lung: Journal of Acute & Critical Care, 2011,40(4):358 - 360.

[10] Liu YW, Tsai WC, Lin CC, et al. Usefulness of real-time three-dimensional echocardiography for diagnosis of infectiveendocarditis. Scand Cardiovasc J, 2009, 43:318 - 323.

[11] Hansalia S, Biswas M, Dutta R, et al. The value of live/real time three-dimensional transesophageal echocardiography in the assessment of valvular vegetations. Echocardiography, 2009, 26: 1264 - 1273.

[12] Feuchtner GM, Stolzmann P, Dichtl W, et al. Multislice Computed Tomography in Infective Endocarditis: Comparison With Transesophageal Echocardiography and Intraoperative Findings Original Research Article. J Ame Coll Cardiol, 2009, 53(5):436 - 444.

[13] Yeh CL, Liou JY, Chen SW, et al. Infective endocarditis detected by 18F-fluoro-2-deoxy-d-glucose positron emission tomography/computed tomography in a patient with occult infection. The Kaohsiung Journal of Medical Sciences, 2011, 27(11):528 - 531.

[14] Gunebakmaz O, Kaya MG, Kaya E G, et al. Mean platelet volume predicts embolic complications and prognosis in infective endocarditis. Int J Infect Dis, 2010, 14(11):e982 - e985.

[15] Rafael B, Betania MG, Jorge RCC, et al. Frequency and Clinical Significance of a Variety of Autoantibodies in Patients With Definite Infective Endocarditis. J Clin Rheumatol, 2012, 18(2):67 - 70.

[16] Shiue AB, Stancoven AB, Purcell JB, et al. Relation of Level of B-Type Natriuretic Peptide With Outcomes inPatients With Infective Endocarditis. Am J Cardiol, 2010, 106:1011 - 1015.

[17] Lepidi H, Coulibaly B, Casalta JP, et al. Autoimmunohistochemistry: a new method for the histologic diagnosis of infective endocarditis. J Infect Dis, 2006, 193:1711 - 1717.

[18] Butterly SJ, Looke DFM, Byrne S, et al. Culture negative mitral valve endocarditis caused by Neisseria gonorrhoeae confirmed by 16S rDNA sequence analysis of resected valvular tissue. J Cardiol Cases, 2011, 3(2): e82 - e85.

[19] Vondracek M, Sartipy U, Aufwerber E, et al. 16S rDNA sequencing of valve tissue improves microbiological diagnosis in surgically treated patients with infective endocarditis. J Infect, 2011, 62(6): 472 - 478.

[20] Nielsen U, Knudsen J, Pedersen N, et al. Neisseria gonorrhoeae endocarditis confirmed by nuleic acid amplification assays performed on aortic valve tissue. J Clin Microbiol, 2009, 47:865 - 867.

[21] Grabowski M, Hryniewiecki T, Stepińska J. Novel markers of cerebral embolism in the course of infective endocarditis. Int J Cardiol, 2012, 154(1):90 - 92.

[22] Durack DT, Lukes AS, Bright DK, et al. New criteria for diagnosis of infective endocarditis: utilization of specific echocardiographic findings. Am J Med, 1994, 96: 200 - 209.

[23] Li JS, Sexton DJ, Mick N, et al. Proposed modifications to the Duke criteria for the diagnosis of infective endocarditis. Clin Infect Dis, 2000, 30:633 - 638.

[24] Avanzas P, Bayes-Genis A, Isla LP, et al. Summary of the Clinical Studies Reported in the Annual Scientific Sessions of the American Heart Association (Orlando, United States, November 12 - 16, 2011). Rev Esp Cardiol, 2012, 65(1):71. e1 - e9.

[25] Delahaye F. Is early surgery beneficial in infective endocarditis? Arch Cardiovascular Dis, 2011, 104:35 - 44.

[26] Nayak A, Mundy J, Wood A, et al. Surgical Management and Mid - term Outcomes of 108 Patients with Infective Endocarditis. Heart, Lung and Circulation, 2011, 20(8):532 - 537.

[27] Revilla A, López J, Sevilla T, et al. In-Hospital Prognosis of Prosthetic Valve Endocarditis After Urgent Surgery. Rev Esp Cardiol(Engl Ed), 2009, 62(12): 1388 - 1394.

[28] Alonso-Valle H, Farinas-Alvarez C, García-Palomo JD, et al. Clinical course and predictors of death in prosthetic valve endocarditis over a 20-year period. J Thora Cardiovasc Surg, 2010, 139 (4):887 - 893.

[29] Baddour LM, Epstein AE, Erickson CC, et al. Update on cardiovascular implantable electronic device infections and their management: a scientific statement from the American Heart Association. Circulation, 2010, 121(3):458 - 477.

[30] 金岩,朱鲜阳,张玉威.先天性心脏病感染性心内膜炎的临床特点.中国循环杂志,2003,18(1):37 - 39.

[31] 张健发,马依彤,黄定,等.膜周部室间隔缺损 Amplatzer 封堵术后亚急性感染性心内膜炎一例.中国循环杂志,2007,22(5):389.

[32] Pharis CS, Conway J, Warren AE, et al. The impact of 2007 infective endocarditis prophylaxis guidelines on the practice of congenital heart disease specialists. Am Heart J, 2011, 161(1):123 - 129.

第三十九章 主动脉弓疾病与脑栓塞

国内外流行病学研究表明,15%～30%的缺血性卒中事件为栓塞事件,且主要指有明确栓子来源的心源性栓塞,如心肌梗死、心房颤动等。而由动脉-动脉(artery-artery,A-A)的栓塞导致的脑栓塞事件在较长时间内由于检测技术滞后未引起重视,动脉粥样硬化(atherosclerosis)是心、脑血管事件的主要病理基础,主要通过血流动力学异常及A-A栓塞机制导致卒中。一般而言,离脑部的近心端血管的动脉粥样硬化斑块是脑栓塞的常见栓子来源,故颈动脉、椎动脉动脉粥样硬化患者导致脑卒中的发病机制研究较多,而主动脉弓粥样硬化斑块(aortic arch atheroma,AAA)导致脑卒中的研究相对较少,但后者却是A-A栓塞事件的重要栓子来源。

大量临床研究已经证实,心源性脑栓塞的预防措施(抗栓治疗、他汀类药物等)均有别于非心源性缺血性卒中,传统上将主动脉弓源性脑栓塞(aortogenic brain embolism,ABE)作为心源性脑栓塞(CES)的一部分。但近年观点,如2009年发布的缺血性卒中ASCO(A-动脉粥样硬化血栓;S-小血管病;C-心源性;O-其他)病因分型和中国缺血性卒中分型,均把主动脉弓粥样硬化斑块归类动脉粥样硬化性脑梗死中。不过两者在临床表现上有许多相似之处,因此有学者认为在诊断策略和流程上仍可将二者合并考虑。从其病理改变来看,主动脉粥样硬化与颈动脉及颅内其他大动脉的粥样硬化并无差异,但就脑卒中的临床特点来看,主动脉弓源性脑栓塞与心源性脑栓塞又不易区分。究竟在临床实践中对这一类型卒中如何分型,国内外学者对此也有不同观点。经典的TOAST分型法和韩版TOAST分型法都没提到主动脉弓源性脑栓塞。2011年中国缺血性卒中亚型(CISS)及ASCO在病因诊断中将主动脉弓源性脑栓塞归类到大动脉粥样硬化中,而阻止卒中研究(SSS)采取的改良TOAST(SSS-TOAST)分型将主动脉弓源性脑栓塞和心源性脑栓塞统称为"心脏-主动脉源性栓塞",基于将主动脉弓源性脑栓塞归为心源性脑栓塞有助于临床实践及诊疗操作。

一、主动脉弓粥样硬化斑块的发病率及检测技术

动脉粥样硬化作为全身性疾病,根据不同受累部位出现不同的临床表现和预后,主动脉作为全身血供的桥梁动脉,血流动力较大。此外,由于主动脉弓曲率、血流搏动、动脉弹性及舒张期冠状动脉血流等影响,血流不易稳定,容易对血管壁产生较大侧压力,导致血管内皮损伤,进而发生动脉粥样硬化。研究发现主动脉粥样硬化发生率是其他颅外动脉的2～4倍。SPARC研究发现,43.7%的健康人口可检出主动脉弓粥样硬化斑块,复合型主动脉弓粥样硬化斑块(斑块厚度>4 mm或伴漂浮血栓)占7.6%,而主动脉弓部及降支是动脉粥样硬化好发部位,越远离升支,主动脉弓粥样硬化斑块及复合型主动脉弓粥样硬化斑块发病率越高。

目前临床用于血管形态学检查的方法包括经颅多普勒超声(TCD)、磁共振血管造影(magnetic resonance angiography,MRA)、CT血管造影(CT angiography,CTA)、彩色多普勒超声、数字减影血管造影(digital subtraction angiography,DSA)、经胸超声心动图(transthoracic echocardiography，TTE)、经食道超声心动图(transesophageal echocardiography，TEE)等。

对于主动脉弓病变，TEE 具有更好的敏感性及特异性，能提供清晰的主动脉弓影像，而 TEE 三维成像技术更能清晰显示突起于管腔的粥样斑块，并显示血管内膜表面、测定内中膜厚度、探查斑块性质，而且 TEE 技术评估的主动脉硬化指数可用于缺血性卒中的风险评估。近年来，TEE 越来越多被用于主动脉弓病变的诊断及相关卒中的研究。但 TEE 也具有局限性：①以开胸手术中的主动脉周超声(EAUS)为金标准时，TEE 的特异性100%，而敏感性仅21%；②检查时需要对患者采用了镇静处理，需患者配合吞咽探头，有可能损伤导管通过的结构；③由于无名动脉起始部的气管空气阻挡，约2%的主动脉弓粥样硬化斑块由于盲点检测不到。

鉴于主动脉弓粥样硬化斑块在病因不明确的脑卒中患者、高龄患者、颈内动脉狭窄患者及左心室肥大患者中发病率高，因此建议对不明原因脑卒中，尤其是高龄或伴左心室肥大、颈动脉粥样硬化病变的患者进行 TEE 检测，探寻栓子来源，并对主动脉粥样硬化性病变进行评估及危险分层，以指导脑卒中预防。

二、主动脉弓粥样硬化的危险因素

由于主动脉弓粥样硬化斑块是全身血管广泛性动脉粥样硬化的局部表现，因此它除了常见于高龄男性外，其他致动脉粥样硬化的传统危险因素也促进主动脉弓粥样硬化斑块逐渐进展，如高血压、糖尿病、高胆固醇血症、长期吸烟、遗传因素、久坐的生活方式及血管内皮功能紊乱等。

主动脉弓粥样硬化斑块不仅仅与上述的危险因素相关，且与高同型半胱氨酸、炎症标志物水平升高(如血清 C - 反应蛋白)等相关，并有研究发现左心室肥大者主动脉弓粥样硬化斑块发病率亦较高。

三、主动脉弓粥样硬化斑块作为栓子来源的研究历程

在20世纪50年代以前，人们把大部分脑卒中归因于病变动脉原位血栓形成。直到1950年，神经病学家 Miller Fisher 提出了颈动脉粥样硬化是脑血管事件的栓子来源。1965年，心血管造影技术发现心房内血栓，心房颤动作为脑栓塞的病因被证实。20世纪90年代前，颈动脉疾病和心房颤动被认为是唯一的脑卒中栓子来源，但仍有40%左右血管性栓塞事件病因不明。直到1990年，Tunick 等报道3例多发性脑栓塞伴外周动脉栓塞患者，通过 TEE 检测技术发现其主动脉弓部位存在突出于血管腔内的动脉粥样硬化斑块，而在斑块表面可见随血液移动的漂浮血栓，由此提出主动脉弓粥样硬化斑块可能为脑栓塞的重要来源。1992年 Amarenco 等通过尸检证实，26%的脑卒中患者可见溃疡型主动脉弓粥样硬化斑块，20%的脑出血患者发现主动脉弓粥样硬化斑块。此外，发现81%的动脉斑块累及主动脉水平段，且主动脉弓血管上壁较下壁更易受累，分支动脉即脑动脉开口处为最易受损处，由此说明主动脉弓溃疡斑块是缺血性脑卒中的危险因素，尤其对病因未明的缺血性脑卒中。该研究结果奠定了主动脉弓粥样硬化斑块作为脑卒中栓子来源的病理基础。

四、主动脉弓粥样硬化斑块形态学分型与脑栓塞发病风险

(一)斑块大小与脑栓塞发病风险

主动脉血管管腔内径宽大,国内外研究证实,主动脉弓粥样硬化斑块的大小及内膜中层厚度(intimal-mediathickness,IMT)与卒中发生风险相关,通过TEE技术对急性缺血性脑卒中患者的研究发现,主动脉弓粥样硬化斑块与缺血性卒中发生风险的相关性随着主动脉弓IMT的增加而更加明显,IMT≥4 mm是预测脑卒中发生风险的最佳预测值。而对主动脉弓粥样硬化斑块大小与脑卒中复发率的相关性研究证实:主动脉弓IMT≥4 mm患者卒中复发率为11.9%,明显高于低IMT组和无斑块组。

此外,有报道称:当斑块进展并累及无名动脉、左颈总动脉、左锁骨下动脉中任何一条动脉,且IMT≥4 mm的主动脉弓粥样硬化斑块成为缺血性脑卒中复发的独立危险因素。

(二)斑块性质与脑卒中发病风险

动脉粥样硬化与脑卒中的发生风险不仅取决于动脉粥样化斑块的大小,还与动脉粥样硬化斑块的性质有关,即所谓的稳定斑块与易损斑块的区别。易损斑块的判断标准详见表39-1。研究发现所有易损斑块患者主动脉弓粥样硬化斑块IMT均≥4 mm,且50%的IMT≥4 mm的主动脉弓粥样硬化斑块为易损斑块,易损斑块组患者脑卒中发生风险较稳定斑块患者显著增加。此外通过TEE影像学表现,依据主动脉弓IMT及斑块形态学特点如斑块溃疡、出血及漂浮血栓等情况,将主动脉弓粥样硬化斑块分为单纯型和复合型两种类型。

单纯型斑块是指IMT<4 mm、且不伴有漂浮血栓及斑块内膜回声中断的主动脉弓粥样硬化斑块;而复合型斑块则指满足下述任一条件者:①IMT≥4 mm;②伴有漂浮血栓;③斑块内膜回声中断:斑块内溃疡、出血及不规则钙化等形成。

表39-1 易损斑块的判断标准

主要标准	次要标准
活动性炎症(单核巨噬细胞,有时有T细胞浸润)	表面钙化结节
巨大的脂质核和薄纤维帽	斑块内出血
内皮剥脱,表面血小板聚集	内皮功能障碍
斑块裂隙或损伤	外向性(正性)重构
狭窄>90%	黄色有光泽斑块

复合型主动脉弓粥样硬化斑块因斑块体积大、有溃疡、出血及漂浮血栓形成等特点,导致血管内栓子发生几率增加。复合型主动脉弓粥样硬化斑块患者的颅内短暂高强度信号出现率高,提示其颅内栓子发生率高。此外,由于主动脉血流在心室收缩期末到舒张期开始之间存在逆流现象,该逆向血流为主动脉弓来源的栓子向颅内转移提供了血流动力学基础。因此,复合型主动脉弓粥样硬化斑块作为缺血性脑卒中的主要危险因素已被大家公认。

总之,主动脉弓粥样硬化患者其主动脉弓斑块的大小及形态学表现是评估脑卒中发生

危险的决定因素。主动脉弓粥样硬化斑块作为近心端的栓子来源,其导致的脑卒中的影像学特点是多发性脑栓塞,与心源性脑栓塞的影像学特点相同。故在对多发性脑栓塞患者进行栓子来源筛查时,应考虑到主动脉弓粥样硬化斑块。

五、主动脉弓源性脑栓塞的临床表现与诊断

(一)临床表现

目前主动脉弓粥样硬化的诊断率还远远低于实际发病率。在诊断上应首先全面了解缺血性脑卒中的所有病因。主动脉弓源性脑栓塞与心源性脑栓塞在临床表现上较为相似,栓子可以是大块血栓,也可以是微小栓子,如微血栓、脂肪颗粒、胆固醇结晶等。大块栓子常导致血管主干或主要分支闭塞,导致流域性梗死;而微小栓子可流到小的终末支堆积,在心输出量下降及微血栓清除能力下降的情况下发生分水岭梗死。此外,心源性脑栓塞还包括原发疾病的表现。

(二)主动脉弓源性脑栓塞的病因学诊断

主动脉弓源性脑栓塞的病因学诊断详见表39-2。

表39-2 主动脉弓源性脑栓塞的病因学诊断

肯定的原因	可能的原因	可能较小的原因
主动脉弓斑块表面漂浮性血栓	厚度≥4mm 不伴漂浮性血栓的主动脉弓斑块	厚度<4mm 的主动脉弓斑块

当通过影像学检查发现表39-2中所列肯定或可能的证据时,应确定或基本确定主动脉弓源性脑栓塞的诊断,而具备以下任意一点时,应首先考虑心源性脑栓塞或主动脉弓源性脑栓塞的可能,进一步寻找可能协助诊断的证据:①临床症状发作突然,发病后病情立即到达高峰,病情较重,缺乏颅内大血管病变证据;②病灶位于颅内动脉主干或主要皮层分支区域,即皮层及皮层-皮层下交界的区域(非穿支部位),而神经血管学检查缺乏大血管病变证据;或位于多个血管分布区域,或者灰白质交界区域,特别是双侧前循环,或前后循环同时累及,交界区梗死而无相应血管狭窄依据;③经颅多普勒(TCD)检查在双侧前循环,或前后循环同时发现微栓子信号;④未能发现明确病因。

(三)主动脉弓源性脑栓塞的诊断标准

(1)急性多发性梗死灶,特别是累及双侧前循环或前后循环共同存在时间上很接近的包括皮层在内的梗死灶。

(2)无相应颅内外大动脉粥样硬化证据(易损斑块或狭窄)。

(3)无心源性脑卒中证据。

(4)不存在能引起急性多发梗死灶的其他原因,如血管炎、凝血系统疾病、肿瘤性栓塞等。

(5)有主动脉弓粥样硬化易损斑块证据(斑块厚度≥4 mm 或表面血栓形成)。

六、主动脉弓源性脑栓塞的预防和治疗

由于主动脉弓源性脑栓塞与心源性脑栓塞发病机制存在差异,故其防治措施也不一样。心源性脑栓塞采取的是病因治疗加抗凝治疗;而主动脉弓源性脑栓塞的治疗主要是以抗血小板药物、他汀类药物和降压药物为主的综合治疗,既要处理动脉粥样硬化的危险因素,又要针对其病因(易损斑块)和发病机制(动脉-动脉源性栓塞)进行治疗。

(一)抗凝及抗血小板药物治疗

有研究认为,主动脉弓粥样硬化斑块导致的缺血性脑卒中多系"栓子-栓塞"所致,因此采用抗凝药物或抗血小板药物对于预防主动脉弓源性脑栓塞将使患者获益。来自SPAF研究数据显示,接受华法林有效药物浓度治疗的合并主动脉弓粥样硬化斑块的非瓣膜病房颤患者脑卒中风险降低75%,另有研究显示对于IMT≥4 mm的主动脉弓粥样硬化斑块,口服抗凝药较抗血小板药物治疗血栓栓塞事件及并发症发生率均明显降低。而双重抗血小板治疗对主动脉弓粥样硬化斑块所致脑梗死的二级预防有一定作用。

(二)他汀类药物治疗

他汀类药物在一些研究中被证实降低了主动脉弓粥样硬化斑块患者脑卒中发生的风险,可以使主动脉弓粥样硬化斑块患者获益,这主要与他汀类药物稳定甚至逆转斑块、抗炎等作用有关,因此对于主动脉弓粥样硬化斑块患者建议积极应用他汀类药物预防血栓栓塞事件。他汀类药物的应用方案详见表39-3。

表39-3 脑卒中/TIA二级预防中他汀类药物的分层用药

临床描述	危险分层	启动他汀的LDL-C	他汀治疗方案	LDL-C目标值
缺血性脑卒中或TIA属于以下任一种情况: ①有动脉-动脉的栓塞证据 ②有动脉粥样硬化易损斑块证据	极高危(Ⅰ)	立即启动	强化降脂	<2.1 mmol/L(80 mg/dl)或降低幅度>40%
缺血性脑卒中或TIA伴以下任一种危险因素: ①动脉粥样硬化 ②糖尿病 ③冠心病 ④代谢综合征 ⑤持续吸烟	极高危(Ⅱ)	>2.1 mmol/L(80 mg/dl)	强化降脂	<2.1 mmol/L(80 mg/dl)或降低幅度>40%
其他缺血性卒中或TIA	高危	>2.6 mmol/L(100 mg/dl)	标准降脂	<2.6 mmol/L(100 mg/dl)或降低幅度30%~40%

摘自:他汀药物预防缺血性脑卒中/短暂性脑缺血发作的专家建议.中华内科学杂志,2007,46(1):81-83.

(三)外科手术或介入治疗

对于主动脉弓粥样硬化斑块导致的局限性管腔严重狭窄可行外科手术干预或放置支架可以达到血管成形、恢复血流的目的。有研究指出,利用主动脉覆膜支架处理重度主动脉弓粥样硬化斑块能更好预防脑栓塞,但由于操作创伤大,风险高,且缺乏大样本的同内科保守治疗的随机对照研究,因此尚处在探索阶段,而随着介入治疗技术和介入治疗器械的发展,该项技术可能会有较好的应用前景。

七、将主动脉弓源性脑栓塞归于心源性脑栓塞对临床的影响

(一)对临床诊断的影响

鉴于主动脉弓源性脑栓塞与心源性脑栓塞发生机制相似,从梗死灶本身的影像学特点不能区分两者。在脑梗死患者,当怀疑梗死病灶是由近心端起源的栓子引起时,诊断主动脉弓源性脑栓塞还是心源性脑栓塞?取决于是发现了心源性栓塞的危险因素还是发现了主动脉弓粥样硬化斑块。对隐源性卒中患者进行 TEE 检查发现,排在前 10 位的异常发现为卵圆孔未闭、心脏瓣膜异常、主动脉粥样硬化斑块、主动脉瓣硬化、房间隔瘤、局灶性室壁运动异常、左房扩大、房间隔缺损、左心房内增强回声、二尖瓣脱垂。这些异常发现中多数为心源性脑栓塞的危险因素,而 TEE 发现主动脉弓粥样硬化斑块的敏感性只有 21%,也就意味着相当部分心源性脑栓塞危险因素与主动脉弓粥样硬化斑块并存的患者,并未发现主动脉弓粥样硬化斑块,从而被诊断为心源性脑栓塞。

由此可见,按照目前的分型标准,部分真正的主动脉弓源性脑栓塞会被诊断为心源性脑栓塞。

(二)对治疗措施与预后的影响

临床进行脑卒中分型的目的是为了准确判断其发病机制,从而选择最合适的治疗和二级预防措施,减少脑卒中复发。主动脉弓源性脑栓塞是由大动脉粥样硬化斑块引起的脑卒中,二级预防首选抗血小板药物,如将其归于心源性脑栓塞,临床医生可能更多选择抗凝治疗。"卵圆孔未闭与隐源性卒中研究"中,存在主动脉弓粥样硬化斑块且排除颈动脉狭窄和心房颤动的患者随机接受华法林和阿司匹林治疗,两组终点事件无显著差异。因此,与抗血小板药物治疗相比,抗凝药物治疗可能对主动脉弓源性脑栓塞的预后差异不大,该结论尚有待大样本研究证实。

他汀类药物是缺血性卒中二级预防的关键措施,如果将主动脉弓源性脑栓塞归于心源性脑栓塞后会不会减少他汀类药物的应用?因为他汀类药物主要用于大动脉粥样硬化引起的缺血性卒中,并不推荐于心源性脑栓塞二级预防,但是大动脉粥样硬化是系统性疾病,常累及多个血管床,因此即使将一个主动脉弓源性脑栓塞患者归于心源性脑栓塞中,在其他更容易检查到的血管床可能已经发现动脉粥样硬化证据(如颈动脉斑块、下肢动脉斑块),临床医生也会开始他汀类药物治疗。

故认为,将主动脉弓源性脑栓塞归于心源性脑栓塞并不会影响患者的关键治疗措施和预后。

八、结束语

主动脉弓粥样硬化斑块是脑卒中发生的重要危险因素,特别是不明病因的脑卒中,其中又以复合型主动脉弓粥样硬化斑块致脑卒中发生的风险较大,其作为重要的栓子来源,主要通过 A-A 栓塞机制发生脑卒中。TEE 作为一项简单、实用、可靠的临床检测技术,可利用其对主动脉弓显影的优势,对脑卒中患者进行病因诊断。主动脉弓源性脑栓塞与心源性脑栓塞发生脑卒中的机制相似,从梗死灶本身的影像学特点不能将两者完全区分开来。按照现有脑卒中分类标准,主动脉弓源性脑栓塞和心源性脑栓塞存在交叉重叠,一部分主动脉弓源性脑栓塞会被划分到心源性脑栓塞中,而且将主动脉弓源性脑栓塞归于心源性脑栓塞对治疗措施选择和患者预后判断等均无显著影响。而在临床工作中,将主动脉弓源性脑栓塞单独分型的可操作性不强,不宜牺牲实用性和操作性进行过细的临床分型。

(欧书林 迟路湘)

参考文献

[1] 徐安定,刘小亚,赵颖. 心源性与主动脉弓源性脑栓塞的诊断策略. 中国神经精神疾病杂志, 2011, 37(1):3-6.

[2] Amarenco P, Bogousslavsky J, Caplan LR, et al. New approach to stroke subtyping The A-S-C-O(Phenotypic)classification of stroke. Cerebrovasc Dis, 2009, 27(5):502-508.

[3] 田成林,郝咏刚. 主动脉弓粥样硬化引起的缺血性卒中应归于心源性卒中. 中国卒中杂志, 2011, 6(5):396-398.

[4] 吴银燕,殷红兵. 主动脉弓粥样硬化所致缺血性卒中的病因分析. 中国卒中杂志, 2011, 6(5):399-402.

[5] Di-Tullio MR, Russo C, Jin Z, et al. Aortic arch plaques and risk of recurrent stroke and death. Circulation, 2009, 119(17):2376-2382.

[6] Knebel F, Masuhr F, Von-Hausen W, et al. Transesophageal echocardiography in patients with cryptogenic cerebral ischemia. Cardiovasc Ultrasoud, 2009, 7:15.

[7] Van-Zaane B, Zuithoff NP, Reitsma JB, et al. Meta-analysis of the diagnostic accuracy of transesophageal echocardiography for assessment of atherosclerosis in ascending aorta in patients undergoing cardiac surgery. Acta Anaesthesiol Scand, 2008, 52(9):1179-1187.

[8] Agmon Y, Khandheria BK, Meissner I, et al. Independent association of high blood pressure and aortic atherosclerosis:a population-based study. Circulaton, 2000, 102(17):2087-2093.

[9] Cardiogenic brain embolism. The second report of the Cerebral Embolism Task Force. Arch Neurol, 1989, 46(7):727-743.

第四十章　心脏外科手术与脑栓塞

心脏外科手术中的脑栓塞,是指由于心脏外科手术的原因,导致血液中的各种栓子(如心脏内的附壁血栓、动脉粥样硬化的斑块、脂肪、空气等)随血流进入脑动脉而阻塞血管,当侧支循环不能代偿时,引起该动脉供血区脑组织缺血性坏死,出现局灶性神经功能缺损。多发生于颈内动脉系统,椎-基底动脉系统相对少见。

多种心脏外科手术均可能引起脑栓塞。心脏外科手术由于体外循环的应用,成为了脑损伤的主要原因之一。从体外循环开展以来,栓塞并发症一直时有发生。这是因为在体外循环时,氧合器滤泡作用不够完善,变温时温差过大,以及手术中心脏排气不彻底所产生的气泡,或手术产生的血栓、脂肪颗粒、钙化微粒、微聚体、管道碎屑及纤维素等均可引起脑栓塞。尽管术中采用动脉微栓滤器、膜式氧合器、肝素抗凝等措施,但各种微栓仍无法完全彻底避免。

目前文献报道的各类心脏外科手术脑栓塞发生率不等。单纯冠状动脉旁路移植术(coronary arterybypass grafting,CABG)发生率为1.4%~3.8%;CABG和心脏瓣膜联合手术发生率为7.4%;单纯心脏瓣膜手术的发生率为4.8%~8.8%;而双瓣膜或三瓣膜手术的发生率最高,达9.7%;主动脉修补术脑栓塞发生率为8.7%。一般来讲,经全身麻醉及非心血管手术的脑栓塞的发生率非常低。心脏、血管手术或心脏联合手术的发生率较高,其中急诊手术高于择期手术。

一、体外循环简介

(一)概念及基本原理

心内直视手术应用的体外循环(extracorporeal circulation,ECC)技术,又称为心肺转流(cardiopulmonary bypass,CPB),是利用人工心肺装置暂时代替人的心脏和肺脏工作,进行血液循环及气体交换的技术。体外循环的基本原理是将上腔和下腔静脉的静脉血引入储血器,在氧合器内进行氧合、排出CO_2,然后经过变温、过滤,最后通过血液泵的驱动作用,在保持一定压力的情况下泵入体内动脉系统,将氧合血输送到机体各脏器。

(二)体外循环的基本装置

体外循环由血液泵(人工心)、氧合器(人工肺)、储血器和连接管道组成。附加的装置还有:变温器、心肌保护装置、过滤器及血液回收器和术野吸引(图40-1)。

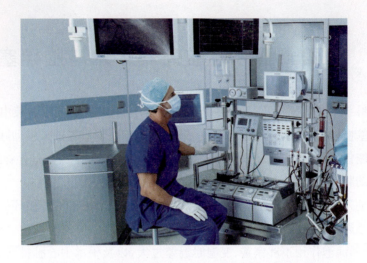

图40-1 体外循环装置(来源:http://www.maquet.com)

二、体外循环中脑的病理生理变化

(一)体外循环对脑灌注和脑代谢的影响

在低温体外循环中,脑血管的自主调节机制仍然存在,但是其调节的阈值有所改变,大约会下降至30mmHg。体外循环有许多因素可以造成脑血流与脑代谢的不匹配,这是心脏手术中脑损伤的主要原因之一。体外循环中,对血液降温和复温程度和速率、血液稀释、高碳酸血症、缺氧等情况,均可影响脑灌注和脑代谢。

(二)体外循环中灌注不足的原因

心内直视手术在体外循环中,常需要降低灌注流量,从而为心脏手术提供较为理想的手术条件。灌注不足的主要原因是静脉引流不畅、主动脉插管过细或位置不当及主动脉泵头压过低等。

(三)体外循环对氧离曲线的影响

体外循环在深低温过程时,氧离曲线会严重左移,氧气与血红蛋白不易解离,导致脑组织主要利用血液中物理溶解的氧。此时,体外循环必须通过提高物理溶解的氧,血气分析反应为较高的PO_2,从而有利于脑的氧供。此外,PCO_2的变化对脑血流有明显的影响,过度通气下低PCO_2,可使脑血管痉挛导致脑缺血。

(四)血液稀释技术的应用

血液稀释技术解决了体外循环早年全血预冲造成的血液黏稠度增高、微循环灌注不足、血液成分破坏严重等问题,但是血液稀释同时可带来携氧能力下降、脑血流分布不均及水潴留、稀释性或代谢性酸中毒等并发症。

三、心脏外科术中脑栓塞的原因

存在于体外循环回路中的栓子可以是气体或颗粒并且有各种来源,包括来源于设备和外科术野,或者在血液接触外部管道表面时产生。如果它们直接输入到患者的体循环中,可对末梢器官产生损害,特别是大脑。

(一)与患者相关的原因

在心脏外科手术中发生的脑栓塞,部分与患者自身疾病相关,如不同严重程度的主动脉粥样硬化性疾病、心腔内的血栓、瓣膜的钙化等,这些来源于患者自身的危险因素,可能导致术后神经系统或神经认知功能障碍。但目前对这些来自患者自身的危险因素作为脑栓塞的危险因素尚存有争议。

(二)与手术相关的原因

心脏外科手术中发生脑栓塞与手术相关性因素主要包括:①主动脉插管或拔管、体外循环开始转流、放置或打开主动脉阻断钳、心室引流或心腔开放的手术。②主动脉根部的操作,包括分离、荷包、插管、阻断及上侧壁钳等操作,均可能引起斑块脱落。③尤其是在体外循环回路中加入药物、主动脉阻断或开放、心脏还血充盈时等情况下,均能以发生脑栓塞。

(三)与体外循环相关的原因

人工肺尤其鼓泡式人工肺是气栓的重要来源,特别是当通气/血流比例偏大时更易产生。在一个经典的体外循环过程中,还可能会有相当多的大栓子(例如动脉粥样硬化斑块碎片、脂肪颗粒)或不计其数的微栓(例如气泡或其他微粒物质)进入患者体内。现在借助经颅多普勒(TCD)技术,发现气体栓塞和微粒栓塞可以同时存在,气体栓塞和微粒栓塞都可以在脑的远端小动脉内造成末梢血流的阻塞,导致脑缺血和术后脑神经功能障碍。脑动脉气栓不仅可以导致气体进入非常小的动脉中,即刻导致梗阻和缺血,而且气泡表面可以引发异物反应并且对血管内皮细胞产生机械性刺激。这将触发细胞和体液免疫的机制,最终导致脑血管源性水肿和进一步的灌注损伤。

(四)血液回输

直接回输从心内吸引中回收的术野血液,导致术野血液中的气泡回输体内。心内直视手术中吸引时,气体与血液混合搅拌,这些气泡不仅较大而且主要由不易吸收的氮气组成,造成较大气泡和血液的损伤。血液的损伤引起细胞凝集,因此大量和强力的吸引增加了气栓和栓塞的危险。温度差是产生气栓的重要原因,氧气在 30 ℃ 水中溶解度为 2.6%,在 0 ℃ 时的溶解度则为 4.9%,所以当复温时,血温与水温温差超过 10~15 ℃,气体可从血中释放形成气栓,因此体外循环时间越长,栓塞形成的风险也就越增加。

四、体外循环术中的栓子来源

心脏外科手术中的脑内大、小栓子可能来自患者,但绝大部分与心内直视手术时体外循环的应用相关。根据栓子性质可分为三种:

(一)组织栓子

在心脏手术切开胸骨时,体内骨和肌肉碎片也可形成栓塞。而切开心包、心肌等组织导致脂肪细胞释放入血循环形成脂肪栓子,由血浆脂蛋白和脂质变性形成,直径在 4~200 μm。其他的各种组织栓子由体内各种组织构成,包括纤维蛋白、血小板、白细胞、红细胞凝聚物等。血浆蛋白接触到体外循环异物表面可发生变性变化,引起免疫球蛋白和补体蛋白变化。由于接触异物表面激活血小板,导致凝聚,还促使生物活性物质释放,从而造成血管的收缩和进一步的黏附、凝集,血小板数量明显下降。心内直视手术中使用低温技术或冷停跳液也有红细胞凝集形成微栓的危险。

(二)异物栓子

心脏手术中所用物品及体外循环装置物品皆可产生异物栓子。例如胸骨劈开后止血用的骨蜡可成为栓子,外科止血用微纤维胶原、缝线等均可成为异物栓子。在先天性心脏病手术中,用于矫正心内畸形的人工材料有时也可以形成血栓,脱落后可引起脑栓塞。

(三)气体栓子

(1)主要分为微栓和大气泡栓子,前者主要来自体外循环管路,而后者主要是由于心内排气不彻底。

(2)存在左右异常交通的心脏病患者,如右心压力高于左心压力时,右心内的气体可通过异常交通进入左心,在体循环系统造成栓塞(脑栓塞)。

(3)从体外循环回路中若经四联三通快速加入含有大量气体的药品、液体,抽取血标本等操作,也有可能增加回路中的气栓数量。因腔静脉荷包缝合不严导致长时、大量气体随静脉回流,储血器无法完全祛除产生的气泡,这也将增加回路中的气栓数量。

五、脑栓塞的表现与发病机制

尽管心脏外科手术导致的心源性栓子的表现及发病机制不完全相同,心脏损害的临床表现也多种多样,但栓子一旦脱落进入脑循环,其临床表现则取决于栓塞血管所支配区域的功能缺损程度。

如果微栓子脱落进入脑内则常表现短暂性脑缺血发作(transient lschemic attack,TIA)症状。有时散落成许多碎片进入脑动脉的一些分支,可导致全脑一过性缺血,出现一过性意识障碍,甚至抽搐发作。如果脱落的栓子足够大,栓塞了颈内动脉,或大脑中动脉主干,那么将会出现严重的大脑半球缺血症状。临床上多数的栓子体积均较小,能够很快的通向远端而症状缓解。

如果较大栓子栓塞了某一血管,则会出现该血管所支配区域功能障碍的临床症状。如造成双侧大脑后动脉缺血则发生双侧枕叶梗死,表现为双侧"皮质盲"。如栓子进入一侧或双侧大脑后动脉,则将导致单侧或双侧同向性偏盲。当栓子栓塞大脑后动脉的颞叶分支或小的深穿支,则可出现颞叶内侧面、丘脑及丘脑下部的症状。当栓子进入椎-基底动脉系统,有时停留在椎动脉加入基底动脉之前,则将出现延髓背外侧受损的症状;有时进入基底动脉上部分支,或到达基底动脉顶端,患者常出现昏迷,四肢瘫痪。临床上绝大多数的栓子体积均较小,所以常常栓塞大脑中动脉的远端分支而出现相应的临床症状,例如单瘫、轻偏瘫、失语等局灶体征。有文献报道,当栓子途经基底动脉到达顶端的过程中造成基底动脉小分支的缺血,临床可出现头昏、眩晕、复视等一过性症状。

六、脑栓塞的预防

(一)手术操作方面

(1)术者操作需仔细、动作需轻柔。手术中如果条件允许,可在主动脉插管和钳夹阻断时,应用超声观察,尽量避开主动脉的斑块,最大限度地降低手术操作导致的影响。

(2)在心内操作的手术或术前左房血栓或黏液瘤的患者,术中应仔细行心内冲洗。

(3) 在夹层动脉瘤的患者,有时瘤体侵犯头臂血管并在夹层形成血栓,粗暴的操作和分离可导致血栓脱落。

(4) 由于延长体外循环时间将明显增加栓塞数量。为此,术者应加强手术技巧训练,缩短手术时间。

(二) 体外循环耗材的改进

(1) 心脏外科手术中体外循环的应用,是手术相关脑栓塞的重要原因。已证实体外循环器械方面的措施可以大大减少这类来源的术中栓塞:使用动脉管路滤器、不使用鼓泡式氧合器改用膜式氧合器和使用心内吸引管路滤器。

(2) 做好体外循环管路设计:体外循环管路的设计决定了微栓产生的数量,是体外循环中发生脑栓塞的另一个重要影响因素。而肝素涂层管道对减少栓塞的发生具有重要意义。

(3) 众多的学者通过选择制造插管的材质、改进插管的设计、选择插管的部位等方法来减少栓塞发生,并取得了一定的效果。

(4) 采用非接触技术,如股动脉插管或在非体外循环下使用血管吻合器行冠状动脉旁路移植手术可有效减少和防止斑块脱落。

(三) 相关辅助检查手段

(1) 由于经食管超声心动图的应用:由于经食管超声心动图(transesophageal echocardiography,TEE)在手术室的应用越来越广泛,在 TEE 的监测下仔细行心内排气和在气栓形成的高峰时间(如开放升主动脉和快速心内还血时)减少体外循环流量,使脑血流占全身血流的比例减少,可有效地减少脑气体栓塞的发生率。

(2) 经颅多普勒超声技术的应用:经颅多普勒(transcranial doppler,TCD)可监测脑血流的速度和方向,可检测出因插管位置不当或其他原因所致的急性脑血流下降,并能持续监测脑血流中的栓子,且可及时对栓子进行定性和定量分析。

七、脑栓塞的治疗

心脏外科术中发生脑栓塞的治疗,主要是针对脑栓塞本身的治疗及针对原发病即栓子来源的治疗。

(一) 一般治疗

(1) 急性期应卧床休息,保持呼吸道通畅和心脏功能的稳定。

(2) 注意营养状况,保持水和电解质的平衡。

(3) 加强护理,防止肺炎、泌尿系感染和褥疮等的发生。

(二) 治疗原则

改善脑循环、防止再栓塞、消除脑水肿、保护脑功能。针对栓子来源的不同进行对症处理。

(1) 抗凝及溶栓治疗:①对于心源性脑栓塞患者,推荐早期、长期抗凝治疗;②抗凝治疗禁忌及非心源性栓塞者不推荐抗凝治疗,建议抗血小板治疗;③溶栓类药物(如尿激酶、链激酶等)亦可能仅在早期发挥作用。④可考虑应用华法林抗凝。

(2) 对症治疗:①出现颅高压者可给予脱水剂减轻脑水肿,防止脑疝形成。常用高渗脱水剂有甘露醇、甘油果糖等,也可用利尿剂如速尿等;②血压明显升高者可适当给予降压治疗;③在急性期还可适当应用一些神经保护剂保护脑细胞。

（3）脂肪栓塞时的处理：可应用肝素、低分子右旋糖酐（不能用于对本药过敏者）、5%的碳酸氢钠及脂溶剂，有助于脂肪颗粒的溶解。也可用血管扩张剂静脉滴注。

（4）气栓栓塞的处理：对气栓患者应取头低、左侧卧位，如为减压病应尽快行高压氧治疗，减少气栓、增加脑含氧量，若气栓引起癫痫发作，应严密观察并抗癫痫治疗。

（5）感染性栓塞的处理：对感染性栓塞患者需选用足量有效的抗生素治疗，并禁用溶栓和抗凝药物，防止感染扩散。

（三）外科治疗

脑水肿明显时，采用颅骨开窗减压或切除部分坏死组织对大面积脑梗死患者可能挽救其生命。

近年来，由于心脏外科手术方法及器械的改进，尤其在 TCD 的帮助下，逐渐减少了心脏外科手术引起的栓塞并发症。

（王海东　何　萍　谭德立）

参考文献

[1] 胡小琴. 心血管麻醉及体外循环. 第2版. 北京：人民卫生出版社，2004：387.

[2] Brown WR, Moddy, DM, Challa VR, et al. Longer duration of cardiopulmonary bypass is associated with greater numbers of cerebral microemboli. Stroke, 2000, 31(3)：707-713.

[3] Grocott HP, Mackensen GB, Newman MF, et al. Neurological injury during cardiopulmonary bypass in the rat. Perufision, 2001, 16(1)：75-81.

[4] Mackensen GB, Ti L K, Philips-Bute BG, et al. Cerebral embolization during cardiac surgery：impact of aortic atheroma burden. Br J Anaesth, 2003, 91(5)：656-661.

[5] Watters MP, Cohen AM, Monk CR, et al. Reduced cerebral embolic signals in beating heart coronary surgery detected by transcranial Doppler ultrasound. Br J Anaesth, 2000, 84(5)：629-631.

[6] Van-Wermeskerken GK, Lardenoye JW, Hill SE, et al. Intraoperative physiological variables and outcome in cardiac surgery：Part II. Neurologic outcome. Ann Thorac Surg, 2000, 69(4)：1077-1083.

[7] 龙村，黑飞龙. 体外循环教程. 第1版. 北京：人民卫生出版社，2011：283-291.

[8] 汪曾炜，刘维永，张宝仁. 心脏外科学. 北京：人民军医出版社，2003：247-268.

[9] Martens S, Neumann K, Sodemann C, et al. Carbon dioxide field flooding reduces neurologic impairment after open heart surgery. Ann Thorac Surg, 2008, 85(2)：543-547.

[10] Nyman J, Rundby C, Svenarud P, et al. Does CO_2 flushing of the empty CPB circuit decrease the number of gaseous emboli in the prime?. Perfusion, 2009, 24(4)：249-255.

[11] Djaiani G, Fedorko L, Borger MA, et al. Continuous-flow cell saver reduces cognitive decline in elderly patients after coronary bypass surgery. Circulation, 2007, 116(17)：1888-1895.

[12] Al-Rashidi F, Blomquist S, Hoglund P, et al. A new de-airing technique that reduces systemic microemboli during open surgery：a prospective controlled study. J Thorac Cardiovasc Surg, 2009, 138(1)：157-162.

[13] Nathan HJ, Rodriguez R, Wozny D, et al. Neuroprotective effect of mild hypothermia in patients undergoing coronary artery surgery with cardiopulmonary bypass：a randomized trial. Circulation, 2001, 104(12 Suppl

1): I85-I91.

[14] Alex J, Laden G, Cale AR, et al. Pretreatment with hyperbaric oxygen and its effect on neuropsychometric dysfunction and systemic inflammatory response after cardiopulmonary bypass: a prospective randomized double-blind trial. J Thorac Cardiovasc Surg, 2005, 130(6): 1623-1630.

[15] Holmin S, Mathiesen T. Intracerebral administration of interleukin-1beta and induction of inflammation, apoptosis, and vasogenic edema. J Neurosurg, 2000, 92(1): 108-120.

[16] de-Perrot M, Fischer S, Liu M, et al. Prostaglandin E1 protects lung transplants from ischemia-reperfusion injury: a shift from pro- to anti-inflammatory cytokines. Transplantation, 2001, 72(9): 1505-1512.

[17] Siepe M, Goebel U, Mecklenburg A, et al. Pulsatile pulmonary perfusion during cardiopulmonary bypass reduces the pulmonary inflammatory response. Ann Thorac Surg, 2008, 86(1): 115-122.

[18] Halldorsson AO, Kronon MT, Allen B S, et al. Lowering reperfusion pressure reduces the injury after pulmonary ischemia. Ann Thorac Surg, 2000, 69(1): 198-203.

[19] Selim M. Perioperative stroke. N Engl J Med, 2007, 356(7): 706-713.

第四十一章 心血管疾病介入诊疗操作与脑栓塞

近年来,随着各种心血管疾病介入诊疗技术的迅速发展和广泛应用,我国心血管疾病的诊断及治疗水平有了明显提高,但作为心血管疾病介入诊疗术严重并发症之一的脑栓塞发病率并不低,越来越引起临床的重视。心血管疾病介入诊疗操作相关性脑栓塞一般是指在介入诊疗操作过程中或术后2周内发生的与介入诊疗操作有关的急性脑栓塞,栓子包括血栓、气栓、赘生物、介入操作产生的组织碎屑或介器械异物等,所致脑栓塞包括无症状性脑栓塞(约占90%)和临床表现明显的脑梗死(约占10%),一般与介入诊疗操作导致栓子脱落至脑动脉有关。这些介入诊疗操作包括:左心导管检查、左心-动脉系统造影检查、冠状动脉介入治疗、外周动脉介入治疗、大血管介入治疗、经皮二尖瓣球囊成形术、先心病介入封堵术(房间隔缺损,动脉导管未闭,室间隔缺损封堵术)、肺动-静脉瘘介入治疗、冠状动脉瘘介入治疗、体肺侧枝栓塞术或其他采用动脉途径的先心病介入治疗、房颤经导管消融治疗或其他左心系统操作的经导管射频消融治疗、经导管主动脉瓣带瓣支架植入术(TAVI)等。其中TAVI手术被认为是目前最容易发生脑栓塞的心血管介入诊疗技术。无症状脑栓塞发生率为60%~90%,有症状脑栓塞发生率为10%~15%;其次是颈动脉腔内治疗、肺动-静脉瘘栓塞术、房间隔缺损封堵术等。由于无症状脑栓塞临床影响小,我们主要讨论有临床症状脑梗塞,其在心血管疾病介入诊疗操作中的发生率占2%~5%。现就其发生原因、临床表现、病理生理、预防及治疗情况简述如下。

一、介入诊疗操作相关性脑栓塞的发生原因

(一)介入操作术中未抗凝或抗凝不充分

绝大部分左心-动脉系统的介入诊疗操作时都需要肝素抗凝,一般穿刺完成后经穿刺鞘给予肝素50~100 U/kg,操作每超过1 h还需要追加30~50 U/kg。有时候术者术中忘了给肝素或肝素用量不足,容易造成血液在导管内或导丝上形成血凝块,操作中脱落进入脑动脉造成脑栓塞。由于动脉血流方向的原因,一般在左心房、左心室及升主动脉部位的操作容易发生脑栓塞。

(二)介入操作引起原有粥样斑块、血栓、赘生物及其他组织碎片脱落

部分患者动脉粥样硬化严重,广泛斑块形成;左心房或左心室内术前就有血栓形成、或左房黏液瘤形成;或右心系统术前存在有血栓,存在房间隔缺损或卵圆孔未闭;或二尖瓣,主动脉瓣存在赘生物。在上述部位操作时,如果操作不规范,动作粗暴就容易造成斑块、血栓、赘生物或其他组织碎片的脱落,进入脑动脉造成脑栓塞。

(三)术中导管、导丝、介入器材冲洗、排气不规范

心血管介入诊疗操作中要求经常性的用注射器排气、肝素盐水冲洗导管、导丝等介入器材,先心病各种封堵器在装载后也需要多次排气、冲洗,以减少气栓或血栓形成的可能。长时间不冲洗,导管或器材内容易形成血栓,再次操作时造成栓子脱落,进入脑动脉造成脑

栓塞。

（四）自身凝血或纤溶系统缺陷造成高凝状态，或存在抗凝、抗血小板药物抵抗

近年来研究发现，少数凝血异常的患者因分子遗传缺陷而出现高凝状态或纤溶功能障碍，称为"易栓症"。这些分子遗传缺陷导致包括抗凝血酶-Ⅲ（AT-Ⅲ）、蛋白C、蛋白S、纤溶酶原、肝素辅助因子Ⅱ、纤维蛋白原以及凝血因子Ⅺ、凝血因子Ⅻ和激肽释放酶原等多种凝血相关酶的表达异常。对抗凝药或抗血小板药物的抵抗也被认为是一种基因缺陷。

临床工作中经常遇到少数患者在充分抗凝及规范操作后仍发生脑栓塞，甚至在冠状动脉介入治疗术后正规双联抗血小板药物治疗的情况下仍可发生迟发型脑栓塞（术后3～7d），表明此部分患者可能存在自身凝血或纤溶系统缺陷造成高凝状态，或存在肝素及阿司匹林等药物抵抗。

（五）介入诊疗操作中产生的各种医源性栓子

在介入诊疗操作相关性脑栓塞的发生原因中部分为介入诊疗操作中产生的各种医源性栓子，主要包括：①二尖瓣、主动脉瓣球囊扩张术导致的瓣膜撕裂造成的组织碎屑；②血管成形术造成斑块的脱落；③射频消融过程中烧焦的组织碎屑；④弹簧栓子等介入器材的脱落造成异位栓塞等。

二、介入诊疗操作相关性脑栓塞的临床表现与辅助检查

（一）临床表现

熟悉介入诊疗操作相关性脑栓塞的临床表现有助于早期诊断。当发现患者在介入诊疗操作术中或术后围手术期突然出现言语不清或不能言语，双眼向单侧凝视、固定，或发生视物不清、模糊，或发生单侧中枢性面瘫、舌瘫，单侧肢体运动障碍、巴宾斯基征阳性等神经症状，即可初步诊断为脑栓塞。

（二）辅助检查

1. 头颅CT检查

头颅CT检查对脑栓塞诊断具有重要价值。多数脑栓塞病例在发病24h后头颅CT逐渐显示低密度梗死灶；在发病后2～15d可见均匀片状或楔形的明显低密度灶，大面积脑梗死伴脑水肿和占位效应出血性梗死呈混杂密度。因此，当心血管疾病介入诊疗术后出现脑栓塞临床症状者，首先考虑接受头颅CT平扫检查，以便早期诊断。

2. 头颅MRI检查

如果头颅CT检查无阳性发现，但症状明显者，可考虑行头颅MRI检查。因头颅MRI检查可清晰显示缺血性梗死后数小时即出现的T_1低信号T_2高信号病灶，出血性梗死显示其中混杂T_1高信号。功能性MRI弥散加权成像（DWI）可早期诊断缺血性脑卒中，发病2h内即可显示缺血病变。

3. 脑血管造影检查

脑血管造影（DSA）检查可清晰显示脑血管栓塞部分。如果在心血管疾病介入诊疗操作中突然出现脑梗死的症状，可立即行脑血管造影检查，以便及时发现血管狭窄及闭塞部位，并可酌情给予经导管溶栓处理等措施。

三、介入诊疗操作相关性脑栓塞的病理特点

(一)以血栓栓塞多见
介入诊疗操作相关性脑栓塞的栓子来源包括血栓、气栓、赘生物、介入操作产生的组织碎屑或介入器械异物等,其中以血栓栓塞最多见。

(二)发病部位以左侧大脑中动脉多见
介入操作导致的各种栓子脱落所致脑栓塞能发生于脑的任何部位,由于左侧颈总动脉直接起源于主动脉弓,故发病部位以左侧大脑中动脉的供血区较多,其上干是最常见的发病部位。

(三)病变范围大
因介入诊疗操作相关性脑栓塞起病迅速,无足够的时间建立侧支循环,所以脑栓塞与发生在同一动脉的血栓形成相比,病变范围大。

(四)常合并继发性出血
大面积脑栓塞后可引起的脑组织缺血性坏死,常继发脑出血,有文献报道发生率可达30%~50%。

(五)颈内动脉系统脑栓塞多见
既往文献报告显示,发生于颈内动脉系统的脑栓塞约占80%,而发生于椎-基底动脉系统的脑栓塞约占20%。临床症状取决于栓塞的血管及阻塞的位置、范围。

四、介入诊疗操作相关性脑栓塞的防治

(一)脑栓塞的预防

1. 术前准备要充分

(1)介入诊疗操作前要详细了解病史、诊断要全面。如有无左心房、左心室血栓形成,有无心内黏液瘤,瓣膜有无赘生物,升主动脉及颈动脉有无明显粥样硬化斑块,患者有无"易栓症"倾向等。

(2)术前凝血相关化验检查要全面,必要时可行相关基因学检查。

2. 介入诊疗操作规范、动作轻柔

(1)介入诊疗操作术中要经常冲洗导管、导丝,并注意排气。

(2)对于植入性器械,体外排气要充分。

(3)术中抗凝要充分,术后抗凝和抗血小板药物治疗要规范。对于一些脑栓塞发生的高危病例可提前3~7 d充分抗凝或抗血小板药物治疗后再接受介入诊疗操作。

3. 介入器械的选择要合理

术者要充分了解不同器械的特点,并合理选择。如管径越细的导管因流通性较差导管内更容易形成血栓,亲水的泥鳅导丝较普通导丝而言不易附着血栓,在选择时应加以注意。

4. 掌握操作技巧、合理使用保护装置

(1)将输送鞘管尾端置于水中操作可避免部分介入诊疗操作中空气栓塞的发生。

(2)尽量减少在左心-升主动脉-主动脉弓部位的介入性操作的机会,提高操作技术熟练程度,减少介入性操作时间,能有效减少栓子脱落的风险。

(3)主动脉弓或颈动脉远端保护装置的使用可有效保护症状性脑栓塞的发生,但成本较高。

(二)脑栓塞的治疗

1. 早期发现及时治疗

(1)脑栓塞的治疗可以分为3个阶段:超早期(发病6 h内)、急性期(发病24 h内)、恢复期(24 h后)。

(2)因为脑栓塞发病后3~6 h为有效溶栓治疗时间窗,及时溶栓治疗能降低脑代谢、控制脑水肿及保护脑细胞,挽救缺血半暗带,减少神经功能损害。所以脑栓塞的早发现早治疗显得尤为重要。

(3)术者应不时与患者进行言语上的沟通,了解其有无不良反应,如有问题能及时发现。介入诊疗术后的患者应经常了解其神经系统体征变化。如发现问题,及时进行头颅CT及MRI等辅助检查。

2. 一般支持治疗

(1)保持呼吸道通畅,稳定血压。

(2)保持营养和水电解质平衡。

(3)控制血糖。

(4)大面积脑梗死应采用甘露醇等控制脑水肿和颅内压,防止脑疝发生。

3. 溶栓治疗

溶栓治疗是目前国际公认的、最有效的再灌注治疗。重组组织型纤溶酶原激活剂(rtPA)和尿激酶(UK)是我国目前使用的主要溶栓药,目前主张在溶栓时间窗发病3~6 h内如无明确禁忌证,应首选溶栓治疗。目前临床常采用静脉溶栓及动脉溶栓两种方法。

(1)静脉溶栓方案:对发病3~6 h内的脑栓塞患者,应根据适应证进行严格筛选,尽快静脉给予rtPA或尿激酶溶栓治疗。使用方法:① rtPA:0.9 mg/kg(最大剂量为90 mg)静脉滴注,其中10%在最初1 min内静脉推注,其余持续滴注1 h;②尿激酶:100万~150万U,溶于生理盐水100~200 ml,持续静脉滴注30 min,用药前后严密监护患者,出现神智等病情加重情况随时行头颅CT以除外是否有脑出血情况。

(2)经导管动脉溶栓方案:对于介入诊疗术中发生的脑栓塞,可进行脑血管造影后确定血管闭塞部位,将导管插入闭塞近端进行选择性导管内溶栓,效果更好。一般采用尿激酶100万~150万U,溶于生理盐水100~200 ml,先首次快速泵入50万U,其余持续经导管30 min内静脉滴注完。

4. 抗血小板治疗

(1)口服阿司匹林:对于不符合溶栓且无抗血小板药物禁忌证的患者,应在发病后尽早口服阿司匹林150~300 mg/d,急性期后可改为预防剂量(50~150 mg/d)。

(2)对于已行溶栓治疗的患者,阿司匹林等抗血小板药物应在溶栓24 h后开始使用。

(3)对不能耐受阿司匹林者,可考虑选用氯吡格雷(75 mg/d)等抗血小板治疗。

5. 抗凝治疗

(1)常用抗凝药物有低分子肝素、华法林等。

(2)对有高凝状态、血栓形成或再次栓塞风险的患者,可予抗凝药物治疗。

(3)溶栓后需抗凝治疗的患者,应在 24 h 后使用。

6. 保护治疗

对于已发生心血管疾病介入诊疗相关性脑栓塞的患者,为了促进神经机能的恢复,可根据患者具体情况选择一些神经营养药物作为后续辅助治疗,包括神经节苷脂、神经生长因子、小牛血去蛋白等。

7. 理疗及功能锻炼

急性脑栓塞后有可能残留一些神经功能障碍,包括肢体活动、语言能力障碍等。在恢复期治疗中,可采用功能锻炼、语言锻炼,并辅助中医中药治疗、理疗及针灸治疗等方法,以促进肢体活动及语言功能的早日恢复。

(徐仲英　胡海波)

参考文献

[1] Martinek M, Sigmund E, Lemes C, et al. Asymptomatic cerebral lesions during pulmonary vein isolation under uninterrupted oral anticoagulation. Europace, 2013, 15(3):325-331.

[2] Ichiki H, Oketani N, Ishida S, et al. Incidence of asymptomatic cerebral microthromboembolism after atrial fibrillation ablation guided by complex fractionated atrial electrogram. J Cardiovasc Electrophysiol, 2012, 23 (6):567-573.

[3] Rodes-Cabau J, Dumont E, Boone RH, et al. Cerebral embolism following transcatheter aortic valve implantation: comparison of transfemoral and transapical approaches. J Am Coll Cardiol, 2011, 57(1):18-28.

[4] Kahlert P, Al-Rashid F, Plicht B, et al. Incidence, predictors, origin and prevention of early and late neurological events after transcatheter aortic valve implantation (TAVI): a comprehensive review of current data. J Thromb Thrombolysis, 2013, 35(4):436-449.

[5] Onsea K, Agostoni P, Samim M, et al. First-in-man experience with a new embolic deflection device in transcatheter aortic valve interventions. EuroIntervention, 2012, 8(1):51-56.

[6] von-Bardeleben RS, Richter C, Otto J, et al. Long term follow up after percutaneous closure of PFO in 357 patients with paradoxical embolism: difference in occlusion systems and influence of atrial septum aneurysm. Int J Cardiol, 2009, 134(1):33-41.

[7] Dorenbeck U, Simon B, Skowasch D, et al. Cerebral embolism with interventional closure of symptomatic patent foramen ovale: an MRI-based study using diffusion-weighted imaging. Eur J Neurol, 2007, 14 (4):451-454.

[8] Amin Z, Hijazi ZM, Bass JL, et al. Erosion of Amplatzer septal occluder device after closure of secundum atrial septal defects: review of registry of complications and recommendations to minimize future risk. Catheter Cardiovasc Interv, 2004, 63(4):496-502.

[9] Batyraliev T, Ayalp MR, Sercelik A, et al. Complications of cardiac catheterization: a single-center study. Angiology, 2005, 56(1):75-80.

[10] Laskey W, Boyle J, Johnson LW. Multivariable model for prediction of risk of significant complication during diagnostic cardiac catheterization. The Registry Committee of the Society for Cardiac Angiography & Interventions. Cathet Cardiovasc Diagn, 1993, 30(3):185-190.

[11] Ammann P, Brunner – La – Rocca HP, Angehrn W, et al. Procedural complications following diagnostic coronary angiography are related to the operator's experience and the catheter size. Catheter Cardiovasc Interv, 2003, 59(1):13 – 18.

[12] Hamon M, Gomes S, Oppenheim C, et al. Cerebral microembolism during cardiac catheterization and risk of acute brain injury: a prospective diffusion – weighted magnetic resonance imaging study. Stroke, 2006, 37(8):2035 – 2038.

[13] Busing KA, Schulte – Sasse C, Flucher S, et al. Cerebral infarction: incidence and risk factors after diagnostic and interventional cardiac catheterization – – prospective evaluation at diffusion – weighted MR imaging. Radiology, 2005, 235(1):177 – 183.

[14] Lund C, Nes RB, Ugelstad TP, et al. Cerebral emboli during left heart catheterization may cause acute brain injury. Eur Heart J, 2005, 26(13):1269 – 1275.

[15] Di – Tullio MR, Sacco RL, Savoia MT, et al. Aortic atheroma morphology and the risk of ischemic stroke in a multiethnic population. Am Heart J, 2000, 139(2 Pt 1):329 – 336.

[16] Khoury Z, Gottlieb S, Stern S, et al. Frequency and distribution of atherosclerotic plaques in the thoracic aorta as determined by transesophageal echocardiography in patients with coronary artery disease. Am J Cardiol, 1997, 79(1):23 – 27.

[17] Karalis DG, Quinn V, Victor MF, et al. Risk of catheter – related emboli in patients with atherosclerotic debris in the thoracic aorta. Am Heart J, 1996, 131(6):1149 – 1155.

第七篇

心源性脑栓塞相关指南解读

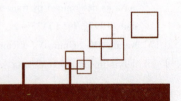

第四十二章　心源性脑栓塞急性期抗凝的争议与共识

心源性脑栓塞(CCE)是指心腔内的附壁血栓随血流进入脑动脉而阻塞血管,当侧支循环不能代偿时,引起该动脉供血区脑组织缺血坏死,出现局灶性神经功能缺损。心源性脑栓塞约占所有缺血性脑卒中的20%,栓塞来源于各种病因导致的心脏内附壁血栓和赘生物,常见的病因有心脏瓣膜病、心房颤动(房颤)、心肌梗死、人工瓣膜、感染性心内膜炎等。其中房颤是心源性脑栓塞的独立危险因素,占CCE病因的60%~80%,占所有缺血性脑卒中的15%~20%。有研究表明,房颤患者脑卒中发生率是普通人群的5.6~17倍。房颤可分为瓣膜病性房颤与非瓣膜病性房颤(约占70%),而非瓣膜病房颤是心源性脑栓塞的最常见原因,特别是75岁以上的老人(约占65%)。

心源性脑栓塞的特点是梗死面积大(有研究显示约76%为大面积梗死),病灶常累及多叶,由于栓塞所致的突然血流中断使大脑难以产生足够的侧支循环;同时具有易发生出血性梗死的特点;故临床预后差,致残率及死亡率均较高,有文献报道,急性期30d病死率可高达20%~30%。因此,对心源性脑栓塞早期诊断、及时处理显得十分重要。但对心源性脑栓塞的抗凝治疗始终存在争议,本章仅就当前的争议与共识概述如下。

一、目前存在的问题

在心脏内附壁血栓形成的病理过程中,凝血级联的激活比血小板的活化更重要,所以抗凝治疗从理论上讲能够阻断这一过程,应是一种很有希望的治疗手段。但临床试验的结果却意见不一。心源性脑栓塞急性期抗凝治疗虽已应用50多年,但一直存在争议,而争议的焦点是:急性期是否应用抗凝药物治疗?用什么药物更合适?

(一)抗凝治疗时机的选择

1. 现状与争议

房颤引起缺血性卒中的复发在发病14 d之内高达8%左右,理论上早期抗凝可能对阻止早期复发是有效的,但是不是越早抗凝患者就越能获益?

1986年发表的加拿大肝素治疗对照研究显示,发病48 h内使用肝素既不能降低脑梗死患者卒中进展发生率,也不能改善3个月和1年后的功能转归。2002年,Adams对6项急性缺血性卒中抗凝治疗(48 h内用药)的多中心随机试验进行了分析和总结,分别为香港速必凝缺血性卒中研究(Fraxiparinein Ischemic Stroke Study,FISS)、国际卒中试验(International Stroke Trial,IST)、Org10172急性卒中治疗研究(Trial of ORG10172 in Acute Stroke Treatment,TOAST)、欧洲FISS研究、急性栓塞性卒中肝素试验(Heparin in Acute Embolic Stroke Trial,HAEST)、舍托肝素急性缺血性卒中研究(Certoparin in Acute Ischemic Stroke,TOPAS)和Tinzaparin急性缺血性卒中研究(Tinzaparin in Acute Ischemic Stroke,TAIST)。除IST外,其他5项均为双盲对照研究。专门针对房颤患者的HAEST结果表明,早期应用LMWH与阿司匹林(160 mg/d)在缺血性卒中复发、出血性并发症及3个月死亡或生活依赖方面均无差异。IST和TOAST的房颤患者亚型分析显示,尽管抗凝治疗可使房颤患者的缺血性卒中复发风险略微降低,但却会增加出血风险。Adams 在对 6 项急性缺血性卒中研究逐一分析后指出,虽然早期抗凝治疗的严重出血风险远低于溶栓治疗,但与抗血小板治疗或安慰剂对比,急性期抗凝治疗能明显增高包括颅内出血在内的严重出血风险,而无充分依据显示其可有效防止卒中早期再发或减少临床恶化,即使针对卒中复发风险较高的房颤伴发心源性脑栓塞患者也是如此。

  Cochrane 系统评价对 2003 年 10 月 30 日前有关急性缺血性卒中抗凝治疗的 22 项研究进行了综合分析,结果表明:每治疗 1 000 例患者,抗凝治疗能减少 9 例缺血性卒中复发,但同时增加 9 例有症状颅内出血;抗凝治疗不能降低研究终点的病死率或死亡 + 残疾率;抗凝治疗可减少急性脑梗死患者深静脉血栓形成(deep venous thrombosis,DVT)和肺栓塞(pulmonary embolism,PE)的机会,但同时也增加严重颅外出血风险,而 DVT 和 PE 本身并不十分常见,且可用其他方式预防。因此,抗凝治疗对急性缺血性卒中的益处会完全被出血性并发症的增加抵消。目前也无 LMWH 治疗急性缺血性卒中优于普通肝素的循证医学证据。

  因此,很多学者主张在心源性脑栓塞 2 周后才开始抗凝治疗,以免增加急性期严重颅内出血风险。对于瓣膜性房颤患者在除外亚急性细菌性心内膜炎后可于 2 周后开始抗凝治疗。

  虽然抗凝治疗急性缺血性卒中的作用被基本否定,但仍有 2 项研究值得特别关注。一是香港 FISS 研究。FISS 研究是唯一一项表明急性期抗凝治疗对远期转归有益的试验,抗凝治疗可降低死亡或功能依赖的比例。然而,随后在欧洲进行的 FISS 延续试验虽然样本量更大、入组时间更早(24 h 内),但未能证实上述结论,而且大剂量 LMWH 组颅内出血发生率显著增高。另一项是 TOAST 研究,虽然其总体结果否定了抗凝治疗对急性脑梗死的益处,但亚组分析表明抗凝治疗对大血管病变引起的急性脑梗死可能有益。Hart 等提议,由于脑梗死后出血性转化主要发生于起病后 12 h 至 4 d,故可考虑在发病后 2~3 d,病情稳定并排除颅内出血的情况下开始华法林抗凝,从而在发病后一周左右获得疗效。如果梗死面积大或者临床症状加重则应在治疗前复查 CT。上述结果提示,不同患者和脑梗死病因可能对急性缺血性卒中抗凝治疗的效果有一定影响,目前尚不能完全否定其作用。

  心源性脑栓塞的抗凝治疗之所以备受争议,尤其在急性期的二级预防方面,是因为实际疗效与理论上预计的不同,而且还增大了颅内出血的危险性。但是不排除以下因素的干扰:①在合并房颤的脑梗死患者的临床试验中,并非所有患者证实为心源性脑栓塞。②再发栓塞应为病情相对稳定后出现新的神经系统症状体征不能用原来的梗死灶解释,临床表现符合脑栓塞,影像学检查证实为新发梗死。在 IST 中没有明确的标准,是由不同的临床医生自己决定的;在 HAEST 定为 48 h 后突发或持续的症状加重(排除脑出血和明确的并发症),其中可能包括了神经兴奋性毒性、血管源性脑水肿等心源性脑栓塞之外的多种不同的病理生理过程,所以可能高估了心源性脑栓塞的再发率,从而低估了抗凝治疗的作用。③再发的心源性脑栓塞中可能有部分栓子来源于已经机化的血栓,对于这些血栓抗凝治疗是无效的。最近的临床试验发现早期再栓塞发生率低于最初估计的 12%,为 5%~8%,相对低的早期再栓塞率增加了对抗凝治疗预防再栓塞的疗效评价的困难。现有的资料多来自于大规模临床试验,对于整体人群较有代表性,但忽略了亚型。我们认为脑梗死的治疗应以分型分期为核心个体化,如果按照临床病理类型进行亚型的抗凝治疗疗效分析,也许能够较细致地评价,发现在某些亚型有效。

2. 共识

目前尚无数据资料研究心源性脑栓塞患者卒中或 TIA 发作后开始服用抗凝药物的最佳时间,在二级预防方面,口服抗凝药治疗应用于非急性期能减少卒中再发,但是在心源性脑栓塞急性期,因为容易发生出血性脑梗死,故开始口服抗凝治疗的最好时机目前尚无定论。美国 2014 AHA/ASA 卒中和 TIA 二级预防指南做了如下推荐:

(1)多数伴有房颤的卒中或 TIA 患者,应在发病 14 d 内启动口服抗凝药物治疗(Ⅱa 类,B 级证据)。

(2)若患者出血风险较高(如大面积脑梗死、出血性转化、未予控制的高血压,或出血倾向),可以考虑在 14 d 之后再启动口服抗凝药物治疗(Ⅱa 类,B 级证据)。

(二)抗凝药物的选择

1. 现状与争议

(1)肝素与低分子肝素:目前肝素抗凝治疗的临床应用暂不推荐,2007 年 Paciaroni 等对 7 项随机对照研究共 4 624 例心源性卒中患者进行的荟萃分析显示,与其他药物相比,抗凝药(普通肝素、低分子肝素)不能降低 7～14 d 内缺血性卒中的复发率,但显著增加症状性颅内出血的危险。因此,结合之前进行的多项研究得出,缺血性脑卒中患者急性期给予肝素类抗凝治疗不能取得明确有效的降低死亡或残疾和预防卒中复发的效果,对缺血性脑卒中急性期患者不推荐常规使用肝素类抗凝剂。那么低分子肝素抗凝治疗疗效是否会强于普通肝素? 2000 年的 HAEST 研究和 2004 年 Sandercock 的系统评价结果均支持,脑卒中发生后 14 天内给予低分子肝素抗凝治疗未能降低卒中复发或死亡率,反而增加了出血事件的发生。2000 年 Bath 对缺血性脑卒中急性期使用低分子肝素的相关性研究进行 Meta 分析,结果也不支持脑卒中急性期患者常规使用低分子肝素抗凝治疗。

(2)华法林:1978 年欧洲房颤试验(The European Atrial Fibrillation Trial,EAFT)是一项研究卒中复发的二级预防试验,受试对象为房颤伴有轻微卒中或 TIA 的患者,分为华法林组(INR 值 2.5～3.9)、阿司匹林组和安慰剂组。与安慰剂组(每年 12%)相比,华法林组卒中复发率仅为每年 4%,后续资料分析显示 INR 值 2.0～3.9 是适宜的抗凝指标(既减少缺血性卒中,又能避免出血并发症),范围较宽,但严重出血并发症每年仍达到 2.8%。Cochrane 数据库对 EAFT 和 SIFA(Studio Italiano Fibrillazione Atriale)2 项试验进行汇总分析,认为在非风湿性房颤(NRAF)二级预防中,抗凝治疗优于抗血小板治疗,但抗凝治疗颅外出血风险大。

之后几乎所有有关华法林的研究显示华法林能降低房颤时脑卒中的发生率。在哥本哈根房颤、阿司匹林和抗凝治疗(Copenhagen Atrial Fibrillation, Aspirin and Anticoagulation, AFASAK)研究中,华法林使脑卒中、TIA、栓塞并发症的发生率降低 71%($P<0.05$)。波士顿地区房颤抗凝治疗(Boston Area Anticoagulation Trial for Atrial Fibrillation, BAATAF)结果表明华法林组脑卒中的年发生率为 0.45%,安慰剂组为 1.8%($P<0.05$)。在房颤卒中预防(Stroke Prevention in Atrial Fibrillation,SPAF)研究中,观察到华法林组脑卒中和栓塞的年发生率为 2.3%,安慰剂组为 7.4%($P=0.01$)。在非风湿病房颤卒中预防(Stroke Prevention in Nonrheumatic Atrial Fibrillation,SPINAF)研究中,观察到华法林组脑卒中的年发生率为0.9%,安慰剂组为4.3%($P=0.001$)。在最近一项对13个研究的荟萃分析中,观察到华法林显著降低脑卒中和栓塞的发生率(相对危险下降33%,$P<0.05$)。但安慰剂组颅内出血的年发生率为0.1%,华法林组为0.3%。另外华法林与阿司匹林比较对5项随机试验的荟萃分析显示,华法林预防脑卒中的疗效显著优于阿司匹林(相对危险下降36%,$P=0.003$)。最近LIP和EDWARDS的一项荟萃分析显示华法林预防脑卒中和栓塞的疗效显著优于阿司匹林(相对危险下降59%,$P<0.05$)。

上述研究表明,华法林可显著降低房颤患者罹患卒中的风险,但INR>3.0时发生出血性并发症的风险较大,因而推荐INR为2.0~3.0。华法林预防脑卒中的疗效较好,但出血危险性较高,且需较频繁的实验室监测。

鉴于上述原因,人们开始研究双联抗血小板药物治疗能否代替抗凝治疗? 2005年公布的Ⅲ期、多中心、平行组、RCT氯吡格雷联合厄贝沙坦预防房颤患者心血管事件的ACTIVE的先期试验ACTIVE-W的研究结果显示,华法林组比阿司匹林+氯吡格雷双重抗血小板组的主要终点(脑卒中、心肌梗死、栓塞和血管性死亡)年发生率显著降低,而两组大出血发生率相似。2009年3月公布的ACTIVE二期研究(即ACTIVE-A)结果表明,对于不能或不愿接受口服抗凝药华法林的房颤患者,氯吡格雷联合阿司匹林治疗与单用阿司匹林治疗组比较,可显著减少主要血管事件;虽然大出血发生率和颅内出血发生率升高,但致命性出血及出血性卒中则没有显著的升高。

(3)新型口服抗凝药:近年来新型抗凝药物经过多项大型临床随机对照试验的历练,在临床上逐渐获得了认可,主要包括凝血酶抑制剂达比加群酯,直接Xa因子抑制剂利伐沙班、阿哌沙班、依度沙班。

达比加群酯:是一种新型合成的直接凝血酶抑制剂,口服吸收后在体内转化为具有直接抗凝血活性的达比加群,后者与凝血酶(因子Ⅱa)的纤维蛋白特异结合位点结合,阻止纤维蛋白原裂解为纤维蛋白,从而阻断了凝血瀑布网络的最后步骤及血栓形成。长期抗凝治疗随机评估(RE-LY)试验在900多个研究中心共纳入18 113例至少有一项危险因素的非瓣膜性房颤患者,旨在考察达比加群酯(低剂量110 mg、2次/d和高剂量150 mg、2次/d)在预防卒中方面是否与剂量调整(目标INR 2.0~3.0)的华法林治疗同样有效。结果显示,低剂量组在预防卒中和体循环栓塞方面不劣于华法林($P<0.001$),高剂量组不仅达到非劣效,而且证实了优效($P<0.001$),在分析联合终点的分组中,高剂量组还明显减少缺血性卒中的发生率($P=0.03$),这是所有新抗凝药中唯一证实可减少缺血性卒中的治疗。在不同类型的房颤及不同CHADS2评分分层亚组分析中,结果与总体试验也保持一致。达比加群酯还可以安全地用于电复律期间的抗凝治疗。最新研究发现,亚洲人群使用华法林的出血性卒中发生率高于非亚洲人群,使用达比加群酯能够降低出血性卒中的发生率,而且获益在亚洲和非亚洲亚组中是一致的。

利伐沙班:在房颤领域里该药是第一个取得循证医学证据的Xa因子抑制剂。小分子抑制剂利伐沙班对游离和结合的Xa因子均具有高度选择性和竞争性抑制作用,起效迅速,剂量反应可预测,生物利用度高(80%~100%),无需凝血检测,与其他药物发生相互作用的可能性低。比较利伐沙班与华法林预防房颤患者发生卒中的试验(ROCKET-AF)是一项前瞻性、随机、双模拟平行组研究,比较利伐沙班(20 mg/d,若肌酐清除率在 30～49 ml/min 减为 15 mg/d)与剂量调整的华法林对预防非瓣膜性房颤患者卒中的作用。该试验是所有新型抗凝药试验中危险程度最高的一个。结果显示,利伐沙班组主要终点事件的风险较华法林组下降了 21%(利伐沙班 1.7%/年,华法林 2.2%/年,$P<0.001$),达到非劣效性,出血性卒中减少 41%(0.26% vs 0.44%,$P=0.024$),而缺血性卒中没有达到统计学意义。出血与不良事件的发生与华法林相似($P=0.44$),颅内出血(0.5% vs 0.7%,$P=0.02$)和致命性出血(0.2% vs 0.5%,$P=0.003$)较华法林减少,但胃肠道出血的发生却明显高于华法林(3.2% vs 2.2%,$P<0.001$)。对于短期停药(停药时间<3 d)和早期持续停药(停药时间 3～30 d)的患者,在 1 个月内主要终点事件方面两组无显著差异,但试验结束进入华法林开放治疗阶段后,利伐沙班组发生卒中的风险远远大于华法林组($P=0.0044$),达到国际酶原化标准比值(INR)的时间也延长,这可能与由利伐沙班更换为华法林的过程中抗凝治疗不充分有关。

阿哌沙班:ARISTOTLE 试验是阿哌沙班在减少房颤患者卒中和血栓事件方面与华法林对比的一项试验,患者随机分入阿哌沙班组(5 mg、2 次/d;若年龄>80 岁,体重<60 kg,肌酐>133 mmol/L,则为 2.5 mg、2 次/d)和华法林组(剂量调整至 INR 2.0～3.0),结果显示,阿哌沙班组卒中和体循环栓塞的发生率较华法林下降了 21%($P=0.01$),达到了优效。不仅如此,阿哌沙班在减少出血方面也表现出良好的优越性,它能够明显较少主要出血事件的发生($P<0.001$)以及颅内出血($P<0.001$)。在次要终点中,阿哌沙班降低了总死亡率($P=0.047$),并且无论既往有无卒中和 TIA 史,阿哌沙班与华法林在主要终点事件方面与总体试验结果一致。

最近美国一项试验证实,无论房颤类型或持续时间如何,接受阿哌沙班治疗者的卒中、死亡和大出血风险均低于华法林治疗者。对于不能适用华法林的房颤患者,阿哌沙班在预防主要终点事件方面明显优于阿司匹林($P<0.001$),无论有无卒中或 TIA 病史,试验结果保持一致。阿哌沙班是至今唯一被研究证实不但预防卒中、降低大出血效果优于华法林,同时降低全因死亡率的新型口服抗凝血药,因此成为房颤患者降低卒中和系统性血栓的又一良好选择。但目前该药在我国尚未上市。

2. 共识

随着新型抗凝药物的相继问世,房颤的抗凝治疗有了更多选择,在预防房颤患者发生卒中方面,这些新的口服抗凝药均为直接凝血酶的抑制剂,不再需要常规的凝血象监测,均可固定剂量给药。但这些药物今后能否取代华法林?答案并不确定,因为即使在考虑常规 INR 监测的成本后,这些药物仍较华法林昂贵,且暂时没有相应的拮抗剂。虽然新型口服抗凝药是很好的选择,但华法林仍会继续广泛用于治疗大部分房颤患者。美国 2014 AHA/ASA 卒中和 TIA 二级预防指南作了如下推荐:

(1)对于伴有阵发性或永久性非瓣膜性房颤患者,阿哌沙班(Ⅰ类,A 级证据)、维生素 K 拮抗剂(VKA)、华法林(Ⅰ类,A 级证据)和达比加群(Ⅰ类,B 级证据)均可用于预防卒中复发。若患者已在服用 VKA 治疗,应根据患者所存在的危险因素、药品价格、耐受性、患者意愿、可能存在的药物相互作用以及其他临床特征(肾功能、既往 INR 控制情况)选择适宜的抗血栓药物。

(2) 非瓣膜性房颤患者选用利伐沙班预防卒中复发是合理的(Ⅱa 类,B 级证据)。

(3) 伴有房颤的缺血性卒中或 TIA 患者,若不能接受口服抗凝药物治疗,推荐应用阿司匹林单药治疗(Ⅰ类,A 级证据)。在阿司匹林治疗基础上加用氯吡格雷也可能是合理的(Ⅱb 类,B 级证据)。

二、展望

华法林是常用且有效的抗凝药物,对有阵发性或持续性房颤的缺血性脑卒中和 TIA 患者,推荐使用华法林抗凝治疗。但何时才是口服华法林进行抗凝治疗的最佳时间,目前尚缺乏足够证据。非常需要有更多的研究来揭示是否特定类型的心源性脑栓塞更要及早启动抗凝治疗。

目前公布的大规模临床研究均证实新型口服抗凝药疗效至少不比华法林差,但仍需冷静对待。新型抗凝药物仍存在不少局限性亟待解决:①对高龄和肾功能重度损害患者的临床研究有待完善。②缺乏真正意义上的拮抗剂,未能从药理机制上快速消除药物作用。③尚无新型抗凝药物之间直接研究比较。此外,如何确定适当的治疗范围,所有患者是否使用同一剂量? 缺乏特异的拮抗剂,所致出血如何处理? 长期服药的安全性如何等等,都是悬而未决的问题。所有药物临床试验证据仍不充分,尤其缺少国内的试验结果,在课题严格管理下的疗效和安全性是否可转化到真实世界中,还是一个问号。特别是我国人群对这些新型抗凝药物的安全性、成本效益比等也需要慎重考虑。因此,目前到未来的很长一段时间,华法林仍居临床抗凝治疗不可替代的地位。

(周振华)

参考文献

[1] Go AS, Mozaffarian D, Roger VL, et al. Heart disease and stroke statistics — 2014 update: a report from the American Heart Association. Circulation, 2014, 129(3):e28 – e292.

[2] Connolly SJ, Ezekowitz MD, Yusuf S, et al. Dabigatran versus warfarin in patients with atrial fibrillation. N Engl J Med, 2009, 361(12):1139 – 1151.

[3] Connolly SJ, Ezekowitz MD, Yusuf S, et al. Newly identified events in the RE-LY trial. N Engl J Med, 2010, 363(19):1875 – 1876.

[4] Edwards DB, Silverberg J. Dabigatran compared with warfarin for stroke prevention in atrial fibrillation. Ann Intern Med, 2011, 154(8): 570 – 571.

[5] Nagarakanti R, Ezekowitz MD, Oldgren J, et al. Dabigatran versus warfarin in patients with atrial fibrillation: an analysis of patients undergoing cardioversion. Circulation, 2011, 123(2):131 – 136.

[6] Hori M, Connolly SJ, Zhu J, et al. Dabigatran versus warfarin: effects on ischemic and hemorrhagic strokes and bleeding in Asians and non-Asians with atrial fibrillation. Stroke, 2013, 44(7):1891 – 1896.

[7] Patel MR, Mahaffey KW, Garg J, et al. Rivaroxaban versus warfarin in nonvalvular atrial fibrillation. N Engl J Med, 2011, 365(10):883 – 891.

[8] Granger CB, Alexander JH, McMurray JJ, et al. Apixaban versus warfarin in patients with atrial fibrillation. N Engl J Med, 2011, 365(11):981 – 992.

[9] Easton JD, Lopes RD, Bahit MC, et al. Apixaban compared with warfarin in patients with atrial fibrillation and previous stroke or transient ischaemic attack: a subgroup analysis of the ARISTOTLE trial. Lancet Neurol, 2012, 11(6):503-511.

[10] Li Y, Wu YF, Chen KP, et al. Prevalence of atrial fibrillation in China and its risk factors. Biomed Environ Sci, 2013, 26(9): 709-716.

[11] Ferro JM. Cardioembolic stroke: an update. Lancet Neurol, 2003, 2(3):177-188.

[12] Dinh NH, Crijns HJ. Stroke and bleeding as an endpoint in atrial fibrillation studies. Heart Rhythm, 2004, 1(2 Suppl): B27-B30.

[13] Duke RJ, Bloch RF, Turpie AG, et al. Intravenous heparin for prevention of stroke progression in acute partial stable stroke. Ann Intern Med, 1986, 105(6): 825-828.

[14] Ferro JM. Brain embolism-Answers to practical questions. J Neurol, 2003, 250(2):139-147.

[15] Vemmos KN, Takis CE, Georgilis K, et al. The Athens stroke registry: result of a five-year hospital-based study. Cerebrovasc Dis, 2000, 10(2): 133-141.

[16] Adams HP Jr. Emergent use of anticoagulation for treatment of patients with ischemic stroke. Stroke, 2002, 33(3):856-861.

[17] Berge E, Abdelnoor M, Nakstad PH, et al. Low molecular-weight heparin versus aspirin in patients with acute ischaemic stroke and atrial fibrillation: a double-blind randomised study. Lancet, 2000, 355(9211): 1205-1210.

[18] Lansberg MG, O'Donnell MJ, Khatri P, et al. Antithrombotic and thrombolytic therapy for ischemic stroke: Antithrombotic Therapy and Prevention of Thrombosis, 9th ed: American College of Chest Physicians Evidence-Based Clinical Practice Guidelines. Chest, 2012, 141(2 Suppl): e601S-e636S.

[19] Hart RG, Palacio S, Pearce LA. A trial fibrillation, stroke, and acute antithrombotic therapy: analysis of randomized clinical trials. Stroke, 2002, 33(11): 2722-2727.

[20] Hu D, Sun Y. Epidemiology, risk factors for stroke, and management of atrial fibrillation in China. J Am Coll Cardiol, 2008, 52(10): 865-868.

[21] Kay R, Wong KS, Yu YL, et al. Low-molecular-weight heparin for the treatment of acute ischemic stroke. N Engl J Med, 1995, 333(24):1588-1593.

[22] The Publications Committee for the Trial of ORG 10172 in Acute Stroke Treatment (TOAST) Investigators. Low molecular weight heparinoid, ORG 10172 (danaparoid), and outcome after acute ischemic stroke: a randomized controlled trial. JAMA, 1998, 279(16):1265-1272.

[23] Berge E, Abdelnoor M, Nakstad PH, et al. Low molecular-weight heparin versus aspirin in patients with acute ischaemic stroke and atrial fibrillation: a double-blind randomised study. Lancet, 2000, 355(9211): 1205-1210.

[24] Johnston SC, Gress DR, Browner WS, et al. Short-term prognosis after emergency department diagnosis of TIA. JAMA, 2000, 284(22): 2901-2906.

[25] EAFT (European Atrial Fibrillation Trial) Study Group. Secondary prevention in non-rheumatic atrial fibrillation after transient ischaemic attack or minor stroke. Lancet, 1993, 342(8882): 1255-1262.

[26] Hart RG, Benavente O, McBride R, et al. Antithrombotic therapy to prevent stroke in patients with atrial fibrillation: a meta-analysis. Ann Intern Med, 1999, 131(7): 492-501.

[27] Lip GY, Boos CJ. Antithrombotic treatment in atrial fibrillation. Heart, 2006, 92(2): 155-161.

[28] Lip GY, Edwards SJ. Stroke prevention with aspirin, warfarin and ximelagatran in patients with non-valvular atrial fibrillation: a systematic review and meta-analysis. Thromb Res, 2006, 118(3): 321-333.

第四十三章 2014 AHA/ACC 心脏瓣膜病管理指南解读

2014年3月,美国心脏病学会(ACC)与美国心脏协会(AHA)联合美国胸外科协会(AATS)、美国超声心动图学会(ASE)、美国心血管造影和介入协会(SCAI)、美国心血管麻醉师协会(SCA)和美国胸外科医师协会(STS)发布了《2014年心脏瓣膜病患者管理指南》。新指南较2006年和2008年的旧指南作了多处重大调整,较欧洲2012年ESC/EACTS心脏瓣膜病管理指南也更加详细全面。

新指南更加强调早期干预、全程关注,强调团队合作,风险评估,并对心脏瓣膜病进行了重新分期。在某些瓣膜病分级的诊断及治疗方案上也进行了更新及细化。该指南在疾病的干预效果的随访、预后及生存质量的评估方面进行了较详细的阐述。其中关于血栓形成、瓣膜性栓塞及脑卒中等并发症的防治方面较2008年版及2012欧洲指南有了更多的关注。下面就指南中的重要内容进行解读,并重点关注瓣膜病与血栓栓塞事件的防治及心源性脑栓塞相关的内容。

一、瓣膜病诊治一般原则

(一)瓣膜病的拟诊及评估

不管临床表现,所有确诊瓣膜病还是疑似瓣膜病都必须详细询问病史,体格检查,并行胸片和心电图检查。通过心脏彩超可以获得一些有用的信息,例如瓣膜损害程度,对心腔、大血管的影响,心脏功能等。其他辅助检查,如经食管超声心动图(TEE)、CT、磁共振、应激试验、诊断性心导管检查(还可治疗瓣膜病患者)也常被采用。对于存在外科风险的,尤其是存在并发症的患者,推荐进行心脏介入检查。应定期对这类患者进行随访,随访应包括病史、体格检查等。当患者出现症状加重时,随访的频率应该大于每年一次。在无症状的左心衰,某些瓣膜可能导致无法预料的结局,这都迫使提高随访频率。重复检查频率取决于瓣膜狭窄程度、对左右心室的影响及瓣膜状态。

(二)评价瓣膜疾病严重程度

新版指南参照2013年心衰管理指南,依据瓣膜血流动力学改变及其结局和相关症状,瓣膜的形态改变对心脏瓣膜病进行分期(表43-1),疾病的分期对治疗方式和选择具有重要的指导意义。该指南将瓣膜病分为A、B、C、D四期,分别是危险期、进展期、无症状重度病变期和有症状重度病变期。分期标准包括:①存在或者无临床症状。②瓣膜疾病的严重性。③因瓣膜病变导致心室腔的容积或者压力变化。④对体循环和肺循环的影响。⑤心音的改变。

(三)推荐积极的干预

新指南针对瓣膜狭窄患者倡导进行积极的干预。对于瓣膜的干预主要是改善症状和(或)延长生存期,及降低心脏瓣膜病相关并发症如无症状的不可逆心衰、肺动脉高压、中风、房颤。因此,对严重瓣膜病的标准是基于非手术的瓣膜患者自然病史描述的研究,以及对症状严重程度描述的观察性研究。

表 43-1　心脏瓣膜病的发展阶段分期

分期	定义	描述
A	危险期	具有发生瓣膜病危险因素的患者
B	进展期	有进展性瓣膜病的患者(无症状轻至中度瓣膜病变)
C	无症状重度病变期	无症状重度瓣膜病的患者
		C1 期左、右心室处于代偿期
		C2 期左、右心室失代偿期
D	有症状重度病变期	有瓣膜病症状的患者

(四)诊断及随访

该指南明确指出对于无症状的左心功能正常的瓣膜病患者心脏超声的检查频率。对于已知和可疑的心脏瓣膜疾病患者,心脏超声的检查可以确诊和建立病因、判断严重程度、评价血流动力学结果、预后情况及干预的时期(Ⅰ,证据 B)。对于已知的心瓣膜病患者有症状、体征变化(Ⅰ,证据 C)。心脏彩超复查频率取决于瓣膜严重损害、严重程度、心室大小和功能(Ⅰ,证据 C)。详见表 43-2。

表 43-2　无症状的左心功能正常的瓣膜病患者心脏超声检查频率

分期	瓣膜狭窄程度			
	主动脉狭窄(AS)	主动脉反流(AR)	二尖瓣狭窄(MS)	二尖瓣反流(MR)
B 期	3~5 年/次(轻度狭窄,跨瓣速度 2.0~2.9 m/s)	3~5 年/次(轻度反流)	3~5 年/次(二尖瓣面积 >1.5 cm^2)	3~5 年/次(轻度反流)
	1~2 年/次(中度狭窄,跨瓣速度 3.0~3.9 m/s)	1~2 年/次(中度反流)		1~2 年/次(中度反流)
C 期	6~12 个月/次(跨瓣速度 >4.0 m/s)	6~12 个月/次	1~2 年/次(二尖瓣面积 1.0~1.5 cm^2)	6~12 个月/次
		左心室扩大:更频	1 次/年(二尖瓣面积 <1.0 cm^2)	左心室扩大:更频

推荐心导管检查对有症状患者进行血流动力学评价、瓣膜病变程度评价和非侵入性检查。对于无症状的严重瓣膜病患者,推荐进行运动实验以确定有无症状、评价血流动力学对运动的反映及判断预后(Ⅱa,证据 B)。

(五)药物预防

强调对于风湿性心脏病,尤其是二尖瓣狭窄的患者应预防风湿热(Ⅰ,证据 C)。对于人工瓣膜患者,有感染性心内膜炎(IE)病史者,心脏移植后结构性反流,发绀型先心病(包括姑息性分流术和导管术)、人工材料修复的先心病(6周内曾行外科手术或心脏介入治疗)及用人工封堵器的患者,在进行牙龈组织的操作、根尖周的操作或有口腔黏膜的穿孔时,应预防IE的发生(Ⅱa,证据B)。而对于非牙科的具有发生IE风险的手术(如:TEE,食道、胃、十二指肠镜,结肠镜,膀胱镜),患者无感染证据,则不推荐进行预防性用药(Ⅲ,证据B)。

(六)外科手术及介入手术的风险评估

与2012 ESC指南不同的是,该评分在胸外科医师学会(STS)评分基础上增加了3个要素:体弱、手术不能改善的主要器官损害和手术操作相关障碍,使手术风险评估更加全面、准确(表43-3)。新指南认为手术风险评分评估并不完全依赖于一个简单评分系统,而强调个体化评估和决策。

在进行手术风险评估时,中枢神经系统功能障碍(痴呆、阿尔茨海默病、帕金森病、脑卒中等),心脏重度左心室收缩和舒张功能障碍或右心室功能不全,稳定的肺动脉高压,慢性肾脏病,肺通气功能障碍或二氧化碳弥散能力($DLCO_2$) < 50%等,均作为手术风险评估中手术不能改善的主要器官损害项目中的评价要点,将增加手术的风险(Ⅰ,证据C)。

表43-3 心脏瓣膜病手术风险评估

	低危(满足所有标准)	中危(符合以下任何一项标准)	高危(符合以下任何一项标准)	禁忌(符合以下任何一项标准)
STS评分	<4%	4%~8%	>8%	预计手术相关死亡或致残风险1年内>50%
身体虚弱	无	轻度	中重度	
主要器官功能损害(手术不能改善)	无	1个	2个	3个以上
手术操作相关障碍	无	可能有障碍	很可能有障碍	严重障碍

(七)心脏瓣膜团队的建设

新指南推荐应该建立由心脏介入医师、心脏外科医师等多学科成员组成的心脏瓣膜团队。针对高危病例,需要多学科团队,包括心脏内科学、心脏介入、心脏影像学、心脏外科、麻醉及护理等多学科专家参加。所有人员对管理复杂心瓣膜疾病患者都具有丰富临床经验。对手术的风险与预后评估综合考虑,选择最优方案。并充分告知患者和家属所有治疗的方案及其利弊,尽可能满足他们的期望。

优秀的瓣膜团队体现在:①有丰富临床经验的多学科专家组成。②能够提供所有诊断和治疗,包括对复杂瓣膜病进行修复、主动脉手术、心导管治疗等。③有地区和国家注册资质。④熟悉国际指南。⑤能参与连续评估患者预后的工作。⑥能公布其团队手术的成功率和死亡率。

二、主动脉瓣狭窄

指南对主动脉瓣狭窄(AS)严重程度根据瓣膜解剖改变、瓣膜血流动力学改变、瓣膜狭窄对左心室结构和血管的影响及患者症状等几方面进行分期(表43-4)。其中对 D 期又分为 D1、D2、D3 三个亚期。此外,该指南还强调对于 AS 患者应按照相关指南控制高血压(Ⅰ,证据 B),对 NYHA 心功能Ⅳ级的患者,可应用血管扩张剂(Ⅱ,证据 C),但对有中-重度瓣膜钙化的 AS 患者,不推荐使用他汀类药物(Ⅲ,证据 A)。

表43-4 主动脉瓣狭窄的分期

分期	定义	瓣膜结构	瓣膜动力学	血液动力学结局	症状
A 期	有危险因素	二叶瓣畸形 主动脉硬化	峰值跨瓣速率<2 m/s	无	无
B 期	瓣膜进展	中-重度瓣膜钙化 瓣膜结合处风湿性改变	轻度:2.0~2.9 m/s,或平均压力阶差<20 mmHg 中度:3.0~3.9 m/s,或平均压力阶差20~29 mmHg	早期舒张障碍 正常 EF 值	无
C 期	无症状				
C1		严重瓣膜钙化或先天性狭窄,瓣膜开口受限	V≥4 m/s 或 △P≥40 mmHg 瓣膜口面积<1.0 cm² (AVAi<0.6 cm²/m²) V≥5 m/s 或 P≥60 mmHg	左心室舒张功能障碍 轻度左心室肥大 正常 EF	运动实验评价 AS 相关症状
C2		严重瓣膜钙化或先天性狭窄,瓣膜开口受限	V≥4 m/s 或 △P≥40 mmHg 瓣膜口面积<1.0 cm² (AVAi<0.6 cm²/m²)	EF<50%	无
D 期	有症状				
D1	有症状的高压力阶差的 AS	严重瓣膜钙化或先天性狭窄,瓣膜开口受限	V≥4 m/s 或△P≥40 mmHg 瓣膜口面积<1.0 cm² (AVAi<0.6 cm²/m²)但同时存在狭窄和反流	左心室舒张功能障碍 左心室肥大 肺动脉高压可能	运动实验出现 AS 相关症状
D2	有症状 EF 下降的低血流-低压力阶差 AS	严重瓣膜钙化或先天性狭窄,瓣膜开口受限	AVA≤1.0 cm² V<4 m/s 或△P<40 mmHg 多巴酚丁胺负荷实验 AVA≤1.0 cm² V≥4 m/s	左心室舒张功能障碍 左心室肥大 EF<50%	心衰 心绞痛 晕厥或者晕厥前期
D3	有症状 EF 正常的低压力阶差或者矛盾性低血流	严重瓣膜钙化或先天性狭窄,瓣膜开口受限	AVA≤1.0 cm² V<4 m/s 或△P<40 mmHg AVAi<0.6 cm²/m² 每搏量指数<35 ml/m² 血压正常(SBP<140 mmHg)	左心室扩大,室壁变薄 低搏出的心室腔缩小 限制性舒张功能障碍 EF≥50%	心衰 心绞痛 晕厥或者晕厥前期

AVA:主动脉瓣膜面积;△P:压力梯度;AVAi:主动脉瓣面积指数/体表面积

该指南对于 AS 患者瓣膜置换的适应证与旧版指南有较大改动,证据级别也作了一些调整。并增加了疾病的严重程度分级,以方便临床医生参考(表 43-5)。指南建议应根据患者具体情况个体化评估手术风险,选择外科瓣膜置换、经皮导管瓣膜置换、经导管球囊扩张等方案。对外科手术高风险者,应考虑行经皮导管瓣膜置换术,但不推荐应用于存在并发症的患者。

表 43-5 主动脉狭窄瓣膜置换适应证

推荐	推荐级别	证据水平
有症状的重度 AS 或运动实验阳性的高瓣膜压力差的患者	I	B
无症状的重度 AS(C2 期)伴有 LVEF < 50%	I	B
重度 AS(C、D 期)需行其他心脏手术的患者	I	B
无症状的重度 AS(C1 期,跨瓣流速≥5.0 m/s)的低外科风险的患者	IIa	B
无症状的重度 AS(C1 期)伴运动耐力下降或血压降低	IIa	B
有症状的重度 AS 伴低流速/低阶差,LEVF 降低(D2 期),低剂量多巴酚丁胺实验跨瓣流速 > 4.0 m/s(平均压力阶差 > 40 mmHg),或者瓣膜口面积 < 1.0 cm^2	IIa	B
有症状的重度 AS 伴低流速/低阶差(D3 期),血压正常者伴 LEVF≥50%,临床症状、血流动力学及解剖数据支持临床表现由瓣膜阻塞所致	IIa	C
中度瓣膜狭窄(B 期)(跨瓣流速 3.0~3.9 m/s)则行其他心脏手术	IIa	C
无症状的重度 AS(C1 期),疾病进展迅速,低手术风险	IIb	C

三、主动脉瓣反流

(一)诊断评价

指南推荐早期行经胸超声心动图(TTE)以评估主动脉瓣反流(AR)患者的主动脉瓣形态、功能及升主动脉直径等,以决定干预时机(I,证据 B)。当 TTE 不足以评估 AR 患者的主动脉窦、窦管交界及升主动脉形态时,推荐使用磁共振血管造影和 CT 血管造影(I,证据 C)。

对于存在 AR 且主动脉直径 > 4.0 cm 的患者,推荐使用 TTE、磁共振血管造影、CT 血管造影等方法评估主动脉窦和升主动脉的大小和形态。对于主动脉直径 > 4.5 cm 的患者,需每年定期检查(I,证据 C)。

(二) 干预措施

当 AR 患者主动脉窦或升主动脉直径超过 5.5 cm 时,推荐进行主动脉窦修复术或升主动脉置换术(Ⅰ,证据 B)。当患者主动脉窦或升主动脉直径 >5.0 cm,且存在主动脉夹层的危险因素时,应行主动脉窦修复术或升主动脉置换术(Ⅰ,证据 C)。对于重度主动脉狭窄和反流的二叶式主动脉患者,若其升主动脉直径 >4.5 cm,可在进行主动脉瓣手术时,同时置换升主动脉(Ⅱa,证据 C)。详见图 43-1、表 43-6。

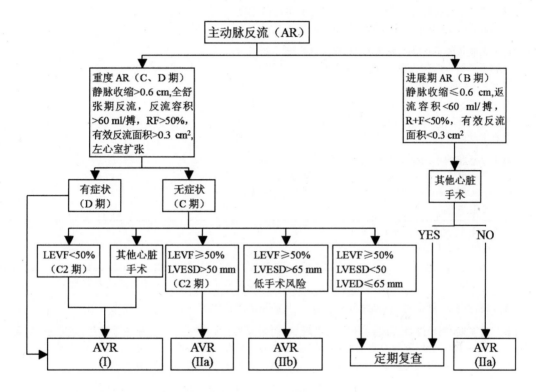

AR:主动脉反流;AVR:主动脉瓣置换术(部分患者可行主动脉瓣修补术);ERO:有效反流孔;LV:左心室;LVEDO:左室舒张末容积;LVEF:左室射血分数;LVESD:左室收缩末直径;RF:反流分数

图 43-1 主动脉反流瓣膜置换指征

四、二尖瓣狭窄

(一) 分级标准更新

新指南对二尖瓣狭窄(MS)分级标准进行了更新。主要是依据瓣膜的解剖结构、血流动力学改变、瓣膜狭窄对左心房和肺循环的影响及患者有无症状。血流动力学障碍则以二尖瓣的面积积分和半舒张期二尖瓣面积描述最准确。因此,二尖瓣面积 ≤1.5 cm^2 被认为是重度狭窄(既往是 ≤1.0 m^2)。此时常常表现为跨瓣压 >5~10 mmHg。而平均梯度压与跨瓣流速和舒张期充盈时间及心率高度相关。半舒张期与瓣膜狭窄的程度、左房顺应性以及其他二尖瓣问题相关,如等容舒张期或等速舒张面积。详见表 43-7。

表 43-6 主动脉反流治疗建议

建议	推荐类型	证据级别
对存在重度主动脉反流的患者(D级),无论其左室收缩功能如何,都推荐进行主动脉置换术。	I	B
推荐对无症状的慢性重度主动脉反流且存在左室收缩功能障碍的患者(LVEF<50%)(C2期),进行动脉置换术。	I	B
对合并其他心脏问题,且需通过手术修复的主动脉重度反流患者(C或D期),推荐同时进行主动脉置换术。	I	C
对于无症状的主动脉反流患者,若其左室收缩功能正常(LVEF>50%),但左室舒张功能严重障碍(LVESD>50 mm,C2级)时,推荐进行主动脉置换术	IIa	B
对于合并其他问题,需通过手术才能修复的心脏病患者,即使主动脉存在中度反流患者(C或D期),亦可以进行主动脉置换术。	IIa	C
对于无症状的主动脉反流患者,若其左室收缩功能正常(LVEF>50%,C1级),但左室舒张功能进行性下降(LVESD>65 mm,C2期),且手术风险较低时,可考虑进行主动脉置换术*	IIb	C

*尤其适用于进展期左室扩张患者

表 43-7 二尖瓣狭窄程度分级表

级别	定义	瓣膜解剖结构	瓣膜血流动力学	血流动力学效应	症状
A	高危期	舒张期二尖瓣叶中度凸起	跨瓣流速正常	无	无
B	进展期	风湿性瓣膜的分裂处出现融合以及舒张期二尖瓣叶凸起 瓣膜总面积>1.5 m²	跨瓣流速增加 瓣膜总面积>1.5 m² 达半舒张压时间<150 ms	中-重度左心房扩张 静息状态下肺动脉压正常	无
C	无症状重度狭窄期	风湿性瓣膜的分裂处出现融合以及舒张期二尖瓣叶凸起 瓣膜总面积≤1.5 m²(≤1.0 m²为重度狭窄)	瓣膜总面积≤1.5 m²(≤1.0 m²的重度狭窄) 达半舒张压时间≥150 ms (≥220 ms 为重度狭窄)	重度左心房扩张 肺动脉高压 >30 mmHg	无
D	有症状重度狭窄期	风湿性瓣膜的分裂处出现融合以及舒张期二尖瓣叶凸起 瓣膜总面积≤1.5 m²	瓣膜总面积≤1.5 m²(≤1.0 m²的重度狭窄) 达半舒张压时间≥150 ms (≥220 ms 为重度狭窄)	重度左心房扩张 肺动脉高压 >30 mmHg	运动耐力减弱 劳力性呼吸困难

(二)诊断评价

MS 的诊断过程要求仔细询问有无栓塞相关的情况发生,并强调应用 TEE 去寻找排除心脏栓子的存在。对有 MS 症状者,应早期进行 TTE 检查,以明确诊断、判断血流动力学受阻情况(平均脉压差,二尖瓣面积及肺动脉压),查看瓣膜形态和损害(I,证据 B)。应有经皮球囊成形术指征者进行 TEE 检查,以评估左心房血栓和二尖瓣反流严重程度(Ⅰ,证据B)。对普通心脏超声结果和临床症状不相符者,行动态多普勒超声检查及有创血流动力学监测,以评估平均跨瓣压及肺动脉压(Ⅰ,证据C)。

(三)干预措施

因 MS 是发生心源性脑栓塞的最重要原因之一,故对 MS 的诊断及治疗要考虑寻找是否存在心脏栓子。TEE 诊断 MS 并左房血栓的敏感性明显高于 TTE。对 MS 合并房颤,或合并左室血栓,或既往有栓塞事件发生者,推荐抗凝治疗(华法林或肝素);而抗血小板治疗则需要更大样本的研究提供依据(Ⅱb,证据C)。

根据上述新定义,该指南推荐对有症状重度 MS,当瓣膜形态较好时,可行经皮二尖瓣球囊成形术。并对有栓塞风险者进行抗凝治疗(Ⅰ,证据B)。对于重度 MS(MVA≤1.5 cm²),且反复发生栓塞事件而接受充足抗凝治疗者,可考虑行二尖瓣手术和左心耳切除术(Ⅰ,证据A)。对于慢性原发性 MS,病变局限性于二尖瓣后叶者,瓣膜修复优于瓣膜置换,因为前者手术风险更低,更利于左心功能恢复,并有助于避免机械瓣膜带来的血栓、栓塞或抗凝诱导出血的风险及生物瓣膜出现的结构退行性变化(Ⅰ,证据B)。详见表43-8。

表43-8 二尖瓣狭窄治疗意见

建议	推荐类型	证据级别
对有症状的重度 MS 患者,以及二尖瓣形态改变但无左心房栓塞的中-重度狭窄患者,进行 PMBC(瓣膜总面积≤1.5 cm²,D 期)	Ⅰ	A
对有症状的心功能重度障碍(NYHA Ⅲ~Ⅳ级),二尖瓣重度狭窄(瓣膜总面积≤1.5 cm²,D 期),但不具手术指征的患者,或 PMBC 失败的患者,推荐进二尖瓣手术(修复、缝合、置换)	Ⅰ	B
推荐对合并其他心脏疾病且需手术治疗的重度 MS 的患者(二尖瓣总面积为≤1.5 cm²,C 或 D 期)进行手术治疗	Ⅰ	C
对无症状的重度 MS(瓣膜总面积<1.0 cm²,C 期)、二尖瓣形态无改变,且无其他禁忌证的患者,可行 PMBC	Ⅱa	C
对有症状的重度心功能障碍(NYHA 分级Ⅲ~Ⅳ级),重度 MS(瓣膜总面积≤1.5 cm²,D 期)的患者,若同时合并其他需手术的心脏疾病,可进行二尖瓣手术	Ⅱa	C
对无症状的重度 MS(瓣膜总面积≤1.5 cm²,C 期)、二尖瓣形态无改变的患者,若新发房颤,在无其他禁忌证时,可行 PMBC	Ⅱb	C
对有症状且血流动力学提示重度 MS(瓣膜总面积>1.5 cm²)的患者,可行 PMBC	Ⅱb	C
对有症状的重度心功能障碍(NYHA 分级Ⅲ~Ⅳ级),重度 MS(瓣膜总面积≤1.5 cm²,D 期)的患者,若其瓣膜形态发生改变,且手术风险大的患者,可行 PMBC	Ⅱb	C
对合并其他心脏疾病且需手术治疗的中度 MS 的患者(MVA 为1.6~2.0 cm²),可行手术治疗	Ⅱb	C
重度 MS(瓣膜总面积≤1.5 cm²,C、D 期)的患者,在规律抗凝治疗的情况下,仍发生栓塞时,可行二尖瓣手术及左心耳切除术	Ⅱb	C

AF:心房颤动;MVA:二尖瓣面积;PMBC:经皮球囊二尖瓣成形术

五、二尖瓣关闭不全

(一)二尖瓣关闭不全的分期

(1)原发性二尖瓣关闭不全(MR):慢性原发性 MR 的病理基础是一个以上的二尖瓣组成部分(瓣叶、腱索、乳头肌、瓣环)发生病变,导致瓣膜开闭与左心室收缩不同步,血流由左心室反流入左心房。在发达国家,原发性 MR 的最常见病因是二尖瓣脱垂。其他较少见病因包括感染性心内膜炎,连接组织异常,风湿性心脏病、瓣膜撕裂及放射性心脏病。一旦慢性原发性 MR 导致的容量负荷过重,将导致心肌损伤、心力衰竭,甚至死亡。其分期标准见表43-9。

表43-9 原发性二尖瓣关闭不全分期

等级	定义	瓣膜解剖结构	瓣膜血流动力学*	对血流动力学影响	症状
A	危险期	轻度脱垂,瓣环良好 轻度瓣膜增厚,瓣叶活动受限	多普勒上无 MR 喷射或喷射面积<20% LA 腔静脉收缩<0.3 cm		无
B	进展期	重度脱垂,结合处良好 风湿性心脏瓣膜改变,瓣叶后动受限,失去中心瓣环控制; IE 前	MR 中央喷射面积20%~40% LA 或收缩晚期反常血流信号 腔静脉收缩<0.7 cm;反流容量<60 ml 反流分数<50%;ERO<0.4 cm² 血管造影 1~2+	中-重度左心房扩张 左心室扩张 静息或运动状态下可能出现肺动脉高压	无
C	无症状期	重度脱垂,瓣环控制功能丧失;风湿性心脏瓣膜改变,瓣叶后动受限,失去中心瓣环控制; IE 前 放射性心脏病瓣叶增厚	MR 中央喷射面积>40% LA 或瓣膜血流反常血流信号 腔静脉收缩≥0.7 cm;反流容量≥60 ml 反流分数>50%;ERO>0.4 cm² 血管造影 3~4+	中-重度左心房扩张 左心室扩张 静息或运动状态下可能出现肺动脉高压 C1:LVEF>60% 且 LVESD<40 mm C2:LVEF≤60% 且 LVESD>40 mm	
D	有症状期	重度脱垂,瓣环控制功能丧失;风湿性心脏瓣膜改变,瓣叶后动受限,失去中心瓣环控制; IE 前 放射性心脏病瓣叶增厚	MR 中央喷射面积>40% LA 或瓣膜血流反常血流信号 腔静脉收缩≥0.7 cm;反流容量≥60 ml 反流分数>50%;ERO>0.4 cm² 血管造影 3~4+	中-重度左心房扩张 左心室扩张 肺动脉高压	运动耐量降低;劳力性呼吸困难

*:许多评估瓣膜血流动力学的标准被用以评估二尖瓣反流的严重程度,但并非所有标准都能在每个级别患者身上呈现

MR 的严重程度通常分为轻、中、重度,取决于数据的质量以及其他临床证据

ERO:有效反流孔面积;IE:感染性心内膜炎;LA:左心房;LV:左心室;LVEF:左室射血分数;LVESD:左室收缩末期直径

(2)继发性二尖瓣关闭不全:继发性 MR 患者的二尖瓣瓣膜通常是正常的(表43-10)。而左室功能障碍的常见病因有冠心病、心肌梗死(缺血性 MR)或先心病等。异常扩张的左心室引起乳头肌位移,导致瓣叶及其腱索过度紧张,最终闭合不良。由于 MR 只是重度左室功能障碍、冠心病及先心病等疾病的一部分,故与原发性 MR 相比,手术修复二尖瓣的效果并不佳。

表43-10 继发性二尖瓣关闭不全分期

等级	定义	解剖结构	瓣膜血流动力学*	心脏相关改变	症状
A	危险期	冠心病或心肌症患者的二尖瓣瓣叶、瓣环等结构正常	多普勒超声示无二尖瓣小孔或小孔面积<20%左室 少量腔静脉收缩<0.30 cm	正常或轻度 LV 扩张合并陈旧性梗死或新发的缺血区运动异常 原发性心脏疾病导致 LV 扩张和收缩功能障碍	药物治疗或血管重建后可能出现冠脉缺血或心力衰竭的症状
B	进展期	局部室壁运动异常导致瓣叶轻度紧张 瓣环扩张导致瓣叶闭合性降低	ERO <0.20 $cm^{2\#}$ 反流容量<30 ml 反流分数<50%	室壁局部运动异常导致 LV 收缩功能下降 原发性心脏疾病导致 LV 扩张和收缩功能障碍	药物治疗或血管重建后可能出现冠脉缺血或心力衰竭的症状
C	无症状期	局部室壁运动异常且(或)左室扩张,导致瓣叶高度紧张 瓣环扩张导致瓣叶闭合困难	ERO ≥0.20 $cm^{2\#}$ 反流容量≥30 ml 反流分数≥50%	室壁局部运动异常导致 LV 收缩功能下降 原发性心脏疾病导致 LV 扩张和收缩功能障碍	药物治疗或血管重建后可能出现冠脉缺血或心力衰竭的症状
D	症状期	局部室壁运动异常且(或)左室扩张,导致瓣叶极度紧张 瓣环扩张导致瓣叶无法闭合	ERO ≥0.20 $cm^{2\#}$ 反流容量≥30 ml 反流分数≥50%	室壁局部运动异常导致 LV 收缩功能下降 原发性心脏疾病导致 LV 扩张和收缩功能障碍	即使行血管成形或全面的药物治疗后,仍因 MR 导致的 HF 症状 运动耐量降低 劳力性呼吸困难

*:目前有许多评估 MR 的瓣膜血流动力学标准,但并非所有标准都能表现在同一患者身上。通常 MR 分为轻、中、重度,该分度根据数据的质量以及其他临床证据而定

#:可过二维 TTE 进行等速表面积法计算继发性 MR 患者的有效反流口面积,但由于该孔常为新月形,测得值常低于真实值

2D:二维;ERO:有效反流孔;HF:心力衰竭;LA:左心房;LV:左心室;TTE:经胸心脏超声

(二)诊断及治疗

(1)原发性 MR 的诊治:指南推荐用 TTE 对可疑 MR 患者进行如下基本评估:左心室大小及功能,右心室功能,左心房大小,肺动脉压力,MR 的程度及可能原因(Ⅰ,证据 B)。若 TTE 无法确定原发性 MR 患者左右心室容量、功能及反流程度时,推荐使用心脏核磁共振(CMR)以帮助评估上述指标(Ⅰ,证据 B)。手术中推荐使用 TEE 评估慢性原发性 MR 的解剖结构,以指导修复方案的制订(Ⅰ,证据 B)。当非创伤性影像检查提供的诊断信息不足

时,推荐使用 TEE 以判断慢性原发性 MR 的严重程度、发病机制及左室功能状态(Ⅰ,证据 C)。当静息状态下,慢性原发性 MR 患者症状与实际严重程度不相符时,推荐使用多普勒超声或心导管检查进行动态评估(Ⅱa,证据 B)。可通过运动平板试验评估患者的症状及运动耐量(Ⅱa,证据 C)。

对有症状的慢性原发性 MR 患者(D 期),若其射血分数 <60%,但无手术指征时,可用药物治疗以改善左心室的收缩功能(Ⅱa,证据 B)。不推荐对无症状和左室收缩功能正常的慢性原发性 MR(B 和 C1 期)患者使用血管舒张剂(Ⅲ,证据 B)。详见表 43-11。

表 43-11 慢性原发性 MR 推荐意见总结

建议	推荐类型	证据级别
对 LVEF >30% 且有症状的重度慢性原发性 MR(D 期)患者,推荐进行 MV 手术	Ⅰ	B
对伴有左室功能衰竭[30% < LVEF <60%,且(或)LVESD ≥40 mm,C2 期]的无症状重度慢性原发性 MR 患者,推荐进行 MV 手术	Ⅰ	B
对后叶病变的重度慢性原发性 MR 患者,推荐进行 MV 修复术,优于 MV 置换术	Ⅰ	B
对前叶或前后叶均存在病变的重度慢性原发性 MR 患者,若 MV 修复术能成功且持久地保持治疗效果,首选 MV 修复术,而非 MVR	Ⅰ	B
当重度慢性原发性 MR 患者合并其他需手术治疗的心脏疾病时,可同时行 MV 修复或置换术	Ⅰ	B
当无症状的重度慢性 MR(C1 期)患者的左室功能较好(LVEF >60% 且 LVESD <40 mm)时,推荐其在心脏瓣膜疾病中心接受瓣膜修复,以期使 95% 的患者能持久有效地改善瓣膜功能,发生死亡的概率低于 1%。	Ⅱa	B
当重度慢性非风湿性 MR 患者无症状且残存左室功能较好(LVEF >60% 且 LVESD <40 mm)时,推荐对其进行二尖瓣修复术,以期成功且持久地提高 AF 及缓解肺动脉高压(PA 收缩压 >50 mmHg)	Ⅱa	B
若中度慢性原发性 MR(B 期)的患者合并需手术治疗的心脏疾病,则可同时行二尖瓣修复术	Ⅱa	C
当重度慢性原发性 MR 患者的 LVEF≤30%(D 期)时,可考虑进行二尖瓣手术	Ⅱb	C
对风湿性二尖瓣疾病患者,如果长期使用抗凝药物的作用不明显,而成功实施瓣膜修复术后,MV 的功能可持久保持,则可考虑进行瓣膜修复术	Ⅱb	B
对重度慢性 MR(D 期)和心功能障碍(NYHA 分级,Ⅲ/Ⅳ级)的患者,若没有手术禁忌证,且手术能明显延长其存活时间,术后发生严重并发症的几率小,则可考虑行经导管二尖瓣修复术	Ⅱb	B
除非 MV 修复术失败,否则不推荐对一半以下瓣叶损伤的单纯重度原发性 MR 患者行 MVR	Ⅲ	B

AF:心房颤动; LV:左心室; LVEF:左室射血分数; LVESD:左室收缩末期直径; MR:二尖瓣反流
MV:二尖瓣; MVR:二尖瓣置换术; N/A:不适用; NYHA:纽约心脏学会; PA:肺动脉

(2)慢性继发性重度 MR 的诊治:通过 TTE 可评估慢性继发性 MR 的严重程度和病因,瓣膜运动异常的程度和位置,左心室功能,肺动脉高压等级(Ⅰ,证据 C)。无创的影像学检查,心脏增强 CT,心导管检查等,有助于明确慢性继发性 MR 的病因及评估心肌活性,为制定 MR 治疗方案提供决策参考(Ⅰ,证据 C)。对慢性继发性 MR 患者,若伴有 LVEF 降低的心力衰竭,则需要给予指南推荐的药物治疗方案,以改善其心功能。常见的药物有:血管紧张素转换酶抑制剂,血管紧张素受体抑制剂,β 受体阻断剂,及醛固酮拮抗剂等(Ⅱ,证据 A)。对有症状的慢性继发性 MR 患者,若有安置起搏器指征,则推荐采用左右双起搏疗法(Ⅱ,证据 A)。详见表 43 – 12。

表 43 – 12 重度慢性继发性 MR 的治疗建议

建议	推荐类型	证据级别
对正在接受 CABG 或 AVR 的患者,若同时合并重度慢性继发性 MR(C、D 期),可同时行二尖瓣手术	Ⅱa	C
当重度慢性继发性 MR(D 期)患者出现明显心功能障碍(NYHA Ⅲ~Ⅳ级)时,可考虑行二尖瓣手术	Ⅱb	B
当中度慢性继发性 MR 患者正在接受其他疾病的心脏手术时,可考虑行二尖瓣修复术	Ⅱb	C

AVR:主动脉瓣置换术;CABG:冠状动脉搭桥

六、三尖瓣病变

三尖瓣病变主要是三尖瓣反流(TR),而三尖瓣狭窄少见。新指南有关 TR 的相关内容如下:

(1)诊断与分期:指南推荐行 TTE 评估三尖瓣反流(TR)的严重程度,寻找病因,测量右室和下腔静脉宽度,评估右室收缩期功能,肺动脉压及左室疾病(Ⅰ,证据 C)。当 TR 的临床表现与无创检查结果不相符时,推荐采用有创检测方法评估肺动脉压力及肺血管阻力(Ⅰ,证据 C)。TR 的分期详见表 43 – 13。

(2)药物治疗:对出现右心衰竭的重度 TR 患者,可使用利尿剂以缓解症状(Ⅱa,证据 C)。对重度(C、D 期)TR 患者,可考虑应用药物(如前列醇、波生坦)降低肺动脉压力和/或肺血管阻力(Ⅱb,证据 C)。

(3)手术干预建议:①指南推荐对正在进行左侧瓣膜手术的重度 TR 患者同时行三尖瓣手术(Ⅰ,证据 C)。②对轻 – 中度功能性 TR 患者出现三尖瓣环扩张或右心衰竭任一情况时,可在进行左心室瓣膜手术同时行三尖瓣修复术(Ⅱa,证据 B)。③当药物对重度原发性 TR 患者治疗无效时,行三尖瓣手术有助于病情的控制(Ⅱa,证据 C)。④正在进行左室瓣膜手术者,若同时合并中度 TR 和肺动脉高压,可考虑行三尖瓣修复术(Ⅱb,证据 C)。⑤当无症状或轻微症状的重度原发性 TR 患者症状加重或右室扩张增加伴收缩功能障碍时,可考虑行三尖瓣手术(Ⅱb,证据 C)。⑥当重度 TR 患者症状持续无缓解时,尽管患者曾接受过左室瓣膜手术,可考虑再次手术以修复或置换三尖瓣(Ⅱb,证据 C)。详见图 43-2。

表 43-13 三尖瓣反流(TR)分期

等级	定义	解剖结构	瓣膜血流动力学	对血流动力学影响	症状
A	危险期	原发 ·轻度风湿性改变 ·轻度瓣膜脱垂 ·其他(如:IE 伴新生物,早期良性肿瘤,辐射) ·植入式右室环内起搏器或 ICD 电极 ·心脏移植后(活检相关) 功能性 ·正常 ·瓣环扩张	无或轻微 TR	无	无或与左心、肺、肺瓣膜疾病相关
B	进展期	原发 ·进展性的瓣膜退化/破坏 ·中-重度瓣膜脱垂或腱索断裂 功能性 ·瓣环扩张 ·中度瓣叶挛缩	轻度 TR ·中央喷射区 <5.0 cm² ·静脉缩窄 ·连续喷射频谱密度和轮廓:柔和的抛物线 ·肝静脉流速:收缩期为主 中度 TR ·中央喷射区 >5.0 cm² ·静脉缩窄 <0.7 cm ·连续喷射频谱密度和轮廓:密集等高线 ·肝静脉流速:收缩期变钝	轻度 TR ·RV/RA/IVC 大小正常 中度 TR ·无右室增大 ·无或轻度右房增大 ·无或轻度下腔静脉增宽并随呼吸改变 ·正常右房压	无或与左心、肺、肺瓣膜疾病相关
C	无症状重度 TR	原发 ·瓣叶的粘连及严重扭曲 功能性 ·严重瓣叶扩张(>40 mm 或 21 mm/m²) ·明显瓣叶挛缩	·中央喷射区 >10.0 cm² ·静脉缩窄 >0.7 cm ·连续喷射频谱密度和轮廓:三角形信号伴峰流提前 ·肝静脉流速:收缩期反转	·RV/RA/IVC 扩大伴下腔静脉随呼吸陷闭 ·右房压增高伴 c-V 波 ·室间隔舒张期平坦	无或与左心、肺、肺瓣膜疾病相关
D	症状重度 TR	原发 ·瓣叶的粘连及严重扭曲 功能性 ·严重瓣叶扩张(>40 mm 或 21 mm/m²) ·明显瓣叶挛缩	·中央喷射区 >10.0 cm² ·静脉缩窄 >0.7 cm ·连续喷射频谱密度和轮廓:密集,三角形信号伴波峰提前 ·肝静脉流速:收缩期反转	·RV/RA/IVC 扩大伴下腔静脉随呼吸陷闭 ·右房压增高伴 c-V 波 ·室间隔舒张期平坦 ·晚期右室舒收缩功能降低	乏力、心悸、呼吸困难、腹胀、纳差、水肿

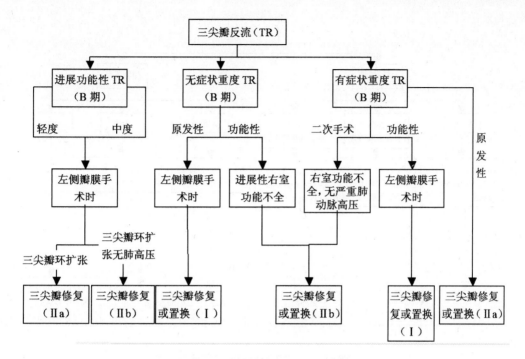

图43-2 三尖瓣反流手术方案选择

七、人工心脏瓣膜

(一)人工瓣膜的选择和应用

心脏瓣膜病患者进行瓣膜置换时,首选要根据多种因素对患者进行评估,以确定选用机械瓣膜或生物瓣膜,新指南对此也进行了明确推荐(表43-14)。

表43-14 人工瓣膜选择推荐意见

建议	推荐类型	证据级别
人工瓣膜的选择及瓣膜干预方式应公开	Ⅰ	C
任何年龄,不能、不方便及不愿意抗凝治疗的患者可选择生物瓣膜	Ⅰ	C
年龄<60岁的AVR、MVR患者,如无抗凝禁忌,可选机械瓣	Ⅱa	B
年龄>70岁的患者应选择生物瓣膜,而60~70岁之间的患者两者均可选	Ⅱa	B
如果有VKA禁忌或不愿意使用VKA的年龄患者,在行自体肺移植(ROSS手术)时,可由一位经验丰富的医生进行主动脉瓣置换	Ⅱb	C

(二)人工瓣膜的抗凝治疗

对于人工瓣膜置换的患者,需要进行有效的抗凝治疗,具体方案见图43-3。

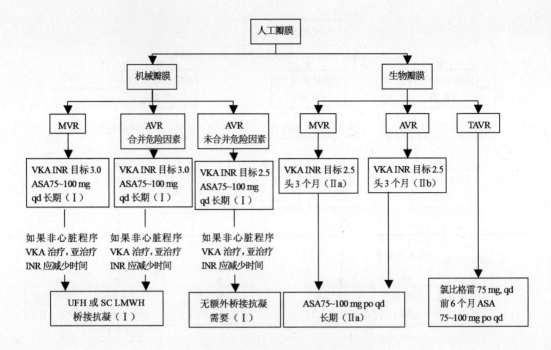

图 43-3 人工心脏瓣膜抗凝治疗方案

(1) 置换机械瓣膜者,长期口服维生素K拮抗剂(VKA)华法林,监测INR(2.0~3.0)可以降低出血及栓塞等并发症,降低血栓栓塞(如缺血性卒中及外周多系统栓塞事件)相关的病死率。当INR>4.0将增加不良事件的发生率(Ⅰ,证据B)。

(2) 对于主动脉或二尖瓣置换的人工瓣膜或老式的人工瓣膜,推荐INR 3.0(2.5~3.5)可能更合适(Ⅰ,证据B)。

(3) 阿司匹林75~100 mg/d推荐应用于所有人工心脏瓣膜患者,包括主动脉瓣和二尖瓣生物瓣膜置换的高风险栓塞事件发生的患者。而阿司匹林75~100 mg/d联合华法林可以明显降低机械瓣膜患者的风险,主要血栓事件及死亡由每年8.5%下降至1.9%($P<0.001$),脑中风发生率由每年4.2%下降至1.3%($P=0.027$)(Ⅱa,证据B)。

(4) 所有类型二尖瓣手术的患者,缺血性脑卒中的风险在前30 d为2%,180 d为3%,5年为8%。常规于肝素后应用华法林进行长期抗凝治疗,5年发生缺血性脑卒中的风险(6.1%±0.9%)较无抗凝治疗的生物瓣膜(8.0%±2.1%)或机械瓣膜(16.1%±2.7%)是降低的。因此,对二尖瓣瓣植入的患者术后3个月内推荐华法林抗凝并使INR达到2.5(2.0~3.0)是合理的(Ⅱa,证据C)。

(5) 对于经皮主动脉瓣置换术(TAVR)患者,在前6个月内氯吡格雷75 mg/d联合阿司匹林有助于降低血栓事件的发生(Ⅱb,证据C)。

(6) 凝血酶抑制剂或抗Xa制剂(如:达比加群、阿哌沙班或利伐沙班)不推荐用于机械瓣膜置换的患者。因为目前缺乏关于安全性及有效性的数据支持(Ⅲ,证据B)。

(三) 人工瓣膜血栓栓塞事件

即使进行恰当的抗凝治疗,人工瓣膜年血栓栓塞事件发生率,在机械瓣膜仍有1%~

2%,在生物瓣膜为0.7%。所以,应该训练患者了解血栓事件发生可能出现的临床表现,并及时报告医生,TTE作为首选检查以评估患者血流动力学改变情况及栓子来源,而TEE也经常被采用,特别是在二尖瓣人工心脏瓣膜的评估上。即使当超声心动图未发现明显改变,仍然要考虑其栓子可能来源于心脏(Ⅱa,证据B)。

如果血栓事件一旦发生,且无INR治疗禁忌证存在时,恰当的处置是:对于主动脉瓣置换的患者,增加INR的目标从2.5(2.0~3.0)至3.0(2.5~3.5)。对于二尖瓣置换的患者,增加INR的目标从3.0(2.5~3.5)至4.0(3.5~4.5)。但对于既往存在卒中病史,与血栓大小一起,是溶栓治疗出现并发症的独立危险因素(Ⅰ,证据B)。

血栓尺寸大于0.8 cm^2 的左心血凝块是急诊手术的适应证。血栓大于0.8 cm^2,每增加1 cm^2,发生全身栓塞的风险比小于0.8 cm^2 的增加2.4倍(Ⅱa,证据B)。见图43-4。

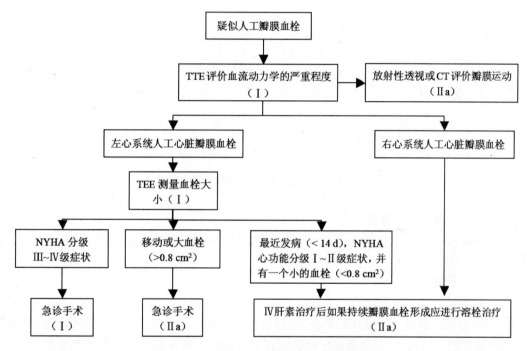

图43-4 疑似人工瓣膜血栓的评价和管理

(四)人工瓣膜狭窄

人工瓣膜狭窄伴有严重临床症状时应考虑行瓣膜置换术(Ⅰ,证据C),但合并顽固性溶血或心功能NYHA Ⅲ/Ⅳ级,手术风险高,应在瓣膜中心专家的指导下,结合专业知识,从解剖特征上明确是否适合于介入治疗,如可行则应考虑经皮导管修复瓣膜(Ⅱa,证据B),否则建议手术治疗(Ⅰ,证据B),而对于生物瓣膜,出现瓣周反流,无论有无症状,均应考虑手术治疗(Ⅱa,证据C)。

八、感染性心内膜炎

(一)风险评价及诊断

并发感染性心内膜炎(IE)时,在院死亡率为15%~20%,1年死亡率约40%。脑卒中

(16.9%)、其他部位栓塞(22.6%)、心脏脓肿(14.4%)、需要外科治疗(48.2%)等情况是常见的。但 IE 的诊断仍然是困难的且时常被延迟。因此指南强调,IE 的诊断和评估需要感染科专家、心内科专家、心脏外科专家及心脏麻醉师共同完成(Ⅰ,证据 B)

对于怀疑有天然瓣膜心内膜炎(NVE)或人工瓣膜心内膜炎(PVE)时,应至少行两次血培养,并对其发生 IE 危险因素进行评估,选择不同的诊断方法(图 43 – 5),以确定赘生物、瓣膜病变的血流动力学严重程度,评估心功能和肺动脉压力,并发现并发症。

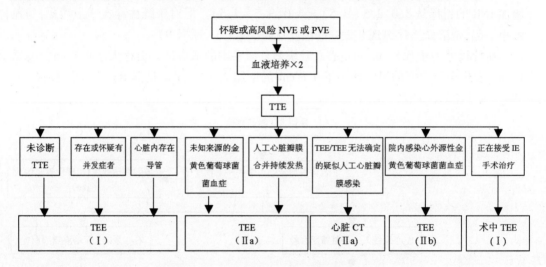

图 43 – 5 NVE 和 PVE 影像学研究的建议

(二)诊断标准的修改

新指南对 Duke 标准进行了重新修正,用于评估疑似 IE 的患者。具体评价标准及诊断判定见表 43 – 15、43 – 16。

(三)药物治疗

IE 发展成栓塞或卒中合并中枢神经系统症状时,暂时中断抗凝是合理的(Ⅰ,证据 B)

IE 患者卒中有几个潜在的机制,包括缺血性梗死的出血性转化,无动脉血管瘤形成的动脉血管的感染化脓,以及真菌性动脉瘤破裂。15%～35%的感染性心内膜炎患者出现临床症状明显的全身性栓塞。如果有更多的敏感测试,如脑磁共振成像时可以获得更高比例 IE 患者有栓子(≥30%)的证据。在现代抗生素时代,感染性心内膜炎患者卒中最常见原因是脓毒性栓子导致局部缺血,随后往往是出血性转化。抗凝治疗可能会增加血栓梗死转化为出血性梗死的风险。出血性转换可以发生初次梗死后 11 d,另一方面,较长时间的抗凝会增加复发性栓塞或门静脉栓塞患者瓣膜功能障碍的可能性。IE 患者抗凝治疗的有益或有害作用被大量的临床、细菌学、影像学、超声心动图所证实,可能会增加早期卒中复发或颅内出血的风险。合并脑栓塞或卒中的 IE 患者应交给多专业合作的心脏瓣膜团队中心处理。当 IE 患者出现卒中并发症时,神经内科和/或神经放射学领域的专家应该加入这个团队。IE 患者接受抗凝治疗应评估出血并发症的风险(Ⅱa,证据 B)。

表43-15 诊断IE的修改Duke标准中主要和次要标准

标准

主要标准

1. 血液培养阳性的IE

   从2个独立的血培养培养出与IE一致的典型微生物：
   - 草绿色链球菌，牛链球菌，HACEK组（嗜血菌属、放线杆菌、人支原体、心杆菌属、艾肯菌属和金氏杆菌），金黄色葡萄球菌或社区获得性肠球菌，无原发病灶。

   或定义血培养结果与IE结果一致：
   - 血培养至少2次结果阳性，标本留取超过12 h的标本或不少于3份标本或≥4单独血培养（首末份标本留取时间超过1 h）
   - 单份血标本培养出伯纳特氏立克次氏体或抗-IgG抗体滴度>1∶800

2. 心内膜受累证据

   超声心电图定义IE阳性标准：
   - 心脏瓣膜Roth或支撑结构上可见团块样物质摆动，或有反流信号，或植入材料上发现新生物
   - 脓肿，或人工瓣膜新的局部破损
   - 新出现的瓣膜反流（杂音增强或改变）

次要标准

1. 先天性或遗传性心脏畸形，或注射吸毒者
2. 发热，体温>38 ℃（100.4° F）
3. 微血管栓塞现象，主动脉栓子，肺栓塞，细菌性动脉瘤，颅内出血，结膜出血，Janeway损伤
4. 免疫现象：肾小球肾炎，Osler结节，Roth斑，类风湿因子阳性
5. 微生物学证据：血培养阳性，但未发现上述表现，或与IE活动性感染一致的血清学证据*

*：排除凝固酶阴性葡萄球菌阳所致的IE

表43-16 根据建议修改的Duke标准诊断IE

定义IE

病理条件
- 通过微生物培养物或病理组织学检测赘生物、已导致栓塞的赘生物或心内脓肿标本证实；或
- 病理变化：赘生物或心内脓肿经组织学检查证实为活动性心内膜炎

疗效判断标准
- 2主要标准；或
- 1主要标准和次要3标准；或
- 5次要标准

疑似IE
- 1主要标准和1次要标准；或
- 3次要标准

剔除
- 备用诊断IE的证据；或
- IE综合征抗生素治疗<4 d的决定；
- 使用抗生素治疗<4 d，在手术或尸检中无IE的病理证据；或
- 如上所列不符合标准的疑似IE

除非特殊情况存在,合并 IE 的患者不推荐常规抗血小板治疗。对于已经接受抗生素治疗的患者,没有证据证明常规使用阿司匹林可以降低血栓性卒中的风险。然而,有大量回顾性研究显示,因为一些其他适应证而在诊断 IE 前就接受持续的抗血小板治疗的患者,其血栓发生率更低(Ⅱb,证据 B)。

(四)手术干预指征

关于 IE 外科手术治疗的时机应该由包括心血管内科、心胸手术、传染病专家多专业心脏瓣膜团队决定(Ⅰ,证据 B)。早期手术治疗作为 IE 治疗的重要方法被推荐,并定义早期手术治疗为在住院完成一个疗程的抗生素之后(Ⅰ,证据 B)。指南中推荐早期手术治疗的指征包括:瓣膜功能障碍导致 HF 时(Ⅰ,证据 B);感染由金黄色葡萄球菌、真菌或其他高度耐药微生物引起左心系统 IE(Ⅰ,证据 B);出现心脏传导阻滞,瓣周或主动脉脓肿(Ⅰ,证据 B);虽经恰当的抗生素治疗后仍有持续性菌血症及发热;考虑瓣膜感染复发(Ⅰ,证据 B);出现复发性栓塞和持续性赘生物(Ⅱb,证据 B);出现大于 10 mm 长度的移动赘生物(有或无栓塞现象临床证据)等情况时,应早期手术治疗(Ⅱb,证据 B)。手术应彻底清除心脏起搏器或除颤器系统,包括所有的导线和电极(Ⅰ,证据 B)。IE 的处置流程见图 43-6。

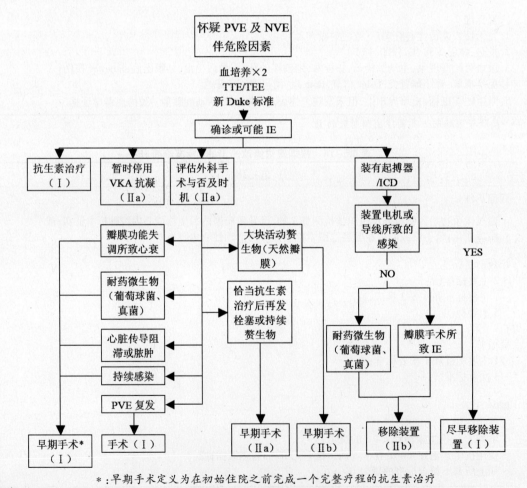

*:早期手术定义为在初始住院之前完成一个完整疗程的抗生素治疗

图 43-6 IE 的诊断及处置

九、孕妇心脏瓣膜病

所有患者在怀孕前应咨询心脏病专家关于所有可选择的干预措施的风险和收益,包括机械瓣膜或生物瓣膜置换,或进行瓣膜修复(Ⅰ,证据C)。

(一)瓣膜的选择

所有瓣膜置换的患者对于怀孕可能都存在一些问题。机械瓣膜需要持续抗凝治疗,然而抗凝治疗却对孕妇或胎儿均存在风险;而生物瓣膜由于寿命的问题,可能在孕期出现需要更换的情况;因此,对所有育龄期的妇女,如需接受瓣膜手术治疗,均应告知机械瓣术后抗凝、血栓形成或栓塞的风险,以及生物瓣膜退化的风险(Ⅰ,证据C)。

(二)药物治疗

如无禁忌证,所有伴有MS或AF的怀孕的患者应进行抗凝治疗。MS患者全身血栓的发生率为10%~20%,如伴有AF,风险会更高,三分之一的血栓事件发生在AF后的第一个月。而抗凝治疗可以使非孕妇患者血栓事件发生率降低4~15倍。而由于孕妇处于高凝状态,因而血栓栓塞的风险将会增加。华法林是有效的抗凝药物,可用于孕中、晚期。在分娩前应持续输注低分子肝素。但孕早期选用何种抗凝剂目前仍有争议(Ⅰ,证据C)。如确有抗凝禁忌证,则用β-受体阻滞剂以控制心室律(Ⅰ,证据C)。对MS并有心衰症状(D期)的孕妇,可应用利尿剂(Ⅱ,证据C)。但对存在瓣膜狭窄的孕妇,禁用ACEI及ARBs类药物(Ⅲ,证据B)。

当孕妇患者出现临床症状或考虑可能有血栓事件发生时,推荐应用TEE去评估瓣膜状态及血栓负荷。一旦血栓事件发生,胎儿死亡的风险非常高,所以建议以多科专家团队协作的方式进行评估和干预(Ⅰ,证据C)。

指南中关于瓣膜置换的孕妇抗凝治疗策略作了详细的描述(图43-7)。推荐所有机械瓣膜置换的孕妇,应增加抗凝效果的监测频率。并推荐华法林用于孕中、晚期,较普通肝素可以降低血栓事件的发生(4% vs 33%)。低分子肝素较普通肝素血栓发生率低,但均缺乏大样本的RCT结果。而对于所有人工瓣膜置换(无论机械瓣还是生物瓣)的患者,在孕中、晚期,推荐应用阿司匹林每日75~100 mg。在分娩时,建议停用华法林,而采用普通肝素抗凝,使APTT时大于2倍正常。如果在孕早期,华法林用量大于5 mg/d,将明显增加胎儿的风险(比华法林小于5 mg/d,风险由3%增至8%)。如果华法林用量需要大于5 mg/d,建议更换为低分子肝素,目标为注射后4~6 h测量抗Xa水平应该0.8~1.2 U/ml之间。并至少每天2次给药,以优化剂量及给药时间。如果不能监测抗Xa水平,则不推荐应用低分子肝素。

十、心律失常与脑卒中

对于慢性持续性房颤的患者,在进行二尖瓣修复术或置换时,同时进行迷宫手术是合理的。虽然有RCT研究显示迷宫手术并不能改善长期生存率和降低卒中的风险,但为了降低血栓栓塞事件的发生,对伴有房颤或心律失常的患者进行左心耳的结扎或切除在临床上是常用的,虽然目前还没有RCT的研究来证实是否获益(Ⅱa,证据C)。

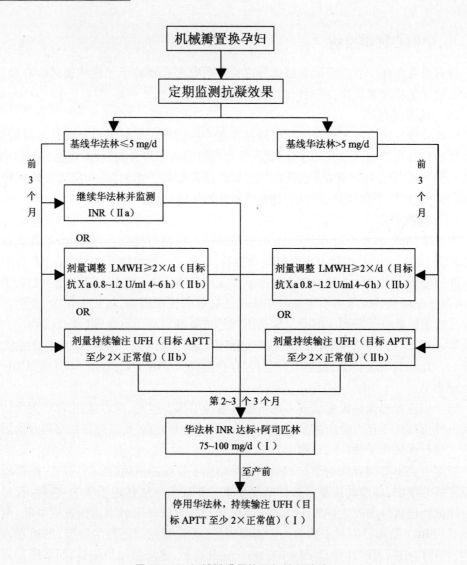

图 43-7 机械瓣膜置换孕妇抗凝治疗

对阵发性房颤的患者,如果出现与血栓或抗凝相关的并发症,在进行二尖瓣修复术或置换时,同时进行迷宫手术或肺静脉隔离术是合理的。但 RCT 研究仍然显示并不能改善长期生存率和降低中风的风险(Ⅱb,证据 C)。

二尖瓣置换术后持续性房颤是脑血管意外和死亡的独立危险因素,有限的数据显示在主动脉瓣置换术后同样会增加心衰和脑卒中的风险。因此,也推荐同时进行迷宫手术或肺静脉隔离术(Ⅱb,证据 C)。

十一、心脏瓣膜患者冠状动脉状态评价

推荐瓣膜介入之前应对患者冠状动脉状况进行评估,如存在冠心病的危险因素(男性年龄>40 岁,绝经妇女,心绞痛病史或既往有冠心病病史等),应根据冠心病危险等级进行

相应检查,如冠脉 CT 血管成像或冠脉造影(图 43-8)(Ⅰ,证据 B)。

对于急性瓣膜反流、主动脉根部疾病、感染性心内膜炎等需要急诊瓣膜手术的患者,则无需进行冠脉造影。而对于冠脉造影阳性(主要冠脉狭窄≥70% 或左主干狭窄≥50%)的患者应行 CABG 或 PCI 治疗,而造影阴性的患者则可行瓣膜手术治疗(Ⅱa,证据 C)。如患者伴有 AF,则应在瓣膜修复或置换过程中同时施行迷宫手术,而不是进行射频消融(Ⅱa,证据 B)。

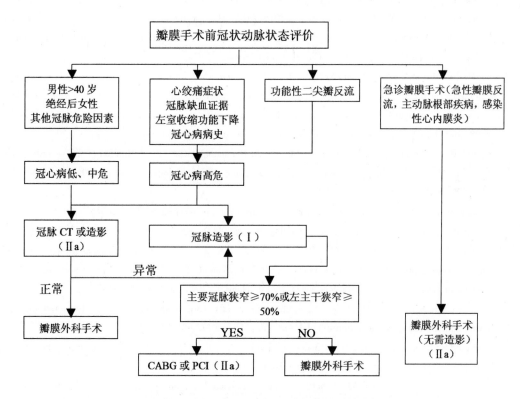

图 43-8　瓣膜手术患者冠心病评估与管理

如果患者存在阵发性的 AF(有症状或发生过血栓事件),推荐在行瓣膜修复或置换时同时进行迷宫手术或肺静脉隔离术(Ⅱb,证据 C)。对于严重 MR 伴有 AF 的患者,不推荐进行导管消融术,而应选择瓣膜修复联合迷宫手术(Ⅱb,证据 B)。

结束语:瓣膜性心脏病是心源性脑栓塞最重要的病因之一,其中又以二尖瓣病变发病率最高,当并发房颤、附壁血栓、感染性心内膜炎时,发病率明显增加。而在对瓣膜性心脏病进行诊治过程中,其治疗策略的选择在很大程度上需要考虑并发脑栓塞的风险。2014AHA/ACC 瓣膜病指南在关注瓣膜病术前诊断、分级、适应症评估,术后随访及药物治疗方面,从循证医学证据出发,针对血栓栓塞事件的预防及处理,给出了许多具体的意见。当然,目前仍然有一些未明确的因素,需要广大医务工作者继续研究。

(张　云　曾　智)

参考文献

[1] ACCF/AHA Task Force on Practice Guidelines. Methodology Manual and Policies From the ACCF/AHA Task Force onPractice Guidelines. American College of Cardiology Foundation and American Heart Association, Inc. cardiosource. org. 2010. Available at: http://assets. cardiosource. com/Methodology Manual for ACC AHA Writing Committees. pdf and http://my. americanheart. org/idc/groups/ahamah – public/@ wcm/@ sop/documents/downloadable/ucm_319826. pdf. Accessed February 24, 2014.

[2] Nishimura R, Otto CM, Bonow RO, et al. 2014 AHA/ACC guideline for the management of patients with valvular heart disease: a report of the American College of Cardiology/American Heart Association Task Force on Practice Guidelines. J Am Coll Cardiol In press.

[3] Bonow RO, Carabello BA, Chatterjee K, et al. 2008 focused update incorporated into the ACC/AHA 2006 guidelines for the management of patients with valvular heart disease: a report of the American College of Cardiology/American Heart Association Task Force on Practice Guidelines (Writing Committee to revise the 1998 guidelines for the management of patients with valvular heart disease).

[4] Zoghbi WA, Enriquez – Sarano M, Foster E, et al. Recommendations for evaluation of the severity of native valvular regurgitation with two – dimensional and Doppler echocardiography. J Am Soc Echocardiogr, 2003, 16: 777 – 802.

[5] Baumgartner H, Hung J, Bermejo J, et al. Echocardiographic assessment of valve stenosis: EAE/ASE recommendations for clinical practice. Eur J Echocardiogr, 2009, 10: 1 – 25.

[6] Regitz – Zagrosek V, Blomstrom LC, Borghi C, et al. ESC guidelines on the management of cardiovascular diseases during pregnancy: the Task Force on the Management of Cardiovascular Diseases during Pregnancy of the European Society of Cardiology (ESC). Eur Heart J, 2011, 32: 3147 – 3197.

[7] Dujardin KS, Seward JB, Orszulak TA, et al. Outcome after surgery for mitral regurgitation. Determinants of postoperative morbidity and mortality. J Heart Valve Dis, 1997, 6: 17 – 21.

[8] Enriquez – Sarano M, Avierinos JF, Messika – Zeitoun D, et al. Quantitative determinants of the outcome of asymptomatic mitral regurgitation. N Engl J Med, 2005, 352: 875 – 883.

[9] Enriquez – Sarano M, Tajik AJ, Schaff HV, et al. Echocardiographic prediction of left ventricular function after correction of mitral regurgitation: results and clinical implications. J Am Coll Cardiol, 1994, 24: 1536 – 1543.

[10] Pellikka PA, Sarano ME, Nishimura RA, et al. Outcome of 622 adults with asymptomatic, hemodynamically significant aortic stenosis during prolonged follow – up. Circulation, 2005, 111: 3290 – 3295.

[11] Aviles RJ, Nishimura RA, Pellikka PA, et al. Utility of stress Doppler echocardiography in patients undergoing percutaneous mitral balloon valvotomy. J Am Soc Echocardiogr, 2001, 14: 676 – 681.

[12] Lancellotti P, Lebois F, Simon M, et al. Prognostic importance of quantitative exercise Doppler echocardiography in asymptomatic valvular aortic stenosis. Circulation, 2005, 112: I377 – I382.

[13] Marechaux S, Hachicha Z, Bellouin A, et al. Usefulness of exercisestress echocardiography for risk stratification of true asymptomatic patients with aortic valve stenosis. Eur Heart J, 2010, 31: 1390 – 1397.

[14] Duval X, Alla F, Hoen B, et al. Estimated risk of endocarditis in adults with predisposing cardiac conditions undergoing dental procedures with or without antibiotic prophylaxis. Clin Infect Dis, 2006, 42: e102 – e107.

[15] Guarner – Argente C, Shah P, Buchner A, et al. Use of antimicrobials for EUS – guided FNA of pancreatic

cysts: a retrospective, comparative analysis. Gastrointest Endosc, 2011, 74: 81-86.

[16] Clavel MA, Fuchs C, Burwash IG, et al. Predictors of outcomes in low-flow, low-gradient aortic stenosis: results of the multicenter TOPAS Study. Circulation, 2008, 118: S234-242.

[17] Das P, Rimington H, Chambers J. Exercise testing to stratify risk in aortic stenosis. Eur Heart J, 2005, 26: 1309-1313.

[18] Rossebo AB, Pedersen TR, Boman K, et al. Intensive lipid lowering with simvastatin and ezetimibe in aortic stenosis. N Engl J Med, 2008, 359: 1343-1356.

[19] Smith CR, Leon MB, Mack MJ, et al. Transcatheter versus surgical aortic-valve replacement in high-risk patients. N Engl J Med, 2011, 364: 2187-2198.

[20] Gelfand EV, Hughes S, Hauser TH, et al. Severity of mitral and aortic regurgitation as assessed by cardiovascular magnetic resonance: optimizing correlation with Doppler echocardiography. J Cardiovasc Magn Reson, 2006, 8: 503-507.

[21] Cawley PJ, Hamilton-Craig C, Owens DS, et al. Prospective comparison of valve regurgitation quantitation by cardiac magnetic resonance imaging and transthoracic echocardiography. Circ Cardiovasc Imaging, 2013, 6: 48-57.

[22] Ben FM, Ayari M, Maatouk F, et al. Percutaneous balloon versus surgical closed and open mitral commissurotomy: seven-year follow up results of a randomized trial. Circulation 1998, 97: 245-250.

[23] Schlosshan D, Aggarwal G, Mathur G, et al. Real-time 3D transesophageal echocardiography for the evaluation of rheumatic mitral stenosis. J Am Coll Cardiol Img, 2011, 4: 580-588.

[24] Omran H, Rang B, Schmidt H, et al. Incidence of left atrial thrombi in patients in sinus rhythm and with a recent neurologic deficit. Am Heart J, 2000, 140: 658-662.

[25] Bouleti C, Iung B, Laouenan C, et al. Late results of percutaneous mitral commissurotomy up to, 20 years: development and validation of a risk score predicting late functional results from a series of 912 patients. Circulation, 2012, 125: 2119-2127.

[26] Witkowski TG, Thomas JD, Debonnaire PJ, et al. Global longitudinal strain predicts left ventricular dysfunction after mitral valve repair. Eur Heart J Cardiovasc Imaging, 2013, 14: 69-76.

[27] Vassileva CM, Mishkel G, McNeely C, et al. Long-Term survival of patients undergoing mitral valve repair and replacement: a longitudinal analysis of Medicare fee-for-service beneficiaries. Circulation, 2013, 127:1870-1876.

[28] Calafiore AM, Iaco AL, Romeo A, et al. Echocardiographic-based treatment of functional tricuspid regurgitation. J Thorac Cardiovasc Surg, 2011, 142:308-313.

[29] Benedetto U, Melina G, Angeloni E, et al. Prophylactic tricuspid annuloplasty in patients with dilated tricuspid annulus undergoing mitral valve surgery. J Thorac Cardiovasc Surg, 2012, 143:632-638.

[30] Badhwar V, Ofenloch JC, Rovin JD, et al. Noninferiority of closely monitored mechanical valves to bioprostheses overshadowed by early mortality benefit in younger patients. Ann Thorac Surg, 2012, 93: 748-753.

[31] Oxenham H, Bloomfield P, Wheatley DJ, et al. Twenty year comparison of a Bjork-Shiley mechanical heart valve with porcine bioprostheses. Heart, 2003, 89:715-721.

[32] Stein PD, Alpert JS, Bussey HI, et al. Antithrombotic therapy in patients with mechanical and biological prosthetic heart valves. Chest, 2001, 119:220S-227S.

[33] Schlitt A, von Bardeleben RS, Ehrlich A, et al. Clopidogrel and aspirin in the prevention of thromboembolic complications after mechanical aortic valve replacement (CAPTA). Thromb Res, 2003, 109:131-135.

[34] Karthikeyan G, Senguttuvan NB, Joseph J, et al. Urgent surgery compared with fibrinolytic therapy for the

treatment of left – sided prosthetic heart valve thrombosis: a systematic review and meta analysis of observational studies. Eur Heart J, 2013, 34:1557 – 1566.

[35] Lopez J, Sevilla T, Vilacosta I, et al. Prognostic role of persistent positive blood cultures after initiation of antibiotic therapy in leftsided infective endocarditis. Eur Heart J, 2013,34:1749 – 1754.

[36] Kupferwasser LI, Darius H, Muller AM, et al. Diagnosis of culture – negative endocarditis: the role of the Duke criteria and the impact of transesophageal echocardiography. Am Heart J, 2001,142: 146 – 152.

[37] Botelho – Nevers E, Thuny F, Casalta JP, et al. Dramatic reduction in infective endocarditis – related mortality with a management – based approach. Arch Intern Med, 2009,169:1290 – 1298.

[38] Liu YW, Tsai WC, Hsu CH, et al. Judicious use of transthoracic echocardiography in infective endocarditis screening. Can J Cardiol, 2009,25:703 – 705.

[39] Roe MT, Abramson MA, Li J, et al. Clinical information determines the impact of transesophageal echocardiography on the diagnosis of infective endocarditis by the duke criteria. Am Heart J, 2000, 139:945 – 951.

[40] Thuny F, Di Salvo G, Belliard O, et al. Risk of embolism and death in infective endocarditis: prognostic value of echocardiography: a prospective multicenter study. Circulation, 2005, 112:69 – 75.

[41] Shotan A, Widerhorn J, Hurst A, et al. Risks of angiotensinconverting enzyme inhibition during pregnancy: experimental and clinical evidence, potential mechanisms, and recommendations for use. Am J Med, 1994, 96: 451 – 456.

[42] Myerson SG, Mitchell AR, Ormerod OJ, et al. What is the role of balloon dilatation for severe aortic stenosis during pregnancy? J Heart Valve Dis, 2005,14:147 – 150.

[43] Abildgaard U, Sandset PM, Hammerstrom J, et al. Management of pregnant women with mechanical heart valve prosthesis: thromboprophylaxis with low molecular weight heparin. Thromb Res, 2009, 124:262 – 267.

[44] McLintock C, McCowan LM, North RA. Maternal complications and pregnancy outcome in women with mechanical prosthetic heart valves treated with enoxaparin. BJOG, 2009, 116: 1585 – 1592.

[45] Vitale N, De Feo M, Cotrufo M. Anticoagulation for prosthetic heart valves during pregnancy: the importance of warfarin daily dose. Eur J Cardiothorac Surg, 2002, 22:656.

[46] Mark DB, Berman DS, Budoff MJ, et al. ACCF/ACR/AHA/NASCI/SAIP/SCAI/SCCT, 2010 expert consensus document on coronary computed tomographic angiography: a report of the American College of Cardiology Foundation Task Force on Expert Consensus Documents. J Am Coll Cardiol, 2010, 55: 2663 – 2699.

[47] Gilard M, Cornily JC, Pennec PY, et al. Accuracy of multislice computed tomography in the preoperative assessment of coronary disease in patients with aortic valve stenosis. J Am Coll Cardiol, 2006, 47: 2020 – 2024.

[48] Liu X, Tan HW, Wang XH, et al. Efficacy of catheter ablation and surgical CryoMaze procedure in patients with long – lasting persistent atrial fibrillation and rheumatic heart disease: a randomized trial. Eur Heart J, 2010, 31: 2633 – 2641.

第四十四章 2014 AHA/ACC/HRS 心房颤动管理指南解读

2014年3月28日,美国心脏协会(AHA)、美国心脏病学会(ACC)及美国心律学会(HRS)联合发布了2014年心房颤动(简称房颤)患者管理指南(2014 AHA/ACC/HRS 房颤管理指南),且该指南全文同时在 Circulation 及 JACC 等杂志上在线发表。2014 AHA/ACC/HRS 房颤管理指南对2006 AHA/ACC/ESC 房颤管理指南进行了全面补充与修订,在房颤的病理生理、临床评估、抗栓治疗、节律与频率控制、特定患者房颤治疗以及未来研究方向等方面进行了系统地阐述,融入了新的临床研究证据,对相关治疗策略和治疗手段的应用进行了更新。2014 AHA/ACC/HRS 房颤管理指南制定的宗旨是"旨在制定满足大多数情况下大多数患者需要的治疗方案,而最终决策权须由医师和患者来掌握,而且必须充分考虑到患者的临床情况"。与2006 AHA/ACC/ESC 房颤管理指南相比,该指南无疑有着巨大进步。本章将对2014 AHA/ACC/HRS 房颤管理指南中值得关注的内容做一解读。

一、房颤定义与分类的更新

(一)房颤的定义与表现

房颤是一种最常见的快速室上性心律失常,伴随不协调的心房激动和无效性心房收缩。房颤的心电图特征包括:①不规则的 R-R 间期(存在房室传导时);②规则有序的 P 波消失;③无规律的心房激动。房颤发生时心室律紊乱、心房不协调收缩、心室充盈不适当以及交感激活等是导致血流动力学改变的原因。临床症状个体差异大,包括无症状性房颤、劳累、心悸、呼吸困难、低血压、晕厥、心力衰竭等,其中最常见的症状是劳累。此外,房颤也可导致基础疾病临床表现的恶化。

(二)房颤的分类

2014 AHA/ACC/HRS 房颤管理指南仍然是根据房颤持续时间将其分为五种类型,但与2006 AHA/ACC/ESC 房颤管理指南在房颤分类上稍有变化:

(1)阵发性房颤:是指持续时间少于7 d 的房颤,但与2006 AHA/ACC/ESC 房颤管理指南相比增加了一条,即房颤"会以不同的频度复发"。

(2)持续性房颤:是指持续时间超过7 d 的房颤,但与2006 AHA/ACC/ESC 房颤管理指南相比增加了不包括"需要通过电击或药物进行转复"的内容。

(3)长程持续性房颤:是指持续时间超过12 个月的房颤。这一类型最早是在2010 ESC 房颤管理指南中提出的,将持续时间超过12 个月的房颤患者且采用节律控制策略,即定义为长程持续性房颤。

(4)永久性房颤:当患者及其经治医师共同决定不考虑节律控制治疗策略时即诊断为永久性房颤。指南特别提出永久性房颤代表了医患采取的治疗态度,而不是病理生理特征,这一治疗立场可能随着症状、干预措施效果以及医患的治疗倾向而再次发生改变。换言之,若重新决定采取节律控制策略,患者将被重新诊断为长程持续性房颤。

(5)非瓣膜病性房颤：是指非风湿性二尖瓣狭窄、机械/生物瓣膜或二尖瓣修复状况下出现的房颤。该定义在一定程度上修改了非瓣膜病性房颤的定义，意味着任何未经手术或介入治疗的二尖瓣反流，全部主动脉瓣、肺动脉瓣和三尖瓣的病变，无论程度多重，都属于非瓣膜性房颤。

值得注意的是，2014 AHA/ACC/HRS 房颤管理指南并未对"永久性房颤"定义明确的持续时间，而强调"永久性房颤"的诊断应由医患共同作出决定，而且在适当的时候，"永久性房颤"与长程持续性房颤的诊断可以互换，充分体现了房颤治疗以患者为中心的原则。

此外，孤立性房颤被认为是年龄不大、无心肺疾病、高血压及糖尿病的房颤。由于其定义不确切易导致混淆，故 2014 AHA/ACC/HRS 房颤管理指南不再使用这一定义来指导治疗。

二、房颤生物标记物首次在指南中提出

（一）房颤相关危险因素

房颤相关危险因素包括：年龄、高血压、糖尿病、心肌梗死、心脏瓣膜疾病、心力衰竭、肥胖、阻塞性呼吸睡眠暂停、心脏外科手术、吸烟、体育锻炼、饮酒、甲状腺功能亢进、脉压差增大、欧洲血统、家族史及基因变异，以及心电图提示左室肥厚，超声心动图提示左房扩大、左室缩短率减少及左室壁肥厚等。

（二）房颤的生物标记物

2014 AHA/ACC/HRS 房颤管理指南首次提出升高的脑钠肽(BNP)与 C 反应蛋白(CRP)是房颤的生物标记物。已有的研究表明，纤维化、炎症和氧化应激等与其密切相关，因此相应的生物标记物被证明是房颤发生和预后的预测因子。RE-LY 试验亚组分析结果显示，在房颤患者中，与肌钙蛋白 I(cTnI)和 N 末端脑钠肽前体(NT-proBNP)水平短暂升高或不升高相比，这两种标志物水平持续升高提示房颤患者预后较差。ARISTOTLE 亚组分析结果显示，高敏肌钙蛋白 T(hs-TNT)水平与脑卒中风险、心脏死亡、脑出血等密切相关，hs-TNT 可进一步优化 CHA_2DS_2-VASc 评分。生物标记物作为一种廉价、安全的检测指标，可以帮助临床医生对高危人群进行早期诊断、指导治疗、判断疗效和评估预后，具有较好的临床应用前景。

三、心房扑动被特别强调

2006 AHA/ACC/ESC 房颤管理指南对心房扑动(简称房扑)的阐述较少，原因是房扑的内容在 2003 ACC/AHA/ESC 室上性心动过速指南中有详尽描述。而 2014 AHA/ACC/HRS 房颤管理指南中又对房扑进行了特别强调(表 44-1)。随着人群中肥胖、睡眠呼吸暂停、治疗房颤药物使用及高龄等因素的增加，典型房扑(即下腔静脉-三尖瓣环峡部依赖的心房扑动)患者也逐渐增加。同时随着左心房导管消融技术的进展，更加深了临床电生理医师对非典型房扑的认识。非典型房扑的折返环包括围绕二尖瓣环、左心房顶部、右心术后疤痕，而不依赖于下腔静脉-三尖瓣环峡部。此外，2014 版房颤管理指南还强调了房扑/房颤的诊断，心电图上有粗大 f 波的房颤易被误诊为房扑，这是真实世界中一个常见的错误。在房颤治疗过程中，尤其是钠通道阻断剂(氟卡尼或普罗帕酮)等治疗时，房颤也可能转为房扑。

表 44-1 2014 AHA/ACC/HRS 房颤管理指南关于房扑的建议

推荐	推荐等级	证据水平
房扑抗栓治疗与房颤一致	I	B
房扑≥48 h 或持续时间不明确,复律前华法林抗凝 3 周,复律后继续抗凝 4 周	I	C
房扑≥48 h 或持续时间不明确且需要紧急复律,尽快启动抗凝治疗并至少持续 4 周	I	C
房扑≥48 h 或持续时间不明确或复律前 3 周未行抗凝治疗,在复律前行经食道超声检查(TEE),若左心房无血栓则行复律。另外,抗凝治疗在 TEE 前开始,并且至少持续至复律后 4 周	IIa	B
房扑<48 h 且低危血栓栓塞风险患者,复律前可以静脉用肝素、低分子肝素、一种新型口服抗凝药或不抗栓治疗	IIb	C
无禁忌的条件下,氟卡尼、多非利特、普罗帕酮和静脉用伊布利特可用于房扑复律	I	A

四、CHA_2DS_2-VASc 替代 $CHADS_2$

(一)$CHADS_2$ 评分

2014 AHA/ACC/HRS 房颤管理指南指出:针对房颤患者,抗栓治疗应在全面评估卒中和出血风险及考虑患者偏好的情况下,由医患共同做出决策。2006 AHA/ACC/ESC 房颤管理指南率先提出了房颤相关脑卒中风险评估的 $CHADS_2$ 评分系统(表 44-2),该评分系统在多个非瓣膜病性房颤的临床研究中已证实了有效性,根据 $CHADS_2$ 每增加 1 分脑卒中风险增加 2%,从 0 分到 6 分的脑卒中风险为 1.9% 到 18.2%。但近年来的研究显示,$CHADS_2$ 的局限性在于将 1 分定义为"中等危险"和对低危患者的识别不足,从而无法准确推荐抗凝治疗。

表 44-2 $CHADS_2$ 评分

危险因素	评分
充血性心力衰竭	1
高血压	1
年龄≥75 岁	1
糖尿病	1
中风/TIA/血栓栓塞史	2

(二)CHA_2DS_2-VASc 评分

2010 ESC 房颤管理指南提出了新的 CHA_2DS_2-VASc 评分(表 44-3),但 ACC/AHA

在 2011 的两次焦点更新仍坚持 CHADS$_2$ 评分。近几年的多个研究结果显示,CHA$_2$DS$_2$-VASc 与 CHADS$_2$ 对于识别高危患者没有显著性差异,而由于 CHA$_2$DS$_2$-VASc 包括了更多的危险因素(血管疾病,65~74 岁年龄段,女性),评分更为精细(跨度 0~9 分),对识别低危患者更为准确。根据丹麦 1997-2008 年房颤注册研究显示,47 576 例 CHADS$_2$ 评分为 0~1 分的患者,经 CHA$_2$DS$_2$-VASc 再评分,结果 7 536 例(15.6%)为 0 分,10 062 例(21.2%)为 1 分,14 310(30.1%)为 2 分,14 188(29.8%)为 3 分,1 480 例(3.1%)为 4 分。对于 CHADS$_2$ 积分为 0 分者,也并非是真正的"低危"患者,1 年内血栓栓塞风险从 0.84%(CHA$_2$DS$_2$-VASc=0)到 3.2%(CHA$_2$DS$_2$-VASc=3 分)不等。另一项研究显示,1 664 例房颤患者,经 CHADS$_2$ 评分有 33% 的患者需口服抗凝药,而 CHA$_2$DS$_2$-VASc 评分显示有 53% 的患者需口服抗凝药,女性患者中 CHADS$_2$≥2 分的有 31%,而 CHA$_2$DS$_2$-VASc≥2 分的为 81%。瑞士一项房颤研究显示,女性卒中危险性中度高于男性,而年龄<65 岁、无其他危险因素的女性无需用口服抗凝药。

表 44-3 CHA$_2$DS$_2$-VASc 评分

危险因素	评分
充血性心力衰竭	1
高血压	1
年龄≥75 岁	2
糖尿病	1
卒中/TIA/血栓栓塞史	2
血管疾病(陈旧性心肌梗死、周围血管疾病或主动脉斑块)	1
年龄 65~74 岁	1
女性	1

(三)房颤管理指南建议

2014 AHA/ACC/HRS 房颤管理指南建议用 CHA$_2$DS$_2$-VASc 替代 CHADS$_2$。即建议非瓣膜病房颤患者 CHA$_2$DS$_2$-VASc 评分≥2 分者需口服抗凝药(Ⅰ,证据 B);0 分者无需抗栓治疗(Ⅱa,证据 B);对于 1 分者,可考虑无抗栓治疗或口服抗凝药或阿司匹林(Ⅱb,证据 C)。尽管 2012 ESC 房颤管理指南对于 CHA$_2$DS$_2$-VASc 为 1 分者推荐口服抗凝治疗(Ⅱa,证据 A),而 ACC/AHA/HRS 新指南中对 CHA$_2$DS$_2$-VASc 为 1 分者的建议是无需抗栓或口服华法林或阿司匹林(Ⅱb,证据 C),实际上是没有做出明确建议,这一点明显不同于欧洲指南。新指南建议用 CHA$_2$DS$_2$-VASc 替代 CHADS$_2$ 体现了当前多项循证医学研究结果,但在房颤抗凝管理不断进步的过程中仍有一些问题尚未解决,对于评分为 0 分者,尚没有充分证据证明是否不需要抗凝治疗;对于 CHA$_2$DS$_2$-VASc 评分为 1 分的低危患者,是否可以用阿司匹林治疗或者是否需要充分的抗凝治疗,这些问题有待进一步对评分系统不断完善及更多临床研究来解决(表 44-4)。

表 44-4　欧美房颤指南关于抗栓治疗的建议比较及解读

2012 ESC 房颤管理指南	2014 AHA/ACC/HRS 房颤管理指南	解读
抗凝治疗推荐用于全部房颤患者,除非患者卒中风险极低,或者合并可能治疗的禁忌证(Ⅰ,A)	抗栓治疗是在评估卒中和出血风险、考虑患者治疗偏好并与患者讨论的情况下,由医患共同决定的个性化治疗(Ⅰ,C)	新指南特别强调抗栓治疗是一种"医患共同"做出决策的个性化治疗,而不是仅仅由医生来决定患者的治疗策略
抗凝治疗的选择应当基于患者发生卒中/血栓、出血的风险,以及净临床收益(Ⅰ,A)	抗栓治疗应根据血栓栓塞风险做出选择(Ⅰ,B)	新指南强调血栓栓塞风险是做出抗栓治疗唯一依据。临床实践中常常应过度担忧出血风险,导致需要治疗的患者得不到充分的抗栓治疗
推荐采用 CHA_2DS_2-VASc 评分评估非瓣膜性房颤患者的卒中风险(Ⅰ,A)	推荐采用 CHA_2DS_2-VASc 评分评估非瓣膜性房颤患者的卒中风险(Ⅰ,B)	欧美指南均推荐用 CHA_2DS_2-VASc 来评估卒中风险
$CHA_2DS_2-VASc=0$(<65 岁的孤立性房颤),建议不抗栓治疗(Ⅰ,B)	$CHA_2DS_2-VASc=0$,不抗栓治疗是合理的(Ⅱa,B)	对于 0 分的患者,欧美指南建议力度略有差异
$CHA_2DS_2-VASc=1$,在评估出血风险和考虑患者意愿的情况下,口服抗凝治疗应当采用:维生素 K 拮抗剂(INR 2~3),或直接凝血酶抑制剂(达比加群),或因子 Xa 抑制剂(利伐沙班,阿哌沙班)(Ⅱa,A)	$CHA_2DS_2-VASc=1$,可考虑不抗栓或抗栓(选用一种抗凝药或阿司匹林)(Ⅱb,C)	对于 1 分的患者,新指南认为目前尚缺乏足够的证据提出明确的建议
$CHA_2DS_2-VASc≥2$,口服抗凝治疗采用:维生素 K 拮抗剂(INR 2~3),或直接凝血酶抑制剂(达比加群),或因子 Xa 抑制剂(利伐沙班,阿哌沙班)(Ⅰ,A)	$CHA_2DS_2-VASc≥2$,口服抗凝治疗采用:华法林(Ⅰ,A);达比加群、利伐沙班、阿哌沙班(Ⅰ,B)	欧美指南均建议新型口服抗凝药用于≥2 的患者
当患者拒绝接受口服抗凝药物时,应当考虑抗血小板治疗,使用阿司匹林联合氯吡格雷,或者阿司匹林 75~325 mg qd(Ⅱa,B)		新指南未对拒绝口服抗凝药的患者提出明确的建议
推荐采用 HAS-BLED 积分评估出血风险,当积分≥3 时提示高风险,开始抗栓治疗(不论采用口服抗凝药或者抗血小板药物)后需要谨慎随访并定期复查(Ⅱa,A)		新房颤认为 HAS-BLED 等出血评分方案预测准确性明显不足,未将 HAS-BLED 纳入指南建议
利伐沙班 15 mg qd 推荐用于:高度出血风险(HAS-BLED≥3)(Ⅱa,C);达比加群 110 mg Bid 推荐用于出血风险大(HAS-BLED 积分≥3)(Ⅱa,B)		新房颤未将 HAS-BLED 出血评分作为调整新型口服抗凝药剂量的依据

五、出血风险评分未纳入指南建议

(一)房颤抗凝出血风险评估

在抗凝治疗开始前应对房颤患者的抗凝出血风险进行评估,目前临床用于房颤抗凝出血风险评估的方案有三种:HAS-BLED、REITE 和 HEMORR2HAGES,其中 HAS-BLED 评分(高血压、肝肾功能损害、卒中、出血史、INR 波动、年龄≥65 岁、联用抗血小板药或非甾体类抗炎药)应用最广泛,并首次纳入到 2010 ESC 房颤管理指南,建议"以 HAS-BLED 评估出血风险,≥3 分的高危患者需评估抗凝方案"(Ⅱa,证据 B)。在 2012 ESC 房颤管理指南中进一步建议 HAS-BLED≥3 分者选用新型口服抗凝药(Ⅱa,证据 B)(表 44-4)。

(二)房颤管理指南建议

但近期 Apostolakis 等应用三种出血评估方案对 AMADEUS 研究中的数据库进行分析,比较了三种出血评估方案的临床效度,发现这三种方案总体效度不尽令人满意。Loewen 等的分析结果显示 HAS-BLED 的出血风险预测准确性偏低,认为目前的出血评分方案均不足以用于临床。因此,与 ESC 房颤管理指南明显不同的是,2014 ACC/AHA/HRS 房颤管理指南虽然在表述中指出 HAS-BLED 等出血评估方案可考虑用于评估出血风险,但指出 HAS-BLED 等出血评分方案由于预测准确性明显不足,因此并未将 HAS-BLED 纳入指南建议。从 CHA_2DS_2-VASc 评分和 HAS-BLED 评分可以看出,出血和血栓具有很多相同的危险因素,出血风险增高者发生血栓栓塞事件的风险往往也增高,这些患者接受抗凝治疗的净获益可能更大。只要患者具备抗凝治疗适应证,仍应进行抗凝药物治疗,而不应将 HAS-BLED 评分增高视为抗凝治疗禁忌证。

六、阿司匹林预防卒中作用轻微

(一)既往观点与指南建议

2006 房颤管理指南建议有低危卒中风险、口服华法林禁忌的患者可用阿司匹林替代(Ⅰ,证据 A),但新指南中明确摒弃了这一条建议,指出 CHA_2DS_2-VASc 0 分者无需抗栓治疗,对于 1 分的患者不做明确建议(可不抗栓,也可服用华法林或阿司匹林),可见阿司匹林在降低卒中风险中的地位显著降低了,这一点也不同于 2012 ESC 房颤管理指南,ESC 房颤管理指南仍建议在不能用华法林的情况下,可联合使用阿司匹林与氯吡格雷(Ⅱa,证据 B)。

(二)2014 ACC/AHA/HRS 房颤管理指南更新

新指南指出,除了 SPAF-1 试验外无其他临床研究支持阿司匹林预防卒中的效果。尽管荟萃分析显示阿司匹林可减少 19%(95% CI:-1%~35%)的卒中事件率及 0.8% 的绝对风险,然而 95% 可信区间跨越 0 点提示存在无效的可能性。该指南特别强调,阿司匹林在荟萃分析中显示的 19% 卒中事件减少率完全是由 SPAF-1 过强的阳性结果所驱动的,而 SPAF-1 研究中阿司匹林在在治疗组与对照组有很高的异质性。研究表明,阿司匹林对于 ≥75 岁的患者无卒中预防作用,对于卒中低危患者的预防作用也缺乏循证医学证据。

七、新型口服抗凝药纳入 I 类推荐

(一)既往观点与指南推荐

自从 2006 年 ACC/AHA/ESC 的房颤管理指南发布以来,华法林一直是房颤患者预防血栓栓塞事件 I 类推荐药物。荟萃分析结果显示,规范化的华法林抗凝治疗可使非瓣膜病房颤卒中风险减低 64%,死亡率降低 26%。但长期口服华法林存在诸多问题:治疗窗窄、起效缓慢、存在出血并发症、剂量个体差异大、需常规检测凝血功能、与食物和药物易发生相互作用。因此,房颤患者长期口服华法林抗凝治疗的依从性和耐受性较差。

自 2010 年 10 月以来,美国 FDA 先后批准了 3 种新型口服抗凝药(NOAC),首次为房颤、深静脉血栓形成患者肺栓塞和卒中的预防提供了除华法林之外的选择。这一类期待已久的新药,包括达比加群(dabigatran)、利伐沙班(rivaroxaban)和阿哌沙班(apixaban),这是自 1954 年华法林获批上市后,首次出现的新型口服抗凝药。已有的临床研究显示新型口服抗凝药的有效性和安全性不劣于华法林。

(二)2014 ACC/AHA/HRS 房颤管理指南建议

(1)新指南建议对于既往脑卒中或 TIA 史,或 CHA2DS2 - VASc≥2 分的非瓣膜病房颤患者,使用口服抗凝药(I 类),药物选择包括华法林(INR 2.0~3.0,证据 A)、达比加群酯(证据 B)、利伐沙班(证据 B)或阿哌沙班(证据 B)。

(2)对于不能维持治疗范围 INR 者,建议使用新型口服抗凝药(I 类,证据等级 C),但应注意的是,INR 不稳定通常反映患者教育和/或治疗依从性的缺陷。因此,临床医生在考虑 INR 不稳定而决定换用新型口服抗凝药之前,应充分考虑到这两点。

(3)该指南明确规定了新型口服抗凝药不能用于机械瓣的患者(III 类)。

值得注意的是,新指南在口服抗凝药的选择上并未点明如何甄选药物,并未使用"优于"或"倾向于推荐"某一药物等字眼,而是指出各种药物的适应证、禁忌证及期望值。这一点与 2012 ESC 房颤管理指南单独为新型口服抗凝药列出推荐条目有明显的不同。

(三)新型口服抗凝药应用注意事项

口服抗凝药的选择应考虑患者的临床特点、医生及患者的意愿、成本等因素。有以下几点需要注意:

(1)尽管新型口服抗凝药比较昂贵,但华法林长期抗凝监测也应纳入成本考虑范畴。

(2)如果患者状况稳定、依从性高、对华法林的抗凝效果满意,那么无需把华法林更换为新型口服抗凝药,但应以充分尊重患者本人意愿为前提。

(3)新型口服抗凝药优点之一是无需进行常规凝血监测,但是在某些特殊情况下可能需要定量评价新型口服抗凝药的抗凝作用,如急诊手术、严重出血或血栓事件、合并用药、可疑过量等。

(4)新型口服抗凝药有药代动力学稳定、药物 - 药物相互作用较少、主要出血事件较少等优点,但也有一些明显的缺点,主要是在出现重大出血事件时缺乏相应的拮抗剂。

(5)由于新型口服抗凝药起效快,但失效也很快,即便漏服一次都可能导致一段时间的无保护,因此对患者依从性要求更高。美国 FDA 为此发出黑盒警告新型口服抗凝药中断可能增加血栓风险。

(6)慢性肾功能不全患者应谨慎调整剂量,终末期肾病患者禁用新型口服抗凝药。

八、经皮左心耳封堵术受到关注

(一)发展概况

左心耳结构特殊,房颤时血流量减少且流速减慢,在左心耳易形成血栓,尸检结果显示,90%以上的非瓣膜性和57%的瓣膜性房颤患者左心房血栓位于左心耳,因此左心耳被形象地描述为"我们人体中最致命的附属物"。经皮左心耳封堵术是近年来发展起来的一种新技术,对于预防血栓栓塞事件,尤其是脑卒中,具有充分的理论依据和重大的临床意义,是防治房颤服用华法林抗凝治疗有禁忌证、且具有栓塞高危因素患者的一种有效治疗手段。

目前左心耳封堵器主要有 WATCHMAN 封堵器及 Amplatzer Cardiac Plug。2009 年 4 月,美国 FDA 以 7 对 5 的投票同意了在有心外科支持的中心,对非瓣膜病性房颤患者可使用 WATCHMAN 装置行左心耳封闭术。

(二)指南建议

2014 ACC/AHA/HRS 房颤管理指南的数个段落提到了经皮左心耳封堵术,但出于手术技术不一致、封堵成功率差异性、围术期安全性、封堵装置对未来血栓事件的长期不确定性(已报道的最长随访时间不到 3 年)等因素的考虑,该指南并未对经皮左心耳封堵术给予正式推荐。从目前临床研究来看,随着左心耳封堵器械进步以及经验积累,左心耳封堵术可作为药物治疗预防房颤栓塞事件的补充之一,尤其对于服用抗凝药物有禁忌证以及高龄、高出血风险的患者。相比于美国房颤管理指南的稳重,欧洲指南更为积极,2012 ESC 房颤管理指南推荐,经皮左心耳封堵术适用高危卒中风险且无法接受口服抗凝药物治疗的患者(Ⅱb,证据 B)。

我国是脑卒中大国,由于华法林长期口服问题较多、新型口服抗凝药累及成本高等因素,因此经皮左心耳封堵在我国有特殊的现实意义。目前比较公认适应证为抗凝治疗禁忌或抗凝治疗风险高(出血风险高)的慢性房颤患者,包括:①房颤发生时间 > 3 个月,持续性房颤,或长期持续性和永久性非瓣膜性房颤患者;②$CHADS_2$ – VAS 评分≥2 分;③有华法林应用禁忌证或无法长期服用华法林,或者 HAS – BLED 评分≥3 分。

尽管左心耳封堵的安全性和有效性得到初步证实,但作为一项新技术,仍有很多问题需要解决,如需要更大样本、前瞻性、多中心、随机对照研究来进一步证实该技术的安全性和有效性,封堵后是否导致神经内分泌紊乱还需进一步观察等。

九、导管消融略有更新

2014 ACC/AHA/HRS 房颤管理指南延续了 2012 HRS/EHRA/ECAS 房颤导管和外科消融专家共识的建议,在 2011 年焦点更新关于导管消融的相关推荐基础上略有更新。对至少 1 种Ⅰ类或Ⅲ类抗心律失常药物治疗无效或不耐受的有症状性阵发性房颤,可以使用经导管消融(Ⅰ,证据 A);新增一条建议:对于复发症状性阵发性房颤患者,权衡利弊及药物和消融治疗临床转归之后,优先考虑导管消融(Ⅱa,B);对至少 1 种Ⅰ类或Ⅲ类抗心律失常药物无效或不耐受的有症状的持续性房颤,可以使用经导管消融(Ⅱa,B);对至少 1 种Ⅰ类或Ⅲ类抗心律失常药物无效或不耐受的有症状且持续时间长(> 12 个月)的房颤,可以考虑导管消融术治疗(Ⅱb,证据 B),详见表 44-5。

表 44-5 欧美房颤管理指南对于导管消融术治疗建议比较及解读

2011 ACC/AHA/HRS 房颤指南焦点更新	2012 HRS/EHRA/ECAS 房颤导管和外科消融专家共识	2014 AHA/ACC/HRS 房颤管理指南	解读
在有经验的中心,1 种抗心律失常药物治疗无效、有正常/轻度扩大的左房、正常/轻度降低心功能、无严重肺部疾病的症状性阵发性房颤患者,导管消融可用于维持窦律(Ⅰ,A)	对至少 1 种Ⅰ类或Ⅲ类抗心律失常药物无效或不耐受的症状性阵发性房颤,可以使用导管消融(Ⅰ,A)	对至少 1 种Ⅰ类或Ⅲ类抗心律失常药物无效或不耐受的症状性阵发性房颤,可以使用导管消融(Ⅰ,A)	与 2011 年房颤指南相比,新指南对患者纳入标准更简洁,易于临床实践操作
		对于复发症状性阵发性房颤患者,权衡利弊及药物和消融治疗临床转归之后,优先考虑导管消融(Ⅱa,B)	新增建议,体现了最新的循证医学证据
导管消融用于治疗症状性持续性房颤是合理的(Ⅱa,A)	对至少 1 种Ⅰ类或Ⅲ类抗心律失常药物无效或不耐受的症状性持续性房颤,可以使用导管消融(Ⅱa,A)	对至少 1 种Ⅰ类或Ⅲ类抗心律失常药物无效或不耐受的症状性持续性房颤,可以使用导管消融(Ⅱa,A)	
对于左房明显扩大或显著左心功能不全的症状性阵发性房颤,导管消融治疗可能是合理的(Ⅱb,A)			新指南删除 2011 年指南的该建议
	对至少 1 种Ⅰ类或Ⅲ类抗心律失常药物无效或不耐受的有症状的长程持续性房颤,可以考虑消融(Ⅱb,B)	对至少 1 种Ⅰ类或Ⅲ类抗心律失常药物无效或不耐受的有症状且持续时间长(>12 个月)的房颤,可考虑导管消融治疗(Ⅱb,B)	

导管消融术能否成为阵发性房颤的一线治疗措施一直存在争议,随着导管消融技术的改进和经验的积累,导管消融治疗的安全性已取得很大进步。2014 ACC/AHA/HRS 房颤管理指南指出,在维持窦性节律方面导管射频消融术优于当前的抗心律失常药物;有证据显示在经验丰富的中心为年轻、无结构性心脏病的阵发性房颤患者中导管消融治疗的效果最好。

2012 年发表的 MANTRA-PAF 试验比较了导管消融术和抗心律失常药物作为阵发性房颤一线治疗的效果,结果显示导管消融组 24 个月房颤负荷低于药物治疗组,随访期间房颤复发和生活质量也优于药物治疗组。因此,对于有症状反复发作的阵发性房颤患者,临床医师在权衡药物和导管消融治疗利弊后,在有经验的中心导管消融术可以作为一个合理的初始节律控制策略。正在进行的大样本研究 CABANA 试验和 EAST 试验将为导管消融治疗是否降低死亡、心血管死亡、脑卒中、心力衰竭等事件提供新的证据。

十、心率控制

2014 ACC/AHA/HRS 房颤管理指南不再推荐使用传统药物地高辛来控制心室率,主要推荐非二氢吡啶类钙拮抗剂和 β 受体阻滞剂。该指南指出,静脉用地高辛起效缓慢,不是快速控制心室率的理想原则。而口服地高辛可降低静息心率,但不能控制活动时心室率。有研究证实长期服用地高辛与死亡率增加有关。

RACE-Ⅱ 试验结果显示宽松心率控制(<110 次/min)是合理的,2010 ESC 房颤管理指南也采纳了这一研究结果,但新指南指出对 RACE-Ⅱ 的研究结果需谨慎分析和采纳。该试验纳入的主要为有症状的左心室功能保留的患者,且宽松心率控制组与严格心率控制组的实际心率控制的差别仅为 10 次/min,且 78% 的宽松控制心率患者实际心室率低于 100 次/min。该研究没有提供充分的证据来评估心率控制对终点事件的影响。因此,新指南仍然推荐房颤心室率控制的目标为静息心率≤80 次/min(Ⅱa,B),详见表 44-6。

表 44-6 欧美指南对于心率控制的建议比较与解读

2012 ESC 房颤管理指南	2014 AHA/ACC/HRS 房颤管理指南	解读
阵发性、持续性、永久性房颤建议使用药物(β 受体阻滞剂、非二氢吡啶类钙拮抗剂、洋地黄或它们的组合)控制心室率(Ⅰ,B)	推荐 β 受体阻滞剂或非二氢吡啶类钙拮抗剂控制阵发性、持续性或永久性房颤心室率(Ⅰ,B)	新指南不再建议使用洋地黄控制心室率
初始治疗时,采用目标静息心率<110 次/min 的宽松心率控制方案是合理的(Ⅱa,B)	有症状房颤,静息心率控制在 80 次/min 以下(Ⅱa,B) 有症状房颤且左室射血分数保留的患者心率控制可以适当放宽(平静心率<110 次/min)(Ⅱb,B)	新指南认为 RACE-Ⅱ 的结果应谨慎分析

十一、抗心律失常药物没有进展

抗心律失常药物进展缓慢,近几年无明显的突破。因此,2014 ACC/AHA/HRS 房颤管理指南在药物或电转复房颤、药物维持窦性心律方面变化不大。决奈达隆曾被寄予希望,2009 年 ATHENA 研究结果显示与安慰剂相比,决奈达隆降低房颤患者的死亡率和心血管事件住院率。基于 ATHENA 研究结果,决奈达隆被写入 2010 年 ESC 房颤管理指南,推荐用于无结构性心脏病的房颤节律控制。但 2011 年纳入高危房颤患者的 PALLAS 研究结果显示，决奈达隆可明显提高心力衰竭患者住院率、卒中发生率和心血管病死亡率。因此，基于安全性考虑，美国 FDA 和欧洲医药署（EMA）发出警告，提请医生注意决奈达隆用于高危房颤患者的安全性问题。对于严重左心功能受损或失代偿心力衰竭患者禁用决奈达隆。尽管胺碘酮在维持窦性心律方面表现较好，但存在心脏外副作用和高停药率等问题。需注意的是，由于有数例胺碘酮导致房颤合并预激综合征患者发生室颤/猝死的报道，新指南不建议胺碘酮用于房颤合并预激患者。普罗帕酮或氟卡尼可作为"随身携带药物"来转复房颤，但要求在监护下证实其有效性及安全性（表 44-7）。

表 44-7 新指南关于抗心律失常药物的部分建议

推荐	推荐等级	证据水平
无禁忌的条件下，氟卡尼、多非利特、普罗帕酮和静脉用伊布利特可用于房颤或房扑复律	I	A
胺碘酮可用于房颤药物复律	IIa	A
有监测条件且安全性得到保障的情况下，普罗帕酮或氟卡尼可以在院外使用终止房颤发作	IIa	B
院外不可以使用多非利特药物复律	III	B
房颤合并预激综合征者不能使用地高辛、非二氢吡啶类钙拮抗剂或胺碘酮	III	B
决奈达隆不能用于控制永久性房颤心室率治疗	III	B
一旦诊断为永久性房颤，包括决奈达隆在内的抗心律失常药物应停止使用	III	B
决奈达隆不应用于 NYHA III~IV 级或 4 周内发生失代偿心力衰竭的患者	III	B

结束语：经过 8 年的等待，在纳入最新循证医学证据和融入以往指南的基础上，全新的 2014 ACC/AHA/HRS 房颤管理指南对临床医师的规范化治疗具有重大指导意义。整篇指南所体现的医患共享决策（I 类推荐）、充分尊重患者意愿是该指南的一个巨大进步，更加体现了 Harlan Krumholz 博士（耶鲁大学）的名言："最高质量的治疗是患者选择最适合他们价值观、偏好和目标的方案，而我们需要确保其决定并非出于无知或恐惧"。

（钟 理 宋治远）

参考文献

[1] January CT, Wann LS, Alpert JS, et al. 2014 AHA/ACC/HRS guideline for the management of patients with atrial fibrillation. A report of the american college of cardiology/american heart association task force on practice guidelines and the heart rhythm society. J Am Coll Cardiol, 2014 Mar 28. [Epub ahead of print]

[2] Roldán V, Vílchez JA, Manzano-Fernández S, et al. Usefulness of N - terminal pro - B - type natriuretic peptide levels for stroke risk prediction in anticoagulated patients with atrial fibrillation. Stroke, 2014, 45: 696 - 701.

[3] Hijazi Z, Wallentin L, Siegbahn A, et al. High-sensitivity troponin T and risk stratification in patients with atrial fibrillation during treatment with apixaban or warfarin. J Am Coll Cardiol, 2014, 63:52 - 61

[4] Patton KK, Ellinor PT, Heckbert SR, et al. N-terminal pro-B-type natriuretic peptide is a major predictor of the development of atrial fibrillation: the Cardiovascular Health Study. Circulation, 2009, 120:1768 - 1774.

[5] Ruff CT, Giugliano RP, Braunwald E, et al. Comparison of the efficacy and safety of new oral anticoagulants with warfarin in patients with atrial fibrillation: a meta-analysis of randomised trials. Lancet, 2014, 383:955 - 962

[6] Patton KK, Ellinor PT, Heckbert SR, et al. N-terminal pro-B-type natriuretic peptide is a major predictor of the development of atrial fibrillation: the cardiovascular health study. Circulation, 2009, 120:1768 - 1774.

[7] Lane DA, Lip GY. Use of the CHA(2)DS(2) - VASc and HAS-BLED scores to aid decision making for thromboprophylaxis in nonvalvular atrial fibrillation. Circulation, 2012, 126:860 - 865.

[8] Olesen JB, Torp - Pedersen C, Hansen ML, et al. The value of the CHA2DS2-VASc score for refining stroke risk stratification in patients with atrial fibrillation with a CHADS2 score 0 - 1: a nationwide cohort study. Thromb Haemost, 2012, 107:1172 - 1119.

[9] Loewen P, Dahri K. Risk of bleeding with oral anticoagulants: an updated systematic review and performance analysis of clinical prediction rules. Ann Hematol, 2011, 90:1191 - 1200.

[10] Hart RG, Pearce LA, Aguilar MI. Meta - analysis: antithrombotic therapy to prevent stroke in patients who have nonvalvular atrial fibrillation. Ann Intern Med, 2007, 146:857 - 867.

[11] Plicht B, Konorza TF, Kahler P, et al. Risk Factors for Thrombus Formation on the Amplater Cardiac Plug After Left Atrial Appendage Occlusion. JACC: Cardiovascular Interventions, 2013(6): 606 - 613.

[12] Reddy VY, Holmes D, Doshi SK, et al. Percutaneous left atrial appendage closure for stroke prophylaxis in patients with atrial fibrillation:2.3-year follow-up of the PROTECT AF (watchman left atrial appendage system for embolic protection in patients with atrial fibrillation) trial. Circulation, 2013, 127:720 - 729.

第四十五章 2014 AHA/ASA 卒中和 TIA 二级预防指南解读

2014年5月1日,美国心脏协会(AHA)和美国卒中协会(ASA)共同发布了2014年版缺血性卒中和短暂性脑缺血发作(TIA)二级预防指南(2014 AHA/ASA 卒中和 TIA 二级预防指南),该指南更新的目的在于:提供全面、及时的、基于循证医学的推荐,预防缺血性卒中/TIA 患者卒中再发。该指南包括:针对卒中危险因素的控制、心源性脑栓塞的抗栓治疗、非心源性卒中的抗血小板药物使用等问题的循证医学建议及一些特殊情况(如:主动脉弓粥样硬化、卵圆孔未闭、主动脉夹层、高同型半胱氨酸血症、高凝状态、抗磷脂抗体综合征等)下,进一步预防卒中再发的建议。同2011年版卒中指南比较,有较多重要的修订。2014 AHA/ASA 卒中和 TIA 二级预防指南新增了睡眠呼吸暂停和主动脉弓粥样硬化斑块部分,而糖尿病部分扩展到糖尿病前期。此外,该指南更加强调了生活方式及肥胖作为潜在靶点的重要性,越来越多证据支持生活方式的修正可以降低血管风险。新增营养部分内容,并对颈动脉狭窄、心房颤动(简称房颤)、人工心脏瓣膜部分进行大幅修改,从而和近期发布的 AHA/ACCP 指南相一致。与2011版指南相比,该指南无疑有巨大进步。本章将针对2014 AHA/ASA 卒中和 TIA 二级预防指南中关于心源性脑栓塞部分的内容进行解读。

一、心源性脑栓塞的概述、病因及诊断

(一)概述

心源性脑栓塞(cardiogenic brain embolism)是缺血性卒中及短暂性脑缺血发作(transient ischemic attack,TIA)的常见病因,但在临床工作中常被漏诊。大量临床研究证实心源性卒中的预防措施有别于非心源性缺血性卒中。近年来,随着关于抗栓治疗的 ARISTOTLE 研究与 RE-LY 试验等结果的揭晓,对心源性脑栓塞的临床实践提供革命性的变化。随着中国人口老龄化加速,心源性脑栓塞的发病率逐年增加,心源性卒中的预防将面临严峻考验。因此,对缺血性卒中/TIA 患者心源性病因的筛查、诊断及治疗,应当引起高度重视。

(二)心源性脑栓塞的病因

心源性脑栓塞的病因众多,2009年发表的 ASCO 分型将缺血性卒中的病因按肯定、可能、较小可能进行了三级划分,其中包括心源性脑栓塞的描述分级,见表45-1。

(三)心源性脑栓塞的临床表现

心源性栓子可导致缺血性卒中、TIA 或无症状性脑梗死。多数情况下,心源性栓子是较大的血栓性栓子,但也可是微小栓子。大的栓子常导致主干或注意分支闭塞,导致流域性梗死;而微小栓子可流到小的终末分支堆积,在低血流动力学的情况下(如心输出量下降等)发生分水岭梗死。心源性脑栓塞病因较多,临床表现多样化,包括原发病的表现,以及脑部的表现。

表 45-1 心源性脑栓塞的病因学诊断分级（根据 ASCO 标准编译）

肯定的病因	可能的病因	可能较小的病因
二尖瓣狭窄	PFO 合并房间隔瘤	单纯 PFO
人工心脏瓣膜	伴 DVT 或 PE 的 PFO（非卒中前）	单纯房间隔瘤
四周内心肌梗死	自发性回声增强	瓣膜钙化
左心附壁血栓	左室心尖运动障碍合并射血分数下降（但 >35%）	二尖瓣环状钙化
左心室室壁瘤	仅病史提示的心肌梗死或心悸合并多发脑梗死（双侧前循环或前后循环同时受累）	主动脉瓣钙化
持续性或阵发性房颤/房扑（无论是否有左房血栓或自发性回声增强）	腹部 CT/MRI 或尸检发现系统性栓塞表现（如肾、脾、肠系膜栓塞）或下肢动脉栓塞	左室非心尖运动障碍
病态窦房结综合征		
扩张型心肌病		
射血分数 <35%		
心内膜炎		
心腔内肿瘤		
伴血栓形成的 PFO		
在脑梗死前有 DVT 或 PE 的 PFO		
主动脉弓斑块表面漂浮性血栓	厚度 ≥4 mm 不伴漂浮性血栓的主动脉弓斑块	厚度 <4 mm 主动脉弓斑块

PFO：卵圆孔未闭；DVT：深静脉血栓形成；PE：肺栓塞

（四）心源性脑栓塞的诊断

对于心源性栓塞的诊断，首先应全面了解缺血性卒中、TIA 的所有病因。其次，当诊断为隐源性卒中/TIA 时，更要高度注意潜在的心源性脑栓塞的可能。同时，需要注意多种病因混合存在的情况。

缺血性脑卒中/TIA 患者，已发现表 45-1 中列举的肯定或可能的心源性脑栓塞证据，应确定或基本确定为心源性脑栓塞。当患者具备以下任意一项时，应高度怀疑心源性脑栓塞的可能：

(1) 突然发作的卒中，尤其是无 TIA 病史、严重首次卒中的房颤患者。
(2) 高龄的严重卒中患者（NIHSS≥10,年龄≥70 岁）。
(3) 不同动脉分布区栓塞，包括空间多发（前、后循环同时出现梗死，双侧梗死）和时间多发。
(4) 其他系统性血栓栓塞的征象（肾脏和脾脏的楔形梗死，Oseler 结节、蓝趾综合征）。
(5) 梗死血管分布主要是在皮质或者皮质下豆纹动脉区大灶梗死。
(6) 大脑中动脉高密度影（无同侧颈内动脉严重狭窄）。
(7) 闭塞大血管快速再通（反复神经超声评价）。

（五）辅助诊断方法

1. 脑结构影像学

脑结构影像学（又称脑实质影像学）检查主要包括 CT、MRI，其中 MRI 弥散成像对确定新发梗死灶有重要价值。

2. 神经血管学检查

用于颅内外血管检查的方法主要包括：MRA、CTA、TCD、颈部血管超声、DSA 等，根据各级医院自身条件选择，全面但不重复。其目的是明确患者有无大血管病变的证据。

3. 心脏结构学检查

(1) 胸部 X 线检查：可显示心影大小及肺部淤血征象等，对于判断有无心脏增大或充血性心力衰竭有重要价值。

(2) 心电图（ECG）：十二导联心电图可发现急性或陈旧性心肌梗死以及各种心律失常。

(3) 超声心动图：能显示心脏的解剖结构、心脏射血分数和主动脉弓斑块等。经食道超声（TEE）适用于评价主动脉弓、左心房和房间隔，特别是房颤患者是否存在左房血栓。临床工作中若遇以下情况，需考虑行超声心动图（最好包括TEE）检查：①病史、查体或 ECG 提示有心脏病；②疑诊心源性脑栓塞；③疑诊反常性脑栓塞；④未发现其他明确卒中的原因；⑤MRI/MRA提示脑栓塞而无血管狭窄证据者，使用 TEE 检查价值更大。

(4) 同位素核素扫描：可对心脏进行动态的观察，检测心肌病变及射血分数等。

(5) 多排 CT 和高磁场 MRI：可以直接清晰显示心脏、主动脉弓的病变，同时还可显示脑结构影像学特点和脑供血动脉狭窄情况。

(6) TCD 发泡实验：TCD 发泡实验可用于原因不明的缺血性卒中/TIA 患者筛查有无卵圆孔未闭（PFO）或者房间隔缺损。

4. 房性心律失常的检测

(1) 心电学检查：各种心电检查均用于确诊房颤或心房扑动（简称房扑）。包括：12 导联心电图、连续心电监测、24 h 或延长的动态心电图（Holter）监测。现行指南均推荐对所有急性缺血性卒中和 TIA 患者进行常规 12 导联心电图和至少 24 h 连续心电图监测。美国和欧洲的相关指南将连续心电图监护至少 24 h 作为 I 类推荐（B 或 A 级证据）。

24 h Holter 对诊断包括阵发性房颤在内的心律失常有重要意义。现行指南推荐对原因不明的缺血性卒中/TIA 患者，或考虑心源性卒中但未发现其他病因时，应常规进行 24 h Holter 心电图监测。

对于疑似心源性或隐源性卒中而无法接受 24 h Holter 监测的患者，可考虑数天内重复多次 12 导联心电图检查，或多次 12 导联心电图联合 24 h Holter 心电图监测，增加对阵发性房颤的检出率。

延长的 Holter 心电监测能进一步提高对阵发性房颤的检出率。多项小样本研究发现，对于隐源性缺血性卒中/TIA 患者，若常规心电图筛查未发现房颤，则 30 d Holter 心电监测可在 10%~20% 患者中发现阵发性房颤。

(2) 评分法协助筛查：针对缺血性卒中/TIA 患者的房颤筛查评分工具包括 STAF 和 LADS 评分。

①STAF 评分（表 45-2）：2009 年 Suissa 等通过对一组连续缺血性卒中（不包括 TIA）患者分析后提出，STAF≥5 分诊断房颤敏感性为 89%，特异性为 88%。2011 年该研究组再次连续病例报道中，STAF≥5 分诊断房颤敏感度和特异性为 79% 和 74%，认为该评分对阵发性房颤筛查作用有限。

表 45 -2 筛查房颤的 STAF 评分标准

项目	年龄		基线 NIHSS		左房增大		血管病因*		总分
	>62 岁	≤62 岁	≥8	<8	是	否	是	否	
评分	2	0	1	0	2	0	0	3	0~8

*血管病因"否"的定义:采用 TOAST 分型中无近段血管狭窄≥50%的证据,无临床-影像学腔隙性梗死(小血管病变)的证据,无症状性血管夹层证据

②LADS 评分(表 45 -3):2011 年 Malik 等通过一组 953 例缺血性卒中及 TIA 的病例,提出 LADS 评分,LADS 评分≥4 分对房颤筛查的敏感度为 85.5%,特异性 53.1%。该评分系统首次纳入了 TIA 患者,适用患者范围更广,操作更简单。

表 45 -3 筛查房颤的 LADS 评分标准

项目	左心房直径(mm)			年龄(岁)			诊断		发病前 1 年吸烟史		总分
	<35	35~44	45+	<60	60~79	80+	TIA	Stroke	Yes	No	
分值	0	1	2	0	1	2	0	1	0	1	0~6

根据上述评分标准,国内专家对于缺血性卒中/TIA 发作患者房颤的筛查达成共识:建议对于 STAF≥5 分或 LADS 评分≥4 分的缺血性卒中/TIA 患者,应根据实际条件,选用多种心电监测手段,包括 24 h Holter 心电监测,延长的 Holter 心电监测或重复多次 12 导联心电图检查,以发现可能存在的房颤。

5. 实验室检查

对于缺血性卒中的病因,血清学指标,如血浆脑钠素、D-二聚体等,目前无公认的研究结论。甚至心源性脑栓塞的基因组学也需要更多的研究进一步证实。

二、该指南关于心源性栓塞部分的建议及解读

(一)关于房颤的建议

(1)对于无其他明显病因的急性缺血性卒中或 TIA 患者,建议在发病 6 个月之内对其进行为期 1 个月左右的心电监测,以明确是否存在房颤(Ⅱa 类,C 级证据)(新推荐)。

解析:房颤(无论是阵发性、持续性,还是永久性)是缺血性卒中的重要原因之一。对于房颤患者需采用 CHADS2 或 CHA2DS2 - VASc 方案对其进行卒中风险评估,确定是否需要抗凝治疗。对于卒中患者,若无其他明确病因可循,应积极进行房颤筛查。重复多次进行 Holter 监测是筛查阵发性房颤的有效方法。

(2)对于伴有阵发性或永久性非瓣膜性房颤卒中患者,阿哌沙班(Ⅰ类,A 级证据)、维生素 K 拮抗剂(VKA:华法林)(Ⅰ类,A 级证据)和达比加群(Ⅰ类,B 级证据)均可用于预防卒中复发。若患者已在服用 VKA 治疗,应根据患者所存在的危险因素、药品价格、耐受性、患者意愿、可能存在的药物相互作用以及其他临床特征(肾功能、既往 INR 控制情况)选择适宜的抗血栓药物(修订的建议:①有关阿哌沙班和达比加群的新推荐;②有关药物选择的

建议)。

解析:华法林是传统的抗凝药物,在房颤患者卒中预防方面具有确凿的临床证据。新型口服抗凝剂中的阿哌沙班(主要证据是 ARISTOTLE 研究)与达比加群(主要证据是 RE-LY 试验)均被证实具有良好的疗效与安全性。新型口服抗凝剂治疗剂量固定且无需常规监测凝血功能,代表着房颤抗凝治疗新趋势。但目前推广应用此类药物的主要阻力是价格因素。因此选择抗凝药物时需根据患者具体情况(包括经济承受能力)综合考虑。

(3)非瓣膜性房颤患者选用利伐沙班预防卒中复发是合理的(Ⅱa类,B级证据)(新推荐)。

解析:ROCKET 房颤研究证实利伐沙班可以安全有效的用于非瓣膜性房颤患者患者的卒中预防。

(4)伴有阵发性、持续性或永久性房颤的缺血性卒中或 TIA 患者,启动华法林治疗后应将其 INR 控制在 2.0~3.0(Ⅰ类,A 级证据)。

解析:接受华法林治疗者,将其 INR 控制在 2.0~3.0(平均 2.5)范围内,有助于以最小的出血风险为代价获取最为有效的预防血栓栓塞事件的效果。

(5)对于缺血性卒中或 TIA 患者,不推荐联合应用口服抗凝剂与抗血小板药物。但若患者合并临床冠状动脉疾病(特别是急性冠状动脉综合征或置入冠状动脉支架后)可以考虑联合用药(Ⅱb类,C 级证据)(新推荐)。

解析:为预防卒中复发,目前无证据支持联合应用口服抗凝剂与抗血小板药物可使患者获益更多。但对于急性冠状动脉综合征或冠状动脉支架置入术后的患者,联合应用口服抗凝剂与抗血小板药物是必要的,但治疗过程中需要加强出血风险的评估。

(6)伴有房颤的缺血性卒中或 TIA 患者,若不能接受口服抗凝药物治疗,推荐应用阿司匹林单药治疗(Ⅰ类,A 级证据)。在阿司匹林治疗基础上加用氯吡格雷也可能是合理的(Ⅱb类,B 级证据)(修订的建议:①从 2011 年指南文字中改写;②推荐类别由Ⅲ类改为Ⅱb类)。

解析:对于房颤患者,单独应用阿司匹林预防卒中复发的效果弱于华法林。但如果患者因某些原因不能接受抗凝药物治疗,可考虑使用阿司匹林(75~100 mg/d)替代。汇总分析显示,与安慰剂相比,阿司匹林可使卒中复发的相对风险降低 21%。ACTIVE-A 研究显示,联合应用阿司匹林与氯吡格雷治疗可能会使部分患者获益。总之,只要患者能够耐受,口服抗凝剂(无论华法林还是新型口服抗凝药物)应作为预防房颤患者卒中复发的首选治疗方案。

(7)多数伴有房颤的卒中或 TIA 患者,应在发病 14 d 内启动口服抗凝药物治疗(Ⅱa类,B 级证据)(新推荐)。

解析:房颤患者缺血性卒中的早期(14 d 内)卒中复发率高达 8%,应及时启动抗凝药物治疗,其有助于降低卒中早期复发风险。但这卒中早期发生颅内出血的风险也随之增高,故启动抗凝治疗前需对患者缺血性卒中再发与颅内出血的风险进行综合评估。

(8)若患者出血风险较高(如大面积脑梗死、出血性转化、未予控制的高血压或出血倾向),可以考虑在 14 d 之后再启动口服抗凝药物治疗(Ⅱa类,B 级证据)(新推荐)。

解析:同上。

(9)若伴有房颤的卒中或 TIA 在治疗过程中需要暂停口服抗凝药物治疗,应用低分子肝素桥接是合理的,但需评估患者血栓栓塞与出血风险的平衡状态(Ⅱa 类,C 级证据)(新推荐)。

解析:对于伴有房颤的卒中患者,中断抗凝药物治疗(如外科手术围术期)可以显著增加卒中复发的风险。因此,需要考虑应用低分子肝素进行抗凝治疗的过渡或桥接。但低分子肝素治疗同样可以增加围术期出血风险,因此确定是否进行抗凝桥接治疗前应审慎评估患者的获益风险比,只有在血栓栓塞事件风险显著增高(如 $CHADS_2$ 评分≥5、既往 3 个月内发生缺血性卒中或 TIA、风湿性心脏瓣膜病)时才考虑应用低分子肝素桥接治疗。

(10)伴有房颤的缺血性卒中或 TIA 患者,应用 WATCHMAN 设备进行左心耳封堵的价值尚不明确(Ⅱb 类,B 级证据)(新推荐)。

解析:PROTECT 房颤研究提示,使用 WATCHMAN 设备进行左心耳封堵可能使部分卒中高危且不适于抗凝药物治疗的患者获益。对此尚需更多的研究论证。

(二)指南关于急性心肌梗死和左心室血栓的建议

(1)缺血性卒中或 TIA 患者出现急性前壁 ST 段抬高型心肌梗死,并有超声心动图或其他心脏影像检查显示无明显左心室附壁血栓形成但有前间壁无运动或异常运动,考虑应用 VKA 治疗(目标 INR 值为 2.5;范围:2.0~3.0)3 个月(Ⅱb 类,C 级证据)(新推荐)。

解析:关于缺血性卒中出现急性心肌梗死和左心室血栓的大量随机、开放性的临床研究证实:VKA 治疗有效性优于阿司匹林治疗,但可能增加非致命性出血风险。

(2)缺血性卒中或 TIA 患者,出现急性心肌梗死伴左心室附壁血栓形成、前壁或心尖部室壁运动异常及左心室射血分数<40%,但由于非出血性不良事件而不能耐受 VKA 时,应考虑阿哌沙班、低分子肝素(LMWH)、达比加群或利伐沙班替代 VKA 治疗 3 个月,以预防卒中或 TIA 复发(Ⅱb 类,C 级证据)(新推荐)。

解析:目前为止,尽管指南推荐新型抗凝剂,如达比加群、利伐沙班,但是关于新型抗凝剂的安全性及有效性还需要更多的研究验证。

(3)对于超声心动图或其他心脏成像技术发现急性心肌梗死并发左心室附壁血栓形成的缺血性卒中或 TIA 患者,应给予至少 3 个月的口服抗凝治疗(目标 INR 值为 2.5,范围 2.0~3.0)(Ⅰ类,B 级证据)。

解析:急性心肌梗死后出现血栓形成和栓塞事件的风险持续时间不确定,但是风险最高出现在发病最初的 1~2 周,随后风险减低直至 3 个月。

(三)指南关于心肌病的建议

(1)窦性心律的缺血性卒中或 TIA 患者,超声心动图或其他心脏影像检查证实左心房或左心室血栓形成,推荐使用 VKA 抗凝治疗至少 3 个月(Ⅰ类,C 级证据)(新推荐)。

(2)对于置入人工左室辅助装置的缺血性卒中或 TIA 患者,无主要禁忌证时(如活动性胃肠道出血),应用 VKA 治疗(目标 INR 值为 2.5;范围 2.0~3.0)是合理的(Ⅱa 类,C 级证据)(新推荐)。

解析:新一代的人工左心室辅助装置植入后出现非出血性脑梗死的发生率为 4%~9%/年。若患者植入术前有卒中史或术后出现感染时,非出血性脑梗死风险更高,推荐 VKA 治疗,但治疗剂量需要个体化。

(3)对于窦性心律的缺血性卒中或 TIA 患者,伴有扩张型心肌病(左室射血分数≤35%)、限制性心肌病或人工左室辅助装置同时因非出血性不良事件而不能耐受 VKA 治疗时,与 VKA 治疗相比,应用阿哌沙班、达比加群或利伐沙班预防卒中复发的获益尚未得到证实(Ⅱb 类,C 级证据)(新推荐)。

(4)对于既往有卒中或 TIA 史、收缩功能减退(LVEF≤35%),但窦性心律的心肌病患者,服用华法林的益处尚未得到证实(Ⅱb 类,B 级证据)。

解析:华法林心源性脑栓塞房颤研究的临床荟萃分析显示,VKA 治疗使卒中风险率降低 41%,但增加了近 2 倍的出血风险,对于死亡、心肌梗死、心力衰竭等主要终点事件发生率,VKA 治疗组与阿司匹林治疗组无显著差异。其他研究也证实,对于既往有心力衰竭但窦性节律患者使用 VKA 及阿司匹林治疗,在主要终点事件发生率上仍然无显著差异。

(5)对于既往有缺血性卒中或 TIA 史的心肌病患者,可考虑服用华法林(INR 2.0~3.0)、阿司匹林(81 mg/d)、氯吡格雷(75 mg/d)或阿司匹林(25 mg,2 次/d)+缓释型双嘧达莫(200 mg,2 次/d)联合应用以预防复发性缺血事件(Ⅱb 类,B 级证据)。

(四)指南关于瓣膜性心脏病的建议

(1)对于有风湿性二尖瓣疾病和房颤的缺血性卒中或 TIA 患者,推荐长期应用 VKA 治疗(目标 INR 值为 2.5;范围:2.0~3.0)(Ⅰ类,A 级证据)(修订的建议:①无房颤患者不包括在内;②推荐类别由 2011 年的Ⅱa 类改为Ⅰ类)。

(2)对于有风湿性二尖瓣疾病但无房颤或其他可能病因(如颈动脉狭窄)的缺血性卒中或 TIA 患者,考虑长期使用 VKA 治疗(目标 INR 值为 2.5;范围:2.0~3.0)替代抗血小板治疗(Ⅱb 类,C 级证据)(新推荐,重点在无房颤患者)。

(3)对于有风湿性二尖瓣疾病的缺血性卒中或 TIA 患者,在足量 VKA 治疗的基础上,可考虑联合阿司匹林治疗(Ⅱb 类,C 级证据)(新推荐)。

(4)对于有局部主动脉弓或非风湿性二尖瓣疾病,但无房颤或其他抗凝指征的缺血性卒中或 TIA 患者,推荐抗血小板治疗(Ⅰ类,C 级证据)(修订的建议:推荐类别由Ⅱb 类改为Ⅰ类)。

(5)对于有二尖瓣环钙化但无房颤或其他抗凝指征的缺血性卒中或 TIA 患者,推荐应用抗血小板治疗(Ⅰ类,C 级证据)(修订的建议:推荐类别由Ⅱb 类改为Ⅰ类)。

(6)对于有二尖瓣脱垂但无房颤或其他抗凝指征的缺血性卒中或 TIA 患者,推荐抗血小板治疗(Ⅰ类,C 级证据)(修订的建议:①更改了 2011 年指南中的文字措辞;②推荐类别由Ⅱb 类改为Ⅰ类)。

(7)避免增高出血风险,不应在华法林治疗基础上常规加用抗血小板药(Ⅲ类推荐,C 级证据)。

(五)指南关于人工心脏瓣膜的建议

(1)对于使用人工主动脉瓣且使用前曾发生缺血性卒中或 TIA 的患者,推荐 VKA 治疗(目标 INR 值为 2.5;范围 2.0~3.0)(Ⅰ类,B 级证据)(修订的建议:修改文字,重点在主动脉瓣)。

(2)对于使用人工二尖瓣且使用前曾发生缺血性卒中或 TIA 的患者,推荐 VKA 治疗(目标 INR 值为 3.0;范围 2.5~3.5)(Ⅰ类,C 级证据)(①新推荐,重点在二尖瓣;②修改了二尖瓣的 INR 目标值)。

(3)对于使用人工二尖瓣或主动脉瓣且使用前曾发生缺血性卒中或 TIA 的患者,如患者不存在较高出血风险,推荐在 VKA 治疗的基础上联合应用阿司匹林 75~100 mg/d(Ⅰ类,B 级证据)(新推荐)。

(4)对于使用生物主动脉瓣或二尖瓣膜,且使用前曾发生缺血性卒中或 TIA 的患者,如瓣膜置换 3~6 个月后无其他抗凝指征,推荐长期应用阿司匹林 75~100 mg/d(Ⅰ类,C 级证据)(新推荐)。

(5)对于在接受充分口服抗凝治疗期间仍发生缺血性卒中或全身性栓塞的机械人工瓣膜患者,如无出血高危风险(如出血病史、静脉曲张或会增高出血风险的其他已知血管异常凝血功能障碍),在口服抗凝治疗基础上加用阿司匹林(75~100 mg/d)并维持目标 INR 值为 3.0(范围 2.5~3.5)是合理的(Ⅱa 类,B 级证据)。

(6)对于存在生物人工瓣膜的缺血性卒中或 TIA 患者,如无血栓栓塞的其他来源,可考虑应用华法林进行抗凝治疗(INR 值范围 2.0~3.0)(Ⅱb 类,C 级证据)。

(六)关于主动脉弓粥样硬化斑块的建议

(1)有主动脉弓粥样硬化斑块证据的缺血性卒中/TIA 的患者,建议使用抗血小板聚集药物进行治疗(Ⅰ类,A 级)(新推荐)。

(2)有主动脉弓粥样硬化斑块证据的缺血性卒中/TIA 的患者,建议使用他汀药物进行治疗(Ⅰ类,B 级)(新推荐)。

(3)有主动脉粥样硬化斑块证据的缺血性卒中/TIA 的患者,华法林抗凝治疗同抗血小板药治疗相比,疗效尚不清楚(Ⅱb 类,C 级)(新推荐)。

(4)主动脉弓斑块剥脱术,并不推荐用于卒中的二级预防(Ⅲ类,C 级)(新推荐)。

解析:过去大量外科手术及尸检研究证实,主动脉弓粥样硬化为卒中可控危险因素,主动脉弓动脉粥样硬化板块≥4 mm 为卒中再发的独立危险因素。治疗方面,目前尚无研究证实华法林抗凝与抗血小板聚集治疗的疗效性和安全性有无差异。

(七)关于卵圆孔未闭的建议

(1)对于缺血性卒中/TIA 伴卵圆孔未闭(PFO)患者的卒中二级预防,目前没有充分证据显示抗凝治疗效果等同或优于抗血小板药物治疗(Ⅱb 类,B 级)。

(2)缺血性卒中/TIA 伴 PFO 患者,如未接受抗凝治疗,可予抗血小板治疗(Ⅰ类,B 级证据)。

(3)缺血性卒中或 TIA 伴 PFO 以及静脉源栓塞,具备抗凝治疗指征,取决于卒中特征(Ⅰ类,A 级)。当抗凝治疗为禁忌证时,使用下腔静脉过滤器也是合理的(Ⅱa 类,C 级)(新推荐)。

(4)原因不明的缺血性卒中或 TIA 伴 PFO 的患者,如果没有深部静脉血栓(DVT)的证据,现有证据并不推荐进行卵圆孔未闭封堵术(Ⅲ类,A 级)(由Ⅱb 类推荐类别改为Ⅲ类)。

(5)有 PFO 及 DVT 的患者,依据 DVT 复发风险,可以考虑经导管设备的卵圆孔未闭封堵术(Ⅱb 类,C 级)(新推荐)。

解析:指南提出,强烈反对使用经导管卵圆孔闭合装置治疗不明原因引起的缺血性卒中或 TIA,在深静脉血栓形成方面缺乏证据。

结束语:2014 AHA/ASA 卒中和 TIA 二级预防指南认为临床无症状的脑卒中是二次预防的关键切入点及预防点,而脑成像是鉴定临床无症状性脑卒中的证据。临床医生进行无症状脑卒中常规诊断时,应询问患者是否实行了二级预防措施。同时,随着我国人口老龄化加速,未来心源性脑栓塞发病率将逐年增加,其预防工作将面临严峻的挑战。只有高度重视心源性脑栓塞,提高对心源性脑栓塞病因的筛查,及时诊断并采用循证医学证实的方案进行合理的治疗,才能使更多的心源性栓塞患者获益。

(黄园媛　陈康宁)

参考文献

[1] Kernan WN, Ovbiagele B, Black HR, et al. Guidelines for the prevention of stroke in patients with stroke and transient ischemic attack: a guideline for healthcare professionals from the American Heart Association/American Stroke Association. Stroke, 2014, 45(7):2160-2236.

[2] 张玉生,徐安定. 重视心房颤动筛查 优化心源性卒中预防. 中华脑血管病杂志, 2012, 6(1):5-8.

[3] 徐安定,刘小亚,赵颖. 心源性与主动脉弓源性脑栓塞的诊断策略. 中国神经精神疾病杂志, 2011, 37:3-6.

[4] Gao S, Wang YJ, Xu AD, et al. Chinese ischemic stroke subclassification. Front Neurol, 2011, 2:6.

[5] Adrià Arboix, Josefina Alió. Acute cardioembolic crebral infarction: answers to clinical questions. Curr Cardiol Rev, 2012, 8(1):54-67.

[6] Jauch EC, saver JL, Adams HP, et al. Guidelines for the early management of patients with acute ischemic stroke: a guideline for healthcare professionals from the American Heart Association/ American Stroke Association. Stroke, 2013, 44:870-947.

[7] Gumbinger C, Krumsdorf U, Veltkamp, et al. Continuous monitoring versus HOLTER ECG for detection of atrial fibrillation in patients with stroke. Eur J Neurol, 2012, 19:253-257.

[8] Suissa L, Bertral D, Lachaud S, et al Score for the targeting of atrial fibrillation in the secondary prevention of ischermic stroke. Stroke, 2009, 40(8):2866-2868.

[9] Amarenco P1, Bogousslavsky J, Caplan LR, et al. New approach to stroke subtyping: the A-S-C-O (phenotypic) classification of stroke. Cerebrovasc Dis, 2009, 27(5):502-508.